Psychiatrie im Nationalsozialismus

# Psychiatrie im Nationalsozialismus

## Die Bayerischen Heil- und Pflegeanstalten zwischen 1933 und 1945

Herausgegeben
von
Michael von Cranach und Hans-Ludwig Siemen

R. Oldenbourg Verlag München 1999

Die Deutsche Bibliothek – CIP-Einheitsaufnahme

**Psychiatrie im Nationalsozialismus** : die bayerischen Heil- und Pflegeanstalten zwischen 1933 und 1945 / hrsg. von Michael von Cranach und Hans-Ludwig Siemen. – München : Oldenbourg, 1999
ISBN 3-486-56371-8


Rosenheimer Straße 145, D – 81671 München
Internet: http://www.oldenbourg.de



Umschlagbild: Archiv Bezirkskrankenhaus Kaufbeuren
Umschlaggestaltung: Dieter Vollendorf
Gedruckt auf säurefreiem, alterungsbeständigem Papier (chlorfrei gebleicht)
Gesamtherstellung: R. Oldenbourg Graphische Betriebe GmbH, München
ISBN 3–486–56371–8

Für

*Ernst Lossa*

Ernst Lossa starb am 9.8.1944 14jährig nach
28 Monaten Aufenthalt in der Heil- und Pflegeanstalt
Kaufbeuren durch eine todbringende Spritze.
Er war mehrmals in die Vorratskammer des
Krankenhauses eingebrochen, um an Patienten, die
zum Zweck ihrer Vernichtung der Hungerkost
ausgesetzt waren, Lebensmittel zu verteilen.
Ernst Lossa hatte den Mut zu helfen.

# Inhalt

# Geleitwort

„Nach dem Niedergang der Psychiatrie in der Zeit des Nationalsozialismus standen alle psychiatrischen Krankenhäuser nach 1945 vor schwierigsten Wiederaufbauarbeiten". So oder ähnlich wurde in den vergangenen Jahrzehnten in Festreden und Festschriften häufig die Zeit von 1940 bis Kriegsende verschämt beschrieben, in der psychisch Kranke und geistig Behinderte vergast, vergiftet oder durch allgemeinen Nahrungsmittelentzug getötet wurden. Erst in den 80er Jahren – wohl auch angestoßen durch die Psychiatrie-Enquete des Deutschen Bundestages 1975 – wurden erste Ansätze einer Auseinandersetzung unter den Psychiatern und in der Öffentlichkeit über die damaligen Geschehnisse erkennbar. Die Ursachen für dieses jahrzehntelange Schweigen und Verdrängen sind vielfältig. Stellvertretend sei hier auf Mitscherlichs „Die Unfähigkeit zu trauern" hingewiesen. Allerdings gab es immer wieder Bemühungen einzelner, dieses dunkelste Kapitel der deutschen Psychiatriegeschichte aufzuhellen, Verantwortlichkeiten herauszustellen und den Opfern zu gedenken, wie beispielsweise von dem Psychiater Gerhard Schmidt, der schon im Herbst 1945 auf die Vernichtungsaktionen in der Heil- und Pflegeanstalt Eglfing-Haar hingewiesen hatte.

Bei der Festveranstaltung des Verbandes der bayerischen Bezirke 1987 „150 Jahre Psychiatrie in Bayern" hat der Ärztliche Direktor des Bezirkskrankenhauses Kaufbeuren, Dr. Michael v. Cranach, ein beeindruckendes Referat über die Psychiatrie in der Zeit des Nationalsozialismus am Beispiel der Heil- und Pflegeanstalt Kaufbeuren gehalten. Es ist das Verdienst der Bayerischen Direktorenkonferenz unter ihrem damaligen Vorsitzenden, Prof. Dr. Hans Ludwig Bischof, daß daraufhin die Vorgänge in allen Heil- und Pflegeanstalten Bayerns von engagierten Mitarbeiterinnen und Mitarbeitern der Kliniken in jahrelanger Arbeit untersucht wurden und in der nunmehr vorliegenden Dokumentation einer breiten Öffentlichkeit zugänglich gemacht werden können.

Nahezu zeitgleich hat auch der Bezirksverband Pfalz eine Untersuchung über die Euthanasie in der früheren Heil- und Pflegeanstalt Klingenmünster in der Pfalz, die bis 1945 zu Bayern gehörte, vorgelegt. Die Dokumentation „Die Heil- und Pflegeanstalt Klingenmünster und die NS-Psychiatrie in der NS-Zeit" erscheint im Verlag des Institutes für pfälzische Geschichte und Volkskunde des Bezirksverbandes Pfalz.

Weltweit flackert die Diskussion über sogenanntes „lebensunwertes Leben" immer wieder auf. Es ist zu hoffen, daß dieses Buch dazu beiträgt, dieser unseligen Diskussion in Deutschland keinen neuen Nährboden zu geben.

Im Dezember 1997

Dr. Georg Simnacher
Präsident des Verbandes der bayerischen Bezirke

# Geleitwort

Die Konferenz der Direktoren der Bayerischen Bezirks-Nervenkrankenhäuser beschloß in ihrer Sitzung vom 20. 9. 1991 auf Anregung ihres Vorsitzenden einstimmig die Durchführung einer gesamtbayerischen Erhebung zu den Vorgängen in den bayerischen Heil- und Pflegeanstalten während der Zeit des Nationalsozialismus. Ziel sollte die Herausgabe des nun vorliegenden Dokumentationsbandes sein.

Angeregt wurde die damalige Initiative durch die 1990 im Bezirkskrankenhaus Kaufbeuren entstandene Dokumentation „Die Psychiatrie in der Zeit des Nationalsozialismus“, enthalten in der vom Verband der Bayerischen Bezirke herausgegebenen Broschüre „150 Jahre Psychiatrie in Bayern“. So lag es nahe, die Bildung und Moderation einer vorbereitenden Arbeitsgruppe in die Hände des Leitenden Direktors des Bezirkskrankenhauses Kaufbeuren, Herrn Dr. Michael v. Cranach, zu legen.

Im Laufe der seitdem vergangenen Jahre nahmen sich eine Reihe von Ärzten und Psychologen in den Bezirkskrankenhäusern und kommunalen Nervenkliniken Bayerns der vorbereitenden Arbeiten an, vor allem Herr Dipl. Psych. Dr. Hans-Ludwig Siemen, der sich schon längere Zeit vorher mit der Geschichte der NS-Psychiatrie im Bezirkskrankenhaus Erlangen befaßt hatte. Für die Mitglieder der Arbeitsgruppe galt es vor allem, Archive, Krankengeschichten und Jahresberichte aus der Zeit des Nationalsozialismus – soweit überhaupt noch vorhanden und nicht vernichtet – zu durchforsten, Recherchen bei den wenigen noch lebenden Zeitzeugen anzustellen und die vereinzelt schon vorhandene einschlägige Literatur zu sichten.

Herr Dr. v. Cranach und Herr Dr. Siemen übernahmen die gleichermaßen mühevolle wie verdienstvolle Arbeit der Formulierung übergreifender Texte, der redaktionellen Überarbeitung und Zusammenstellung der Einzelbeiträge der Häuser sowie der Herausgeberschaft für den nunmehr vorliegenden Dokumentationsband „Psychiatrie im Nationalsozialismus: Die bayerischen Heil- und Pflegeanstalten zwischen 1933 und 1945“. Ihnen, aber auch Herrn Dr. Schmidt/Kaufbeuren, der die vielen Redaktionskonferenzen vorbereitet und organisiert hat, sei an dieser Stelle besonders gedankt, selbstverständlich auch allen im Autorenverzeichnis genannten Kolleginnen und Kollegen, die in ihren Häusern die Vorarbeiten für diesen Band leisteten.

Ganz besonders soll dem Verband der Bayerischen Bezirke und seinem Präsidenten Dr. Simnacher gedankt werden, der auf Initiative von Herrn Direktor Michael Kreuzer bereit war, die Herausgabe des Buches finanziell zu unterstützen.

Neben der Verpflichtung zu historischer Wahrheit ist wesentliches Anliegen des vorliegenden Bandes die Mahnung an die heutige und an künftige Generationen, solch menschenverachtende Entwicklungen, wie sie in all ihren brutalen Auswüchsen hier dokumentiert werden, rechtzeitig zu erkennen und abzuwehren.

Seid wachsam! Wehret den Anfängen!

Hans Ludwig Bischof

# Vorwort der Herausgeber

Es ist sicher nicht zufällig, daß mit Beginn der Psychiatriereform Anfang der 80er Jahre eine vermehrte Auseinandersetzung mit der Vergangenheit des Faches, insbesondere mit der Zeit des Nationalsozialismus, einherging. Die vom Bundestag angeregte Enquete zur Lage der Psychiatrie und die daraus resultierenden Reformempfehlungen auf Bundes- und Landesebene brachen in eine verschlafene und vernachlässigte Psychiatrie ein, auf der eine unausgesprochene Last und Schuld haftete. Wir mußten feststellen, das die angestrebte Reform nur gelingen konnte, wenn wir versuchen würden, das damals Geschehene anzuschauen, es zu benennen, um damit mit Betroffenen, Angehörigen, Mitarbeitern der Psychiatrie und der Bevölkerung die längst fällige Zäsur zur Vergangenheit einzuleiten.

Dieses Buch ist das Ergebnis dieses Prozesses des Hinschauens. Nachdem in einigen bayerischen Bezirkskrankenhäusern Vorarbeiten geleistet worden waren, beschloß die Konferenz der Leiter bayerischer Bezirkskrankenhäuser unter dem Vorsitz von Prof. Dr. Hans Ludwig Bischof sowie der Hauptausschuß des Verbandes der Bayerischen Bezirke, diese Dokumentation erstellen zu lassen. Einzelpersonen oder Arbeitsgruppen aus jedem Bezirkskrankenhaus trafen sich zunächst mehrmals, um sich mit dem historischen Hintergrund, Methoden der Quellensuche und -auswertung vertraut zu machen. Ein gemeinsames Darstellungsraster wurde entworfen, das auch in den einzelnen Dokumentationen erkennbar wird. Dabei war uns klar, daß wir einem streng wissenschaftlich-historischen Anspruch bei unserer Dokumentation nicht ganz gerecht werden würden, aber das Ziel war ja neben der Dokumentation, einen Beitrag zur Aufarbeitung zu leisten. Da es unser Wunsch war, jedes eigene Kapitel für sich verständlich zu machen, konnten hier und da Wiederholungen nicht ganz vermieden werden. Die Quellensuche in den Archiven und Speichern der Krankenhäuser war vielerorts mühsam und nicht überall gleich erfolgreich, wobei hervorzuheben ist, daß die Bereitschaft zur Mithilfe bei der Quellensuche in den Krankenhäusern groß war. Ein wichtiges Ergebnis dieser Dokumentation ist sicher auch die Tatsache, daß auf diese Weise Quellen und viele Tausende von Krankengeschichten gesichert, archiviert und weiterer Forschung zugänglich gemacht werden konnten.

Nun zu dem Buch selbst. Es beginnt mit einem Überblick über die Entwicklung der Psychiatrie im Dritten Reich. Dieses Kapitel soll dem nicht mit den Einzelheiten vertrauten Leser den Hintergrund der in dem Buch geschilderten Ereignisse erläutern. Anschließend folgen die Dokumentationen über die einzelnen Krankenhäuser. Anschließend folgt die Biographie eines der Täter; es war uns wichtig, an einer exemplarischen Biographie die Problematik zu konkretisieren und zu vertiefen. Da es bisher nicht bekannt war, daß Menschenversuche in dieser

Form in psychiatrischen Kliniken durchgeführt wurden, wurde dieses Thema in einem gesonderten Kapitel berücksichtigt. Anschließend folgt eine Zusammenfassung der Geschehnisse in den bayerischen Heil- und Pflegeanstalten. Der folgende Bericht bedarf einer Erläuterung. Die wenigen in den ersten Nachkriegsjahren erschienen Dokumentationen und Stellungnahmen wurden entweder im Auftrag der Alliierten (z.B. Gerhard Schmidt über Haar) oder der Bundesärztekammer (Alexander Mitscherlich über die Nürnberger Ärzteprozesse) von Nichtbeteiligten erstellt. Das hier abgedruckte Dokument ist unseres Wissens die einzige veröffentlichte persönliche Stellungnahme, die nicht der Rechtfertigung diente. Da sie aus einem bayerischen Krankenhaus stammt, haben wir sie abgedruckt. Ein kurzes Nachwort, die Haltung der an dieser Dokumentation Beteiligten widerspiegelnd, erschien uns als Abschluß unumgänglich.

An dieser Dokumentation haben viele Menschen mitgearbeitet. Den Autoren und den vielen Helfern in den Krankenhäusern sei dafür gedankt, ebenso den ärztlichen Direktoren für ihre Unterstützung. Dank gebührt auch dem Präsidenten des Verbandes der Bayerischen Bezirke, Herrn Dr. Georg Simnacher, der das Projekt mit großem Interesse begleitet hat, und dem Hauptausschuß des Verbandes der Bayerischen Bezirke, der unter dem Vorsitz von Herrn Herbert Mayr es ermöglicht hat, daß die Dokumentation in dieser Form erscheinen kann.

Herr Michael Kreuzer vom Verband der Bayerischen Bezirke hat unsere Arbeit mit viel Unterstützung begleitet. Herr Ernst Klee hat uns mit seinem Rat und seinem umfassenden Wissen oft weitergeholfen. Ein besonderer Dank geht an Dr. Martin Schmidt, der nicht nur Autor eines Beitrages ist, sondern auch einen Großteil der Koordinationsaufgaben und der abschließenden redaktionellen Aufgaben übernommen hat, sowie an Frau Michaela Trapp und Frau Silvia Thumm für ihre Sekretariatsarbeit.

In dieser Dokumentation treten Dinge zutage, die uns in ihrer Unmenschlichkeit und Brutalität erschüttert haben und ratlos ließen. Kann ein Mensch noch einem Arzt vertrauen? Diese Dokumentation mag ein Beitrag zu der von uns angestrebten Zäsur sein und ein Schritt auf dem Weg, dieses Vertrauen wieder neu zu begründen.

Michael von Cranach Hans-Ludwig Siemen

# Psychiatrie im Nationalsozialismus

*Hans-Ludwig Siemen*

1940 sprechen drei Patienten aus der Heil- und Pflegeanstalt Eglfing-Haar den Anstaltspfarrer an:

„Herr Pfarrer, wir sind jetzt gestempelt worden, wir wissen gewiß, morgen kommen wir fort, wir werden vergast oder anders umgebracht. Wir wissen es, der liebe Gott will es nicht, aber er läßt es zu, weil er den Menschen den freien Willen gegeben hat."[1] Den Patienten hatte man kurz vorher ihren Namen auf die Schulterblätter gestempelt. Am nächsten Morgen wurden sie zum anstaltseigenen Gleisanschluß gebracht, in einen Eilzug gesetzt und in eine Tötungsanstalt gebracht, in der man sie vergaste.

Von 1939 bis 1945 sind in Deutschland 200 000 Menschen ermordet worden, weil sie psychisch krank oder geistig behindert waren. Die Tötung von Psychiatriepatienten im Nationalsozialismus war das grauenhafte Ende eines Ausgrenzungsprozesses, in dessen Verlauf psychisch kranke Menschen als lebensunwert, abartig und die Volksgemeinschaft schädigend denunziert wurden, in großen Anstalten unter stets elenderen Bedingungen leben mußten und mit der Machtübernahme des Nationalsozialismus als vermeintlich Erbkranke zwangssterilisiert wurden.

Die Psychiatrie als Wissenschaft und als Institution war in die nationalsozialistischen Verbrechen an Psychiatriepatienten tief verstrickt. Sie nahm an der wissenschaftlich verbrämten Denunziation psychisch Kranker als „lebensunwerte Wesen" teil, beteiligte sich an der existenzgefährdenden Einschränkung der Lebensverhältnisse in den Anstalten, nutzte in euphorischer Weise die Möglichkeiten der Zwangssterilisation durch das „Gesetz zur Verhütung erbkranken Nachwuchses" und machte sich an der Ermordung hunderttausender Menschen mitschuldig.

## 1. Die institutionelle Vorgeschichte

Die Geschichte der Psychiatrie als Institution ist eine relativ junge. Anfang des letzten Jahrhunderts wurden die ersten psychiatrischen Anstalten gegründet. Wie in anderen europäischen Ländern sahen das aufstrebende Bürgertum und Teile der Bürokratie in der Befreiung der Irren aus den Armen- und Zuchthäusern

[1] *Bernhard Richarz*, Heilen, Pflegen, Töten, 1987, S. 159

einen Testfall ihrer emanzipatorischen Bestrebungen.[2] Dennoch befanden sich die wenigen Irrenanstalten in einer schwierigen Situation. Sie waren noch nicht als Bestandteil bürgerlicher Sozial- und Gesundheitspolitik anerkannt, das Wissen über Ursache, Entstehung und Behandlungsmöglichkeiten war noch gering und wenig gesichert.[3] Noch standen die heilbaren psychisch Kranken im Mittelpunkt des institutionellen Interesses, die Unheilbaren, die „armen Irren" lebten weiterhin in Armenhäusern oder in großen karitativen Einrichtungen. Diese Situation sollte sich in der zweiten Hälfte des 19. Jahrhunderts deutlich verändern.

Das deutsche psychiatrische Anstaltswesen entwickelte sich in atemberaubender Weise. Innerhalb von 33 Jahren, von 1880 bis 1913, wurden 133 öffentliche Anstalten eröffnet. Die Zahl der in Anstalten behandelten Menschen stieg im gleichen Zeitraum um das Fünffache von 47228 auf 239583, die Bettenkapazität wurde von 36431 auf 164708 erhöht. Auf das explosionsartige Wachstum der Bevölkerung allein ist diese Zunahme nicht zurückzuführen, denn auch die relativen Zahlen veränderten sich: 1880 wurden durchschnittlich 10,6 von 10000 Menschen in psychiatrische Anstalten eingewiesen, 1913 waren es mehr als dreimal soviel, nämlich 35,8 auf 10000 Einwohner.[4]

Hintergrund dieser Entwicklung war der Industrialisierungs- und Urbanisierungsprozeß, der die gesamte Gesellschaft tiefgreifend veränderte. Eine Vielzahl von Menschen wurde aus ihren traditionellen Lebensverhältnissen herausgerissen und völlig neuen Anforderungen ausgesetzt. Bisherige Formen der Regulierung sozialer Prozesse scheiterten angesichts des stetig wachsenden Heeres von Gestrandeten, Entwurzelten und Verzweifelten, die sich vor allem in den Ballungsräumen zusammenfanden und nicht nur einen sozialen Brennpunkt bildeten, sondern auch politisch das System des Kaiserreiches gefährdeten.

Mit der Gründung des Deutschen Reiches 1871 hatte sich die staatliche Psychiatriepolitik verändert. Der Gesichtspunkt der Ordnung und Disziplinierung bildete das entscheidende Handlungsmoment. Die staatliche Geisteskrankenfürsorge wurde zum integralen Bestandteil einer umfassenden und differenzierten Sozial- und Gesundheitspolitik. Große Psychiatrische Anstalten sollten die Menschen aufnehmen, die den gesellschaftlichen Anforderungen aufgrund einer psychischen Krankheit nicht entsprachen, möglicherweise sich und andere gefährdeten. Dort sollten sie, hinter Anstaltsmauern versteckt, in großen „inneren Kolonien" einen abgeschotteten Lebensraum finden, ohne die normale Gesellschaft zu stören oder zu bedrohen.[5] Allein die Lebensverhältnisse in diesen Anstalten waren katastrophal. Sie waren ständig überfüllt, der Neubau weiterer Anstalten oder die Verlegung in karitative Heime konnte nur kurzfristig Abhilfe schaffen. Die Zahl der Ärzte war allzu gering, als daß wirklich medizinisch hätte gehandelt werden können. Die Pfleger, die damals nicht zu Unrecht als Wärter bezeichnet

[2] *Dirk Blasius*, Einfache Seelenstörung, 1994, S. 24–40
[3] *Ulrich Trenkmann*, 1988, S. 95–103
[4] Statistik des Deutschen Reiches , Bd. 360
[5] *Dirk Blasius*, Einfache Seelenstörung, 1994, S. 80–99; *Bernd Walter*, Fürsorgepflicht und Heilungsanspruch, 1993, S. 66f

wurden, waren nicht ausgebildet, lebten selbst in sehr beschränkten Verhältnissen in den Anstalten. Die Behandlung zielte im wesentlichen auf die Beruhigung der Anstaltsbewohner, erschöpfte sich zumeist in Dauerbädern, Dauerfixierungen und der sog. Bettbehandlung.[6]

Damit waren die Grundlagen des deutschen psychiatrischen Anstaltswesens gelegt. Die vorherrschende Form des Umgangs mit psychisch Kranken war die des Abschiebens in Anstalten, die in sich eine feste und abgeschottete Struktur hatten, aber nichtsdestotrotz in ihrer Existenz in hohem Maße von gesellschaftlichen Prozessen abhängig waren. Dies zeigte sich in gravierender Weise während des Ersten Weltkriegs. Dieser unterbrach das institutionelle Wachstum der Psychiatrie jäh. Alle verfügbaren gesellschaftlichen Ressourcen wurden zur Kriegführung genutzt, die schon elenden Lebensverhältnisse in den Anstalten noch weiter eingeschränkt, Ärzte und Pfleger zum Kriegsdienst eingezogen. Als Folge hiervon starben in deutschen psychiatrischen Anstalten ca. 70000 Menschen an Unterernährung.[7]

Nach dem Ende des Ersten Weltkrieges befand sich die Anstaltspsychiatrie in einer für sie völlig neuen Situation. Befanden sich 1913 noch 240000 Menschen in psychiatrischen Anstalten, waren es 1919 nurmehr gut 170000. In den Kriegsjahren hatte erstmals ein Bettenabbau stattgefunden, mehr als 100 private Anstalten waren geschlossen worden, die öffentlichen Anstalten hatten ihre Bettenkapazität nur halten können, weil sie auch als Lazarette genutzt wurden. Nach dem Krieg stand ca. ein Drittel der Betten leer.[8] Die Relevanz der Institution Psychiatrie im sozial- und gesundheitspolitischen Kontext schien stark gefährdet zu sein. Hinzu kam, daß durch die politischen Veränderungen auch die Psychiatrie zum Gegenstand öffentlicher Kritik wurde und der psychiatriepolitische Kurs der dafür in der Weimarer Republik Verantwortlichen längere Zeit im Ungewissen blieb.[9] Die Ärzte mußten um ihre gesicherte Existenz bangen und sich mit einem deutlich

[6] vgl. *Hans-Ludwig Siemen*, Menschen blieben auf der Strecke, 1987, S. 25; *Heidrun Kaupen-Haas*, 1997, S. 97; *Dirk Blasius*, Einfache Seelenstörung, 1994, S. 57f

[7] vgl. *Hans-Ludwig Siemen*, Menschen blieben auf der Strecke, 1987, S. 29f; die Erfahrungen des Ersten Weltkrieges hatten auf die Haltung führender Psychiater den psychisch Kranken gegenüber einschneidende Wirkung. *Karl Bonhoeffer* registrierte in seiner Rede zur Eröffnung der Jahresversammlung des Deutschen Vereins für Psychiatrie 1920 eine Wandlung des Humanitätsbegriffs. „Ich meine nur das, daß wir unter den schweren Erlebnissen des Krieges das einzelne Menschenleben anders zu bewerten genötigt wurden als vor dem, und daß wir in den Hungerjahren des Krieges uns damit abfinden mußten, zuzusehen, daß unsere Kranken in den Anstalten in Massen an Unterernährung dahinstarben, und dies fast gutzuheißen in dem Gedanken, daß durch diese Opfer vielleicht Gesunden das Leben erhalten bleiben könnte." (in: Allgemeine Zeitschrift für Psychiatrie 76 (1920/21); S. 600) Ähnlich äußerte sich *Emil Kraepelin* in seinen „Psychiatrischen Randbemerkungen zur Zeitgeschichte" (Süddeutsche Monatshefte 16 (1919), S. 171–183)

[8] *Hans-Ludwig Siemen*, Menschen blieben auf der Strecke, 1987, S. 29–33; *Heinz Faulstich*, Von der Irrenfürsorge zur Euthanasie, 1993, S. 77–79

[9] Vor allem die Debatten um die „Irrengesetzgebung" belegen die Wandlungen staatlicher Einstellungen. *Ernst Rittershaus* schildert diesen Einstellungswandel in seinem 1927 erschienen Buch „Die Irrengesetzgebung in Deutschland", 1927

selbstbewußteren Pflegepersonal auseinandersetzen, das die tradierten und sehr feudal anmutenden Dienstverhältnisse in den Anstalten radikal verändern wollte.[10]

Die Reaktionen der Anstaltspsychiater auf diese neue und ungewohnte Situation waren sehr widersprüchlich. In ihrer Mehrheit blieben sie dem hergebrachten System der Anstaltsbehandlung verhaftet und hofften auf bessere Zeiten, in denen sie die Vorkriegsbedeutung wiedererlangen würden. Nur wenige, wie Gustav Kolb, Anstaltsdirektor in Erlangen, Hermann Simon, Anstaltsdirektor in Gütersloh, und Hans Roemer, Psychiatriereferent am Innenministerium in Baden, versuchten, eine andere, freiheitlichere und offenere Behandlung psychisch Kranker umzusetzen und zu propagieren, mit der sie einerseits den Ruf der Psychiatrie, nur Ordnungs- und Kontrollinstanz zu sein, widerlegten, die Akzeptanz in der Bevölkerung erhöhen wollten, andererseits aber auch die Lebensbedingungen der Psychiatriepatienten verbessern und sie nach einer bestmöglichen Behandlung wieder in die Gesellschaft integrieren wollten.[11]

Aber die Zeit der relativen Bedeutungslosigkeit psychiatrischer Anstaltsbehandlung währte nur wenige Jahre. Bereits ab 1923 nahm die Zahl in Anstalten behandelter Patienten rapide zu, stieg von 185 000 in 1923 auf mehr als 300 000 in 1929. Und diesmal war die Zunahme allein auf eine erhöhte Nutzung zurückzuführen. Wurden 1923 nur 0,3% der Bevölkerung in Anstalten behandelt, waren es 1929 fast 0,5%. Interessanterweise wurde dieser Nutzungsgrad – anders als in der Vorkriegszeit – nicht durch ein Aufstocken der Bettenzahl aufgefangen, sondern durch eine erhöhte Patientenfluktuation. Die Patientenzahl pro Bett stieg von 1,4 1923 auf 1,8 in 1929, die Verweildauer verkürzte sich von 215 Tagen auf 187 Tage.[12] Was hatte sich verändert? Die Anstaltspsychiatrie war effektiver gewor-

[10] Vor dem Ersten Weltkrieg lebte das Pflegepersonal zusammen mit den Kranken in den Anstalten, schlief teilweise im selben Raum. Der Direktor war der unumschränkte Patriarch, der Ausgangszeiten und Diensteinsatz regelte und der auch bei Verehelichungswünschen seine Zustimmung geben mußte. Bis auf einen Nachmittag die Woche hatte das Pflegepersonal in der Anstalt zu sein. Mit der Weimarer Republik wurden diese feudalen Reglementierungen aufgehoben, die Pfleger mußten nicht mehr in der Anstalt wohnen, und die Arbeitszeit wurde geregelt. Die Verordnung über die Arbeitszeit in der Krankenpflege bestimmte, daß in Krankenpflegeanstalten bis zu 60 Stunden in der Woche gearbeitet werden dürfe, pro Tag in der Regel nicht mehr als zehn Stunden. (Reichsgesetzblatt 1924, I, S. 66)

[11] *Gustav Kolb* forderte in seinem grundlegenden Artikel aus dem Jahre 1919 neben der Verkleinerung der Anstalten und der Einrichtung von „Irrenschutzgerichten" vor allem, eine offene Fürsorge aufzubauen und so die gesamte Irrenfürsorge auf eine „freiere Grundlage" zu stellen. (in: Zeitschrift für die gesamte Neurologie und Psychiatrie 47 (1919), S. 137–172). Kolbs Vorschläge verhallten 1920 auf der Jahresversammlung des Deutschen Vereins für Psychiatrie ungehört (vgl. Allgemeine Zeitschrift für Psychiatrie 76 (1920/21), S. 593–621) und fanden erst 1927 allgemeine Zustimmung. Ähnlich erging es *Hermann Simon* aus Gütersloh, der eine aktivere Heilbehandlung forderte, die geeignet sei, die „gesunden Persönlichkeitsanteile" der psychisch kranken Menschen zu erhalten und zu fördern. Auch er fand auf der Jahresversammlung von 1924 wenig Gehör und wurde erst 1927 von seinen Fachkollegen als Reformer gewürdigt. (vgl. Allgemeine Zeitschrift für Psychiatrie 88 (1928), S. 327–335)

[12] vgl. *Hans-Ludwig Siemen*, Die Reformpsychiatrie der Weimarer Republik, 1993, S. 102f

den: die reformerischen Vorstellungen von Kolb, Simon und Roemer, die in der unmittelbaren Nachkriegszeit noch auf großen Widerstand in den Fachkreisen gestoßen waren, setzten sich in allen Anstalten durch. Es begann ein wahrer Wettstreit, welche Anstalt die meisten Patienten in der Arbeitstherapie beschäftigt hatte und wo die differenzierteste offene Fürsorge ausgebaut war.[13]

Mit der Weltwirtschaftskrise setzte auch in der Psychiatrie ein Radikalisierungsprozeß ein, der in sich viele Voraussetzungen des späteren Grauens barg. Nach den kurzen Jahren der Blüte kam es zu einem erneuten institutionellen Einbruch. Die Zahl der Verpflegten sank erneut um 50000, die durchschnittliche Verweildauer stieg von 180 auf 218 Tage.[14] Die Anstaltspsychiatrie sah sich vor die Notwendigkeit gestellt, drastische Sparmaßnahmen einzuführen. Nicht zuletzt deshalb, weil sie sich erneut heftigen Angriffen ausgesetzt sah, die diesmal allerdings nicht von einem gesellschaftlichen Reformwillen getragen waren, sondern auf die Effektivierung und Ökonomisierung der Psychiatrie zielten.[15] Innerhalb weniger Jahre wurden die Pflegesätze in den Anstalten, die sowieso nur recht einfache Lebensverhältnisse zuließen, drastisch gesenkt, von knapp vier Reichsmark auf drei Reichsmark pro Tag und Patient.[16] Eine der wichtigen Errungenschaften der Reformphase in den zwanziger Jahren, die offene Fürsorge, wurde aus Sparsamkeitsgründen fast allerorts auf ein Minimum reduziert und zusätzlich der Versuch unternommen, viele Patienten aus den „teuren" Heil- und Pflegeanstalten in billigere karitative Anstalten zu verlegen.[17]

Die Psychiater selbst reagierten mit scheinbar widersprüchlichen Positionen auf die veränderten Verhältnisse in der Weltwirtschaftskrise. Sie versuchten ihre während des Reformprozesses erweiterten therapeutischen Möglichkeiten zu bewahren, nicht wieder zu einer reinen Verwahrpsychiatrie herabzusinken. Damit gaben sie aber dem schon in der Weltwirtschaftskrise beginnenden Radikalisierungsprozeß eine bestimmte Richtung. Denn das gewachsene therapeutische Vermögen (v.a. die aktivere Heilbehandlung nach Hermann Simon) hatte innerhalb der Anstalten einen Differenzierungsprozeß in Gang gesetzt. Im Mittelpunkt des Interesses standen die heilbaren Patienten, die sozial noch eingebunden nach ei-

[13] vgl. *Hans-Ludwig Siemen*, Menschen blieben auf der Strecke, 1987, S. 89–94

[14] vgl. *Hans-Ludwig Siemen*, Reform und Radikalisierung, 1991, S. 193

[15] So forderte der Reichssparkommissar in seinen Gutachten vor allem, die Aufnahmen in Anstalten, die insgesamt für unökonomisch gehalten wurden, zu erschweren. Hiergegen wehrten sich die Anstaltspsychiater und schrieben zum Zwecke der Formulierung einer Gegenposition eine Preisarbeit mit dem Titel: „Kann die Versorgung der Geisteskranken billiger gestaltet werden und wie?" Den ersten Preis erhielt Emil Bratz, Direktor der Wittenauer Heilstätten in Berlin, den zweiten Erich Friedländer, Direktor des Lindenhauses in Lippe. (vgl. Allgemeine Zeitschrift für Psychiatrie 98 (1932), S. 1–40 und Psychiatrisch-Neurologische Wochenschrift 34 (1932), S. 373–381).

[16] vgl. *Hans-Ludwig Siemen*, Reform und Radikalisierung, 1991, S. 196

[17] Die Verlegung in karitative Anstalten konnte letztlich die großen Heil- und Pflegeanstalten nur bedingt entlasten, da auch diese Anfang der dreißiger Jahre überbelegt waren und die Errichtung neuer Pflegeanstalten angesichts der allgemeinen Finanznot selten genehmigt wurde.

nem relativ kurzen Aufenthalt wieder entlassen werden konnten. Die unsozial sich verhaltenden, die pflegebedürftigen und arbeitsunfähigen oder -unwilligen Patienten wurden zu einem sicht- und spürbaren Problem auch für den modernen Psychiater, der diesen Menschen gegenüber seine Hilflosigkeit und Ohnmacht empfindlich verspürte. Nicht von ungefähr wird während der Weltwirtschaftskrise im Zusammenhang einer effektiven und therapeutisch orientierten Psychiatrie die Vernichtung von chronisch psychisch Kranken diskutiert.[18] Schon zu dieser Zeit wird die für die Psychiatrie im Nationalsozialismus eigentümliche Verknüpfung von Heilen der „Heilbaren" und Vernichtung der „Unheilbaren" in Ansätzen sichtbar.

## 2. Die ideologisch-wissenschaftliche Vorgeschichte

Bereits zu Beginn des 20. Jahrhunderts hatte sich in Deutschland die Idee der Rassenhygiene als wissenschaftlich-ideologische Reaktion auf die gesellschaftliche Entwicklung etabliert. Sie war der Versuch professioneller Gruppen, für die drängenden sozialen Probleme der Industrialisierung und Urbanisierung (Armut, Asozialität, Krankheit) eine wissenschaftliche Lösung zu finden. Der Erblichkeitsfaktor wurde verabsolutiert, blieb letzte Erklärung für das So-sein des Menschen, schied die „wertvollen" und starken von den „nutzlosen" und schwachen Menschen. Die menschliche Gesellschaft wurde als biologisches Gebilde interpretiert, dessen Überlebenskraft die Zivilisation mit ihrem Humanitätsgedanken grundlegend zu gefährden drohte. Nur das bewußt eingesetzte, da natürlich nicht mehr wirksame, Selektionsprinzip könnte verhindern, daß die Gesellschaft an ihren „unwerten und schwachen" Gliedern zugrunde ginge.

Vor allem nach dem Ersten Weltkrieg wurde das rassenhygienische Paradigma allmählich zu einem verbindlichen Bezugspunkt der Diskussion innerhalb der sozial- und gesundheitspolitischen Eliten der Weimarer Republik.[19] Im Mittelpunkt der Debatten stand die Legalisierung der eugenisch indizierten Sterilisierung. Bis zum Ende der Weimarer Republik waren die Debatten und Initiativen soweit gediehen, daß 1932 ein allgemein akzeptierter Gesetzentwurf vorlag, der die Sterilisierung von Menschen vorsah, die an „erblicher Geisteskrankheit", „erblicher Geistesschwäche", „erblicher Epilepsie" oder an einer „sonstigen Erbkrankheit" leiden.[20]

[18] *Erich Friedländer* sah in seiner preisgekrönten Arbeit zur Verbilligung der Geisteskrankenfürsorge einen Zusammenhang zwischen der Verlegung in eine Pflegeanstalt und der Vernichtung lebensunwerten Lebens: „Das (die Verlegung in eine Pflegeanstalt -HLS) wäre eine ebenso schwierige und folgenschwere Entscheidung für den Kranken selbst und seine Familie, wie das vielumstrittene ärztliche Konsilium bei der Vernichtung des lebensunwerten Lebens." (a.a.O., S. 379).

[19] *Hans-Walter Schmuhl*, 1987/1992, S. 99. Vgl. zur Wirkungsgeschichte der Sterilisation und Zwangssterilisation auch *Gisela Bock*, 1986 und *Kurt Nowak*, 1978/1984

[20] Dieser Gesetzentwurf sah allerdings keine Anwendung von Zwang vor und unterschied

Aus psychiatrischer Sicht hatte vor allem die von Ernst Rüdin geführte Abteilung für psychiatrische Erblichkeitsforschung bei der Deutschen Forschungsanstalt für Psychiatrie den wissenschaftlichen Hintergrund geliefert. Aber obwohl das rassenhygienische Paradigma für die Psychiatrie der Weimarer Republik ein anerkannter Bezugspunkt war, gestaltete sich das Verhältnis von Eugenik und praktischer Psychiatrie spannungsvoll. Mit großer Sorge verfolgten die Vertreter der psychiatrischen Eugenik die reformerischen Bestrebungen der Anstaltspsychiater. Die Entlassung von Psychiatriepatienten in die offene Fürsorge erschien ihnen als Danaergeschenk, mit dem der durch Anstaltsmauern nicht mehr gezügelten Fortpflanzung kranken Erbgutes Tür und Tor geöffnet würde.[21]

Von diesen Bedenken weitgehend unbeirrt, setzten die Anstaltspsychiater ihre reformerischen Bestrebungen um. So befaßte sich der Deutsche Verband für psychische Hygiene auf seiner Gründungsversammlung im Jahre 1928 vor allem mit der Frage, wie die reformerischen Fortschritte in der praktischen Psychiatrie und anderen sozialen Bereichen konsolidiert und ausgebaut werden könnten. Eugenische Gesichtspunkte waren nur am Rande von Belang. Die Weltwirtschaftskrise radikalisierte die Psychiater auch in eugenischer Hinsicht. Konfrontiert mit dem wachsenden sozialen Elend und der eigenen Hilflosigkeit, die gerade die Psychiater der Offenen Fürsorge täglich spürten, erschien die Sterilisation von Geisteskranken als probates Mittel, um das soziale und psychische Elend zumindest langfristig einzuschränken und die eigene Ohnmacht durch aktive Teilhabe an dieser rassenhygienischen Maßnahme aufzuheben. So formulierte Valentin Faltlhauser, der zusammen mit Gustav Kolb der entschiedenste Propagandist der Offenen Fürsorge war, 1932 bestimmt: „Es bedarf heute wohl keiner besonderen Beweisführung mehr, daß erbbedingte Psychosen in ihren Auswirkungen wirtschaftlich schädlich sind. [...] je mehr es einer aktiv wirksamen Eugenik gelingt, solche Erbkrankheiten zu verhüten, um so mehr verringern sich die wirtschaftlichen Schäden. Eine wirksame Eugenik anzubahnen und durchzuführen, ist aber [...] eine hervorragende Aufgabe der Offenen Geisteskrankenfürsorge."[22] Es ver-

sich damit wesentlich von dem 1933 verabschiedeten Gesetz zur Verhütung erbkranken Nachwuchses.

21 Vor allem *Hans Luxenburger*, Mitarbeiter Rüdins an der Deutschen Forschungsanstalt für Psychiatrie in München, bemühte sich um eine differenzierte Argumentation, mit der er die psychiatrische Reformentwicklung und eugenische Maßnahmen verbinden wollte. „Wenn die psychische Individualhygiene eines ihrer vornehmsten Ziele darin sieht, dem Geisteskranken die Wiederanpassung an die Umwelt zu erleichtern und die soziale Selbständigkeit nach Möglichkeit wieder zu verschaffen, [...] so handelt sie im schönsten Sinne ärztlich und sozial. [...] Man gebe dem geheilten und gebesserten Schizophrenen, Manisch-Depressiven, Epileptiker, wenn er die Anstalt verläßt, [...] sicher wirkende Präventivmittel an die Hand oder lasse ihn dadurch seine ungezeugten Nachkommen des Schutzes der Sterilisation teilhaftig werden: dann wird der Eugeniker der Erste sein, der die Erfolge des Handelns am Individuum mit Freuden und Genugtuung begrüßt, da er dann die Rasse in guter Hut weiß." *Hans Luxenburger*, 1929, S. 169

22 *Valentin Faltlhauser*, Die wirtschaftliche Unentbehrlichkeit und die wirtschaftliche Gestaltung der offenen Geisteskrankenfürsorge in der Gegenwart unter besonderer Berücksichtigung der Fürsorge in der Stadt, in: Zeitschrift für psychische Hygiene 5 (1932), S. 89f.

wundert nicht, daß die 1932 stattfindende zweite Tagung des Deutschen Verbandes für psychische Hygiene sich ausschließlich mit eugenischen Fragen befaßte.[23]

Die Diskussion um Tötung auf Verlangen, Sterbehilfe und „Vernichtung lebensunwerten Lebens" setzte zum Ende des letzten Jahrhunderts ein.[24] Auch in dieser Debatte wurde der Allgemeinnutzen, der Nutzen für die Gesellschaft, zum höchsten Gut, zur Scheidelinie zwischen „lebenswert" und „lebensunwert" erklärt. Eine besondere Dynamik erfuhr die Euthanasiediskussion nach Ende des Ersten Weltkrieges. Der hoch angesehene Jurist Karl Binding und der nicht minder anerkannte Psychiater Alfred Hoche veröffentlichten 1920 gemeinsam ein Buch mit dem programmatischen Titel: „Die Freigabe der Vernichtung lebensunwerten Lebens". Binding und Hoche stellten die rhetorische Frage: „Gibt es Menschenleben, die so stark die Eigenschaft des Rechtsgutes eingebüßt haben, daß ihre Fortdauer für die Lebensträger wie für die Gesellschaft dauernd allen Wert verloren hat?" und beantworteten sie in bezug auf zwei Personengruppen eindeutig mit ja: zum einen die durch Krankheit oder Verwundung „unrettbar Verlorenen, die im vollen Verständnis ihrer Lage den dringenden Wunsch nach Erlösung besitzen und in irgendeiner Weise zu erkennen gegeben haben"[25]. Und als zweite Gruppe die „unheilbar Blödsinnigen. [...] Sie haben weder den Willen zu leben, noch zu sterben."[26]

Zweifellos hatten die Erfahrungen des Ersten Weltkrieges einen enormen Einfluß auf die Euthanasiedebatte. Vielerorts, nicht nur im Buch von Binding und Hoche, wurde beklagt, wie viele hochstehende und wertvolle Menschen im Krieg gefallen seien und welch gefahrloses und behütetes Leben die „Insassen" der „Idioteninstitute" führten.[27] Von mindestens ebenso großer Relevanz waren aber die von Binding und Hoche angeführten Kosten-Nutzen-Erwägungen, die vor allem während der Weltwirtschaftskrise erneut aufgegriffen wurden. Sehr ein-

[23] Gustav Kolb hingegen ging diesen Weg nicht mit. 1934 trat er in den Ruhestand und verstarb 1938

[24] *Adolf Jost* warf 1895 in seiner Schrift „Das Recht auf den Tod" die Frage auf, ob es Fälle gäbe, „in welchen der Tod eines Individuums sowohl für dieses selbst als auch für die menschliche Gesellschaft überhaupt wünschenswert ist?" (*Adolf Jost*, 1895, S. 1). Vor dem Ersten Weltkrieg war es vor allem der „Deutsche Monistenbund", der in seiner Zeitschrift „Das Monistische Jahrhundert" die „Euthanasie"-Frage diskutierte.

[25] *Karl Binding/Alfred E. Hoche*, 1920, S. 29. Die Nationalsozialisten nahmen diese Fragestellung zur Propaganda für die „Vernichtung lebensunwerten Lebens" auf und versuchten darüber, eine allgemeine Zustimmung für ihre Vernichtungsmaßnahmen zu erhalten. Am 29. August 1941, wenige Tage nach der offiziellen Einstellung der Aktion T4 wurde der Film „Ich klage an" uraufgeführt. In diesem Film wurde das Schicksal einer jungen Frau geschildert, die unheilbar krank von ihrem Mann den erlösenden Tod erbittet. Wie *Karl-Heinz Roth* nachweist, wurde dieser Film sehr bewußt mit dem Ziel produziert, der durch die Vernichtungsaktionen ausgelösten Unruhe in der Bevölkerung zu begegnen, in dem ein individuelles und ergreifendes Schicksal geschildert wurde. (*Karl-Heinz Roth*, Filmpropaganda für die Vernichtung der Geisteskranken und Behinderten im Dritten Reich, 1985, S. 125–193)

[26] *Karl Binding/Alfred E. Hoche*, 1920, S. 31

[27] Hoche lehnte noch 1917 die Sterbehilfe ab und änderte seine Meinung unter dem Eindruck des Kriegsgeschehens, das auch seinen Sohn das Leben kostete.

dringlich formulierte Berthold Kihn 1932: „Woher aber, so muß man fragen, nehmen wir unter diesem Gesichtspunkt [der Kostenfrage] praktisch das Recht zu dauernder Internierung? Sonach scheint keine andere Möglichkeit zu bestehen als die radikaleren Vorgehens gegen die Minderwertigen. Ein solches scheint darin begründet, daß die Jetztzeit mit ihren schweren wirtschaftlichen Krisen unnötige Ausgaben der öffentlichen Hand von selbst verbietet. Und zu den unnötigen Ausgaben kann man die Forterhaltung der Ballastexistenzen [Hoche] aus öffentlichen Mitteln zählen."[28]

## 3. Psychiatrie im Nationalsozialismus – Das Gesetz zur Verhütung erbkranken Nachwuchses

Eigentlich hat die Psychiatrie 1933 kaum noch gleichgeschaltet werden müssen. Vor allem das die Zwangssterilisation ermöglichende „Gesetz zur Verhütung erbkranken Nachwuchses" (GzVeN) schwor die Psychiater auf das nationalsozialistische System ein. Mit dem am 14. Juli 1933 verabschiedeten Zwangssterilisationsgesetz wurde den Psychiatern eine ungeheure Macht zugewiesen, sie konnten an führender Stelle an der „Aufartung des deutschen Volkes" teilhaben. Hans Roemer formulierte auf dem erbbiologisch-rassenhygienischen Lehrgang Mitte Januar 1934 in München, mit dem die anwesenden 127 Psychiater auf die Umsetzung des Zwangssterilisationsgesetzes vorbereitet wurden, treffend die veränderte Position des Psychiaters: „Die deutsche Geisteskrankenfürsorge hat während einer etwa hundertjährigen Entwicklung in der humanen Betreuung, technischen Versorgung, psychotherapeutischen Wahrnehmung, freiheitlichen Verpflegung, offenen Überwachung und sozialen Wiedereingliederung einen von der ganzen Kulturwelt anerkannten Hochstand erlangt. Mit der Einführung des genannten Gesetzes [GzVeN] ist in dieser Entwicklung ein Wendepunkt von größter Bedeutung erreicht; verfolgt doch die vorbeugende Bekämpfung der psychischen Erbkrankheiten als letztes Endziel nichts geringeres als ihre gänzliche Ausrottung und damit die Befreiung der Menschheit von einer ihrer schlimmsten Geiseln."[29]

Allerdings zeigte das Zwangssterilisationsgesetz nicht in jeder Hinsicht die von Psychiatern und den nationalsozialistischen Gesundheitspolitikern gezeigte Wirkung:

Das Gesetz betraf zu allererst außerhalb von Anstalten lebende Menschen.

1934 wurden 222000 Menschen als „erbkrank" angezeigt, davon lebte ein Fünftel, ca. 47000 Menschen, in psychiatrischen Anstalten und Kliniken. Im selben Jahr wurden mindestens 84000 Anträge auf Zwangssterilisation gestellt, davon betrafen ca. 15000 Anträge Menschen, die in psychiatrischen Anstalten

[28] *Berthold Kihn*, 1932, S. 394

[29] *Hans Roemer*, Die rassenhygienischen Aufgaben der praktischen Psychiatrie mit besonderer Berücksichtigung der offenen Fürsorge, 1934, S. 120

lebten. Angeordnet wurden in 1934 62000 Zwangssterilisationen, davon 12000 Beschlüsse, die Bewohner der psychiatrischen Anstalten betrafen.[30] Diese Zahlen weisen darauf hin, daß das Zwangssterilisationsgesetz seine repressive und einschüchternde Funktion vor allem auf die Personenkreise ausübte, die eigentlich nicht originär psychisch krank waren, sondern sich aufgrund unterschiedlicher Hintergründe abweichend und unangepaßt verhielten.[31] Auch die Hoffnung, durch die Sterilisation beträchtlich mehr Patienten aus den Anstalten entlassen zu können, erwies sich als trügerisch: nur die Hälfte bzw. ein Drittel der sterilisierten Anstaltsbewohner wurde entlassen.

Auch außerhalb der Psychiatrie machte sich Ernüchterung breit: Nach dem GzVeN sollten Menschen mit den Diagnosen: angeborener Schwachsinn, Schizophrenie, zirkuläres Irresein, erbliche Fallsucht, erblicher Veitstanz, erbliche Blindheit, erbliche Taubheit, schwere erbliche körperliche Mißbildung sowie schwerer Alkoholismus sterilisiert werden. Die Gruppe der Hauptbetroffenen wurde mit der Diagnose „angeborener Schwachsinn" sterilisiert. Zur Diagnostik wurde ein einfacher Intelligenztest angewandt. Bis 1936 zeigte sich, daß viele Menschen, die unter dieser Diagnose sterilisiert worden waren, sich von ihrer sog. „Lebensführung" her eigentlich gut in das nationalsozialistische System – z.T. waren die Betroffenen Parteigenossen – integriert hatten und ihre Sterilisation entsprechenden Unmut in der Bevölkerung erzeugte. Gleichzeitig gerieten mit der wirtschaftlichen Konsolidierung und den daraus resultierenden sozialen und politischen Konsequenzen andere Personengruppen immer mehr in den Blick der nationalsozialistischen Sozialpolitiker: Die sog. „Asozialen", „Psychopathen" oder „Gemeinschaftsfremden".[32] Das System reagierte auf zweierlei Weise. In der zweiten Auflage des Kommentars zum GzVeN wurde vermehrt eine Beachtung der „sozialen Tüchtigkeit" verlangt.[33] Gleichzeitig wurde gegen vermeintlich „Asoziale" eine verschärfte Politik der Asylierung eingeschlagen. Vorherrschende Methode war die Einweisung in Konzentrationslager, wo gerade an diesem Personenkreis zu einem sehr frühen Zeitpunkt die „Vernichtung durch Arbeit" praktiziert wurde.[34] Bis in die Kriegsjahre hinein diskutierten nationalsozialistische Sozialpolitiker unter Beteiligung führender Psychiater, auf welche Weise mit abweichendem Verhalten umgegangen werden soll. In dieser Diskussion wurde der Begriff der „Gemeinschaftsfremden" geprägt, der alle abweichenden Verhaltensweisen subsummierte („Arbeitsscheu", „Liederlichkeit", „Streitlust"). In dem im Jahr 1944 vorgelegten Entwurf des „Gesetzes zur Behandlung Gemeinschafts-

[30] Zahlen nach *Hans Roemer*, Die Leistungen der psychiatrischen Kliniken und der öffentlichen Heil- und Pflegeanstalten bei der Durchführung des Gesetzes zur Verhütung erbkranken Nachwuchses im ersten Jahr des Vollzuges (1934), in: Zeitschrift für psychische Hygiene 9 (1936), S. 47–52, und nach *Gisela Bock*, 1986, S. 232f.

[31] vgl. *Hans-Ludwig Siemen*, Das Grauen ist vorprogrammiert, 1982, S. 105–114

[32] vgl. *Hans-Ludwig Siemen*, Das Grauen ist vorprogrammiert, 1982, S. 114–123 und *Hans-Walter Schmuhl*, 1987/1992, S. 168f.

[33] *Arthur Gütt/Ernst Rüdin/Falk Ruttke*, 1936

[34] *Hans-Walter Schmuhl*, 1987/1992, S. 172

fremder", das glücklicherweise niemals Anwendung fand, wurde ein differenziertes Repressions- und Sanktionsinstrumentarium festgeschrieben, das von der Zwangssterilisation über die „Umerziehung" bis hin zur Vernichtung durch Arbeit erprobte Maßnahmen der nationalsozialistischen Schreckensherrschaft umfaßte.[35]

Daran zeigt sich eine Expansions- und Radikalisierungstendenz, die für die eugenischen Maßnahmen – und sicher nicht nur für diese – im Nationalsozialismus typisch ist. Die wissenschaftlichen Grundlagen waren mehr als fragwürdig,[36] dienten als Legitimation einer Sozial- und Gesundheitspolitik, mit der sich abweichend verhaltende Bevölkerungsgruppen durch letztlich terroristische Repressionsmaßnahmen diszipliniert, eingeschüchtert und tendenziell „ausgemerzt" werden sollten. Aus den auf zukünftige Generationen gerichteten Zwangssterilisationen, die für die Betroffenen eine „Leibesstrafe" und eine Kränkung unvorstellbaren Ausmaßes darstellte, entwickelten sich bald unmittelbar lebensvernichtende Maßnahmen: Am 26. Juni 1936 wurde das Änderungsgesetz zum GzVeN beschlossen, das die Abtreibung aus eugenischer Indikation legalisierte, von dem bis 1945 schätzungsweise 30000 Frauen betroffen waren.[37]

In dem Maße, in dem sich die rassen- und sozialhygienischen Maßnahmen auf stets größere Gruppen ausweiteten, gerieten die Psychiater bei deren Vorbereitung und Durchführung in eine weniger einflußreiche Position. Dennoch: Bis zum Beginn des Weltkriegs wurden in Deutschland ca. 300000 Menschen zwangssterilisiert,[38] Psychiater hatten hieran wesentlichen Anteil: sie zeigten die betroffenen Menschen an, erstellten die Gutachten, saßen als Beisitzer zu Gericht und nutzten die auch im GzVeN vorhandenen Spielräume nur in verschwindend geringem Maße zugunsten der Betroffenen. Mit ihrer vorbehaltlosen Zustimmung zum Zwangssterilisationsgesetz und ihrer aktiven Teilhabe an dessen Umsetzung gaben die Psychiater dem nationalsozialistischen Staat und sich das Recht, grundlegende Bedürfnisse und Rechte von bestimmten Menschengruppen nicht nur zu mißachten, sondern sie existentiell zu verletzen.

## 4. Psychiatrie im Nationalsozialismus – das reale Elend in den Anstalten

Das nationalsozialistische Herrschaftssystem, das den Kampf gegen die „Ballastexistenzen" zu seinem Programm erhoben hatte, stand vor einer scheinbar paradoxen Situation. In den ersten sechs Jahren der NS-Herrschaft wurde das psych-

[35] vgl. *Hans-Ludwig Siemen*, Das Grauen ist vorprogrammiert, 1982, S. 133ff; *Hans-Walter Schmuhl*, 1987/1992, S. 169f.; *Detlev Peukert*, 1982, S. 261f.

[36] vgl. *Karl Heinz Roth*, Erfassung zur Vernichtung, 1984, S. 68–71

[37] vgl. *Hans-Walter Schmuhl*, 1987/1992, S. 161–172

[38] vgl *Gisela Bock*, 1986, S. 233 Während des Krieges wurde die Tätigkeit der Erbgesundheitsgerichte eingeschränkt.

iatrische Anstaltswesen in stetig größerem Maße beansprucht. Während dieser Zeit stieg die Zahl der in psychiatrischen Anstalten behandelten Menschen um gut 80 000 von 258 000 auf mehr als 340 000. Noch nie waren so viele Menschen in der gesamten Geschichte des deutschen Anstaltswesens in stationärer psychiatrischer Behandlung gewesen.

An sich ist das rapide Ansteigen der Gesamtverpflegtenzahl nicht so erstaunlich, wie es auf den ersten Blick anmutet. Die herrschende Norm verengte sich ab 1933 stetig, die Anforderungen an den „gemeinschaftsfähigen Volksgenossen" wuchsen, ließen abweichendem Verhalten nunmehr wenige unsanktionierte Ausdrucksmöglichkeiten. Die terroristisch formierte Gesellschaft produzierte so zwangsläufig eine größere Zahl von sich abweichend verhaltenden Menschen. Hinzu kommt die ab 1934 einsetzende ökonomische Stabilisierung. Es ist zu vermuten, daß dadurch, ähnlich wie in der Konsolidierungsphase der Weimarer Republik, vor allem pflegebedürftige Menschen ausgegrenzt wurden, da durch den Arbeitszwang die Möglichkeiten häuslicher Pflege stark eingeschränkt waren. Die mit dem Vierjahresplan 1936 erreichte Vollbeschäftigung und die damit einhergehende weitere Normverengung dürfte den Internierungsschub von alten, pflegebedürftigen und schwachen Menschen in Anstalten zusätzlich beeinflußt haben.

Entscheidend ist aber nun, daß die Anstalten sich nicht nur laufend füllten, sondern daß sie bedeutend ineffektiver arbeiteten als in vergangenen Zeiten. Die durchschnittliche Verweildauer, ein wichtiger Indikator für die Leistungsfähigkeit der Psychiatrie, die in der Weimarer Republik auf 183 Tage gesunken war, blieb bis 1939 mit 200 Tagen auf recht hohem Niveau. Vor allem der Anteil der Langzeitpatienten nahm zu. Bereits 1933 befanden sich 50% der Anstaltsbewohner länger als fünf Jahre in diesen. Diese Verschiebung zugunsten der Langzeitpatienten innerhalb der Anstaltspopulation setzte sich nach 1933 fort.[39]

Das Leistungsvermögen der praktischen Psychiatrie war stark herabgesetzt. Eine Entlastung des aufgeblähten Anstaltswesens durch vermehrte Entlassung verbot sich angesichts der gesellschaftlichen Verhältnisse. Andererseits verlangte die herrschende Sozial- und Gesundheitspolitik geradezu nach einer drastischen Reduzierung der Ausgaben für vermeintlich „Minderwertige". Diese konnte nur über eine weitere drastische Verschlechterung der Lebensverhältnisse in den Anstalten erreicht werden. Die Pflegesätze, die bereits während der Weltwirtschaftskrise um 70–90 Pfennige auf 3,– RM gesenkt worden waren, wurden 1935 nochmals um 30 Pfennige auf 2,70 RM gesenkt.[40] Die Anstalten wurden so unter die Rentabilitätsgrenze gedrückt und durch eine restriktive Zuschußpolitik dazu gezwungen, weitere Sparmaßnahmen vor allem bei Essen, Kleidung, Heizung und Beleuchtung durchzuführen, so daß einige Anstalten ab 1938 sogar Überschüsse erwirtschafteten.

[39] *Hans-Ludwig Siemen*, Menschen blieben auf der Strecke, 1987, S. 145 f.
[40] *Hans-Ludwig Siemen*, Menschen blieben auf der Strecke, 1987, S. 146 f.

Diese drastischen Sparmaßnahmen blieben für die Bewohner der Anstalten nicht ohne Folgen. Bereits ab 1936 steigt die Sterblichkeit in den Anstalten in deutlichem Maße. In den bayerischen Heil- und Pflegeanstalten erhöhte sich die Zahl der Gestorbenen von 530 in 1933 auf 992 in 1939, der relative Anteil der gestorbenen Anstaltsbewohner zu den insgesamt behandelten Menschen stieg von 3,4% in 1933 auf 5,1% in 1939.[41] Damit war die Existenzfrage für die Anstaltsbewohner bereits ganz praktisch gestellt.[42]

Mit dem Überfall auf Polen am 1. September 1939 setzte auch ein systematischer Vernichtungsfeldzug gegen Bewohner psychiatrischer Anstalten ein. Im Zuge der ersten Vernichtungsaktion T4[43], auf die weiter unten genauer eingegangen wird, wurden über 70000 Psychiatriepatienten in Tötungsanstalten ermordet. So planvoll diese Maßnahme durchgeführt wurde, so unliebsame Folgen hatte sie in den Augen mancher nationalsozialistischer Gesundheits- und Sozialpolitiker. Denn in der Folge der Vernichtungsaktion waren viele Anstalten geräumt und von anderen Organisationen des NS-Staates (K.d.F., NAPOLA etc.) okkupiert worden. Im Zuge dieser Anstaltsschließungen, die v.a. die großen karitativen Einrichtungen betrafen, wurden die nicht ermordeten Patienten in die verbliebenen staatlichen Anstalten verlegt. Die Folge war eine völlige Überbelegung, die die Überlebensmöglichkeiten der Anstaltsbewohner weiter verringerte. Hinzu kam, daß größere Teile des Personals zum Kriegsdienst eingezogen wurden. Die Sterblichkeit der Anstaltsbewohner stieg kontinuierlich, in Bayern z.B. von 6,1% in 1940 und 1941 auf 10,9% in 1942, 13,1% in 1943, 19,8% in 1944 und 23,3% in 1945.[44] Diese erhöhte Sterblichkeit ist sicher auch auf die bewußt ab 1943 eingeführte Hungerkost zurückzuführen, aber ebenso sicher auf die allgemein elenden Bedingungen.

Damit wurden die psychiatrischen Anstalten zu großen ummauerten Ghettos, die mitten in Deutschland, teilweise am Rand dicht besiedelter Gebiete, lagen und in denen – tendenziell ähnlich wie in den Ghettos in den eroberten Ostgebieten[45] – Menschen ihrer Freiheit und ihrer Individualität gänzlich beraubt auf Gedeih und Verderb dem Wohlwollen der nationalsozialistischen Sozial- und Gesundheitspolitiker ausgeliefert waren.

[41] vgl. Beitrag in diesem Buch: Die bayerischen Heil- und Pflegeanstalten während des Nationalsozialismus, S. 417–474

[42] Zumindest in Sachsen wurde schon ab 1938 eine fettarme und fleischlose Sonderkost für „hinfällige" Patienten eingeführt. Vgl. *Achim Thom*, Kriegsopfer der Psychiatrie, 1991, S. 205f.

[43] Der Name „Aktion T4" geht auf den Namen der Straße in Berlin zurück, in der sich die Zentrale der Aktion befand: Tiergartenstr. 4

[44] vgl. Beitrag in diesem Buch: Die bayerischen Heil- und Pflegeanstalten während des Nationalsozialismus, S. 417–474

[45] vgl. *Raul Hilberg*, 1982, S. 272–283. Die Sterblichkeitsrate im Warschauer Ghetto von Ende 1940 bis September 1942 entsprach mit 10% ungefähr der Sterblichkeitsrate in den bayerischen Anstalten.

## 5. Psychiatrie im Nationalsozialismus – der ungebrochene therapeutische Aktivismus

Auf den ersten Blick erscheint es als Widerspruch: Psychiatrie im Nationalsozialismus und therapeutischer Aktivismus. Dies paßt scheinbar nicht zusammen: einerseits das Bestreben, durch Zwangssterilisationen und später durch umfassende Vernichtungsaktionen psychische Krankheiten „auszumerzen" bzw. die Patienten selbst umzubringen, auf der anderen Seite therapeutische Maßnahmen, die Leiden vermindern oder heilen sollen. Dennoch: während des Nationalsozialismus zeichnen sich die Psychiater durch einen kaum gebremsten, sehr radikalen therapeutischen Aktivismus aus.

Einerseits war dies die Reaktion auf die tendenzielle Gefährdung des Berufsstandes der Psychiater: 1934 beklagen führende Psychiater, daß sie viele Arztstellen in den Kliniken nicht besetzen können, und führen dies darauf zurück, daß mit der Zwangssterilisation der Eindruck entstanden sei, es mache keinen Sinn mehr, psychisch kranke Menschen zu pflegen und zu heilen.[46] Das damalige therapeutische Vermögen der Psychiatrie war deutlich herabgesetzt, die offene Fürsorge im Zuge der Weltwirtschaftskrise stark eingeschränkt und nach 1933 vorzugsweise zur Durchführung der Zwangssterilisation genutzt, und die aktivere Heilbehandlung nach Simon in den Anstalten angesichts deren Überfüllung, Personalknappheit und Sparpolitik nurmehr wenig wirksam.

1936 änderte sich diese Situation. Durch die Entdeckung und Einführung der Insulin- und Cardiazol-Krampftherapien schien eine grundlegende Erweiterung psychiatrischen Therapievermögens realisierbar zu sein. Die Reaktionen der praktischen Psychiatrie waren nach anfänglichem Zögern geradezu euphorisch. 1937 und 1938 wurden auf vielen Kongressen und in vielen Publikationen die Erfolge der neuen Therapien dargestellt, und völlig unrealistische Hoffnungen machten die Runde: die Volkskrankheit Schizophrenie könne bald durch die Insulinschocks besiegt werden, ungeahnte Spareffekte wurden erwartet, da viele Patienten nunmehr nach erfolgreicher Behandlung entlassen werden könnten.[47]

Das Besondere an der Art, wie diese Therapien während des Nationalsozialismus eingesetzt wurden, war die Radikalität der Anwendung und die daran sichtbar werdende Grenzenlosigkeit gegenüber der Gesundheit und dem Leben des Patienten. Anton von Braunmühl, einer der herausragenden therapeutisch orientierten Psychiater während des Nationalsozialismus, bestätigte in einem grundlegenden Artikel zu den neuen Schocktherapien die große Gefährlichkeit dieser Methoden, sah aber das „unbestreitbare Recht", solche Methoden anzuwenden, aus der Schwere der Krankheit gegeben. Andere Psychiater verglichen sich gerne

[46] vgl. zum Beispiel *Fritz Ast*, Der Ärztemangel in den Heilanstalten und Vorschläge zu dessen Behebung, 1934, S. 8-20

[47] vgl. z. B. *Hans Roemer*, Die praktische Einführung der Insulin- und Cardiazolbehandlung in den Heil- und Pflegeanstalten, 1938, S. 121–128; *E. Küppers*, Die Insulin- und Cardiazolbehandlung der Schizophrenie, 1938, S. 76–109

mit Chirurgen und wollten den Wagemut und die Verantwortungsfreude dieser ärztlichen Kollegen „im Kampf gegen die Schizophrenie" zur ärztlichen Pflicht machen.[48]

Auch die Vernichtung von Psychiatriepatienten führte nicht zur Dämpfung des therapeutischen Aktivismus. Im Gegenteil: zeitgleich zu den Vernichtungsaktionen bemühten sich führende Psychiater, das therapeutische Vermögen auszuweiten und psychiatrische Anstalten zu Heilstätten zu entwickeln. Dies auch, weil die Vernichtungsaktionen auf den Punkt zielten, der die eigentliche Existenzberechtigung der Psychiatrie ausmachte: die großen Anstalten mit ihren Langzeitpatienten, die unter elenden Bedingungen verwahrt und kaum behandelt wurden. Um diesen Angriff zu parieren, bemühten sich führende Psychiater, die Krampftherapien, die Anfang der vierziger Jahre noch um den Elektro-Krampf erweitert wurden, massenhaft in den Anstalten einzusetzen. Aber diese Betonung der Therapie war nicht nur abwehrende Reaktion auf die Vernichtungsmaßnahmen, sie war Teil des Konzeptes nationalsozialistischer Psychiatrie: 1942/43 entwarfen die Psychiater Rüdin, de Crinis, Schneider, Heinze und Nitsche eine Denkschrift mit dem Titel „Gedanken und Anregungen betr. die künftige Entwicklung der Psychiatrie". Darin beschrieben sie einen grundlegenden Wandel der Psychiatrie, stellten sie als eine im wesentlichen ärztlich heilende Wissenschaft dar. Wörtlich hieß es: „Je mehr aber tüchtige Fachärzte der Bevölkerung die Erfolge der modernen Therapie vor Augen führen, je mehr Erkrankte, die früher chronischem geistigen Siechtum verfielen, geheilt oder doch wenigsten als berufsfähig wieder ins freie Leben zurückkehren [...], um so williger wird die Bevölkerung auf die erbbiologischen Maßnahmen eingehen. [...] Aber auch die Maßnahmen der Euthanasie werden um so mehr allgemeines Verständnis und Billigung finden, als sichergestellt und bekannt wird, daß in jedem Fall bei psychischen Erkrankungen alle Möglichkeiten erschöpft werden, um die Kranken zu heilen".[49]

Der Widerspruch zwischen Heilen und Vernichten löst sich hiermit zugunsten eines radikalen Konzeptes psychiatrischer Versorgung auf, mit dem diejenigen, die nicht mehr heilbar scheinen, therapieresistent und störend sind, vernichtet werden sollen, und diejenigen, auf die psychiatrische Therapien positiv wirken, durch vielfältige Maßnahmen wieder in die Gesellschaft integriert werden sollen.[50]

[48] *Anton von Braunmühl*, Über die Insulinbehandlung der Schizophrenie, 1937, S. 159; *Maximilian Thumm*, Über den Stand der Insulin- und Cardiazolbehandlung, 1938, S. 314
[49] nach *Götz Aly*, Der saubere und schmutzige Fortschritt, 1985, S. 44 f.; vgl. auch *Anton von Braunmühl*, Aus der Praxis der Krampfbehandlung, 1941, S. 148–157
[50] In der Denkschrift werden sehr modern anmutende Vorschläge zur Weiterentwicklung der Psychiatrie gemacht: von der Nähe psychiatrischer Anstalten zu Ballungsräumen, von der engen Anbindung an wissenschaftliche Institute und Universitäten ist ebenso die Rede wie von der Errichtung psychiatrischer Abteilungen an Allgemeinkrankenhäusern und der Einrichtung von Ambulanzen. Auch dies ist eine Folge der NS-Psychiatrie: daß diese Traditionen angesichts des allgemeinen Schweigens und Verdrängens in Deutschland erst wieder Ende der sechziger Jahre aufgegriffen werden, diesmal nicht als Bezug auf die eigene Ge-

## 6. Psychiatrie im Nationalsozialismus – die Vernichtung von psychisch kranken Menschen

Das Einzigartige der Psychiatrie im Nationalsozialismus ist die planmäßige, gut durchorganisierte und massenhafte Vernichtung von psychisch kranken Menschen. Bei aller Unterschiedlichkeit der einzelnen Vernichtungsmaßnahmen bleibt eine Gemeinsamkeit: sie sind unmittelbar mit dem Beginn des Angriffskriegs gegen Polen verbunden und auch im weiteren zeitlichen Ablauf in hohem Maße von der Entwicklung des Krieges abhängig. Mit einer Ausnahme: der sog. Kindereuthanasie.

Zielgruppe der Kindereuthanasie waren Kinder, die nicht in Anstalten, sondern noch bei ihren Eltern lebten. Nach monatelanger Planung in der Kanzlei des Führers und mit Experten des Reichsausschusses zur Erfassung erb- und anlagebedingter Erbleiden erging im August 1939 an Hebammen, Geburtshelfer und leitende Mitarbeiter von Entbindungsanstalten die streng vertrauliche Anweisung, den jeweiligen Gesundheitsämtern die Geburt von Kindern zu melden, die an Idiotie, Mongolismus, Microcephalie, Hydrocephalus sowie Mißbildungen und Lähmungen litten. Auch schon lebende Kinder bis zu drei Jahren, die an den genannten Krankheiten litten, sollten gemeldet werden. Diese Meldungen wurden an den Reichsausschuß weitergereicht. Dort wurde von drei Gutachtern entschieden, ob das Kind getötet werden sollte. In Deutschland wurden bis 1945 ca. 30 Kinderfachabteilungen eingerichtet, in denen die Kinder getötet wurden.[51]

Anfangs versuchte man, die Zustimmung der Eltern zu diesen Euthanasiemaßnahmen zu erhalten. Als sich dies Unterfangen als sehr schwierig erwies, drohte man ab September 1941 mit Entziehung des Sorgerechtes und der möglichen Dienstverpflichtung der Mütter. Auch die anfängliche Altersgrenze von drei Jahren wurde nach Stopp der Aktion T4 auf acht, zwölf und schließlich auf 16 Jahre erhöht. Insgesamt fielen 5000 Kinder dieser Mordaktion zum Opfer.[52]

Mit dem Einmarsch der Deutschen Wehrmacht in Polen begann die planmäßige Vernichtung von psychisch kranken Erwachsenen. Das polnische Pflegepersonal wurde durch deutsches ersetzt, und dieses wurde aufgefordert, die Bewohner der psychiatrischen Anstalten planmäßig zu erfassen. Die polnischen psychisch kranken Menschen wurden entweder in Gaswagen vergast oder massenhaft erschossen. [53]

schichte, sondern unter Hinweis auf Entwicklungen in den USA, England und den skandinavischen Ländern.

[51] Kinderfachabteilungen wurden u.a. in Brandenburg-Görden, Eglfing-Haar, Niedermarsberg, Wiesloch und Kaufbeuren eingerichtet. Vgl. hierzu *Hans-Walter Schmuhl*, 1987/1992, S. 182–187

[52] Auch im Zuge der Erwachsenen-Mordaktionen wurden Kinder und Jugendliche umgebracht. Vgl. z.B. *G. Engelbrecht*, 1995

[53] vgl. *Ernst Klee*, Dokumente zur Euthanasie, 1985, S. 70–81. Stanislav Lem hat in seinem ersten Roman „Das Hospital der Verklärung“ die Situation in einer polnischen psychiatrischen Anstalt Anfang der vierziger Jahre dargestellt

Gleichzeitig traten die Planungen zur „Vernichtung lebensunwerten Lebens" in Deutschland in ein konkretes Stadium. Hitler hatte es abgelehnt, ein Gesetz als Rechtsgrundlage der „Euthanasie" zu erlassen,[54] und ermächtigte Reichsleiter Philipp Bouhler und seinen Leibarzt Dr. Karl Brandt mit folgendem geheimen Führererlaß, die Vernichtung lebensunwerten Lebens durchzuführen:

„Reichsleiter Bouhler und Dr. med. Brandt sind unter Verantwortung beauftragt, die Befugnisse namentlich zu bestimmender Ärzte so zu erweitern, daß nach menschlichem Ermessen unheilbar Kranken bei kritischster Beurteilung ihres Krankheitszustandes der Gnadentod gewährt werden kann."[55]

Anfang August 1939 war bereits eine kleine Gruppe führender Psychiater von Bouhler in die Pläne der Vernichtungsaktion eingeweiht und zur Mitarbeit gewonnen worden. Die ärztliche Leitung der Aktion übernahm Prof. Werner Heyde, der später von seinem Stellvertreter, Prof. Paul Nitsche, abgelöst wurde. Zur Durchführung der Vernichtungsaktion wurden vier Tarnorganisationen geschaffen, die Reichsarbeitsgemeinschaft Heil- und Pflegeanstalten, die die zur Tötung vorgesehenen Kranken auswählte, die Gemeinnützige Krankentransportgesellschaft (GekraT), die die Vernichtungstransporte durchführte, sowie die Gemeinnützige Stiftung für Anstaltspflege und die Zentralverrechnungsstelle Heil- und Pflegeanstalten, die beide die Vernichtungsaktion verwaltungsmäßig abwickelten. Die Zentrale der Aktion befand sich ab Frühjahr 1940 in einer Villa in Berlin.

Die Erfassung aller Anstaltspatienten begann im Oktober 1939. Die jeweiligen Anstalten wurden gebeten, für jeden Patienten einen Meldebogen auszufüllen, mit dem neben den persönlichen Daten Angaben zur Diagnose, „Rassenzugehörigkeit", Bettlägerigkeit, Therapie und Art der Beschäftigung erfragt wurden. Die Meldebögen wurden über die Reichsarbeitsgemeinschaft an die begutachtenden Psychiater weitergeleitet. Die zur Tötung vorgesehenen Patienten wurden dann, nachdem die „Transportlisten" an die jeweiligen Anstalten geleitet worden waren, von der GekraT per Zug oder Bus in die Tötungsanstalten gebracht.

Die ersten Tötungsanstalten wurden Ende 1939 im Schloß Grafeneck im Kreis Münsingen, im Schloß Hartheim bei Linz sowie im ehemaligen Zuchthaus in Brandenburg an der Havel eingerichtet. Später kamen noch Bernburg an der Saale, Sonnenstein bei Pirna und Hadamar bei Limburg dazu.[56]

Bis zum August 1941 wurden 70253 Menschen in diesen Tötungsanstalten vergast.[57]

Am 24. August 1941 stoppte Hitler die Vernichtungsaktion T4. Die Hintergründe dieses Schrittes sind vielfältig. Zum einen entsprach die Zahl der getöteten Psychiatriepatienten den im Sommer 1939 festgelegten Planzahlen. Außerdem

[54] vgl. *Karl Heinz Roth/Götz Aly*, Erfassung zur Vernichtung, 1984, S. 101–189, und *Hans-Walter Schmuhl*, 1987/1992, S. 191

[55] nach *Ernst Klee*, „Euthanasie" im NS-Staat, 1983, S. 100

[56] vgl. *Hans-Walter Schmuhl*, 1987/1992, S. 196–199; *Dirk Blasius*, Einfache Seelenstörung, 1994, 173–194

[57] vgl. *Hans-Walter Schmuhl*, 1987/1992, S. 213

hatten die Tötungsaktionen innerhalb der Bevölkerung eine wachsende Unruhe hervorgerufen. Angehörige von Getöteten verständigten sich untereinander, beschwerten sich bei den Direktoren der Anstalten, fragten bei der Vernichtungszentrale nach dem Schicksal ihrer getöteten Väter, Mütter und Kinder nach. Bei einigen Abtransporten entwickelten sich Formen öffentlichen Protestes. Und auch die Kirchen begannen nach monatelangem Schweigen, ihre Stimme gegen die Vernichtungsmaßnahmen zu erheben. Ein weiterer Grund für die Einstellung der Aktion bestand darin, daß diese trotz aller Planung für die Strategen der Vernichtungsaktion ungewollte Wirkungen hatte: viele Anstalten, die eigentlich für eine „aufbauende Geisteskrankenfürsorge" hätten genutzt werden sollen, waren an andere Machtgruppen des NS-Regimes verlorengegangen.

In vielen Regionen des Deutschen Reiches waren es jüdische Patienten, die als erste verlegt und ermordet wurden. Im April 1940 hatte ein Erlaß des Reichsministeriums des Inneren die Erfassung aller jüdischen Anstaltspatienten verfügt. Im Sommer 1940 wurden diese dann in bestimmten Anstalten konzentriert[58] und von dort aus in Tötungsanstalten verlegt und dort ermordet. Für die jüdischen Patienten galten die Selektionskriterien der Aktion T4 nicht, sie wurden, allein weil sie Juden und psychisch krank waren, ermordet. So gesehen war die Vernichtung der psychisch kranken Juden der Auftakt der Vernichtungsaktion gegen Psychiatriepatienten, und deren Vernichtungsaktion hinwiederum diente in technisch-organisatorischer Hinsicht als Vorbereitung des Holocaust.

Bereits Anfang 1941 war die Euthanasieaktion unter dem Tarnnamen 14f13[59] auf „schwerstkranke" Häftlinge in den Konzentrationslagern ausgedehnt worden. Ärztekommissionen besuchten die Konzentrationslager, begutachteten die bereits als schwerkrank ausgemusterten Häftlinge, füllten die Meldebögen aus, die an die Zentrale in der Tiergartenstr. 4 geschickt wurden. Von den KZs wurden die zur Vernichtung bestimmten Menschen in die Tötungsanstalten Sonnenstein, Hartheim und Bernburg transportiert. Die Aktion 14f13 überdauerte das Ende der Aktion T4 um zwei bis drei Jahre. Ihr fielen ca. 20000 Menschen zum Opfer.

Nach der Einstellung der zentral gesteuerten Vernichtungsaktion T4 ging das Morden von Psychiatriepatienten – diesmal sehr viel dezentraler organisiert und eng mit dem Kriegsgeschehen verknüpft – im Rahmen der „Aktion Brandt" oder der sog. „Wilden Euthanasie" weiter. Die Tötungsanstalten Bernburg und Sonnenstein arbeiteten bis 1942 bzw. 1943. Neben Schloß Hartheim bei Linz wurden noch der Tiegenhof und Meseritz Obrawalde als neue Vernichtungszentralen eingerichtet, die bis zum Kriegsende funktionierten. Im Rahmen der Dezentralisierung wurden nun in vielen Anstalten Patienten ermordet, sei es durch die sog. Hungerkost in Bayerischen Anstalten oder durch Todesspritzen.

Als Reaktion auf die Bombardierung der großstädtischen Ballungsräume im

[58] u. a. waren dies Eglfing-Haar für Bayern, Wunstorf für Hannover und Westfalen, Gießen für Hesser, Heppenheim für Baden, Langenhorn für Hamburg und Schleswig.

[59] Aktenzeichen des Obersturmbannführers Liebehenschel, „14" war das Kürzel für Todesfälle in den KZ, „13" für die Todesart (Gas). Nach *Hans-Walter Schmuhl*, 1987/1992, S. 217

Rheinland, in Nord- und Westdeutschland wurden die Patienten der dortigen Heil- und Pflegeanstalten nach Bayern, Thüringen, Sachsen und in das Generalgouvernement Polen verlegt. Die freigewordenen Anstalten wurden als Ausweichkrankenhäuser für die Opfer der Bombardierungen genutzt. Die verlegten Patienten starben zu einem hohen Prozentsatz in den Zielanstalten.

Diese zweite Phase der Erwachseneneuthanasie blieb ebenso wenig verborgen wie die erste. Dennoch entwickelte sich kein Protest. Sicher auch, weil mit dem gescheiterten Blitzkrieg gegen die Sowjetunion und dem für Deutschland ungünstigen Kriegsverlauf das Kriegsgeschehen unmittelbar auf das Deutsche Reich übergriff und das Sterben allgemein wurde.

## 7. Psychiatrie nach 1945 – Schweigen, Leugnen und Verdrängen[60]

Mehr als 200000 Menschen sind von 1939 bis 1945 ermordet worden, weil sie psychisch krank oder geistig behindert waren. Die Psychiatrie als Wissenschaft und als Institution war in dieses Grauen tief verstrickt. Aus jeder Anstalt waren Menschen in Tötungsanstalten transportiert worden, die meisten Psychiater hatten sich in irgendeiner Weise an der Selektion oder dem Abtransport beteiligt, viele waren auch unmittelbar für den Tod von Psychiatriepatienten verantwortlich geworden, sei es auf den Hungerstationen, durch Verabreichung der Todesspritzen, als Ärzte in den Tötungsanstalten oder als Gutachter. Auch viele Pfleger und Pflegerinnen waren in ähnlicher Weise in die Vernichtungsaktionen verstrickt. Und: viele Angehörige fühlten sich schuldig, machten sich den Vorwurf, nicht genügend für ihre Mütter, Väter, Töchter oder Söhne getan zu haben.

Nach Kriegsende breitete sich ein bleiernes Schweigen über die psychiatrischen Anstalten. Obwohl die wesentlichen Fakten der Vernichtungsaktionen spätestens mit dem Nürnberger Ärzteprozeß, der von Dezember 1946 bis zum August 1947 stattfand, allgemein bekannt waren, wurden sie nicht zur Kenntnis genommen. Die in dieser Zeit von Alexander Mitscherlich und Fred Mielke, von Alice Platen-Hallermund, von Gerhard Schmidt und von Victor von Weizsäcker verfaßten Schriften blieben unbeachtet, wurden nicht verteilt oder fanden keinen Verlag. Auch die bis Mitte der sechziger Jahre durchgeführten gut vierzig „Euthanasie"-Prozesse änderten hieran nichts.

60 Ich konzentriere mich in diesem Abschnitt auf Westdeutschland. Die Aufarbeitung der Psychiatriegeschichte in der ehemaligen DDR wird noch nachzuzeichnen sein. Hinweisen möchte ich hier nur auf drei Publikationen: Die Veröffentlichung von *Friedrich Karl Kaul*, Die Psychiatrie im Strudel der Euthanasie, 1968 erstmals in der DDR erschienen, blieb lange Jahre auch für viele Westdeutsche eine der wenigen Publikationen zu diesem Thema. Erst Mitte der 80er Jahre war es vor allem Achim Thom, Medizinhistoriker aus Leipzig, der sich um eine differenzierte Sicht auf die Psychiatrie im Nationalsozialismus bemühte und mit Forschern aus der Bundesrepublik einen engen Austausch pflegte (vgl. *Achim Thom/Genadij Ivanovic Caregorodcev*, 1989, und *Achim Thom*, Kriegsopfer der Psychiatrie, 1991)

In der deutschen Anstaltspsychiatrie[61] der fünfziger und sechziger Jahre fand kein kritischer Auseinandersetzungsprozeß mit der eigenen jüngsten Geschichte statt. Die Anstaltspsychiatrie war erstarrt, die durch Einführung der Psychopharmaka entstandenen Möglichkeiten wurden kaum genutzt. Impulse aus den psychiatrischen Reformprozessen in Westeuropa, Skandinavien und den USA fanden keinen Widerhall. Erst Ende der sechziger Jahre änderte sich dies, sichtbarer Ausdruck war die Psychiatrie-Enquete von 1975, die die elenden und menschenunwürdigen Zustände in der deutschen Anstaltspsychiatrie anprangerte und eine grundlegende Psychiatriereform einforderte. Im Zuge dieser reformerischen Impulse wurde auch die Vergangenheit der Psychiatrie aufgearbeitet. Die Denkschrift der Deutschen Gesellschaft für Soziale Psychiatrie vom 1. September 1979, die Bücher von Ernst Klee und die Forschungen der Gruppe um Götz Aly und Karl-Heinz Roth[62] setzten einen Aufarbeitungsprozeß in Gang, der dazu geführt hat, daß mittlerweile eine kaum mehr überschaubare Zahl von Publikationen zu einzelnen Aspekten der Vernichtungsaktionen oder zur Geschichte einzelner Anstalten erschienen ist.[63]

Noch fehlt es an einer umfassenden und detaillierten Darstellung der Geschichte der Psychiatrie während des Nationalsozialismus. Das vorliegende Buch ist ein wichtiger Schritt zu dieser Gesamtdarstellung, da es erstmals für eine gesamte Region die Geschehnisse in den psychiatrischen Anstalten während der Jahre 1933 bis 1945 nachzeichnet und viele bisher nicht zugängliche Quellen erschließt. Dadurch wird es möglich, die konkreten Auswirkungen nationalsozialistischer Psychiatriepolitik auf einzelne Anstalten in ihrer Vielfalt aufzufächern und bisher nicht bekannte Zusammenhänge zwischen einzelnen Schritten dieser Psychiatriepolitik aufzudecken.

[61] In der deutschen Universitätspsychiatrie verlief die Entwicklung differenzierter. Daseinsanalytisch bzw. anthropologisch orientierte Psychiater besetzten einige Lehrstühle v.a. im Südwesten Deutschlands. Ein Auseinandersetzungsprozeß mit der Psychoanalyse begann. In Heidelberg setzte sich Walter von Baeyer bereits in den sechziger Jahren mit der Psychiatrie der Verfolgten auseinander.

[62] Die DGSP-Denkschrift ist abgedruckt in *Klaus Dörner*, Der Krieg gegen den psychisch Kranken, 1980, S. 205f.

[63] Mittlerweile ist in 2. Auflage von *Christoph Beck*, Sozialdarwinismus, Rassenhygiene, Zwangssterilisation und Vernichtung unwerten Lebens, 1995, eine umfangreiche Bibliografie zu den Themen Sozialdarwinismus, Rassenhygiene, Zwangssterilisation und Vernichtung „lebensunwerten“ Lebens erschienen.

# Heil- und Pflegeanstalt Werneck

*Thomas Schmelter, Christine Meesmann, Gisela Walter, Herwig Praxl*

Die unter den Mitarbeitern der heutigen Fachklinik für Psychiatrie und Psychotherapie Schloß Werneck geläufige Version der Anstaltsgeschichte während des Nationalsozialismus lautet:

„Während des Krieges wurde Werneck geräumt, unsere Patienten wurden ins Nervenkrankenhaus Lohr verlegt. Alles weitere, was vielleicht auch mit der ‚Euthanasie' zu tun hatte, erfolgte von da. Über das Schicksal der früheren Patienten wissen wir nichts, es sei denn, sie kehrten mit Wiederbelegung des Wernecker Hauses in den 50er Jahren zurück."

Derartige Äußerungen von langjährigen Mitarbeitern, „solchen, die es wissen müßten", vermitteln den Eindruck der Nichtzuständigkeit, so als sei mit der Verlegung der Wernecker Patienten nach Lohr jede Beteiligung an der T4-Aktion ausgeschlossen, stelle sich nicht einmal mehr als Frage. Die Erleichterung, daß „bei uns nichts passiert ist", überträgt sich auch auf den interessierten Fragenden. Daß über das weitere Schicksal der damaligen Wernecker Patienten nichts Relevantes bekannt ist, begründet das Gefühl der Nichtzuständigkeit.

Die ersten fünf Jahrzehnte der Anstaltsgeschichte, von 1855–1905, sind vergleichsweise gut dokumentiert. Über die folgende Zeit liegt nur spärliches Quellenmaterial vor, erst recht kein zusammenfassender Überblick. Die Darstellung der nationalsozialistischen Zeit in der Heil- und Pflegeanstalt Werneck ist das Ergebnis von Recherchen einer kleinen Arbeitsgruppe von Mitarbeitern, die 1990 begannen, sich mit dem Thema zu beschäftigen.

Wesentliche Quellenmaterialien sind verlorengegangen bzw. nicht auffindbar. Die Darstellung stützt sich neben alten Krankenblättern im wesentlichen auf Standbücher und die Jahresberichte, insbesondere aus den Jahren 1934–1939, als schriftliche Quellen; aber auch auf Aussagen von Zeitzeugen, zumeist ehemaligen Mitarbeitern des Hauses. Ihnen sagen wir herzlichen Dank für ihre Unterstützung.

## 1. Zur Geschichte des Schlosses Werneck

Der heutige Standort des Schlosses, der seinen Namen vom angrenzenden Flüßchen Wern ableitet, ist bereits seit dem 13. Jahrhundert als Stammsitz südfränkischer Gaugrafen urkundlich belegt. Nachdem die Besitzverhältnisse häufig wechselten und verheerende Brände das Schloß drei Mal zerstört hatten, ließ der kunst- und prachtliebende Fürstbischof Friedrich Karl Graf von Schönborn nach Abschluß des Residenzbaus in Würzburg hier in den Jahren 1732 bis 1745 ein Jagdschloß errichten. Er beauftragte damit seinen Hofbaumeister Balthasar Neumann, der das Schloß und die den Ehrenhof umkreisenden Wirtschaftsgebäude, besonders auch die Schloßkirche, zu einem Baudenkmal von überregionaler Bedeutung erhob. Schloß Werneck war erbaut worden als „Stätte vergnüglicher Erholung von beschwerlichen Regierungsgeschäften und zur Ergötzung des Gemüts bei frischer Luft und zur Gesundheit dienlicher Bewegung". Als im Bayerischen Landtag ein Beschluß zur möglichst flächendeckenden psychiatrischen Versorgung ergangen war, überließ König Max II. von Bayern das seit dem Wiener Kongreß in seinem Besitz befindliche Schloß für 155 000 Gulden der damaligen Kreisgemeinde Unterfranken zur Errichtung einer Heil- und Pflegeanstalt für Geisteskranke. Die bisher im Juliusspital in Würzburg untergebrachten psychiatrischen Patienten wurden seit dem 1. Oktober 1855 nach Werneck verbracht, so daß eine Belegung von etwa 200 Patienten den Anfangsbestand darstellt. Erster Direktor war Dr. Bernhard Gudden, der es verstand, die Anstalt auf einen für damalige Verhältnisse modernen Stand in Behandlung und Organisation zu bringen. 1869 wurde er als Professor nach Burghölzli (Schweiz) berufen. Vielen Menschen ist er auch dadurch im Gedächtnis geblieben, daß er mit dem sagenumwobenen König Ludwig II. von Bayern unter mysteriösen Umständen im Starnberger See tot aufgefunden wurde.

Nachdem sich die Belegung bis zum Anfang unseres Jahrhunderts auf 800 Patienten erweitert hatte, faßte der Kreis Unterfranken 1904 den Beschluß zur Errichtung einer zweiten Anstalt, die später in Lohr verwirklicht wurde. Ende 1940 wurde die Anstalt Werneck aufgelöst. Die Anstalt Lohr übernahm jetzt allein die psychiatrische Versorgung Unterfrankens.

Während das Haus im Krieg von der Volkswohlfürsorge zu verschiedenen Unterbringungszwecken genutzt wurde, zog am 15. Juli 1946 das „Staatliche Versehrtenkrankenhaus Werneck" in das Schloß ein, das 1952 in das „Orthopädische Krankenhaus Werneck" umgewandelt wurde. Im gleichen Jahr wurde in den Nebengebäuden des Hauptschlosses wieder das Nervenkrankenhaus eröffnet. Träger beider Krankenhäuser ist der Bezirk Unterfranken. Die Fachkliniken Lohr/Main und Werneck teilen sich heute die psychiatrische Pflichtversorgung Unterfrankens.

## 2. Nationalsozialismus im Krankenhaus

Die personalpolitisch wichtigste Veränderung zur Zeit des Nationalsozialismus war die Ablösung des bisherigen Chefarztes Dr. Josef Entres durch Dr. Pius Papst, der aus Eglfing am 1. 12. 1934 nach Werneck kam, zunächst nur die Geschäfte des Direktors führte und am 1. 4. 1936 zum Direktor ernannt wurde.

Entres ging nach Kutzenberg, sein Wechsel galt als politische Versetzung, wobei seine mißliebige Mitgliedschaft in der damaligen Bayerischen Volkspartei den Ausschlag gegeben haben soll.

Die ärztliche Besetzung bestand Mitte der 30er Jahre neben einem Direktor und einem Medizinalrat aus zwei Oberärzten, einem Assistenzarzt und einem Medizinalpraktikanten (1934) und stieg auf drei Oberärzte, einen Assistenzarzt und vier Medizinalpraktikanten (1936 bis 1939). Die Zahl der Pflegekräfte blieb von 1934 (141) bis 1939 (139) nahezu konstant, dem gegenüber stand jedoch eine deutlich ansteigende durchschnittliche Belegung durch Patienten von 791 im Jahr 1934 bis 899 Patienten 1939. Der Jahresbericht 1937 kommentiert die Personalsituation anläßlich des Krankenstandes:

„Für den Dienstbetrieb wirkt sich eine so hohe Krankenziffer bei dem verringerten Stand des Personals manchmal recht ungünstig aus, zumal noch weitere zahlreiche Ausfälle durch Teilnahme an politischen Veranstaltungen, Schulungskursen und militärischen Übungen hinzukommen."[1]

Ab April 1935 wurden die Pflegesätze um durchschnittlich 30 Pfennig (10%) gesenkt und blieben bis 1939 konstant (vgl. Tab. 1).

Mit der reichsweit initiierten „erbbiologischen Bestandsaufnahme des deutschen Volkes" wurde in Werneck im April 1936 tatkräftig begonnen:

„Für diesen Zweck wird ein eigenes Büro errichtet. Zur Bewältigung der umfangreichen Schreibarbeiten ist es durch Vermittlung des Leiters des rassenpolitischen Amtes Würzburg, Herrn Univ. Prof. Dr. Schmidt gelungen, 2 junge Leute aus dem Arbeitsausgleichsdienst einstellen zu können. Es sind dies Arbeitsdienstpflichtige, welche aus irgendeinem Grund nicht aktiv dienen können und deshalb eine andere, körperlich weniger anstrengende Arbeit zugewiesen erhalten. Sie rekrutieren sich meist aus Kreisen mit besserer Schulbildung, z.B. Studenten und Kaufleute, die in Schreibarbeit bewandert sind. Vor Antritt ihrer Tätigkeit werden sie einige Wochen im rassenpolitischen Amt geschult, so daß sie hier ihre Tätigkeit sofort aufnehmen können. Die Leute arbeiten selbstverständlich unter ärztlicher Aufsicht und Leitung."[2]

1937 beklagt der Jahresbericht, ein sogenannter Erbarzt „ließ sich leider noch nicht ermöglichen" (S. 30).

Der Kriegsbeginn brachte erhebliche personelle Einschränkungen, die sich auf die Patientenversorgung und den Anstaltsbetrieb auswirkten. So waren von sechs vorgesehenen Arztstellen meist nur vier wegen Einzugs zur Wehrmacht besetzt.

„Eine intensive ärztliche Versorgung war unter diesen Umständen nicht möglich, insbesondere konnte die Insulinbehandlung nicht mehr in dem früheren Umfang fortgesetzt werden und die erbbiologische Bestandsaufnahme mußte gegenüber anderen, nicht aufschiebbaren Arbeiten zurücktreten. Seit Beginn des Krieges mußte man froh sein, wenn der reguläre ärztliche Dienst befriedigend versehen werden konnte".[3]

Das Pflegepersonal zählte 1939 insgesamt 68 männliche und 69 weibliche Pflegekräfte, davon 49 Klosterschwestern. In den ersten Tagen der Mobilmachung

[1] Jahresbericht 1937, S. 18
[2] Jahresbericht 1936, S. 20f.
[3] Jahresbericht 1939, S. 17

wurden 22 Pfleger eingezogen, viele machten den Feldzug in Polen mit. Nachdem der Ausfall zunächst durch Zusammenlegung verschiedener Abteilungen und höherer Dienstbelastung kompensiert wurde, wurde später auch weibliches Pflegepersonal auf Männerstationen eingeteilt. Der Kriegsbeginn machte jedoch noch weitere einschneidende Maßnahmen notwendig.

„Zunächst mußte der Raum für Einrichtung eines Reservelazarettes mit 100 Betten zur Verfügung gestellt werden. Diese Anforderung traf uns nicht unerwartet, nachdem sie bereits im Mobilmachungsplan vorgesehen war.“[4]

Durch Umverlegungen innerhalb des Hauses und die zusätzliche Benützung des Himmelsaales und des Damensaales im Hauptbau des Schlosses entstanden größere Abteilungen für die Frauen.

„Die großen Räume ermöglichten diese Lösung, ohne daß die vergrößerte Abteilung den Eindruck der Überfüllung erweckte. Von den zusammengelegten Männerabteilungen kann man dies weniger sagen. Mußten doch auf einer Abteilung, die bisher 64 Kranke beherbergte, nunmehr ca. 100 untergebracht werden.“[5]

Die räumliche Beengung verschärfte sich einschneidend durch eine Anordnung des Staatsministeriums des Innern vom 10.9.1939, die Anstalt habe innerhalb der nächsten 24 Stunden einen Transport von ca. 80 Patienten aus der zu räumenden Anstalt Klingenmünster/Pfalz aufzunehmen, „die unter allen Umständen untergebracht werden müßten, nötigenfalls unter Benützung von Strohlagern.“ Der Jahresbericht schildert die fieberhaften Aktivitäten, eine provisorische Lösung zu finden, was insofern erleichtert wurde, als das Reservelazarett zu dieser Zeit noch nicht belegt war. Über die Umstände des Transportes heißt es im Jahresbericht:

„Der angekündigte Transport kam am Montagmorgen 4 Uhr mit einem Sonderzug in Waigolshausen an. Es waren 77 unruhige, z.T. schwer erregte Frauen, die von einem Arzt (Medizinalrat Dr. Schmidt) und 17 Pflegerinnen begleitet wurden. Der 12-stündige Bahntransport hatte an das Begleitpersonal hohe Anforderungen gestellt. Sein mustergültiges Verhalten verdient höchste Anerkennung. Ihm ist es zu verdanken, daß der ganze Transport reibungslos vonstatten ging. Es war ein ungewohntes, eigenartiges Erlebnis, als diese 77 Kranke auf dem verdunkelten Bahnhof ausgeladen wurden. Die einen schrien und lallten, andere legten sich auf den Boden und mußten weggetragen werden, einige blieben stehen und waren kaum vorwärts zu bringen. Glücklicherweise herrschte um diese Zeit kein Zugverkehr. Allmählich gelang es doch, alle auf die Beine zu bringen und in den Warteraum zu führen. Eine Gruppe ging dann geschlossen zu Fuß vom Bahnhof Waigolshausen nach der Anstalt, während der Rest, die unruhigsten Kranken, mit den der Anstalt zur Verfügung stehenden Kraftwagen befördert wurde.“[6]

Mitte September fragte die überfüllte Anstalt Frankenthal an mit der Bitte, ihr wenigstens einige Patienten abzunehmen.

[4] Jahresbericht 1939, S. 19
[5] Jahresbericht 1939, S. 19
[6] Jahresbericht 1939, S. 20

„Trotz stärkster Überfüllung wurde auch dieser Hilferuf nicht überhört und die Übernahme von 20 Kranken, 15 Männer und 5 Frauen, zugesagt."[7]

Die Überführung erfolgte am 20.9., die Rückverlegung am 11.12.1939. Zu dieser Zeit hatte die Überfüllung in der Heil- und Pflegeanstalt Werneck „beängstigende Formen angenommen".

„Der Krankenstand hatte am 08.12.39 mit einer Zahl von 981 Kranken den Höchststand erreicht, den die Anstalt jemals aufwies. Es ist nicht uninteressant, an dieser Stelle einen Vergleich mit den Verhältnissen während des Weltkrieges 1914/18 anzustellen. Damals hatte die Anstalt rund 600 Kranke und mußte der Heeresverwaltung nur 50 Betten zur Verfügung stellen. Außerdem verfügte sie über bedeutend mehr Platz, weil eine ganze Anzahl von Räumen, die Krankenzwecken dienten, inzwischen als Wohnungen, Büroräume und Magazine abgetrennt worden sind. Man kann sich daraus leicht ein Bild machen, welche Schwierigkeiten zu überwinden waren, um fast 1000 Kranke und 100 Soldaten unterzubringen."[8]

Die Transporte aus Klingenmünster und Frankenthal waren die einzigen Zuverlegungen aus anderen Anstalten seit 1933. 1939 wurde das absolute Belegungsmaximum erreicht bei sonst seit 1933 relativ konstanten Aufnahmezahlen von durchschnittlich 224/Jahr (1933 bis 1938, vgl. Tab. 2).

Die Sterblichkeit stieg in den Vorkriegsjahren deutlich von 3,8% 1931 auf 4,92% 1938 bzw. 5,15% 1939, wobei die Sterblichkeit der Frauen die der Männer meist leicht übertraf. Als Todesursachen werden in deutlicher Zunahme Tbc und Pneumonie genannt. Kommentare dazu fehlen in den Jahresberichten völlig, im Gegensatz noch zu denen von 1916/17 und auch 1931, die ausführliche Angaben zur Tbc-Statistik enthalten und nach Ursachen fragen. Es fällt auf, daß die Sterblichkeitsrate schon vor Kriegsbeginn ansteigt, und zwar sprunghaft von 3,56% auf 5,67% seit 1936. Es bleibt offen, inwieweit ein Zusammenhang mit der Pflegesatzsenkung besteht (vgl. Tab. 3).

## 3. Sterilisationen

1934 kam zum ersten Mal das „Gesetz zur Verhütung erbkranken Nachwuchses" vom 14.7.1933 zur Anwendung.

„Da das Gesetz erst am 1. Januar 1934 in Kraft trat und noch geraume Zeit verging, bis die Gerichte in Tätigkeit traten, blieb die Zahl der erledigten Fälle noch relativ gering. Die Zahl der gestellten Anträge mußte auch unter dem Ärztemangel leiden."[9]

Zuständige Erbgesundheitsgerichte waren Würzburg, Bamberg und Schweinfurt. In letzterem wirkte der Anstaltsdirektor Papst auch als Beisitzer mit. Die durchschnittliche Länge des Verfahrens von Antragstellung bis Durchführung der Sterilisation wurde von 142 Tagen im Jahre 1934 auf 79 Tage 1938 fast halbiert (vgl. Tab. 4). Direktor Papst forderte in den meisten Jahresberichten eine Verkür-

[7] Jahresbericht 1939, S. 21
[8] Jahresbericht 1939, S. 21
[9] Jahresbericht 1934, S. 29

zung. Deshalb lehnte er zusätzliche Anhörungen und genauere Nachforschungen ab, auch, um öffentliches Aufsehen zu vermeiden.

> „Der Hauptgrund der Verzögerung scheint darin zu liegen, daß von den Gerichten zu viel überflüssige Erhebungen und Vernehmungen gepflogen werden. Diese sind im Interesse der Diskretion dem Verfahren überhaupt nicht besonders dienlich, sie sind aber völlig entbehrlich, wenn im Antragsgutachten die Diagnose einwandfrei geklärt ist."[10]

Die Sterilisationen wurden bei Frauen hauptsächlich in der gynäkologischen Universitätsklinik Würzburg und bei Männern in der chirurgischen Abteilung des Luitpoldkrankenhauses Würzburg vorgenommen. Statt des operativen Eingriffs wurde auch vereinzelt Röntgenbestrahlung eingesetzt.[11] Nach welchen Kriterien die Auswahl der Kranken erfolgte, können wir aus unseren Unterlagen nicht rekonstruieren. Es fällt lediglich auf, daß Männer prozentual stärker betroffen waren als Frauen bei ungefähr gleicher Verteilung beider Geschlechter in der Belegung (vgl. Tab. 5). Die Antragszahl lag 1935 bei 73 Patienten und ging dann bis auf 37 und 26 in den Jahren 1938 bzw. 1939 zurück. Abgelehnt wurden in dieser Zeit höchstens zwei Anträge pro Jahr (vgl. Tab. 6). Grund für den Rückgang der Anträge durch die Anstalt Werneck könnte eine teilweise Verschiebung auf Einrichtungen außerhalb der Klinik gewesen sein, d.h. Gesundheitsämter und Fürsorgeärzte, die auch die Anstalt Werneck stellte. Außerdem trat eine Verordnung ab dem 1. September in Kraft, die forderte:

> „Anträge auf Unfruchtbarmachung sind nur zu stellen, wenn die Unfruchtbarmachung wegen besonders großer Fortpflanzungsgefahr nicht aufgehoben werden darf. Verfahren auf Unfruchtbarmachung, die beim Inkrafttreten dieser Verordnung noch nicht rechtskräftig erledigt sind, werden eingestellt. Sie sind nur auf besonderen Antrag des Amtsarztes fortzusetzen."[12]

Daher ruhte die Antragstellung nach dem Erscheinen der Verordnung vom 31.8.1939 vorübergehend.[13] Dies änderte sich Ende 1939 durch „die klare Auslegung des maßgebenden Referenten im Staatsministerium des Innern"[14], d.h., es wurden wieder mehr Anträge gestellt. Die wenigen abgelehnten Anträge wurden selten mit diagnostischen Zweifeln, meist mit gesundheitlichen Bedenken oder hohem Alter des Patienten begründet. 1938 wurde ein Eingriff von der Universitätsklinik Würzburg „wegen schadhafter Zähne der Erbkranken" abgelehnt, wie sich Dr. Papst im Bericht wundert, da es sich doch „lediglich um einige kariöse Zähne" gehandelt habe.[15] Bei starker psychischer Erregung der Patienten wurde die Durchführung der angeordneten Sterilisation auch ausgesetzt. 1937 wird von einer Kranken berichtet, die hartnäckig den Eingriff verweigerte. Sie wurde deshalb in eine geschlossene caritative Anstalt verlegt.[16] Komplikationen bei dem

[10] Jahresbericht 1935, S. 29, vgl. Tab. 4
[11] Jahresbericht 1937, S. 39
[12] *Ernst Klee*, „Euthanasie" im NS-Staat, 1985, S. 95
[13] Jahresbericht 1939, S. 29
[14] Jahresbericht 1939, S. 29
[15] Jahresbericht 1938, S. 21
[16] Jahresbericht 1937, S. 39

Eingriff wurden bis auf eine Ausnahme – eine Patientin verstarb an Peritonitis – verneint.

Besonders eindrücklich für uns wurde das Verfahren der Zwangssterilisation durch den Bericht von Frau N., die 1992 zum zweiten Mal mit Symptomen einer schizophrenen Psychose in unser Haus zur stationären Behandlung kam. Die Erstmanifestation war im Jahr 1935 – in der Zwischenzeit war sie symptomfrei gewesen. Mit einem hervorragenden Altgedächtnis ausgestattet wurden bei ihrem gesteigerten Sprechbedürfnis ihre Erinnerungen für uns zu lebendigen historischen Eindrücken. Sie kannte noch Namen und schrullige Eigenarten bestimmter Pfleger/innen oder Ärzte, berichtete von ihrer Arbeit in der Wäscherei und von den Dauerbädern, der sog. „Reizkörpertherapie". Ohne daß sie ins Bild gesetzt war, seien eines Tage „gut gekleidete Herrn" gekommen, die sie über ihre Erkrankung befragt hätten. Der Zweck dieser Begutachtung sei ihr aber unbekannt gewesen. Von den Schwestern war ihr geraten worden, daß sie, wenn sie bald entlassen werden möchte, zu allem Ja sagen und sich den Entscheidungen dieser Herren nicht widersetzen sollte. Im Urteil des Erbgesundheitsgerichtes vom 10.2.1936 wurde dann auch ihre Zwangssterilisation beschlossen, wegen der „großen Erbkraft der Schizophrenie" und des „Defektzustandes" der Patientin N. Im Gegensatz dazu ist aber aus der Krankengeschichte und auch den Erzählungen der Patientin eindeutig zu entnehmen, daß sie seit längerem wieder emotional ausgeglichen, konzentrations- und arbeitsfähig war. So war zwar ihre Erkrankung abgeklungen, ihre Entlassung wurde dann aber noch wegen der bevorstehenden Sterilisation hinausgezögert. Die Leitung des Hauses legte gegen den Beschluß keine Rechtsmittel ein. Nach zwei Monaten wurde Frau N. in der Universitätsfrauenklinik Würzburg zwangssterilisiert und drei Tage danach von der Heil- und Pflegeanstalt Werneck aus zu ihren Eltern entlassen.

## 4. Therapeutische Veränderungen

Neben der medikamentösen Behandlung wurden Arbeitstherapie und physikalische Maßnahmen durchgeführt. In den 20er und 30er Jahren kamen neue Methoden auf, die auch in Werneck Anwendung fanden. Während 1931 nur spärliche Angaben über therapeutische Möglichkeiten im Jahresbericht gemacht wurden und nur „Dämmerschlaf- und Fieberbehandlung" sowie Einzelabsonderungen als eingeschränkt möglich benannt wurden, finden sich ab 1934 detailliertere Angaben. Für die 1936 aufgekommene Insulintherapie bei Schizophrenie und endogener Depression wurden auch in Werneck noch im selben Jahr Vorbereitungen getroffen. 1937 wurden 19 Männer und zehn Frauen behandelt. Bei zwölf bzw. sechs Patienten wird ein Erfolg berichtet. 1938 war die Beurteilung des Therapieerfolgs ungünstiger: bei 13 männlichen Patienten drei deutliche, sechs minimale Besserungen, bei vier Frauen zwei Besserungen. Wegen Personalmangels, der auch durch den Kriegseinzug der Ärzte mitbedingt war, wurden 1939 nur noch drei Patienten behandelt. Insgesamt wurde die Methode als langwierig, mit hohen

Anforderungen an das Personal und ohne durchschlagenden Erfolg kritisch beurteilt.

Die Krampfbehandlung mit Cardiazol nach Meduna wurde 1937 zweimal unter therapeutischen Gesichtspunkten bei Schizophrenen ohne Erfolg angewandt. 1938 fand unter Oberarzt Dr. Horn mit diesem Mittel eine unbekannte Anzahl von Versuchen zur Epilepsie-Diagnostik auch im Rahmen der erbbiologischen Begutachtung statt. Er stellte keine Korrelation zwischen Induzierbarkeit von Krampfanfällen und Epilepsie fest. Seine Ergebnisse veröffentlichte er in der psychiatrisch neurologischen Wochenschrift Nr. 36/1938.[17]

1939 löste die Krampfbehandlung mit Cardiazol bzw. Azoman, einem neu entwickelten Krampfmittel, die Insulintherapie ab. Es wurden zwölf Männer und fünf Frauen ohne „besonders ermutigende Erfolge" behandelt. Von diesen konnten lediglich zwei Männer entlassen werden.

Außerdem wurde noch die Fiebertherapie angewandt. Dabei wurde Malariablut bzw. Pyrifer intravenös verabreicht. 1934 wurde diese Behandlung bei sieben, 1935 bei fünf, 1936 bei neun und 1937 bei drei Patienten durchgeführt. Atropin in Form von „Homburg 680"-Tropfen wurde 1938 zur Behandlung postencephalitischer Patienten erwähnt.

Zur Sedierung der Patienten wurden mehrstündige Dauerbäder eingesetzt. Dafür gab es für die Männer ein und für die Frauen zwei Bäder. Außerdem wurden die Kranken mittels feuchter Packungen zur Bewegungseinschränkung oder durch Absonderung in einer Einzelzelle (bis 1936) beruhigt.

Ca. 85% der Männer und 75% der Frauen wurden in Arbeitstherapien beschäftigt. Hier gab es die Küche und die Wäscherei, die Gärtnerei und den Gutshof. Für die weiblichen Kranken war ein Teppichweb- und Knüpfstuhl angeschafft worden. Die Zunahme an Betätigungsmöglichkeiten wurde in den jeweiligen Jahresberichten als therapeutisch äußerst günstig begrüßt. 1939 nahm die Arbeitsmöglichkeit durch kriegsbedingte Rohstoffknappheit ab. Außerdem waren inzwischen Patientinnen aus Klingenmünster zuverlegt worden, die so unruhig gewesen sein sollen, daß eine Beschäftigung nicht mehr für sie in Frage kam. Ein weiterer großer Zugang von senil dementen Kranken verschob das Verhältnis von Betreuern und Kranken auch in den Arbeitstherapien weiter ungünstig.[18] Entlohnt wurden nur männliche Patienten mit ca. 30 bis 50 Pfennig alle 14 Tage[19], leistungsabhängig gab es noch Vesper und Tabak. Frauen wurden nicht bezahlt. Dieser Umstand wurde zwar bedauert, aber in Anbetracht der geringen Mittel und der schlechten Arbeitswilligkeit der Männer keine Änderung in Form einer gerechteren Umverteilung gewagt.

[17] Jahresbericht 1938, S. 17
[18] Jahresbericht 1939, S. 25
[19] Jahresbericht 1936, S. 26

## 5. Medizinische Versuche

Im Frühjahr/Sommer 1940 führte der damalige Extraordinarius für Nervenheilkunde und Innere Medizin an der Universität Würzburg, Prof. Dr. Georg Schaltenbrand, an Wernecker Patienten im Rahmen seiner Forschungen Untersuchungen zur Multiplen Sklerose durch. Das Forschungsergebnis wurde von der Deutschen Forschungsgemeinschaft finanziert, die Ergebnisse 1943 publiziert.[20] Schaltenbrand verfolgte den Ansatz, die Multiple Sklerose sei eine Virusinfektion. Dieser Hypothese ging er mit der Frage nach, ob eine von ihm bei Affen induzierte Infektion der menschlichen Multiplen Sklerose entspreche:

„Die entscheidende Beantwortung der Frage wäre, wenn es gelänge, die Infektion vom Tier auf den Menschen zurückzuübertragen und wenn dann beim Menschen dieselben Veränderungen sich fänden, die wir bei der Multiplen Sklerose kennen".[21]

Unter der Vorstellung, daß eine Rückübertragung auf den Menschen wohl nicht zu einer eindeutigen Multiplen Sklerose bei Menschen führen würde, aber doch wenigstens eine Pleozytose im Liquor oder entzündliche Hinterwurzel- oder Retrobulbärneuritiden zu provozieren seien, konzipierte Schaltenbrand eine entsprechende Versuchsanordnung: Liquor und Serum infizierter Affen und MS-kranker Patienten wurde den Versuchspersonen zisternal, teilweise auch intramuskulär und subcutan verimpft. Die Reaktion wurde durch eine spätere Kontrollpunktion überprüft. In der Versuchsbeschreibung ging er von einem Erkrankungsrisiko für die Versuchspersonen von 1:1000 aus, was der natürlichen Morbidität der Multiplen Sklerose entspreche. Die Frage der Auswahl der Versuchspersonen entschied Schaltenbrand zuungunsten psychisch Kranker: „Trotzdem kann man natürlich nicht einem gesunden Menschen oder auch einem kranken einen derartigen Versuch zumuten. Ich glaubte aber doch, die Verantwortung tragen zu können, derartige Versuche an Menschen zu machen, die an einer unheilbaren vollkommenen Verblödung leiden."[22]

Die einzelnen Versuchsreihen sind in Tabellen zusammengefaßt, in denen die Namen der Affen, die Initialen der jeweils beimpften Patienten, Datum der Punktion und Kontrollpunktion und die jeweilige Zellzahl aufgelistet sind. Anhand dieser Tabellen konnten 18 Wernecker Patienten namentlich identifiziert werden. Nur eine Patientenakte befindet sich noch im Krankenblattarchiv in Werneck: Dabei handelt es sich um einen Sexualdelinquenten, der nach dem Sterilisierungsgesetz bereits zwangskastriert worden war. Unter dem Jahr 1940 sind keine besonderen Vorkommnisse notiert.

Schaltenbrand beschreibt verschiedentlich Pleozytosen seiner beimpften Versuchspersonen, jedoch keine darüber hinausgehenden neurologischen Symptome. Acht der namentlich identifizierbaren Wernecker Patienten wurden im Herbst 1940 im Rahmen der Aktion T4 in Zwischen- bzw. Tötungsanstalten gebracht.

[20] *Georg Schaltenbrand*, 1943
[21] *Georg Schaltenbrand*, 1943, S. 180
[22] *Georg Schaltenbrand*, 1943, S. 180

## 6. Offene Fürsorge

Sprechstunden in der offenen Fürsorge wurden von einem Arzt der Heil- und Pflegeanstalt Werneck nebenamtlich abgehalten. Sie fanden in Würzburg, Kitzingen und Schweinfurt statt, ab 1937 auch in Gerolzhofen. Diese Stelle konnte aber schon im September 1939 wegen „Betriebsstoffmangels“ durch den Ausbruch des Krieges nicht mehr betreut werden. Über die Fürsorge konnten auch Kinder erreicht und erfaßt werden, die Anstalt selbst war nur zur Aufnahme von Erwachsenen eingerichtet. Außer den Sprechstunden gab es noch ärztliche Hausbesuche und die nachgehende Fürsorge für entlassene Kranke, welche auch mit Kriegsbeginn eingeschränkt werden mußte.

1931 und 1934 wurden die Berichte über den Aufgabenkreis der offenen Fürsorge noch sehr ausführlich verfaßt. So findet sich z.B. 1931 eine Schilderung über ambulante Betreuung von 23 Schizophrenen in enger Zusammenarbeit mit Hausarzt und Angehörigen.[23] Dies entspricht fast heutigen familientherapeutischen Ansätzen. 1934 nahm die Zahl der Konsultationen stark zu. Die Zahl der von Werneck gestellten Ärzte erhöhte sich für dieses Jahr auf drei.

„Eine besondere Mehrarbeit in der Sprechstundentätigkeit brachte auch das Gesetz zur Verhütung erbkranken Nachwuchses mit sich. Es mußte hier in zahlreichen Fällen aufklärend und beratend geholfen werden. Außerdem wurden die Amtsärzte in der Antragstellung durch Beschaffung der notwendigen Unterlagen unterstützt“.[24]

Die Leiterin der Trinkerfürsorgestelle soll freiwillig an den Fürsorgesprechstunden in Würzburg teilgenommen und chronische Trinker „zugewiesen“ haben.[25] Ab 1935–1939 sank die Anzahl der Beratungen und der zuständigen Ärzte wieder, die Berichte werden knapper, der Stil schärfer. 1936 fehlt ein Bericht völlig, da der zuständige Arzt erkrankt war.

„Seit November 1939 besteht eine enge Zusammenarbeit mit der Gesundheitspolizei Würzburg“.[26]

Tabelle 7 zeigt das Nachlassen der ambulanten Betreuung ab 1937 von maximal 1468 Sprechstunden 1932 auf ca. 800 ab 1937.

## 7. Freizeit

Alle Stationen wurden geschlossen geführt. Ausgang in den Park gab es anscheinend nur in Form von Gruppenspaziergängen an Sonn- und Feiertagen. Der historische Park um das Schloß Werneck stand täglich für bestimmte Stunden auch der Allgemeinbevölkerung zur Verfügung. Angaben über die Ausgangsregelung bzw. eine mögliche Änderung fanden sich ab 1935 nicht mehr. Besuchszeiten sol-

[23] Jahresbericht 1931, S. 8
[24] Jahresbericht 1934, S. 37
[25] Jahresbericht 1934, S. 36
[26] Jahresbericht 1939, S. 34

len von Mittwoch bis Sonntag zwischen 14.00 und 16.00 Uhr gewesen sein (mündliche Mitteilung). Konzerte, Theateraufführungen und Tanznachmittage zur Unterhaltung der Kranken nahmen bis 1937 kontinuierlich zu, danach bis auf fünf Veranstaltungen im Jahr wieder ab. Der Einfluß der Nazipropaganda scheint hierbei eher gering gewesen zu sein; es finden sich maximal zwei Theateraufführungen einer NS-Frauenschaft oder NS-Gemeinschaft K.d.F. (Kraft durch Freude) im Jahr. Ab 1939 fehlten wegen Überfüllung Klinikräume für größere Veranstaltungen.

## 8. Jüdische Patientinnen und Patienten

Während der NS-Zeit, wie schon zuvor, kamen auf hundert Patientenaufnahmen etwa ein bis zwei Aufnahmen jüdischer Patienten, wobei auffällt, daß ab 1936 – Zufall oder nicht? – keine jüdischen Männer mehr aufgenommen worden waren. Daher kommt die geringe Zahl von lediglich sieben männlichen jüdischen Patienten zustande, die zwischen 1933 und 1940 in Werneck behandelt wurden. Einer von ihnen wurde nach kurzer Beobachtung mit dem Vermerk „nicht geisteskrank" wieder entlassen, zwei starben während ihres Aufenthaltes, zwei wurden in die Anstalt Reichenbach/Oberpfalz überführt und zwei wurden ohne weitere Bemerkung am 14. 9. 1940 „ungeheilt entlassen".

Dieses Datum erhält Gewicht, wenn man es den Daten der insgesamt 22 jüdischen Patientinnen gegenüberstellt. Von diesen starben während des Aufenthaltes sechs. Vier wurden in andere Anstalten überführt, zwei nach Römershag, zwei nach Lohr, wo eine von ihnen, eine konvertierte Jüdin, 1941 starb. Über das weitere Ergehen der anderen ist nichts bekannt. Von den fünf Patientinnen, die regulär entlassen wurden, starben zwei bald nach der Entlassung zuhause, von einer ist bekannt, daß sie mit unbekanntem Ziel deportiert wurde, von zwei weiteren, daß ihnen die Emigration ins Ausland gelang.

Die restlichen sieben Patientinnen wurden „ungeheilt" bzw. – in einem Falle – „gebessert am 14. 09. 1940 entlassen", wobei nur bei einer Patientin eine Angabe zu finden ist, wohin: nach Eglfing-Haar. Da diese Anstalt jedoch das vorläufige Ziel vieler Transporte jüdischer Patientinnen und Patienten im September 1940 war, läßt sich vermuten, daß auch die anderen jüdischen Frauen und Männer, die zu diesem Datum aus Werneck entlassen wurden, dorthin verbracht wurden. Für die genannte wie auch für eine weitere Patientin findet sich bei Strätz (1989) der Hinweis, daß sie im Januar 1941 in Cholm ermordet worden sei.

## 9. Die T4-Aktion und ihre Vorbereitung

Im Juli 1940 erhielt die Heil- und Pflegeanstalt Werneck Meldebögen vom Reichsinnenministerium, die im Rahmen der T4-Aktion auszufüllen waren.

Hierzu berichtet Dr. Schmidt, Direktor der Anstalt Klingenmünster/Pfalz, am 18. 4. 1946 in einem teilweise euphemistischen Schreiben an die französische Militärverwaltung. Dr. Schmidt war im September 1939 mit den aus Klingenmünster verlegten Patientinnen nach Werneck gekommen.

„Diese Meldebogen konnten entweder in den Anstalten selbst durch die Anstaltsärzte ausgefüllt werden oder eine Kommission von Berlin konnte zur Ausfüllung dieser Meldebogen angefordert werden. In Werneck, wo ich war, haben die Ärzte die Meldebögen ausgefüllt, die dann der Direktor unterschrieb. Auf die Kommission wurde verzichtet, weil der behandelnde Arzt die Kranken viel besser beurteilen könne. Der Zweck der Meldebogen war in keiner Weise bekannt. Auch die einzelnen Fragen auf den Meldebogen waren nicht weiter verdächtig. Man rechnete mit 2 Möglichkeiten: Einmal glaubte man die Pflegebedürftigen werden in großen Anstalten zusammengelegt werden, wo sie dann zu einem billigeren Verpflegesatz versorgt werden könnten. Die andere Möglichkeit, mit der man rechnete, war die, daß die arbeitenden Kranken aus den Heil- und Pflegeanstalten herausgezogen wurden, um sie sonstwo einzusetzen.“[27]

In der Zeit vom 3. bis 6. 10. 1940 wurde die Heil- und Pflegeanstalt Werneck nahezu vollständig geräumt. Lediglich eine Gruppe von ca. 60–70 Patienten verblieb durchgehend bis nach 1945 auf dem Gutshof der Anstalt. Bis zum Zeitpunkt der Räumung hat es keine Abtransporte von Patienten aus Werneck zur Vernichtung gegeben. Schriftliche Quellen für den Auflösungsvorgang liegen, abgesehen von den Standbüchern, in Werneck selbst nicht vor. Hierzu berichtet jedoch ein Schreiben des Staatssekretärs Dr. Ehard im Bayerischen Justizministerium an den Bayerischen Ministerpräsidenten vom 6. 3. 1946. Das Schreiben befaßt sich mit der Tötung von Kranken in den Heil- und Pflegeanstalten.

„Am 23. 09. 1940 erschien in der Anstalt Werneck der Gauleiter Dr. Hellmuth aus Würzburg, zeigte einen Ausweis des Reichsführers SS Himmler vor, nach dem er berechtigt war, Betriebe und Anstalten zu beschlagnahmen und weitgehend ihm notwendig erscheinende Maßnahmen zu treffen und verlangte die sofortige Räumung mehrerer Krankenabteilungen, um einige 100 volksdeutsche Umsiedler aus Bessarabien unterbringen zu können; die Kranken sollten in eine andere Anstalt verlegt werden. An den folgenden Tagen wurde die Zahl der angeforderten Räume erhöht. Die Vorstellungen der Leitung der Anstalt beim Bayerischen Staatsministerium des Innern waren ohne Erfolg, so daß schließlich fast die ganze Anstalt geräumt wurde. Die Räumung wurde von Berlin aus geleitet und von der gemeinnützigen Kranken-Transport-GmbH, Berlin W 9, Potsdamer Platz 1 durchgeführt; sie erfolgte in der Weise, daß ein Teil der Kranken aus der Anstalt Werneck in außerbayerische Anstalten, ein anderer Teil in die Anstalt Lohr verlegt wurde; um in dieser Anstalt Platz zu schaffen, wurden aus ihr Kranke wieder in andere Anstalten verlegt. Die zu verlegenden Kranken waren in Listen zusammengestellt, die aufgrund der Meldebögen in Berlin erstellt worden waren. Leiter des Abtransportes der Kranken war ein Herr Vorberg“.[28]

Vom 3. bis 6. 10. 40 wurden insgesamt 777 Patienten aus Werneck wegverlegt, die Anstalt damit weitgehend geräumt. 108 Frauen und 24 Männer wurden, so der Standbucheintrag, in eine „unbekannte Anstalt“ verbracht. 59 Frauen in die Landesanstalt Arnsdorf, 31 Frauen und 30 Männer in die Landesanstalt Groß-

[27] Archiv Pfalzklinik Landeck: Schreiben von Dr. Heinrich Schmidt an den Service de Santé publique, Neustadt a. d. H., 18. 4. 1949

[28] Staatsarchiv Nürnberg: Schreiben Dr. Ehard, 6. 3. 1946

schweidnitz. Insgesamt 21 Patienten kamen in die Anstalt Niedernhart. In die Unterfränkische Heil- und Pflegeanstalt Lohr wurden in diesen Tagen 504 Patienten verlegt. Zwei kleinere Transporte nach Lohr erfolgten im Januar und April 1941 (vgl. Tab. 8).

Entsprechende Zahlen, mit nur geringen Abweichungen, nennt auch das Schreiben des Justizministeriums. Was in den Standbüchern als unbekannte Anstalt angeführt wird, ist hier mit Pirna in Sachsen identifiziert, wobei die Anstalt Sonnenstein bei Pirna eine Tötungsanstalt war. Der deutlich höhere Anteil der Frauen, die in die „unbekannte Anstalt" Sonnenstein bei Pirna verlegt wurden, kommt durch die 77 Frauen zustande, die am 11. 9. 1939 aus der Anstalt Klingenmünster nach Werneck verlegt worden waren. Von ihnen wurden allein 32 nach Pirna verlegt, elf nach Arnsdorf, zwölf nach Großschweidnitz und zwei nach Niedernhart. 17 gingen nach Lohr, zwei verstarben vor der Räumung, eine Patientin wurde vorher entlassen.

Am 13. 11. 1940 wurden 92 der in Lohr angekommenen Wernecker Patienten in die Anstalt Weinsberg/Württ. weitertransportiert, die ihrerseits als Zwischenanstalt für die Tötungsanstalt Grafeneck/Württ. fungierte, d.h. von den 760 Patienten, die Anfang Oktober 1940 im Zuge der Räumung Werneck verließen, kamen insgesamt 381 in Zwischen- und Tötungsanstalten der Aktion T4, das entspricht 50%.

Die Landesanstalten Arnsdorf und Großschweidnitz dienten u.a. als Zwischenanstalten, d.h. dorthin verschickte Patienten wurden nach einiger Zeit (Wochen bis Monaten) in die entsprechende Vernichtungsanstalt, in diesem Falle Sonnenstein/Pirna, verlegt und ermordet. Von nur drei Patienten ist bekannt, daß sie am 9.9.1941 von Großschweidnitz wieder in die Heil- und Pflegeanstalt Lohr zurückverlegt wurden.

In Großschweidnitz liegen teilweise noch Karteikarten über die dort aufgenommenen Wernecker Patienten vor. Zehn Patientinnen und Patienten wurden danach am 29.1.1941 und am 11.3.1941 „im Sammeltransport verlegt gemäß Verordnung Xc 60101 vom 29.5.1940". Der Weitertransport in eine Tötungsanstalt ist anzunehmen.

In Pirna wurde nach der Wiedervereinigung das „Kuratorium Gedenkstätte Sonnenstein e.V." gegründet, um die Rolle dieser Vernichtungsanstalt aufzuarbeiten. Dort konnte inzwischen die Verlegung und Tötung von 57 Frauen aus Arnsdorf bestätigt werden, die am 5.10.1940 von Werneck deportiert worden waren. Da die Arbeiten noch nicht abgeschlossen sind, erwarten wir die entsprechenden Bestätigungen auch noch von nach Großschweidnitz und Sonnenstein direkt verlegten Patienten.

Die Anstalt Niedernhart, in der Nähe der Vernichtungsanstalt Hartheim gelegen, diente ebenfalls als Zwischenanstalt. Das oberösterreichische Landesarchiv kann 1992 auf Anfrage eine Aufnahme von Wernecker Patienten in Niedernhart nicht bestätigen, geht jedoch davon aus, daß der Zielort Niedernhart lediglich als Zwischenstation auf dem Weg nach Hartheim zur Vernichtung gemeint gewesen sei. Der damalige Leiter des Schlosses Hartheim und des Krankenhauses Niedernhart, der NS-Arzt Dr. Rudolf Lonauer, habe die damaligen Unterlagen fast vollständig vernichtet.

Beim Abtransport erklärte Gauleiter Dr. Otto Hellmuth, daß die Kranken nach Abschluß der Umsiedlungsaktion wieder in ihre Anstalten zurückverlegt würden. Von den Angehörigen, die von dem Abtransport der Kranken nicht verständigt worden waren, trafen in der Anstalt bald die ersten Todesnachrichten ein, die sich in kurzer Zeit dann häuften. Versuche der Anstaltsleitung, über das Schicksal der abtransportierten Kranken näheres zu erfahren, waren vergeblich. Auf eine Anfrage teilte die Gemeinnützige Krankentransportgesellschaft mit:

„Auf Ihr Schreiben vom 01.11. teile ich Ihnen mit, daß mir die Anstalten, in denen laut Listen verlegte Kranke untergebracht wurden, nicht bekannt sind. Ich bitte Sie, alle für diese verlegten Kranken eingehende Post oder Postsendungen an mich zu leiten."

Der Direktor der Heil- und Pflegeanstalt Niedernhart antwortete auf Anfrage folgendes:

„Zu Ihrem Schreiben kann ich nicht vorher Stellung nehmen, bevor ich nicht weiß, wozu Sie diese Angaben benötigen. Da Ihnen ja für die hierher überstellten Kranken keine Kosten mehr erwachsen und die Angehörigen von hier aus verständigt werden, so erscheint mir eine weitere Benachrichtigung Ihrer Anstalt nicht notwendig."

Auch ein Versuch des Regierungspräsidenten in Würzburg, über den Verbleib der Kranken etwas zu erfahren, war erfolglos. Aus einem auf Anfrage erfolgten Schreiben des Landesfürsorgeverbandes Mainfranken konnte entnommen werden, daß von den verlegten 742 Kranken [Gesamtzahl der aus Lohr und Werneck außerhalb Mainfrankens verlegten Kranken] nach etwa zwei Monaten 633 nicht mehr in Fürsorge standen. Man darf annehmen, daß die meisten dieser 633 Personen eines unnatürlichen Todes gestorben sind. In welcher Weise die Tötungen vorgenommen wurden, ist nie bekannt geworden.

So war die Anstalt Werneck trotz ihrer Auflösung im Oktober 1940 sehr wohl in die T4-Aktion mit einbezogen. Bemerkenswert ist, daß der Abtransport im Rahmen der T4-Aktion und die Verlegung des Großteils der Patienten und Patientinnen nach Lohr zur Räumung der Anstalt zeitlich zusammengelegt wurden. Organisatorische Vereinheitlichung, Unklarheit über die Transportziele und Redeverbot des Personals sollten gewährleisten, daß wenig Aufsehen erregt wurde.

Der Vorgang wird jedoch recht stimmig von Zeitzeugen bestätigt: So berichtet die Ehefrau eines früheren Handwerkers des Hauses, die Auflösung der Anstalt sei ganz überraschend und innerhalb weniger Tage erfolgt. Ein Teil der Patienten sei an damals unbekannte Orte verlegt worden, die restlichen seien nach Lohr gekommen. Einige Pflegerinnen hätten Transporte begleiten müssen, seien nach ihrer Rückkehr noch verstört und erschüttert gewesen. Dem gesamten Personal sei unter Strafe verboten gewesen, über diese Vorgänge zu sprechen. Auch als bekannt wurde, daß ein Teil der Patienten in Vernichtungslager gebracht worden sei, habe niemand darüber gesprochen, aus Angst, angezeigt zu werden.

Eine damalige Krankenschwester, die von 1938 an in der Anstalt gearbeitet hatte, berichtet erstmals im Oktober 1992, sie habe, wie das andere Personal auch, im Oktober 1940 erst am selben Tag erfahren, daß sie abends einen Transport mit unbekanntem Ziel begleiten solle. Sie und die Patienten hätten nicht über den Sinn und das Ziel Bescheid gewußt. Man sei mit dem Zug losgefahren, es sei Nacht gewesen, schließlich, nach wohl Hunderten von Kilometern, sei der Zug auf freier Strecke stehengeblieben. Sie hätten Patienten abgegeben. Als man sich anschließend von ihnen habe verabschieden wollen, sei man in einen großen Raum gekommen, in dem die Patienten alle zusammengesunken gesessen hätten. Da habe man sie wohl „gespritzt gehabt". Auch ist unter früheren Mitarbeitern der Name Sonnenstein als möglicher Verlegungsort bekannt. Der Sohn eines früheren Mitarbeiters berichtet, der damalige Anstaltsdirektor Papst habe in späteren Gesprächen immer wieder versichert, daß er und seine Ärzte nichts von der bevorstehenden Auflösung der Anstalt erfahren hätten und die Auswahl der Kranken von höherer Stelle getroffen worden sei. Werneck habe nur fertige Namenslisten erhalten. „Sowohl mein Vater als auch ich stellten diese Behauptung in Zweifel, äußerten uns jedoch nie Direktor Papst gegenüber in diesem Sinne."

Resonanz fand die T4-Aktion 1941 auch in der Chronik der evangelischen. Kirchengemeinde Werneck:

„In Werneck waren inzwischen allerlei trübe und traurige Dinge geschehen. Viele von den Patienten der Heil- und Pflegeanstalt, die schwerkrank waren, sind ganz plötzlich in anderen Anstalten gestorben und es wurde den Angehörigen nur die Asche zugesandt. Sogar einige Kranke, die hier in Werneck durchaus nicht als schwerkrank angesehen wurden, waren unter den Verstorbenen. Es hat sich all überall viel Erbitterung bei den Angehörigen hierüber erhoben. Auf allen Stellen, die ich in der genannten Zeit inne hatte, wurde ich von den Leuten gefragt, wie denn diese Sache mit den Geisteskranken sei. Jeder Mann weiß davon, aber doch soll es nicht wahr sein und wird mit Gewalt die Kunde davon unterdrückt, auch höchste staatliche Stellen haben abgestritten, daß die Euthanasie angewandt werde."

Nach der Räumung wurde die Anstalt von der Volksfürsorge übernommen. Das verbleibende Personal, ein Teil wurde mit den Patienten nach Lohr gegeben, mußte die neue Nutzung vorbereiten. Schon nach wenigen Tagen seien Baltendeutsche, aber auch Dobrudscha-Deutsche aus Rumänien ins Schloß gekommen.

Zusammenfassend läßt sich sagen, daß die Heil- und Pflegeanstalt Werneck trotz ihrer Räumung im Oktober 1940 sehr wohl, wie andere Anstalten auch, in die Aktion T4 mit einbezogen war, die Ärzte im Rahmen der Meldebogenaktion, das Pflegepersonal in der Vorbereitung und Begleitung der Transporte. Obwohl die Vorgänge trotz Verschwiegenheitspflicht bekannt waren, blieb die tradierte Version, wegen der frühen Räumung der Klinik mit allem nichts zu tun zu haben, lange Zeit unangetastet. Die Vorstellung unserer Ergebnisse führte jedoch zu einer lebhaften, teils kontroversen Diskussion im Ort Werneck und in den lokalen Medien. Ein Ergebnis dieses Diskussionsprozesses war, daß der Bezirk Unterfranken, als Träger des Krankenhauses, ein Mahnmal für die Wernecker Opfer der Euthanasie des Bildhauers Julian Walter im Schloßpark aufstellte. Das Mahnmal wurde im Rahmen einer Gedenkstunde am 24.11.1996 der Öffentlichkeit übergeben.

# Anhang

*Tabelle 1* Pflegesätze (in RM)

| Verpflegungsklasse | 1934 I | II | III | ab April 1935 I | II | III |
|---|---|---|---|---|---|---|
| Deutsche mit gewöhnl. Aufenthalt in Unterfranken | 8,— | 4,80 | 3,— | 7,50 | 4,70 | 2,70 |
| Fürsorgeverbände, Vers.kassen, Gerichte und mil. Stellen | | | 3,— | | | 2,70 |
| andere Deutsche | 12,— | 8,— | 4,80 | 10,— | 7,— | 4,70 |
| Nichtdeutsche | 15,— | 12,— | 8,— | 12,— | 10, — | 7,— |

*Tabelle 2* Aufnahme- und Entlassungszahlen 1928 bis Oktober 1940 (Quelle: Standbücher)

| Jahrgang | Aufnahmen | Entlassungen |
|---|---|---|
| 1928 | 155 | 99 |
| 1929 | 187 | 144 |
| 1930 | 209 | 132 |
| 1931 | 188 | 135 |
| 1932 | 209 | 155 |
| 1933 | 203 | 143 |
| 1934 | 226 | 138 |
| 1935 | 232 | 191 |
| 1936 | 261 | 156 |
| 1937 | 209 | 151 |
| 1938 | 214 | 169 |
| 1939 | 362 | 196 |
| 1940 | 139 | Räumung der Anstalt Oktober 1940 |

*Tabelle 3* Gestorbene in der Heil- und Pflegeanstalt Werneck in Relation zum Gesamt- und Durchschnittsbestand[1]

| Jahr | Gesamt-bestand | Durch-schnitt | gestorben | M | F | %Gesamt | %Durch-schnitt |
|---|---|---|---|---|---|---|---|
| 1913 | 737 | ca. 581 | 43 | 16 | 27 | 5,83% | 7,4%[2] |
| 1914 | 768 | ca. 608 | 45 | 22 | 23 | 5,85% | 7,4%[2] |
| 1915 | 738 | 645 | 51 | 20 | 31 | 6,91% | 7,9% |
| 1916 | 747 | 608 | 56 | 26 | 30 | 7,49% | 9,2% |
| 1917 | 754 | 581 | 86 | 44 | 42 | 11,40% | 14,8%[3] |
| 1933 | 931 | 745 | 35 | | | 3,76% | 4,69% |
| 1934 | 977 | 791 | 32 | 15 | 17 | 3,27% | 4,04% |
| 1935 | 1039 | 819 | 37 | 13 | 24 | 3,56% | 4,52% |
| 1936 | 1075 | 832 | 61 | 29 | 32 | 5,67% | 7,33% |
| 1937 | 1071 | 856 | 55 | 31 | 24 | 5,15% | 6,42% |
| 1938 | 1079 | 877 | 53 | 23 | 30 | 4,92% | 6,04% |
| 1940 | 1101 | | | Räumung der Anstalt Oktober 1940 | | | |

[1] Die Zahlen der Jahre 1913–1917 rechnen sich aus den Angaben aus dem Jahresbericht über die Jahre 1916 und 1917 für Anfangsbestand, Zugänge, Verstorbene (Männer, Frauen) und Durchschnittssterblichkeit
[2] Durchschnittswert der Jahre 1901–1914
[3] Ohne die aus der Anstalt Rufach (Elsaß) zuverlegten 50 Patientinnen.

Alter der Verstorbenen:

| Jahr | Gesamt-bestand | Alter: | 16–30 M/F | 31–45 M/F | 46–60 M/F | 61–70 M/F | 71– M/F |
|---|---|---|---|---|---|---|---|
| 1931 | 34 | | | | | | |
| 1934 | 32 | | 2/2 | 1/2 | 3/4 | 5/3 | 4/6 |
| 1935 | 37 | | | 2/2 | 5/7 | 2/8 | 4/7 |
| 1936 | 61 | | 1/2 | 6/6 | 9/7 | 7/6 | 6/11 |
| 1937 | 55 | | 3/1 | 5/5 | 11/8 | 4/3 | 8/7 |
| 1938 | 53 | | 3/5 | 5/7 | 4/7 | 8/4 | 3/7 |
| 1939 | 63 | | 4/4 | 3/8 | 3/4 | 9/8 | 7/13 |

*Tabelle 4* Dauer der Sterilisationsverfahren:

| Jahr | 1934 | 1935 | 1936 | 1937 | 1938 | 1939 |
|---|---|---|---|---|---|---|
| Tage | 142 | 127 | 103 | 103 | 79 | 107 |

*Tabelle 5* Diagnose bei Antragstellung zur Sterilisation (Jahresbericht 1934–39)

| Diagnosen | 1934 | 1935 | 1936 | 1937 | 1938 | 1939 |
|---|---|---|---|---|---|---|
| Man. depr. Irresein | 16 | 8 | 1 | 6 | 2 | 1 |
| Schizophrenie | 24 | 55 | 35 | 40 | 33 | 21 |
| Imbezillität | 1 | 5 | 8 | 4 | 1 | 1 |
| Epilepsie | 1 | 3 | 3 | 0 | 0 | 1 |
| Alkoholismus | 2 | 2 | 4 | 3 | 1 | 1 |
| erbl. Taubheit | | | | | | |
| insgesamt | 44 | 73 | 51 | 53 | 37 | 26 |

*Tabelle 6* Anträge auf Unfruchtbarmachung, rechtskräftige Urteile des Erbgesundheitsgerichts, operative Eingriffe (Jahresbericht 1934–1939):

| Anträge: | 1934 | 1935 | 1936 | 1937 | 1938 | 1939 |
|---|---|---|---|---|---|---|
| zusammen | 44 | 73 | 51 | 53 | 37 | 26 |
| davon: | | | | | | |
| männlich | ? | 46 | 33 | 33 | 20 | 9 |
| weiblich | ? | 27 | 18 | 20 | 17 | 17 |
| Rechtskräftige Urteile: | | | | | | |
| zusammen | 34 | 50 | 39 | 34 | 32 | 14 |
| davon: | | | | | | |
| männlich | ? | 30 | 24 | 21 | 16 | 6 |
| weiblich | ? | 20 | 15 | 13 | 16 | 8 |
| abgelehnt (M/F) | 4 | 1/2 | 1/0 | 1/0 | 0/2 | 2/0 |
| eingestellt | | | | | | 3/7 |
| davon operative | | | | | | |
| Eingriffe durchgef. | 24 | 28 | 32 | 27 | 25 | 10 |
| plus Eingriffe aus rechtskr. | | | | | | |
| Urtl. vom Vorjahr | | 10 | 23 | 25 | 13 | 10 |

*Tabelle 7* Fürsorge

| | 1931 | 1932 | 1935 | 1936 | 1937 | 1938 | 1939 |
|---|---|---|---|---|---|---|---|
| Sprechstundenzahl | 910 | 1468 | 1327 | ? | 801 | 798 | 782 |
| Einzelfälle | 373 | 505 | 615 | ? | 348 | 389 | 344 |
| Mitwirkung bei Sterilisationen in Fällen | 40 | ? | ? | 53 | 56 | 39 | |
| Anzahl der betreuenden Ärzte | 3 | 1 | 1 | 1 | 1 | 1 | |

*Tabelle 8* Patiententransporte in andere Anstalten zur Räumung der Heil- und Pflegeanstalt Werneck. (Quelle: Standbücher)

| Verlegungsziel | Verlegungsdatum | F | M | Summe |
|---|---|---|---|---|
| „Unbekannte Anstalt" (Pirna) | 5./10.1940 | 108 | 24 | 132 |
| Landesanstalt Arnsdorf | 4.10.1940 | 59 | | 59 |
| Landesanstalt Großschweidnitz | 3.10.1940 | 31 | 30 | 61 |
| Anstalt Niedernhart | 4.10.1940 | 14 | 7 | 21 |
| insgesamt: | | 212 | 61 | 273 |
| Heil- u. Pflegeanstalt Lohr/Main | 4./5./6.10.1940 | 232 | 272 | 504 |
| Heil- u. Pflegeanstalt Lohr/Main | 9.1.1941 | – | 10 | 10 |
| Heil- u. Pflegeanstalt Lohr/Main | 1.4.1941 | 21 | 37 | 58 |
| alles gesamt: | | 465 | 380 | 845 |

# Heil- und Pflegeanstalt Lohr am Main

*Raoul Posamentier*

## 1. Die ersten Jahre – Abriß der Gründungsgeschichte

Nach Gründung der ersten unterfränkischen Kreisirrenanstalt in Werneck Mitte des 19. Jahrhunderts kam es auch in Unterfranken, wie überall in Bayern und auch ganz Deutschland, infolge der Industrialisierung und des Bevölkerungswachstums zu einem raschen Anstieg der Patientenzahlen. Als um die Jahrhundertwende die Überbelegung Wernecks zu einem Dauerzustand geworden war, wurde der Bau einer zweiten unterfränkischen Heil- und Pflegeanstalt in Lohr am Main beschlossen. 1910 wurde mit dem Bau einer modernen Heil- und Pflegeanstalt nach den Plänen des königlichen Bauamtsassessors Fritz Gablonski begonnen und diese am 13. November 1912, nach 2 1/2 jähriger Bauzeit mit einem großen Festakt in Gegenwart seiner Exzellenz, des Regierungspräsidenten Dr. von Müller, des Bayerischen Landtags und vieler kommunaler Würdenträger eröffnet. Bis zum 3. März 1913 wurden insgesamt ca. 350 Patienten aus der Heil- und Pflegeanstalt Werneck überführt, von denen, wie im Jahresbericht stolz erwähnt wird,

> „die noch für äußere Eindrücke empfänglichen Kranken, besonders von den luftigen Tag- und Schlafräumen und der schönen freien Lage der Gärten und Veranden sehr entzückt waren". [1]

Als eine der wichtigsten Aufgaben wurde angesehen, möglichst viele Kranke zur Arbeitstherapie und zur Beschäftigung im Freien besonders heranzuziehen. Infolge der Neugründung Lohrs wurde der Regierungsbezirk Unterfranken und Aschaffenburg in zwei Aufnahmebezirke eingeteilt, wovon der westliche mit der Großstadt Aschaffenburg, dem Spessart, dem Maintal bis Kitzingen und dem Ochsenfurter Gau, aber ohne die kreisfreie Stadt Würzburg Lohr zugeteilt wurde. Diese Einteilung galt allerdings nur für arme und mittellose Patienten, sogenannte Geisteskranke dritter Klasse, während alle unterfränkischen Geisteskranken erster und zweiter Verpflegungsklasse nach wie vor in Werneck aufgenommen werden sollten. Von dieser Regelung konnten Ausnahmen nur mit der Genehmigung der Regierung von Unterfranken und Aschaffenburg gemacht werden. So sollten „kriminelle insoziale Elemente", die sich nicht für eine Be-

[1] Diese wie alle folgenden Zitate sind den Aktenbeständen des Direktionsarchivs des Bezirkskrankenhauses Lohr entnommen.

handlung in der offenen Anstalt Lohr eigneten, nach Werneck überwiesen werden, und umgekehrt, „nach Werneck zuständige Kranke nach Lohr überwiesen werden, falls für sie die neue Behandlung und koloniale Beschäftigung besonders wünschenswert erscheint". Die für damalige Verhältnisse moderne, im Pavillonsystem erbaute Anstalt Lohr mit ihrer großzügigen Arbeitstherapie stieß, wie Direktor Ungemach vermerkt, auf großes Interesse, besonders in Akademiker- und Beamtenkreisen, dem bereitwillig durch geeignete Führung und Erläuterungen entgegengekommen wurde.

Eine Anzahl Fachkollegen aus Bayern und sogar der Direktor der schwedischen Irrenanstalt Nyköping bei Stockholm besichtigten die Anstalt eingehend. In den Jahren nach der Gründung kam es zu einem raschen Anwachsen des Krankenstandes, das nach Meinung des Direktors auf dem Nachholbedarf wegen der chronischen Überfüllung Wernecks beruhte. Bereits am 1. 1. 1915 war der geplante Krankenstand von 400 Patienten mit 417 deutlich überschritten worden. Diese in ganz Bayern festzustellende Tendenz zum raschen Anwachsen der Anhaltezahlen wurde nur durch die erschreckend hohen Sterblichkeitsziffern der Jahre 1918 und 1919 unterbrochen, um sich wenige Jahre nach Ende des Ersten Weltkrieges unverändert fortzusetzen. So befanden sich am 1. 1. 1928 wieder 543 Kranke, also 126 mehr als 13 Jahre zuvor, in der Heil- und Pflegeanstalt Lohr.

## 2. Zeittafel

| | |
|---|---|
| 13. 11. 1912 | Eröffnung der Heil- und Pflegeanstalt Lohr. |
| 14. 07. 1933 | Erlaß des „Gesetzes zur Verhütung erbkranken Nachwuchses". |
| 09. 02. 1934 | 1. Antrag des Direktorats der Heil- und Pflegeanstalt Lohr auf „Unfruchtbarmachung" einer Patientin. |
| 16. 03. 1934 | Erste Beschlüsse des Erbgesundheitsgerichtes Aschaffenburg bzgl. der „Unfruchtbarmachung" von Patienten der Heil- und Pflegeanstalt Lohr. |
| 03. 05. 1934 | Erste Sterilisierung einer Patientin der Heil- und Pflegeanstalt Lohr in der Frauenklinik Nürnberg. |
| 16. 09. 1940 | Verlegung von 19 jüdischen Patienten und Patientinnen in die Heil- und Pflegeanstalt Eglfing-Haar. |
| 02. 10. 1940 | Transport von 62 Männern und 63 Frauen in die Landesanstalt Großschweitnitz. |
| 03. 10. 1940 | Transport von 33 Männern und 32 Frauen in die Landesanstalt Großschweitnitz. |
| 04. 10. 1940 | Transport von 63 Männern und 37 Frauen in die Anstalt Niedernhardt bei Linz. |
| 05. 10. 1940 | Transport von 54 Männern und 6 Frauen in die Landesanstalt Sonnenstein bei Pirna. |

| | |
|---|---|
| 04. 10.–06. 10. 1940 | Verlegung von insgesamt 272 Männern und 232 Frauen aus der Heil- und Pflegeanstalt Werneck in die Heil- und Pflegeanstalt Lohr. |
| 08. 11. 1940 | Auflösung des St. Josefsheim in Gemünden und Überstellung der Patienten in die Heil- und Pflegeanstalt Lohr. |
| 13. 11. 1940 | Transport von 71 Männern und 30 Frauen in die Heilanstalt Weinsberg in Württemberg. |
| Jahreswende 1940/1941 | Wechsel des Direktorats von Dr. Stöckle zu Dr. Papst, ehemaliger Direktor der Heil- und Pflegeanstalt Werneck. |
| 30. 03. 1944 | Transport von sechs, nach Paragraph 43 StGB untergebrachten Patientinnen ins Konzentrationslager Auschwitz. |
| 30. 03. 1944 | Transport von zwölf, nach Paragraph 42 StGB untergebrachten Patienten ins Konzentrationslager Mauthausen. |
| 01. 07. 1944 | Letzter Antrag des Direktorats der Heil- und Pflegeanstalt auf „Unfruchtbarmachung" eines Patienten. |
| 25. 08. 1944 | Letzter Beschluß des Erbgesundheitsgerichtes Aschaffenburg bzgl. der „Unfruchtbarmachung" eines Patienten. |
| 29. 08. 1944 | Transport von zwei „geisteskranken Ostarbeiterinnen" in die Heil- und Pflegeanstalt Kaufbeuren. |
| 06. 09. 1944 | Erlaß des Reichsministers des Innern bzgl. der Abgabe von „geisteskranken Ostarbeitern und Polen" in spezielle Sammelanstalten. |
| 06. 09. 1944 | Runderlaß des Reichsministers des Innern „totaler Kriegseinsatz", Sterilisierungen werden auf dringliche Fälle beschränkt. |
| 28. 11. 1944 – 13. 12. 1944 | Letzte Sterilisierung einer Patientin der Heil- und Pflegeanstalt Lohr. |
| 19. 02. 1945 | Das Bayerische Staatsministerium hebt die Meldepflicht des Direktorats bzgl. Betten gegenüber dem Reichsbeauftragten für Heil- und Pflegeanstalten auf. |
| 02. 04. 1945 | Befreiung Lohrs durch die Alliierten. |

## 3. Nationalsozialistische Personalpolitik

Bereits am 16. März 1933 verfügte die Regierung von Unterfranken und Aschaffenburg auf Anweisung des Bayerischen Staatsministeriums, daß Entlassungen und Disziplinierungen von Beamten und Angestellten wegen Mitgliedschaft in der NSDAP zurückgenommen werden müßten. Mit der Antwort vom 22. 3. 1933 teilte Direktor Richard Stöckle mit, daß von dieser Anordnung in der Heil- und Pflegeanstalt Lohr niemand betroffen sei. Am 25. 4. 1935 verfügte das Staatsministerium des Innern, daß in Zukunft bei Versetzung und Beförderung von Beamten immer die „Arische Abstammung" nachgewiesen werden müßte. Am 21. 6. 1935 verfügte das Reichsministerium des Innern, daß in Zukunft Personen, die für die Sozialdemokratische Partei oder die Bayerische Staatspartei eingetreten seien, sich gegen die nationale Erhebung gestellt hätten oder nicht „rein arischer Abstammung" seien, von Beförderungen ausgeschlossen bleiben müßten. Am 6. 11. 1935 schließlich forderte die Regierung von Unterfranken einen Bericht, ob Beamte vorhanden seien, von denen bekannt ist, daß sie von „drei oder vier der Rasse nach volljüdische Großeltern" abstammten. Bezüglich aller drei zuletzt genannten Erlässe findet sich in den Akten kein Schriftwechsel, so daß davon ausgegangen werden kann, daß in Lohr kein Angehöriger des Personals zu dem betroffenen Personenkreis gehörte. Dies erscheint auch nicht sehr verwunderlich, da die NSDAP offensichtlich sowohl in der Ärzteschaft als auch im übrigen Personal großen Anklang fand. Aus einer Statistik, die am 24. 2. 1947 vom damaligen Direktor, Dr. K.H., erstellt wurde, geht hervor, daß von den 277 Personen, die gegen Ende des Krieges in der Heil- und Pflegeanstalt Lohr beschäftigt waren, nur 65 als unbelastet im Sinne des Gesetzes zur Befreiung von Nationalsozialismus und Militarismus eingestuft werden konnten.

Besonders in der Ärzteschaft fand der Nationalsozialismus großen Anklang. Zwar waren von den sechs Ärzten, die zwischen 1933 und 1941 für längere Zeit an der Heil- und Pflegeanstalt Lohr beschäftigt waren, nur zwei Mitglieder der NSDAP, jedoch sollte sich dies am 1. 1. 1941 mit Ablösung Direktor Dr. Stöckles durch Dr. Pius Papst grundlegend ändern. Ab diesem Zeitpunkt waren alle sechs Mitglieder des Ärztekollegiums Mitglied der NSDAP, davon drei seit 1933. Dr. Papst, der zuvor von Dezember 1934 bis zum 31. 12. 1940 Direktor der Heil- und Pflegeanstalt Werneck gewesen war, trat zwar erst 1937 in die NSDAP ein, war jedoch seit 1933 Mitglied des NSKK und seit 1934 Mitglied des RDB. 51 Personen, welche zu Kriegsende in der Heil- und Pflegeanstalt Lohr angestellt waren, wurden von der alliierten Militärregierung als so belastet angesehen, daß sie aus ihrem Amt entfernt wurden.

## 4. Die Person Richard Stöckles, Direktor der Heil- und Pflegeanstalt Lohr bis 1. 10. 1941

Der am 22. 9. 1874 geborene Obermedizinalrat Dr. Richard Stöckle, Direktor der Heil- und Pflegeanstalt Lohr vom 1. 5. 1927 bis zu seiner Versetzung in den dauernden Ruhestand am 31. 12. 1940, war niemals Mitglied der NSDAP, sondern gehörte nur durch seine Mitgliedschaft bei der Altherrenschaft des akademischen Gesangvereins Würzburg seit 1943 dem NSDSTB an. Nach Angaben seiner Tochter sei er dem Nationalsozialismus sehr kritisch gegenübergestanden. So habe er am Rande des Buches „Mein Kampf" notiert, welche psychischen Defekte er dem Diktator attestierte. Beharrlich habe er mit „Grüß Gott" statt „Heil Hitler" gegrüßt und bzgl. der sogenannten Euthanasie geäußert, „er könne das nicht mehr mit ansehen". Schließlich habe man ihm, da er sich geweigert hatte, im Rahmen der sogenannten T4-Aktion Meldebögen auszufüllen, nahegelegt, seinen Dienst zu quittieren, was er zum Jahresende 1940 auch getan hat.

Aus den vorliegenden Schriftstücken und Briefen Stöckles läßt sich die von seiner Tochter behauptete kritische Haltung gegenüber dem Nationalsozialismus nicht nachweisen. Es finden sich weder positive noch negative Bemerkungen bzgl. der neuen Verhältnisse. Auch ob Dr. Stöckle tatsächlich bewußt das Ausfüllen besagter Meldebögen verweigerte, oder er es aus Zeitmangel, Nachlässigkeit und antipreußischen Ressentiments unterließ, wie bei verschiedenen anderen Anlässen geschehen, läßt sich dem vorliegenden Material nicht entnehmen. Den offiziellen Briefverkehr jedenfalls zeichnete er mit „Heil Hitler", wozu er allerdings, wie auch andere Amtspersonen, durch einen Erlaß des Bayerischen Staatsministeriums verpflichtet war. Für eine dem Nationalsozialismus entgegengebrachte kritische Haltung spricht allerdings die Ablösung Dr. Stöckles durch Dr. Pius Papst am 1. 1. 1941, wenige Monate nachdem obengenannte Meldebögen von Dr. Stöckle nicht ausgefüllt worden waren.

Obwohl Dr. Stöckle also wahrscheinlich keineswegs mit den Ideologien des Nationalsozialismus übereinstimmte, nahm er gegenüber der Sterilisierung psychisch Kranker eine weitgehend positive Haltung ein.

## 5. Die Rolle der Heil- und Pflegeanstalt Lohr bei der Durchführung des Sterilisationsgesetzes in Unterfranken

Welch eine wichtige Rolle der Heil- und Pflegeanstalt Lohr und den anderen Heil- und Pflegeanstalten bei der Durchführung des Sterilisationsgesetzes zukam, ergibt sich nicht nur aus den reinen Zahlen (allein vom Direktorat der Heil- und Pflegeanstalt Lohr wurden über 243 Anträge auf „Unfruchtbarmachung" gestellt, mindestens 188 Patienten und Patientinnen wurden sterilisiert), sondern auch aus der Vielzahl von Erlässen der Regierung und der übergeordneten Ministerien, welche die Durchführung des Sterilisationsgesetzes an den Heil- und Pflegeanstalten betrafen.

Aus den bearbeiteten Quellen ist nur wenig über die Einstellung der Lohrer Ärzteschaft gegenüber den Sterilisierungen zu entnehmen. Die Krankenblatteinträge sind knapp gehalten, subjektive Wertungen fehlen. Gelegentlich wird die Sterilisierung überhaupt nicht erwähnt, meist wird in wenigen Worten ihre Durchführung geschildert, z.T. finden sich Bemerkungen über die Reaktionen der Patienten. Jedoch kann aus den verfügbaren Zahlen und Quellen indirekt geschlossen werden, daß die Ärzteschaft den Sterilisierungen sehr positiv gegenüberstand. So verfolgte Direktor Stöckle die „Unfruchtbarmachung" der Patientin Frieda B., wie weiter unten zu schildern sein wird, mit großer Unnachgiebigkeit. Auch der nachfolgende Direktor, Dr. Papst, muß der Sterilisierung positiv gegenübergestanden haben. Nicht nur, daß er noch im Juli 1944 einen Antrag auf

„Unfruchtbarmachung“ stellte und noch im Oktober 1944 eine Patientin zur Sterilisierung verlegte, er war auch gemeinsam mit zwei weiteren Ärzten der Heil- und Pflegeanstalt Lohr (darunter der nachmalige Direktor, Dr. Kilian Hofmann) Mitglied der „Wissenschaftlichen Gesellschaft deutscher Ärzte des öffentlichen Gesundheitsdienstes“, die sich die Förderung der Erb- und Rassenpflege zum Ziel gesetzt hatte.

In den Akten der Lohrer Außenfürsorge zeigt sich etwa ab Mitte 1934, daß diese erbbiologisch durchgearbeitet wurden und in entsprechenden Fällen durch Schreiben an die Amtsärzte und Erbgesundheitsgerichte Sterilisierungsverfahren eingeleitet wurden. Auch der Kanzleibetrieb wurde in den Dienst des Sterilisationsgesetzes gestellt. So finden sich in den Akten detaillierte Anweisungen für die Mitwirkung der Kanzlei Werneck an der Durchführung des Sterilisationsgesetzes, die zwar erst am 11. 8. 1943 offiziell in Lohr in Kraft gesetzt wurden, von denen jedoch anzunehmen ist, daß sie seit dem Wechsel Dr. Papsts von Werneck nach Lohr ab 1. 1. 1941 Gültigkeit hatten.

Eine der wichtigsten Aufgaben der Heil- und Pflegeanstalten im Rahmen des Sterilisierungsverfahrens war die Antragstellung. Insgesamt wurden vom Lohrer Direktorat mindestens 240 Anträge auf „Unfruchtbarmachung“ gestellt, davon waren 119 weibliche und 121 männliche Patienten betroffen. 156 dieser Anträge zogen nach Aktenlage eine Sterilisierung nach sich (84 Männer und 72 Frauen). Daneben wurde in 59 Fällen die Sterilisierung Lohrer Patienten durch andere Stellen, wie Amtsärzte, Strafanstalten und andere psychiatrische Kliniken, beantragt, was in 32 Fällen die Sterilisierung nach sich zog. Von den insgesamt 188 sterilisierten Patienten wurden 135 als schizophren, 23 als manisch-depressiv, 19 als schwachsinnig, sieben als Alkoholiker, drei als Psychopathen und einer als Epileptiker bezeichnet. Der 1. Antrag datiert auf den 9. 2. 1934. Entgegen der Behauptung Direktor Dr. Asts beim Deutschen Gemeindetag 1934, daß in Bayern die Antragstellung durch die Stellvertreter des Direktors erfolge und im Widerspruch zur Rechtslage stand – ein Mitglied des Erbgesundheitsgerichtes durfte nicht über Anträge entscheiden, die es selbst gestellt hatte – wurden in Lohr nahezu alle Anträge durch den Direktor Dr. Stöckle gestellt, obwohl dieser durchgehend von 1934 bis 1939 Mitglied des Erbgesundheitsgerichtes Aschaffenburg war, welches über die meisten der Lohrer Anträge befand.

Von den 195 Anträgen, die bis zum 01. 01. 1941 vom Direktorat Lohr gestellt wurden, erfolgten nur neun nicht durch Direktor Dr. Stöckle. Zum Teil wurde für ein- und denselben Patienten die Sterilisierung sowohl durch das Direktorat der Heil- und Pflegeanstalt Lohr als auch durch Amtsärzte beantragt, was wohl auf mangelndem Informationsaustausch beruhte. Die Antragstellung erfolgte auf einem Formblatt, daß außer den Personalien und der Diagnose noch die Mitteilung über ein anliegendes Gutachten und einen Antrag auf Errichtung einer Pflegschaft enthielt.

Zugleich mit der Antragstellung erfolgte eine Anzeige an den zuständigen Bezirksarzt, die ebenfalls auf einem Formblatt erfolgte und neben den Personalien und der Diagnose darüber Auskunft gab, an welches Erbgesundheitsgericht der

Antrag gestellt worden war. Ab Ende 1934 wurde regelmäßig auch ein Antrag auf Errichtung einer Verfahrenspflegschaft gestellt.

Häufig wurde zugleich mit der Antragstellung auch das entsprechende Gutachten durch das Lohrer Direktorat angefertigt und versandt. Insgesamt wurden durch Lohrer Ärzte mindestens 196 Sterilisierungsgutachten erstellt. Die anderen Begutachtungen wurden durch auswärtige Ärzte oder von durch das Erbgesundheitsgericht bestimmten Ärzten aufgrund der angeforderten Krankengeschichte abgegeben. Die Begutachtung erfolgte auf einem achtseitigen Formblatt, das außer den Angaben zur Person eine ausführliche Familienanamnese, eine Sozial- und Sexualanamnese, die auch die Frage nach der politischen Einstellung einschloß – so wurde über einen Probanden berichtet, er gehöre der SPD an und halte verbissen bis zuletzt an dieser politischen Partei fest – und eine somatische Anamnese enthielt. Des weiteren wurde die forensische Anamnese und die Suchtanamnese sowie natürlich ausführlich die psychiatrische Anamnese angegeben. In einem dritten Teil erfolgte eine ausführliche Schilderung des körperlichen und psychischen Befundes. Schließlich wurde die Diagnose angegeben und ausführlich begründet.

Wenn das zuständige Erbgesundheitsgericht einen Beschluß gefaßt hatte und dieser rechtskräftig geworden war, so teilte die Geschäftsstelle des Erbgesundheitsgerichtes dieses dem zuständigen Bezirksarzt und dem Direktorat der Heil- und Pflegeanstalt mit. Dem Bezirksarzt kam dann die Aufgabe zu, den Betroffenen zur Sterilisierung aufzufordern und ggf. die Sterilisierung auch gegen dessen Willen durchzusetzen. Bei diesen Aufforderungen gingen die Bezirksärzte keineswegs einheitlich vor. Zum Teil richteten sie die Aufforderung an den Betroffenen, zum Teil an dessen Pfleger, zum Teil an die Direktion der Heil- und Pflegeanstalt. Da die Betroffenen häufig diesen Aufforderungen nicht Folge leisteten, kam es, wenn das Direktorat davon keine Kenntnis hatte, zu Verzögerungen des Sterilisierungsverfahrens. Das Direktorat wandte sich deshalb mehrfach an die zuständigen Bezirksärzte mit der Bitte, das Direktorat mittels des vorgesehenen Formblattes von der Aufforderung in Kenntnis zu setzen.

Sobald die Aufforderungen beim Direktorat eingetroffen waren, mußte die Klinikleitung die sachlichen, finanziellen und formalen Vorbereitungen für die Sterilisierung treffen. Da die für die Sterilisierungen bestimmten Universitätskliniken großen Wert auf die Klärung der Kostenfrage legten, wurde der Landesfürsorgeverband (LfV) vorab in einem formlosen Schreiben von der Verlegung in Kenntnis gesetzt. Daneben wurde ihm mitgeteilt, ob die Betroffenen nach erfolgreicher Sterilisierung entlassen würden. Auch die Kosten für die Verlegung wurden dem LfV in Rechnung gestellt. War es zum Erreichen der Operationsfähigkeit notwendig, bei dem Betroffenen eine Zahnbehandlung durchzuführen, so wurden auch diese Kosten dem LfV in der Abrechnung vorgetragen. Bei der Patientin Anna W. betrugen die Kosten hierfür 40 Reichsmark, wovon der LfV vier Fünftel übernahm. Dennoch bereitete die Kostenfrage große Schwierigkeiten und zog einen ausführlichen Schriftwechsel nach sich. War die Kostentragung eingeleitet, so mußte mit der zuständigen Universitätsklinik der Verlegungstermin vereinbart werden. Während anfänglich noch für den Einzelfall ein Termin verabredet wurde, wurden später bestimmte Tage für die Sterilisierungsoperationen festgelegt, so daß die Universitätskliniken nur noch Mitteilung machen mußten, falls an diesen Tagen keine Operationen möglich waren. Die Verlegungen wurden dann in einem formlosen Schreiben angekündigt, aus dem auch hervorging, ob der Betroffene nach der Sterilisierungsoperation entlassen werden könne oder die Heil- und Pflegeanstalt zu benachrichtigen sei, damit sie ihn wieder abhole. Weiterhin wurde ein ärztliches Zeugnis übersandt, aus dem hervorging, auf wessen Beschluß der Betroffene unfruchtbar zu machen sei, wann der Beschluß rechtskräftig geworden sei und welcher Bezirksarzt zur Vornahme des Eingriffes auffordere. In einer festen Formulierung wurde bescheinigt, daß der Betroffene sich geordnet verhalte und der Vornahme des Eingriffs keine ärztlichen Bedenken entgegenstünden, und es wurde darum gebeten, der Heil- und Pflegeanstalt den Zeitpunkt der erfolgten Sterilisierungsoperation mitzuteilen. Schwierigkeiten entstanden nur, wenn der psychische Zustand des Betroffenen nicht erlaubte, daß dieser in der Universitätsklinik verblieb. Es mußte dann weiterhin ein OP-Termin vereinbart werden, damit der Patient zu diesem Zeitpunkt mit dem Auto in die Klinik gebracht und nach erfolgter Operation wieder abgeholt werden konnte.

Die Verlegung erfolgte allerdings nur in Ausnahmefällen mit dem Auto. Zumeist wurden die Betroffenen in Begleitung einer oder zweier Pfleger oder Pflegerinnen mit der Reichsbahn nach Würzburg verlegt. Hierzu wurde häufig eine Fahrpreisermäßigung für hilfsbedürftige Kranke sowohl für die Patienten als auch für die Begleitperson in Anspruch genommen. Diese wurden weiterhin mit einem Transportverweis ausgestattet, der die „verehrlichen Behörden" aufforderte, den begleitenden Pflegern evtl. notwendig werdende Hilfe zu gewähren. Zugleich mit dem Schreiben an die LfV und an die Universitätskliniken wurden die Angehörigen und Pfleger der Betroffenen von der geplanten Verlegung in Kenntnis gesetzt und ihnen mitgeteilt, ob die Patienten nach erfolgreicher Operation entlassen werden könnten.

Da nämlich die Angehörigen und Pfleger von Patienten, die eigentlich entlaßfähig waren und nur noch wegen der „Unfruchtbarmachung" in der Heil- und Pflegeanstalt untergebracht waren, verständlicherweise auf Entlassung drängten, war diesen ggf. zuvor mitgeteilt worden, daß eine Entlassung erst nach der Sterilisierung erfolgen könne.

Die Benachrichtigung des zuständigen Erbgesundheitsgerichtes bzgl. des Vollzugs der Sterilisierung wurde nicht einheitlich gehandhabt. Zum Teil wurden die Erbgesundheitsgerichte bereits am Tag der Verlegung von dieser in Kenntnis gesetzt und mitgeteilt, daß die Betroffenen nach erfolgreicher Sterilisierungsoperation von den jeweiligen Kliniken entlassen würden, z.T. wurde aber auch die Nachricht über die tatsächlich vollzogene Sterilisierungsoperation abgewartet und die Erbgesundheitsgerichte hiervon in Kenntnis gesetzt. Gelegentlich kam es vor, daß die Erbgesundheitsgerichte, wenn die Beschlüsse schon lange zurücklagen und noch keine „Erfolgsmeldungen" eingetroffen waren, nach den Gründen hierfür anfragten. Die Direktion der Heil- und Pflegeanstalt teilte dann die

Gründe, die meist im psychischen oder körperlichen Zustandsbild der Betroffenen lagen, mit und versicherte, daß die Sterilisierung so bald wie möglich durchgeführt würde. Ähnliche Anfragen kamen auch gelegentlich von den Bezirksärzten, die in analoger Weise beantwortet wurden.

## 6. Reaktionen Lohrer Patienten auf die Zwangssterilisierung

Die Art und Weise, wie sich die Betroffenen mit dem Sterilisierungsverfahren auseinandersetzten, war sehr verschieden. Während eine große Gruppe von Patienten die Sterilisierung ohne dokumentierte Auseinandersetzung über sich ergehen ließ, drängte ein Teil der Patienten auf Vornahme der Sterilisierung, um so die Entlassungsvoraussetzungen zu schaffen. Wieder eine andere Gruppe versuchte verzweifelt, der drohenden Sterilisierung zu entgehen. Während sich für die erste Gruppe von Patienten naturgemäß keine Quellen finden, gibt es verschiedentlich Belege für das Drängen der Patienten auf Vornahme der Sterilisierung. So finden sich in der Krankengeschichte des Valentin W. folgende Einträge:

„4.7.: Protestiert wiederholt gegen die Verzögerung seiner Sterilisierung und verweist auf die Notlage seiner Mutter, die ihn in der Landwirtschaft nötig gebrauche.

6.7.: Sterilisierung im Luitpoldkrankenhaus Würzburg durchgeführt.

18.7.: Patient kam psychisch viel freier zurück. Ist ruhiger, drängt um so mehr auf Entlassung."

Manche Patienten wandten sich auch schriftlich mit der Bitte um Beschleunigung an das Erbgesundheitsgericht. So schrieb der Patient Ludwig S., der wegen Alkoholismus in der Heil- und Pflegeanstalt untergebracht war:

„Lohr, den 30. 03. 1936.

An das Erbgesundheitsgericht

Betreff: Gesuch um Beschleunigung der Erbgesundheitssache des Schiffers Konrad L. aus Marktheidenfeld

Der Unterzeichnete richtet an das Erbgesundheitsgericht die höfliche Bitte, seinen Fall so bald wie möglich zu erledigen. Die hiesige Anstaltsleitung (macht) meine Entlassung nur von der Durchführung der Sterilisierung abhängig. In der Hoffnung, daß dieses Gesuch wahrgenommen wird, grüßt mit Deutschem Gruß Ludwig S."

Darüber hinaus finden sich viele andere erschütternde Belege für die Auseinandersetzung der Patienten mit der drohenden Sterilisierung.

## 7. Das Schicksal der Frieda B.

Wie von allen ermordeten Patienten, so ist auch von Frieda B. keine Krankengeschichte erhalten. Die Darstellung stützt sich nur auf die Verwaltungsakte. Die am 21. 10. 1897 geborene ledige Angestellte Frieda B. wurde am 7. 3. 1929 erstmals in der Heil- und Pflegeanstalt Lohr aufgenommen. Da sie israelitischen Glaubens war, hatte ihr Pfleger um Aufnahme in Lohr ersucht, da hier, im Gegensatz zu Werneck, eine rituelle Verpflegung angeboten wurde. Wie sich indirekt erschließen läßt, lag bei ihr diagnostisch wohl eine paranoid-halluzinatorische Psychose vor, denn in einem Brief an ihren Pfleger vom 11. 12. 1928 heißt es:

„[...] ist eher eine Verschlechterung zu verzeichnen. Die Kranke zeigt zwar nicht mehr die starken affektiven Schwankungen, hat aber trotz allen Einwirkungen, ihre krankhaften Ideen weiter systematisch ausgebaut. Sie spricht von Mördern, Verbrechern, die ihr und der Mutter nach dem Leben gestellt haben, sie dann verdächtigt haben."

Die Kosten ihres Aufenthaltes wurden vom 13. 9. 1928 bis zum 7. 3. 1929 von der Allgemeinen Ortskrankenkasse getragen. Vom 7. 3. 1929 bis zum 30. 9. 1935 vom Landesfürsorgeverband und ab dem 1. 10. 1935 aus Privatmitteln. Die Kosten für die rituelle Verpflegung wurden von der israelitischen Wohlfahrtszentrale Würzburg getragen. Die Patientin erhielt regelmäßig Besuch von ihrer Kusine Else B. Wie ihr Pfleger, ein Rechtsanwalt, nach dem Tod ihrer Mutter am 20. 11. 1933 mitteilte, hätte sie im Falle einer Entlassung Aufnahme in der Familie des Herrn Oberlehrers W. in Alzenau finden können, der dort eine landschaftlich schön gelegene, gut ausgestattete Villa besaß. Nachdem sich der Zustand der Patientin in den Jahren nach der Aufnahme langsam besserte, stellte das Direktorat der Heil- und Pflegeanstalt am 29. 9. 1934 beim Erbgesundheitsgericht Würzburg einen Antrag auf „Unfruchtbarmachung".

Im Gutachten vom selben Datum, handschriftlich ausgeführt und zum Teil schwer lesbar, wird gesagt, daß ihre Mutter „geistig minderwertig" und debil gewesen sei. Sie selbst sei gut begabt gewesen, habe einen unauffälligen Kindheitsverlauf gezeigt und sei als Kontoristin in einem Kaufhaus beschäftigt gewesen. Zur psychiatrischen Vorgeschichte wird angegeben, daß sie erstmals im Herbst 1916 einen Erregungszustand gezeigt hätte, in dessen Verlauf sie ihre Mutter bedroht habe. Sie sei dann am 20. 11. 1916 in der psychiatrischen Universitätsklinik Würzburg aufgenommen worden. Dort habe sie Beeinträchtigungsideen gezeigt und sei am 16.12. gebessert entlassen worden. Am 31. 10. 1920 sei sie erneut in die psychiatrische Universitätsklinik aufgenommen worden, da sie ihre Haare vollständig abgebrannt habe. Bei Aufnahme dort sei sie zwar trauriger Stimmung, aber ruhig und geordnet gewesen. Sie wurde dann später in die chirurgische Klinik verlegt, um ihre Brandblasen abzutragen. Am 5. 9. 1928 erfolgte die dritte Aufnahme in der psychiatrischen Universitätsklinik wegen Verfolgungsideen. Von dort wurde sie am 13. 9. 1928 unter der Diagnose Schizophrenie in die Heil- und Pflegeanstalt Lohr weiterverlegt. Nachdem sie auch dort anfänglich Beeinträchtigungs- und Verfolgungsideen gezeigt habe, sei sie während des letzten Jahres psychisch völlig frei geworden, habe einen fast hypomanen Eindruck geboten.

Als Diagnose wird Schizophrenie angegeben und zur Begründung angeführt, daß man aufgrund periodischen Verlaufes fast ein manisch depressives Irresein annehmen könnte, daß man jedoch wegen des Autismus die Diagnose der psychiatrischen Universitätsklinik Würzburg, nämlich Schizophrenie beibehalte. Zum selben Zeitpunkt wurde auch der Bezirksarzt in Würzburg über den Antrag in Kenntnis gesetzt und das Amtsgericht in Würzburg um eine Erweiterung des Wirkungskreises des Pflegers auf die persönlichen Angelegenheiten ersucht.

Diesem Ersuchen kam das Amtsgericht Würzburg am 11. 10. 1934 nach. In seiner Sitzung am 11. 2. 1935 ordnete das Erbgesundheitsgericht Würzburg unter Mitwirkung des Oberamtrichters B., des Landesgerichtsarztes Dr. L. und des Universitätsprofessors Dr. Sch. die „Unfruchtbarmachung" der Frieda B. an. In der knapp zweiseitigen Urteilsbegründung wird die Diagnose Schizophrenie mit der im Gutachten ausgeführten Vorgeschichte begründet. Weiter wird ausgeführt, daß die Möglichkeit der Fortpflanzung der Frieda B., welche ledigen Standes und von lebhaftem Wesen sei, bei ihrem Alter von 37 Jahren noch nicht ausgeschlossen werden könne. Sie sei von ihrem letzten Schub praktisch geheilt und wolle selbst entlassen werden. Es stehe ihr frei, entweder auf ihre Kosten in der Anstalt zu bleiben und die Aussetzung des Eingriffes zu veranlassen, wenn sie aber entlassen werden wolle, so müsse sie den Eingriff vornehmen lassen.

Der Pfleger von Frau B. legte gegen diesen Beschluß Beschwerde beim Erbgesundheitsobergericht (EOG) in Bamberg ein, so daß die Durchführung vorläufig ruhte. In seiner Sitzung vom 12. 4. 1935 wies das Erbgesundheitsobergericht die Beschwerde als unbegründet zurück. In der knapp halbseitigen Begründung schließt sich das EOG der unteren Instanz an und weist ausdrücklich darauf hin, daß die mehr oder weniger vollkommene Heilung der B. von den einzelnen Schüben und die jeweils starke bis zur „völligen sozialen Verwendbarkeit" gehende Besserung nichts an dem Vorhandensein der „Erbkrankenanlage" ändere.

Am 16. 5. 1935 teilte Dr. Stöckle dem Erbgesundheitsgericht in Würzburg mit, daß die Patientin geschäftsfähig sein und Anstaltsbedürftigkeit nicht mehr vorliege. Sie könne nur wegen der Sterilisierungsangelegenheit nicht entlassen werden. Am 21.9. ersuchte das Erbgesundheitsgericht um Auskunft betreffs der Gründe der einstweiligen Aussetzung der Operation. Da der Pfleger von Frau B. offiziell um Aussetzung des Sterilisierungsverfahrens ersucht hatte, erkundigte sich der Bezirksarzt bei der Stadt Würzburg am 14. 5. 1935, auf wessen Kosten sie in der Anstalt untergebracht sei. Nachdem der LfV Unterfranken am 20. 9. 1935 die Kostenzusage für die Patientin zurückgezogen hatte, verpflichteten sich ein Münchner Rabbiner und ein Münchner Kaufmann, die nach Abzug der Angestelltenrente übrig bleibenden Verpflegungskosten zu übernehmen. Am 8. 10. 1935 erließ daraufhin das Erbgesundheitsgericht Würzburg den Beschluß, die Vornahme des Eingriffes so lange auszusetzen, wie Frau B. sich auf eigene Kosten in einer geschlossenen Anstalt befinde. Die Aussetzung erlösche aber in dem Augenblick, wo wieder Mittel der öffentlichen Fürsorge für die Unterbringung aufgewendet werden müßten.

Am 25. 10. 1935 schrieb Dr. Stöckle ohne Anforderung an die Reichsversicherungsanstalt (RVA) für Angestellte, daß seiner Meinung nach die Voraussetzung für eine Weitergewährung der Angestelltenrente nicht mehr gegeben sei, da Frau B. ja freiwillig in der Anstalt verbleibe und jederzeit aus der Anstalt als geheilt entlassen werden könnte. So, wie die Verhältnisse lägen, dürfte die Rente noch längere Zeit ohne hinreichenden Grund bezogen werden. Die Reichsversicherungsanstalt forderte daraufhin ein Gutachten an, in welchem Dr. W. die Patientin als geheilt und arbeitsfähig bezeichnete, ihr aber nach Entlassung für ein weiteres Vierteljahr die Gewährung der Rente zubilligen wollte, um ihr die Wiedereingliederung zu erleichtern. Am 28. 11. 1935 schrieb die Reichsversicherungsanstalt für Angestellte, daß sie die Rente vorläufig bis März 1936 weitergewähre. Nachdem im März 1936 eine weitere Stellungnahme abgegeben worden war, entzog die Reichsversicherungsanstalt Frieda B. mit Wirkung vom 30. 4. 1936 die Angestelltenrente.

Auf Ersuchen des Pflegers von Frau B. übernahm daraufhin der Münchner Rabbiner die gesamten Verpflegungskosten. Am 30. 4. 1936 drohte Direktor Stöckle dem Pfleger, wenn er nicht bis spätestens 10. 5. 1936 im Besitz der Verpflegungskosten für den Monat Mai sei, werde er unverzüglich und ohne nochmalige Verständigung die Durchführung der „Unfruchtbarmachung" veranlassen. So werde er jeweils verfahren, wenn nicht bis zum 20. eines Monats die Verpflegungskosten für den folgenden Monat im voraus gedeckt seien. Trotz des rüden Tones dieser Mahnung wurden die Verpflegungskosten der Patientin durch Privatleute vollständig abgedeckt. In einem Beschluß vom 21. 1. 1937 setzt das Erbgesundheitsgericht Würzburg erneut die Vornahme des Eingriffs so lange aus, wie sich Frieda B., ohne öffentliche Mittel in Anspruch zu nehmen, in einer geschlossenen Anstalt befinde. Sobald aber Kosten für die öffentliche Hand anfielen, erlösche die Aussetzung. In einem Aktenvermerk des Direktorats vom 29. 11. 1938 heißt es: „Falls in den nächsten 8 Tagen keine Zahlung geleistet wird, muß die ‚Unfruchtbarmachung' unverzüglich durchgeführt werden". Wie für alle „jüdischen" Reichsangehörigen, so mußte auch für Frieda B. Ende 1938 eine vorgeschriebene Kennkarte für Juden beantragt werden und sie zwangsweise den Vornamen Sarah annehmen. Am 8. 9. 1939 teilte Dr. Stöckle in einem Formschreiben dem Pfleger von Frau B. mit, daß dieser wegen drohender Überfüllung der Anstalt die Patientin umgehend in häusliche Pflege oder in einem Altersheim unterzubringen habe. In seiner Antwort teilte der Pfleger mit, daß er diesem Ersuchen so bald wie möglich nachkommen werde, und bat um ein Gespräch, über dessen Verlauf nichts bekannt ist. Auf jeden Fall verblieb Frau B. in der Anstalt.

In der zweiten Hälfte des Jahres 1940 fanden dann die Vorbereitungen zur Ermordung der jüdischen Patienten durch das Reichsinnenministerium statt. Im diesbezüglichen Meldebogen des Direktorats wird Frau B. als vollständig geheilt und gut arbeitsfähig bezeichnet und die Gründe für ihren weiteren Anstaltsaufenthalt angegeben. Am 16. 9. 1940 wurde Frau B. dann zusammen mit 18 weiteren jüdischen Patienten der Heil- und Pflegeanstalt Lohr in die Heil- und Pflegeanstalt Eglfing-Haar transportiert. Der Pfleger von Frau B. wird in einem Formschreiben vom selben Datum in Kenntnis gesetzt, daß sein Pflegling auf Anordnung des Reichsministeriums des Innern und des Bayerischen Staatsministeriums des Innern nach Eglfing-Haar überführt worden sei. Auch die Zentrale der jüdischen Wohlfahrtspflege in Würzburg wurde in Kenntnis gesetzt. Wie aus den Gerichtsakten des Heyde Prozesses hervorgeht, soll Frau B. zusammen mit den anderen jüdischen Patienten am 20. 9. 1940 aus der Anstalt Eglfing-Haar nach Cholm in Polen verlegt und dort umgebracht worden sein.

## 8. Die Evakuierung der Heil- und Pflegeanstalt Klingenmünster

Unmittelbar nach Beginn des Zweiten Weltkrieges, am 10. September 1939, wurde die nahe der französischen Grenze in der zu Bayern gehörenden Rheinpfalz gelegene Heil- und Pflegeanstalt Klingenmünster geräumt, um Unterbringungsmöglichkeiten für die an der Westgrenze zusammengezogenen Truppenteile zu schaffen. Die Patienten dieser Heil- und Pflegeanstalt wurden im Rahmen einer in großer Eile erfolgenden Verlegungsaktion auf die übrig gebliebenen bayerischen Fürsorgeeinrichtungen verteilt. In Unterfranken waren hiervon u.a. die Heil- und Pflegeanstalten Römershag, Werneck und Lohr betroffen. Kurze Zeit später, am 20. September, wurden rund 20 Patienten der Heil- und Pflegeanstalt Frankenthal nach Werneck überführt, die jedoch bereits am 11. 12. 1939, also vor Beginn des Frankreich-Feldzuges, wieder nach Frankenthal zurückgebracht werden konnten. Diese Verlegung zog einen langanhaltenden und umfänglichen Streit über die Frage nach sich, wer die Kosten der Unterbringung zu tragen habe. Während sich nämlich die heimatlichen Fürsorgeverbände zum Teil auf den Standpunkt stellten, daß es sich hierbei um durch Räumung entstehende Anstaltskosten handele, die von den Fürsorgeverbänden der aufnehmenden Stadt- und Landkreise zu tragen seien, verwiesen die unterfränkischen Fürsorgeverbände darauf, daß die Verlegung wegen Überfüllung der Anstalt und nicht wegen Räumung des Gebietes durchgeführt worden seien, so daß die Kosten von den ursprünglich zuständigen Kostenträgern zu tragen seien.

In zwei Briefen an die Direktion der Heil- und Pflegeanstalt Lohr vom 4. Oktober 1939 schildert der Direktor der Heil- und Pflegeanstalt Klingenmünster die Umstände der Räumung, um so Verständnis für die auftretenden Schwierigkeiten zu erwecken. Vorweg bemerkt er, daß schon in den Monaten vor der Räumung so viele Einquartierungen stattgefunden hatten, als Kranke in die rechtsrheinischen Anstalten verlegt wurden. Dazu sei Ende August noch die Einquartierung einer Kompanie von 250 Mann und 60 Pferden gekommen, die in wenigen Stunden untergebracht werden mußten. Dies sei dadurch möglich gemacht worden, daß aus jedem Bett ein Matratzenteil herausgezogen wurde und die zwei restlichen Teile der Länge nach in die Betten gelegt wurden. Schließlich habe er innerhalb weniger Stunden ganze Abteilungen frei machen müssen und dazu die Kranken im Speicher auf Stroh und in die Gänge usw. gelegt.

Am 10. 9. 1939 sei ihm um 5.30 Uhr morgens fernmündlich mitgeteilt worden, daß die gesamte Anstalt am gleichen Tag noch geräumt werden müsse. Um 10.30 Uhr sei dann der Räumungsbefehl ergangen, mit dem Hinweis, daß der Sonderzug um 13.00 Uhr eintreffe und daß die Räumung bis gegen Abend vollzogen sein müsse. Nun sei ein unbeschreibliches Hasten losgegangen, da alle Patienten und ihre Effekten so zusammengestellt werden mußten, daß in Ludwigshafen nur die Züge für die verschiedenen Richtungen auseinandergekoppelt werden brauchten, ganz zu schweigen sei von der Sorge, die die Beamten um ihr Privateigentum hatten und noch haben. Es sei ein unbeschreibliches Chaos entstanden. Da auch das ganze Pflegepersonal abgezogen worden war, hatte man mit den wenigen zurückgebliebenen Handwerkern die Stationen in Ordnung bringen, Stoffvorräte abtransportieren und das Obst und Gemüse bergen müssen. Zu alledem seien noch zusätzliche Truppen einquartiert worden, so daß schließlich die Soldaten, nur um ein Dach über dem Kopf zu haben, in Schweinebuchten gelagert hätten. Man werde wohl mit ihm einer Meinung sein, daß man weniger an die Kranken denken müsse, die noch alle ihr Bett und ihr Essen haben, sondern den Soldaten geben müsse, was nur irgendwie an wärmehaltenden Stoffen und Material zur Verfügung stände. Da in Erkenntnis der evtl. Brandgefahr alle Personal- und Krankenakten in den Kellern verstaut worden seien, sei es unmöglich, den Wünschen nach den Verwaltungsakten der Kranken nachzukommen. Sollte ein Todesfall vorkommen, so könnte zu gegebener Zeit der Nachtrag gemacht werden. Schließlich stürben jetzt so viele Soldaten, deren Tod standesamtlich erst später festgehalten würde. Für die zurückgebliebenen Beamten und Beamtinnen gäbe es keine Freizeit, keine Mittagspause usw. Er bitte darum, dies bei den Anforderungen von Wäsche, Kleidern, Geld usw. zu berücksichtigen. Er wundere sich, daß auf der satzungsgemäßen Versorgung der Kranken mit Wäsche und Kleidung bestanden würde. Er wisse aus Erfahrung, daß in jeder Anstalt von verstorbenen Kranken Wäsche und Kleidungsstücke vorhanden seien, die weitaus genug für Geisteskranke seien. Er selbst habe im vorigen Jahr z. B. von einem Kloster 100 männliche Kranke übernehmen müssen, die nur das mitbrachten, was sie auf dem Leibe hatten, und deshalb nicht einen Pfennig nachgefordert.

Die Patienten der Anstalt Klingenmünster wurden auf nahezu alle bayerischen Heil- und Pflegeanstalten verteilt. Lohr mußte hierbei 74 sogenannte unruhige männliche Kranke aufnehmen und erhielt gleichzeitig zehn Pfleger aus Klingenmünster zugeteilt. Hinzu kamen noch etwa 30 Personen, die erst nach ihrer Evakuierung aus der Rheinpfalz erkrankten und in der Heil- und Pflegeanstalt Lohr aufgenommen werden mußten. Gleichzeitig wurden nach Werneck 77 unruhige Frauen verlegt, die von 17 Pflegerinnen sowie einem Arzt begleitet wurden. Auch die kreiseigene Heil- und Pflegeanstalt Römershag mußte 20 Evakuierte aufnehmen. Aufgrund der großen Hast, mit der die Verlegungen durchgeführt wurden, entstand ein erhebliches Durcheinander. Krankengeschichten und Personalakten erreichten nicht die aufnehmenden Anstalten, Effekten verschwanden und Angehörige des Personals suchten ihren persönlichen Besitz.

Noch vor Abschluß des Frankreich-Feldzuges am 8. 3. 1940 benachrichtigte die Klingenmünster Direktion Lohr, daß in Kürze ein Teil der arbeitenden Kranken zurückgenommen werden müsse, um auf Anordnung des Reichsnährstandes mit der Bewirtschaftung der Felder zu beginnen. Nach der Kapitulation der französischen Truppen schrieb der Direktor von Klingenmünster am 26. Juni 1940 an seinen Lohrer Kollegen:

„Zu aller Freude, die wir in den letzten Tagen erlebt haben, dürfen wir heute eine weitere Freude anfügen, indem wir Ihnen mitteilen, daß die Zurückverbringung unserer Patienten in die Anstalt Klingenmünster in greifbare Nähe rückt. Wir sind zur Zeit mit den Aufräumungsarbeiten beschäftigt, da unsere Anstalt durch die militärische Besetzung aus allem Gefüge gekommen ist. Wir hoffen, daß wir in ca. 4 Wochen mit den notwendigsten Reparaturen fertig sind".

Am 18. 7. 1940 teilte der Reichsminister des Innern bezüglich der Wiederbesiedlung der freigemachten Gebiete mit, daß der Rücktransport der Anstaltsinsassen ganz besonders sorgfältiger Vorbereitung bedürfe, da wegen des Mangels an Ärzten und Hilfspersonal, Betten und sonstigen Einrichtungsgegenständen die von der Wehrmacht nicht beanspruchten Anstalten nur sehr langsam in den Zustand der Aufnahmebereitschaft versetzt werden könnten. Ende September wurden schließlich die konkreten Vorbereitungen zur Rückführung der Klingenmünster Patienten in Angriff genommen. In einer Aktenvormerkung Direktor Stöckles vom 27. 9. 1940 heißt es:

„Laut telefonischer Mitteilung der Bahnstation Lohr am Main vom 27. 09. 1940, vormittags 10.00 Uhr, steht ein Eisenbahnwagen mit 86 Plätzen am Sonntagnachmittag am Industriegleis der Anstalt bereit. Die Klingenmünster Patienten müssen am Montag, den 30. Sept. 1940, vormittags 5.30 Uhr, zur Abfahrt am Bahnhof Lohr bereit sein. In Gemünden sollen dann die Wernecker Klingenmünsterer Patienten dazukommen".

Ein Großteil der Klingenmünster Patienten in Lohr sollte jedoch diese Rückführung nicht mehr erleben. Wie aus einer weiteren Aktennotiz vom 29. 9. 1940 hervorgeht, teilte die Gauleitung Mainfranken am Vortag telefonisch dem Direktorat mit, daß der Transport zunächst unterbleiben solle, da am Dienstag, dem 1. 10. 1940 ein Transport hiesiger Patienten in eine andere Anstalt erfolgen solle. Bei dem durch die Gauleitung Mainfranken angekündigten Transport handelte es sich um die Verlegung der insgesamt 450 Lohrer Patienten in die Zwischen- und Tötungsanstalten der sogenannten T4-Aktion. Diese Aktennotiz ist insofern von besonderer Bedeutung, als Gauleiter Dr. Otto Hellmuth nach dem Zweiten Weltkrieg von dem Verdacht zur Beihilfe zum Mord freigesprochen wurde, da ihm angeblich ein Mitwirken bei der T4-Aktion nicht nachgewiesen werden konnte. Unter den 450 Patienten befanden sich 51 Patienten der Anstalt Klingenmünster, von denen 16 in die Anstalt Sonnenstein, 30 in die Anstalt Niedernhardt und vier in die Anstalt Großschweidnitz verlegt wurden. Zuvor war bereits am 16. 9. 1940 ein jüdischer Pflegling der Anstalt Klingenmünster in die Anstalt Eglfing-Haar verlegt worden, von wo er zur Tötung angeblich nach Cholm in Polen weiterverlegt wurde. Die verbliebenen Patienten aus Klingenmünster wurden dann am 10. 10. 1940 in ihre Heimatanstalt zurückverlegt.

## 9. Die „T4-Aktion“ in Lohr

Am 21. 6. 1940 forderte Dr. Leonardo Conti im Namen des Reichsministers des Innern den Leiter der Heil- und Pflegeanstalt Lohr oder dessen Vertreter im Amt auf, über einen Teil der Patienten der Anstalt Meldebögen auszufüllen und zurückzusenden, auf deren Grundlage die Entscheidung vorgenommen werden sollte, welche der Patienten als „nutzlos“ und „minderwertig“ ermordet werden sollten. Laut Eingangsstempel ging das Schreiben erst am 26. Juli 1940, also über einen Monat nach Abfassung, in der Heil- und Pflegeanstalt Lohr ein.

Das Schreiben beginnt mit den Worten:

„Im Hinblick auf die Notwendigkeit planwirtschaftlicher Erfassung der Heil- und Pflegeanstalten ersuche ich Sie, die anliegenden Meldebögen umgehend nach Maßgabe des beiliegenden Merkblattes auszufüllen und an mich zurückzusenden“,

und fährt weiter unten fort:

„Die Meldebögen 1 für die einzelnen Kranken können zur Beschleunigung der Bearbeitung in mehreren Teilsendungen hierher zur Absendung gelangen. Die letzte Sendung muß jedoch auf alle Fälle spätestens am 01. 09. 1940 am hiesigen Ministerium eingegangen sein“.

In einem weiteren einseitigen Meldebogen wurden Angaben über die Anstalt und das dort beschäftigte Personal verlangt. Dieser Meldebogen wurde durch Direktor Dr. Stöckle am 5. 8. 1940 ausgefüllt und dem Reichsministerium des Innern zugesandt. Der beiliegende Brief lautete:

„In Anlage übersenden ich Meldebogen 2. Die Ablieferungsfrist für den Meldebogen 1 kann unmöglich eingehalten werden, da an hiesiger Anstalt seit fast 1 1/2 Jahren eine Arztstelle unbesetzt ist und nur 3 Ärzte einschließlich des Direktor für 731 Kranke vorhanden sind. Von diesen 3 Ärzten sind 2 Ärzte außerdem am hiesigen Reservelazarett beschäftigt. Richard Stöckle“.

Da die Meldebögen durch die Heil- und Pflegeanstalt Lohr nicht rechtzeitig ausgefüllt wurden, reiste aus Berlin eine Ärztekommission an, die hierzu vier Tage benötigte. Der Leiter dieser Kommission, Dr. Friedrich Mennecke, schrieb am 20. Oktober 1940 an Direktor Stöckle:

„Mit Freuden denken wir zurück an die Tage, die wir bei Ihnen zubrachten, und nochmals möchte ich Ihnen an dieser Stelle meinen herzlichsten Dank aussprechen für die vielen Freundlichkeiten, die Sie meinen Mitarbeiterinnen und Mitarbeitern sowie mir selbst entgegengebracht haben“.

Der erste Transport Lohrer Patienten erfolgte am 2. 10. 1940 in die Anstalt Großschweidnitz und umfaßte 62 Männer und 63 Frauen. Bei der Anstalt Großschweidnitz handelte es sich um eine sogenannte Zwischenanstalt, d.h. dort wurden die Patienten so lange untergebracht, bis sie zu ihrer Ermordung in die in der Nähe liegenden Tötungsanstalten verlegt wurden.

Der zweite Transport am 3. 10. 1940 erfolgte ebenfalls in die Anstalt Großschweidnitz. Hier differieren die Zahlen leicht. Während Direktor Papst in einem Brief an die Bezirksregierung von Unterfranken vom 5. 11. 1941 von 33 Männern und 32 Frauen spricht, sind in den Lohrer Verlegungslisten „nur" 32 Männer und 32 Frauen aufgeführt.

Am 4.10. erfolgte der Transport von 63 Männern und 37 Frauen in die Anstalt Niedernhardt, die als Zwischenanstalt für die Tötungsanstalt Hartheim diente. Wie aus einer handschriftlichen Bemerkung im Entlassungsbuch hervorgeht, entwich hierbei der Patient August R. vor Linz aus dem Zug. Das weitere Schicksal des Patienten ist nicht bekannt.

Der vierte Transport erfolgte am 5. 10. 1940 direkt in die Tötungsanstalt Sonnenstein bei Pirna und umfaßte 54 Männer und 6 Frauen.

Der fünfte und letzte Transport fand am 13. 11. 1940 in die Heilanstalt Weinsberg in Württemberg statt, von wo die Patienten in die Tötungsanstalt Grafeneck weiterverlegt wurden. Insgesamt wurden also zwischen dem 2. 10. 1940 und dem 17. 11. 1940 450 oder 451 Patienten aus Lohr in Zwischen- oder Tötungsanstalten verlegt. Von diesen 168 Frauen und 282 oder 283 Männern waren 23 Frauen und 69 Männer zuvor von Werneck nach Lohr verlegt worden. 51 Patienten des Transportes nach Weinsberg waren zuvor von Klingenmünster nach Lohr „verschubt" worden.

Das Durchschnittsalter der verlegten Patienten betrug 43,8 Jahre. Als Aufnahmediagnose wurde in 68,8% der Fälle Schizophrenie angegeben, in 9,1% der Fälle Schwachsinn und 9,6% der Fälle Epilepsie. Alle anderen Diagnosegruppen waren mit weniger als 4% vertreten. Die durchschnittliche Unterbringungsdauer der 307 ursprünglich Lohrer Patienten betrug 10,8 Jahre. Im Unterschied zu anderen Anstalten fuhr bei den Transporten in Lohr Pflegepersonal mit, das von solchen Einsätzen ganz verstört zurückkam, wie aus Berichten hervorgeht, in welchen Reisevorbereitungen und Verlauf detailliert beschrieben sind. Der Abtransport der Lohrer Patienten selbst erfolgte, ebenso wie in Werneck, durch die „Gemeinnützige Krankentransport GmbH".

Direktor Papst schreibt dazu 1946 nach dem Krieg an das Bayerische Staatsministerium des Innern:

„Die Räumung der Anstalt wurde von Berlin aus geleitet und durch die sogenannte Gemeinnützige Krankentransport GmbH, Berlin W 9, Potsdamer Platz 1, durchgeführt. Was unter dieser Krankentransportgesellschaft zu verstehen war, konnte nie in Erfahrung gebracht werden. Leiter des Abtransportes war ein gewisser Herr Vorberg. Die zu verlegenden Kranken waren aufgrund der Meldebögen auf Listen, die in Berlin erstellt wurden, vorherbestimmt. Wir hatten darauf nur insoweit Einfluß, als wir von jeder Liste einige Kranke, die zur Fortführung der Arbeiten in der Anstalt dringend benötigt wurden, zurückhalten durften".

Von dieser Möglichkeit wurde auch durch Direktor Stöckle umfänglich Gebrauch gemacht. Bei diesen Verlegungen kam es offensichtlich auch zu Verwechslungen. So fragt die „Reichsarbeitsgemeinschaft für Heil- und Pflegeanstalten" am 15. 1. 1944 nach einem Josef W., der laut Veränderungsmeldungen des Lohrer Direktorates am 30. 10. 1941 nach Hause entlassen worden sei. Sie fährt fort:

„Bei Prüfung der hier zur Verfügung stehenden Unterlagen habe ich jetzt festgestellt, daß ein Kranker mit dem gleichen Namen und Geburtsdatum am 05. Okt. 1940 aus der Anstalt Werneck nach dort und am 13. 11. 1940 in die Anstalt Weinsberg weiterverlegt worden ist. Dieser Kranke ist dann später verstorben. Es liegt mir daran festzustellen, welche der nach hier gegebenen Angaben zutreffend ist. Da ich Gelegenheit hatte, die Krankengeschichte des W. einzusehen, vermute ich, daß es sich bei dem nach Hause entlassenen um einen anderen Kranken handelt. Ich bitte allerdings, die Angelegenheit genau zu überprüfen. Sollte wirklich der Patient W. entlassen worden sein, müßte ich hier noch ermitteln, welcher Kranke seinerzeit nach Weinsberg weiterverlegt wurde".

In seiner Antwort vom 19. 1. 1944 teilt das Lohrer Direktorat mit, daß seinerzeit der echte W. in die Anstalt verlegt worden sei, und bittet um Entschuldigung. Wenn auch in diesem Fall der „richtige Patient" getötet wurde, müssen doch bei den Verlegungen chaotische Umstände geherrscht haben. Denn in einem Brief vom 16. 10. 1940 teilt der Direktor der Anstalt Niedernhardt mit, daß bei ihm sechs Krankengeschichten und Personalakten ohne Patienten eingetroffen seien.

Üblicherweise wurden aber den Transporten nur die Krankengeschichten mitgegeben, so daß die Personalakten der meisten verlegten Lohrer Patienten noch vorhanden sind. Die Benachrichtigung der Kostenträger und Angehörigen über die erfolgten Verlegungen geschah durch das Lohrer Direktorat, wobei meist Formschreiben verwendet wurden. Die Benachrichtigung der Angehörigen erfolgte am Tag der Verlegung und hatte folgenden Inhalt:

„Gemeinsam mit anderen Patienten hiesiger Anstalt wurde [Patientenname] heute auf höhere Anordnung (Transport auf Reichskosten) für die Dauer eines halben Jahres, in die [Name der jeweiligen Anstalt] überführt. Weitere Zahlungen an uns sind erst nach Anforderung wieder zu leisten. Sie erhalten weitere Nachricht von der neuen Anstalt. Heil Hitler, gez. Dr. Stöckle".

Die Benachrichtigung der Kostenträger erfolgte ein bis zwei Wochen nach der Verlegung und enthielt nur das Verlegungsdatum und die Zielanstalt. In Einzelfällen, insbesondere wenn Angehörige angefragt hatten, wurde die Benachrichtigung auch in eigens abgefaßten Briefen durchgeführt. So schreibt beispielsweise Direktor Stöckle an die Schwester eines Patienten am 29. 10. 1940:

„Auf Ihre Anfrage vom 25. dieses Monats teilen wir Ihnen mit, daß Ihr Bruder am 03. Okt. 1940 mit anderen hiesigen Patienten in die Landesheilanstalt Großschweidnitz in Sachsen überführt wurde. Die Verlegung von 350 Patienten hiesiger Anstalt in andere Anstalten mußte erfolgen, um Patienten der Heil- und Pflegeanstalt Werneck aufzunehmen, die für heimkehrende Deutsche aus Bessarabien geräumt wurde. Die Angabe der zur Verlegung in Betracht kommenden Kranken erfolgte durch eine Zentralstelle in Berlin".

Spätestens wenige Wochen nach den Transporten muß auch Direktor Stöckle der eigentliche Zweck dieser Verlegungen klar geworden sein, denn von verschiedenen Seiten traf eine Vielzahl von zum Teil nicht nachvollziehbaren Todesmeldungen über die verlegten Patienten ein. In den Verlegungslisten finden sich hinter vielen Namen mit Bleistift gezeichnete Kreuze, die häufig durch das angebliche Todesdatum, den angeblichen Sterbeort und den Überbringer der Nachricht ergänzt sind. Hinter den Namen des ersten Transportes sind 49 Kreuze gezeichnet, wovon 46 mit Daten zumeist aus dem Oktober und November 1940 versehen sind. Viermal ist als Sterbeort Sonnenstein, dreimal Großschweidnitz und einmal Brandenburg angegeben.

Beim zweiten Transport finden sich insgesamt 29 Kreuze mit 24 Sterbedaten; diesmal ist als Sterbeort mehrmals Sonnenstein, einmal Großschweidnitz angegeben. Beim Transport nach Niedernhardt finden sich 24 Kreuze und sechs Sterbedaten. Als Sterbeort wird sechsmal Grafeneck, einmal Sonnenstein und zweimal Brandenburg genannt. Dies obwohl die Anstalt Niedernhardt in Oberösterreich, also mehrere 100 Kilometer von den genannten Anstalten in Sachsen und Württemberg entfernt liegt. Bei dem Transport nach Sonnenstein finden sich 14 Kreuze und 5 Sterbedaten, dreimal ist Sonnenstein als Sterbeort genannt. Für den Weinsberger Transport schließlich finden sich acht Kreuze, welche alle mit Daten versehen sind, zweimal ist Grafeneck als Sterbeort genannt.

Daß die Widersprüche zwischen den angegebenen Sterbeorten und den Zielanstalten der Transporte auch Direktor Stöckle aufgefallen sein müssen, ergibt sich beispielsweise aus folgendem Briefwechsel bezüglich der Patientin Marie F. Nachdem das Lohrer Direktorat dem LFV Mainfranken am 12. 10. 1940 mitgeteilt hatte, daß die obengenannte Patientin am 4. 10. 1940 in die Heil- und Pflegeanstalt Niedernhardt überführt worden sei, antwortet dieser am 16. 11. 1940:

„Mit dem Ersuchen um Aufklärung. Die Hilfsbedürftige ist in der LPA Grafeneck am 23. 10. 1940 verstorben".

Direktor Stöckle antwortete darauf am 25.11.:

„An den LFV Mainfranken mit der Mitteilung, daß F. am 04. 10. 1940 in die Heil- und Pflegeanstalt Niedernhardt bei Linz überführt wurde. Von einer Weiterverlegung nach Grafeneck ist hier nichts bekannt gewesen."

Auch der Nachfolger Direktor Stöckles, Dr. Papst, zuvor Direktor der Heil- und Pflegeanstalt Werneck, erkannte spätestens wenige Wochen nach den Transporten den eigentlichen Zweck der Verlegungen. So berichtet er in einem Brief an den Regierungspräsidenten Unterfrankens vom 5. 11. 1941:

„Die Zahl der Kranken der Heil- und Pflegeanstalt Lohr, welche sich noch in außerbayerischen Anstalten befinden, kann nicht festgestellt werden, weil nicht bekannt ist, in welchen Anstalten sich die Kranken befinden und wieviele inzwischen verstorben sind. Wie nachträglich bekannt wurde, sind die Kranken vielfach nur vorübergehend in den erstmaligen Aufnahmeanstalten verblieben und nach kurzer Zeit in andere überführt worden. Mit wenigen Ausnahmen haben wir nichts erfahren, weder hiervon, noch sonst über das weitere Schicksal der verlegten Kranken. In vielen Fällen scheinen auch die Angehörigen der Kranken von den Verlegungen nicht verständigt worden zu sein. Von uns aus konnten dies die Angehörigen nicht erfahren, weil wir sämtliche Akten mitgeben mußten und somit keine Unterlagen mehr hatten".

Es folgen dann die einzelnen Transporte, wobei die Zahl der Verstorbenen für Werneck mit 40 und für Lohr mit 122 angegeben wird. Er fährt dann fort:

„Es müßten sich demnach noch 579 Patienten in außerbayerischen Anstalten befinden. Da aber die Zahl der Verstorbenen nicht authentisch und wahrscheinlich viel höher anzunehmen ist, wird die Gesamtzahl der noch auswärts Untergebrachten wesentlich niedriger sein. Wo sich diese befinden, ist uns nicht bekannt. Die Anstalt Sonnenstein ist schon seit Januar heurigen Jahres wieder aufgelöst. Die dorthin überführten Kranken, 81 Männer und 124 Frauen, müssen demnach, soweit sie noch am Leben sind, in anderen Anstalten untergebracht sein. Ich habe seinerzeit versucht, den Aufenthalt der verlegten Kranken zu ermitteln. Die „Gemeinnützige Krankentransportgesellschaft Berlin", welche die Überführungen vorgenommen hat, hat mir auf meine Anfrage erwidert, daß ihr die Anstalten, in der die verlegten Kranken untergebracht wurden, nicht bekannt seien. Im Widerspruch hierzu hat sie aber gleichzeitig gebeten, alle für diese Kranken eingehenden Postsendungen an sie zu leiten".

Und in einem Brief an das Bayerische Staatsministerium des Innern vom 16. 2. 1946 berichtet er, daß anfänglich über den Zweck der Meldebögen nichts verlautbart worden sei. Auch vom Leiter der Kommission, Dr. Mennecke, seien keine Auskünfte über die Gründe der Erhebung zu erhalten gewesen. Man habe vermutet, daß sie im Zusammenhang mit einer Räumung von Anstalten im deutschen Ostraum stehen könne. Nach Schilderung der Räumung Wernecks fährt er dann fort:

„Unsere Hoffnung, daß die Kranken eines Tages wieder in die heimatliche Anstalt zurückkehren könnten, wurde alsbald stark gedämpft, als die Pläne der Gauleitung Würzburg, die Anstalt Werneck überhaupt aufzulösen und einem anderen Zweck zuzuführen, bekannt wurden. Außerdem trafen bald durch die Angehörigen die ersten Todesmeldungen von überführten Kranken ein, die von uns in körperlich bester Verfassung abgegeben worden waren und bei denen ein plötzlicher Tod höchst unwahrscheinlich erschien. Als sich diese Todesmeldungen in kurzer Zeit häuften, konnte kein Zweifel mehr darüber bestehen, daß nicht alles mit rechten Dingen zuging. Ich versuchte, über das Schicksal der überführten Kranken etwas zu erfahren. Aber jeder derartige Versuch war vergeblich. Auf eine Anfrage teilte mir die GEKRAT folgendes mit: „Auf Ihr Schreiben vom 1.11. teile ich Ihnen mit, daß mir die Anstalten, in denen die laut Listen verlegten Kranken untergebracht wurden, nicht bekannt sind. Ich bitte Sie, alle für diese verlegten Kranken eingehende Post oder Postsendungen an mich weiterzuleiten".
Daß diese sich selbst widersprechende Auskunft nur eine Ausrede war, unterliegt keinem Zweifel. Der Direktor der Heil- und Pflegeanstalt Niedernhardt bei Linz antwortete auf meine Anfrage: „Zu Ihrem Schreiben kann ich nicht früher Stellung nehmen, bevor ich nicht weiß, wozu Sie diese Angaben benötigen. Da Ihnen ja für die hierher überstellten Kranken keine Kosten mehr erwachsen und die Angehörigen von hier aus verständigt werden, so erscheint mir eine weitere Benachrichtigung Ihrer Anstalt nicht notwendig".

Er berichtet dann weiter, daß er zwar schon im August 1940 von einer Ordensschwester über merkwürdige Todesfälle in Württemberg gehört habe, aber diesem Gerücht keinen Glauben geschenkt habe.

Der Gauleiter von Unterfranken, Dr. Otto Hellmuth, muß zumindest teilweise Kenntnis von der T4-Aktion gehabt haben, da er, wie aus einer Aktennotiz hervorgeht, telefonisch den geplanten Rücktransport der Patienten aus Klingenmünster verhinderte, damit diese teilweise nach Weinsberg verlegt werden konnten.

Das weitere Schicksal der verlegten Patienten konnte bisher nicht im einzelnen nachvollzogen werden. Es ist jedoch davon auszugehen, daß weit mehr als die 114 in den Verlegungslisten mit Kreuzen gezeichneten Patienten den Tod fanden. Zumindest drei Patienten und eine Patientin aus Unterfranken überlebten die T4-Aktion und wurden am 10. 9. 1941 aus Großschweidnitz nach Lohr zurückverlegt, wie aus den Aufnahmebüchern hervorgeht. Von einem dieser Patienten, Peter J., fand sich in unserem Archiv die Personalakte, von der Patientin Karoline A.

sogar Personalakte und Krankengeschichte. Diese Patientin, die 1932 in Werneck aufgenommen und von dort am 3. 10. 1940 nach Großschweidnitz verlegt worden war, wurde 1946 gebessert nach Hause entlassen. In ihrer Krankengeschichte, die ja wie alle anderen Krankengeschichten der Patienten beim Transport mitgegeben wurde und offensichtlich beim Rücktransport auch wieder zurückgelangte, finden sich Krankenblatteinträge aus Großschweidnitz. Das Wernecker Krankenblatt schließt mit dem Eintrag: „03. 10. 1940: Wird wegen der Räumung der Anstalt verlegt". Es folgt ein Stempel Großschweidnitz 4. 10. 1940 und dann folgende handschriftliche Eintragungen:

„04. 10. 1940 nach hier überführt, geht zu auf A 25; 20. 11. 1940 fleißige Hausarbeiterin, hält sich meist für sich; 1941 April weiterhin zugänglich, ist fleißig bei Haus- und Gartenarbeit."

Die beiden letzten Einträge sind maschinengeschrieben:

„September 1941, leicht gereizt erregt, arbeitet aber sehr fleißig in der Zuputze; 09.09. anordnungsgemäß heute in die Anstalt Lohr zurückverlegt, Unterschrift".

Der erste Lohrer Eintrag lautet dann:

„10. 09. 1941 kommt aus der Anstalt Großschweidnitz zurück; Patientin ist wenig beglückt über ihre Rückverlegung, viel lieber wäre sie nach Hause in ihre Familie zurückgekehrt, sie hat etwas an Gewicht abgenommen, sieht wie immer blaß aus, hat ausgesprochene Arbeitshände, körperlich wohl".

Der nicht gezeichnete Eintrag, der aber offensichtlich von einem Arzt stammt, der die Patientin zuvor in Werneck betreute, fährt dann mit einer Beschreibung ihres Verhaltens in Lohr fort.

In beiden erhaltenen Personalakten finden sich gleichlautende Schreiben des Direktorats von Großschweidnitz an den LFV Mainfranken vom 17. 5. 1941 folgenden Inhalts:

„Die am 04. 10. 1940 aus der Heil- und Pflegeanstalt Werneck überführten Kranken – [es folgen 4 Namen, Geburtsdaten und Geburtsorte] – können zur Folge höherer Anweisungen nach Werneck oder eine andere bayerische Anstalt zurückverlegt werden. Ich stelle es Ihnen frei, die Betreffenden auf dortige Kosten abholen zu lassen, der Anstaltsdirektor".

Dieser Aufforderung kam das Lohrer Direktorat vorläufig nicht nach, sondern teilte in einem von Dr. Papst gezeichneten Schreiben an den Landesfürsorgeverband vom 28. 5. 1941 und nochmals am 4. 7. 1941 mit, daß „wegen der gegenwärtigen Verhältnisse ein Transport von Geisteskranken, selbst wenn sie ruhig sind, über eine so weite Strecke mit erheblichen Schwierigkeiten verknüpft ist" und deshalb vorgeschlagen werde, „die Rückführung der Kranken auf einen späteren Zeitpunkt zu verschieben, zu dem wieder normale Zugverhältnisse bestehen".

Am 9. 9. 1941 wurden die vier genannten Patienten dann aber doch vom Lohrer Pflegepersonal aus der Anstalt Großschweidnitz abgeholt und nach Lohr gebracht. In der Personalakte findet sich ein Antrag auf Fahrpreisermäßigung für die Pflegerin Hedwig R., in der merkwürdigerweise fünf Patienten genannt sind, von denen einer, Alfred H., aber nicht im Lohrer Aufnahmebuch geführt wird.

Am 10. 9. 1941 ging in Lohr ein Schreiben des Direktorats von Großschweidnitz ein, in dem ausgeführt wird, daß die vier Patienten auf Anordnung des zuständigen Reichsverteidigungskommissars in die Ursprungsanstalt zurückverlegt werden sollten. Da diese aber nicht mehr bestehe, bitte er im Auftrag des LFV um Auskunft, ob diese in Lohr Aufnahme finden könnten. Er ersuche auch um Mitteilung,

„ob sie durch dortiges Pflegepersonal abgeholt werden könnten, da mir infolge Überbelegung der Anstalt und Personalmangel die Stellung von Begleitpersonal nicht möglich ist. Es genügen eine männliche und eine weibliche Begleitung".

Beinahe makaber erscheint, daß sich Großschweidnitz nach außen wie eine gewöhnliche Heil- und Pflegeanstalt darstellte. In der Personalakte des Peter J. findet sich der folgende Brief seiner Schwester vom 27. 4. 1941:

„Werte Verwaltung

Aus dem Schreiben vom 04. 10. 1940 haben wir erfahren, daß mein Bruder, Peter J., von Werneck nach dort verbracht worden ist. Es würde mich freuen, wenn wir einigen Aufschluß über den Pflegling erhalten würden, über Zustand und Benehmen, schon der alten Eltern wegen, wie geht es ihm und ist er nicht fähig, ein paar Zeilen zu schreiben, arbeitet er noch, möchten anfragen, wie die Besuchszeiten sind. Wahrscheinlich werden meine Eltern zu Pfingsten ihren Sohn besuchen wollen.
Bitte um baldige Antwort an umstehende Adresse. Porto liegt in Marken bei. Viele Grüße an Peter von Eltern und Geschwistern."

Die Antwort des Direktorates von Großschweidnitz vom 2. 5. 1941 lautet:

„Ihr Bruder, Herr Peter J., ist bei jeder Gelegenheit leicht empfindlich und gereizt und auf Grund steter Gehörtäuschungen wenig zugänglich. Beschäftigt man sich mit ihm, so nimmt seine Unduldsamkeit zu und es ist am besten, wenn man ihn in Ruhe läßt, dann ist er aber auch gern erbötig, sich zu beschäftigen und in der Anstaltsgärtnerei wirklich gut verwendbar. Besuchszeiten sind täglich von 10 bis 11 und von 14 bis 16 Uhr. Daß Ihnen der Patient nicht schreibt, hängt einzig und allein mit seiner geistigen Erkrankung zusammen. Heil Hitler. Der Anstaltsdirektor".

Auch einem Gesuch der Lohrer Anstalt vom 14. 11. 1941, die Reichskleiderkarten der vier verlegten Patienten zu übersenden, wurde umstandslos innerhalb von vier Tagen entsprochen. In der Personalakte dieses Patienten findet sich noch ein weiterer Beleg für die erschreckend lakonisch Art, mit der in Großschweidnitz der Tod verwaltet wurde. Am 10. 3. 1941 sandte das Staatliche Gesundheitsamt folgenden kurzen Brief an den Direktor von Großschweidnitz:

„Ich bitte um Mitteilung, ob – [es folgen 4 Namen und Geburtsdaten] – sich noch in Ihrer Anstalt befindet, oder um Angabe des jetzigen Aufenthaltes". Auf diesem Schreiben finden sich als Antwort der Anstalt Großschweidnitz folgende Vermerke:
Noch da, 21. 11. 1940 erledigt; 28. 10. 1940 gestorben; 22. 11. 1940 erledigt; mitgeteilt 14. 03. 1941; Namenskürzel".

In den verbliebenen Personalakten der anderen verlegten Patienten finden sich zum Teil erschütternde Zeugnisse über die Reaktionen der Angehörigen. So findet sich folgender Brief der Schwester des Patienten, Georg H., vom 25. 10. 1940:

„Sehr geehrter Herr Direktor!

Möchten Sie so freundlich sein und mir Bescheid geben, was mit meinem Bruder Georg H. los ist. Ich habe schon länger geschrieben, aber ich bekomme keine Antwort von ihm. Das bin ich gar nicht gewohnt von ihm, ist er krank oder was ist sonst los. Sind Sie bitte so freundlich und geben Sie mir Bescheid, da es mein jüngster Bruder ist und ich mir Sorgen um ihn mache.

Vielen Dank im voraus und freundliche Grüße".

In der bereits zitierten Antwort setzte Direktor Stöckle sie von der Verlegung nach Großschweidnitz in Kenntnis. Die Eltern der Patientin Mathilde D. schrieben, nachdem sie von der Verlegung ihrer Tochter nach Niedernhardt benachrichtigt worden waren, am 8. 10. 1940 an das Direktorat:

„Mit dem Gefühl großer Bangigkeit erhielten wir Ihr Schreiben vom 04. 10. 1940 – drum möchten wir an Sie die Bitte richten uns mitzuteilen, warum unsere Tochter Mathilde D. so weit von ihrer Heimat entfernt weggeführt wurde. Warum trifft gerade unsere Tochter dieses schwere Los, indem Sie doch wissen, daß es unser einziges Kind ist. Über all die Jahre war es unser einziger Trost, unsere Tochter in der Nähe zu wissen. Nach Lohr konnten wir alle vier bis sechs Wochen fahren, um unsere Tochter zu sehen, aber nach Österreich können wir leider nicht kommen, da wir die Mittel nicht haben".

Nur wenig später, Mitte November 1940, wurde dem Direktor durch einen Pfarrer die Bitte der Eltern übermittelt, ihnen die Effekten der angeblich am 22. 10. 1940 in Brandenburg verstorbenen Tochter zu übermitteln, da sie diese für arme Verwandte benötigten und auch gerne ein Andenken hätten. Dieser Bitte wurde seitens des Direktorats entsprochen, obwohl sie der Anstaltssatzung widersprach. Es finden sich aber auch völlig andere Reaktionen. So fordert der Bruder des angeblich am 31. 10. 1940 in Sonnenstein verstorbenen Patienten, Michael M., Auskunft über dessen Effekten, da ihm als einziger Bruder die Beerdigungskosten zufielen, und er sie benötigte, um die Unkosten zu senken. In der Antwort teilt das Lohrer Direktorat mit, daß alle Effekten während des 15jährigen Anstaltsaufenthaltes verbraucht worden seien. Wie durch diese wenigen Briefwechsel belegt wird, handelt es sich bei den Angaben Dr. Papstes, die Angehörigen hätten von der Verlegung nicht in Kenntnis gesetzt werden können, um eine offensichtliche Unwahrheit.

## 10. Die Ermordung der jüdischen Patienten

In Unterfranken hatten sich seit den Pogromen des ausgehenden Mittelalters bevölkerungsstarke jüdische Landgemeinden angesiedelt, zu denen Mitte des letzten Jahrhunderts noch die Gemeinden der kreisfreien Städte hinzutraten. Entsprechend fand sich unter den Patienten der beiden unterfränkischen Heil- und Pflegeanstalten ein relativ großer Anteil jüdischer Patienten. Während aber in Werneck keine den jüdischen Speisevorschriften entsprechende Verköstigung angeboten wurde, wurde in Lohr durch den privaten „Fürsorgeverein für israelitische Nerven- und Gemütskranke e.V." eine rituelle Verpflegung zu relativ geringen Kosten vorgehalten. Jüdische Patienten, deren Angehörige oder welche selbst auf einer den religiösen Speisevorschriften entsprechenden Verköstigung bestanden, mußten deshalb, auch wenn ihr Wohnort in den Wernecker Aufnahmebezirk fiel, nach Lohr verlegt werden.

Die Kosten für diese Verpflegung wurden nicht vom Landeswohlfahrtsverband, der üblicherweise die Unterbringungskosten für hilfsbedürftige Kranke trug, aufgebracht, sondern mußten von privater Seite oder jüdischen Hilfsvereinen getragen werden. Im Gegenteil konnte der LFV aufgrund dieser Regelung sogar Einsparungen erzielen, da der Pflegesatz wegen Ausfalls des Mittags- und Abendessens um einen entsprechenden Satz gekürzt wurde. So geht beispielsweise aus dem Schreiben des Direktorats vom 26. 3. 1925 an die Angehörigen einer Patientin hervor, daß der Pflegesatz entsprechend des damals üblichen Verköstigungsanteils um 65 Pfennig pro Tag gekürzt wurde. Die rituelle Verpflegung wurde von dem obengenannten, eigens zu diesem Zweck gegründeten Verein aus einer innerhalb der Anstalt errichteten rituellen Küche verabreicht. Diese wurde, wie die Tochter Direktor Stöckles berichtet, während der sogenannten Reichskristallnacht vom 9. auf den 10. 11. 1938 zerstört.

Dennoch muß weiterhin eine rituelle Verpflegung verabreicht worden sein, da bis zur Verlegung der jüdischen Patienten am 16. 9. 1940 Kostenrechnungen hierfür gestellt und beglichen wurden. Wie aus mehreren Rechnungen aus dem Jahr 1939 hervorgeht, beliefen sich die Kosten zu diesem Zeitpunkt auf einen monatlichen Festbetrag von 5 Mark, zusätzlich eines Betrages von 50 Pfennig pro Verpflegungstag. Neben Privatleuten traten u.a. der israelitische Wohlfahrtsverband in Aschaffenburg, die Zentrale für jüdische Wohlfahrtspflege in Würzburg und ab 1939 die Wohlfahrtsstelle des Verbandes Bayer. israelitischer Gemeinden in München, die dann in Reichsvereinigung der Juden in Deutschland, Bezirksstelle Bayern, Abteilung Fürsorge, umbenannt wurde, in Erscheinung. Wie aus einem Schreiben des Lohrer Direktorats vom 15. 11. 1938 hervorgeht, stellte der obengenannte Verein, obwohl ausschließlich zu diesem Zwecke gegründet, die Abgabe der rituellen Kost ein, wenn kein Kostenträger vorhanden war.

Gemäß einer Ministerialbekanntmachung vom 23. 07. 1938 wurde für alle Juden eine Kennkarte vorgeschrieben, und in einer Verordnung vom 17. 08. 1938 wurden sie gezwungen, die Vornamen „Sarah" bzw. „Israel" anzunehmen. Da für die Kennkarte 5 Lichtbilder erforderlich waren und die Namensänderung beim Standesamt des gewöhnlichen Aufenthaltsortes beantragt werden mußte, ergaben sich hieraus für die Patienten der Heil- und Pflegeanstalten erhebliche technische Schwierigkeiten. So heißt es in einem Brief des Lohrer Direktorates an die Pflegerin einer Patientin:

„Die für den Antrag auf Ausstellung einer Kennkarte benötigten 5 Lichtbilder werden anbei übersandt. Wir bemerken dazu, daß die Lichtbildaufnahme der Geisteskranken im allgemeinen mit Schwierigkeiten verbunden ist, da der geeignete Moment abgepaßt werden muß, und ein Berufsfotograf dann nicht zur Stelle ist. Deshalb hat einer unserer Anstaltsärzte die Lichtbildaufnahmen gemacht. Diese entsprechen jedoch in Folge ungeeigneten Verhaltens der Geisteskranken in vielen Fällen nicht den bezüglich Haltung des Kopfes, Größe usw.

verlangten Vorschriften. Die uns für Anfertigung der 5 Lichtbilder entstandenen Auslagen im Betrag vom 1,50 Reichsmark wolle anher eingezahlt werden".

Nach Beginn des Zweiten Weltkrieges wurden neben den Erfassungsmaßnahmen des Reichsinnenministeriums, die dann zu der Ermordung der jüdischen Patienten führen sollten, auch von anderer Seite Erhebungen über die jüdischen Insassen der Heil- und Pflegeanstalt durchgeführt. So berichtet die israelitische Kultusverwaltung Aschaffenburg in einem Schreiben vom 8. 4. 1940 an die Verwaltung der Heil- und Pflegeanstalt Lohr:

„Nach Anordnung der Geheimen Staatspolizei in Würzburg müssen wir am 01. jeden Monats die Zahl der jüdischen Insassen der Heil- und Pflegeanstalt Lohr an die Geheime Staatspolizei in Würzburg melden. Wir bitten deshalb, uns jeweils am 30. jeden Monats, erstmals am 30. 4. 1940, die Zahl der jüdischen Insassen Ihrer Anstalt mitzuteilen.
Mit vorzüglicher Hochachtung".

In Beantwortung sandte Direktor Stöckle am 29. 4. 1940 eine Liste mit 19 Namen und merkte an, daß die gewünschte monatliche Meldung infolge Arbeitsüberlastung und Personalmangels nicht möglich sei, weshalb nur jeweils die Zugänge und Abgänge mit Angabe des Grundes gemeldet würden. Unabhängig davon sandte die „Geheime Staatspolizei Würzburg" am 1. 6. 1940 unter der Überschrift „betrifft Judenkartei" an den Landrat in Lohr folgenden Brief:

„Nachgenannte Juden werden in der hiesigen Judenkartei noch geführt, während sie in dem am 13. 03. 1940 übersandten Verzeichnis nicht mehr aufgeführt sind. [Es folgen 28 Namen] Ich bitte um Mitteilung, wann und wohin die aufgeführten Juden verzogen oder ausgewandert sind".

Dieses Schreiben reichte der Landrat dem Bürgermeister weiter, der es schließlich der Lohrer Direktion mit dem Ersuchen übersandte,

„beiliegendes Verzeichnis der Juden zu überprüfen und anher mitzuteilen, ob und welche Juden dort noch als Patient geführt werden. Der Tag des Wegzugs und der neue Wohnsitz wolle womöglich angegeben werden".

In seiner Antwort vom 1. 7. 1940 führt Direktor Stöckle 19 Namen auf und berichtet außerdem über den Tod bzw. die Überführung dreier weiterer Patienten. Zuvor hatte bereits der Regierungspräsident von Unterfranken am 6. 5. 1940 unter der Überschrift „Erfassung der Heil- und Pflegeanstalten" das Lohrer Direktorat ersucht, „alsbald mitzuteilen, wieviele Juden (getrennt nach Männern und Frauen), die an Schwachsinn oder einer Geisteskrankheit leiden, dort untergebracht sind."

Die Antwort Direktor Stöckles vom 10. 5. 1940 lautet:

„An den Regierungspräsidenten von Mainfranken. In hiesiger Heil- und Pflegeanstalt sind 11 männliche und 8 weibliche jüdische Geisteskranke untergebracht. Von den männlichen Juden sind 9 an Schizophrenie, 1 an manisch depressivem Irresein und einer an genuiner Epilepsie erkrankt. Von den weiblichen Juden sind 6 an Schizophrenie, 1 an einer klimakterischen Psychose und 1 an Idiotie erkrankt".

Wie bereits berichtet, hat der Reichsminister des Innern am 21. 6. 1940 im Rahmen der T4-Aktion das Lohrer Direktorat aufgefordert, sämtliche jüdische Patienten zu melden. Obwohl diese „Meldearbeiten" von einer auswärtigen Ärztekommission durchgeführt wurden, finden sich die Meldebögen für die 19 jüdischen Patienten in den Lohrer Akten. Diese tragen teilweise den Stempel der Lohrer Direktion und wurden zwischen dem 9.9. und dem 16.9., also dem Tage des Abtransportes, ausgefüllt. Neben den Angaben zur Person und der Beschreibung des psychischen Zustandsbildes und der Arbeitsleistung sind die Bezugspersonen und deren Besuchsfrequenz aufgeführt.

Nachdem der Reichsinnenminister am 30. 8. 1940 angeordnet hatte, alle jüdischen Patienten der bayerischen Heil- und Pflegeanstalten nach Eglfing-Haar zu verlegen, wurden am 16. 9. 1940 auch alle jüdischen Patienten der Heil- und Pflegeanstalt Lohr, elf Männer und acht Frauen, dorthin verlegt. Über die genauen Umstände des Transportes, der wie die anderen Transporte im Rahmen der T4-Aktion von der Gekrat durchgeführt wurde, und insbesondere über Reaktionen der Patienten ist nichts bekannt. In einem Brief des Direktorats der Heil- und Pflegeanstalt Klingenmünster vom 2. 4. 1941 werden die Transportkosten auf 15,50 Reichsmark beziffert. Das Schreiben erfolgte, da sich unter den Patienten ein evakuierter Pflegling aus Klingenmünster befand. Dem Transport wurden die Krankengeschichten der Patienten mitgegeben. Wie aus gleichlautenden Aktennotizen in allen Personalakten hervorgeht, wurde auf ein Ersuchen vom 10. 12. 1940 um Rücksendung der Krankengeschichten mitgeteilt, daß die Krankengeschichten nicht zurückgegeben werden könnten, da diese dem verantwortlichen Krankentransporteur mitgegeben worden seien. In den Tagen nach der Verlegung wurden die Angehörigen, Pfleger und Kostenträger der Patienten mittels folgendem Formschreiben von den Verlegungen in Kenntnis gesetzt:

„Durch Anordnung des Reichsministeriums des Innern und des Bayerischen Staatsministeriums des Innern werden sämtliche jüdischen Geisteskranken in einer Anstalt untergebracht. Die Kranken, darunter ihre Schwester, Bruder usw. wurden demzufolge am 16. dieses Monats nach der Heil- und Pflegeanstalt Eglfing-Haar überführt".

Merkwürdigerweise wird gegenüber dem Landesfürsorgeverband nicht von einer Anordnung des Reichsinnenministeriums gesprochen. Über das weitere Schicksal der Lohrer Patienten findet sich in der Anklageschrift gegen Prof. Werner Heyde auf den Seiten 462 und 463 folgende Ausführung:

„Von den Sammelanstalten gingen wenige Tage nach dem Eintreffen der Ihnen zugeführten jüdischen Anstaltsinsassen Transporte an die Tötungsanstalten ab". Über die am 16. 09. 1940 von der Heil- und Pflegeanstalt Lohr nach Eglfing-Haar verlegten jüdischen Anstaltsinsassen teilte Dr. Pfannmüller dem Direktor der Heil- und Pflegeanstalt Lohr mit Schreiben vom 26. 09. 1940 folgendes mit:
„[...] Die in der Beilage genannten jüdischen Patienten wurden gemäß ministerieller Anordnung in unsere Anstalt überführt und am 20. 09. 1940 in eine Sammelanstalt verbracht. Wir bitten, mittels der beifolgenden Schreiben die uns unbekannten Angehörigen zu verständigen. Die Pflegekosten für Privatzahler von täglich 3,70 Reichsmark und für öffentliche Fürsorgeträger mit 2,70 Reichsmark ersuchen wir, anher zu überweisen und uns darüber eine

Berechnung einzusenden. Die Berechnung können wir selbst nicht vornehmen, da uns die Kostenträger nicht bekannt sind [...]".

Entsprechend der in dem Archiv der Heil- und Pflegeanstalt Eglfing-Haar befindlichen Listen über verlegte jüdische Anstaltsinsassen war das Verlegungsziel „Cholm/Polen". In einem Schreiben der Gemeinnützigen Krankentransport GmbH vom 21. 2. 1941 an das Lohrer Direktorat heißt es:

„Wir haben es übernommen, für die durch uns ins Generalgouvernement verlegten jüdischen Kranken den Aufnahmeanstalten den bisher für den Kranken zuständigen Kostenträger mitzuteilen. Nach unseren Unterlagen sind aus ihrer Anstalt die auf beiliegender Liste verzeichneten Kranken verlegt worden".

Es folgen dann genaue Anweisungen. Der Brief schließt mit den Worten:

„Da die Anstalten wegen des bevorstehenden Jahresabschlusses sehr auf Erledigung drängen, wären wir dankbar, wenn Sie uns die beigefügte Liste möglichst bald ausgefüllt zurücksenden würden".

Dieses Schreiben wurde von Direktor Papst am 25. 2. 1941 unter der Überschrift „Verlegung jüdischer Kranker" mit folgenden Worten beantwortet:

„In der Anlage übersenden wir die Liste, der aus hiesiger Anstalt verlegten jüdischen Kranken nach Eintrag der gewünschten Angaben".

In seinem Buch „Juden in Mainfranken 1933 – 1945" berichtet der Autor, Herbert Schultheis:

„Am 07. Juli 1941 übersandte die Irrenanstalt Cholm 7 Kennkarten und am 15. Juli 1941 die Kennkarten von 4 männlichen und 4 weiblichen geisteskranken Juden an den Landrat in Lohr am Main, die in Cholm am 13., 15., 16., 17., 20., 21., 27. 01. 1941 verstarben. Eine Todesursache wurde in allen Fällen nicht angegeben".[2]

## 11. Psychisch kranke Zwangsarbeiter

Die unterfränkische Wirtschaft zog in nicht unerheblichem Umfang Nutzen aus Zwangsarbeitern. So wurde beispielsweise in Obernburg ein eigenes Lager mit einer russischen Lagerärztin für Zwangsarbeiter unterhalten, die bei dem im Ort gelegenen Werk der „Vereinte Glanzstoffabriken AG" beschäftigt wurden. Aus unseren Quellen läßt sich weiter die Beschäftigung von Zwangsarbeitern bei der Fa. Kugelfischer in Schweinfurt und die Existenz von weiteren Lagern in Gemünden, Würzburg und Rottendorf nachweisen. Die Zahl der während des Zweiten Weltkrieges in der Heil- und Pflegeanstalt Lohr zur Aufnahme gekommenen Zwangsarbeiter kann nicht genau beziffert werden, da entsprechende statistische Angaben in den verfügbaren Akten fehlen. Auch in den Jahren nach dem Zweiten Weltkrieg wurde unter alliierter Kontrolle noch eine erhebliche Zahl verschleppter Zwangsarbeiter als sogenannte „Displaced People" zur Aufnahme gebracht. In einer Aufstellung, die der damalige Direktor Dr. Ebermann am 21. 8. 1946 für

2 *Herbert Schultheis*, 1980, S. 393

die alliierten Militärbehörden erstellte, wird davon gesprochen, daß während des Krieges für folgende Patienten entsprechender Nationalität Krankengeschichten erstellt wurden: Elf polnische Männer, fünf polnische Frauen, zwei russische Männer, sechs russische Frauen, sieben ukrainische Frauen, ein tschechischer Mann und zwei serbische Männer. Ob es sich bei all diesen Aufnahmen um „geisteskranke Ostarbeiter" handelte oder um Kriegsgefangene, die ebenfalls in der Heil- und Pflegeanstalt untergebracht waren, läßt sich aus den Aufzeichnungen nicht entnehmen. Aus den Entlassungsbüchern läßt sich die Verlegung und mutmaßliche Ermordung von insgesamt zehn Zwangsarbeitern zwischen dem November 1940 und dem Oktober 1944 nachweisen.

Die menschenverachtende Einstellung gegenüber diesen psychisch kranken Zwangsarbeitern ergibt sich aus diversen Quellen. So findet sich in der Krankengeschichte der Patientin Alexandra B. folgender Eintrag:

„August 1944. Ruhig, unauffällig, meist willig und gutmütig. Typisch primitiver ostischer Mensch, sicher debil evtl. imbezil".

Und in einem Erlaß des Landrates Lohr vom 16. 8. 1941 heißt es unter der Überschrift „ärztliche Behandlung von Polen":

„Es besteht Grund darauf hinzuweisen, daß sich zur Zeit polnische Landarbeiter in großer Zahl wegen angeblicher Magenerkrankungen in Krankenhäusern aufhalten. Wie gleichzeitig gemeldet wird, sollen die Polen sich gegenseitig darauf aufmerksam machen bzw. von zu Hause aus veranlaßt werden, vor dem Besuch beim Arzt durch Kauen von Tabak ein bleiches Aussehen, Herzbeschwerden und verschiedene andere Krankheitssymptome hervorzurufen. Die Ärzte und Leiter von Krankenanstalten sind zu geeigneten Gegenmaßnahmen zu veranlassen".

Das erste nachweisliche Opfer dieser Einstellung in der Heil- und Pflegeanstalt Lohr war der polnische Landarbeiter, Janek C., der ursprünglich in Werneck aufgenommen, im Rahmen der T4-Aktion am 13. 11. 1940 nach Weinsberg verlegt wurde. Am 29. 8. 1942, am 7. 12. 1942 und am 21. 4. 1944 wurden drei weitere polnische Zwangsarbeiter angeblich nach Polen zurücktransportiert und dort mutmaßlich ermordet. In einem Schreiben des Arbeitsamtes Würzburg vom 8. 10. 1942 an das Lohrer Direktorat wird wegen dieses Personenkreises ausgeführt:

„Unter diesen Voraussetzungen soll eine Krankenhausaufnahme ferner nur dann erfolgen, wenn nach ärztlichem Ermessen die Art der Krankheit erwarten läßt, daß die Arbeitsfähigkeit des Ausländers innerhalb einer kürzeren (in der Regel dreiwöchigen) Krankenhausbehandlung wieder hergestellt wird und auch für voraussichtlich längere Zeit gewährleistet bleibt oder die Schwere der Krankheit eine Rückbeförderung in die Heimat nicht zuläßt".

Ab Mitte 1944 wurde der Rücktransport und die Ermordung der Zwangsarbeiter zentral organisiert. Der erste Transport in die Heil- und Pflegeanstalt Kaufbeuren am 29. 8. 1944, der zwei weibliche Zwangsarbeiterinnen betraf, geschah, wie sich aus der Krankengeschichte der Alexandra B. ergibt, auf Veranlassung der „Reichsarbeitsgemeinschaft für Heil- und Pflegeanstalten" in Berlin. Am 25. 10. 1944 erfolgte dann ein weiterer Transport von zwei Männern und zwei Frauen in die Heil- und Pflegeanstalt Kaufbeuren.

Zu den beiden zuletzt genannten Transporten lassen sich genauere Angaben machen, da die Krankengeschichten und Personalakten der betroffenen Patienten noch vorhanden sind. Diese wurden zwar, wie bei den Vernichtungstransporten üblich, in die aufnehmenden Anstalten mitgegeben, von dort aber nach Einsichtnahme nach Lohr zurückgeschickt. Zumindest drei der betroffenen Patientinnen wurden aus dem bereits erwähnten Zwangsarbeitslager der Fa. Vereinigte Glanzstoffabriken AG in Obernburg zur Aufnahme gebracht. Dieses Lager unterstand der Lagerführerin Martha A. und wurde von einer russischen Lagerärztin betreut. Die Aufnahmen erfolgten auf Veranlassung des Betriebsarztes Dr. B. Wie menschenverachtend auch dort mit den Zwangsarbeitern umgegangen wurde, mag ein Brief dieses „Arztes" vom 11. 6. 1944 an das Arbeitsamt Aschaffenburg erhellen. Unter der Überschrift „Rückführung der kranken Ostarbeiterin" Alexandra B. heißt es da:

„Die obengenannte Ostarbeiterin leidet an stuporöser Demenz. Sie ist weder durch Zureden noch durch Zwang zu irgendeiner noch so einfachen Arbeit zu bringen. Sie hat sogar durch Urin wiederholt ihr Bett verunreinigt. Ihrer Umwelt gegenüber ist sie völlig apathisch. Da es sich immerhin um eine schwere Psychose handelt und eine Einsatzfähigkeit überhaupt nicht möglich ist, muß ich nochmals dringend ersuchen, dieselbe aus dem Lager in eine Heilanstalt (Regensburg) zu entfernen, gez. Dr. B.".

Wie unmenschlich die Zustände in den Herkunftsländern der Zwangsarbeiterinnen gewesen sein müssen, erhellt die Tatsache, daß diese teilweise sogar dem Lagerleben noch angenehme Seiten abgewinnen konnten. So heißt es in einem Krankenblatteintrag der Katharina B. aus dem Jahre 1944:

„Kann wenig Deutsch. Sagt, ich nix dumm, nur schlecht Deutsch verstehen. Es gefällt ihr in Deutschland, weil es hier schöner sei und es Radioläden usw. gäbe".

Wie aus einem Schreiben des Arbeitsamtes Aschaffenburg vom 26. 6. 1944 hervorgeht, wurden die Patientinnen durch Beschäftigte der Glanzstoffabriken zur Aufnahme gebracht. Die Kosten der Anstaltsunterbringung wurden durch die Arbeitsämter getragen.

Für die beiden zuletzt genannten Transporte liegen detaillierte Kostenrechnungen vor, aus denen die Ankunftszeiten, die Kosten der Zugfahrt und die Namen der Begleitpersonen hervorgehen. Beide Transporte wurden von Pflegern und Pflegerinnen der Lohrer Anstalt begleitet, die dafür ein Tagegeld vom 2 x 5,50 Reichsmark und ein wegen der kostenlosen Übernachtung in der Anstalt Kaufbeuren auf 25% gekürztes Übernachtgeld von 1,13 Reichsmark erhielten. Die Zugfahrt dauerte jeweils rund 12 Stunden. Eine einfache Fahrt von Lohr nach Kaufbeuren kostete 15,70 Reichsmark.

Der Erlaß des Reichsinnenministers, daß „auch bei diesen Geisteskranken alle Mittel der modernen Therapie Anwendung finden müßten", wurde insofern befolgt, als die entsprechenden Patienten einer Elektrokrampftherapie unterzogen wurden. Eine Prüfung der Einzelfälle durch die Reichsarbeitsgemeinschaft fand aber offensichtlich nicht mehr statt. Denn obwohl der Reichsinnenminister verordnet hatte, daß „die Verlegung unterbleiben könne, wenn damit zu rechnen ist, daß der Kranke spätestens in der 6. Woche nach der Anstaltsaufnahme entlassen werden kann", wurde die Patientin Katharina B. am 25. 10. 1944 nach Kaufbeuren verlegt, obwohl es noch zwei Wochen zuvor, am 11. 10. 1944, in der Krankengeschichte hieß:

„Man merkt sehr bald Besserung des Befindens. Patientin beruhigt sich, ist freundlich und zugänglich, beschäftigt sich, macht keinerlei Schwierigkeiten, es ist nichts psychotisches mehr zu beobachten. Es waren bei Patientin nicht mehr als 3 Elektrokrämpfe notwendig, verhält sich geordnet, macht sich bei Hausarbeiten nützlich, ist zufrieden und freundlich, hat keine Klagen".

## 12. „Kindereuthanasie"

Im Verlaufe der ersten Kriegsjahre schlossen die Nationalsozialisten im Rahmen der sogenannten planwirtschaftlichen Maßnahmen im Bereich der Heil- und Pflegeanstalten nahezu sämtliche caritativen Einrichtungen in Unterfranken. Von diesen Maßnahmen waren auch die St. Josefsheime in Gemünden und Burgkunstadt betroffen, die sich der Pflege und Ausbildung geistig behinderter Menschen gewidmet hatten. Die Räumung der St. Josefsanstalt in Gemünden erfolgte am 7. 11. 1940. Hierbei wurden 140 „Zöglinge", darunter 60 Buben und 40 Mädchen, in die Heil- und Pflegeanstalt Lohr verlegt, 20 weitere in die Universitätsklinik Würzburg. Entsprechend einem Schreiben des Regierungspräsidenten von Unterfranken vom 20. 11. 1940 erfolgte die Räumung auf Weisung des Bevollmächtigten der volksdeutschen Mittelstelle.

Von Anfang an versucht der Direktor des St. Josefstiftes, Dr. Friedrich Lehnert, der offensichtlich von der Ermordung psychisch Kranker wußte, seine schützende Hand über seine ehemaligen „Zöglinge" zu halten. So schrieb er bereits am 23. 11. 1940 an das Lohrer Direktorat:

„Ich ersuche um Mitteilung jeder Veränderung durch Austritt oder Tod".

Und in einem Brief an den Landesfürsorgeverband fährt er fort:

„Am 07. 11. 1940 wurden 140 „Zöglinge" nach Lohr und 20 „Zöglinge" nach Würzburg verbracht. Nun erhalte ich von Eltern von „Zöglingen", die in die Psychiatrische Nervenklinik der Universität Würzburg verlegt worden waren, angsterfüllte Anfragen, warum ich meine Zustimmung zur Verlegung ihrer Kinder in die Anstalt Reichenbach gegeben hätte. Ich mußte selbstverständlich eine dahingehende Antwort erteilen, daß ich nie und nimmermehr eine derartige Zustimmung gegeben hätte. Ich forderte die Eltern auf, gegen ein derartiges Vorgehen seitens der Direktion der Psychiatrischen Klinik [Prof. Heyde!] schärfsten Protest einzulegen. Ich kann unmöglich annehmen, daß der Landesfürsorgeverband diese Verlegung vorgenommen hat, ohne mich in Kenntnis zu setzen, sondern ich muß annehmen, daß die Verlegung eigenmächtig und ohne jede Berechtigung von der Direktion der Psychiatrischen Klinik in Würzburg vorgenommen wurde."

Die verfügbaren Akten geben keine Auskunft über die Vorgänge im Vorfeld der Kinderverlegung. Der Transport selbst kann jedoch aufgrund vorhandener Briefe und Aktennotizen detailliert beschrieben werden. Im Gegensatz zu den anderen Transporten im Rahmen der T4-Aktion wurde die Kinderverlegung nicht zentral von Berlin, sondern durch das Lohrer Direktorat organisiert. In drei Schreiben an die Eisenbahnstation in Lohr und an das Deutsche Rote Kreuz in München und in Würzburg nennt Dr. Papst als Auftraggeber der Verlegung das Bayerische Staatsministerium des Innern. Leiter der Kinderabteilung in Eglfing-Haar war jedoch Dr. Hermann Pfannmüller, ein T4-Gutachter, so daß angenommen werden kann, daß der Transport auf Veranlassung des Reichsinnenministeriums geschah. Am 11. 10. 1941 kündigte Dr. Papst in einem Schreiben an das Direktorat von Eglfing-Haar den Transport von zwölf geisteskranken Kindern für Mittwoch, den 15. Oktober an und bat darum, diese mittels Sanitätskraftwagen vom Hauptbahnhof in München abzuholen. Die Kinder wurden von drei Ordensschwestern und einer weltlichen Pflegerin begleitet. Zuvor hatte Direktor Papst mittels dreier Schreiben an die Eisenbahnstation in Lohr und das Deutsche Rote Kreuz für einen reibungslosen Transport gesorgt. In dem Schreiben an die Eisenbahnstation in Lohr vom 4. 10. 1941 heißt es:

„[...] Da die Kranken mit den übrigen Fahrgästen nicht befördert werden können, wäre die Bereitstellung eines eigenen Abteiles notwendig. Ich ersuche um geflissentliche Mitteilung, ob es möglich ist, am Montag, den 13. Oktober, in dem um 11.28 Uhr abgehenden Eilzug nach München zwei geschlossene Abteile zur Verfügung zu stellen. Es kämen 16 Personen in Betracht. Dabei ist zu berücksichtigen, daß einige Kinder liegend transportiert werden müssen".

Tatsächlich wurde der Transport aber am 15. Oktober mit einem um 5.58 Uhr den Hauptbahnhof Lohr verlassenden Zug durchgeführt.

In dem Schreiben an die Bereitschaftsstelle des Deutschen Roten Kreuzes in Würzburg Hauptbahnhof vom 8. 10. 1941 heißt es:

„[...] Der Transport trifft mit dem fahrplanmäßigen Personenzug um 7.35 Uhr von Lohr kommend in Würzburg ein. Die Kinder werden mit dem Personenzug Nr. 462 nach Nürnberg weiterreisen. Da sich unter den Kindern mehrere unruhige und sehr hilfsbedürftige befinden, bitte ich, dem Begleitpersonal beim Umsteigen behilflich zu sein und hierfür 2 bis 3 Sanitätspersonen zur Verfügung zu stellen. Für die Hilfeleistung danke ich im voraus bestens.
Heil Hitler".

Und in einem Schreiben an die Bereitschaftsstelle des Deutschen Roten Kreuzes in München wird ausgeführt:

„[...] Der Transport trifft mit dem fahrplanmäßigen Personenzug Nr. 306 aus Richtung Nürnberg um 17.40 Uhr in München, Hauptbahnhof, ein. Ich bitte, die Kinder am Zug in Empfang zu nehmen und mittels Sanitätskraftwagen nach Eglfing-Haar weiterzubefördern. Die Kinder werden von vier Pflegepersonen, drei Ordensschwestern und einem weltlichen Pflegerin begleitet. Die Kosten für den Transport bitte ich, mir in Rechnung zu stellen".

Nachdem der Transport abgewickelt worden war, schrieb Direktor Papst an das Direktorat von Eglfing-Haar am 16. 10. 1941 unter der Überschrift „Kindertransport":

„Die Angehörigen der von der hiesigen Kinderabteilung am 15. 10. 1941 nach dort verlegten 12 Kinder wurden von der Verlegung von hier aus nicht verständigt, da die Krankenakten mitgegeben wurden. Wir ersuchen, dies von dort aus zu veranlassen. Verständigt wurden die Kostenträger und die Leitung des St. Josefshauses in Gemünden".

Viele der in Lohr verbliebenen „Zöglinge" verstarben während der folgenden Kriegsjahre und der ersten Nachkriegsjahre an den katastrophalen Unterbringungsbedingungen. So wird im Standbuch für den 1. 1. 1942 von 60 männlichen und 39 weiblichen „Zöglingen" gesprochen, während am 1. 1. 1949 nur noch 29 männliche und 20 weibliche „Zöglinge" aufgeführt werden. Ein Teil der „Zöglinge" war jedoch zuvor von besorgten Angehörigen aus der Anstalt nach Hause geholt worden.

*Tabelle 1*

| Jahr | Stand | männl. | weibl. | Aufn. | Entl. | Tod | männl. | weibl. |
|---|---|---|---|---|---|---|---|---|
| 1.1.1928 | 543 | 275 | 268 | 131 | 92 | 26 | 10 | 16 |
| 1.1.1929 | 556 | 282 | 274 | 185 | 122 | 32 | 16 | 16 |
| 1.1.1930 | 591 | 291 | 300 | 132 | 128 | 27 | 7 | 20 |
| 1.1.1931 | 569 | 284 | 285 | 150 | 98 | 33 | 12 | 21 |
| 1.1.1932 | 588 | 289 | 299 | 170 | 138 | 26 | 17 | 9 |
| 1.1.1933 | 593 | 295 | 298 | 152 | 116 | 33 | 11 | 22 |
| 1.1.1934 | 600 | 295 | 305 | 157 | 83 | 21 | 13 | 8 |
| 1.1.1935 | 649 | 328 | 321 | 112 | 96 | 31 | 18 | 13 |
| 1.1.1936 | 640 | 317 | 323 | 160 | 105 | 41 | 15 | 26 |
| 1.1.1937 | 655 | 329 | 326 | 141 | 144 | 30 | 13 | 17 |
| 1.1.1938 | 622 | 322 | 300 | 139 | 87 | 32 | 21 | 11 |
| 1.1.1939 | 644 | 318 | 326 | 248 | 109 | 46 | 24 | 22 |
| 1.1.1940 | 736 | 398 | 338 | 644 | 662 | 64 | 28 | 36 |
| 1.1.1941 | 791 | 432 | 359 | 427 | 111 | 74 | 35 | 39 |
| 1.1.1942 | 1004 | 567 | 436 | 316 | 182 | 105 | 55 | 50 |
| davon Zöglinge | | 60 | 39 | | | | | |
| 1.1.1943 | 973 | 578 | 395 | 305 | 161 | 119 | 61 | 58 |
| davon Zöglinge | | 57 | 38 | | | | | |
| 1.1.1944 | 993 | 570 | 423 | 319 | 154 | 192 | 104 | 88 |
| davon Zöglinge | | 70 | 33 | | | | | |
| 1.1.1945 | 989 | 551 | 438 | 441 | 262 | 231 | 130 | 101 |
| davon Zöglinge | | 41 | 28 | | | | | |
| 1.1.1946 | 916 | 479 | 437 | 580 | 322 | 160 | 79 | 81 |
| davon Zöglinge | | 33 | 23 | | | | | |
| 1.1.1947 | 1024 | 494 | 530 | 465 | 298 | 118 | 56 | 62 |
| davon Zöglinge | | 31 | 20 | | | | | |
| 1.1.1948 | 1089 | 539 | 550 | 439 | 254 | 96 | 40 | 56 |

*Tabelle 2* Sterilisationen nach Alter und Jahr an der Heil- und Pflegeanstalt Lohr

| Jahr | weibl. Anzahl | Durchschnitts-alter | männl. Anzahl | Durchschnitts-alter |
|---|---|---|---|---|
| 1934 | 16 | 33,3 | 6 | 33,8 |
| 1935 | 16 | 30,2 | 21 | 33,2 |
| 1936 | 13 | 30,6 | 7 | 32,5 |
| 1937 | 14 | 27,5 | 19 | 31,7 |
| 1938 | 11 | 29,1 | 21 | 33,8 |
| 1939 | 4 | 27,2 | 8 | 31,8 |
| 1940 | 1 | 34,0 | 2 | 40,5 |
| 1941 | 8 | 24,7 | 4 | 28,2 |
| 1942 | 4 | 28,2 | 2 | 26,0 |
| 1943 | 4 | 28,0 | 5 | 26,0 |
| 1944 | 2 | 21,5 | 0 | |
| Gesamt | 93 | | 95 | |

# Die Heil- und Pflegeanstalt Bayreuth

*Maximilian Ettle und Herta Renelt*

## 1. Die Geschichte der Heil- und Pflegeanstalt Bayreuth

### *1.1. Entwicklung bis 1939*

Zu Anfang des 18. Jahrhunderts finden sich erste Hinweise auf die gezielte Betreuung von Geisteskranken in Bayreuth. Markgraf Georg Wilhelm legt 1713 Pläne zur Errichtung eines „Zucht- und Arbeitshauses“ vor. Es liegt in Sankt Georgen, damals Nachbarort, heute Stadtteil von Bayreuth. Im Winter 1724/25 wird das Obergeschoß in einigen Zimmern auch von Geisteskranken bezogen. Als Wärter der Geisteskranken werden auch Sträflinge eingesetzt. Ein ständig anwesender Anstaltsarzt fehlt.

Veränderungen ergeben sich unter dem letzten Bayreuther Markgrafen Alexander. Er stiftet 1784 ein seit längerem ungenutztes markgräfliches Gebäude, das sogenannte Prinzessinnen-Haus, ebenfalls in Sankt Georgen. Dieses muß bereits in den folgenden Jahren dreimal baulich erweitert werden. Die Einrichtung steht dann 1791 erstmalig unter ärztlicher Leitung, der des Dr. Saher. Über seine Behandlungsmethoden ist wenig bekannt.

1803 übernimmt der Arzt Johann Gottfried Langermann die Leitung. Nach der traditionellen Psychiatriegeschichtsschreibung hinterläßt er 1810 bei seinem Weggang in Bayreuth eine der modernsten Heilanstalten ihrer Zeit in Deutschland. Eine kritischere Betrachtung zeigt eher einen Arzt, der ideenreich bemüht kleinere Verbesserungen erreichte, als wirklicher Reformer jedoch scheiterte.

Mangelnde finanzielle Mittel und das Fehlen einer starken Leiterpersönlichkeit prägen die folgenden für die Bayreuther Anstalt desolaten Jahre. Wenig ist über Ärzte und ihre Behandlungen bekannt. Wir kennen den Namen eines Hofrat Dr. Koelle als direkten Nachfolger Langermanns. Dr. Christoph Friedrich von Hirsch hat danach als „Kreis- und Stadtgerichtsphysikus“ die beiden Positionen eines Arztes in der städtischen Krankenanstalt und des leitenden Arztes des „Irren- und Strafarbeitshauses“ inne.

Erst unter dem jüdischen Psychiater Friedrich Karl Stahl erfährt die Anstalt Mitte des 19. Jahrhunderts eine umfangreiche Umgestaltung. Tischgebete und geregeltes Essen, bessere Bekleidung, Spaziergänge außerhalb der Anstalt und kleine kulturelle Veranstaltungen wie vor allem regelmäßige Stunden sinnvoller Beschäftigung werden eingeführt.

All dies kann aber inzwischen nicht mehr den wachsenden Ansprüchen in der Patientenversorgung bei anhaltendem Zustrom neuer Patienten genügen. So beschließt man 1864 den Neubau einer Anstalt. Nach Klärung der schwierigen Frage des Standorts – Bayreuth oder Bamberg – wird die neue „Kreisirrenanstalt" in Bayreuth für 250 Patienten geplant und nach vier Jahren Bauzeit am 16. Mai 1870 eingeweiht. Stahls Nachfolger Dr. Engelmann verbannt die Zwangsmaßnahmen. Hypnotika finden Eingang in die Behandlung.

Von 138 Patienten im Eröffnungsjahr steigt die Patientenzahl in den nächsten knapp 25 Jahren auf 685 an. Überbelegung und hohe Zahlen von Typhus- und Tuberkulosekranken prägen diese Jahre. Die baulichen Erweiterungen und Neubauten dieser Zeit lassen jetzt die zweigeteilte „obere" und „untere" Anstalt entstehen.

Pläne, der Überbelegung durch die Einrichtung einer „Irrenkolonie" auf dem Gelände der Kreisackerbau-Schule zu begegnen, stoßen bei Vertretern der Stadt auf Widerstand und werden verworfen. Statt dessen beschließt man den Bau einer zweiten Kreisirrenanstalt in Oberfranken. Sie entsteht in Kutzenberg und wird am 16. September 1905 eröffnet. 1906 wird die bisherige „Kreis-Irrenanstalt Bayreuth" in „Heil- und Pflegeanstalt Bayreuth" umbenannt.

Die Jahre des Ersten Weltkrieges bereiten auch der Heil- und Pflegeanstalt eine sehr knappe Versorgungslage. Die Patienten leben in Räumen, von denen nur wenige beheizbar sind. Infektions- und Hungerkrankheiten treten auf. Es wird versucht, mit landwirtschaftlichem Anbau die Kost zu ergänzen.

Am 12. Juli 1919 tritt im Zuge der neuen Verfassung des Bayerischen Staates das Bayerische Selbstverwaltungsgesetz in Kraft. Dies ist hinsichtlich der Trägerschaft für die Heil- und Pflegeanstalt von entscheidender Bedeutung, denn den Kreisgemeinden wird jetzt das volle Selbstverwaltungsrecht eingeräumt. Als Pflichtaufgabe wird ihnen in der neuen Kreisordnung die Errichtung und Erhaltung von Einrichtungen für Geisteskranke zugewiesen.

Die allgemeine wirtschaftliche Not zwingt in diesen Jahren zu einschneidenden Kürzungen beim Pflegepersonal, auch zu Entlassungen. Trotzdem kann 1922 die Krankenpflegeschule des Hauses eröffnet werden. Die Schwerpunkte in der Therapie der Patienten liegen auch in dieser Zeit auf der Verordnung von Badetherapien und der Anleitung zu sinnvoller Beschäftigung. 1925 beginnt man mit Malaria-Therapien bei Syphilis-Kranken.

Die Beschäftigungstherapie trägt auch zur wirtschaftlichen Stabilität der Anstalt bei. 1927 können handwerkliche Arbeiten von Patienten erstmalig öffentlich besichtigt werden. Patienten werden im Garten, in den Wirtschaftsbetrieben, Werkstätten, in der Sandgrube und im Wegebau der Anstalt, sowie mit Web- und Handarbeiten beschäftigt.

1932 werden die Kreisgemeinden Bayreuth und Ansbach vereint; der Regierungssitz wird nach Ansbach verlegt. 1938 werden die Kreistage und Kreisgemeinden in „Bezirkstage" und „Bezirksverbände" umbenannt.

Die Anstaltsleitung wechselt 1933, als Direktor Dr. Josef Hock nach 22 Dienstjahren in den Ruhestand tritt. Sein Nachfolger wird nach kurzfristiger kommissarischer Vertretung durch Dr. Küffner für sechs Jahre der frühere Bayreuther Oberarzt Dr. Karl Schwarz, der 1924 als Anstaltsleiter nach Kutzenberg ging. 1939 wird Dr. Martin Hohl Direktor der Heil- und Pflegeanstalt Bayreuth.

### *1.2. Die Anstalt in der NS-Zeit*

#### Propaganda

Nationalsozialistisches Gedankengut hält in der Heil- und Pflegeanstalt Bayreuth in vielfältiger Weise Einzug:

„Am 1. Mai, dem Tag der nationalen Arbeit, versammelte sich morgens das Personal zu einer Feier im Festsaal der Anstalt, wobei Herr Obermedizinalrat Dr. Schwarz und Kassier Lein als Fachschaftsleiter der Anstaltsbeamten [...] auf die Bedeutung dieses Tages hinwiesen. Hierauf wurden vor der Anstalt in feierlicher Weise die Flaggen gehißt und daran anschließend in Reih und Glied zur allgemeinen Festveranstaltung auf der unteren Au marschiert. An dem in den Abendstunden stattgefundenen großen Aufmarsch der Belegschaften sämtlicher Ämter und Betriebe beteiligte sich auch die Anstalt sehr zahlreich.“[1]

„Auch zu den gemeinsamen Feierstunden bei politischen Anlässen wurde Kranke [...] herangeführt, um auch ihnen das große Erlebnis des gewaltigen Geschehens in Deutschland zu vermitteln.“[2]

Zur „Übertragung wichtiger Ereignisse, insbesondere der Reden“ genügt die vorhandene Radioanlage der Anstalt nicht mehr und wird 1933 durch eine leistungsfähigere mit mehr Lautsprechern für die Abteilungen ersetzt. 1935 und 1936 wird berichtet, daß „die umfangreiche Unterhaltungsbücherei [...] durch eine Reihe Unterhaltungs- und nationalsozialistischer Bücher ergänzt wurde“.

Wie in den Vorjahren wird auch zwischen 1933 und 1940 in den Jahresberichten über die Unterhaltung und Zerstreuung der Patienten berichtet. Hierzu werden Film-, Zirkus- und Theatervorführungen, Mai- und Weihnachtsfeiern sowie Tanzveranstaltungen und Konzerte in der Anstalt angeführt. Vereinzelt besuchen Patienten in Begleitung von Pflegepersonal auch Konzerte in der Stadt.

#### Allgemeine Bedingungen in der Anstalt

*Personal*

Die Patienten werden wie in dieser Zeit üblich nach Geschlecht streng räumlich getrennt von gleichgeschlechtlichem Pflegepersonal betreut. Nur der kleinere Anteil der Pflegekräfte war ausgebildet und examiniert.

[1] *Karl Schwarz*, Jahresbericht der Bayreuther Heil- und Pflegeanstalt 1933, S. 3
[2] *Karl Schwarz*, Jahresbericht Bayreuth 1933, S. 31

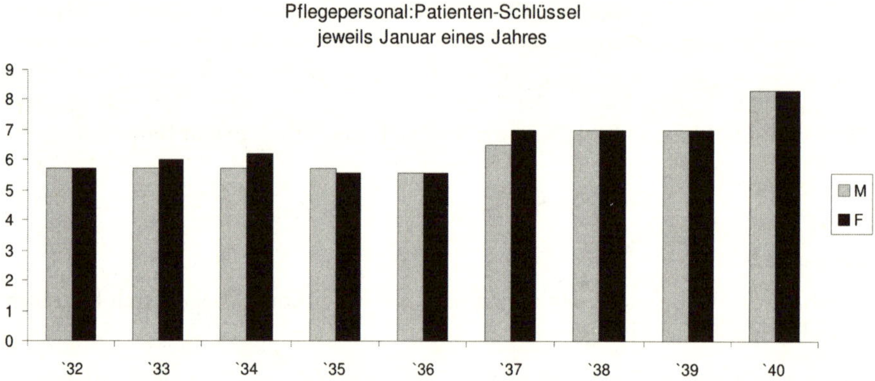


Das Diagramm zeigt die Anzahl der Patienten, die jeweils pro Pflegekraft betreut wurden. Je drei Pflegerinnen und Pfleger, die zur Durchführung der Insulinbehandlung besonders genehmigt waren, sind nicht eingerechnet. Im Dezember 1940 arbeiten noch 26 Pfleger und 30 Pflegerinnen in der Anstalt, von denen 14 (13:1) im Frühjahr 1941 in den Ruhestand treten.

Es folgt ein Überblick über die Zahlen der in der Anstalt tätigen Ärztinnen und Ärzte in den Jahren 1932 bis 1940:

| | |
|---|---|
| 1/32: 4 | 12/32: 3 |
| 1/33: 3 | 12/33: 4 |
| 1/34: 4 | 12/34: 4 |
| 1/35: 4 | 12/35: 6 |
| 1/36: 6 | 12/36: 7 |
| 1/37: 7 | 12/37: 8 |
| 1/38: 6 | 12/38: 6 |
| 1/39: 6 | 12/39: 5 |
| 1/40: 7 | 12/40: 4 |

1934 ist ein Oberarzt für ein ganzes Jahr zu einem Kurs über „Bevölkerungspolitik und Rassenhygiene“ nach Berlin beurlaubt. Sämtliche Ärzte scheiden in diesem Jahr dauernd oder vorübergehend aus der Anstalt aus. Dadurch wird die Arbeit sehr erschwert. Der im Januar dieses Jahres begonnene Krankenpflegekurs an der hauseigenen Schule kann wegen Ärztemangel zunächst nicht beendet werden. Auch die Außenfürsorge muß stark eingeschränkt werden.

Über die Teilnahme von Anstaltspersonal an militärischen Übungen wird erstmalig 1934 berichtet: Vier Mitarbeiter nehmen an einem Schulungskurs des Reichsluftschutzbundes teil, 1935 weitere dreizehn Mitarbeiter. Im gleichen Jahr besuchen drei Krankenpfleger einen achtwöchigen militärischen Ausbildungskurs, 1936 drei Pfleger und ein Arzt. 1937 absolvieren noch einmal zehn Mitarbeiter mehrwöchige militärische Kurse und Übungen, 1938 sieben weitere. In diesem Jahr wird zusätzlich ein Pfleger zum Luftwaffendienst eingezogen. Im August

1939 werden 17 Pfleger, zwei Verwaltungsbeamte sowie der Anstaltsdirektor und zwei Oberärzte zur Wehrmacht einberufen. Die Ärzte sind in verschiedenen Bayreuther Lazaretten stationiert. Der Anstaltsleiter Dr. Hohl ist an dem der Anstalt angeschlossenen tätig. So können stundenweise die Patienten der Anstalt weiter versorgt werden. Ende 1940 werden noch einmal 17 Mitarbeiter zum Militär eingezogen.

## Unterbringung und bauliche Veränderungen

Das Gelände der Heil- und Pflegeanstalt Bayreuth liegt am Rande der „Gartenstadt", eines gehobenen Bayreuther Wohngebietes im heutigen Stadtteil Wendelhöfen. Es erstreckt sich zunächst auf 36,183 ha, bis es 1935 durch Verkauf von Bauplatzgelände an die Baugenossenschaft „Ostmarkhilfe" auf 30,587 ha verkleinert wird. 1932 beträgt die Anzahl der Gebäude und Abteilungen 31 und wird 1936 auf 32 erweitert. Bis 1937 hat die Anstalt eine „Normalbettenzahl" von 640, die ab 1938 auf 660 erhöht wird, ohne daß jedoch von einer entsprechenden baulichen Erweiterung berichtet wird. Eine erhebliche räumliche Enge für die Patienten wird in den Jahresberichten wiederholt erwähnt.

Bauliche Veränderungen, auch der sanitären und technischen Anlagen, werden – trotz knapper finanzieller Mittel – Anfang der dreißiger Jahre aus jedem Jahr berichtet. Der seit Jahren beklagte Mangel einer Isolierstation wird 1936 durch die Einrichtung einer Infektionsabteilung für Frauen, die 1937 vollendet wird, teilweise behoben. Bereits 1933 wird über eine Zunahme von Tuberkulosekranken in der Anstalt berichtet. Auch die Kürzung der Fleischrationen in diesem Jahr wird als Ursache hierfür erwogen. Während in den folgenden Jahren zunächst eine weitere Zunahme verneint wird, treten 1939 erneut Neuerkrankungen auf. In diesem Jahr werden auch erstmalig Ruhrerkrankungen festgestellt. Da zu wenige Isolierbetten zur Verfügung stehen, müssen 1940 einige symptomlose Bakterienausscheider zeitweise auf eine Isolierstation der Heil- und Pflegeanstalt Ansbach verlegt werden. Im Mai 1940 ist die Ruhrepidemie abgeklungen. Von weiteren Infektionskrankheiten wird aus den Jahren 1932 bis 1940 nicht berichtet.

Um Platz für ein Büro der „erbbiologischen Bestandsaufnahme" zu schaffen, wird 1937 die Röntgenabteilung vom neuen in das alte Verwaltungsgebäude verlegt. Sie erhält noch 1939 eine dringend erforderliche neue Dunkelkammer. Für die neu eingeführte Insulinschock-Therapie wird im Juli 1938 eine eigene Station mit drei Behandlungsräumen und je sechs Behandlungsbetten eröffnet. Weitere Verbesserungen und Erweiterungen sind auch für die weiteren Jahre geplant. Sie werden jedoch, mit Ausnahme der 1939 durchgeführten Renovierung des baufälligen Uhrturmes und der Einrichtung von behelfsmäßigen Luftschutzkellern, wegen der unsicheren Zukunft der Anstalt und dem Beginn des Krieges nicht mehr durchgeführt. Ende August 1939 müssen zwei Männerabteilungen für die Einrichtung eines Lazaretts geräumt werden. Die Zuverlegung von 110 Patienten aus der Heil- und Pflegeanstalt Klingenmünster im September 1939 trägt noch weiter zu großer Enge auf den Abteilungen bei.

Im Oktober 1940 erfolgt die Räumung der Anstalt und Umwandlung in ein Kinderheim. 99 Patienten bleiben als Arbeitskräfte zurück. 1942 wird die Anstalt an die NS-Volkswohlfahrt verkauft.

## Patientenzahlen

### *Durchschnittskrankenstand*

Der nach Verpflegungstagen errechnete Durchschnittskrankenstand steigt in den Jahren 1930 bis 1938, auf beide Geschlechter verteilt, deutlich an, wobei weibliche Patienten jeweils überwiegen.

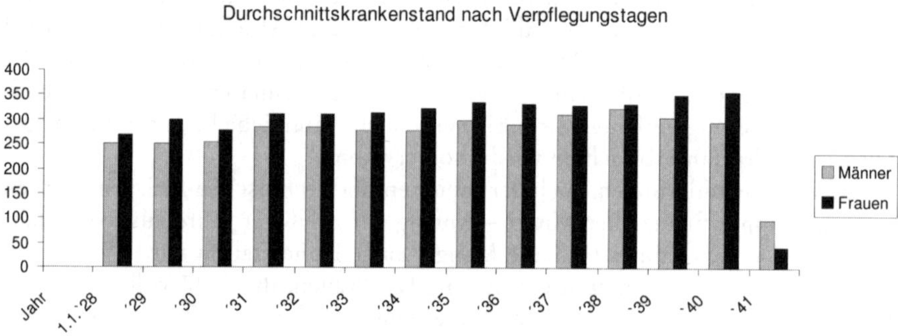


### *Aufnahme- und Entlassungszahlen*

Die Zahlen für die Jahre 1928 bis Oktober 1940 sind den jeweiligen Jahresberichten entnommen. Die weiteren Zahlen stammen aus der Patientenkartei, den vorhandenen Krankenblättern und einem handschriftlichen Patienten-Aufnahme-Verzeichnis.

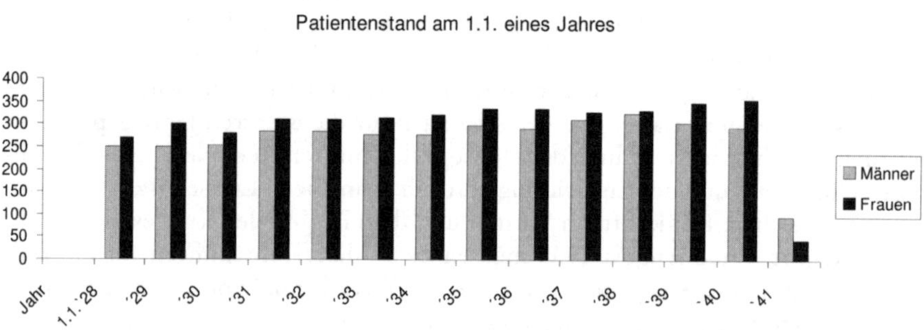

*Patientenbewegungen*

Zugänge und Abgänge im Verlauf eines Jahres

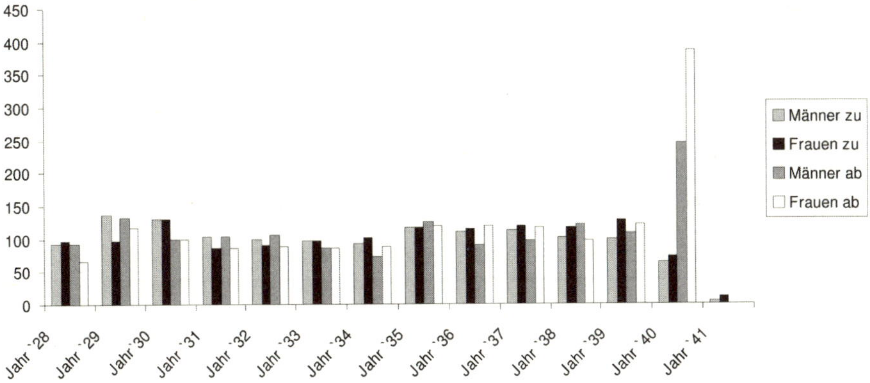


Pflegesätze

In der Heil- und Pflegeanstalt Bayreuth werden die Patienten in diesen Jahren bezüglich des zu zahlenden Pflegesatzes in fünf Gruppen unterteilt, die jeweils nach unterschiedlichen Pflegeklassen verpflegt werden können:

a) Kreisangehörige (d.h. ständiger Wohnsitz in Ofr.) oder von oberfränkischen Fürsorgeverbänden Untergebrachte
b) von übrigen bayerischen Fürsorgeverbänden Untergebrachte
c) von Trägern der Reichsversicherungsordnung Untergebrachte
d) übrige Deutsche, auch Fürsorgeverbände
e) Ausländer

Verpflegungsklassen für die unter
a) genannten Patienten: Verpflegungsklasse I, IIa, IIb, III
b) genannten Patienten: Verpflegungsklasse III
c) genannten Patienten: Verpflegungsklasse III
d) genannten Patienten: Verpflegungsklasse I, IIa, III
e) genannten Patienten: Verpflegungsklasse I, IIa, III

Bis 1932 beträgt der Einzelzimmerzuschlag 25 Pfennige, danach wird er nicht mehr aufgeführt.

In den Jahresberichten wird 1928 und 1930 zunächst ein Anstieg des Pflegesatzes verzeichnet, von 1931 bis 1934 dann jeweils ein Absinken. Ab 1934 fehlen die Klassen I und IIb. Von April 1934 bis zur Auflösung der Anstalt im Oktober 1940 bleiben die Pflegesätze dann unverändert.

Die Pflegesätze in der Heil- und Pflegeanstalt Bayreuth wurden ab April 1934 auf 3 Reichsmark für Kreisangehörige (Oberfranken) und auf 2,70 Reichsmark für alle übrigen von den bayerischen Fürsorgeverbänden Untergebrachten festgelegt.

Sterbezahlen

*Verstorbene Patienten*

Die Zahlen sind den jeweiligen Jahresberichten entnommen.

| Jahr | Gesamtbestand | Gest. | <25 | <40 | <60 | >60 | M | F |
|---|---|---|---|---|---|---|---|---|
| 1928 | 523 | 32 | 2 | 4 | 16 | 10 | 9 | 23 |
| 1929 | 521 | 50 | 2 | 7 | 17 | 14 | 27 | 23 |
| 1930 | 550 | 44 | 2 | 4 | 22 | 16 | 18 | 26 |
| 1931 | 566 | 26 | 1 | 6 | 8 | 11 | 9 | 17 |
| Jahr | Gesamtbestand | Gest. | | <30 | <60 | >60 | M | F |
| 1932 | 574,4 | 21 | | 3 | 10 | 8 | 10 | 11 |
| 1933 | 602 | 32 | | 4 | 16 | 12 | 16 | 16 |
| 1934 | 631,8 | 26 | | 3 | 12 | 11 | 6 | 20 |
| 1935 | 637 | 22 | | 2 | 13 | 7 | 13 | 9 |
| 1936 | 650 | 38 | | 4 | 20 | 14 | 16 | 22 |
| 1937 | 649 | 32 | | 1 | 18 | 13 | 15 | 17 |
| 1938 | 664 | 28 | | 1 | 13 | 14 | 8 | 20 |
| 1939 | 653 | 63 | | 1 | 39 | 23 | 25 | 38 |
| 1940 | 510 | 58 | | 7 | 30 | 21 | 24 | 34 |

Gesamtbestand = Gesamtpatientenstand eines Jahres nach Verpflegungstagen
Gest. = Gesamtzahl der Verstorbenen im betreffenden Jahr
M = verstorbene Männer
F = verstorbene Frauen

*Sterblichkeit* (Prozentanteil am Gesamtkrankenstand) der Patienten in den Jahren 1928 bis 1940 bezogen auf den Gesamtpatientenstand pro Jahr nach Verpflegungstagen :

| | Gesamt | Männer | Frauen |
|---|---|---|---|
| 1928 | 6,12% | 3,63% | 8,36% |
| 1929 | 9,60% | 10,84% | 8,45% |
| 1930 | 8,00% | 6,98% | 8,90% |
| 1931 | 4,59% | 3,34% | 5,72% |
| 1932 | 3,65% | 3,63% | 3,68% |
| 1933 | 5,31% | 5,63% | 5,03% |
| 1934 | 4,11% | 2,01% | 6,00% |
| 1935 | 3,45% | 4,41% | 2,63% |
| 1936 | 5,85% | 5,18% | 6,45% |
| 1937 | 4,93% | 4,69% | 5,18% |
| 1938 | 4,22% | 2,49% | 5,83% |
| 1939 | 9,65% | 8,25% | 10,83% |
| 1940 | 11,37% | 10,00% | 12,59% |

*Häufigste Todesursachen*

Todesursachen der zwischen 1928 und 1940 verstorbenen Patienten, jeweils Männer/Frauen:

1928 1. Herzlähmung 11 (4/7)
2. Bronchopneumonie 5 (1/4)
3. Myodegeneratio cordis 4 (1/3)

1929 1. Herzlähmung 18 (8/10)
1. Pneumonie 18 (11/7)
2. Tuberkulose 3 (1/2)

1930 1. Bronchopneumonie 16 (7/9)
2. Marasmus 10 (6/4)
3. Tuberkulose 6 (1/5)

1931 1. Herzlähmung 12 (3/9)
2. Lungenentzündung 4 (2/2)
2. Chronische Erschöpfung 4 (2/2)

1932 1. Herzlähmung 4 (1/3)
1. Progressive Paralyse 4 (4/–)
2. Tuberkulose der Atmungsorgane 3 (2/1)

1933 1. Herzschwäche 12 (5/7)
2. Lungenentzündung 4 (3/1)
3. Tuberkulose der Atmungsorgane 3 (2/1)
3. Altersschwäche 3 (1/2)

1934 1. Tuberkulose der Atmungsorgane 4 (–/4)
2. Tuberkulose der Atmungsorgane/Darm 3 (–/3)
2. Gehirnschlag/ -blutung 3 (1/2)
2. Altersschwäche 3 (1/2)

1935 1. Progressive Paralyse 5 (4/1)
1. Arterienverkalkung 5 (3/2)
1. Kruppöse Lungenentzündung 5 (2/3)

1936 1. Lungenentzündung 14 (4/10)
2. Lungentuberkulose 6 (2/4)
2. Herzschwäche 6 (3/3)

1937 1. Lungenentzündung 12 (7/5)
2. Herzfehler/ -schwäche 9 (2/7)
3. Lungentuberkulose 2 (1/1)

1938 1. Lungenentzündung 11 (3/8)
2. Herz- /Kreislaufschwäche 6 (1/5)
3. Altersschwäche 3 (–/3)

1939 1. Bronchopneumonie 11 (2/9)
2. Tuberkulose der Atmungsorgane 10 (3/7)
3. Sepsis 5 (2/3)
3. Lungenentzündung 5 (2/3)

1940 1. Lungenentzündung 15 (10/5)
2. Lungentuberkulose 10 (1/9)
3. Arteriosklerose 7 (3/4)

Therapien

*Medikamente, Malaria- und Fiebertherapien*

Die Anstalt unterhält eine Hausapotheke, die von Bayreuther Apotheken beliefert wird. 1932 werden den „alten bewährten Arzneimitteln" die Medikamente Prominal und Progynon neu hinzugefügt, 1933 Evipan. 1934 treten Barbitursäuren, Belladenal und Pernokton dazu. In den Jahren bis 1940 werden keine neuen Medikamente erwähnt. Malaria- und Fiebertherapien der Syphilis-Kranken werden bereits in den Zwanziger Jahren durchgeführt und bis 1940 in beschränktem Umfang fortgeführt.

*Badetherapien*

Nach 1932 nimmt die Anzahl der durchgeführten Dauerbäder und feuchten Einpackungen bis 1936 deutlich ab. Die Zahlen sinken von 1431 Dauerbädern im Jahr 1932 auf 45 im Jahr 1936. Feuchte Einpackungen werden 1932 noch 641, 1936 dann nur noch 385 durchgeführt; ab 1937 werden keine mehr erwähnt. Auffällig ist ab diesem Jahr jedoch ein erneuter, stetiger Anstieg der verordneten Dauerbäder bis zu der hohen Zahl von 1810 im Jahr 1939. Ob dies im Zusammenhang mit der in dieser Zeit abnehmenden Anzahl der Pflegekräfte oder der Raumnot in der Anstalt steht, beziehungsweise ob die in dieser Zeit zunehmenden körperlichen Erkrankungen der Patienten – vor allem im bronchopulmonalen Bereich – und die steigende Todesrate hierdurch mitbedingt sind, ist zu spekulieren. Im Räumungsjahr 1940 werden Dauerbäder nicht mehr erwähnt.

*Krampf- und Insulinbehandlungen*

Am 30. 5. 1938 wird vorübergehend auf einer Männerstation, ab 12. 7. 1938 auf einer eigens dafür eingerichteten gemischtgeschlechtlichen Station, mit Insulin- und Cardiazolkrampfbehandlungen, auch kombiniert, begonnen. Pflegepersonal und Ärzte werden besonders geschult. Gute Erfolge vor allem bei Erstmanifestationen von an Schizophrenie Erkrankten werden beschrieben.

Am 25. 8. 1939 werden alle Behandlungen unterbrochen, da Raum für das Lazarett gebraucht und das Personal eingezogen wird. Auch die für dieses Jahr geplante Überprüfung der Behandlungserfolge durch Nachuntersuchungen entlassener Patienten kann durch die Einstellung der Außenfürsorge nicht mehr verwirklicht werden. 1940 werden weiterhin Cardiazol-induzierte Krampfbehandlungen vorgenommen. Die Insulinbehandlung wird nicht wieder aufgenommen.

*Arbeits- und Beschäftigungstherapie*

Die umfangreichen Arbeits- und Beschäftigungstherapien sind schon seit vielen Jahren ein wichtiger Bestandteil des therapeutischen Programms in Bayreuth. Durchschnittszahlen der in den Jahren 1932 bis 1940 in Haus, Gutshof, Werkstätten, Gärtnerei, Hausindustrie etc. beschäftigten Patienten nach den Jahresberichten:

| | beschäftigt (M/F) | nicht beschäftigt (M/F) | gesamt |
|---|---|---|---|
| 1932 | 204 / 218 = 422 | 74 / 95 = 169 | 591 |
| 1933 | 195 / 190 = 385 | 82 / 133 = 215 | 600 |
| 1934 | 187 / 187 = 374 | 111 / 149 = 260 | 634 |
| 1935 | 156 / 166 = 322 | 133 / 168 = 301 | 623 |
| 1936 | 154 / 158 = 312 | 156 / 171 = 327 | 639 |
| 1937 | 160 / 144 = 304 | 165 / 188 = 353 | 657 |
| 1938 | 179 / 155 = 334 | 125 / 195 = 320 | 654 |
| 1939 | 169 / 156 = 325 | 126 / 200 = 326 | 651 |
| 1940 | 115 / 138 = 253 | 125 / 132 = 257 | 510 |

Anhand der umgerechneten Prozentzahlen zeigt sich in den Jahren nach 1932 eine deutlich sinkende Tendenz in der Anzahl der in den Arbeitstherapien beschäftigten Patienten mit einem Tiefpunkt im Jahr 1937:

Beschäftigte

| | |
|---|---|
| 1932 | 71,4% |
| 1933 | 64,2% |
| 1934 | 59% |
| 1935 | 51,7% |
| 1936 | 48,8% |
| 1937 | 46,3% |
| 1938 | 51,1% |
| 1939 | 49,9% |
| 1940 | 49,6% |

Als Belohnung erhalten die arbeitenden Patienten über die Jahre unverändert ein Taschengeld von 1 bis 5 RM pro Monat, 1940 auch kostenlose Kino- und Zirkuskarten. Bis 1939 werden an sie zusätzlich Kostzulagen, Nachmittagskaffee und Rauchwaren ausgegeben, ab 1940 nicht mehr.

Jüdische Patienten

1936 bis 1938 werden in den Jahresberichten an „israelitischen“ Patienten jeweils zwei Frauen aufgelistet, 1939 kommen zusätzlich fünf Männer aus der Anstalt

Klingenmünster hinzu. Ende 1940 finden sich neben einem unter „sonstige Bekenntnisse u. Freireligiöse“ aufgeführten Mann 82 evangelische und 14 katholische Patienten. „Israelitische“ Patienten werden nicht mehr erwähnt.

Seelsorge

Außer einer Personalnotiz im Jahresbericht 1934, die einen der beiden Anstaltsgeistlichen betrifft, wird über die Anstaltsseelsorge in den Jahresberichten vor 1936 nichts erwähnt. Danach wird bis 1940 unter dem Kapitel „Behandlung und Versorgung der Kranken“ in eigenen kurzen Abschnitten berichtet, daß die Seelsorge von je einem evangelischen und katholischen Pfarrer nebenamtlich versehen wird und sich die Gottesdienste reger Beliebtheit erfreuen. Es folgt jeweils eine Auflistung der Patienten nach ihrer Religionszugehörigkeit, wobei die evangelischen deutlich überwiegen. 1940 werden die beiden nebenamtlichen Geistlichen aus dem Anstaltsdienst entlassen.

Entweichungen, Suizide und Suizidversuche

| | Entweichungen und Versuche | Suizidversuche | Suizide |
|---|---|---|---|
| 1932 | 30 | 11 | – |
| 1933 | 21 | 4 Fr. in 11 Fä. | – |
| 1934 | 21 | 4 | – |
| 1935 | 17 | 12 | – |
| 1936 | 10 | 8 | 3 |
| 1937 | 26 | 11 | 1 |
| 1938 | 19 | 9 | – |
| 1939 | 7 | 10 | – |
| 1940 | 15 | 9 | – |

1933 werden vier Suizidversuche von Frauen im Jahresbericht als einzelne Ereignisse angeführt.

Sterilisationen, das „Gesetz zur Verhütung erbkranken Nachwuchses“, „Rassenhygiene“ und „erbbiologische Bestandsaufnahme“

Hinweise auf Sterilisierungen finden sich erstmalig im Jahresbericht von 1933. Der Anstaltsdirektor Dr. Schwarz nimmt in diesem Jahr an einer Konferenz der bayerischen Anstaltsdirektoren teil, während derer „insbesondere über die Stellung der Heil- und Pflegeanstalten im neuen Staat beraten“ wurde. Aus Gründen der Sparsamkeit konnte in diesem Jahr nur noch Oberarzt Dr. Vagt an dem „Zentralschulungskurs über Bevölkerungspolitik und Rassenhygiene“ teilnehmen. Im darauffolgenden Jahr wird Dr. Vagt für einen „Jahreskurs auf erbkundlichem und rassehygienischem Gebiet“ in Berlin freigestellt. Unter der Überschrift „Chirurgische und sonstige spezialärztliche Behandlung“ findet sich im Jahresbericht des gleichen Jahres erstmalig ein Hinweis auf Sterilisierungen.

„Sterilisiert wurden 53 Männer und 17 Frauen. Der operative Eingriff wurde im städtischen Krankenhaus Bayreuth ausgeführt."[3]

Entsprechende Gerichtsverfahren finden keine Erwähnung. Es folgen weitere Eintragungen über fachärztliche Behandlungen.

Im November 1935 wird die Rückkehr Dr. Vagts aus Berlin erwähnt. Sterilisierungen werden im Jahresbericht jetzt nicht mehr unter der „Allgemeinen Krankenbehandlung" aufgelistet, sondern sie erhalten ein eigenes Kapitel: „Durchführung des Gesetzes zur Verhütung erbkranken Nachwuchses":

„Die Einführung des Gesetzes verursachte in der Anstalt keine nennenswerten Schwierigkeiten. Freilich bedarf es bei der Bevölkerung noch gründlicher Aufklärungsarbeit, bis das nötige Verständnis für seine Notwendigkeit in die breite Masse gedrungen und manches unberechtigte Vorurteil beseitigt ist. Die Anträge auf Unfruchtbarmachung werden seit Bestehen des Gesetzes von dem Anstaltsleiter bzw. seinem Stellvertreter gestellt. Dem Wunsche des Gesetzgebers, daß die Unfruchtbarmachung nach Möglichkeit freiwillig erfolgen soll, konnte in keinem Falle Rechnung getragen werden, da bei der unbedingt notwendig erscheinenden strengen Auslegung des Begriffes ‚Geschäftsfähigkeit' eine Antragstellung durch den Kranken nicht in Frage kam. Ein gesetzlicher Vertreter, der antragsberechtigt war, war meist nicht vorhanden. Die Aufstellung eines solchen würde nur die Antragstellung verzögern; auch stand noch nicht von vornherein fest, ob der aufgestellte Vertreter dann auch einen Antrag stellen wollte. Aus diesen und andern Gründen hielten wir es für richtiger, lieber selbst den Antrag zu stellen, und die Rechtsinteressen im Verfahren einem bestellten Pfleger zu überlassen. Jetzt konnte der Pfleger, der nicht mit der Pflicht der Antragstellung belastet war, auch wirklich seinen Pflegling vertreten. Wie aus der [...] Übersicht hervorgeht, wurden die sämtlichen Anträge aus der Anstalt von dem Anstaltsleiter, bzw. seit dieser am Erbgesundheitsgericht tätig ist, vom stellvertretenden Direktor gestellt. Im übrigen glaubten wir auf die Freiwilligkeit der Anträge um so eher verzichten zu können, als es sich doch, wenigstens unter unseren Verhältnissen, mehr um den Schein einer solchen gehandelt hätte. Dagegen hielten wir streng darauf, daß der Kranke nach dem Grad seiner Verständigungsmöglichkeit von seinem Arzt über den Sinn des Gesetzes aufgeklärt und über den Stand des gegen ihn laufenden Verfahrens auf dem Laufendem gehalten wurde."[4]

Es folgen Aufstellungen über die entsprechenden Vorgänge: 26 Anträge werden Ende 1934, 121 im Jahr 1935 gestellt, von denen bis Jahresende 111 rechtskräftig werden. Vollzogen werden in diesem Jahr 102 Sterilisierungen an 65 Männern und 37 Frauen. Mit 45 Männern und 22 Frauen stellen hier die an Schizophrenie Erkrankten die größte Gruppe dar, gefolgt von oligophrenen Patienten (9/6) und jeweils neun an Zyklothymie (4/5) und Epilepsie Erkrankten (5/4). Mit 48 Männern und 25 Frauen übersteigen hier die ledigen Patienten die verheirateten deutlich (28 = 16/12). Betroffen ist vor allem die Altersgruppe der 31- bis 40-jährigen (21/19), gefolgt von den 21- bis 30-jährigen (24/13). 64 dieser Patienten (40/24) werden insgesamt weniger als zwölf Monate in der Anstalt Bayreuth behandelt. Die Notwendigkeit der Sterilisation bei „prognostisch günstigen" Patienten wird im Jahresbericht als Begründung angeführt. 69 Patienten werden innerhalb von drei Monaten nach der Sterilisation entlassen.

[3] *Karl Schwarz*, Jahresbericht Bayreuth 1933, S. 30
[4] *Karl Schwarz*, Jahresbericht Bayreuth 1935, S. 37–39

1936 wird erneut im Jahresbericht über Antragstellungen im Rahmen der erbgesundheitsgerichtlichen Tätigkeit des Anstaltsdirektors berichtet. Als erbkrank werden acht (3/5) Patienten angezeigt, Anträge auf Sterilisierung bei 62 (31/31) gestellt, davon 60 (31/29) von der Anstalt selbst. Angeordnet werden Sterilisationen dann bei 45 (23/22) Patienten, zunächst abgelehnt werden vom Erbgesundheitsgericht 16 (7/9). Vom Erbgesundheitsobergericht werden wiederum sieben (4/3) angeordnet, ein Antrag wird auch dort abgelehnt.

32 (18/14) schizophrene Patienten sowie fünf (2/3) Epileptiker finden sich als größte Krankheitsgruppen unter den 43 (23/20) Sterilisierten. 130 der 226 im Jahr 1936 aufgenommenen Patienten seien erbkrank. „Nach vorgenommenen Eingriffen wurden im Berichtszeitjahre 21 Männer und 17 Frauen entlassen". Genauere Angaben über die Sterilisierten wie Alter und Aufenthaltsdauer finden sich nicht mehr.

Im Jahr 1936 wird erstmalig begonnen, bei Besuchen im Rahmen der Außenfürsorge bei ehemaligen Patienten „die erbbiologische Bestandsaufnahme zu ergänzen und zu vervollständigen".

Im September 1937 läßt sich der Anstaltsdirektor „infolge erhöhter Aufgaben" von seinem Amt am Erbgesundheitsgericht entheben, und der Anstaltsarzt Dr. Bornebusch wird zu seinem Nachfolger bestimmt. Zehn Patienten werden als erbkrank angezeigt, bei 67 Patienten wird aber – immer von der Anstalt selbst – eine Sterilisation beantragt. Von 70 Anträgen in diesem Jahr werden vom Erbgesundheitsgericht 13 abgelehnt, vom Erbgesundheitsobergericht zehn von elf Anträgen für rechtskräftig erklärt, ein Antrag wird auch hier abgelehnt. Von 38 (21/17) Sterilisationen werden die meisten an Schizophrenen vollzogen, gefolgt von fünf an oligophrenen Männern. Während in den Vorjahren alle Eingriffe – bei Männern ambulant, bei Frauen stationär mit einer Aufenthaltsdauer zwischen sieben und zehn Tagen – im Städtischen Krankenhaus Bayreuth durchgeführt wurden, werden 1937 fünf Eingriffe „infolge Arztwechsels" im Krankenhaus Weiden durchgeführt. Weitere Angaben über die Betroffenen folgen – wie auch im Vorjahr – nicht. Von 231 Aufgenommenen seien 185 erbkrank.

Im Rahmen der Außenfürsorge wird die „erbbiologische Bestandsaufnahme" 1937 deutlich erweitert. Ein Abteilungsarzt, ein Fürsorgepfleger und eine infolge körperlicher Erkrankung für den Abteilungsdienst nicht verwendbare Pflegerin sind hierfür eingesetzt. Für 2165 RM wird ein neues Büro in den Räumen der Röntgenabteilung, die deshalb ins alte Verwaltungsgebäude der Anstalt verlegt wird, eingerichtet.

Über die „erbbiologische Bestandsaufnahme" wird wie folgt berichtet:

„Umfang und Ziel der Arbeit ist die vorgeschriebene Erfassung der Sippen der der Anstalt bekannten Kranken. Es wurden deshalb entsprechend der durch den Erlaß d.RuPMdI vom 8. 2. 36 autorisierten Anleitungen zur erbbiologischen Bestandsaufnahme zunächst die lebenden und zumeist in der Anstalt befindlichen Kranken durch Herausnahme der erbbiologisch bedeutsamen Angaben und Daten aus der Krankheitsgeschichte, durch Anlegen einer Kartei nach den vorgeschriebenen Kartenmustern und durch das Anlegen einer Sippentafel und einer Sippenmappe, erfaßt. Darüber hinaus wurden selbstgefertigte Fragebogen zur Erfassung der Sippe von den Großelternpaaren abwärts an die Angehörigen gesandt und mit der Ergänzung der erhaltenen Angaben durch die Einwohnermeldeämter begonnen. Bis Ende des Berichtsjahres wurden ca. 1000 Sippen auf diese Weise angegangen und deren Angehörige nach Wohnorten getrennt in Listen eingetragen, um so die Möglichkeit einer systematischen, im Laufe der Zeit möglichst vollständigen und rentablen Untersuchung der Sippen zu schaffen. Begonnen wurde mit dem Kennenlernen der auf diese Weise in Erfahrung gebrachten und vorwiegend in die Sprechstunde bestellten Angehörigen in den zu diesem Zweck länger ausgedehnten üblichen Sprechstunden, sowie in Bayreuth eigens dazu eingeführten Sprechnachmittagen."[5]

„[...] Die Amtsärzte begrüßen die Zusammenarbeit in eugenischer und erbbiologischer Hinsicht. In vielen Fällen konnte für die Sippen, deren Bestandsaufnahme der Anstalt obliegt, Nutzen gezogen und so zur Schaffung einer Grundlage für zukünftige eugenische Maßnahmen beigetragen werden. Der Außenarzt hielt als Mitarbeiter des Rassenpolitischen Amtes der Gauleitung vor dem Mitarbeiterkreis einen Vortrag mit Lichtbildern und an Hand bisheriger praktischer Ergebnisse der Bestandsaufnahme."[6]

Im Jahr 1938 werden zehn (4/6) Bayreuther Patienten als erbkrank angezeigt, 68 Sterilisierungen beantragt (37/31), 51 (26/25) vom Erbgesundheitsgericht angeordnet, bei drei Frauen abgelehnt. Vom Erbgesundheitsobergericht werden zwölf Sterilisierungen (7/5) angeordnet, die Anträge im Fall von zwei Frauen abgelehnt. Unter den in diesem Jahr Sterilisierten befinden sich 34 (15/19) schizophrene Patienten. Aufgrund „besonderer Umstände im Krankenhaus Bayreuth" werden ab Mitte März alle Eingriffe im Krankenhaus Weiden vollzogen. Möglicherweise steht dies im Zusammenhang mit der sogenannten Ärzteaffäre, in deren Rahmen 1937 die beiden Chefärzte des Bayreuther Städtischen Krankenhauses, der Chirurg Dr. Wolfgang Deubzer und der Internist Dr. Herrmann Koerber, wegen angeblich nicht parteikonformen Verhaltens vom Dienst suspendiert wurden.

Der Mitarbeiterstab der „erbbiologischen Abteilung" im Rahmen der Außenfürsorge wird 1938 um zwei als Schreibkräfte tätige Patienten erweitert. Auf an Gesundheitsämtern üblichen Karteikarten werden jetzt alle ehemaligen Patienten seit Bestehen der Anstalt sowie aus dem Bayreuther Aufnahmegebiet stammende Pfleglinge der Heime Himmelkron, Michelfeld, Burgkunstadt, Gremsdorf, Engelthal und Bruckberg und Patienten der Bayreuther Privatklinik Herzoghöhe erfaßt, insgesamt etwa 1000 Personen. Ihre Karteikarten werden nach Gemeinden geordnet dem jeweiligen Gesundheitsamt zur Verfügung gestellt. Die Zahl der angefertigten Sippentafeln erhöht sich durch Erweiterung auf die Familien ehemaliger Bayreuther Anstaltspatienten auf etwa 7000. „Erbbiologische Anamnesen" und persönliche Angehörigenuntersuchungen werden auch auf frühere Fürsorgepatienten und die Himmelkroner Pfleglinge ausgedehnt. Zahlreiche Auskünfte werden zum Beispiel an SS-Sippenstellen und in der Eheberatung erteilt, zusätzlich die Schüler der örtlichen Hilfsschule „verkartet". Oberarzt Dr. Eisen hält einige Vorträge, in denen u.a. „die in der Anstalt anzutreffenden Geisteskranken in ihrer Rolle in Erbpflege, Bevölkerungspolitik und Behandlung innerhalb der Anstalt in das ihnen entsprechende Licht gerückt werden."[7]

[5] *Karl Schwarz*, Jahresbericht der Bayreuth 1937, S. 44 f
[6] *Karl Schwarz*, Jahresbericht Bayreuth 1937, S. 44 f
[7] *Martin Hohl*, Jahresbericht Bayreuth 1938, S. 41 f.

Im Jahr 1939 bleibt auch nach dem Wechsel in der Anstaltsleitung Oberarzt Dr. Bornebusch in den meisten Fällen Beisitzer am Erbgesundheitsgericht. Neun Männer und zwölf Frauen werden als erbkrank angezeigt, 31 (17/14) Sterilisierungen beantragt. Vom Erbgesundheitsgericht angeordnet werden elf (8/3) Eingriffe, drei Frauen betreffende Anträge abgelehnt, insgesamt 17 (9/8) Verfahren eingestellt. Im Jahr 1939 werden 33 (21/12) Patienten sterilisiert, davon 30 an Schizophrenie Erkrankte. Die Eingriffe werden bis Ende Mai in Weiden, danach wieder in Bayreuth durchgeführt. Ab Kriegsbeginn werden Antragstellungen, Verfahren und auch operative Eingriffe eingestellt. Weiterhin jedoch werden Patienten bei den Gesundheitsämtern angezeigt: Von 227 Aufgenommenen seien 130 erbkrank.

Die Außenfürsorgefahrten werden 1939 eingestellt, Arzt und Fürsorgepfleger zum Kriegsdienst eingezogen und die Schreibkraft anderweitig eingesetzt. Der Ausbau der erbbiologischen Abteilung „als Hilfsmittel der praktischen Erbpflege“ wird aber weiter angestrebt. „Das Einvernehmen mit den Gesundheitsämtern war ein sehr gutes (mit Ausnahme von Bayreuth) und erhielt durch die im Erl.d.RuPrMd I v. 27. 3. 1939 [...] festgelegte Gleichberechtigung [...] die gesetzliche Stütze.“[8] Zu der oben zitierten Problematik mit dem Gesundheitsamt Bayreuth fanden wir keine weiteren Hinweise.

Im Jahresbericht 1940 findet sich nur ein halbseitiger Eintrag zum obigen Thema: Dr. Bornebusch ist weiterhin als Beisitzer am Erbgesundheitsgericht tätig. Zwölf Männer und 29 Frauen werden beim Erbgesundheitsgericht angezeigt, bei drei Frauen die Sterilisierung beantragt und diese bei einer Frau in Weiden durchgeführt. Zwei Anträge seien bis Jahresende nicht entschieden worden. Perioperative Komplikationen werden nicht erwähnt. Solche werden, wie auch Todesfälle, in den Vorjahren jeweils verneint.

### Abgelehnte Sterilisierungen

Insgesamt werden in den Jahren 1934 bis 1940 Sterilisierungsanträge für 35 Patienten der Heil- und Pflegeanstalt Bayreuth von den Gerichten abgewiesen, dies bei 22 Frauen und 13 Männern. Im Vergleich zur Anzahl der Sterilisierten bedeutet dies, daß prozentual häufiger Männer sterilisiert wurden; bei Frauen wurde der Antrag häufiger abgelehnt. Erwartungsgemäß spielt das Alter der Patienten eine Rolle: Das durchschnittliche Alter der Sterilisierten liegt mit 34,10 Jahren deutlich niedriger als das der Gesamtpopulation (43,4) und das der Patienten, deren Sterilisierung abgelehnt wurde (42,10).

Der gesetzliche Stand der Patienten, bei denen eine Sterilisierung abgelehnt wurde, scheint ebenfalls wichtig in der Entscheidung gewesen zu sein. Bei den von uns untersuchten Patienten waren 30,3% verheiratet. Bei 34,5% von ihnen wurde die Sterilisierung durchgeführt, bei 57,1% abgelehnt. Umgekehrt das Zahlenverhältnis bei den Ledigen.

[8] *M. Hohl*, Jahresbericht Bayreuth 1939, S. 44

Ein Einfluß der Religionszugehörigkeit auf die Frage der Sterilisierung ist nicht zu erkennen.

Bei der Diagnose Schizophrenie wurde am häufigsten sterilisiert. 70,6% dieser Patienten waren davon betroffen. Der prozentuale Anteil der an Schizophrenie Erkrankten an der untersuchten Gesamtpopulation lag bei 58,6%.

Ebenfalls häufiger als nach dem Anteil an der untersuchten Population wurden geistig Behinderte sterilisiert. Bei nur einer einzigen Patientin mit dieser Diagnose wurde die Sterilisierung abgelehnt. Mehr als die Hälfte der Patienten war nur einmal in der Heil- und Pflegeanstalt, mit einer durchschnittlichen Aufenthaltsdauer von ca. einem halben Jahr. Betrachtet man die Dauer des Aufenthaltes vor dem Sterilisierungsantrag, so liegt er bei wenigen Monaten. Deutlich kürzer ist die Verweildauer nach dem Ablehnungsbescheid, sie liegt bei wenigen Wochen. Möglicherweise ist mit der gefällten Entscheidung der „Behandlungsauftrag" erledigt. Dies würde für die Einweisung zum Zweck der Sterilisierung sprechen. Diese Vermutung wird auch durch vorhandenen Schriftwechsel nahegelegt. So schreibt auf Anfrage die Direktion der Heil- und Pflegeanstalt am 25.5 1937:

„Herrn H.G.

Wir müssen Sie bitten, noch einige Zeit mit der Abholung ihrer Frau M.G. zu warten, bis die Frage der Sterilisierung geklärt ist. Dann wird die Entlassung, wenn der Zustand so bleibt, möglich sein.

Heil Hitler!

Gez.
Obermedizinalrat"[9]

Auch die Kosten waren ein wichtiger Faktor. So wendet sich die Direktion der Heil- und Pflegeanstalt am 3. 4. 1935 an das Erbgesundheitsgericht in Hof:

„Der Zustand der C.V. hat sich soweit gebessert, daß sie jederzeit entlassen werden könnte, wenn nicht das Gesetz zur Verhütung erbkranken Nachwuchses entgegenstünde. Wir bitten daher, um die Kranke in Bälde entlassen zu können, unseren Antrag vom 8. 3. 35 Nr. 1398 beschleunigt behandeln zu wollen. Es wäre dies im Interesse des Bezirksfürsorgeverbandes Hof-Stadt, welcher die Kosten zu tragen hat, wünschenswert."[10]

Am 7. 11. 1938 schreibt der Bürgermeister der Stadt Arzberg:

„An die Direktion
Betreff: Kosten der Unfruchtbarmachung der Porzellanmalerin K.S. geb. am [...] zu Arzberg

Ich gestatte mir um Mitteilung zu bitten, aus welchen Gründen die beabsichtigte Unfruchtbarmachung noch nicht durchgeführt werden konnte. Bei dieser Gelegenheit möchte ich um Beschleunigung bitten, denn es kann einer Gemeinde bei ihrer finanziellen Notlage nicht zugemutet werden, lediglich zum Zwecke der Verwahrung bis zum Abschluss des Verfahrens die Kosten zu übernehmen.

Ortsfürsorgeverband Arzberg

Bürgermeister."[11]

[9] Archiv des Nervenkrankenhauses Bayreuth
[10] Archiv des Nervenkrankenhauses Bayreuth
[11] Archiv des Nervenkrankenhauses Bayreuth

Bei 19 Patienten wurde im Rahmen des Sterilisierungsverfahrens eine Vormundschaft oder Pflegschaft eingerichtet. Bei vier Patienten wurde darauf verzichtet. Zwei waren schon vorher entmündigt. Bei einigen Patienten wurde keinerlei Widerspruch eingelegt. Bei der überwiegenden Mehrheit ging der Protest vom Vormund oder einem Verwandten aus. Wenige Patienten taten dies selbst. Bei den meisten Fällen wurde die Diagnose und ihre Erbgefährlichkeit angezweifelt:

„Auf ihr Schreiben vom
1.12.38

Daß bei meinem Mann der Verdacht auf eine Krankheit besteht, will ich gar nicht bezweifeln. Denn er war auch im Kriege. Da ist ihm sein Gehör zerschossen, auf dem rechten Ohr hört er überhaupt nicht. Da läuft zeitweise Blut und Wasser heraus. Wir haben in Marktredwitz auch so einen Fall, der Mann bekommt sogar Renten vom Kriege her. Mein Mann soll zum Dank, weil er sich aufgeopfert hat für das Vaterland unfruchtbar gemacht werden. Wenn er geisteskrank wäre wollte ich nichts sagen. Wir haben 4 Kinder, keinem Kind fehlt etwas. In ihren Zeugnissen haben sie 1 und 2 höchstens mal einen 3. Ich dachte der wäre gestraft genug, wo er jetzt 8 Wochen war. Er wird es sich bestimmt zur Warnung sein lassen. 8 1/2 Jahre erwerbslos hat auch schon viel dazu beigetragen. Ich werde mich ganz entschieden dagegen wehren. Diese Zeilen schreibe ich ja im Bett, weil ich selbst krank bin.

Heil Hitler!

FR.A.A.“[12]

„Niederschrift vom 11.5.37

Ich beantrage als Pfleger meines Bruders G., den Antrag auf Unfruchtbarmachung abzulehnen, weil mein Pflegling nicht erbkrank ist. Ich habe dem Herrn Oberarzt Dr. E. vor kurzem eine Reihe von Unterlagen über unsere Ahnen und Urahnen vorgelegt, aus denen hervorgeht, daß in unserer unmittelbaren Verwandtschaft väterlicher- und mütterlicherseits zurück bis 1729 keine Fälle von geistigen Erkrankungen vorgekommen sind. Wir waren 12 Geschwister, von denen 11 noch am Leben sind und gesunde Nachkommen haben, während ein Bruder Christian seit 1916 als vermißt gilt. Ich trete dem Antrag auf Unfruchtbarmachung auch deshalb entgegen, weil ich der festen Überzeugung bin, daß das jetzige Leiden einzig und allein auf einen Unfall zurückgeführt werden muß, den G. im August 1935 im Turnerheim zu Hallerstein erlitten hat [...]“[13]

30. 3. 1935:

„[...] Eine Erbkrankheit ist in der ganzen Verwandtschaft nicht festzustellen. Ein weiterer Fall gibt auch über ihre Krankheit Bedenken, welchen sie im letzten Sommer erlebte, wie folgt:

Bei einem heftigen Gewitter als sie auf dem Acker war, schlug der Blitz etwa 100 Meter in ihrer Nähe ein, wo sie zu Boden fiel und immer ungeheuere Schrecken in sich hatte [...]“[14]

Mehrfach wird angeführt, daß eine Sterilisierung nicht erfolgen müsse, da die Betroffenen keinerlei sexuelle Beziehungen haben und auch in der Zukunft nicht damit zu rechnen sei. In einem Fall werden noch medizinische Gründe angeführt, denen das Gericht folgt.

[12] Archiv des Nervenkrankenhauses Bayreuth
[13] Archiv des Nervenkrankenhauses Bayreuth
[14] Archiv des Nervenkrankenhauses Bayreuth

Antragsteller war in fast allen Fällen die Direktion der Heil- und Pflegeanstalt, einmal das Gesundheitsamt Hof auf Grund einer Anzeige durch die Heil- und Pflegeanstalt. In einem weiteren Fall war bereits Antrag auf Sterilisierung durch die Psychiatrische Klinik in Leipzig gestellt worden. Nachdem die Patientin in einem Pflegeheim in Oberfranken untergebracht wurde, war Bayreuth zuständig geworden. Die Heil- und Pflegeanstalt Bayreuth stellte erneut einen Antrag, führte im Gutachten aber aus, daß es sich nach der hiesigen Ansicht um eine depressive Reaktion, d.h. nicht um eine Erbkrankheit handelte. Das Erbgericht lehnte deshalb die Sterilisierung ab. Dagegen legte das Gesundheitsamt Bayreuth Beschwerde ein. Das Erbgesundheitsobergericht in Bamberg folgte der Auffassung der Heil- und Pflegeanstalt Bayreuth und lehnte die Sterilisierung endgültig ab.

Das Erbgesundheitsobergericht lehnte die Sterilisierung noch in einigen weiteren Fällen ab, auf Widerspruch durch die Patienten selbst, durch einen Rechtsanwalt bzw. einen Vormund. Die Erstinstanz war teils das Erbgesundheitsgericht in Bayreuth, teils das Gericht in Hof.

*Ablehnungsgründe durch die Gerichte*

In nahezu der Hälfte der Fälle wurde wegen zu hohem Alter bzw. weil Nachkommenschaft nicht zu erwarten war, die Sterilisierung abgelehnt.

22.5.35:

„Die K. W. leidet zwar nach dem Gutachten und der Krankengeschichte der Heil- und Pflegeanstalt Bayreuth an Schizophrenie, einer Erbkrankheit nach [...]. Da aber die W. bereits 37 Jahre und ledig ist, bisher nicht geboren hat und nach den Ermittlungen sexuell empfindungslos ist, so ist mit einer Fortpflanzung auch künftig nicht zu rechnen [...].“[15]

29.8.35:

„[...] Damit ist nachgewiesen, daß Frau R. an Schizophrenie leidet, also erbkrank ist. Dem Antrag auf Unfruchtbarmachung konnte jedoch nicht entsprochen werden, weil die Erbkranke nach der Überzeugung des Gerichts nicht mehr fortpflanzungsfähig ist. Frau R. steht im 48. Lebensjahr [...].“[16]

9.4.37:

„[...] Eine Erbkrankheit im Sinne des gen. Gesetzes liegt also vor [...]. Es muß mit Sicherheit erwartet werden, daß bei etwaigen Nachkommen V. schwere geistige Erbschäden auftreten würden. Körperliche Hindernisse für eine Fortpflanzung bestehen bei V. nicht. Dagegen schließt seine Triebschwäche und geistige Verschrobenheit den Gedanken an Nachwuchs aus. In den zwei Jahren seiner Ehe vor dem Eintritt ernsterer geistiger Störungen ist es nach seinen und seiner Frau glaubhaften Angaben nicht zu einem ehelichen Verkehr gekommen [...]. Deshalb ist die Unfruchtbarmachung, obwohl sie mit Rücksicht auf die unzweifelhafte Erbkrankheit an sich zulässig wäre, doch als überflüssig zu erachten.“[17]

[15] Archiv des Nervenkrankenhauses Bayreuth
[16] Archiv des Nervenkrankenhauses Bayreuth
[17] *K. Friedländer*, Jahresbericht Bayreuth 1949, S. 1

In manchen Fällen wurde die Sterilisierung abgelehnt, weil das Gericht der Diagnose nicht folgen konnte, bzw. eine sichere Diagnose nicht möglich war:

3.12.34:

„[...] Die Unfruchtbarmachung setzt voraus, daß die Erbkrankheit durch ein ärztliches Gutachten einwandfrei festgestellt ist [...]. An dieser Voraussetzung fehlt es hier. Nach Anschauung des Gerichts ist die im ärztlichen Gutachten getroffene Diagnose nicht überzeugend begründet. Es ist die Annahme nicht von der Hand zu weisen, daß es sich bei der geistigen Störung von Frau S. um einen reaktiven Depressionszustand handelt, der durch den Verlust der Stellung bei [...] hervorgerufen wurde.

[...] Da sohin berechtigte Zweifel bestehen, ob es sich um eine endogene Depression handelt, waren die Anträge auf Unfruchtbarmachung als unbegründet zurückzuweisen“[18]

5. 1. 1939:

„[...] Auch das Gesamtbild seiner Persönlichkeit bietet keinen Anhalt dafür, daß er die typische charakterliche Entartung des schweren Alkoholikers zeigt und insbesondere Arbeit, soziale Einordnung und Sorge für die Familie vernachlässigt. Mit Rücksicht hierauf hat sich das Gericht nicht davon überzeugen können, daß A. unter schwerem chronischen Alkoholismus leidet. Der Antrag auf seine Unfruchtbarmachung war darum als unbegründet abzulehnen.“[19]

In einigen Fällen werden schon bei der Antragstellung Zweifel geäußert, so daß wegen der nicht völlig sicheren Diagnose die Unfruchtbarmachung abgelehnt wird. Es kam auch zu Ablehnungen, da der Eingriff für die Betroffenen zu gefährlich gewesen wäre. Auch aus Zuständigkeitsgründen wurde die Unfruchtbarmachung abgelehnt:

2. 3. 1939:

„[...] Nach den gepflogenen Erhebungen war die P. bis zur Eingliederung des Sudetenlandes in das Deutsche Reich tschechoslowakische Staatsangehörige. Sie hat ihren Wohnsitz im Sudetenland. Der Geltungsbereich des Gesetzes zur Verhütung erbkranken Nachwuchses ist noch nicht auf den Sudetengau erstreckt. Personen, die ihren Wohnsitz dort haben und nicht Altreichsangehörige sind, unterliegen dem Gesetz darum nur in dem gleichen Umfang wie Ausländer. Diese aber unterstehen nur dann dem Gesetz zur Verhütung erbkranken Nachwuchses, wenn sie im Altreich Wohnsitz oder einen freiwillig begründeten Aufenthalt von längerer Dauer haben. Solche Ausländer können der Unfruchtbarmachung durch alsbaldiges Verlassen des Altreichgebietes entgehen. Marie P. hat durch ihre Verbringung in die Heil- und Pflegeanstalt Bayreuth überhaupt keinen freiwilligen Aufenthalt im Altreich begründet. Das Gesetz kann darum zur Zeit auf sie nicht angewendet werden, obwohl sie an einer Erbkrankheit leidet [...]“[20]

Insgesamt gewinnt man den Eindruck, daß die Gerichte zumindest bei den Ablehnungen ihre Entscheidungen ausführlich abwägen. Obwohl es in einigen Fällen keine Einwände von Seiten der Patienten oder des Vormunds oder von Angehörigen gegeben hatte, hat das Gericht dennoch wegen zu hohem Alter der Patienten oder nicht zu erwartendem Nachwuchs die Sterilisierung abgelehnt.

[18] Archiv des Nervenkrankenhauses Bayreuth
[19] Archiv des Nervenkrankenhauses Bayreuth
[20] Archiv des Nervenkrankenhauses Bayreuth

*Meldebögen*

Aus den Kutzenberger Unterlagen wissen wir, daß dort erstmalig im Sommer 1940 und dann in halbjährigem Turnus Meldebögen aus Berlin eintrafen, die – wie auch in den folgenden Jahren – von Anstaltsärzten mit Patientendaten ausgefüllt und zurückgeschickt werden, auch über aus Bayreuth zuverlegte Patienten. Der Bayreuther Jahresbericht über das Jahr 1940 erwähnt die Meldebögen nicht. In einigen Krankenblättern aus dieser Zeit findet sich lediglich ein Stempel „Meldebogen 1 ausgelaufen August 1940."

Die Tatsache, daß Bayreuther Patienten nach Verlegung nach Ansbach, Erlangen und Kutzenberg von dort mit Sammeltransporten in Tötungsanstalten gebracht wurden, legt nahe, daß sie zu irgendeiner Zeit über Meldebögen erfaßt wurden. Denn die entsprechenden Transportlisten wurden zentral an Hand von Meldebögen zusammengestellt und den Krankenhäusern übersandt.

Im Bayreuther Archiv vorgefundene T4-Transportlisten geben Auskunft über Transporte von 148 Bayreuther Patienten aus den Verlegungskrankenhäusern, die noch 1940 (Meldebogen 1) stattfanden.

Aus Ansbach: am 25. und 29.10. und 8. 11. 1940 mit u. a. 34 Bayreuther Patienten

Aus Erlangen: am 22. 11. 1940 mit u. a. 77 Bayreuther Patienten

Aus Kutzenberg: am 26. 11. 1940 mit u. a. 37 Bayreuther Patienten

Bei – wie bekannt – halbjährlichen Stichtagen im Juli und Januar des jeweiligen Jahres zur Ausfertigung der Meldebögen müssen diese Patienten entweder noch im Sommer 1940 von der Bayreuther Anstalt gemeldet oder von den Verlegungskrankenhäusern nachgemeldet worden sein.

## Verlegungen vor der Anstaltsräumung

*Eglfing-Haar*

In den Jahresberichten der Jahre 1933 bis 1937 werden Verlegungen aus der Heil- und Pflegeanstalt Bayreuth in andere Heil- und Pflegeanstalten nur kollektiv ohne Angabe der jeweiligen Anstalt erfaßt. 1938 bis 1940 finden sich genauere Angaben. Danach werden 1938 und 1939 je ein Mann, 1940 zwei Frauen aus Bayreuth nach Eglfing-Haar verlegt.

Nach der Patientenkartei wird am 20. 2. 1939 der Arbeitshausgefangene Alfred H., der aus der Nähe von Bruchsal stammt, nach neunmonatigem stationärem Aufenthalt in der Bayreuther Anstalt in die Heil- und Pflegeanstalt Eglfing-Haar verlegt. In dem im Archiv vorhandenen Krankenblatt finden sich u. a. ein Schriftwechsel mit Angehörigen über die Genehmigung seiner Schocktherapie und die Innenmappe mit Antrag und Beschluß zur bei Verlegung noch nicht durchgeführten Sterilisierung, die in Abschrift nach Eglfing-Haar mitgegeben wird. Die Verlegung nach dort ist nur mit Datum erwähnt, es ist zudem „ungeheilt" vermerkt. Eine Begründung für die Verlegung fehlt. Herr H. ist ledig, katholisch und ohne festen Wohnsitz.

Ein Runderlaß des Reichsministeriums des Innern vom 30. August 1940 fordert die Konzentration jüdischer Patienten in bestimmten Anstalten. Für Bayern ist dies Eglfing-Haar. Am 14. September 1940 werden fünf jüdische Männer, darunter ein Patient aus Klingenmünster und eine jüdische Frau, von Bayreuth dorthin verlegt. Ein Kommentar findet sich im Jahresbericht nicht.

Von den entsprechenden Krankenakten findet sich im Archiv des Nervenkrankenhauses Bayreuth nur eine, die der Frau Berta I. Sie lebte seit dem 7. 9. 1878 in der Bayreuther Anstalt. In ihrer Akte liegt nur die Innenmappe „Ärztlicher Schriftwechsel", die keine Information zur Verlegung bietet, sowie die Notiz „Das Krankenblatt wurde in der Anstalt Eglfing-Haar zurückbehalten". Daß diese Patientin von dort in eine Vernichtungsanstalt überführt wurde, ist sehr wahrscheinlich.

*Klingenmünster*

Am 11. September 1939 müssen in der Anstalt Bayreuth 81 männliche und 29 weibliche Patienten aus der Anstalt Klingenmünster aufgenommen werden. Viele von ihnen sind bettlägerig und pflegebedürftig. Sie werden begleitet von elf Pflegern und drei Schwestern. Die (bayerisch-) pfälzische Anstalt Klingenmünster lag im Operationsbereich des deutschen Westheeres und wurde deshalb vorübergehend geräumt. Die Patienten werden in der Bayreuther Patientenkartei ohne Nummer auf Karteikarten erfaßt. Von den Krankenblättern ist im Archiv keines aufzufinden. Alle Klingenmünsterer Patienten werden in Bayreuth nach Verpflegungsklasse III verköstigt.

Bereits im Herbst/Winter 1939 versterben in Bayreuth sieben Männer aus Klingenmünster, im Jahr darauf weitere 13 sowie eine Frau. Ein Patient jüdischen Glaubens wird im September 1940 nach Eglfing-Haar verlegt.

Bei der Räumung der Bayreuther Anstalt am 4. 10. 1940 kehren 89 der aus Klingenmünster verlegten Patienten mit ihren Pflegern und Schwestern in ihr Heimatkrankenhaus zurück. Der deutsche Frankreichfeldzug ist zu diesem Zeitpunkt beendet.

## 2. Räumung der Anstalt im Oktober 1940

### *2.1. Vorgeschichte der Räumung*

Bereits einige Jahre vor der endgültigen Räumung der Heil- und Pflegeanstalt Bayreuth im Oktober 1940 gibt es Hinweise, daß die Einrichtung als störend empfunden wird und „aufgelassen" werden soll. Am 28. 6. 1938 schreibt der damalige Staatsbeauftragte für die Stadt Bayreuth, der Gauleiter Fritz Wächtler, der im Frühsommer 1938 für wenige Wochen kommissarisch als Stadtoberhaupt fungiert, an den Kreistag von Ober- und Mittelfranken:

„Die [...] Heil- und Pflegeanstalt Bayreuth [...] ist heute im Osten schon vollständig von der Hans-Schemm-Gartenstadt umschlossen [...] In Kürze wird die starke bauliche Entwicklung der Stadt auch die heutigen Baulücken nördlich der Anstalt [...] ausgefüllt haben [...]. Die unmittelbare Nähe der Anstalt bedeutet für die Bewohner des angrenzenden Wohngebietes eine erhebliche Belästigung und Beeinträchtigung ihres Wohngenusses. Das Schreien und Lärmen der Anstaltsinsassen ist in den anliegenden Straßen deutlich vernehmbar. Bei der engen Nachbarschaft ist es auch unausbleiblich, daß Kinder unerwünschte Beobachtungen machen und mancherlei Eindrücke empfangen, die die jugendlichen Empfindungen nachhaltig beeinflussen."[21]

Fritz Wächtler bittet um die Auflassung der Anstalt in Bezugnahme auf eine Unterredung mit dem damaligen Nürnberger Oberbürgermeister Liebel. Die Weiterführung der Anstalt würde für Bayreuth „so schwerwiegende und unerträgliche Nachteile bedeuten", daß an den „unhaltbaren Zustand herangegangen" werden müsse. Das freiwerdende Gelände würde „dazu beitragen, der Stadt den für ihre Zukunft notwendigen Lebensraum zu geben". Eine Veräußerung werde nicht mit finanziellem Nachteil geschehen.[22]

Am 28. 8. 1939 schreibt der Bayreuther Oberbürgermeister Dr. Fritz Kempfler in einer Vorbemerkung, daß er in einer Haushaltsberatung des Bezirksverbandes bereits auf „die Unmöglichkeit" der Heil- und Pflegeanstalt im „gegenwärtigen Entwicklungsstadium von Bayreuth" hingewiesen habe. Die Anstalt werde „aber geradezu zur Groteske [...], wenn die Baupläne des Führers verwirklicht seien". Der Bezirkstag habe seinen „Standpunkt restlos geteilt". Er erörterte sodann die Frage der Unterbringung der im Augenblick in Bayreuth betreuten Kranken.

„Es ergab sich, daß die Irrenanstalten Kutzenberg und Ansbach nach einer ‚Auskämmung' hinsichtlich der in Privatpflege zu gebenden Kranken wohl in der Lage seien, etwa 200 bis 300 Kranken [sic] aufzunehmen. Die übrigen Kranken müßten nach Ansicht des Präsidenten, die außerhalb des Bezirksverbandes gelegenen Anstalten übernehmen [...]"[23]

Da ein geeigneter Käufer für das Anstaltsgelände nicht so leicht gefunden wird, verzögert sich die Auflösung der Anstalt. Im Juni 1940 schreibt der Bayreuther Oberbürgermeister in einer weiteren Vorbemerkung, daß man sich im Stabe Hess „für die Angelegenheit" interessiere und er mit Oberbürgermeister Liebel in Berlin vorsprechen wolle „in dem Sinne, daß die Auflösung der Anstalt möglichst beschleunigt und möglichst noch während des Krieges erfolgt"[24] (sic).

Diese Besprechung in Berlin findet im Juni 1940 statt. Amtsleiter Viktor Brack aus der Kanzlei des Führers schlägt vor, die Gebäude der Anstalt könnten von der Wehrmacht als Lazarett angefordert werden. Eine Liste des Personals hinsichtlich politischer Gesinnung und konfessioneller Bindung sollte von der Kreisleitung erstellt werden. Wann und wie obige Pläne der Heil- und Pflegeanstalt Bayreuth mitgeteilt wurden, ist nicht genau bekannt. Die Jahresberichte der Jahre 1938 und 1939 geben Hinweise darauf.

[21] *Fritz Wächtler*, Brief als Staatsbeauftragter für die Stadt Bayreuth an den Kreistag von Oberfranken und Mittelfranken vom 28. Juni 1938
[22] siehe 21
[23] Vormerkung des Oberbürgermeisters der Stadt Bayreuth vom 28. August 1939
[24] Vormerkung des Oberbürgermeisters der Stadt Bayreuth vom 5. Juni 1940

1938 mit Bezug auf mögliche bauliche Veränderungen:

„Sonstige notwendige größere Baumaßnahmen mußten mit Rücksicht auf die schwebenden Verhandlungen über die in Erwägung gezogene Auflösung der Anstalt zurückgestellt bleiben.“[25]

1939 bezüglich der Verabschiedung des in den Ruhestand versetzten Anstaltsleiters OMR Dr. Schwarz:

„Vor allem verdankt ihm die Anstalt den Bau einer Desinfektionsabteilung; und wenn sich manche anderen Pläne zur Verbesserung der Anstalt nicht verwirklichen ließen, so lag dies darin begründet, daß von Seiten der Regierung die notwendigen Mittel wegen der Unsicherheit des zukünftigen Schicksals der Anstalt nicht zur Verfügung gestellt werden konnten.“[26]

Am 21. März 1941 wird dann im Jahresbericht für das Jahr 1940 auf der ersten Seite berichtet:

„Seit Oktober 1940 hat die Anstalt aufgehört ihrem ursprünglichen Zweck zu dienen [...]. In den freigewordenen Gebäuden ist ein Lager für zehn bis vierzehnjährige Schulkinder im Rahmen der „Erweiterten Kinderlandverschickung der HJ“ eingerichtet worden [...]. An Kranken sind nur noch 55 ruhige, nicht wachbedürftige Männer und 44 ebensolche Frauen vorhanden; sie wurden nur deswegen bei der Räumung zurückbehalten, weil sie als Arbeitskräfte unentbehrlich sind. Neuaufnahmen finden nicht mehr statt; für Kranke ist [...] die Heil- und Pflegeanstalt Kutzenberg zuständig.“[27]

Es finden sich in einigen Krankenblättern kurz vor der Räumung entlassener Patienten Mitteilungen an deren Angehörige, datiert vom 2. 10. 1940, in denen diese in einem jeweils leicht abgeänderten Formbrief von der geplanten Auflösung in Kenntnis gesetzt werden.

Dieser lautet zum Beispiel an die Ehefrau des Patienten Paul F.:

„Es ist geplant, die hiesige Anstalt aufzulösen. Aus diesem Grund wird auch Ihr Mann [...] Ende dieser Woche, jedenfalls vor dem 5.10. nach einer anderen Anstalt verlegt werden müssen. Es handelt sich um die drei Anstalten: Ansbach, Kutzenberg und Erlangen. Wegen der zur Zeit laufenden Entlassungsverhandlungen teile ich Ihnen dies sofort mit, damit sie dementsprechend ihre Entschlüsse fassen können [...]. In jedem Falle ist es sehr eilig, daß Sie Schritte unternehmen, falls Sie die Entlassung wünschen [...]“[28]

Frau F. holt ihren Mann am folgenden Tag nach Hause. Auch die Eltern des seit 1939 in der Heil- und Pflegeanstalt Bayreuth behandelten Zahnarztes Wilhelm B. in Habakladrau werden mit gleichem Datum verständigt, jedoch wohl wegen der Entfernung nicht mehr rechtzeitig erreicht. Die Mutter des Patienten trifft erst wenige Stunden nach dessen Verlegung nach Kutzenberg in Bayreuth ein. Sie wünscht „dringlich unter allen Umständen“ die Entlassung, fährt von Bayreuth mit dem Sanitätsauto nach Kutzenberg, um am dortigen Bahnhof ihren Sohn zur Entlassung nach Hause in Empfang zu nehmen.[29]

[25] *Martin Hohl*, Jahresbericht Bayreuth 1938, S. 3
[26] *Martin Hohl*, Jahresbericht Bayreuth 1939, S. 6
[27] Archiv des Nervenkrankenhauses Bayreuth
[28] Archiv des Nervenkrankenhauses Bayreuth
[29] Archiv des Nervenkrankenhauses Bayreuth

### *2.2. Die Räumung und Verteilung der Patienten in umliegende Anstalten*

Schon am 4. und 5. Oktober verläßt der Großteil der Patienten die Anstalt. In Begleitung von Pflegepersonal werden die Bayreuther Patienten in die benachbarten Kliniken Ansbach, Erlangen und Kutzenberg verlegt. Die Patienten aus Klingenmünster gehen am 4.10. in ihr Heimatkrankenhaus zurück.

45 Frauen und 54 Männer, die nach den Aufzeichnungen in ihren Krankenblättern seit längerem als arbeitsfähig beschrieben werden, bleiben zur Aufrechterhaltung des Betriebes der als Kinderheim genutzten Resteinrichtung zurück.[30]

Eine der örtlichen Bayreuther Zeitungen, die Bayerische Ostmark, erwähnt die Räumung der Anstalt oder das Schicksal ihrer Patienten mit keinem Wort. Berichtet wird nur über die geplante Ankunft der Kinder im dort neu eingerichteten Kinderheim der NSV:

Ausgabe vom 5./6. 10. 1940:

„45 000 Kinder kommen als Gäste in unseren Gau."

Ausgabe vom 28. 10. 1940:

„Hamburger Mädel in Bayreuth eingetroffen"
„[...] Der größte Teil der Kinder fand im HJ-Heim Wendelhöfen Aufnahme, das für diesen Zweck vorbildlich ausgestattet worden ist [...]."

### Heil- und Pflegeanstalt Kutzenberg

Insgesamt werden 134 Patienten nach Kutzenberg verlegt, davon allein in den Tagen vom 4. bis 7. Oktober 1940 126 Patienten, die mit der Reichsbahn in Begleitung von Pflegepersonal nach Kutzenberg gebracht werden. Zwei Patienten waren bereits 1938 dorthin verlegt worden; 1941, d.h. nach der offiziellen Auflösung der Bayreuther Anstalt, folgen noch einmal zwölf.

Die Krankenblätter der nach Kutzenberg verlegten Patienten sind sämtlich im Bayreuther Archiv nicht vorhanden. Es finden sich lediglich die unvollständigen Hängeordner zweier Patienten. Die Jahresberichte geben keine, verschiedene weitere Unterlagen nur bruchstückhaft Auskunft. Nach den uns zugänglichen Unterlagen sind 61 unserer Patienten „weiterverschubt" worden: Aus einem Satz von sieben Transportlisten – „Verzeichnisse über aus der Heil- und Pflegeanstalt Kutzenberg verschubte Personen" –, numeriert 1 sowie 3 bis 8 fortlaufend ohne Anhalt, daß eine Liste 2 entnommen wurde, gehen sieben Transportgruppen hervor. Es finden sich die Namen von insgesamt 29 Männern und 32 Frauen aus Bayreuth, die somit mit großer Wahrscheinlichkeit der Aktion T4 zum Opfer fielen:

Liste 1 über einen Transport am 26. 11. 1940 mit 49 Männern und 81 Frauen, davon 25 Männer und 12 Frauen aus Bayreuth

Liste 3 über einen Transport am 28. 2. 1941 mit 90 Männern, davon keiner aus Bayreuth

30 Archiv des Nervenkrankenhauses Bayreuth

Liste 4 über einen Transport am 28. 2. 1941 mit 45 Frauen, davon acht aus Bayreuth

Liste 5 über einen Transport am 17. 6. 1941 mit 54 Männern, davon keiner aus Bayreuth

Liste 6 über einen Transport am 17. 6. 1941 mit 34 Männern, davon vier aus Bayreuth

Liste 7 über einen Transport am 17. 6. 1941 mit 5 Frauen, davon vier aus Bayreuth

Liste 8 über einen Transport am 17. 6. 1941 mit 44 Frauen, davon neun aus Bayreuth, jedoch ein Name durchgestrichen

Je zwei Namen von Bayreuther Frauen der Listen 7 und 8 finden sich auf einem Schreiben der Tötungsanstalt Hartheim vom 20. 6. 1941, das das „Fehlen von Gegenständen von Patienten des am 18. 6. 1941 durchgeführten Krankentransportes" betrifft. Hiernach sind die Frauen jeweils ohne ein bestimmtes Kleidungsstück bzw. ein Paket dort eingetroffen, das jedoch auf ihrem mitgegebenen persönlichen Kleiderverzeichnis als vorhanden aufgeführt war. Man bittet, das Genannte zu überprüfen, um späteren Ansprüchen entgegentreten zu können.

Da sich auf diesem Schreiben noch weitere vier Patientennamen finden, die identisch sind mit vier aus Listen 5 und 6, sind wohl alle vier Transporte dieses Tages nach Hartheim gegangen, dadurch mindestens 61 der nach Kutzenberg verlegten Bayreuther Patienten dort durch die Aktion T4 umgekommen.

Wohl erstmalig mit Schreiben durch Dr. Conti wird am 21. 6. 1940 auch die Anstalt Kutzenberg „im Hinblick auf die Notwendigkeit planwirtschaftlicher Erfassung der Heil- und Pflegeanstalten" aufgefordert, hierfür Meldebögen über ihre Patienten zum Stichtag 1. 8. 1940 an den Reichsminister des Inneren zu senden und dies im weiteren jeweils halbjährlich fortzuführen. Dies geschieht von Kutzenberg zuletzt im Sommer 1944.

Aufgefundene Abschriften von damals in Kutzenberg angefertigten Patientenverzeichnissen, die wohl den jeweiligen Meldebogenrücksendungen nach Berlin beigelegt worden waren, sowie eine Rückmeldung aus dem Archiv des Bezirksklinikums Kutzenberg vom März 1993 tragen zur Klärung weiterer Patientenschicksale aus Bayreuth bei: Danach wird 1940 ein Mann, werden 1941 fünf Frauen und ein Mann, wird 1942 ein Mann und 1943 eine Frau aus Kutzenberg entlassen. Es versterben in Kutzenberg in den Jahren 1940 bis Kriegsende 21 Patienten aus Bayreuth: 1940 eine Frau, 1941 je drei Frauen und Männer, 1942 fünf Männer, 1943 zwei Männer und eine Frau, 1944 drei Frauen und zwei Männer; am 5.Mai 1945 verstirbt ein Mann. Zwischen Kriegsende und 1979 versterben acht weitere Patienten aus Bayreuth.

Aus einem Kutzenberger Verzeichnis körperlicher Erkrankungen, geführt von Januar 1938 bis April 1950, ist zu ersehen, daß sieben männliche der nach Kutzenberg verlegten Bayreuther Patienten sich zum jeweiligen Zeitpunkt noch dort aufhalten, da sie als krank verzeichnet sind: Je ein Mann in den Jahren 1942–44 und 1946 und je zwei Männer 1945 und 1948.

Vergleicht man die beiden letztgenannten Verzeichnisse, findet man nur für sechs der 21 verstorbenen Bayreuther vor ihrem Tod eine körperliche Erkrankung oder eine Todesursache vermerkt: zweimal Lungentuberkulose, einmal chronische Bronchitis, einmal Herzschwäche, einmal Gasphlegmone am Unterarm und einmal eine Schenkelhalsfraktur in der weiteren Vorgeschichte. Bei zehn der in Kutzenberg verstorbenen Patienten aus Bayreuth bleibt die Todesursache ungeklärt. Auch bei vielen als verstorben gemeldeten ursprünglichen Kutzenberger Patienten ist keine körperliche Erkrankung vor ihrem Tode eingetragen.

Wenige Bayreuther Patienten werden einzeln während des Krieges aus Kutzenberg weiterverlegt, je eine Frau nach Erlangen, Ansbach und Wiesengrund. 1946 werden nach Erlangen elf Patienten verlegt, nach Ansbach zwei und in ein Pflegeheim der Umgebung fünf Patienten. Eine Patientin wurde 1941 in Bayreuth wiederaufgenommen, eine weitere im Jahr 1948. Im Juni 1945 entweicht eine Patientin aus der Anstalt Kutzenberg.

### Kreis-, Heil- und Pflegeanstalt Erlangen

1940 werden 151 Patienten von Bayreuth nach Erlangen verlegt, mit Ausnahme eines einzigen alle am ersten Räumungstag, dem 4. Oktober 1940. 95 von ihnen, 71 Frauen und 24 Männer, sind von dort der Aktion T4 zugeführt worden.

„Im November 1940 und im Januar 1941 verlassen 4 Transporte mit insgesamt 487 Menschen die Erlanger Anstalt [...] 91 von ihnen stammen aus der aufgelösten Anstalt Bayreuth [...]“[31]

Aus Erlanger T4-Transportlisten geht hervor, daß am 22. 11. 1940 59 Frauen und 18 Männer, am 21. 1. 1941 zwölf Frauen und zwei Männer die Anstalt verließen. Am 1. 4. 1941 und am 24. 6. 1941 werden noch jeweils zwei Bayreuther Männer aus Erlangen weggebracht, wohl zusammen mit anderen inzwischen aus verschiedenen Pflegeanstalten in Erlangen eingetroffenen Personen.

Im Bayreuther Archiv gibt es von allen nach Erlangen verlegten Patienten nur noch ein Krankenblatt: Das Krankenblatt der Patientin Lilly L., seit dem 14.3.1923 erstmalig in Bayreuth, berichtet am 21. 4. 1939 über deren „unveränderten schizophrenen Defektzustand“. Sie sitze meist untätig in einer Ecke, sei dazwischen erregt, schreie dann und schimpfe. Sie stehe anscheinend immer noch unter dem Einfluß von Sinnestäuschungen, sei „körperlich zufriedenstellend“. Am 2. 10. 1940 folgt der Eintrag „keine wesentliche Änderung“, dann der Eintrag in Erlangen: „kommt mit Sammeltransport aus der Anstalt Bayreuth am 4. 10. 1940 [...]“ Am 22. 11. 1940: „Geht wieder mit Sammeltransport“. Daß dieser Transport die Patientin nach Hartheim führt, zeigt ein Schreiben aus der dortigen Anstalt vom 26. 11. 1942, das der Akte beiliegt:

[31] *Hans-Ludwig Siemen*, Menschen blieben auf der Strecke, 1987

„An das
Oberlandesgericht
Bamberg

Betrifft: Patientin Lilly L. geb. am [...]
Bezug: [ ] Ihr Schreiben vom 19. 11. 1942 [...]

Unter Bezugnahme auf ihr obiges Schreiben übersenden wir ihnen heute mit gleicher Post kurzfristig und leihweise die Krankenakte obiger Patientin.
Nach Einsichtnahme ersuchen wir um sofortige Rücksendung [...]“[32]

Ein Todestag der Patientin ist nicht angegeben, obwohl sie zu diesem Zeitpunkt mit großer Wahrscheinlichkeit bereits seit zwei Jahren nicht mehr am Leben war. Weitere Hinweise auf das Schicksal der Patientin in Hartheim oder auf den juristischen Grund des Schreibens finden sich nicht. Die Krankenakte trägt den in Bayreuth üblichen Stempel „erbbiologisch ausgewertet“. Auf Sterilisierung findet sich kein Hinweis. Auch der in vielen Bayreuther Akten dieser Zeit zu findende Stempel „Meldebogen 1 ausgelaufen August 1940“ oder andere Hinweise auf die Meldebogenerfassung fehlen.

Heil- und Pflegeanstalt Ansbach

Nach unseren Unterlagen wurden in den Jahren 1938 und 1940 aus Bayreuth insgesamt 290 Patienten nach Ansbach verlegt. Schon 1938 wurden wegen Überfüllung der Bayreuther Anstalt zwei kleinere Patiententransporte nach Ansbach durchgeführt. Im Zuge der Auflösung Bayreuths im Jahre 1940 folgten weitere 225 Patienten. Auch nach der offiziellen Auflösung kamen nochmals 32 Patienten dorthin. Von den meisten unserer nach Ansbach verlegten Patienten haben wir keine weiteren Auskünfte. Auffällig ist, daß sich nur wenige der Krankenblätter der betroffenen Kranken im Bayreuther Archiv finden. Bei nur wenigen ist das Krankenblatt mit einem Verlegungseintrag abgeschlossen. Sonst ist die Verlegung nur mit Datum und Verlegungsort auf dem Aktendeckblatt festgehalten. Sicher wissen wir, daß 76 der Patienten von Ansbach aus „weiterverschubt“ worden sind. Es ist bekannt, daß von dort zwischen dem 25. 10. 1940 und dem 4. 4. 1941 sieben Transporte in Tötungsanstalten abgingen. Nach den Transportlisten waren darunter auch 76 Patienten aus Bayreuth. Sieben unserer Patienten wurden aus Ansbach entlassen, ein Mann kam in das Pflegeheim Gremsdorf, zwei weitere sind entwichen. In Bayreuth wieder aufgenommen wurden vier Patienten. Von 200 der ehemaligen Patienten liegen uns keine weiteren Informationen vor.

### *2.3. Statistik der verlegten Patienten*

An Hand der Patientenkartei und der uns zur Verfügung stehenden Krankenblätter haben wir versucht, ein genaueres Bild aller in andere Kliniken verlegten Bayreuther Patienten zu bekommen. Folgende Daten wurden dabei von uns erfaßt: Diagnose, gesetzlicher Stand, Religion, Alter, Aufnahme- und Entlassungsdatum.

[32] Archiv des Nervenkrankenhauses Bayreuth

Zudem haben wir festgehalten, ob ein Zwangssterilisierungsverfahren eingeleitet wurde. In die Krankenhäuser Ansbach, Erlangen und Kutzenberg wurden insgesamt 574 Patienten verlegt, 523 Patienten davon während der großen Räumungsaktion im Oktober 1940. Von 227 Patienten wissen wir, daß sie der Aktion T4 zum Opfer fielen.

| | | | |
|---|---|---|---|
| Geschlecht: | Frauen: 297 | Männer: 277 | |
| Religion: | evangelisch: 462 | katholisch: 90 | sonstige: 22 |
| ges. Stand: | ledig: 360 | verheiratet: 158 | verwitwet: 25 |
| | geschieden: 17 | sonstige: 14 | |

Diagnosen:
schizophrener Formenkreis 330
Oligophrenie 27
Epilepsie 24
Zyklothymie 14
luetische Erkrankungen 13
Alkoholismus 4
senile Erkrankungen 5
sonstige 32

Bei 131 Patienten war eine Diagnose auf den Karteikarten nicht angegeben. Das durchschnittliche Alter der Patienten lag bei 45,8 Jahren. Bei 76 Patienten war eine Sterilisation durchgeführt worden. Davon sind nach unseren Erkenntnissen 29 der Aktion T4 zum Opfer gefallen.

Betrachtet man sich diese Zahlen genauer, so ist festzustellen, daß insgesamt etwas mehr Frauen als Männer aus Bayreuth in diese Kliniken geschickt wurden (51,7% zu 48,3%). Hinsichtlich der Aktion „T4/Verschubung" ist das Verhältnis Frauen zu Männern 55,9% zu 44,1%. Auffällig ist, daß von den 392 Patienten/innen, über die beim Erbgesundheitsgericht ein Verfahren wegen Sterilisierung durchgeführt wurde, lediglich 76 (19,3%) von der Räumungsaktion in Bayreuth betroffen waren. Etwas mehr evangelische Patienten wurden der Aktion T4 zugeführt (85,2%) als es ihrem Anteil an den Verlegten entspricht. Umgekehrt ist es bei den Katholiken (T4 12,3%) bei einem Anteil von 15,7%.

Gesetzlicher Stand der Verlegten:

| ledig | verheiratet | verwitwet | geschieden |
|---|---|---|---|
| 62,7% | 27,5% | 4,4% | 3,0% |

Gesetzlicher Stand der „Weiterverschubten/Aktion T4":

| ledig | verheiratet | verwitwet | geschieden |
|---|---|---|---|
| 66,1% | 28,0% | 2,0% | 2,1% |

Es fällt dabei der sehr hohe Anteil an ledigen Patienten auf. Inwieweit dies der Gesamtpopulation aller Patienten im Jahr 1940 entspricht, muß noch überprüft werden.

Verteilung der Diagnosen:

Aus Bayreuth verlegte Patienten

| Schizophrenie | Oligophrenie | Epilepsie | unklar |
|---|---|---|---|
| 57,7% | 4.7% | 4,2% | 22,6% |

„Weiterverschubte/Aktion T4":

| Schizophrenie | Oligophrenie | Epilepsie | unklar |
|---|---|---|---|
| 65,7% | 5,9% | 5,1% | 14,0% |

### *2.4. Unterschiede in den einzelnen Verlegungskrankenhäusern*

Am 4. und 5. Oktober 1940 wurden 494 Patienten in die drei Krankenhäuser Ansbach, Erlangen und Kutzenberg verlegt. Bedenkt man, daß ebenfalls am 4. 10. 1940 weitere 84 Patienten nach Klingenmünster zurückgeschickt wurden, so ist es doch erstaunlich, in welch kurzer Zeit eine derart große Räumungsaktion organisiert und durchgeführt werden konnte. Die weitaus meisten unserer Patienten wurden in das Ansbacher Krankenhaus verlegt, nämlich 50,5%. Nach Kutzenberg kamen 26,2%, nach Erlangen 23,3%. Unter den nach Ansbach verlegten Patienten waren mit 63,8% deutlich mehr Männer. Nach Erlangen kamen mit 76,2% mehr Frauen. Bei den Verlegungen nach Kutzenberg war das Verhältnis Frauen zu Männern 57,5% zu 42,5%. Nach welchen Kriterien die Verteilung erfolgte, ist nicht erkennbar. Hinsichtlich der Verteilung nach den wichtigsten Diagnosen sind für uns keine Unterschiede erkennbar.

Ansbach:

| | |
|---|---|
| schizophrener Formenkreis | 59.7% |
| Oligophrenie | 4.8% |
| Epilepsie | 2,1% |
| Zyklothymie | 3.4% |
| luetische Erkrankungen | 2.4% |
| Alkoholismus | 0.7% |

Kutzenberg:

| | |
|---|---|
| schizophrener Formenkreis | 53.0% |
| Oligophrenie | 6.0% |
| Epilepsie | 3.7% |
| Zyklothymie | 2.2% |
| luetische Erkrankungen | 1.5% |
| Alkoholismus | 1.5% |

Erlangen:

| | |
|---|---|
| schizophrener Formenkreis | 57.0% |
| Oligophrenie | 3.3% |
| Epilepsie | 8.6% |
| Zyklothymie | 0.7% |
| luetische Erkrankungen | 2.6% |
| Alkoholismus | 0.0% |

Auch hinsichtlich der Religionszugehörigkeit erkennen wir keine signifikanten Unterschiede:

| | |
|---|---|
| Ansbach | ev. zu kath., 80,3% zu 15,5% |
| Kutzenberg | ev. zu kath., 76,9% zu 19,4% |
| Erlangen | ev. zu kath., 83,4% zu 12,6% |

Das gleiche gilt für den gesetzlichen Stand:

| | |
|---|---|
| Ansbach | vh. zu led., 23,1% zu 66,6% |
| Kutzenberg | vh. zu led., 35,1% zu 56,0% |
| Erlangen | vh. zu led., 29,1% zu 60,9% |

Deutliche Unterschiede gibt es dagegen hinsichtlich der „Weiterverschubung", die in den meisten Fällen in eine der bekannten Tötungsanstalten führte.
„Weiterverschubt" aus:

| | |
|---|---|
| Ansbach | 26,2% |
| Kutzenberg | 52,2% |
| Erlangen | 62,3% |

## 3. Die Jahre 1940 bis Kriegsende

Der Jahresbericht für das Jahr 1940 schließt mit einem Kapitel über Räumung und Einrichtung des Kinderlagers.

„Die Umwandlung der Anstalt in ein Kinderlandverschickungsheim vollzog sich in großer Geschwindigkeit ohne Vorbereitungen und erforderte den äußersten Einsatz des gesamten Personals. Am 1. Oktober wurde die Räumung angeordnet; am 4. und 5. Oktober verließen 511 Kranke in Sonderzügen Bayreuth, sie wurden (wie auch ein Teil des Pflegepersonals [...]) auf die Anstalten Ansbach, Erlangen und Kutzenberg verteilt. Außerdem wurden die seit Kriegsbeginn hier untergebrachten Kranken aus der Heil- und Pflegeanstalt Klingenmünster [...] in die Heimatanstalt zurückbefördert. Die Eröffnung des Lagers fand am 26. Oktober [...] statt. Die Belegung [...] schwankte in der Berichtszeit zwischen 408 und 503 Mädchen; dazu kommen noch etwa 18 Lehrerinnen und 21 BdM-Führerinnen.
[...] Der Wirtschaftsbetrieb läuft [...] mit den gebotenen Veränderungen und teilweise Erschwerungen, im früheren Umfang weiter. Das Pflegepersonal übt nur noch teilweise seinen eigentlichen Beruf aus; soweit es nicht zur Betreuung und Beaufsichtigung der noch verbliebenen Kranken benötigt ist, wird es im Lager eingesetzt, wo es die Reinigungsarbeiten, das Heizen der Öfen und ähnliches zu besorgen hat. Die Kranken sind sämtlich ausgesuchte Arbeitskräfte und, da ihr Ersatz durch andere Kräfte sehr schwierig sein dürfte, für den Betrieb bis auf weiteres nicht zu entbehren. Die Männer arbeiten teils als Einzelarbeiter, teils in Gruppen in der Gärtnerei und in dem der Anstalt angegliederten landwirtschaftlichen Betrieb des Lehrgutes Bayreuth. Ferner stellen sie Hilfskräfte für die Werkstätten [...]. Die Frauen werden in der Küche und Wäscherei verwendet, auch in der Gärtnerei; außerdem haben sie Reinigungsarbeiten zu verrichten und [...] die sehr umfangreiche Näherei und Flickerei [...] unter Anleitung und Mitarbeit der Pflegerinnen zu besorgen."[33]

Die Akten dieser nach Räumung zur Arbeit verbliebenen 99 Patienten und Patientinnen finden sich nur zu einem kleineren Teil im Archiv. Einträge in den ver-

33 *Martin Hohl*, Jahresbericht Bayreuth 1940, S. 42–44

fügbaren Krankenblättern zeigen diese Patienten durchgehend als regelmäßig und meist relativ selbständig im Bereich der Anstalt arbeitsfähige Menschen, und dies schon längere Zeit vor der Räumung. Erst mit Erlaß vom 16. 4. 1942 stimmt der Reichsbeauftragte für die Heil- und Pflegeanstalten endgültig der Aufhebung und dem Verkauf der Anstalt an die NS-Volkswohlfahrt e.V. zu. Der Erlös sei „für die aufzubauende Gesundheitsfürsorge zu verwenden."

Für die Jahre 1941 bis 1945 liegen im Bayreuther Archiv keine Jahresberichte vor. Die Kartei enthält nur unvollständige Daten. Einem handschriftlichen Patientenverzeichnis, das keine Entlassungen enthält, sind für die Zeit nach der offiziellen Anstaltsauflösung einige wenige Aufnahmen zu entnehmen: Ein Patient am 13. 2. 1941, zehn am 25. 2. 1941, vier am 27. 2. 1941 und eine Frau am 14. 5. 1941. Nach dem bisherigen Stand finden sich für elf dieser Patienten auch Karteikarten. Nach diesen Karteikarten wird ein erster Patient am 3. 3. 1941 nach Ansbach verlegt. Einige werden nach Hause entlassen, die meisten jedoch nach Ansbach oder in ein Pflegeheim (Neuendettelsau) verlegt. Eine Patientin wird noch am Aufnahmetag nach Ansbach weiterverlegt.

Wenige der entsprechenden Krankenblätter finden sich im Bayreuther Archiv. Es gibt auf den Karteikarten oder im Verzeichnis keinen Hinweis darauf, woher diese Patienten kamen. Die Patienten, deren Krankenblätter im Bayreuther Archiv zu finden waren, waren aus Pflegeheimen zuverlegt worden. Nach Müller/Siemen (1991) werden im Frühjahr 1941 sechzehn Frauen und Männer aus den Pflegeanstalten Himmelkron, Bruckberg und Engelthal nach Bayreuth verlegt, um hier „notwendige gärtnerische und landwirtschaftliche Arbeiten durchzuführen". Eine Namensliste steht uns nur aus Himmelkron zur Verfügung.

Aus einer Notiz in einer Krankengeschichte geht hervor, daß 1943 das Bayreuther Krankenblattarchiv nach Kutzenberg ausgelagert wurde.

## 4. Erste Nachkriegsjahre

Erst 1949 liegt wieder ein Jahresbericht vor. Danach waren nach der Räumung auf dem Anstaltsgelände eine Gauhauptstelle der NSV und im Vorderhaus die große neurologische Abteilung eines Reservelazaretts untergebracht. Bei Bombenangriffen 1945 wurden die Anstaltsgebäude an zwei Stellen schwer getroffen. Bei Kriegsende hatte die NSV die Anstalt schnell verlassen. Zurückgelassene Vorräte und Einrichtungen wurden „bis auf unbedeutende Reste" geplündert und gestohlen. Die noch in einem einzigen Krankengebäude verbliebenen 68 Patienten wurden bis November 1945 von Dr. Martin Hohl, nach dessen von den Militärbehörden angeordnetem Ausscheiden aus dem Dienst von seinem Schwiegersohn Dr. Riemenschneider betreut.

Da sowohl das Krankenblattarchiv als auch die Patientenkartei aus dieser Zeit nur unvollständig Auskunft geben, ist die Klärung der einzelnen Patientenschicksale sehr schwierig. Den noch vorhandenen Unterlagen ist zu entnehmen, daß nach der Anstaltsräumung insgesamt 21 Aufnahmen und 56 Entlassungen vorgenommen wurden.

Im Oktober 1947 wurde Dr. Riemenschneider von Dr. Friedländer als kommissarischem Leiter abgelöst. Die restlichen Krankengebäude wurden zunächst noch von 1400 Displaced Persons z.B. aus dem Baltikum, Polen oder der Ukraine bewohnt. Das gesamte Gelände unterstand der Property Control. Die Rückgabeverhandlungen gestalteten sich schwierig.

1947 wurde allmählich mit der Wiedereinrichtung einer Krankenanstalt begonnen. Dies war vor allem nach Umwandlung der Anstalt Kutzenberg 1946 in eine Lungenheilstätte bei Überfüllung der mittelfränkischen Anstalten unumgänglich. Mit der Außenfürsorge begann man 1947 zunächst über Erlangen, ab 1949 wieder über die Bayreuther Anstalt. Im Oktober 1950 wurde der Außenfürsorgearzt Dr. Mönius kommissarisch zum Anstaltsleiter, am 1. 2. 1952 zum Anstaltsdirektor ernannt. Über einen Rückkauf vom Bayerischen Staat gelangte die Anstalt Bayreuth 1951 wieder in den Besitz des Bezirksverbandes.

# Die oberfränkische Heil- und Pflegeanstalt Kutzenberg

*Alfons Zenk*

## 1. Die Entstehung der Anstalt und ihre Entwicklung in der Weimarer Republik

Die Heil- und Pflegeanstalt Kutzenberg bei Ebensfeld nahm als zweite oberfränkische Kreisirrenanstalt am 16. September 1905 ihren regulären Betrieb auf.

Der Bau der Anstalt wurde notwendig, da die „Mutteranstalt" in Bayreuth seit Jahren unter Überfüllung litt, die trotz Neubauten auf dem dortigen Gelände nicht behoben werden konnte. Die neue Anstalt mußte zur Entlastung von Bayreuth so schnell wie möglich eröffnet werden. Errichtet wurde sie in zwei Bauperioden als koloniale Anstalt im Pavillonsystem. Bei der Eröffnung waren die Bauarbeiten noch im Gange. Die Anstalt bot zu diesem Zeitpunkt für 300 Patienten Platz. Erst in der zweiten Bauperiode 1910–16 erhielt sie ihre volle Belegungsfähigkeit von 600 Plätzen. Keimzelle und wichtigster Bestandteil der Anstalt bildete der Kutzenberger Gutshof, der den ländlichen Betrieb der Anstalt hervorhob und für die vorwiegend aus dörflichen Verhältnissen stammenden Patienten reichlich Beschäftigungsgelegenheit bot. Die Anstalt wurde etappenweise mit Kranken der Anstalt Bayreuth belegt; ab 1906 deckte das Aufnahmegebiet von Kutzenberg den westlichen Teil Oberfrankens ab.

Als erster Direktor der Anstalt wurde der Bayreuther Oberarzt Dr. Gustav Kolb berufen. In den sechs Jahren, die er Kutzenberg leitete, erlebte die Anstalt ihre Glanzzeit. Kolb propagierte von hier aus mit Erfolg das „Offentürsystem", den „kolonialen" Anstaltsbetrieb und die „familiäre Irrenpflege". In Kutzenberg führte er auch erste vielversprechende Entlassungsversuche von Patienten durch, aus denen heraus er später in Erlangen sein System der psychiatrischen Außenfürsorge entwickeln sollte. 1911 übernahm Kolb die Direktion in Erlangen. In Kutzenberg tritt an seine Stelle Dr. Oskar Oetter. Kolbs Maßnahmen wurden dadurch zugunsten einer rein somatischen und risikoreichen „Aderlaßtherapie" vollständig aufgegeben. Trotz mehrfacher Verbote durch die Regierung konnten die therapeutischen Versuche an den Kutzenberger Patienten nicht unterbunden werden; die Anstalt machte damals über die Landesgrenzen hinaus negative Schlagzeilen.

Dr. Hans Weyermann leitete Kutzenberg von 1922–24. Inflation und Wirtschaftskrise zwangen ihn zu einem strikten Sparkurs. Eine minimale ärztliche und pflegerische Betreuung führten dazu, daß unter seiner Direktion die Entlassungen stark zurückgingen und sich der Patientenstand bei gleichzeitig sehr wenigen Aufnahmen zusehends „verfestigte".

Neue Entwicklungen traten erst wieder unter dem vierten Direktor Dr. Karl Schwarz ein. Ab 1924 übernahmen katholische Ordensschwestern aus Kloster Oberzell bei Würzburg nach und nach die Pflege der Frauen, während die weltlichen Pflegerinnen nach Bayreuth versetzt wurden. Zwei Jahre später führte Schwarz zusammen mit der Außenfürsorge auch die aktivere Therapie nach Hermann Simon in Kutzenberg ein. Umfangreiche Außenbetriebe und Fabrikationszweige, die bereits in der Anstalt bestanden, erleichterten die Einführung dieser neuen Therapieform. Die Außenfürsorge entwickelte sich bis zum Anfang der 30er Jahre trotz des großen ländlich strukturierten Aufnahmegebietes auf einen Stand von über 1000 erfaßten Personen.

## 2. Kutzenberg während des Nationalsozialismus: Nationalsozialistische Politik und ihre Folgen für die Patienten

### *2.1. Personalpolitische Veränderungen*

Mit der Machtübernahme der Nationalsozialisten gehen in Kutzenberg auch wichtige personelle Veränderungen einher. Direktor Dr. Karl Schwarz übernimmt 1933 die Leitung der Heil- und Pflegeanstalt Bayreuth. An seine Stelle tritt in Kutzenberg für nur ein Jahr der Günzburger Medizinalrat Dr. Wilhelm Einsle, der 1934 die Nachfolge von Gustav Kolb in Erlangen übernimmt. Auf den vakanten Posten versetzt das Bayerische Innenministerium nun den bisherigen Leiter der unterfränkischen Heil- und Pflegeanstalt Werneck, Dr. Josef Lothar Entres. Mit ihm kommt ein namhafter Chorea-Huntington-Forscher, Schüler Ernst Rüdins und langjähriger Beisitzer im Standesverein der Bayerischen Psychiater, nach Kutzenberg. Entres, ein geborener Würzburger, ist in Werneck als überzeugter, bekennender Katholik in Konflikt mit den Nationalsozialisten geraten. Nach einem Prozeß und kürzerer Schutzhaft wird er im Oktober 1934 als Direktor nach Kutzenberg zwangsversetzt. Im Kontrast zu Einsle leitet jetzt ein erklärter Regimekritiker die Anstalt.

### *2.2. Das Gesetz zur Verhütung erbkranken Nachwuchses*

Sehr bald nach der Machtergreifung durch die Nationalsozialisten bringt das „Gesetz zur Verhütung erbkranken Nachwuchses" spürbare Veränderungen sowohl für den einzelnen Patienten als auch für den Anstaltsalltag insgesamt mit sich. Es hat zur Folge, daß der größte Teil der bisher offenen Landhäuser nun geschlossen werden muß, da viele der untergebrachten Patienten als erbkrank gelten. Entlassungen, im Zuge der Außenfürsorge durch Beurlaubungen relativ liberal gehandhabt, verzögern sich, da vor der Entlassung die „erbliche Belastung“ des Patienten und die Indikation einer Sterilisierung geprüft werden muß. Während es durch die Bemühungen der Außenfürsorge in Kutzenberg ab 1929 gelingt, den durchschnittlichen Krankenstand auf einem Wert um 600 zu stabilisieren und manchen Monat bis 1932 noch darunter zu drücken, nimmt er ab 1933 durch die eingeschränkten Entlassungsmöglichkeiten rasch wieder zu und erreicht bereits 1937 beständig einen Wert um 670.

Entlassungen und Beurlaubungen in Relation zum Gesamtbestand:
(Entlassungen infolge von Verlegungen und Transporten sind nicht einberechnet)

| Jahr | Gesamtbestand | Entlassungen | Beurlaubungen | zusammen | Entl./Beur.% |
|---|---|---|---|---|---|
| 1925 | 639 | 56 | 48 | 104 | 15,0% |
| 1926 | 692 | 89 | 69 | 158 | 22,8% |
| 1927 | 699 | 20 | 78 | 98 | 14,0% |
| 1928 | 771 | 34 | 111 | 145 | 18,8% |
| 1929 | 789 | 42 | 103 | 145 | 18,4% |
| 1930 | 824 | 38 | 136 | 174 | 21,1% |
| 1931 | 775 | 23 | 107 | 130 | 17,0% |
| 1932 | 781 | 26 | 96 | 122 | 15,6% |
| 1933 | 787 | 34 | 112 | 146 | 18,6% |
| 1934 | 781 | 26 | 79 | 105 | 13,4% |
| 1935 | 792 | 26 | 88 | 114 | 14,4% |
| 1936 | 814 | 26 | 88 | 114 | 14,0% |
| 1937 | 811 | 101 | 9 | 110 | 13,6% |
| 1938 | 838 | 121 | 1 | 122 | 14,6% |
| 1939 | 946 | 125 | 6 | 131 | 13,8% |
| 1940 | 1046 | 48 | 48 | 96 | 9,2% |
| 1941 | 1392 | 56 | 113 | 169 | 12,1% |
| 1942 | 1131 | 40 | 124 | 164 | 14,5% |
| 1943 | 1203 | 60 | 133 | 193 | 16,0% |
| 1944 | 1207 | 52 | 130 | 182 | 15,1% |
| 1945 | 1243 | 73 | 153 | 226 | 18,2% |

Die traditionellen Aufgaben der Fürsorge erfahren durch die erbbiologische Bestandsaufnahme, die eine „sippenmäßige“ Erfassung aller Anstaltspatienten – auch der ehemaligen – bezweckt, ab 1935 zusätzlich eine Vereinseitigung im Hinblick auf eine „ausmerzende Rassenhygiene“. In der Verwaltung wird dafür ein eigenes Büro, die sogenannte „Erbbiologie“, eingerichtet, in der eine Ordensschwester als Schreibkraft tätig ist.

Sterilisierungen werden in Kutzenberg an Ort und Stelle durchgeführt. Zu diesem Zweck kommt ein Chirurg aus Bamberg in die Anstalt, der die Operationen durchführt; die Anstaltsärzte assistieren dabei. Da Jahresberichte und Akten fehlen, kann über das Ausmaß von Sterilisierungen in Kutzenberg keine Aussage gemacht werden.

### 2.3. *Sparmaßnahmen und ihre Folgen*

Radikale Sparmaßnahmen erschweren das ohnehin schon von Enge und Kargheit geprägte Leben in der Anstalt. Gespart wird zunächst am teuren Pflegepersonal, so daß man in Kutzenberg 1936 die geforderte Quote von sieben Patienten auf eine Pflegekraft erreicht. Eine solche Quote wurde zuletzt 1923/24 während der Wirtschaftskrise gefordert. Ebenso läßt die Regierung freigewordene Arztstellen nicht mehr besetzen. Einige Jahre sind für die tägliche Betreuung von 650 Patienten der Anstalt lediglich zwei Abteilungsärzte vorhanden.

Parallel dazu fordert die Regierung von der Anstalt ein äußerst sparsames Wirtschaften. Das bedeutet für Kutzenberg, eine Anstalt, die sich mit Lebensmitteln weitgehend selbst versorgen kann und durch den ausgedehnten Arbeitsbetrieb seit der Gründung finanziell recht günstig dasteht, daß ab 1933 Überschüsse für den Regierungshaushalt erwirtschaftet werden müssen. Allein der Haushaltsvoranschlag für 1934 sieht einen Überschuß von 100000 Reichsmark vor, der nach Ansbach abgeliefert werden muß. Daß die Anstalt, im übrigen als gewinnbringendste Anstalt im Regierungsbezirk Mittel- und Oberfranken anerkannt, dem Bezirk in keiner Weise zur Last fallen darf, zeigt der Brand des Gutshofes 1938, durch den Futtervorräte, Stallungen und Lagerräume vernichtet wurden. Seitens der Regierung geschehen keinerlei Schritte zum Wiederaufbau der dringend benötigten Gebäude; statt dessen bemüht sich Direktor Entres durch extreme Überbelegung der Anstalt und höhere Überschüsse von den Verpflegungsgeldern, die Gebäude aus anstaltseigenen Mitteln notdürftig wiederherzustellen.

Durch die Sparmaßnahmen kann die Heil- und Pflegeanstalt nur sehr bedingt ihren eigentlichen Aufgaben für die Patienten nachkommen. Die ärztliche Betreuung ist auf ein Mindestmaß reduziert, gleichzeitig der Arbeitsbetrieb intensiviert. Die Anstalt erscheint in den Jahren 1933–39 mehr denn je als perfekt organisierter Wirtschaftsbetrieb, weniger als Heil- und Pflegeanstalt. Negative Folgen bleiben für die Kutzenberger Patienten nicht aus. Zwar hält sich die Sterblichkeit noch 1937 mit 3,6% auf einem im Vergleich zu anderen Anstalten sehr niedrigen Stand; dennoch nehmen in dieser Zeit die ansteckenden Erkrankungen zu. 1936 verstirbt ein Patient an Paratyphus, im Juni 1939 zwei Frauen an einer Ruhrinfektion, schließlich zwei Frauen und eine Pflegerin an Typhus im November und Dezember 1940. Die schmalere Lebensbasis, die psychisch kranken Menschen zugestanden wird, die unter anderem ihren sichtbaren Ausdruck in der engen Belegung der Anstalt findet, ermöglicht die Ausbreitung solcher Erkrankungen, die vorher noch nie in Kutzenberg aufgetreten waren.

### 2.4. *Gleichschaltung*

Obwohl die Kutzenberger Anstaltsleitung regimekritisch eingestellt ist, kann sie den Zwang zur Anpassung und Gleichschaltung der staatlichen Einrichtung an die nationalsozialistische Ideologie nicht wirkungsvoll abwehren. Sämtliche Beamten der Anstalt, also die Verwaltung wie auch ein Großteil des Pflegepersonals, müssen der Partei beitreten. Direktor Entres und der Gutsverwalter sind unter den letzten, die dies wohl erst 1938 tun. Gleichzeitig werden Personen, „die sich als Kämpfer der Bewegung um die nationale Erhebung besondere Verdienste erworben haben [...] bevorzugt befördert".[1] Die Regierung weist Direktor Entres ausdrücklich an, in der Anstalt keinesfalls Ordensschwestern zu beschäftigen, „die nachgewiesenermaßen gegen den nationalsozialistischen Staat in Wort, Schrift oder sonstwie arbeiten".[2] Wenn auch diese Maßnahmen in Kutzenberg nur eingeschränkt durchsetzbar sind, so etabliert die regionale Parteileitung in der Anstalt mit Hilfe der Pfleger ein wirkungsvolles Bespitzelungssystem, durch das auf die Anstaltsleitung und die übrigen Anstaltsangehörigen Druck ausgeübt werden kann. All das spielt sich mehr oder weniger hinter den Kulissen ab. Eine nach außen hin sichtbare „nationalsozialistische Anstaltskultur" kann sich in Kutzenberg nicht entwickeln. Direktor Entres, der den Hitlergruß persönlich nicht verwendet, und die über fünfzig Ordensschwestern, die sich zu dieser Zeit in der Anstalt aufhalten, sind nicht dazu geeignet, die Ausbreitung des Nationalsozialismus in Kutzenberg zu fördern. Im Gegenteil: Gerade die Oberzeller Schwestern betonen den caritativen Charakter der Anstalt und bilden einen Gegenpol zu einem Teil der eher regimefreundlichen Pfleger. Von daher ist es wohl auch zu verstehen, daß die Nonnen der Regierung von Mittel- und Oberfranken ein Dorn im Auge sind. Noch 1941 hält es Bürgermeister Liebl von Nürnberg in seiner Funktion als Bezirkstagspräsident für unerläßlich,

> „daß an dem gesteckten Ziele, die Ordensschwestern an der Heil- und Pflegeanstalt Kutzenberg durch weltliche angestellte Pflegerinnen zu ersetzen, unter allen Umständen festgehalten werden muß."[3]

### *2.5. Auswirkungen des Kriegsausbruchs*

Einschneidende Veränderungen bringt der Kriegsausbruch mit sich. Zahlreiche Pfleger werden zum Kriegsdienst eingezogen. An ihre Stelle treten ungelernte Hilfspfleger aus der unmittelbaren Umgebung der Anstalt und aushilfsweise auch Ordensschwestern. Daneben werden zwei Ärzte abgezogen, so daß sich 1939/40 nur noch der Anstaltsleiter und ein Assistenzarzt in der mit über 770 Patienten belegten Anstalt befinden. Damit nicht genug: Direktor Entres muß bis April 1940 zusätzlich die vakante Stelle des praktischen Arztes in Ebensfeld versehen.

Die Anstaltsbetriebe erhalten jetzt einen neuen Produktionszweig: Patienten stellen auf den Abteilungen bis Kriegsende Geschoßkörbe her, werden also fest in die Rüstungsproduktion eingespannt.

Durch den Feldzug gegen Frankreich müssen im September 1939 die Anstalten der bayerischen Pfalz komplett geräumt werden. Nach einer dreitägigen Odyssee quer durch Deutschland treffen am 6. September um ein Uhr morgens 17 Frauen

[1] Staatsarchiv Bamberg K 3 1975 Nr. 255
[2] siehe Anm. 1
[3] Stadtarchiv Nürnberg C 29 Dir A Nr. 157

und zwei Ordensschwestern aus dem Paulusstift Liebfrauenberg bei Bergzabern in Kutzenberg ein. Deren Unterbringung bereitet zunächst noch keine Probleme. Bereits am 11. September muß Kutzenberg jedoch noch 98 Frauen aus der Heil- und Pflegeanstalt Klingenmünster zusätzlich aufnehmen. Da sich nunmehr 438 Frauen, gegenüber 341 Männern, in der Anstalt befinden, müssen sechzig Frauen mit dem Festsaal als Unterbringung vorliebnehmen. 38 Frauen können „durch Hineinstopfen in die an sich schon überfüllten Abteilungen" untergebracht werden. Mit den evakuierten Frauen aus der Pfalz kommt auch eine Ärztin aus Klingenmünster zusätzlich nach Kutzenberg.[4]

Durch die Überfüllung ist die Lage in der Anstalt gespannter denn je.

### *2.6. Die Auflösung der Heil- und Pflegeanstalt Bayreuth*

In der ersten Oktoberwoche 1940 werden die Frauen aus dem Liebfrauenstift bei Bergzabern und aus der Heil- und Pflegeanstalt Klingenmünster samt den Pflegerinnen wieder in ihre Heimatanstalten zurückgebracht. Eine spürbare Verbesserung tritt damit aber nicht ein. Kutzenberg muß am 4., 7. und 8. Oktober aus der aufgelösten Heil- und Pflegeanstalt Bayreuth insgesamt 126 Patienten übernehmen; die Anstalt bleibt also genauso überfüllt wie bisher.

Die Auflösung der ehemaligen „Mutteranstalt" von Kutzenberg bringt wichtige Veränderungen mit sich: Mit den Patienten aus Bayreuth werden auch Pfleger und Pflegerinnen sowie ein Oberarzt aus Bayreuth übernommen. Von nun an sind auf den Frauenabteilungen neben den Ordensschwestern auch wieder weltliche Pflegerinnen tätig. Ferner muß Kutzenberg alle neuzugewiesenen Patienten aus ganz Oberfranken allein aufnehmen. Die Zugangsziffern steigen in der Folgezeit deswegen deutlich an.

Entwicklung der Zugangsziffern:
(Verlegungen und Transporte aus anderen Anstalten sind nicht einberechnet)

| Jahr | Zugänge | Jahr | Zugänge |
|---|---|---|---|
| 1930 | 215 | 1938 | 172 |
| 1931 | 166 | 1939 | 168 |
| 1932 | 185 | 1940 | 148 |
| 1933 | 183 | 1941 | 272 |
| 1934 | 168 | 1942 | 283 |
| 1935 | 172 | 1943 | 348 |
| 1936 | 170 | 1944 | 345 |
| 1937 | 161 | 1945 | 399 |

Regierungspräsident Dippold erklärt dem Bayerischen Innenministerium gegenüber, daß die „starke Belegung" der Anstalten Ansbach, Erlangen und Kut-

[4] Staatsarchiv Bamberg K 3 1975 Nr. 680

zenberg „wohl als vorübergehende, nicht aber als dauernde Notmaßnahme getragen werden kann".[5] Er ist sich sowohl wie die Münchner Ministerialbürokratie darüber im klaren, daß in Kürze auch die Heil- und Pflegeanstalten seines Bezirks von Transporten in Tötungsanstalten betroffen sein werden, und kann daher getrost die Überbelegung kurzzeitig in Kauf nehmen. Auch Direktor Entres ahnt oder weiß, daß seinen Patienten nichts Gutes in Aussicht steht. Mitte Oktober wird nämlich von der Regierung in Erwägung gezogen, die drei Anstalten durch Patientenverlegungen in die schwäbischen Anstalten Kaufbeuren und Günzburg (beide sind zu diesem Zeitpunkt wegen Transporten in Tötungsanstalten unterbelegt) zu entlasten. Direktor Entres wehrt sich aber gegen diese Maßnahme, obwohl Kutzenberg mit 780 Patienten stark überfüllt ist. Er hält seine Anstalt immer noch für aufnahmefähig und gibt vor, nicht einsehen zu können, „weshalb die schwäbischen Anstalten auf Kosten unseres Bezirksverbandes aufgefüllt werden sollen, nachdem sie vor einiger Zeit unheilbar Kranke an Reichsanstalten haben abgeben müssen".[6] Vermutlich hofft er noch, die Menschen in Kutzenberg eher vor den drohenden Transporten schützen zu können. In der Tat bleiben den in den mittel- und oberfränkischen Anstalten lebenden Menschen Verlegungen nach Schwaben erspart. Schon einen Monat später aber ist auch Kutzenberg von erneuten Patiententransporten betroffen.

### *2.7. Die Verlegungen im Rahmen der T4-Aktion*

Mit den Maßnahmen der sogenannten „T4-Aktion" wird Kutzenberg erstmals im Juni 1940 konfrontiert. Dr. Leonardo Conti fordert die Anstaltsleitung auf, bis zum 1. August sämtliche Patienten der Anstalt über die Meldebögen zu erfassen und an den Reichsminister des Innern zu senden. Von diesem Zeitpunkt an gehen im Halbjahresabstand die ausgefüllten Meldebögen von Kutzenberg an die „Reichsarbeitsgemeinschaft der Heil- und Pflegeanstalten" in Berlin. Neuzugehende Patienten aus dem Aufnahmegebiet der Anstalt oder durch Verlegungen aus anderen Anstalten werden auf diese Weise ebenfalls erfaßt. Mit den Meldebögen muß Kutzenberg auch Verzeichnisse über die im jeweiligen Halbjahr entlassenen und verstorbenen Patienten übersenden, die früher bereits über Meldebögen erfaßt worden sind. So ist die T4-Zentrale über die Krankenbewegung der Anstalt umfassend informiert.

Direktor Entres versucht zunächst allein mit Hilfe seiner Sekretärin die Meldebögen auszufüllen. Da die Frist zur Rücksendung nach Berlin aber sehr knapp ist, zieht er auch zwei weitere Abteilungsärzte für diese Arbeit heran. Er weist sie ausdrücklich an, „die Kranken so zu begutachten, daß diese noch zu einer Beschäftigung herangezogen werden können."[7] Nur wer körperlich krank ist, bei dem wird vermerkt, daß er während seiner Krankheit nicht einsatzfähig ist.

[5] Stadtarchiv Nürnberg C 29 Dir A Nr. 153
[6] Staatsarchiv Bamberg K 3 1975 Nr. 693
[7] Staatsarchiv Coburg StAnw. Nr. 104

Das Ausfüllen der Bögen wird in Kutzenberg offenbar kontrolliert. Dr. Curt Schmalenbach, Arzt der Tötungsanstalt Sonnenstein und T4-Gutachter, fordert am 29. Juli 1941 Direktor Entres auf, den „Gesamtbestand der bisher noch nicht Gemeldeten“ und die durch Transporte neu zugegangenen Patienten zu erfassen. Er kündigt für den 12. September seinen Besuch an, um dabei „gemeinsam [mit Direktor Entres] anhand der ausgefüllten Meldebögen die einzelnen Fälle durchzugehen.“

Ähnlich wie in anderen Anstalten kommen am 14. September 1940 zehn jüdische Patienten von Kutzenberg nach Eglfing-Haar. Von dort werden sie am 20. September vermutlich direkt in eine Tötungsanstalt weiterverlegt. Bekannt ist, daß die im Kutzenberger Anstaltstresor verwahrten Wertgegenstände der aus Coburg stammenden jüdischen Patienten nach deren Verlegung in den Besitz der Stadt Coburg übergingen.

Von Kutzenberg gehen einschließlich der oben erwähnten Verlegung insgesamt fünf Transporte direkt oder indirekt in Tötungsanstalten. Der Großtransport am 26. November 1940 mit 130 Patienten hat als Ziel zunächst die Zwischenanstalt Niedernhart bei Linz, von wo aus die Patienten in die Tötungsanstalt Hartheim gebracht werden. Der Todeszeitpunkt der Kutzenberger ist für den 4.–12. Dezember beurkundet. Die 81 Frauen sollen fast ausnahmslos am 6. und 7. Dezember verstorben sein. Die sieben Männer, deren Todestag der 4. Dezember ist, sollen allesamt einem epileptischen oder paralytischen Anfall erlegen sein.

Der nächste Transport vom 28. Februar 1941 mit 134 Patienten führt etwa dreißig Patienten direkt in die Tötungsanstalt Sonnenstein bei Pirna. Die restlichen ca. 100 Personen kommen vorübergehend in die Zwischenanstalt Arnsdorf bei Dresden, von wo aus sie in kleineren Gruppen ebenfalls nach Sonnenstein überführt werden, die letzten erst Anfang Juli 1941. Der Transport vom 28. März mit 32 Patienten hat zunächst als Ziel Erlangen, von wo aus alle am 1. April nach Hartheim bei Linz gelangen. Der letzte Großtransport geht am 17. Juni 1941 wohl direkt nach Hartheim. Der Tod der Patienten ist vom 18. Juni bis 12. Juli beurkundet. Diesmal wird wiederum bei acht Männern, die alle am 1. Juli verstorben sein sollen, ein epileptischer Anfall als Todesursache attestiert. Unter diesen insgesamt 446 verlegten Menschen befinden sich 63 aus der aufgelösten Heil- und Pflegeanstalt Bayreuth und 57 aus der Pflegeanstalt Gremsdorf, alle anderen sind langjährige Kutzenberger Anstaltsbewohner, darunter auch drei Patienten, die schon mit dem allerersten Transport vom 21. September 1905 aus Bayreuth gekommen waren, also seit 35 Jahren in Kutzenberg lebten.

Die Transporte hatte die Kutzenberger Direktion nach den Listen von Berlin zusammenzustellen, die in der Regel eine Woche vor dem beabsichtigten Transport eintreffen.

In der täglichen Besprechung erhalten der Kutzenberger Pflegesekretär und die Schwester Oberin die Listen mit den zu verlegenden Patienten. Es ist ihre Aufgabe, die Patienten für den Transport vorzubereiten. Noch am Abend vor der Verlegung wird ihnen ein Pflasterstreifen mit Namen und Geburtsdatum zwischen die Schulterblätter geklebt und der persönliche Besitz auf dem Nachtkäst-

T4-Transporte von Kutzenberg in Tötungsanstalten:

| Datum | Anzahl | Männer | Frauen | Tötungsanstalt |
|---|---|---|---|---|
| 14. 09. 1940 | 10 | 3 | 7 | Brandenburg |
| 26. 11. 1940 | 130 | 49 | 81 | Hartheim über Niedernhart |
| 28. 02. 1941 | 134 | 89 | 45 | Sonnenstein über Arnsdorf |
| 28. 03. 1941 | 32 | 19 | 13 | Hartheim über Erlangen |
| 17. 06. 1941 | 140 | 91 | 49 | Hartheim |
| Zusammen | 446 | 49 | 197 | |

chen bereitgelegt. Am Vorabend des Transportes kommt jeweils der Transportleiter Küppers von Berlin nach Kutzenberg und überprüft anhand der Listen die Namen und die getroffenen Vorbereitungen. In der Anstalt nennt man ihn schließlich den „Schinderhannes", weil er und seine Begleiter, die alle „auffallend groß und kräftig gebaut" sind, „mit den Kranken nicht gut umgehen". Die „Gekrat" wickelt die Verlegungen meist in den frühen Morgenstunden oder vormittags ab. Der erste Transport wird in Ebensfeld am Bahnhof verladen, was in der Bevölkerung ungeheures Aufsehen erregt. Deswegen werden die Kutzenberger Patienten bei den folgenden Transporten mit den Bussen der „Gekrat" bis Lichtenfels gefahren und dort erst in die Waggons gebracht. Der Transport vom Juni 1941, der wegen „eisenbahntechnischer Schwierigkeiten" verschoben werden muß, erfolgt ausnahmsweise mit Bussen der Wehrmacht. Von dort geht es dann mit dem Zug in die Tötungsanstalten nach Sachsen oder nach Österreich. Obwohl in Kutzenberg amtlicherseits nicht bekanntgegeben wird, wohin die Patienten geschickt werden und was mit ihnen geschieht, ist schon nach kurzer Zeit weder den Anstaltsangehörigen noch den Patienten und deren Familien Sinn und Zweck der Verlegungen ein Geheimnis mehr. Die Pfleger und Pflegerinnen werden zunächst beauftragt, den Patienten nichts von der „Verschubung" zu sagen. Sie sollten dies erst am Tag ihrer Verlegung erfahren. In der Tat reagieren sie recht unterschiedlich auf die Verlegung: „Manche freuten sich, weil sie dachten sie können sich verbessern, andere wieder gingen ungern fort." Nach und nach treffen jedoch über die Angehörigen Todesnachrichten von den verlegten Patienten der ersten Transporte in Kutzenberg ein. Viele lassen sich jetzt nicht mehr täuschen. Untereinander drohen sich die Kutzenberger Patienten: „Morgen kommt wieder der Oberschlächter zu uns!" Manche ahnen weitere Verlegungen voraus: „Wenn heut abends mein Zeug auf dem Nachtkästchen liegt, muß ich morgen mit fort!" So gibt es

„bei den letzten Transporten [...] besonders bei den Frauen etwas Unruhe, weil durch die Besucher schon bekannt geworden war, daß den Verschubten nichts Gutes in Aussicht stehe."[8]

[8] Staatsarchiv Coburg StAnw. Nr. 104

Jeder, der den Kutzenberger Anstaltsdirektor beim Abschied von den Patienten der vier Transporte weinen sieht, weiß, daß die Reise nicht in den Urlaub, sondern in den Tod führen muß. In der Anstalt ist also zumindest inoffiziell bekannt, was den Patienten nach der Verlegung geschieht. Vergleichsweise offen reden einige Ordensschwestern mit der besorgten Schwester einer Kutzenberger Patientin über die Transporte:

„Ich unterhielt mich einmal mit einer Pflegeschwester. Diese sagte mir, daß, wenn sie von Kutzenberg wegkommen, ihr Leben ein Ende hat. Meine Schwester war aber nicht so sehr krank, denn sie arbeitete dort immer, wodurch wir etwas befriedigt wurden, denn wir waren der Meinung, daß Kranke, die arbeiten können, nicht weggeschafft werden. Dies widerlegte uns aber eine Schwester, die dort beschäftigt war und sagte uns, daß kein Unterschied gemacht wird, die holen wen sie wollen und dann ist es aus mit den Betroffenen."[9]

Damit nicht genug: Völlig unerwartet kommt am 12. Juni 1941 ein Mann nach Kutzenberg zurück, der am 28. Februar mit dem zweiten Transport verlegt wurde und den man längst nicht mehr am Leben glaubte. Offenbar war es irgend jemandem in der sächsischen Anstalt Arnsdorf aufgefallen, daß es sich um einen ausgezeichneten Verwundeten des Ersten Weltkriegs handelte, er also offiziell nicht mit unter die Aktion fallen durfte. Er wird nach Kutzenberg zurückgeschickt und erzählt dort Anstaltsangehörigen und Patienten noch bis in die 60er Jahre hinein von seinen Erlebnissen auf dem Transport.

Offiziell wird auch den Kutzenberger Ärzten nicht bekanntgegeben, was mit den Patienten geschieht, aber alle Reaktionen deuten darauf hin, daß sie ahnen, welches Schicksal den verlegten Patienten bevorsteht. Wie auch immer: Die Sekretärin von Direktor Entres berichtet, daß er „über die Verschubung der Kranken sehr aufgebracht war und es beklagte, nichts dagegen unternehmen zu können."[10] Die Verlegungen sind für ihn Anlaß, beim Bamberger Erzbischof Dr. Johannes Jacobus von Hauck vorzusprechen: „Dr. Entres hatte die Absicht in Anbetracht der Vorfälle sich pensionieren zu lassen. Der Erzbischof von Bamberg hat jedoch Dr. Entres von seinem Vorhaben abgeraten, weil er befürchtete, daß an Dr. Entres Stelle ein SS-Arzt kommen könne." Soweit möglich, werden Patienten von den Verlegungslisten gestrichen. Die Verlegungslisten aus Berlin lassen hierfür einen relativ großen Spielraum. Auf den Kutzenberger Listen sind dreißig bis sechzig Namen mehr vermerkt, als letztendlich zu verlegen sind. Bisweilen werden auch die Angehörigen von der bevorstehenden Verlegung benachrichtigt. Ein Kutzenberger Arzt berichtet hierüber:

„Soweit ich einwirken konnte, wurden über die Schwester Oberin und Schwester G. die Angehörigen verständigt. Damit wurde den Angehörigen die Möglichkeit gegeben, ihre Kranken abzuholen. Die Angehörigen haben teilweise von dieser Möglichkeit Gebrauch gemacht. Daß unsere Anstalt in dieser Hinsicht das besondere Vertrauen hatte, beweist die Tatsache, daß Kranke, die in anderen Anstalten zur Verschubung vorgesehen waren, von den Angehörigen dort weggenommen und in unsere Anstalt gebracht wurden. Dabei wurde vereinbart,

[9] Staatsarchiv Coburg StAnw Nr. 104
[10] siehe Anm. 9

im Falle der beabsichtigten Verschubung des fraglichen Kranken die Angehörigen zwecks Abholung rechtzeitig zu benachrichtigen."[11]

Möglich ist diese Maßnahme freilich nur bei den Patienten, die sich freiwillig oder auf Antrag der Angehörigen in der Anstalt befinden. Die vielen von Amts wegen zwangseingewiesenen Menschen sind dagegen auf Gedeih und Verderb den Maßnahmen ausgeliefert.

Bereits vor dem ersten Großtransport vom 26. November 1940 werden Angehörige offenbar von den Klosterschwestern über die Verlegung benachrichtigt:

„Etwa sechs Wochen vorher [gemeint ist sechs Wochen vor dem Eintreffen der Todesnachricht aus der Tötungsanstalt] kam von Kutzenberg eine Karte, auf der geschrieben stand, wir sollten die T. abholen, es gefalle ihr nicht mehr. Das Schriftstück war so abgefaßt, wie wenn es meine Schwiegertochter geschrieben habe. Ich sah aber sofort, daß es von jemandem anderen geschrieben worden ist, ich vermute von einer Schwester. Diese mag gewußt haben, was vorgeht mit den Kranken und wollte vielleicht das Schlimmste verhindern."[12]

Lediglich einmal, als ein Transport nicht vom Bayerischen Innenministerium, sondern nur von der „Gekrat" angeordnet wird, wehrt sich Direktor Entres:

„Nach Anordnung des dritten Transportes, als ich beim Bayerischen Innenministerium fernmündlich anfragte, ob denn diese Gemeinnützige Transportgesellschaft die Berechtigung habe, Transporte anzuordnen, habe ich dem Oberregierungsrat D. am Fernsprecher gesagt, ich möchte in Zukunft mit derartigen Transporten nichts mehr zu tun haben, im übrigen haben auch die Bahnbeamten in Lichtenfels und die Bevölkerung gegen diese Transporte schon Stellung genommen."[13]

Den Transport kann er dadurch freilich nicht aufhalten.

Nachrichten über die Verlegungen und die plötzlichen Todesfälle verbreiten sich in der Bevölkerung wie ein Lauffeuer. Die Angehörigen schöpfen in der Regel sofort Verdacht, daß es beim plötzlichen Tod ihres Angehörigen nicht mit rechten Dingen zugegangen sein kann. Die Mutter eines ermordeten Kutzenberger Patienten weiß zu berichten:

„Wenn nun auch die Möglichkeit bestanden haben will, daß mein Sohn nun tatsächlich an einem Anfall verstorben ist, so ist es mir unerklärlich, daß gerade am 4. Dezember 1940 so viele in den Heil- und Pflegeanstalten untergebrachte Personen plötzlich verstorben sind. Mir selbst sind in Marktredwitz vier Fälle bekannt, daß die in der Heil- und Pflegeanstalt in Hartheim untergebrachten Personen eines plötzlichen Todes verstorben sind. ... Diese Fälle wurden seinerzeit sehr viel besprochen und dabei konnte ich immer wieder nur hören, daß die in den Anstalten untergebrachten Personen keines natürlichen Todes verstorben sind."[14]

Eine andere Mutter meint hierzu:

„Ganz besonders verdächtig war für mich dann noch, als ich erfuhr, daß noch weitere mir von Coburg her bekannte Kranke, die ebenfalls mit meiner Tochter zusammen von Kutzen-

[11] siehe Anm. 9
[12] siehe Anm. 9
[13] siehe Anm. 9
[14] siehe Anm. 9

berg nach Hartheim verlegt worden waren, zum gleichen Zeitpunkt, ich muß sagen, sogar am gleichen Tag verstorben sind.“[15]

Ausgesprochen mutig ist der Bruder des am 26. November 1940 nach Niedernhart verlegten F., der am 9. Dezember in Hartheim verstorben sein soll. Er schreibt daraufhin an den Bürgermeister von Hartheim, den er für den verantwortlichen Standesbeamten hält:

„In nachzubringender Vollmacht meines Vaters [...] beantrage ich die Berichtigung der Sterbeurkunde für meinen Bruder. [...] Als Todesursache ist in der Sterbeurkunde unrichtigerweise „Rachenabszeß“ angegeben. Mein Bruder ist nach allen Umständen eines anderen, nicht natürlichen Todes gestorben und ich bitte, den richtigen Grund im Sterberegister zu bezeichnen. Es liegt mir fern, die aus kriegswichtigen Gründen getroffenen Maßnahmen des Herrn Reichsverteidigungskommissars für schlecht zu heißen, bin aber der Meinung und glaube, daß dies auch von den oberen Dienstbehörden gebilligt wird, daß die Angehörigen über den wirklichen Sachverhalt unterrichtet werden. Es dient auch zur Beruhigung. Uns Angehörigen ist es viel lieber, wir erfahren die Wirklichkeit. Unser Zweifel geht sogar so weit, daß wir manchmal daran denken, daß unser Kranker noch lebt und irgendwo ausgesetzt ist. Mein Bruder befand sich vom 23.11.32 bis 25.11.40 als Kranker in der Heil- und Pflegeanstalt Kutzenberg und wurde ohne Wissen und Willen der Angehörigen am 23. 11. 1940 nach Niedernhart bei Linz überführt. Am 20. 11. 1940 hatte ich meinen Bruder in Kutzenberg besucht und keinerlei Merkmale einer Rachenentzündung bemerkt, auch wurde mir von den Ärzten und den Pflegern nichts davon gesagt. Die Todesursache ist auch gänzlich ausgeschlossen. Mein Bruder war ein körperlich kerngesunder Mensch, was schon viele Proben während seiner Krankheit bewiesen haben. Er hat vor Beginn seiner Krankheit solid gelebt und eifrig Leibesübungen getrieben. Nachdem mein Bruder nicht in Niedernhart, sondern in der Landesanstalt Hartheim gestorben ist, war er doch kurz vor seinem Tod noch gesund und transportfähig zur Überführung nach Hartheim. In der kurzen Zeit seines Aufenthaltes in Hartheim kann er nicht einer solchen vorgeschützten Krankheit erlegen sein. Alle von Kutzenberg nach Niedernhart weggebrachten Kranken sind gestorben und wie ich mich vergewisserte angeblich fast ausnahmslos an der gleichen Krankheit. Ich bitte im Berichtigungsverfahren den Herrn Leiter der Landesanstalt Hartheim und den Arzt zu hören, der die Leichenschau vorgenommen hat unter eidesstattlicher Versicherung der Richtigkeit ihrer Angaben.“[16]

Hartheim entschließt sich, obwohl der „von Beleidigungen strotzende Brief absolut befremdet“, dem Angehörigen des Ermordeten höflich, aber bestimmt zu antworten. Es wird bedauert, daß keine anderen Angaben über die Todesumstände gemacht werden könnten:

„Daß ihr Bruder in der früheren Unterbringungsanstalt körperlich gesund war, berechtigt sie noch lange nicht zu der Annahme, daß ihr Bruder nicht eines natürlichen Todes gestorben sei. Jeder Sachverständige wird ihnen sagen müssen, daß diese Krankheit innerhalb weniger Tage zum Tod führen kann. Auf ihre weiteren Ausführungen einzugehen verzichten wir, weisen aber ihre vorgebrachten Verdächtigungen auf das Entschiedenste zurück. Wir betrachten ihr Verhalten als einen etwas unüberlegten Schritt, würden uns aber im Wiederholungsfall genötigt sehen in Erwägung zu ziehen anderweitige Schritte gegen sie einzuleiten. Mit allem Nachdruck machen wir sie darauf aufmerksam, daß ihnen eine Kritik an den Maßnahmen des Herrn Reichsverteidigungskommissars keinesfalls zusteht.“[17]

[15] siehe Anm. 9
[16] siehe Anm. 9
[17] siehe Anm. 9

Manche Angehörige dagegen sind über die überraschende Todesnachricht durchaus erleichtert:

„Mein Sohn [...] litt an einer unheilbaren Krankheit, der Tod war für ihn eine Erlösung. Für meine Frau und für mich war die Todesnachricht schmerzlich, aber wir waren zufrieden, daß er von seinen Leiden befreit war."[18]

Ganz besonders tragisch verlaufen die Ereignisse für zwei Familien, die mehrere Angehörige in Kutzenberg untergebracht haben. So verliert eine Mutter mit dem Transport am 28. Februar 1941 einen Sohn und versucht daraufhin, ihren zweiten Sohn aus der Anstalt nach Hause zu holen. Da er dort aber zwangseingewiesen ist, ist eine Entlassung nicht möglich. Er kommt am 17. Juni 1941 mit dem letzten Transport von Kutzenberg weg und wird ebenfalls ermordet.

Ähnlich ergeht es einem Mann, der am Karsamstag 1941 vom Sonnenstein plötzlich eine Nachricht über den Tod seines Bruders erhält, ohne vorher von der Verlegung benachrichtigt worden zu sein. Er versucht daraufhin, seine ebenfalls in Kutzenberg zwangseingewiesene Mutter zu sich nach Hause zu holen, hat damit aber auch keinen Erfolg. Wenige Wochen später erhält er aus Hartheim die Nachricht vom Tod seiner Mutter, wieder ohne irgendeine Benachrichtigung über die Verlegung.

Die T4-Transporte sind für die betroffenen Patienten wie auch für die Anstalt an sich ein katastrophales Ereignis. Die Zurückgebliebenen müssen tagtäglich um ihr Leben fürchten; sie können die Heil- und Pflegeanstalt nicht mehr als Hilfe, sondern nur noch als einen Ort des Schreckens wahrnehmen. Kutzenberg ist von jetzt an in der Bevölkerung verrufen. Düstere Gerüchte über die Mordaktionen verbreiten sich rasch. Ein Blick auf die nüchternen Fakten zeigt das verheerende Ausmaß der T4-Aktion für Kutzenberg: Zieht man von den 446 ermordeten kranken und behinderten Menschen diejenigen, die ursprünglich aus Bayreuth und Gremsdorf in die Anstalt kamen, ab, so verbleiben 326 Menschen, die allesamt mehrere Jahre in Kutzenberg gelebt haben. Legt man einen durchschnittlichen Patientenstand von 670 zugrunde, so sieht man, daß die Hälfte der Patienten innerhalb von nur acht Monaten umgebracht wurden. Die Hälfte der Patienten, das heißt 326 unverwechselbare Biographien, 326 Menschen, die das Leben in der Anstalt über Jahre hinweg geprägt haben, die den Anstaltsangehörigen in vielen Jahren des Umgangs miteinander bekannt geworden waren, wurden ausgelöscht.

Indessen bleibt der Anstalt kaum Gelegenheit, sich mit den Ereignissen auseinanderzusetzen. Der Krieg und die Sparmaßnahmen treffen jeden; jeder ist in irgendeiner Weise von den Zeitumständen betroffen und muß sich einschränken. Der Betrieb der Anstalt gestaltet sich schwierig, zumal sie durch weitere Patientenverlegungen nach kurzer Zeit schon wieder stark überbelegt ist. Wen wundert es da, daß in der Anstalt der Alltag regiert!

[18] siehe Anm. 9

### *2.8. Transporte aus anderen Anstalten nach Kutzenberg*

In einem Brief vom 7. Februar 1941 unterrichtet der Regierungspräsident von Mittel- und Oberfranken die Direktoren der Anstalten Ansbach, Erlangen und Kutzenberg, daß die durch die T4-Transporte freigewordenen Betten der Heil- und Pflegeanstalten zur Aufrechterhaltung ihrer Wirtschaftlichkeit mit Patienten, die auf Kosten der öffentlichen Fürsorge in caritativen Pflegeanstalten untergebracht sind, belegt werden sollen. Kutzenberg hat zu dieser Zeit etwa 650 Patienten. In Absprache mit der Heil- und Pflegeanstalt Erlangen werden am 18. Februar 1941 87 Männer aus Gremsdorf überführt, von denen 57 der T4-Aktion zum Opfer fallen. Am 28. Februar 1941 kommen 79 Frauen aus der St. Josefsanstalt Burgkunstadt nach Kutzenberg. Sie füllen die Plätze auf, die durch den T4-Transport am gleichen Tag frei geworden sind. Am 25., 29. und 30. April kommen aus der Pflegeanstalt Himmelkron – eine Einrichtung der Neuendettelsauer Anstalten – insgesamt 92 Personen, fast ausschließlich Frauen, nach Kutzenberg. Eine Diakonissin aus Himmelkron berichtet über die Verlegung:

„Der große Abschied gestern hat unsere Herzen und Gedanken doch recht bewegt. […] Heute haben wir nun auch noch die anderen Pfleglinge zur Bahn geleitet. Der Arzt und die Schwestern waren recht gut und freundlich. So ging alles glatt vor sich.“[19]

Aus den Akten ist ersichtlich, daß aus den von Burgkunstadt und Himmelkron nach Kutzenberg verlegten Frauen ein weiterer Transport in eine Tötungsanstalt zusammengestellt werden sollte. Wegen des Abbruchs der T4-Aktion konnte dieser jedoch nicht mehr durchgeführt werden.

Größte Schwierigkeiten bereitet die Unterbringung von 180 geistig und körperlich behinderten Menschen aus dem Kloster Blankenburg bei Oldenburg, die am 20. September 1941 in Kutzenberg eintreffen. Von jetzt an muß der Festsaal wieder ständig belegt werden, für die vielen schwerstbehinderten Kinder aus Norddeutschland und aus Himmelkron richtet Direktor Entres in einem „Männerlandhaus“ eine Kinderstation ein, die er auch selbst betreut. Die Abteilungen sind so eng wie nur möglich belegt, und dennoch müssen noch viele Menschen in den Dachgeschossen und Bodenkammern der Krankengebäude hausen. Mit den letzten beiden Transporten vom 7./8. Oktober und 14. November 1941 kommen nochmals dreißig Patienten aus der aufgelösten Anstalt St. Getreu in Bamberg und sieben Frauen aus Himmelkron nach Kutzenberg. Die Anstalt ist am Jahresende 1941 mit ca. 850 Personen voll wie nie zuvor. Die aus Bamberg überführten Patienten müssen mangels Betten auf Strohsäcken schlafen.

Ein weiterer Transport, den die Regierung im April 1941 anordnet, kann verhindert werden. Geplant ist es, 18 zum Teil über 80 Jahre alte Heimbewohner des „Altenheim-Pflegehauses“ in Lützelbuch bei Coburg – ebenfalls eine Einrichtung der Neuendettelsauer Anstalten – , nach Kutzenberg zu bringen. In zähen Ver-

[19] Evangelisch-lutherisches Diakoniewerk Neuendettelsau, Archiv der Direktion der Behindertenhilfe (And/DirB)

handlungen mit dem Landesfürsorgeverband als Kostenträger gelingt es dem Direktor des Altenheims, den Transport zu verhindern.

Durch die Verlegungen gewinnt die Heil- und Pflegeanstalt einen neuen Charakter. Erstmals seit dem Bestehen der Anstalt befinden sich jetzt hier auch viele behinderte Kinder. Dominierten bisher psychisch kranke Langzeitpatienten das Bild, so sind es jetzt eher geistig behinderte Menschen aus den Pflegeanstalten. Erstmals müssen auch geistig und körperlich schwerstbehinderte Menschen verpflegt werden. Dieser Aufgabe nehmen sich in erster Linie die Ordensschwestern an. Sie bemühen sich, so gut es geht, den verlegten Menschen den Neuanfang in Kutzenberg zu erleichtern, was jedoch in der überfüllten Anstalt nur in begrenztem Umfang möglich ist. Eine Diakonissin von Himmelkron bringt diesen Zwiespalt treffend zum Ausdruck:

> „Sie [gemeint sind die Himmelkroner Frauen, die sich jetzt in Kutzenberg befinden] sind gut versorgt, aber diese persönliche Fürsorge, die einzelne gewöhnt sind, kann ihnen natürlich bei dem Massenbetrieb dort nicht geboten werden."[20]

1942 befinden sich ständig etwa 850 Menschen in Kutzenberg; Transporte finden zwar nicht mehr statt, dafür sind die Zugangsziffern und die Sterblichkeitsrate mit 13,2% bezogen auf die Durchschnittsbelegung so hoch wie nie zuvor.

Transporte nach Kutzenberg 1939–41:

| Datum | Herkunftsort | Zahl | M | F | T4 | in Kutzenberg verstorben |
|---|---|---|---|---|---|---|
| 06.09.39 | Stift Liebfrauenbg./Bergzabern | 17 | – | 17 | – | ? |
| 11.09.39 | Klingenmünster | 98 | – | 98 | – | ? |
| 04.–08.10.40 | Bayreuth | 126 | 54 | 72 | 63 | 21 |
| 18.02.41 | Gremsdorf | 87 | 87 | – | 57 | ? |
| 28.02.41 | St. Josefsanstalt Burgkunstadt | 79 | – | 79 | – | ? |
| 25.04./29.04./30.04.41 | Himmelkron | 92 | 1 | 91 | – | 49 |
| 20.09.41 | Kloster Blankenburg/Oldenbg. | 180 | 97 | 83 | – | 101 |
| 07./08.10.41 | St. Getreu | 30 | 30 | – | – | ? |
| 14.11.41 | Himmelkron | 7 | – | 7 | – | 4 |

In dieser Situation stattet der Leiter des Gertrudenheims-Kloster Blankenburg bei Oldenburg seinen ehemaligen Schutzbefohlenen in Kutzenberg einen Besuch ab. Zwei Tage darf er sich in der Anstalt aufhalten, mit seinen „lieben Kranken" reden und alle Anstaltseinrichtungen besichtigen. Er kann feststellen, daß die Verpflegung der Patienten „eine sehr gute" ist. Am Ende des Besuchs hat er eine Unterredung mit Direktor Entres. Er stellt ihm die Frage, „ob und was denn nun an

[20] siehe Anm. 9

diesen Gerüchten Wahres sei, daß lebensunwertes Leben künstlich vernichtet würde." Entres soll darauf erwidert haben:

„Was in anderen Anstalten geschieht, entzieht sich meiner Kenntnis, hier in Kutzenberg geschieht so etwas nicht und solange ich hier bin, wird das auch nicht geschehen. Ebenso ist mein Kollege und Studienfreund in Erlangen [Dr. Wilhelm Einsle] gesonnen. Auch dort wird keinem Kranken ein Unrecht zugefügt".[21]

Der Hausvater von Kloster Blankenburg reist daher beruhigt in seine Heimat zurück:

„Nach dieser Unterredung schied ich von dieser ausgezeichneten Anstalt mit ihrem caritativen Pflegepersonal mit dem beruhigenden Gefühl, daß die Kranken es dort sehr gut haben."[22]

### *2.9. Pläne zur Schließung der Anstalt*

Nach der Umwandlung der Heil- und Pflegeanstalt Bayreuth in eine Einrichtung der NSV im Oktober 1940 steht 1941/42 auch die Existenz von Kutzenberg zur Diskussion. Die Reichsführung-SS möchte aus der Anstalt eine „nationalpolitische Erziehungsanstalt" für die deutsche Jugend machen; auch das Land Bayern hat Interesse an der landschaftlich reizvoll gelegenen Anstalt und möchte sie als staatliche Heimschule nutzen. Man kann dort nicht einsehen,

„warum die Irrsinnigen in neuen stattlichen Gebäuden und in herrlicher Umgebung untergebracht sein sollen, während gesunde deutsche Jugend dazu verurteilt ist, in dumpfen und feuchten Löchern zu hausen."[23]

Da 1941 die Transporte in Tötungsanstalten im Gange sind und der Krankenstand zeitweise unter 620 Personen sinkt, hält die Regierung des Bezirksverbandes die Unterbringung der verbliebenen Patienten in anderen Anstalten durchaus für möglich und strebt eine möglichst gewinnbringende Veräußerung der Anstalt an. Während im Sommer 1941 die Verkaufsverhandlungen mit der SS-Zentrale in Berlin laufen, beschließt die Heeresstandortverwaltung im August, in Kutzenberg ein Reservelazarett mit 350 Betten einzurichten. Mit dem Transport von Oldenburg im September ist Kutzenberg wieder übervoll belegt. Im Oktober wird durch die Bestellung eines „Reichsbeauftragten für die Heil- und Pflegeanstalten" dem Bezirk die unmittelbare Verfügungsgewalt über die Heil- und Pflegeanstalten zudem entzogen. An eine Zweckentfremdung oder gar an den Verkauf von Kutzenberg ist also nicht mehr zu denken. Die 850 Patienten 1942, nach dem Abbruch der T4- Aktion, in anderen Anstalten unterzubringen, ist ebenfalls nicht mehr möglich. Kutzenberg bleibt deswegen weiterhin Heil- und Pflegeanstalt.

[21] *Thorsten Suesse/Heinrich Meyer*, 1989, S. 202
[22] *Thorsten Suesse/Heinrich Meyer*, 1989, S. 202
[23] Stadtarchiv Nürnberg (29 Dir A Nr. 157)

## *2.10. Die „wilde Euthanasie" in Kutzenberg*

Nachdem Kutzenberg 1942 von Transporten weitgehend verschont bleibt und einen relativ „normalen" Betrieb führen kann, sollen die bayerischen Heil- und Pflegeanstalten nach einer Konferenz der Anstaltsdirektoren im November 1942 in München die Ermordungen in ihren Anstalten selbst fortführen. Das Staatsministerium des Innern weist am 15. Dezember 1942 im sogenannten „Hungererlaß" auch die Direktion von Kutzenberg an, die Patienten, die „keine nutzbringende Arbeit leisten" und nicht „in Therapie stehen", schlechter zu verpflegen. Konkret bedeutet dies die Einführung der in Kaufbeuren und Eglfing-Haar bereits erprobten fett- und vitaminlosen Hungerkost für als unheilbar geltende Patienten.

Grundsätzlich ist die Ernährungssituation in Kutzenberg trotz aller Sparmaßnahmen im Vergleich zu anderen Anstalten immer noch relativ günstig. Den Patienten kommt zugute, daß die Anstalt durch den landwirtschaftlichen Betrieb Lebensmittel weitgehend selbst produzieren kann. Mit dem Eintreffen der Transporte aus anderen Anstalten steigt die Krankenziffer, und die Lebensmittel werden knapp. Direktor Entres ordnet deswegen wohl noch 1939/40 an, die anerkannt schönen Kutzenberger Parkanlagen komplett umzuackern und auf den Flächen Gemüse anzubauen. Während des gesamten Krieges wachsen in Kutzenberg dort, wo ursprünglich Rosen blühten, Kohlköpfe und Kartoffeln.

Deutlich später als angeordnet wird in Kutzenberg im Lauf des Jahres 1943 eine „zweite Kost" eingeführt, die nachweisbar in den Abteilungen WU I (Unruhige Wachabteilung für Männer) und WU II (Unruhige Wachabteilung für Frauen), möglicherweise auch in Teilbereichen weiterer Wachabteilungen, verabreicht wird. Direktor Entres weist aber die Küchenschwester ausdrücklich an, das Essen weiterhin mit Fett zuzubereiten. Die Schwester Oberin meint zu dieser Maßnahme:

> „In Anbetracht der Tatsache, daß sich unter den Pflegern auch fanatische Nationalsozialisten befunden haben und damit gerechnet werden mußte, daß diese Zuwiderhandlung des Dr. Entres gegen die Vorschriften der Obersten Reichsbehörde bekannt werden könnte, war dieses ein Risiko für den Chefarzt."[24]

Die „zweite Kost" besteht wohl im wesentlichen aus dem, was auf dem Kaufbeurener Wochenküchenzettel von Dr. Faltlhauser angegeben war, eben nur mit dem Unterschied, daß sie mit Fett zubereitet wird. Immerhin ist diese Kost so karg, daß die Kutzenberger Pfleger sich nicht scheuen, sie als „Hungerkur" zu bezeichnen.

Die Sterblichkeit steigt 1943 auf 12,3%, erreicht 1944 15,0% und sinkt 1945 wieder leicht auf 13,3%. 1944 werden 52 Kutzenberger Patienten entlassen, 130 kommen durch Beurlaubung aus der Anstalt heraus, aber die weitaus meisten, nämlich 181, versterben in der Anstalt, nicht zuletzt an den Folgen der Hungerkost. Diese wird in Kutzenberg immer wieder – nicht zuletzt durch die still-

[24] Staatsarchiv Coburg StAnw. Nr. 104

schweigende Billigung seitens der Anstaltsleitung – unterlaufen. Ordensschwestern versuchen, diese Maßnahme zu sabotieren. Sie lassen auf den Abteilungen zusätzlich Handarbeiten herstellen, die sie dann bei Bauern in der Umgebung gegen Lebensmittel eintauschen; die außerhalb der Anstalt arbeitenden Frauen weisen sie an, sich die Taschen mit Eßbarem vollzustopfen, damit sie diese dann nachts auf den Abteilungen verfüttern können. Möglicherweise ist es tatsächlich den Bemühungen der Oberzeller Schwestern zu verdanken, daß prozentual gesehen auf den Frauenabteilungen deutlich weniger Menschen sterben als auf den Männerabteilungen. Und das geschieht, obwohl sich durchschnittlich über 100 Frauen mehr als Männer in der Anstalt befinden.

Sterblichkeit in Kutzenberg in Relation zum Durchschnittsbestand:

| Jahr | Gesamt-bestand | Durch.-Bestand | M ges. | F ges. | M Durch. | F Durch. | Tote | M | F | Tote in % ges. | M in % ges. | F in % ges. | Tote in % Durch. | M in % Durch. | F in % Durch. |
|---|---|---|---|---|---|---|---|---|---|---|---|---|---|---|---|
| 1925 | 639 | 482 | 326 | 313 | 242 | 240 | 37 | 14 | 23 | 5,8 | 4,3 | 7,3 | 7,7 | 5,8 | 9,6 |
| 1926 | 692 | 515 | 367 | 325 | 263 | 252 | 23 | 4 | 19 | 3,3 | 1,1 | 5,8 | 4,5 | 1,5 | 7,5 |
| 1927 | 699 | 551 | 364 | 335 | 286 | 265 | 32 | 10 | 22 | 4,6 | 2,8 | 6,6 | 5,8 | 3,5 | 8,3 |
| 1928 | 771 | 583 | 392 | 379 | 303 | 280 | 23 | 12 | 11 | 3,0 | 3,1 | 2,9 | 4,0 | 4,0 | 3,9 |
| 1929 | 789 | 587 | 400 | 389 | 301 | 286 | 25 | 13 | 12 | 3,2 | 3,3 | 3,1 | 4,3 | 4,3 | 4,2 |
| 1930 | 824 | 598 | 422 | 412 | 306 | 292 | 27 | 9 | 18 | 3,3 | 2,1 | 4,4 | 4,5 | 2,9 | 6,2 |
| 1931 | 775 | 606 | 396 | 379 | 310 | 296 | 35 | 19 | 16 | 4,5 | 4,8 | 4,2 | 5,8 | 6,1 | 5,4 |
| 1932 | 781 | 607 | 401 | 380 | 314 | 293 | 28 | 9 | 19 | 3,6 | 2,2 | 5,0 | 4,6 | 2,9 | 6,5 |
| 1933 | 787 | 613 | 400 | 387 | 312 | 301 | 22 | 11 | 11 | 2,8 | 2,7 | 2,8 | 3,5 | 3,7 | 3,6 |
| 1934 | 781 | 636 | 410 | 371 | 331 | 305 | 25 | 10 | 15 | 3,2 | 2,4 | 4,0 | 3,9 | 3,0 | 4,9 |
| 1935 | 792 | 635 | 419 | 373 | 335 | 300 | 30 | 12 | 18 | 3,8 | 2,9 | 4,8 | 3,6 | 6,0 | 4,8 |
| 1936 | 814 | 652 | 406 | 408 | 342 | 310 | 41 | 12 | 29 | 5,0 | 3,0 | 7,1 | 6,3 | 3,5 | 9,4 |
| 1937 | 811 | 668 | 424 | 387 | 352 | 316 | 24 | 9 | 15 | 3,0 | 2,1 | 3,9 | 3,6 | 2,6 | 4,7 |
| 1938 | 838 | 670 | 431 | 407 | 353 | 317 | 42 | 25 | 17 | 5,0 | 5,8 | 4,2 | 6,3 | 5,4 | 6,3 |
| 1939 | 946 | 693 | 405 | 541 | 336 | 357 | 44 | 14 | 30 | 4,7 | 3,5 | 5,5 | 6,4 | 3,9 | 8,4 |
| 1940 | 1046 | 767 | 456 | 590 | 349 | 418 | 60 | 21 | 39 | 5,7 | 4,6 | 6,6 | 7,8 | 9,3 | 7,6 |
| 1941 | 1392 | 711 | 692 | 700 | 331 | 380 | 78 | 42 | 36 | 5,6 | 6,1 | 5,1 | 11,0 | 13,0 | 9,5 |
| 1942 | 1131 | 855 | 532 | 599 | 388 | 467 | 111 | 61 | 50 | 9,8 | 11,5 | 8,3 | 13,2 | 15,7 | 10,7 |
| 1943 | 1203 | 867 | 538 | 665 | 383 | 484 | 148 | 73 | 75 | 12,3 | 13,6 | 11,2 | 17,3 | 19,0 | 15,5 |
| 1944 | 1207 | 865 | 517 | 690 | 371 | 494 | 181 | 94 | 87 | 15,0 | 18,2 | 12,6 | 21,6 | 25,3 | 18,0 |
| 1945 | 1243 | 864 | 523 | 720 | 353 | 511 | 165 | 74 | 91 | 13,3 | 14,1 | 12,6 | 19,5 | 21,0 | 18,0 |

Weitere Gefahr durch eine Verschlechterung der Lebensbedingungen droht den Kutzenberger Patienten 1943/44. Der Reichsbeauftragte für die Heil- und Pflegeanstalten plant zur Freimachung westdeutscher Anstalten „die Errichtung von Not- und Ausweichunterkünften in holzsparender Bauweise“. Auf dem Gelände der Heil- und Pflegeanstalten sollten Holzbaracken errichtet werden. In diese sollen dann die Patienten abgedrängt und so behandelt werden, „daß sie möglichst schnell weniger werden“.[25] Die frei werdenden Krankenabteilungen sind statt dessen für Hilfs- und Ausweichkrankenhäuser vorgesehen. Da Kutzenberg nicht durch Luftangriffe gefährdet ist, sehen die Planungen für die Anstalt drei Baracken vor; diese werden aber wegen der katastrophalen Bedingungen zum

[25] *Götz Aly*, Medizin gegen Unbrauchbare, 1987, S. 67–69

Kriegsende hin nicht mehr errichtet. Kutzenberg ist auch an einer weiteren Aktion beteiligt. Am 20. April kündigt der „Reichsbeauftragte für die Heil- und Pflegeanstalten" an, daß sich in Kürze die beiden T4-Ärzte Dr. Kurt Borm und Dr. Gerd Runckel in Kutzenberg einfinden werden. Sie sind damit beauftragt, die nach § 42b Strafgesetzbuch eingewiesenen Patienten daraufhin zu untersuchen, ob sie ihrem körperlichen Zustand nach zum Arbeitseinsatz in einem Lager geeignet seien. Im August weist Herbert Linden die Leiter der deutschen Heil- und Pflegeanstalten an, die gemäß § 42b untergebrachten Personen, also die sogenannten „kriminellen Geisteskranken", an die Polizei zu übergeben. Linden bemerkt, daß diese Maßnahme „dazu beitragen kann, die Anstalten von unerwünschten und störenden Elementen zu säubern." Konkret bedeutet das die Auslieferung von Patienten an die Justiz und die Überführung in ein Konzentrationslager. Am 11. Januar übersendet der Generalstaatsanwalt von Bamberg eine Liste mit den Namen von fünf Patienten, die für die Verlegung vorgesehen sind. Die Liste ist aber „nicht schlichtweg maßgebend": vielmehr wird Direktor Entres angewiesen, die Liste zu überprüfen. Ausgenommen sind die 1) nicht nach § 42b untergebrachten 2) Ausländer mit Ausnahme von Polen, Juden und Zigeunern 3) die ihrem körperlichen Zustand nach zum Arbeitseinsatz in Lagern untauglichen 4) die in der Heil- und Pflegeanstalt oder von ihr aus zu wichtiger Arbeit eingesetzten, die durch andere Arbeitskräfte zu ersetzen entweder unmöglich oder unzweckmäßig ist.

Am 16. März 1944 werden vier Männer von der Gendarmerie in Kutzenberg abgeholt und in Ebensfeld an einen Eisenbahnsammeltransport übergeben. Sie kommen alle ins Konzentrationslager Mauthausen, wo drei von ihnen angeblich zwei Monate später versterben. Der vierte von ihnen überlebt überraschend und kehrt im August 1945 nach Kutzenberg zurück.

### *2.11. Das Ende der Heil- und Pflegeanstalt Kutzenberg*

Mit dem Kriegsende bricht der nationalsozialistische Zwangsstaat zusammen. Kein Patient muß jetzt noch „auf Verordnung hin" sterben oder in irgendeiner Weise um sein Leben fürchten. Die Versorgungslage bleibt aber weiterhin schlecht und die Anstalt stark überbelegt.

Direktor Entres kann nach kurzer Inhaftierung aufgrund seines regimekritischen Verhaltens bald wieder die Leitung der Anstalt übernehmen; auch die Pfleger und Pflegerinnen bleiben noch bis 1946 in den bisherigen Positionen tätig.

Die Heil- und Pflegeanstalt Kutzenberg wird 1946 aufgelöst und in eine Lungenheilstätte umgewandelt, deren Leitung von Direktor Entres auf einen Lungenfacharzt übergeht. Von August bis November 1946 werden insgesamt 649 Patienten in die Anstalten Erlangen, Ansbach, St. Getreu, Gremsdorf, Burgkunstadt und Bruckberg verlegt. Einige kommen auf diese Weise in ihre „Heimatanstalten" zurück, andere erleben nach den Transporten von 1941 jetzt ihre dritte oder gar vierte Verlegung.

100 Männer und 65 Frauen, die als „chronisch Geisteskranke" eingeschätzt werden, können in Kutzenberg bleiben. Man braucht sie hier noch „zur Ausführung der Arbeiten im Anstaltsgut und in den Wirtschaftsbetrieben". Sie sind offiziell in einer Außenstelle der neu eingerichteten Heil- und Pflegeanstalt Bayreuth untergebracht, die fortan für alle psychisch kranken Menschen Oberfrankens Anlaufstelle sein wird.

Die oberfränkische Psychiatrie wird in Bayreuth, einem Ort, der mit den Ermordungen psychisch kranker und behinderter Menschen nicht direkt zu tun hatte und deswegen als unbelastet gilt, neu aufgebaut.

1949 leitet die Staatsanwaltschaft ein Ermittlungsverfahren gegen Direktor Entres und zwei weitere Ärzte wegen Beihilfe zum Mord in etwa 400 Fällen ein. Die Justiz leistet einen großen Beitrag zur Aufklärung der Ereignisse, kann aber den Kutzenberger Ärzten kein schuldhaftes Vergehen nachweisen. Nach dem Tod von Direktor Entres werden die Ermittlungen noch vor der Eröffnung einer Verhandlung eingestellt.

Die Ereignisse während des Naziregimes in Kutzenberg sind damit freilich nicht überwunden. Über viele Jahre sind hier noch Menschen untergebracht, die durch die Verlegungsaktionen von 1941 in die Anstalt kamen. Erst 1979 kommt eine Frau, die 1941 als Kleinkind von Kloster Blankenburg nach Kutzenberg verlegt wurde, dorthin zurück.

# Heil- und Pflegeanstalt Ansbach

*Reiner Weisenseel*

## 1. Geschichtliches

Nachdem gegen Ende des 19. Jahrhunderts die Kapazitäten der Erlanger Heil- und Pflegeanstalt erschöpft waren und eine Erweiterung abgelehnt wurde, erkannte der Provenziallandtag von Mittelfranken die Notwendigkeit der Errichtung einer weiteren Kreisirrenanstalt und beschloß im März 1899, das von der Kreishauptstadt Ansbach angebotene Gelände von 280 bis 300 Tagwerk zu kaufen. Für den ersten Bauabschnitt wurden 6300 Reichsmark genehmigt; er umfaßte Verwaltungsgebäude, Pförtnerhaus, Direktorenwohnhaus, Bet- und Erholungshaus und acht Pavillons.

Noch während die Bauarbeiten andauerten, wurden am 2. Mai 1902 die ersten 60 Kranken aufgenommen; zum Zeitpunkt der offiziellen Eröffnung am 28. Juni 1902 war die Kreisirrenanstalt Ansbach schon mit 100 Patienten belegt. Zum Sommer 1903 war der erste Bauabschnitt beendet.

In den folgenden Jahren wurde die Ansbacher Kreisirrenanstalt weiter ausgebaut. Auch eine Namensänderung erfolgte. Aus der Kreisirrenanstalt Ansbach wurde die Heil- und Pflegeanstalt Ansbach. In ihr waren zeitweise weit über 1000 Patienten untergebracht. Wie in allen anderen bayerischen Anstalten waren auch Mitarbeiter der Heil- und Pflegeanstalt Ansbach an den Verbrechen an psychisch kranken Menschen in der Zeit des Nationalsozialismus beteiligt. Ärztlicher Direktor während dieser Zeit war Herr Dr. Hubert Schuch. Er war der Nachfolger des am 1. 7. 1938 auf eigenes Ersuchen in den Ruhestand versetzten Herrn Dr. Rudolf von Hößlin. Nach Kriegsende wurde er vom Dienst suspendiert.

Der Versuch, Licht in die Vorgänge der damaligen Zeit zu bringen, gestaltete sich zum Teil sehr schwierig, teilweise war eine Beantwortung mancher Fragen gar nicht möglich. Der Grund hierfür lag darin, daß wichtige Unterlagen nicht auffindbar waren; so fehlten die Jahresberichte 1944 bis 1948, die Aufnahmebücher ab 1939 bis 1948 und auch die Sterberegister. Gewichtslisten der Patienten waren ebenfalls nicht auffindbar. Die Ermittlung der Sterbezahlen für 1944 und 1945 war nur in sehr mühevoller und zeitraubender Kleinarbeit möglich.

## 2. Nationalsozialismus im Krankenhaus

Der Einzug des Nationalsozialismus in die Heil- und Pflegeanstalt Ansbach verlief wohl eher still. In den Jahresberichten findet man jedenfalls keinerlei Hinweis darauf. Es wird weder von der Entlassung von Mitarbeitern noch von parteipolitischen Aktivitäten im Krankenhaus etc. berichtet. Auch die Terminologie in den Jahresberichten ändert sich nicht.

Die allgemeine Pflegesatzsenkung im Jahr 1933 wird im Jahresbericht erwähnt und dahingehend kommentiert, daß sich dadurch die Versorgung der Kranken erschweren würde. Erst im Jahresbericht 1941 findet sich wieder ein Hinweis auf die Versorgungslage:

„[...] die regelmäßigen Wiegungen ergaben überwiegend langsame Gewichtsabnahme. Es wurde besonderes Augenmerk auf die entsprechende Verteilung der Lebensmittelzuweisungen nach arbeitenden, nicht arbeitenden, bettlägrigen Kranken gerichtet.“[1]

Bis zum Kriegsausbruch verlief der Klinikbetrieb in der Heil- und Pflegeanstalt Ansbach in geordneten Bahnen. Zumindest lassen sich aus den vorliegenden Quellen keine anderweitigen Schlüsse ziehen. Nach Kriegsausbruch wurden aus anderen Einrichtungen Kranke in die Ansbacher Anstalt aufgenommen. Unter anderem handelte es sich dabei um Patienten aus der Heil- und Pflegeanstalt Bayreuth, aus den Bruckberger und Polsinger Behindertenheimen sowie aus einer Reihe weiterer Einrichtungen. Verlegungen von der Ansbacher Anstalt in andere Krankenhäuser und Heime fanden ebenfalls statt, jedoch nur in relativ geringem Umfang. Einzelheiten hierzu finden sich im Anhang in Tabelle 1.

## 3. Sterilisation

Am 14. Juni 1933 wurde das „Gesetz zur Verhütung erbkranken Nachwuchses“ verabschiedet. 1934 wurden in der Heil- und Pflegeanstalt Ansbach die Forderungen des Gesetzes in die Tat umgesetzt. Das für die Ansbacher Anstalt zuständige Erbgesundheitsgericht befand sich am Ort. Die Anträge auf Sterilisation wurden beim Erbgesundheitsgericht Ansbach gestellt. Dem Erbgesundheitsgericht gehörte jeweils ein Oberarzt der Heil- und Pflegeanstalt Ansbach als ständiger Beisitzer an, der Anstaltsdirektor war jeweils stellvertretender Beisitzer. Der Zeitraum zwischen Antragstellung und Sterilisation betrug 1934 knapp vier Monate, später nur noch ca. sechs bis acht Wochen.

Alle Sterilisationen wurden im städtischen Krankenhaus durchgeführt. Die Behandlung erfolgte mittels Operation. Die Männer wurden in der Regel lediglich zur Operation ins Krankenhaus gebracht, und ihre Nachbehandlung wurde in der Ansbacher Anstalt durchgeführt, die Frauen dagegen blieben bis zum Abschluß der Behandlung im städtischen Krankenhaus, wenn sie nicht etwa, wie dies ver-

[1] Jahresbericht der Heil- und Pflegeanstalt Ansbach 1941

einzelt der Fall war, wegen Unruhe dort nicht behandelt werden konnten. Die durchschnittliche Behandlungsdauer betrug bei den Männern acht, bei den Frauen 14 Tage. Todesfälle im Rahmen der Sterilisationen hat es laut den Angaben in den Jahresberichten nicht gegeben.

Aus den Jahresberichten geht ebenfalls hervor, daß fast alle Patienten, die sterilisiert wurden, „Anstaltsinsassen" waren und daß nur in ganz seltenen Ausnahmefällen die Einweisung von Patienten zum Zwecke der Durchführung der Sterilisation erfolgt ist. Hinweise darauf, daß Kastrationen bzw. Entmannungen durchgeführt wurden, fanden sich nicht. Zeugenaussagen von Betroffenen existieren nicht. Ob Sterilisationen an Kindern durchgeführt wurden, bleibt ebenfalls unklar. Auf jeden Fall wurden jedoch acht Personen sterilisiert, die jünger als zwanzig Jahre waren.

In den Jahren 1934 bis einschließlich 1943 wurden von der Ansbacher Anstalt insgesamt 420 Anträge auf Sterilisation gestellt, 30 davon wurden abgelehnt, dies entspricht einer Ablehnungsquote von 7,1%. Bis Ende 1943 wurden 379 der Patienten, bei denen der Antrag auf Sterilisation genehmigt worden war, sterilisiert. Da die Jahresberichte der folgenden Jahre nicht auffindbar waren, bleibt unklar, ob die bereits genehmigten elf Sterilisationen 1944 noch durchgeführt wurden. Eine genaue Aufschlüsselung der Sterilisationen nach Jahr und Geschlecht der Sterilisierten ist in Tabelle 2 dargestellt. Den Sterilisationen lag in 329 Fällen die Diagnose einer Schizophrenie zugrunde. Tabelle 3 zeigt die genaue Aufschlüsselung nach Diagnosen. Das Geschlecht und die Altersverteilung der Sterilisierten ist in Tabellen 4 a-c dargestellt. Weitergehende Aufschlüsselungen ließen sich aus den zur Verfügung stehenden Unterlagen nicht gewinnen. Zusätzliche Schwierigkeiten ergaben sich durch wechselnde formale Gestaltung der zur Verfügung stehenden Jahresberichte.

Die Einstellung der Anstaltsleitung zu der Durchführung des „Gesetzes zur Verhütung erbkranken Nachwuchses" läßt sich nur abschätzen. Lediglich in den Jahresberichten 1935 und 1937 finden sich einige kurze Ausführungen zur Durchführung der Maßnahme:

Jahresbericht 1935:

„Grundsätzlich erfolgte die Antragstellung zur Unfruchtbarmachung seitens der hiesigen Direktion – vielleicht im Gegensatz zu anderen Anstalten – nicht sofort dann, wenn die Diagnose feststand, sondern erst dann, wenn sich eine merkliche Besserung in dem Befinden der Kranken zeigte und mit einer Entlassungsfähigkeit in absehbarer Zeit gerechnet werden konnte, oder dann, wenn die Angehörigen auf eine vorzeitige Entlassung der Kranken drängten. Auf diese Weise sollte vermieden werden, daß vielleicht eine größere Anzahl von Kranken sterilisiert wurden, die möglicherweise zeitlebens in der Anstalt verbleiben müssen".

„[...] Schließlich noch eine Bemerkung zu der gesetzlich so strengen Geheimhaltung der Sterilisierung. Nach unseren Erfahrungen läßt sich diese schlechterdings nicht durchführen. Einmal ist es absolut unvermeidbar, daß es die Umgebung des Sterilisierten erfährt, wenn dieser zur Operation ins Krankenhaus gebracht oder in der Anstalt nachbehandelt wird. Die Mitkranken erzählen es bei Besuchen ihren Angehörigen und diese erzählen es weiter, so daß es die ganze Welt erfährt. Zum anderen muß die Anstalt zum Zwecke des Kostenersatzes in allen Fällen, in denen dieser nicht gesichert erscheint, Mitteilung an die zuständigen Fürsorgeverbände machen. Diese verhandeln dann über die Frage und wenn es sich hier um einen ländlichen Ortsfürsorgeverband handelt, so weiß es, wie die Erfahrung zeigt, am nächsten Tag das ganze Dorf. Wird nun der entsprechende Kranke aus der Anstalt entlassen, so gilt er entweder als verfemt, denn die Sterilisierung wird in der breiten Masse immer noch als Schande betrachtet, oder er bildet den Gegenstand des Spottes. Man hört nicht selten bittere Klagen darüber".[2]

Jahresbericht 1937:

„von dem bisherigen Grundsatz, nur bei solchen Kranken der Anstalt den Antrag auf Unfruchtbarmachung zu stellen, bei welchen begründete Aussicht auf baldige Entlassung bestand, wurde im Berichtsjahr aus zwei Gründen abgegangen. Einmal zeigte die Erfahrung, daß manche Kranke früher entlassungsfähig werden, als angenommen werden konnte und dann noch wochenlang in der Anstalt verbleiben mußten, weil die amtsärztliche Genehmigung zur Entlassung vor Abschluß des Verfahrens versagt wurde, und zum anderen mußten wir zu der Überzeugung gelangen, daß die Vorschriften des Gesetzes, die Kranken in der Anstalt so zu verwahren, daß eine Fortpflanzungsgefahr bei ihnen nicht bestand, bei allen denjenigen, die außerhalb der Abteilungen beschäftigt wurden, angesichts der verhältnismäßig leichten Entweichungsmöglichkeit nicht genügend erfüllt war. Es erschien deshalb nötig, auch bei einer größeren Anzahl an sich nicht entlassungsfähiger Kranker die Unfruchtbarmachung zu beantragen".[3]

Diese Auszüge zeigen, daß die Anstaltsleitung einen erheblichen Einfluß auf die Zahl der Sterilisationen hatte. Sie zeigen auch, daß das „Gesetz zur Verhütung erbkranken Nachwuchses" in der Ansbacher Anstalt ohne Widerstand in die Tat umgesetzt wurde. Echtes Mitgefühl ist nicht zu erkennen. Die Sorgen des Verfassers der Jahresberichte galten wohl mehr der korrekten organisatorischen Durchführung der Gesetzesvorschriften.

## 4. Änderung der Therapie

Vor Kriegsbeginn wurden in der Heil- und Pflegeanstalt Ansbach zur Psychosebehandlung Insulin- und Cardiazolbehandlungen durchgeführt. Nach Kriegsbeginn wurden die Insulinbehandlungen wegen Ärztemangel eingestellt. 1940 wurde die Anschaffung eines Konvulsators zur Elektrokrampftherapie beantragt, die Auslieferung erfolgte Ende Mai 1942. 1942 wurden 62, 1943 107 Patienten mit diesem Gerät behandelt. Cardiazolbehandlungen wurden nach Auslieferung des Konvulsators nicht mehr durchgeführt. Ansonsten fanden keine wesentlichen Änderungen in der Therapie der Patienten statt. Es wurden die für die damalige Zeit üblichen Behandlungen durchgeführt. Der Direktor zeigte sich in den Jahresberichten mit dem Erfolg dieser Behandlungsmethoden zufrieden. Anhaltspunkte für fehlende Medikamente fanden sich nicht. Arbeitstherapeutische Maßnahmen wurden ebenfalls in unverändertem Umfang durchgeführt. Nach Kriegsausbruch wird von einer Reduzierung des Personals in allen Bereichen berichtet, dadurch bedingte Störungen des Anstaltsbetriebes werden nicht beschrieben.

[2] Jahresbericht Ansbach 1935
[3] Jahresbericht Ansbach 1937

## 5. T4-Aktion

Die Einbeziehung der Heil- und Pflegeanstalt Ansbach in die Aktion T4 erfolgte im Sommer 1940. Meldebögen für die Patienten wurden hauptsächlich zum 1. August 1940, aber auch zu späteren Terminen erstellt. Durchschriften befinden sich in einem Teil der alten Krankengeschichten.

Gegen Ende August/Anfang September 1940 besuchte eine ca. 15 Personen starke Kommission unter Leitung von Herrn Dr. Theodor Steinmeyer unangemeldet die Heil- und Pflegeanstalt Ansbach. Sie bestand aus Schreibkräften und Ärzten, möglicherweise waren auch Medizinstudenten dabei (Aussage Dr. S., Dr. B., Pfleger G.). Die Kommission arbeitete in der Bibliothek die Krankengeschichten (ca. 1300) in ca. drei Tagen durch. Laut übereinstimmenden Aussagen untersuchte sie weder die Kranken, noch zog sie die behandelnden Ärzte hinzu (evtl. einzelne Ausnahmefälle). Lediglich die Abteilungspfleger wurden über die Arbeitsleistung verschiedener Patienten befragt. Über den Zweck ihrer Tätigkeit erteilte die Kommission keinerlei Auskünfte, auch der damalige Direktor der Anstalt wurde nicht informiert. Aus Zeugenaussagen ergibt sich, daß die Arbeitsweise von Herrn Dr. Steinmeyer und seinen Begleitern sehr oberflächlich gewesen ist. Diese Annahme wird durch die hohe Zahl der Krankengeschichten und die kurze Aufenthaltsdauer unterstützt. Ungefähr vier bis sechs Wochen nach Abreise der Kommission erhielt die Anstalt die erste Transportliste mit den Namen von ca. 200 Kranken und der Aufforderung, von den genannten Patienten für den Abtransport am 25.10.1940 120 bereitzuhalten. Während sich auf den ersten Listen ausschließlich Namen von sogenannten abgebauten Kranken befanden, benannten spätere Listen auch kontaktfähige und arbeitsfähige Patienten.

Zum Zeitpunkt der ersten Verlegungen wußte höchstwahrscheinlich noch kein Mitarbeiter der Ansbacher Anstalt über das Schicksal der Patienten Bescheid, alle Zeugenaussagen stimmen in diesem Punkt überein. Die Betroffenen wurden um fünf Uhr morgens vom Pflegepersonal zu den zwischen den Häusern sechs und acht wartenden Busen der „Gemeinnützigen Transport GmbH" gebracht. Diese fuhren die Patienten zum Ansbacher Bahnhof. Dort wurden sie in bereits wartende Züge verladen, Fragen nach dem Reiseziel blieben unbeantwortet. Alle weiteren Abtransporte verliefen nach diesem Schema. Aufgrund sich häufender Todesmeldungen und offensichtlich falscher Todesursachen (z. B. Blinddarmentzündung als Todesursache bei Patienten, denen der Blinddarm bereits vor Jahren entfernt wurde) wurden die Tötungen bekannt.

Insgesamt wurden aus der Ansbacher Anstalt zwischen Oktober 1940 und April 1941 892 Patienten, darunter auch 70 Bayreuther, 121 Polsinger und 148 Bruckberger Kranke, in sieben Transporten in Tötungsanstalten verlegt (Auswertung von Karteikarten, Jahresbericht 1940 und 1941). In 529 Fällen lautete die Diagnose Schizophrenie, in 248 Fällen Oligophrenie.

Wie bereits oben angeführt, wurden viele Patienten aus anderen Einrichtungen in die Ansbacher Heil- und Pflegeanstalt verlegt (vgl. Tabelle 1). Ende Februar 1941 gingen aus Bruckberg und Polsingen 383 geistig behinderte Patienten zu.

Siebzig Prozent dieser Kranken wurde nach nur vier- bis sechswöchigem Aufenthalt in Ansbach in Vernichtungsanstalten weiterverlegt. Ansbach scheint in diesem Fall als Zwischenanstalt gedient zu haben.

Der letzte Transport in ein Vernichtungslager aus der Ansbacher Anstalt erfolgt am 4. April 1941, ungefähr vier Monate vor der Einstellung der Aktion T4. Über danach noch stattfindende eigenmächtige Tötungsaktionen des Anstaltspersonals („wilde Euthanasie"), wie sie zum Teil in anderen Anstalten durchgeführt wurden, ist in Ansbach nichts bekannt.

Weitere Einzelheiten zu den Verlegungsterminen, zur Herkunft, zum Geschlecht und zu den Diagnosen der Betroffenen können den Tabellen 5 a-c entnommen werden. Offiziell gab es keinerlei Angaben darüber, wohin die Betroffenen gebracht wurden. Nachforschungen haben ergeben, daß das Ziel der Transporte eins bis drei die Tötungsanstalt Sonnenstein bei Dresden, daß der Transporte vier und sieben Hartheim bei Linz gewesen ist.

Von Widerstand von seiten des Personals gegen die Transporte ist nichts bekannt.

## 6. „Hungerkost"

Die Ansbacher Heil- und Pflegeanstalt nahm, was die Versorgung der Kranken mit Nahrungsmitteln betraf, keine Sonderstellung ein. Durch die allgemeine Senkung der Pflegekosten 1933 und den Beginn des Krieges 1939 verschlechterte sich die Versorgungslage. Im Jahresbericht für das Jahr 1940 führte der damalige Direktor der Anstalt die Zunahme der Sterblichkeit unter anderem auch auf die Ernährungssituation zurück.

„[...] in der Ernährung, die zwar an sich genügend ist, aber doch besonders in der Zusammensetzung der Krankenkost (Fett, Vollmilch, Eier, Zucker) und den Wegfall von früher möglichen Sonderzulagen von Einfluß ist; [...]"[4]

Im Jahresbericht 1941 findet sich ebenfalls ein Hinweis auf die Versorgungslage in der Anstalt:

„[...] die regelmäßigen Wiegungen ergaben überwiegend langsame Gewichtsabnahmen. Es wurde besonderes Augenmerk auf die entsprechende Verteilung der Lebensmittelzuweisungen, nach arbeitenden, nicht arbeitenden, bettlägerigen Kranken gerichtet. [...]"[5]

Bemerkenswert an dieser Textstelle ist die Tatsache, daß sie schon 1941 den Hungerkost-Erlaß vorwegnahm. Wahrscheinlich Ende 1942, der genaue Zeitpunkt läßt sich nicht feststellen, wurden in der Ansbacher Anstalt zwei unterschiedliche Kostformen eingeführt: A-Kost für arbeitende und therapiefähige Kranke, B-Kost für die übrigen. Eine ehemalige Pflegerin macht zur B-Kost folgende Angaben:

[4] Jahresbericht Ansbach 1940
[5] Jahresbericht Ansbach 1941

„[...] ja, wäßrige Fleischwurst, zwei Kartoffeln, Wassersuppe. Wir haben so wenig für die Patienten zu essen bekommen in der Zeit. Wir konnten nicht mit einem Tablett Nahrung in den Saal reingehen, die hätten es uns aus der Hand gerissen. [...] deswegen sind ja auch so viele gestorben. [...]“[6]

Die Sterblichkeitsrate stieg nach der Umsetzung des Hungerkost-Erlasses durch die Ansbacher Anstalt sprunghaft an und erreichte ihren Höhepunkt im ersten Halbjahr 1945 mit 479 Verstorbenen (1.1.–30.6.). Eine Erwähnung dieser einschneidenden Maßnahme in den Jahresberichten findet mit keinem Wort statt. Die Sterblichkeit 1943 wird im Jahresbericht lapidar folgendermaßen dargestellt:

„Die Sterblichkeit betrug auf die Gesamtzahl der Verpflegten bezogen bei den Männern 25,3%, bei den Frauen 13,18%, im Durchschnitt also 18,99% und war demnach 10,74% höher als im Vorjahr“.[7]

Von den im Jahre 1943 verstorbenen Patienten (erstes Jahr nach Inkrafttreten des Hungerkost-Erlasses) waren 174 Patienten jünger als 46 Jahre, 69 Patienten zwischen 46 und 60 Jahren und 135 Patienten älter als 60 Jahre. Die häufigsten Todesursachen waren Lungenentzündung, Tuberkulose, Altersschwäche und Sepsis, allesamt Erkrankungen, deren Entstehung und tödlicher Verlauf durch schlechte Ernährung begünstigt wurden.

Gewichtslisten oder Speisepläne waren nicht auffindbar. Es liegen auch keine Informationen über besondere Auswahlkriterien neben Therapiefähigkeit und Arbeitsfähigkeit vor. Die betroffenen Stationen hatten offiziell keine besonderen Bezeichnungen. Über Widerstand von seiten des Personals ist nichts bekannt, er dürfte, wenn überhaupt, nur in geringem Ausmaß stattgefunden haben. Über Reaktionen von seiten der Angehörigen oder der Kirchen ist ebenfalls nichts bekannt. Bezüglich Sterblichkeit, Aufnahmen und Abgänge siehe auch Tabelle 6 und 7.

## 7. Tötungsaktionen – Die „Kindereuthanasie“

Ab 1941 wurden Kinder in der Ansbacher Heil- und Pflegeanstalt aufgenommen. Die Kinderfachabteilung (KFA) der Ansbacher Anstalt wurde 1942 gegründet. Diesem Ereignis gingen Gespräche des damaligen Direktors zuerst mit Herrn Dr. Valentin Faltlhauser (Direktor der Anstalt Kaufbeuren) und anschließend mit Herrn Dr. Hans Hefelmann (Diplomlandwirt, Leiter des Amtes IIb der KdF) voraus. Herr Dr. Hefelmann überzeugte den Ansbacher Direktor von der Rechtmäßigkeit und Richtigkeit der Maßnahme, so daß sich dieser entschloß, in Ansbach eine „KFA“ einzurichten und an der „Kindereuthanasie“ mitzuwirken. Der Ansbacher Direktor nahm daraufhin an einem Einführungslehrgang in Görden bei Herrn Prof. Hans Heinze teil. Die Leitung der „KFA“ übertrug er einer Oberärztin (Frau Dr. Asam-Bruckmüller). Der Schriftverkehr mit dem Reichsausschuß, der für die „Kindereuthanasie“ zuständigen Stelle der KdF, lief über ihn.

6 Akte der Staatsanwaltschaft bei dem Landgericht Ansbach, Az.: St AN 1 Js 1147/62
7 Jahresbericht Ansbach 1943

Die Kinder wurden von den Gesundheitsämtern der Umgebung (54 Kinder), den Neuendettelsauer Anstalten (37 Kinder), der Universität Erlangen (20 Kinder) und einer Reihe anderer Institutionen (Universitätsklinik Leipzig, Anstalt Görden, Anstalt Waldniel) eingewiesen. Nach einer ca. sechswöchigen Beobachtungsphase wurden von der Leiterin der „KFA“ Gutachten erstellt, vom Direktor überprüft und an den Reichsausschuß geschickt. In den Jahren 1942, 1943 und 1944 sollen ca. 80 Gutachten erstellt worden sein. Diesen Gutachten folgten bis auf wenige Ausnahmen die „Behandlungsermächtigungen“ (Tötungsermächtigungen). Die Belegung und die Krankenbewegungen der „KFA“ sind größtenteils bekannt. Ende April 1941 gingen der Ansbacher Anstalt 63 Kinder aus Polsingen und Bruckberg zu. In den Jahren 1941 bis einschließlich 1945 wurden insgesamt 306 Kinder aufgenommen; von diesen verstarben 154 in Ansbach und 24 in Kaufbeuren, nachdem sie am 13. 8. 1942 in die dortige Kinderfachabteilung verlegt wurden. Am 30. Oktober 1946 wurde die „KFA“ mit der Entlassung von 26 Kindern nach Bruckberg aufgelöst. Mehr als die Hälfte der Patienten dieser Abteilung ist also verstorben. Bis auf eine Masernepidemie 1943 sind keine Seuchen nennenswerten Umfangs aufgetreten. Weitere Einzelheiten über Belegung und Krankenbewegungen finden sich in Tabelle 8.

Bei der Betrachtung der zeitlichen Verteilung der Todesfälle fällt auf, daß in den ersten neunzehn Monaten lediglich fünfzehn Kinder verstorben sind. Ab Dezember 1942 kam es jedoch zu einem massiven Anstieg der Todesfälle. Bis Ende Februar 1945 kamen insgesamt 129 Kinder in der „KFA“ ums Leben. Anschließend sank die Sterblichkeit wieder abrupt ab, bis zur Auflösung der Station Ende Oktober 1946 starben noch zehn Kinder.

## 8. Zeugenaussagen

(Ermittlungen der Staatsanwaltschaft am Landgericht Ansbach): Aussage des Direktors (Dr. Schuch) vom 13. Juni 1961: Dr. Schuch räumte in dieser Aussage ein, daß er die „KFA“ eingerichtet habe und daß er mit dem Reichsausschuß korrespondiert habe. Er bestritt jedoch jegliche Beteiligung an dem Tod der Kinder. Er habe zwar die Tötungsermächtigungen an die Leiterin der „KFA“ weitergegeben, jedoch nicht gewußt, ob diese davon Gebrauch machte. Zwischen ihr und ihm habe stillschweigendes Einverständnis darüber geherrscht, natürlichen Todes verstorbene Kinder dem Reichsausschuß als „euthanasiert“ zu melden.[8]

Aussagen der Leiterin der „KFA“ (Dr. Asam-Bruckmüller) vom 10. Juni 1961 und vom 10. März 1962: Sie sei mit der Leitung der „KFA“ betraut gewesen, habe jedoch keine Kinder getötet und auch keine entsprechenden Anweisungen gegeben. Die Kinder seien größtenteils in sehr schlechtem Allgemeinzustand gewesen, dies sei auch der Grund für die vielen Todesfälle gewesen. Sie habe vom Direktor

[8] Akte der Staatsanwaltschaft bei dem Landgericht Ansbach, Az.: St AN 1 Js 1147/62

gesagt bekommen, daß es ein Gesetz gebe, daß Kindestötungen verlangen würde. Aus dessen Verhalten glaubte sie jedoch schließen zu können, daß dieser mit dem Gesetz innerlich nicht einverstanden gewesen sei. Sie habe keine Kinder getötet, sie habe lediglich todkranken Kindern das Sterben erleichtert, und zwar ohne Lebensverkürzung. Zu diesem Zweck habe sie Medikamente verordnet.

Aussagen ehemaliger Schwestern: Frau H. vom 9. Februar 1962, Frau M. E. vom 8. März 1962 und Frau C. E. vom 27. September 1962: Auf der „KFA" seien Kinder durch Medikamente getötet worden, sie hätten beobachtet, wie der Abteilungsoberpfleger Kindern Medikamente unter das Essen mischte. Nach der Nahrungsaufnahme seien die Kinder eingeschlafen, der Vorgang hätte sich vier bis fünf Tage wiederholt, bis die Kinder schließlich verstorben seien. Nachdem sie auf der Abteilung geäußert hätten, daß die vielen Todesfälle auffällig seien, seien sie am nächsten Tag zum Direktor gerufen worden. Dieser hätte gesagt, daß sie ihr Wissen für sich behalten sollten.

Aussage des Abteilungsoberpflegers Herrn H. vom 12. Oktober 1964: Er sei vom Direktor über die Maßnahme der „Kindereuthanasie" informiert worden. Der stellvertretende Leiter der „KFA" (Dr. P.) habe ihm kurze Zeit später die gleiche Mitteilung gemacht. Dessen Ausdrucksweise sei jedoch krasser gewesen. Er sei von ihm zur Überdosierung von Medikamenten aufgefordert worden. Er habe jedoch erwidert, daß er auch auf ärztliche Anweisung keine für ihn erkennbaren Überdosierungen verabreichen werde. Dr. P. habe ihn nach Kriegsende gefragt, ob er bei eventuell stattfindenden Verhören wahrheitsgemäß aussagen werde. Er habe diese Frage bejaht. Kurze Zeit später sei der Selbstmord Dr. P.'s bekanntgeworden.

Aussage des Arztes Dr. W. vom 27. September 1962: Er habe 1943 oder 1944 während eines vierwöchigen Diensturlaubes in der Ansbacher Anstalt gearbeitet. Er sei während dieser Zeit vom Direktor über die „Kindereuthanasie" informiert worden. Der Direktor habe ihm gegenüber geäußert, daß er diese „Maßnahme", bevor er sie auf Dr. B. übertragen habe, selbst durchgeführt habe. Eigene Beobachtungen habe er jedoch nicht gemacht.

Über die Ereignisse auf der „KFA" widersprechen sich die Aussagen. Wer die Anordnung zur Tötung traf, bleibt unklar, ebenso, wer das Medikament den Kindern verabreichte. Die kritische Abwägung des Zahlenmaterials und der Zeugenaussagen lassen jedoch nur einen Schluß zu, nämlich, daß Kinder der Ansbacher „KFA" ermordet worden sind.

## 9. Folgen

Nach Kriegsende wurden der Direktor und eine Reihe anderer Angestellter bzw. Beamter der Heil- und Pflegeanstalt Ansbach vom Dienst suspendiert. Die Sterblichkeit ging deutlich zurück. Während im ersten Halbjahr 1945 noch 479 Patienten verstarben, ging diese Zahl im zweiten Halbjahr auf 137 zurück. Die Kinderfachabteilung wurde am 30. Oktober 1946 mit der Entlassung von 26 Kindern nach Bruckberg aufgelöst. Aufschluß darüber, was sonst noch nach Ende des Krieges in der Anstalt geschah, ließ sich nicht mehr erzielen, da weder Zeugenaussagen hierzu vorlagen, noch Jahresberichte oder sonstige schriftliche Unterlagen zur Verfügung standen.

Das Geschehene geriet wohl in Vergessenheit. Erst Anfang der sechziger Jahre erinnerte man sich kurzzeitig der Verbrechen; die Staatsanwaltschaft am Landgericht Ansbach nahm Ermittlungen gegen den damaligen Direktor der Anstalt, die Leiterin der Kinderfachabteilung und den Abteilungsoberpfleger der „KFA" wegen Beihilfe zum Mord im Rahmen der „Kindereuthanasie" auf. Nach Abschluß der umfangreichen Ermittlungen wurden die Verfahren wegen Verhandlungsunfähigkeit der Betroffenen eingestellt. Erneut vergingen fast drei Jahrzehnte des Schweigens, ehe der heutige Direktor des Ansbacher Bezirkskrankenhauses, Herr Prof. Dr. Athen, versuchte, Licht in die damaligen Vorkommnisse zu bringen. Dies geschah im Rahmen der Dissertationsarbeit „Euthanasie im NS-Staat – Die Beteiligung der Heil- und Pflegeanstalt Ansbach an den ‚Euthanasie-Maßnahmen' des NS-Staates" von Reiner Weisenseel, 1990.

Am 22. November 1992 wurden schließlich im Eingangsbereich des Verwaltungsgebäudes des BKH Ansbach zwei Tafeln zum Gedenken an die Opfer der NS Verbrechen in der Heil- und Pflegeanstalt Ansbach enthüllt.

Im Dritten Reich lieferte die
damalige Ansbacher Heil- und
Pflegeanstalt mehr als 2000 der
ihr anvertrauten Patienten
als lebensunwert dem Tode aus:
sie wurden in Tötungsanstal-
ten verlegt oder ausgehungert.
Auf ihre eigene Weise wurden
viele Menschen dabei schuldig.

Ein halbes Jahrhundert später
gedenken wir voller Scham der
Opfer und rufen das
5. Gebot in Erinnerung.

# Anhang

*Tabelle 1* Zugänge der Heil- und Pflegeanstalt Ansbach aus anderen Einrichtungen

| Verlegungsdatum | Herkunft | Patientenzahl | davon männl. | davon weibl. |
|---|---|---|---|---|
| 5. 10. 1940 | Bayreuth*) | 233 | 143 | 90 |
| 24. 2. 1941 | Polsingen | 109 | – | 109 |
| 25. 2. 1941 | Polsingen | 82 | 82 | – |
| 26. 2. 1941 | Bruckberg | 192 | 192 | – |
| 24. 4. 1941 | Polsingen | 65 | – | 65 |
| 25. 4. 1941 | Polsingen | 92 | 92 | – |
| 28. 4. 1941 | Bruckberg | 127 | 127 | – |
| 29. 7. 1941 | Polsingen | 30 | 17 | 13 |
| Summe | | 930 | 653 | 277 |

* 7 Pfleger und 15 Pflegerinnen wurden zur Betreuung mit überstellt.

Weitere Zuverlegungen

| | |
|---|---|
| 19. 9. 1939: | 40 Kranke aus Klingenmünster (wegen Krieg) |
| 20. 9. 1939: | 50 Kranke aus Frankenthal (wegen Krieg) |
| 28. 1. 1941: | 98 Kinder aus luftgefährdeten Gebieten (Westfalen) |
| 9. 10. 1941: | 40 Patienten aus St. Getreu |
| 21. 5. 1942: | 50 Frauen aus der Anstalt Lohr am Main |
| 4. 6. 1942: | 5 Männer und 15 Frauen aus der Anstalt Lohr am Main |
| 1942: | Verwaltungsmäßige Übernahme der in Bayreuth noch verbliebenen Pfleglinge |
| 1. 9. 1942: | 11 Frauen aus Bayreuth nach Ansbach |
| 28. 12. 1942: | 1 Frau aus Bayreuth nach Ansbach (Stand Bayreuth 31.12.42: 42 M., 26 F.) |
| 12. 2. 1943: | 4 Männer und 4 Frauen aus Bayreuth |
| Juni/Juli 43: | 200 Kranke aus rheinischen Anstalten |

Patientenverlegungen von Ansbach in andere Anstalten

| | |
|---|---|
| 13. 9. 1940: | Verlegung von 17 jüdischen Kranken auf Anordnung des bayerischen Staatsministerium d. I. in die Heil- und Pflegeanstalt Eglfing-Haar. |
| Oktober 1940: | Rückverlegung von 78 Kranken nach Klingenmünster. |
| 13. 8. 1942: | Verlegung von 30 Kindern (22 Jungen, 8 Mädchen) in die Heil- und Pflegeanstalt Kaufbeuren. |

*Tabelle 2* Anträge auf Sterilisation, Sterilisationen und abgelehnte Anträge (1934–1943)

| Jahr | Anträge | M | F | Steril. | M | F | Ablehn. | M | F |
|---|---|---|---|---|---|---|---|---|---|
| 1934 | 82 | 40 | 42 | 51 | 23 | 28 | 4 | 1 | 3 |
| 1935 | 35 | 15 | 20 | 38 | 18 | 20 | 4 | 5 | 3 |
| 1936 | 36 | 21 | 15 | 18 | 7 | 11 | ? | ? | ? |
| 1937 | 128 | 86 | 42 | 72 | 41 | 31 | 6 | 0 | 6 |
| 1938 | 37 | 19 | 18 | 99 | 72 | 27 | 4 | 1 | 4 |
| 1939 | 28 | 10 | 18 | 28 | 21 | 7 | 2 | 1 | 2 |
| 1940 | 14 | 7 | 7 | 10 | 5 | 5 | 2 | 1 | 2 |
| 1941 | 29 | 19 | 10 | 29 | 14 | 15 | 3 | 1 | 3 |
| 1942 | 13 | 11 | 2 | 20 | 17 | 3 | 0 | 0 | 0 |
| 1943 | 18 | 7 | 11 | 14 | 9 | 5 | 1 | ? | ? |
| Summe | 420 | 235 | 185 | 379 | 227 | 152 | 26 | 10 | 23 |

(M = Männer, F = Frauen, Steril. = Sterilisation, Ablehn. = Ablehnungen)

*Tabelle 3* Aufschlüsselung der Sterilisationen nach Diagnosen

| Antragstellung wegen: | 1934 | 1935 | 1936 | 1937 | 1938 | 1939 | 1940 | 1941 | 1942 | 1943 | SU |
|---|---|---|---|---|---|---|---|---|---|---|---|
| ang. Schwachsinn | 4 | 1 | 2 | 6 | 9 | 2 | 0 | 1 | 6 | 1 | 32 |
| Schizophrenie | 64 | 29 | 13 | 60 | 85 | 19 | 9 | 26 | 12 | 12 | 329 |
| circ. Irresein | 9 | 3 | 1 | 2 | 2 | 2 | 1 | 1 | 2 | 1 | 24 |
| erbl. Fallsucht | 5 | 2 | 1 | 4 | 3 | 3 | 0 | 1 | 0 | 0 | 19 |
| erbl. Veitstanz | 0 | 0 | 0 | 0 | 0 | 0 | 0 | 0 | 0 | 0 | 0 |
| schwerem Alkoholismus | 0 | 0 | 0 | 0 | 0 | 2 | 0 | 0 | 0 | 0 | 2 |

(ang. = angeborener, circ. = circulärem, erbl. = erbliche, SU = Summe)

Die Zahlen der Jahre 1934 und 1935 beziehen sich auf die Patienten, für die ein Antrag auf Sterilisation gestellt wurde, die übrigen auf die, bei denen die Sterilisation nicht nur beantragt, sondern auch genehmigt und durchgeführt wurde.

*Tabelle 4a* Aufschlüsselung der Sterilisationen nach Alter

| Jahr/Alter/Pat. | 1936 | 1937 | 1938 | 1939 | 1940 | 1941 | Summe |
|---|---|---|---|---|---|---|---|
| 15–20 | 3 | 1 | 1 | 2 | 0 | 1 | 8 |
| 21–30 | 8 | 24 | 23 | 6 | 3 | 9 | 73 |
| 31–40 | 5 | 26 | 50 | 13 | 5 | 16 | 115 |
| 41–50 | 2 | 19 | 20 | 6 | 1 | 3 | 51 |
| 51–60 | 0 | 2 | 5 | 1 | 1 | 0 | 9 |

*Tabelle 4 b und c* Aufschlüsselung der Sterilisationen nach Alter und Geschlecht

*4b Frauen*

| Jahr/Alter/Pat. | 1936 | 1937 | 1938 | 1939 | 1940 | 1941 | Summe |
|---|---|---|---|---|---|---|---|
| 15–20 | 2 | 0 | 1 | 1 | 0 | 1 | 5 |
| 21–30 | 4 | 11 | 7 | 2 | 3 | 5 | 32 |
| 31–40 | 5 | 16 | 15 | 4 | 2 | 9 | 51 |
| 41–50 | 0 | 4 | 4 | 0 | 0 | 0 | 8 |
| 51–60 | 0 | 0 | 0 | 0 | 0 | 0 | 0 |

*4c Männer*

| Jahr/Alter/Pat. | 1936 | 1937 | 1938 | 1939 | 1940 | 1941 | Summe |
|---|---|---|---|---|---|---|---|
| 15–20 | 1 | 1 | 0 | 1 | 0 | 0 | 3 |
| 21–30 | 4 | 13 | 16 | 4 | 0 | 4 | 41 |
| 31–40 | 0 | 10 | 35 | 9 | 3 | 7 | 64 |
| 41–50 | 2 | 15 | 16 | 6 | 1 | 3 | 43 |
| 51–60 | 0 | 2 | 5 | 1 | 1 | 0 | 9 |

*Tabelle 5 a* Verlegungstermine, Zahl und Geschlecht der verlegten Patienten

| Transport | Datum | Pat. gesamt | männlich | weiblich |
|---|---|---|---|---|
| Nr. 1 | 25. 10. 1940 | 120 | 60 | 60 |
| Nr. 2 | 29. 10. 1940 | 120 | 60 | 60 |
| Nr. 3 | 08. 11. 1940 | 94 | 47 | 47 |
| Nr. 4 | 03. 12. 1940 | 138 | 70 | 68 |
| Nr. 5 | 28. 01. 1941 | 140 | 70 | 70 |
| Nr. 6 | 28. 03. 1941 | 140 | 140 | 0 |
| Nr. 7 | 04. 04. 1941 | 140 | 77 | 63 |

*Tabelle 5 b* Aufschlüsselung der einzelnen Transporte nach Herkunft der Patienten

| Transport | Ansbach | Bayreuth | Polsingen | Bruckberg | Summe |
|---|---|---|---|---|---|
| Nr. 1 | 119 | 1 | 0 | 0 | 120 |
| Nr. 2 | 95 | 25 | 0 | 0 | 120 |
| Nr. 3 | 86 | 8 | 0 | 0 | 94 |
| Nr. 4 | 124 | 14 | 0 | 0 | 138 |
| Nr. 5 | 120 | 20 | 0 | 0 | 140 |
| Nr. 6 | 0 | 0 | 59 | 81 | 140 |
| Nr. 7 | 9 | 2 | 62 | 67 | 140 |
| Summe 1–7 | 553 | 70 | 121 | 148 | 892 |

*Tabelle 5 c* Häufigkeit meldepflichtiger Diagnosen bei den verlegten Patienten

| Diagnose/Häufigkeit | absolut | in % |
|---|---|---|
| Schizophrenie | 529 | 59% |
| Oligophrenie | 248* | 28% |
| Epilepsie | 67* | 8% |
| Progressive Paralyse | 21 | 2% |
| Sonstige Diagnosen | 9 | 1% |
| Keine Angaben | 18 | 2% |

* Die Mehrzahl der verlegten Patienten mit den Diagnosen Oligophrenie (210 Patienten) und Epilepsie (40 Patienten) stammte aus Bruckberg und Polsingen.

Tabelle 6 Entwicklung der Aufnahmen, der Entlassungen und der Sterblichkeit in der Zeit des Nationalsozialismus (1933–1945)

| Jahre | Zugänge | M | F | Abgänge | M | F | davon durch Tod |
|---|---|---|---|---|---|---|---|
| 1933 | 225 | 104 | 121 | 267 | 118 | 149 | 51 |
| 1934 | 242 | 124 | 118 | 196 | 86 | 110 | 54 |
| 1935 | 199 | 84 | 115 | 207 | 94 | 113 | 6 |
| 1936 | 192 | 87 | 105 | 168 | 74 | 94 | 60 |
| 1937 | 225 | 102 | 123 | 198 | 95 | 103 | 54 |
| 1938 | 295 | 163 | 132 | 187 | 88 | 99 | 57 |
| 1939 | 363 | 142 | 221 | 268 | 125 | 143 | 70 |
| 1940 | 506 | 240 | 266 | 844 | 389 | 455 | 140 |
| 1941 | 1018 | 634 | 384 | 687 | 423 | 264 | 100 |
| 1942 | 433 | 190 | 243 | 317 | 193 | 124 | 146 |
| 1943 | 546 | 259 | 287 | 541 | 306 | 235 | 378 |
| 1944 | * | * | * | * | * | * | 389 |
| 1945 | * | * | * | * | * | * | 616 |

Tabelle 7 Entwicklung der Aufnahme- und Entlassungszahlen zwischen 1928 und 1945

| Jahr | 01.01. | Durch. | Verpfl. | ni. | hö. | Gesamt | M | F | St. in % |
|---|---|---|---|---|---|---|---|---|---|
| 1933 | 1097 | 1078 | 1302 | 1050 | 1106 | 52 | 21 | 31 | 3,99% |
| 1934 | 1055 | 1083 | 1269 | 1055 | 1110 | 54 | 28 | 26 | 4,26% |
| 1935 | 1101 | 1097 | 1282 | 1092 | 1109 | 65 | 31 | 34 | 5,07% |
| 1936 | 1093 | 1140 | 1270 | 1084 | 1130 | 60 | 27 | 33 | 4,72% |
| 1937 | 1117 | 1112 | 1321 | 1102 | 1145 | 54 | 24 | 30 | 4,08% |
| 1938 | 1145 | 1213 | 1417 | 1145 | 1269 | 57 | 32 | 25 | 4,03% |
| 1939 | 1250 | 1292 | 1588 | 1234 | 1349 | 70 | 32 | 38 | 4,41% |
| 1940 | 1343 | 1317 | 1849 | 1001 | 1495 | 140 | 63 | 77 | 7,57% |
| 1941 | 1005 | 1206 | 2023 | 864 | 1344 | 100 | 50 | 50 | 4,96% |
| 1942 | 1336 | 1452 | 1769 | 1302 | 1511 | 146 | 93 | 53 | 8,25% |
| 1943 | 1452 | 1428 | 1990 | 1367 | 1665 | 378 | 241 | 137 | 18,99% |
| 1944 | * | * | * | * | * | 389 | * | * | 19% ** |
| 1945 | * | * | * | * | * | 615 | * | * | 30% ** |

* Zahl nicht bekannt, ** geschätzt (Schätzannahme: Stand 1.1.: 1452, Zugänge: 600)

1.1. = Krankenstand am 01. Januar, Verpfl. = Zahl aller Verpflegten, Durch. = Durchschnittlicher Krankenstand im betreffenden Jahr, ni. = niedrigster Krankenstand im betreffenden Jahr, hö. = höchster Krankenstand im betreffenden Jahr, M = Männer, F = Frauen, St. in % = Sterblichkeit in %, bezogen auf die Zahl aller Verpflegten

Tabelle 8 Krankenbewegungen auf der „KFA“ Ansbach (1941–1946)

| Jahr | 1941 | 1942 | 1943 | 1944 | 1945 | 1946 |
|---|---|---|---|---|---|---|
| Stand 1.1. | 0 | 66 | 52 | 45 | 57 | 47 |
| Zugänge | 92 | 40 | 67 | 81 | 26 | 0 |
| Entlassungen | 15 | 36 | 6 | 6 | 13 | 43 |
| Todesfälle | 4 | 17 | 63 | 47 | 23 | 0 |
| Schicksal unbekannt | 7 | 1 | 5 | 16 | 0 | 0 |
| Stand 31.12. | 66 | 52 | 45 | 57 | 47 | 4 |

# Heil- und Pflegeanstalt Erlangen

*Hans-Ludwig Siemen*

## 1. Vorgeschichte des Krankenhauses

Der Grundstein für die Anstalt wurde im Jahr 1834 gelegt, eröffnet wurde sie am 1. August 1846. 1903 bezog die Psychiatrische und Nervenklinik der Universität Erlangen einen Teil des Gebäudetraktes. Die universitäre Abteilung wurde ärztlich selbständig betrieben, ansonsten war sie aber Teil der Heil- und Pflegeanstalt und durfte nur mit Kranken der Anstalt belegt werden.

Die Anstalt war im Korridorsystem gebaut[1], umfaßte 21 Gebäude. Im Jahre 1932 verfügte die Heil- und Pflegeanstalt über 891 Planbetten, im Jahre 1936 über 1034 Planbetten.

Direktor der Heil- und Pflegeanstalt Erlangen war seit 1911 Gustav Kolb. Ihm ist es auch zu danken, daß die Erlanger Anstalt in den 20er Jahren weltweit durch die Einführung der „offenen Fürsorge" großes Aufsehen erregte. Mit der Einführung der „offenen Fürsorge" hatte Gustav Kolb bereits 1908 als Direktor in Kutzenberg begonnen. Hintergrund dieser Versuche war es, die Verweildauer in den Krankenhäusern abzusenken und eine frühzeitige Entlassung zu ermöglichen. Die entlassenen Patienten wurden von Pflegerinnen und Ärzten betreut. Im Herbst 1919 nahmen zwei Pflegerinnen diese Funktion hauptamtlich wahr. 1920 übernahm der spätere Direktor von Kaufbeuren, Valentin Faltlhauser, damals Oberarzt der Anstalt, ehrenamtlich den Posten des Fürsorgearztes, den er ab Mai 1922 hauptamtlich ausübte. Die Zahl der in der offenen Fürsorge stehenden Menschen stieg ab 1919 sehr stark und lag 1922 bereits bei 750. 1929 wurden 4208 Personen von der offenen Fürsorge betreut. Zu diesem Zeitpunkt waren zwei hauptamtliche und ein nebenamtlicher Fürsorgearzt sowie sechs Pflegerinnen allein für die offene Fürsorge abgestellt. Zum Vergleich standen acht Ärzte für die Patienten der Klinik zur Verfügung.

Die Entwicklung in der eigentlichen Heil- und Pflegeanstalt während der Weimarer Republik entsprach weitgehend der anderer Häuser. In den ersten Nachkriegsjahren standen die elenden und menschenunwürdigen Lebensverhältnisse der Anstaltsbewohner im Vordergrund. Die reformpsychiatrischen Impulse

[1] Das sogenannte Korridorsystem beschreibt einen ausgedehnten Gebäudekomplex mit Abteilungen, die an einem langgestreckten unterteilten Korridor liegen. Vgl. *Heinz Faulstich*, 1993, S. 32f

wirkten Mitte der 20er Jahre auch in Erlangen: vor allem die „aktivere Behandlung“ nach Hermann Simon aus Gütersloh wurde von Kolb umgesetzt. Die Sparpolitik in der Weltwirtschaftskrise führte in Erlangen zu einer Herabsetzung der vom Landesfürsorgeverband Mittelfranken gezahlten Pflegesätze von 4,– RM auf 3,50 RM.

## 2. Nationalsozialismus im Krankenhaus

Im Unterschied zur Zeit der Weimarer Republik, in der Gustav Kolb mit der Einführung der „Offenen Fürsorge“ der Erlanger Anstalt herausragende Bedeutung verlieh, war die Entwicklung während des Nationalsozialismus eine – verglichen mit anderen Häusern – „normale“. Besondere therapeutische Leistungen der Ärzte sind nicht zu verzeichnen, ebensowenig ein besonderes Engagement während der Vernichtungsaktionen. Allein die „Offene Fürsorge“ wurde von den Fürsorgepsychiatern zu einem wichtigen Instrument der „Ausmerzepolitik“: die dort versorgten und erfaßten Patienten standen dem Zugriff der Zwangssterilisierer ungeschützt gegenüber.

Personalpolitisch fand zum 1. März 1934 ein Wechsel in der Direktion statt. Gustav Kolb, der bereits in den letzten Jahren der Weimarer Republik häufiger schwer erkrankt gewesen war, trat von seinem Direktorposten zurück. Er starb am 20. März 1938. Als sein Nachfolger wurde Dr. Wilhelm Einsle ab dem 1. 9. 1934 eingestellt. Als stellvertretender Direktor fungierte Dr. Hubert Schuch, der im September 1938 zum Direktor der Anstalt Ansbach berufen wurde. Sein Nachfolger als stellvertretender Direktor in der Erlangen Anstalt wurde Dr. Heinrich Müller.

Die Machtergreifung der Nationalsozialisten wirkte sich auf die Heil- und Pflegeanstalt in folgender Weise aus:

## 3. Das „Gesetz zur Verhütung erbkranken Nachwuchses“

veränderte das ärztliche Wirken entscheidend.

1934 wurde der Direktor Dr. Wilhelm Einsle zum Beisitzer des Erbgesundheitsobergerichtes Bamberg, ein weiterer Anstaltsarzt zum Beisitzer des Erbgesundheitsgerichtes Erlangen. In der Anstalt selbst wurden 1934 177 Anträge auf Zwangssterilisation gestellt, von denen 107 durchgeführt wurden; zwölf wurden ausgesetzt, da eine dauernde Anstaltsbehandlung vorgesehen war. Die Zahl der Anträge auf Zwangssterilisation nahm im Laufe der Jahre deutlich ab, 1936 waren es 54, von denen 31 abgeschlossen wurden, 1938 waren es 32, von denen 19 durchgeführt wurden. 1939 wurden sechs beantragt, fünf durchgeführt, 1941 14 beantragt und neun durchgeführt, 1942 zehn beantragt und vier durchgeführt.

Das „Gesetz zur Verhütung erbkranken Nachwuchses“ hatte anders als im engeren Anstaltsbetrieb in der offenen Fürsorge eine ganz besondere Wirkungsgeschichte. Die Fürsorgepsychiater begrüßten dieses Zwangssterilisationsgesetz in ihrem Jahresbericht 1934 aufs „stärkste und freudigste". Es würde ihrem „langjährigen Wunsch aus der Untätigkeit und Hilflosigkeit einen Ausweg zu sehen" entsprechen. Für die offene Fürsorge habe es weittragende praktische Bedeutung. „Unsere Kartoteken, Aufzeichnungen und Krankengeschichten sind mit einem Schlag zu einem wertvollen Hilfsmittel in dem nun aufgenommenen Kampf um die Volksgesundheit geworden". Die Fürsorgepsychiater stellten 1934 351 Anträge auf Zwangssterilisation, verfaßten in 125 Fällen selbst das Gutachten. 1936 wurden 100 Anträge gestellt, die Fürsorgepsychiater äußerten sich in 171 Fällen gutachterlich an die Erbgesundheitsgerichte. 1938 waren es nurmehr 45 Anzeigen, nur in 72 Fällen kam es zu gutachterlichen Äußerungen an die Erbgesundheitsgerichte.

## 4. Pflegesatzsenkungen

Bereits 1930 waren die Pflegesätze für Patienten, deren Aufenthalt vom ober- und mittelfränkischen Landesfürsorgeverband bezahlt wurde, von 4,– RM auf 3,50 RM herabgesenkt worden. Für nicht-mittel- und oberfränkische Patienten erhielt die Anstalt 4,– RM.

1933 wurde dieser Satz auf 3,20 DM bzw. 3,70 RM herabgesenkt, ab dem 1. 4. 1934 wurde der Pflegesatz einheitlich auf 3,– RM und 1936 einheitlich auf 2,70 RM herabgesenkt. 1936 wurde die Kost an Güte und Menge reduziert. Die Auswirkungen dieser Maßnahmen sind nicht genau zu erfassen. Auffällig ist, daß ab 1938 die Zahl der Toten deutlich zunimmt. 1939 sind es 138 Tote gegenüber 87 in 1936. Prozentual ergab sich eine Steigerung in Relation zum Durchschnittsbestand von 7,1 in 1935 auf 12,1 in 1939.

## 5. Veränderung der Anstaltskultur

In welcher Weise sich die Anstaltskultur veränderte, kann nur vermutet werden. Hinweise geben die in den Jahresberichten aufgeführten Veranstaltungen. So wird ab 1934 jeweils zum 30. Januar eine Kundgebung zum Gedenken an die Machtergreifung Hitlers durchgeführt, Betriebsappelle zu unterschiedlichen Anlässen finden statt.

Ab 1936 wird eine „sippenmäßige" Erfassung angeordnet. Bis 1938 wurden 250 Sippenakten geführt. Bereits 1940 muß die Erfassung der Anstaltsbewohner eingestellt werden, da hierzu nicht genügend ärztliches Personal vorhanden ist.

## 6. Änderung der Therapie

Wie oben erwähnt, konzentriert sich ab 1933/34 die Tätigkeit der Fürsorgeärzte und Fürsorgepflegerinnen auf die Durchführung des „Gesetzes zur Verhütung erbkranken Nachwuchses". Die eigentlichen Fürsorgearbeiten werden zurückgestellt. Die Erlangener Fürsorge bleibt bis 1938 personell noch relativ gut mit zwei Ärzten und drei Pflegerinnen ausgestattet. 1938 wird ein Arzt aus der offenen Fürsorge abgezogen. Mit Beginn des Krieges wird die offene Fürsorge nurmehr formal durchgeführt.

Die Familienpflege wird durch eine Regierungsentschließung zum 1. 4. 1938 aufgelöst, mit Beginn des Krieges aber wieder eingeführt, um durch vermehrte Entlassungen Platz für das Reservelazarett zu schaffen. Endgültig wird die Familienpflege dann 1941 aufgelöst.

Zur therapeutischen Situation in der Anstalt insgesamt kann für die 30er Jahre folgendes festgehalten werden:

Angesichts der steten Überfüllung und auf Grund der drastischen Sparmaßnahmen verschlechterte sich die therapeutische Situation. Der Anteil der an der Arbeitstherapie beschäftigten Patienten ging von 80% auf 76% zurück. Die Vergabe von Schlaf- und Beruhigungsmittel im Jahr verdoppelte sich von 9,5 pro Patient auf 19,6.

Die Einführung der Insulin- und Cardiazolschocktherapie zeigte in der Heil- und Pflegeanstalt Erlangen nur geringe Wirkung. 1938 wurden 14 Frauen mit dem Insulinschock behandelt, acht Frauen wurden mit Cardiazol geschockt. In Folge des Krieges wurde die Cardiazol- und Insulinschocktherapie völlig eingestellt. 1942 wurden vereinzelte Patienten zum Elektro-Schock an die Psychiatrische und Nervenklinik der Universität verwiesen. 1943 erhielt die Heil- und Pflegeanstalt selbst ein Elektro-Schockgerät, 37 Patienten wurden damit behandelt, nach Aussagen der behandelnden Ärzte zeigte sich bei 24 ein guter bis sehr guter Erfolg.

## 7. Verlegung jüdischer Patienten nach Eglfing

Am 16. Sept. 1940 wurden 21 jüdische Patienten aus der Heil- und Pflegeanstalt Erlangen in die Heil- und Pfleganstalt Eglfing verlegt. Unter diesen waren zwei Patientinnen aus Klingenmünster, die am 11. Sep. 1939 nach Erlangen verlegt worden waren. Von den 21 nach Eglfing verlegten Patienten waren zehn Männer und elf Frauen.

## 8. T4-Aktion bis zum August 1941

Mit sieben Transporten werden vom 1. November 1940 bis zum 24. Juni 1941 908 Patienten aus der Heil- und Pflegeanstalt Erlangen in Tötungsanstalten verlegt. Die ersten beiden Transporte sind sicher nach Sonnenstein-Pirna gegangen, die übrigen Transporte hatten Hartheim-Linz als tödlichen Zielpunkt. 531 der in Tötungsanstalten verlegten Patienten stammten aus der Heil- und Pflegeanstalt

Erlangen, die übrigen 377 Patienten aus karitativen Pflegeanstalten bzw. der Heil- und Pflegeanstalt Bayreuth, die ab dem Oktober 1940 nach Erlangen verlegt worden waren. 561 der in Tötungsanstalten verlegten Patienten waren Frauen, 347 Männer. Altersmäßig überwogen die 30 bis 50-jährigen mit gut 54%. Knapp 60% der Verlegten hatten die Diagnose Schizophrenie, knapp 27% die des Schwachsinns und 8,5% die der Epilepsie.

Von den direkt aus der Heil- und Pflegeanstalt Erlangen verlegten 531 Patienten waren 314 Frauen und 217 Männer. Hier überwog die Altersgruppe der 30- bis 50-jährigen mit mehr als 63%. Die in Tötungsanstalten verlegten Menschen waren zu 68,7% länger als fünf Jahre in der Heil- und Pflegeanstalt Erlangen untergebracht. Unter diagnostischen Gesichtspunkten überwogen die als schizophren klassifizierten Menschen mit 75,9%.

Der Ablauf der „Aktion T4" wird im folgenden chronologisch dargestellt.

Am 26. Juli 1940 erhielt der Direktor der Heil- und Pflegeanstalt Erlangen ein Schreiben des Reichsministers des Innern, unterzeichnet von Dr. Conti, in dem „im Hinblick auf die Notwendigkeit planwirtschaftliche Erfassung der Heil- und Pflegeanstalten" angeordnet wurde, anliegende Meldebögen auszufüllen. Ende August 1940, wahrscheinlich am 20. August, erschien dann eine Kommission in Erlangen und vollendete ihrerseits die Ausfüllung der Meldebögen. Mit Schreiben vom 19. Oktober 1940 wies dann Dr. Walter Schultze, Leiter der Gesundheitsabteilung im Bayerischen Staatsministerium des Innern, den Direktor der Heil- und Pflegeanstalt Erlangen mit folgendem Schreiben an:

„An Herrn Direktor Dr. Einsle oder Vertreter im Amt der Heil- und Pflegeanstalt Erlangen

Betrifft: Verlegung von Kranken der Heil- und Pflegeanstalten

Die gegenwärtige Lage macht die Verlegung einer großen Anzahl von den in Heil- und Pflegeanstalten untergebrachten Kranken notwendig. Im Auftrag des Reichsverteidungskommissars ordne ich die Verlegung von 120 Kranken aus Ihrer Anstalt an. Die Verlegung wird voraussichtlich am 29.Oktober 1940 erfolgen. Wegen der Auswahl und Abholung der Kranken, die in meinem Auftrag erfolgt, wird sich die gemeinnützige Krankentransport GmbH in Berlin bzw. deren Transportleiter mit Ihnen ins Benehmen setzen.
Der Transport ist von der Abgabeanstalt vorzubereiten.
Falls die Anstalt über kein Bahnanschlußgleis verfügt, ist
1.) Der Transport der Kranken bis zur nächsten Bahnstation von der Anstalt durchzuführen. Unruhige Kranke sind mit den
2.) entsprechenden Mitteln für einen mehrstündigen Transport vorzubehandeln. Die Kranken sind, soweit möglich, in eigener
3.) Wäsche und Kleidung zu übergeben. Das gesamte Privateigentum ist
4.) in ordentlicher Verpackung mitzugeben. Soweit keine Privatkleidung vorhanden ist, stellt die Abgabeanstalt
5.) Wäsche und Kleidung leihweise zur Verfügung.
6.) Die Krankenpersonalakten und Krankengeschichten sind den Transportleitern auszuhändigen.
Die Kostenträger sind von der Abgabeanstalt voll in Kenntnis zu setzen, daß weitere Zahlung über den Tag der Verlegung hinaus solange einzustellen sind, bis sie von der Aufnahmeanstalt angefordert werden. Die Benachrichtigung der Angehörigen von der Verlegung erfolgt unverzüglich durch die Aufnahmeanstalt. Sollte in der Zwischenzeit ein Angehöriger bei der Abgabeanstalt anfragen, so antwortet ihm diese, falls ihr der Name der Aufnahme-

anstalt noch nicht bekannt sein sollte, der Kranke sei im Auftrag des zuständigen Reichsverteidungskommissars verlegt worden. Die neue Anstalt werde sich im übrigen alsbald mit den Angehörigen in Verbindung setzen.

i.A. gez. Dr. Schultze"[2]

Am 1. November 1940 geht (später als von Schultze in obigem Schreiben angekündigt) ein erster Transport mit 122 Patienten aus der Heil- und Pflegeanstalt Erlangen in die Tötungsanstalt Sonnenstein bei Pirna. Am 5. November 1940 folgt ein weiterer Transport, ebenfalls in die Anstalt Sonnenstein bei Pirna, mit 118 Patienten. Am 22. November 1940 verläßt ein weiterer Transport mit Patienten der Heil- und Pflegeanstalt die Stadt Erlangen, diesmal allerdings nach Hartheim bei Linz. Von den 128 verlegten stammten 52 aus der Heil- und Pflegeanstalt Erlangen, 76 aus der aufgelösten Anstalt Bayreuth, die am 4. Oktober 1940 nach Erlangen verlegt worden waren.

Jeder der Transporte wurde von einem Schreiben des Staatsministeriums des Inneren angekündigt. Die „Gemeinnützige Transportgesellschaft" (GeKraT) wandte sich danach mit den Listen der jeweils zu transportierenden Patienten an die Anstaltsdirektion. Diese Listen umfaßten weit mehr Patienten, als tatsächlich verlegt werden sollten. Die Direktion mußte nun in Ansprache mit der „GeKraT" aus den Listen die tatsächlich zu verlegenden Menschen heraussuchen.

Die wahren Hintergründe der Transporte in die Tötungsanstalten blieben nur sehr kurze Zeit verborgen. Mit Schreiben vom 23. 11. 1940 wandte sich eine Angehörige an die Direktion der Heil- und Pflegeanstalt Erlangen:

„Werte Direktion!

Nachdem ich vor drei Wochen meinen lieben guten Sohn Ernst Reinhardt, der bei ihnen in der Anstalt war besuchen wollte und ihn dort nicht mehr vorfand und mir sowie den anderen Müttern gesagt wurde, daß die Kranken abtransportiert worden seien, unbekannt wohin, mein Mann auf Anfrage nochmal die selbe Antwort bekam, so muß ich Ihnen nochmals schreiben. Am 21.11.40 bekamen wir die Nachricht von dem erfolgten Ableben unseres innig geliebten braven Sohnes. (Er war am 1. 11. 1940 abtransportiert worden – d.V.) Das war für uns ein schwerer Schlag, wie wohl wir auf dergleichen gefaßt waren(sic). Ich weiß nicht was vorgegangen ist, aber bis jetzt sind es in Zirndorf bereits fünf Personen, die in diese Anstalt Sonnenstein bei Pirna i.SA. gestorben sind und verbrannt wurden. Unsere armen Kinder haben nun Ruhe gefunden von ihren schweren Leiden, aber in uns wühlt der Schmerz. Es kommt der Tag, da wir alle vor Gottes Thron stehen, er wird ein Richter sein.
Ihnen liebe Direktion der Anstalt Erlangen, sage ich nochmals einen herzlichen Dank für all die liebe Pflege an meinem armen Sohn. Ich weiß, wenn es in ihren Kräften gestanden hätte, ihr hättet ihm geholfen. Herzlichen Dank auch an die lieben Pfleger, die immer freundlich waren.
In tiefer Verbundenheit mit Ihnen begrüßt Sie nochmals

Unterschrift."[3]

[2] Staatsarchiv Nürnberg, StAnw. LG Nbg. Fürth, KS 16/49
[3] Staatsarchiv Nürnberg, StAnw. LG Nbg-Fürth, KS16/49

T4-Transporte von Erlangen in Tötungsanstalten

| Datum | Zahl | Männer | Frauen | Schizoph. | Schwachsinn | Epilepsie | Sonstige | Wohin |
|---|---|---|---|---|---|---|---|---|
| 01.11.40 | 122 | 60 | 62 | 92 (75%) | 13 (11%) | 10 (8%) | 7 (6%) | Sonnenstein |
| 05.11.40 | 118 | 59 | 59 | 82 (69%) | 5 (5%) | 12 (10%) | 19 (16%) | Sonnenstein |
| 22.11.40 | 128 | 19 | 109 | 103 (80%) | 0 | 10 (8%) | 15 (12%) | Hartheim |
| 21.01.41 | 123 | 40 | 83 | 101 (82%) | 4 (3%) | 6 (5%) | 12 (10%) | Hartheim |
| 25.03.41 | 134 | 38 | 96 | 20 (15%) | 83 (62%) | 25 (19%) | 6 (4%) | Hartheim |
| 01.04.41 | 139 | 68 | 71 | 70 (50%) | 48 (35%) | 6 (4%) | 15 (11%) | Hartheim |
| 24.06.41 | 143 | 63 | 80 | 76 (53%) | 31 (22%) | 8 (5%) | 28 (20%) | Hartheim |
| Gesamt | 907 | 347 | 560 | 544 (60%) | 184 (20%) | 77 (8%) | 102 (12%) | |

Eine weitere Angehörige, deren zwei Familienmitglieder am 15. 11. 1940 nach Sonnenstein/Pirna verlegt worden waren, wandte sich sowohl an die Tötungsanstalt Sonnenstein als auch an den Nürnberger Gaustabsamtsleiter Selmer. Sie bat bei beiden Adressaten um Aufklärung, erhielt diese auch Anfang Januar 1941. Wie einer Aktennotiz zu entnehmen ist, betonte sie, „daß sie an und für sich für die getroffenen Maßnahmen Verständnis aufbrächte".[4]

Einem Lagerbericht der Kreisleitung Erlangen vom 26. 11. 1940 ist folgendes zu entnehmen:

„2. Beseitigung von Geisteskranken
Bei der hiesigen Heil- und Pflegeanstalt erschien vor einiger Zeit im Auftrag des Ministeriums des Innern gez. Schultz oder Schultze eine u. a. aus einem Norddeutschen Arzt und einer Anzahl Studenten bestehende Kommission. Sie prüfte die Akten der in der Anstalt untergebrachten Kranken durch. Einige Zeit später erhielt der Anstaltsdirektor die Mitteilung, daß eine bestimmt Anzahl von Kranken im Auftrag des Reichsverteidungskommissars in einer anderen Anstalt unterzubringen sei, daß eine Berliner Transportgesellschaft die Verlegung vorzunehmen und der Anstaltsleiter den Weisungen dieser Gesellschaft, die sich im Besitz einer Namensliste befinde, zu folgen habe. Auf diese Weise wurden inzwischen drei Transporte mit zusammen 370 Kranken nach Sonnenstein bei Pirna in Sachsen und in die Gegend von Linz gebracht. Ein weiterer Transport soll im Januar des nächsten Jahres abgehen."[5]

Aus den hier zitierten Dokumenten wird deutlich, daß sowohl bei der Anstaltsdirektion, der Ärzteschaft und den Pflegern als auch bei den Angehörigen und bei gewissen Parteigliederungen der Hintergrund der Verlegungsaktion bekannt gewesen ist. Unmittelbar wurden die Erlanger Ärzte und Pfleger von dem Sinn und Zweck der Transporte am 6. Dezember 1940 durch Herrn Dr. Schmalenbach, „T4 Organisator", Gutachter und Arzt in der Tötungsanstalt Sonnenstein, unterrichtet.

Eine Konsequenz der Verlegung von Patienten der Heil- und Pflegeanstalt Erlangen in Tötungsanstalten war, daß die Belegzahlen in der Anstalt deutlich absanken. Da die Anstalt damit unwirtschaftlich arbeitete und die Frage nach einer

[4] Nürnberger Ärzteprozeß, Staatsarchiv Nürnberg, D 985, 986, 987
[5] Nürnberger Ärzteprozeß, Staatsarchiv Nürnberg, Doc 1002

Auflösung der Anstalt Erlangen im Zuge der Neuorganisation der Heil- und Pflegeanstalten im Raum stand, wandte sich Direktor Einsle mit Schreiben vom 9. Januar 1941 an den Ministerialdirektor im Bayerischen Innenministerium, Dr. Walter Schultze. Dieses Schreiben sandte er auch an den Nürnberger Oberbürgermeister Liebl, der gleichzeitig als Bezirksverbandspräsident von Mittel- und Oberfranken fungierte.

„Im Hinblick auf die vielen nicht nachprüfbaren Gerüchte, welche die Bevölkerung in Spannung und die Anstaltskranken in Unruhe versetzen, halte ich es für meine Pflicht Ihnen über zwei Punkte zu berichten, auch auf die Gefahr, Ihnen damit nichts Neues zu sagen."

Einsle versuchte, in seinem umfassenden Schreiben die möglichen Gründe für eine Auflösung zu entkräften. Zentrales Argument für eine Beibehaltung der Erlanger Anstalt war für ihn folgendes:

„Hier wäre vor allem zu berücksichtigen, daß die Anstalten für Geisteskranke künftig mehr den Charakter von Heilanstalten tragen sollen, daß also das Hauptgewicht auf die Therapie zu legen sein wird. Kann es unter diesen Gesichtspunkten verantwortet werden, gerade diejenige Anstalt aufzulösen, welche am Ort der Universität wie kaum eine andere Anstalt Gelegenheit hat, mit den Fachkliniken zusammen zu arbeiten und Fachärzte aller Richtungen zur Hand zu haben?"[6]

Bereits am 7. Februar 1941 konnte Einsle bezüglich der weiteren Existenz der Erlanger Anstalt beruhigt sein. An diesem Tag lief ein Brief des Staatsministerium des Innern vom 31. Januar 1941 mit folgendem Wortlaut ein:

„Betreff: Neuorganisation der Heil und Pflegeanstalten.

Beilagen: Abdrucke für die Heil- und Pflegeanstalten und die Landesfürsorgeverbände.

Im Zuge der Neuorganisation der Heil- und Pflegeanstalten sind in diesen Betten frei geworden. Zur Erhaltung der Wirtschaftlichkeit der Anstalten müssen diese Betten wieder belegt werden. Die Landesfürsorgeverbände haben auf ihre Kosten eine erhebliche Zahl Kranker gem. Art. 5 Fürsorgegesetz in privaten Pflegeanstalten untergebracht. Die Mehrzahl dieser Kranken eignet sich zur Unterbringung in eine Heil- und Pflegeanstalt. Die Regierungspräsidenten werden angewiesen zu veranlassen, daß diese Kranken in die Heil- und Pflegeanstalten nach Maßgabe der dort vorhandenen freien oder im weiteren Verlauf der Neuorganisation nach frei werdenden Betten verlegt werden.
In der Regel werden die Heil- und Pflegeanstalten mit dem Tagesverpflegsatz der privaten Anstalten von 1,60 bis 1,90 RM ihre Wirtschaftlichkeit nicht erhalten können und deshalb einen höheren Satz für diese Kranken festsetzen müssen. Hiergegen besteht keine Erinnerung. Dabei ist jedoch zu beachten, daß die aus den privaten Anstalten übernommenen Kranken im allgemeinen in Bezug auf Pflege und Aufsicht nicht so hohe Anforderungen stellen, wie die Geisteskranken der Heil- und Pflegeanstalten. Es wird also ein Verpflegsatz ausreichen, der zwischen dem Satz der privaten Anstalten und dem der Heil- und Pflegeanstalten liegt.
Für die Landesfürsorgeverbände und die an den Kosten gem. Art. 5 Absatz 5 Fürsorgegesetz beteiligten Bezirksfürsorgeverbände entsteht durch diese Maßnahme kein höherer Gesamtaufwand für Anstaltspflege, da diesem verhältnismäßig kleinen Aufwand eine erhebliche Einsparung für die in Reichsanstalten verlegten Kranken für die keine Pflegekosten verlangt werden, gegenüber stehen. Die durch die Verlegung in den privaten Pflegeanstalten frei wer-

[6] Stadtarchiv Nürnberg, Dir A 146

denden Räume können zur Unterbringung von Heimkehrdeutschen oder für Zwecke der erweiterten Kinderlandverschickung nutzbar gemacht werden.

i.A. gez.
Dr. Schultze[7]

Bereits am 21. Januar 1941 war der vierte Transport in die Tötungsanstalt Hartheim bei Linz mit insgesamt 124 Patienten, davon 109 aus Erlangen und 15 der am 4. Oktober 1940 nach Erlangen verlegten Bayreuther Patienten erfolgt. Somit war die Zahl der Anstaltsinsassen in Erlangen auf 700 gesunken und recht beträchtliche Kapazitäten für die Aufnahme von Patienten aus karitativen Pflegeanstalten frei.

Transporte nach Erlangen von Oktober 1940 bis April 1941

| Datum | Woher | Zahl | Männer | Frauen | T 4 | gestorben vor 5/45 | entlassen vor 5/45 |
|---|---|---|---|---|---|---|---|
| 4.10.1940 | Bayreuth | 152 | 37 | 115 | 95 (62%) | 30 | 6 |
| 18.2.1941 | Gremsdorf | 111 | 111 | | 67 (60%) | 28 | 3 |
| 19.2.1941 | Michelfeld | 65 | | 65 | 1 (2%) | 25 | 9 |
| 21.2.1941 | Absberg | 55 | | 55 | 1 (2%) | 16 | 9 |
| 24.2.1941 | Neuendettelsau | 48 | | 48 | 27 (56%) | 10 | 5 |
| 25.2.1941 | Engelthal | 83 | | 83 | 51 (61%) | 19 | 3 |
| 26.2.1941 | Himmelkron | 95 | | 95 | 65 (68%) | 15 | 2 |
| 28.3.1941 | Kutzenberg | 32 | 19 | 13 | 32 (100%) | | |
| 21.4.1941 | Ursberg | 26 | 18 | 8 | 12 (46%) | 5 | 2 |
| 22.4.1941 | Schönbrunn | 7 | 7 | | | 5 | 1 |
| 22.4.1941 | Lauingen | 4 | | 4 | | 3 | 1 |
| 22.4.1941 | Schweinspoint | 3 | 3 | | | 3 | |
| 23.4.1941 | Straubing | 5 | | | 2 (40%) | 3 | |
| 23.4.1941 | Lauterhofen | 58 | | 58 | | 43 | 5 |
| 24.4.1941 | Reichenbach | 8 | 8 | | 6 (75%) | 1 | |
| 24.4.1941 | Neuendettelsau | 48 | | 48 | 18 (38%) | 8 | 14 |
| Gesamt | | 800 | 203 | 597 | 377 (47%) | 214 | 60 |

Am 9. Februar 1941 erhielt der Direktor der Heil- und Pflegeanstalt Erlangen eine Anweisung des Regierungspräsidenten (Nr. 3535c11. vom 7. Februar 1941.)

„Betreff: Neuorganisation der Heil- und Pflegeanstalten.

Beilagen: Neun Verzeichnisse.

Durch die im Zuge der Neuorganisation der Heil- und Pflegeanstalten durchgeführten planwirtschaftlichen Maßnahmen sind bei den Heil- und Pflegeanstalten des Bezirksverbandes eine Anzahl Betten frei geworden. Durch die Unterbelegung der Anstalt ist ihre Wirtschaftlichkeit in Frage gestellt bzw. nicht mehr gegeben. Aus finanziellen Gründen ist es daher notwendig, die auf Kosten der öffentlichen Fürsorge gemäß Art. 5 Fürsorgegesetz in privaten Pflegeanstalten untergebrachten Kranken in bezirksverbandseigene Heil- und Pflegeanstalten zu verlegen. Im Vollzug einer Weisung des Staatsministeriums des Innern wird daher die Verlegung eines Teil der auf Kosten des Landesfürsorgeverbandes Oberfranken und Mit-

[7] Archiv Klinikum am Europakanal

telfranken in privaten Pflegeanstalten untergebrachten Kranken (Geisteskranke, Geistesschwache, Blöde und Epileptiker) angeordnet. Der Landesfürsorgeverband hat die beteiligten Anstalten von der Notwendigkeit der Verlegung bereits in Kenntnis gesetzt.
Mit der Durchführung der Verlegung werden die Heil- und Pflegeanstalten betraut, die sich beschleunigt mit den Direktoren der ihnen zugeteilten, nachstehend benannten Privatpflegeanstalt ins Benehmen setzen werden. Die Verlegungen müssen beschleunigt erfolgen. Sie werden tunlichst in der Woche vom 17.–22. Februar 1941 durchgeführt. Auf jeden Fall müssen sie spätestens bis Ende des Monats abgeschlossen sein. Die Festsetzung des Zeitpunktes und der Art der Überführung wird den Anstaltsdirektoren im Benehmen mit dem Abgabeanstalten überlassen. Das Begleitpersonal für die Überführung stellen die übernehmenden Anstalten."[8]

Entsprechend dieser Anweisung wurden vom 18. Februar 1941 bis 26. Februar 1941 457 Bewohner aus Gremsdorf, Michelfeld, Absberg, Neuendettelsau, Engelthal und Himmelkron nach Erlangen transportiert. Von diesen wurden mit den drei noch folgenden Transporten im März, April und Juni 211 Bewohner in Tötungsanstalten verlegt. Für diese Menschen fungierte die Heil- und Pflegeanstalt als Zwischenstation.

Die Verlegungsaktionen führten zu einer großen Beunruhigung der Bevölkerung der umliegenden Orte. Der Ortsgruppenleiter von Absberg berichtet am 24. Februar 1941:

„Bericht: Vertraulich!

Am vergangenen Freitag, den 21. 2. 1941, wurden im Laufe des Tages zweimal mit einem Omnibus aus Erlangen 57 Insassen des Ottilienheims Absberg zu einer angeblichen Untersuchung in die dortige Klinik verbracht. Mit dem Omnibus selbst war ein Arzt sowie drei Krankenschwestern mitgekommen, die diese Leute in den Omnibus verluden und den Transport jedesmal überwachten.
Bei jeder Verladung in den Omnibus dieser Menschen lief eine große Zuschauerzahl zusammen, da die Verladung, nicht im Hofe, sondern vor dem Tor erfolgt sein soll. Es soll hierbei zu den wildesten Szenen gekommen sein, weil ein Teil dieser Menschen nicht freiwillig in den Omnibus eingestiegen und daher mit Gewalt des Begleitpersonals dorthin verbracht wurden.
Es handelt sich hier um Leute, die blöd und schwachsinnig sind und sonst noch weitere epileptische Krankheiten haben sollen, und für deren Unterhalt bisher ganz oder doch zum großen Teil überwiegend der Staat und die sonstigen Körperschaften des öffentlichen Lebens aufkommen mußten.
Dabei konnte ich erfahren, daß bereits der Landesverband Schwaben im vorigen Herbst acht solche Menschen zurückgeholt hat, und von denen sollen dann innerhalb kürzester Zeit sieben an Grippe und eintretender Kreislaufschwäche gestorben sein. Nur eine Person sei wieder zum Ottilienheim Absberg zurückgekehrt.
Diese Angelegenheit wurde in Absberg allmählich bekannt, und es liefen daher auch bei der vergangenen Aktion eine große Menschenmenge zusammen, die, wie ich erfahren habe, sich zu Äußerungen gegenüber dem Nat.Staate hinreisen ließen. Die betreffenden Zuschauer konnte ich leider nicht namhaft machen, da bei meiner Nachforschung alle beteiligten Zuschauer zu dieser Sache eine große Zurückhaltung gegen mich gezeigt haben.
Um so mehr sind diese Zwischenfälle bei der einmalig notwendigen Aktion zu beurteilen, da auch Parteigenossen sich nicht scheuten, mit in das Klagelied der anderen weinenden Zuschauer miteingestimmt zu haben. Das dabei auch eine gewisse Gruppe der beteiligten Zuschauer ihre frühere Gesinnungsart zum Ausdruck gebracht haben, und sich nicht zurück

[8] Archiv Klinikum am Europakanal

hielten, die große Notwendigkeit der getroffenen und eingeleiteten Maßnahmen im Zuge der Reichsverteidung zu bemängeln und zu kritisieren, war von vornherein von diesen Leuten nicht anders zu erwarten.
Es soll sogar ein Teil dieser Leute mit einer Behauptung soweit gegangen sein und die etwa folgendermaßen verbreitet wurde: „Der heutige Staat muß nun einmal schlecht bestellt sein, sonst könnte es nicht vorkommen, daß man diese armen Menschen einfach zum Tode befördert, damit man die Mittel, die bisher für den Unterhalt dieser Menschen zur Verfügung standen, nunmehr zur Kriegsführung frei macht. Vornehmlich stammt diese Anschauung von der katholischen Bevölkerung Absberg."[9]

Wohlgemerkt: Der Arzt und das Pflegepersonal stammten aus der Heil- und Pflegeanstalt Erlangen, die Busse waren ganz normale Erlanger Busse. Diese die Nationalsozialisten stark beunruhigende Demonstration hatte eine – sicher nicht zufällige – Auswirkung. Von den nach Erlangen verlegten Bewohnerinnen aus Absberg wurde nur eine Patientin in eine Tötungsanstalt verlegt. Auch aus Michelfeld, einer zum selben Träger (Regens-Wagner-Stiftung) gehörenden Einrichtung, wurde nur ein Patient nach Hartheim verlegt.

Dieser Vorgang in Absberg führte dazu, daß der Gaustabsamtsleiter von Nürnberg, Sellmer, sich mit Schreiben vom 1. März 1941 an die Kanzlei des Führers wandte.

Am 25. März 1941 ging der fünfte Transport aus Erlangen in die Tötungsanstalt Hartheim bei Linz. Dieser Transport wurde ausschließlich mit Bewohnern der caritativen Pflegeanstalten zusammengestellt: Aus Gremsdorf waren es 38, aus Neuendettelsau 21, aus Engelthal 37 und aus Himmelkron ebenfalls 37 – insgesamt 133; am 1. 4. 1941 ging ein weiterer Transport mit 139 Menschen in die Tötungsanstalt Hartheim. Bei diesen Transport stammten 41 Patienten aus der Heil- und Pflegeanstalt Erlangen, zwei aus der aufgelösten Anstalt Bayreuth, 28 aus Gremsdorf, elf aus Engelthal, 25 aus Himmelkron und 32 aus Kutzenberg. Die 32 Patienten aus Kutzenberg waren am 28. 3. 1941 nach Erlangen verlegt worden. Leider konnte diesbezüglich kein Aktenmaterial gefunden werden, denn auffällig ist, daß alle Patienten, ohne daß ihnen die Krankenakten beigegeben wurden, drei Tage später in eine Tötungsanstalt verlegt wurden. Möglicherweise diente die Anstalt Erlangen aus organisatorischen Gründen als Zwischenanstalt.

Fast gleichzeitig, nämlich mit Datum vom 1. April 1941, wandte sich der Regierungspräsident in Ansbach an den Direktor der Heil- und Pflegeanstalt Erlangen – mit entsprechenden Schreiben auch an die Anstalten in Kutzenberg und Ansbach – und ordnete die Verlegung von weiteren Patienten aus privaten Pflegeanstalten in die Heil- und Pflegeanstalten des Bezirksverbandes an. Der Wortlaut des Schreibens entspricht weitgehend dem vom Februar 1941. Die Verlegungsaktionen sollten, so das Schreiben, erst nach Ostern, etwa in der Zeit vom 16.–25. April 1941, durchgeführt werden.

Zwei Wochen später, die angekündigte Verlegung aus caritativen Anstalten hatte noch nicht begonnen, wandte sich der Regierungspräsident erneut an die

[9] *Ernst Klee*, „Euthanasie" im NS-Staat, 1983, S. 324f.

Direktoren in Erlangen, Ansbach und Kutzenberg. Diesmal ging es ausschließlich um die Neuendettelsauer Pflegeanstalten:

„Im Nachgang zu meiner Entschließung vom 3. 4. 1941 teile ich mit, daß das Staatsministeriums des Innern nunmehr angeordnet hat, die Neuendettelsauer Anstalten soweit als möglich für andere Zwecke frei zu machen und die in diesen Anstalten befindlichen psychisch Kranken in die Heil- und Pflegeanstalten des Bezirksverbandes unterzubringen. Auf Grund dieser Anordnung werden zugeteilt:

1. Der Heil- und Pflegeanstalt Ansbach:
   81 psychisch Kranke der Anstalt Polsingen
   89 psychisch Kranke der Anstalt Polsingen-männlich und
   139 psychisch Kranke der Anstalt Bruckberg
2. Der Heil- und Pflegeanstalt Erlangen:
   69 psychisch Kranke der Anstalt Neuendettelsau I,
   20 psychisch Kranke der Anstalt Neuendettelsau Kurheim
3. Der Heil- und Pflegeanstalt Kutzenberg:
   103 psychisch Kranke der Anstalt Himmelkron
   35 psychisch Kranke der Anstalt Himmelkron II

Die Verlegung ist sofort durchzuführen. Zu diesem Zweck haben sich die Anstaltsdirektionen mit den Vorständen der Neuendettelsauer Anstalten unter Übermittlung beiliegender Abdrücke unverzüglich ins Benehmen zu setzen und den Termin für die Überführung zu vereinbaren.

Die Abgabeanstalten haben Angehörige der zu verlegenden Kranken frühestens am Tag der Verlegung zu verständigen. Die Mitteilung darf außer der Tatsache der Verlegung lediglich noch den Hinweis enthalten, daß die Verlegung aus politischen Gründen notwendig geworden ist und daß weitere Nachricht durch die Direktion der neuen Anstalt erfolgt.“[10]

Entsprechend wurde verfahren: Vom 21. April 1941 bis zum 24. April 1941 wurden aus den Anstalten Ursberg (26), Schönbrunn (7), Lauingen (4), Schweinspoint (3), Straubing (5), Lauterhofen (58), Reichenbach (8) und Neuendettelsau (48) insgesamt 159 Bewohner nach Erlangen verlegt. Von diesen 159 Menschen werden am 24. Juni 1941 38 Personen mit dem letzten Tötungstransport nach Hartheim/Linz verlegt.

In diesem letzten Tötungstransport, der insgesamt 143 Menschen umfaßte, waren auch 89 Patienten der Heil- und Pflegeanstalt Erlangen, zwei aus der aufgelassenen Anstalt Bayreuth, jeweils einer aus Gremsdorf, Michelfeld und Absberg sowie fünf aus den im Februar aus Neuendettelsau transportierten Bewohnern, drei aus Engelthal und drei aus Himmelkron.

Im Zuge der völligen Räumung der Pflegeanstalt Gremsdorf wurden am 30. Juni 1941 103 Bewohner dieser Anstalt in die Heil- und Pflegeanstalt Erlangen verlegt.

Am 24. August 1941 wurde die „Aktion T4“ gestoppt. Es gingen keine weiteren Transporte mehr von Erlangen in irgendwelche anderen Anstalten.

Allerdings scheint es, daß noch im Juli 1941 eine Fortsetzung der Aktion geplant worden war. Dies kann man folgender Aktennotiz entnehmen, die Direktor Einsle am 21. Juli 1941 erstellte. Darin heißt es:

[10] Stadtarchiv Nürnberg, Dir A, 146

„Heute um 21.30 Uhr erscheint Herr Dr. Schmalenbach und übergibt dem Direktor ein Krankenverzeichnis über die aus caritativen Anstalten in die Heil- und Pflegeanstalt Erlangen verlegten Patienten.

Er bittet um folgendes:
1. Für die mit einem roten Strich versehenen Kranken soll Meldung nach dem bekannten Formular erstattet werden, da diese Kranken noch nicht gemeldet sind. [Es handelt sich wohl um den Meldebogen].
2. Bei den mit einer Nummer versehenen Kranken soll festgestellt werden, ob sie die Voraussetzung für einen Transport haben. In diesem Fall sollen die betreffenden Kranken mit einem + bezeichnet werden. Beides soll bis Ende dieser Woche erledigt sein. Die Liste soll an seine Münchner Adresse geschickt werden: Dr. Schmalenbach, München 38, Lierstr. 8.
Dr. Schmalenbach hält sich bis Montag in München auf.
3. Bis zum 1. August ist durch das Reichsministerium des Innern eine Gesamtbestandsaufnahme der Heil- und Pflegeanstalten angeordnet. Dies wird durch Dr. Schmalenbach hiermit offiziell mitgeteilt. Eine weitere schriftliche Mitteilung erfolgt nicht mehr. Die Bestandsaufnahme soll erfassen alle Anstaltsinsassen, welche bisher noch nicht nach Formblatt gemeldet sind. Nicht gemeldet sollen die werden, die an Alterspsychosen (Greisenschwachsinn, Artheriosklerotischen Erkrankungen) leiden.
Dr. Schmalenbach wird bis Mitte September hier nochmals vorsprechen.

Unterschrift gez. Dr. Einsle.“

Eine weitere vielsagende, aber unklar bleibende Anmerkung findet sich im Jahresbericht 1941. Dort heißt es:

„Im Auftrag des Ministeriums zur Bearbeitung der ‚Lebenserwartung der Geisteskranken, waren vom Aug. bis Sept. 1941 cand.med. Hanse und Suthof der Universität Würzburg hier tätig. Desgleichen bei einer gleichen Angelegenheit Prof. Dr. Werner Heyde, Direktor der Psychiatrischen Nervenklinik Würzburg, zu einer Besprechung in der Anstalt, welchem dann zeitweise die Grundlisten über die Anstaltskranken der Jahrgänge 1900 bis 1915 zur Bearbeitung überlassen wurden.“

In welchem Zusammenhang sich Werner Heyde, einer der Cheforganisatoren der Aktion T4, in der Heil- und Pflegeanstalt Erlangen aufhielt, kann nicht genau eruiert werden.

## 9. Hungerkost

Am 17. November 1942 fand in München eine Konferenz der Bayerischen Anstaltsdirektoren statt, auf der die Einführung einer „Sonderkost“ für die nicht mehr arbeitsfähigen Patienten beschlossen wurde. Mit Schreiben vom 30. November wies Dr. Schultze die Anstaltsdirektoren an, diese Sonderkost in ihren Anstalten einzuführen. In Erlangen werden zwei Stationen eingerichtet, auf die die Menschen verlegt werden, die an der Hungerkost sterben sollen. Eine Ärztin, die auf einer dieser Stationen ihren Dienst versah, hat eine erschütternde Schilderung der Situation auf dieser Station abgegeben, die im Anhang abgedruckt ist.

Gestorbene in der Heil- und Pflegeanstalt Erlangen in Relation zum Gesamt- und Durchschnittsbestand

| Jahr | Gesamtbestand | Durchschnitt | Gestorbene | Männer | Frauen | %Gesamt | %Durch |
|---|---|---|---|---|---|---|---|
| 1925 | 1584 | 810 | 83 | | | 5,2 | 10,2 |
| 1926 | 1655 | 807 | 76 | | | 4,6 | 9,4 |
| 1927 | 1625 | 851 | 83 | 42 | 41 | 5,1 | 9,7 |
| 1928 | 1822 | 875 | 91 | 45 | 46 | 5,0 | 10,4 |
| 1929 | 1907 | 912 | 95 | 44 | 51 | 5,0 | 10,4 |
| 1930 | 1880 | 956 | 84 | 47 | 37 | 4,5 | 8,8 |
| 1931 | 1783 | 952 | 91 | | | 5,1 | 9,6 |
| 1932 | 1697 | 964 | 59 | | | 3,5 | 6,1 |
| 1933 | 1585 | 949 | 53 | 17 | 36 | 3,4 | 5,6 |
| 1934 | 1530 | 974 | 51 | 21 | 30 | 3,3 | 5,2 |
| 1935 | 1705 | 1025 | 73 | 24 | 49 | 4,3 | 7,1 |
| 1936 | 1803 | 1031 | 87 | 28 | 59 | 4,7 | 8,4 |
| 1937 | 1906 | 1060 | 74 | 21 | 53 | 3,9 | 7,0 |
| 1938 | 1969 | 1113 | 99 | 47 | 52 | 5,0 | 8,6 |
| 1939 | 1990 | 1133 | 138 | 49 | 89 | 6,9 | 12,2 |
| 1940 | 1998 | 1090 | 191 | 91 | 100 | 9,6 | 17,5 |
| 1941 | 2329 | 963 | 163 | 73 | 90 | 7,0 | 16,9 |
| 1942 | 1925 | 988 | 234 | 110 | 124 | 12,2 | 23,6 |
| 1943 | 2297 | 1117 | 335 | 145 | 190 | 14,6 | 19,9 |
| 1944 | 2362 | 1159 | 409 | | | 17,3 | 35,3 |
| 1945 | 2429 | 1045 | 523 | | | 21,5 | 50 |
| 1946 | 2942 | 1050 | 280 | | | 9,5 | 26,7 |
| 1947 | | 1173 | 182 | | | | 15,5 |

Bereits mit dem Jahre 1939 waren die Sterblichkeitsraten in der Erlanger Anstalt deutlich angestiegen. Ab 1942 ist ein erneuter Sprung zu registrieren. Von 1942 bis 1945 sterben in der Erlanger Anstalt 1501 Menschen, 1200 mehr, als bei einer Sterblichkeit von 6% zu erwarten gewesen wäre.

## 10. Nach 1945

Die Befreiung vom Nationalsozialismus hatte in der Erlanger Anstalt einige grundlegende Veränderungen zur Folge. Direktor Wilhelm Einsle wurde entlassen, der stellvertretende Direktor, Dr. Heinrich Müller, brachte sich um. Als neuer Direktor wurde Dr. Werner Leibbrand eingesetzt, der sich intern wie öffentlich klar von den grauenhaften Ereignissen im NS distanzierte. 1946 veröffentlichte Leibbrand ein Buch mit dem Titel: „Um die Menschenrechte der Geisteskranken", in dem er die Vorgänge in der Erlanger Anstalt ungeschminkt darstellte. Leibbrand war während des Nürnberger Ärzteprozesses Gutachter der Anklage.

1949 wurde ein Ermittlungsverfahren gegen Dr. Wilhelm Einsle und weitere Ärzte der Erlanger Anstalt eingeleitet. Neben der Teilhabe an der Aktion T4 wurde auch wegen Mordes durch die Hungerkost ermittelt. Aufgrund von Gutachten und Zeugenaussagen ergab die Ermittlung, daß keine gezielte Hungerkost in Erlangen durchgeführt wurde. Das Verfahren wurde eingestellt.

1996 wurde in der Innenstadt von Erlangen ein Gedenkstein enthüllt, der an die in den Jahren 1940 bis 1945 ermordeten Patienten der Heil- und Pflegeanstalt Erlangen erinnert.

# Die Heil- und Pflegeanstalt Karthaus-Prüll/Regensburg

*Clemens Cording*

## 1. Methodologische Vorbemerkungen

In Regensburg ist die Quellenlage durch folgende Besonderheiten gekennzeichnet:

Die Ermittlungsakten der Staatsanwaltschaft Regensburg gegen den 1945 seines Amtes enthobenen Direktor Dr. Paul Reiß sind auf dubiose Weise verschwunden. Damit fehlt die Dokumentation zeitnaher Aussagen der unmittelbar Beteiligten und Betroffenen.

Als ich 1985 mit meinen Nachforschungen begann, lebten nur noch sehr wenige Zeitzeugen, und was sie noch zu berichten wußten, war meist wenig konkret und detailreich, oft lückenhaft, teilweise einseitig und verzerrt.

Wichtige Dokumente (insbesondere der gesamte Schriftverkehr über die Durchführung der sog. Aktion T4) wurden in den ersten Wochen nach Kriegsende von der amerikanischen Militärregierung (Oberst Heffernon, Director Public Health) beschlagnahmt und sind seither verschollen. Jahresberichte wurden in Regensburg von 1940 bis 1948 nicht verfaßt, so daß auch diese wichtigen Informationsquellen gerade für die entscheidenden Jahre fehlen.

Vollständig erhalten sind hingegen unsere sog. Grundbücher (andernorts auch als Aufnahme- oder Hauptbücher bezeichnet), in denen nach Art einer Basisdokumentation jeder ab 1852 aufgenommene Patient mit einer Reihe standardisierter Angaben verzeichnet ist. Diese Daten haben wir in mehrjähriger Arbeit in eine Computerdatenbank übertragen und durch Zusatzinformationen angereichert. Das erlaubt uns nicht nur die Rekonstruktion wichtiger Statistiken der fehlenden Jahresberichte, sondern auch detaillierte Auswertungen beispielsweise über die Patienten, die im Rahmen der sog. Aktion T4 ermordet wurden (deren Krankengeschichten mußten bekanntlich mitgegeben werden und galten lange Zeit als verschollen; sie sind kürzlich in einem Ostberliner Stasi-Bunker aufgefunden worden, allerdings bisher nicht zugänglich). Die Angaben in den Jahresberichten sind nicht immer ganz identisch mit den Grundbuchdaten (wobei sich nicht sagen läßt, auf welcher Seite die Fehler liegen), die Abweichungen sind jedoch gering und liegen meist deutlich unter 5%. Unsere Auswertungen basieren in der Regel auf den Grundbuchdaten, weil diese für alle Jahrgänge vorliegen und vielfältige statistische Analysen ermöglichen.

Verschiedene Plausibilitätsprüfungen haben übrigens keinerlei Hinweise darauf ergeben, daß in Regensburg Grundbucheinträge oder Zahlenangaben in den Jahresberichten gefälscht wurden.

## 2. Vorgeschichte des Krankenhauses

Das heutige Bezirksklinikum Regensburg wurde am 1. Januar 1852 als Heil- und Pflegeanstalt für zunächst 45 Kranke in den Gebäuden des vormaligen Klosters Karthaus-Prüll eröffnet, das 1803 säkularisiert worden war. Mit der Planung für diese Neugründung war der Direktor der 1846 neu erbauten Heil- und Pflegeanstalt Erlangen, Prof. Karl August Solbrig, betraut worden; dessen Assistenzarzt Dr. Johann Michael Kiderle wurde zum ersten „leitenden Oberarzt" (= Direktor) von Karthaus-Prüll ernannt. Das Einzugsgebiet umfaßte neben der Oberpfalz zunächst auch Niederbayern.

Im Laufe ihrer langen und wechselvollen Geschichte erlebte die Regensburger Anstalt nach anfangs durchaus fortschrittlichen Zeiten zu Beginn unseres Jahrhunderts einen Niedergang. Dr. Karl Eisen, vormals Oberarzt in Kaufbeuren, trat als neuer Direktor von Karthaus am 1.4.1916 (also mitten im Ersten Weltkrieg) ein schweres Erbe an. Obwohl er sich sofort mit großer Tatkraft an die Modernisierung der heruntergekommenen Anstalt machte, mußte er gleich zu Beginn seiner Amtszeit erleben, daß im berüchtigten Hungerwinter 1916/17 eine inkompetente Verwaltung nicht imstande war, das nötigste Heizmaterial zu beschaffen, daß der Kommunalverband Regensburg der Anstalt ihre hochwertigen landwirtschaftlichen Erzeugnisse wegnahm und durch minderwertige Lebensmittel ersetzte, daß infolge des schwerfälligen kameralistischen Verwaltungsprinzips nicht genügend Nahrungsmittel auf dem freien Markt beschafft werden konnten und daß es auch sonst überall am Notwendigsten fehlte (so gab es weder eine einwandfreie Wasserversorgung noch eine Kanalisation in Karthaus). Zudem waren sämtliche Pfleger zum Kriegsdienst eingezogen und die ärztlichen Mitarbeiter zeitweise erkrankt, so daß Eisen wochenlang der einzige Arzt in der Anstalt war – hilflos mußte er zusehen, wie die Kranken Hungerödeme bekamen, die Lungentuberkulose sich ausbreitete und 1917 fast 20% der Patienten starben (was eine Erhöhung der Sterblichkeit auf das Dreifache gegenüber der Vorkriegszeit bedeutete).

Diese Erfahrung prägte Eisen zutiefst. Schon 1917 berief er einen selbständigen Kaufmann in seine Verwaltung, der das starre kameralistische System zugunsten kaufmännischer (!) Wirtschaftsführung abschaffte. Eisen setzte sich mit Nachdruck dafür ein, daß Karthaus möglichst autark werden und seine Versorgung selbst organisieren solle; er schlug vor, das benachbarte Fürstliche Gut mit den zugehörigen Ländereien zu pachten. Dies wurde vom Oberpfälzer Kreisrat zunächst abgelehnt, 1920 aber schließlich genehmigt. In einem Vortrag vor dem Verein Bayerischer Psychiater resümierte Eisen 1922:

„Eine Anstalt, die ganz auf eigenen Füßen steht, die Brotgetreide, Kartoffeln und Fleisch selbst erzeugt, wo es möglich ist, daß die Gärtnerei durch feldbaumäßigen Anbau von Gemüse in den Stand gesetzt ist, die Bedürfnisse der Anstalt zu befriedigen, wo die guten Produkte in eigener Mühle, Bäckerei und Wursterei verarbeitet werden, eine solche Anstalt kann mit einer gewissen Zuversicht auch noch schlimmeren Zeiten – und solche werden leider nicht ausbleiben – entgegensehen. Wären wir in dem Hunger- und Dorschenjahre 1917 schon in gleicher Weise versorgt gewesen, wir hätten keine Hungerödeme gesehen und nicht eine solch große Sterblichkeit zu beklagen gehabt."[1]

Wie recht Eisen mit dieser ebenso weitsichtigen wie selbstbewußten Einschätzung hatte, läßt sich u.a. daran ablesen, daß im Inflationsjahr 1923 und in der Weltwirtschaftskrise 1929/30 in Karthaus tatsächlich keine Versorgungsschwierigkeiten auftraten und die Sterblichkeit nicht anstieg. Die lange Liste der von Eisen eingeführten technischen und verwaltungsmäßigen Innovationen ist beeindruckend und umfaßt u.a. die erste Schreibmaschine der Anstalt (1916), die Patientengrundbücher, ein Kartotheksystem für die Verwaltung, einen „Kinoapparat" zur Unterhaltung der Patienten (1917), den ersten Dörrofen der Oberpfalz (zur besseren Haltbarmachung der Obst- und Gemüseernte) und eine eigene Limonadenfabrik, die „auf billigste Art und Weise den Kranken Ersatz für das aus der Anstalt verbannte Bier" bot. Die Leistungsfähigkeit der Werkstätten wurde durch die Einführung neuer Maschinen und Technologien sowie durch zweckmäßige Umbauten erhöht, zugleich wurden sie mehr und mehr auch arbeitstherapeutisch genutzt. Neben regelmäßiger Beschäftigung legte Eisen aber auch großen Wert auf Unterhaltung und Anregung der Kranken. Bereits 1918 hatte er eine Theatergruppe aus Patienten und Mitarbeitern gegründet, die im eigenen Festsaal regelmäßig Volksstücke und Operetten aufführte. Daneben gab es eine Fülle weiterer kultureller Veranstaltungen für die Patienten innerhalb und außerhalb der Anstalt. Zu deren Besuch, aber auch für private Zwecke wurden großzügig Stadtausgänge gewährt, und dank guter Kontakte stellte u.a. das Regensburger Stadttheater regelmäßig ein Kontingent von Freikarten für die psychisch Kranken zur Verfügung.

Parallel zur Sicherung der Existenzgrundlage der Patienten wandelte Eisen die alten Tobabteilungen in moderne Wachsäle und die Tobzellen in wohnliche Einzelzimmer um. Bei der Erneuerung der Innenräume aller Abteilungen wurde trotz des notorischen Geldmangels des oberpfälzischen Kreises „auf Behaglichkeit und Wohnlichkeit das größte Gewicht gelegt" und die Stationen in Eigenregie so ausgestattet, daß sie „sich in nichts von einer schönen größeren Privatwohnung unterscheiden" - ein Bildband aus dem Jahre 1928 belegt eindrucksvoll, daß dies keine leeren Worte waren.[2] Entsprechend seiner für die damalige Zeit ungewöhnlich liberalen Grundhaltung öffnete Eisen zahlreiche Stationen und schaffte Isolation, Fixierungen und andere Zwangsmaßnahmen weitestgehend ab.

[1] Jahresbericht 1922, Anlage („Vortrag über Karthaus-Prüll und die Irrenpflege der Oberpfalz. Gehalten vor dem Verein bayer. Psychiater im Festsaal der Anstalt am 30. 7. 1922")

[2] Bildband zur Anstaltszeitung „Karthäuser Blätter": „Die Oberpfälzische Heilanstalt Regensburg in 21 Künstleraufnahmen". Hergestellt in eigener Druckerei. Regensburg, o.J. (ist laut Jahresbericht 1928, S. 8, im Jahr 1928 erschienen und liegt diesem als Anlage bei)

Die Patienten sollten vor Abstumpfung, Langeweile und Unselbständigkeit bewahrt und nicht an ein lebensfernes Anstaltsmilieu gewöhnt, sondern möglichst bald wieder in das normale Leben entlassen werden.

Bereits 1923 hatte Eisen in Karthaus als zweiter Bayerischer Anstalt nach Erlangen die „offene Fürsorge" eingeführt (die in Regensburg allerdings immer hinter der „aktiveren Krankenbehandlung" zurückstand). Wiederholt mußte er den „außerordentlich liberalen Standpunkt der Direktion bei allen Entlassungen" gegen Angriffe seitens der vorgesetzten Behörden und der zuständigen Kommunalpolitiker verteidigen.

Nach elf Jahren unermüdlicher und erfolgreicher Reformarbeit besuchte Eisen (im Anschluß an den Kongreß für ärztliche Psychotherapie (!) in Bad Nauheim) im Mai 1927 die Anstalt Gütersloh und machte sich fünf Tage lang mit der vom dortigen Direktor Hermann Simon eingeführten „aktiveren Krankenbehandlung" vertraut, die damals auch unter Fachkollegen noch umstritten war. Eisen kehrte begeistert zurück und begann sogleich, die neu hinzugewonnenen Anregungen in Karthaus umzusetzen. Er gab die bis dahin in den akuten Krankheitsstadien noch angewandte traditionelle Bettbehandlung nun auch in den Wachabteilungen auf und führte die „erweiterte aktive Therapie nach Simon" konsequent für alle Patienten von Beginn ihres Anstaltsaufenthaltes an ein. Es wurde eine hochdifferenzierte Palette von Arbeitsangeboten und Produktionszweigen entwickelt, die überwiegend der Renovierung und Selbstversorgung der Anstalt dienten, teilweise aber auch dem Verkauf auf dem freien Markt. Mit Intensität und Einfallsreichtum wurde die bauliche Erweiterung, Modernisierung und Verschönerung der eigenen Gebäude und Einrichtungen in Angriff genommen, wobei die kreativen Potentiale von Patienten und Mitarbeitern genutzt und neue Verfahrensweisen entwickelt wurden, mit denen sich die Finanz- und Materialknappheit jener schwierigen Zeit kompensieren ließ. Die Patienten sollten durch ihre Arbeit ihre eigene Nützlichkeit täglich erfahren; dem diente auch der abgestufte, in Geld ausbezahlte Arbeitslohn für die Kranken, den Eisen bereits 1922 in therapeutischer Absicht eingeführt hatte. 1932 konnten die Patienten bis zu 50 Pfennig pro Tag verdienen – das waren etwa 15% des täglichen Pflegesatzes, auf heutige Verhältnisse umgerechnet also bis etwa 50,– DM pro Tag!

Obwohl die Intention der „aktiveren Krankenbehandlung" gerade bei Eisen zweifellos eine primär therapeutische war, war sie doch auch eine Konsequenz seiner bitteren Erfahrungen im Hungerjahr 1916/17 und eine Vorsorgemaßnahme angesichts der zunehmenden Wirtschaftskrise. So war Eisen gut vorbereitet, als der Oberpfälzer Kreistag beschloß, den gesamten Anstaltsbetrieb ab 1927 auf „Selbsterhaltung" umzustellen und die bis dahin gewährten Kreiszuschüsse ersatzlos zu streichen.

Ein Problem war die zunehmende Belegung der Anstalt: Seit 1923 war die Zahl der Aufnahmen stark angestiegen, und trotz der ausgesprochen rehabilitativen Orientierung und der großzügigen Entlassungspraxis hatte die durchschnittliche Belegung immer weiter zugenommen, so daß 1927 eine Erweiterung der Anstalt von 900 auf fast 1000 Behandlungsplätze beschlossen werden mußte. Durch die seit 1927 intensivierte Frührehabilitation ließ sich dieser Trend ab 1929 umkehren, und die Belegungszahl ging nun kontinuierlich zurück.

Ein bis heute eindrucksvolles Zeichen des neuen Geistes und des neuen Selbstbewußtseins in Karthaus war die Gründung der Anstaltszeitschrift „Karthäuser Blätter" im Januar 1928, die als Nachrichtenblatt für Patienten, Mitarbeiter, Besucher und auswärtige Abonnenten von „Anstaltsbeamten und Pfleglingen" gemeinsam gestaltet und komplett in den anstaltseigenen Betrieben hergestellt wurden, wobei man stolz vermerkte, daß damals in ganz Deutschland nur zwei weitere Anstaltszeitungen existierten (in Schussenried und in Nietleben). 1928 erschien außerdem ein fortschrittlich-aufklärerisches Buch des stellvertretenden Direktors Dr. Hans August Adam mit dem Titel „Über Geisteskrankheit in alter und neuer Zeit – ein Stück Kulturgeschichte in Wort und Bild", und sein Kollege Dr. Fritz Zierl (ein Enkel des ersten Regensburger Direktors Kiderle) publizierte 1932 anläßlich des 80-jährigen Jubiläums von Karthaus eine sehr fundierte „Geschichte der Heil- und Pflegeanstalt Regensburg", die ebenfalls einen plastischen Eindruck von dem humanen Geist und der therapeutischen Aufbruchsstimmung im damaligen Karthaus vermittelt.[3]

In Anerkennung seiner insgesamt vorbildlichen Entwicklung wurde Karthaus 1928 „in die Reihe der gehobenen Anstalten (Eglfing, Klingenmünster und Erlangen) aufgenommen" – obwohl es nach wie vor den niedrigsten Etat in Bayern und zugleich, bezogen auf die Einwohnerzahl, den niedrigsten Patientenstand aller bayerischen Anstalten hatte (1 : 1049 im Jahre 1932, das entspricht einem Bettenschlüssel von 0,95‰- der Bayern-Durchschnitt lag damals bei ca. 1,6‰), also nur die schwerst gestörten Patienten seines wirtschaftlich unterentwickelten Einzugsgebietes eingewiesen bekam.

Trotz dieser und zahlreicher weiterer Anerkennungen aus dem In- und Ausland, und obwohl sein Konzept dem oberpfälzischen Kreistag enorme finanzielle Einsparungen brachte, sah Eisen sich und sein Prinzip der freieren, aktiveren Behandlung immer wieder kleinlicher Kritik durch die Regierung der Oberpfalz und durch einzelne Kreisräte ausgesetzt. Dabei bewies er Zivilcourage und gab die Angriffe mit Deutlichkeit und Vehemenz zurück, womit er offenbar bis Anfang der dreißiger Jahre auch Erfolg hatte.

## 3. Nationalsozialismus im Krankenhaus

### *3.1. Die Zeit unter Eisen (1933–1937)*

#### 3.1.1. Allgemeines

Entsprechend seiner konservativ-liberalen, pragmatischen Grundhaltung war Eisen kein Mann der politischen Polarisierung, sondern hatte während seiner ganzen Amtszeit immer wieder für Ausgleich, Versöhnung und Kooperation gewor-

[3] *Fritz Zierl*, 1932

ben. Diese Linie versuchte er auch nach der Machtübernahme durch die Nationalsozialisten weiter zu verfolgen. So schrieb er 1933 in den „Karthäuser Blättern", wie wichtig der schon 1920 von ihm gegründete „paritätische, politisch neutrale" Mitarbeitergesangverein „besonders in der jetzigen Zeit" sei, da in diesem „unter Zurückstellung konfessioneller und politischer Gegensätze das Zusammengehörigkeitsgefühl des Anstaltspersonals gepflegt werden soll". Wiederholt hatte Eisen bei den Auseinandersetzungen mit seinen vorgesetzten Behörden seine politische Neutralität betont und darauf verwiesen, daß er sich in erster Linie dem Wohl seiner Kranken „im Geist der Humanität und des Fortschritts" verpflichtet fühle. Daß dem Beamten Eisen im Konfliktfall die Interessen seiner Patienten mehr bedeuteten als die unbedingte Loyalität gegenüber seinen Vorgesetzten, hat sich auch nach 1933 gezeigt.

Während Eisen das „Gesetz zur Verhütung erbkranken Nachwuchses" offenbar aus Überzeugung befürwortete, wehrte er sich bis zuletzt vehement gegen die Ausgrenzung und Dehumanisierung der psychisch Kranken als „unnütze Esser", gegen Eingriffe in die Autonomie der Anstalt und gegen die Demontage der von ihm aufgebauten „aktiveren Krankenbehandlung".

Solange Eisen Direktor war, änderte sich der Tonfall in den Jahresberichten und den „Karthäuser Blättern" relativ wenig. Nicht das Wohl des Staates oder der NSDAP, sondern das der Patienten stand weiterhin im Vordergrund; die Sprache blieb unaggressiv und weitgehend frei von politischen Äußerungen oder nationalsozialistischen Phrasen. Allerdings ist der Versuch Eisens, sich opportunistisch mit den neuen Machthabern zu arrangieren und dabei formale Zugeständnisse zu machen, unverkennbar. So wurde im November 1933 in einem Patientengarten ein steinernes „Denkmal der nationalen Erhebung" errichtet, das ein Hakenkreuz und die Jahreszahl 1933 zeigte und sowohl im Jahresbericht als auch in den „Karthäuser Blättern" mit einer Abbildung bedacht wurde.

Geradezu kurios wirkt der Text zum Titelbild der „Karthäuser Blätter" vom Mai 1934, das anläßlich des Maifeiertags drei riesige Hakenkreuzfahnen vor dem Direktionsgebäude zeigt – der kunstsinnige Eisen (der gut malte, fotografierte und musizierte) beschränkte seinen Kommentar ganz auf die ästhetischen Aspekte und formulierte:

> „Die Wirkung war überraschend gut. Weithin leuchteten die Riesenkreuze; das warme Rot hinter dem Brunnendenkmal war flankiert von dem frischen Grün der großen Weidenbäume. Den Rahmen nach unten bildete der schöne Blumenteppich vor dem Denkmal. Noch nie hatte die nunmehr 17 Jahre stehende Brunnendenkmalsanlage einen würdigeren Hintergrund. Dient sie doch auch als Erinnerungsmal für die beiden im Weltkriege gefallenen Pfleger, deren Namen auf Marmor in Goldschrift zu lesen sind [...]."[4]

NS-typische Feste oder Veranstaltungen wurden während Eisens Amtszeit offenbar nicht eingeführt, abgesehen von einer geselligen Feier zum 1. Mai mit Tanz und buntem Unterhaltungsprogramm, bei der die Dienstjubilare geehrt wurden und Eisen eine Rede an die „Betriebsgemeinschaft" hielt. Im Veranstal-

[4] Karthäuser Blätter 1934

tungskalender beiläufig erwähnt werden gelegentlich Reden des „Führers“ im Radio, deren öffentliche Übertragung damals Pflicht war. Nach wie vor dominieren Tanz-, Musik- und Theaterveranstaltungen. Ab 1936 wird über die geselligen Ereignisse dann nur noch pauschal und kurz berichtet, werden die Jahresberichte insgesamt knapper, verlieren ihren optimistischen Elan, werden nüchtern und ernst.

Die üblichen Anstaltsbesuche und Führungen ändern ihren Charakter unter Eisen nicht erkennbar, lediglich am 15. 4. 1934 „marschierte der Sanitätssturm der SA zur Anstalt, um im Festsaale einen längeren Vortrag mit Lichtbildern und Filmvorführungen durch den Anstaltsleiter zu hören“. Erstmals 1934 taucht in den Jahresberichten gelegentlich das NS-Kürzel „Pg.“ (= Parteigenosse) vor Namen von Mitarbeitern auf; die Formel „Heil Hitler“ hingegen findet sich nur ein einziges Mal in den Karthäuser Blättern.

Interessant ist, daß sich bei der Erwähnung der religiösen Aktivitäten in den Jahresberichten und auch den Karthäuser Blättern während der Amtszeit des Protestanten Eisen nichts änderte; so heißt es z.B. weiterhin regelmäßig: „Die sonntäglichen Gottesdienste sind im Sinne Simons soweit möglich obligatorisch gemacht“, und es wird ausführlich über die Weihnachtsfeierlichkeiten mit Krippenspiel etc. berichtet – während allen Beamten von den NS-Machthabern bereits 1935 die Erklärung abverlangt wurde, daß ihre Kinder „nicht der konfessionellen Jugend eingegliedert sind“.

Großen Raum nimmt im Jahresbericht 1933 ein Sonderkapitel mit der Überschrift „Der Weggang unserer Klosterschwestern“ ein. Ohne auf die politischen Hintergründe der „Zurücknahme“ der 26 Mallersdorfer Ordensschwestern in ihr Mutterhaus einzugehen, dankt ihnen Eisen wärmstens und betont, daß beide Seiten sich nach zwölf Jahren gemeinsamer Arbeit (die durch einen historischen Rückblick gewürdigt wird) nur sehr ungern voneinander trennten. Dieser Beitrag wurde in voller Länge auch in der Dezemberausgabe 1933 der „Karthäuser Blätter“ abgedruckt – direkt im Anschluß an den Text zum neuen NS-„Ehrenmal“.

Hinweise auf die Existenz jüdischer Mitarbeiter in Karthaus haben sich nicht finden lassen, insbesondere auch keine Anhaltspunkte dafür, daß jüdische Mitarbeiter entlassen wurden. Über die Personalpolitik in der NS-Zeit, den Anteil der NSDAP-Mitglieder etc. liegen keine Unterlagen vor.

Die „Karthäuser Blätter“ mußten ihr Erscheinen Ende 1934 einstellen, wofür nur recht vage Begründungen abgedruckt wurden; Eisen erlaubte sich dabei den leicht verschlüsselten Hinweis, daß dieses Kommunikationsorgan mit dem Aufstieg des Krankenhauses entstanden sei und nun mit seinem Niedergang wieder verschwinde. Zur selben Zeit wurde die freie Presse in Regensburg zerschlagen bzw. „gleichgeschaltet“.[5]

[5] *Helmut Halter*, 1994, S. 177–181

### 3.1.2. Die Auflösung der Anstalt Deggendorf

Die niederbayerische Heil- und Pflegeanstalt Deggendorf, die ursprünglich selbständig gewesen war, wurde 1932 der ärztlichen Leitung und der Verwaltung der Heil- und Pflegeanstalt Mainkofen unterstellt, was zur Folge hatte, daß die Patientenaufnahmen nur mehr in der Schwesteranstalt Mainkofen erfolgten und Deggendorf zur Pflegeanstalt herunterkam. 1934 wurde die Deggendorfer Anstalt, deren Räume teilweise schon vorher an den Arbeitsdienst und die SA verpachtet worden waren, an den Staat verkauft, der dort noch vor Einführung der allgemeinen Wehrpflicht eine Kaserne einrichtete, die aus Gründen der Tarnung den Namen „Reichsunterkunftsamt" erhielt.[6] Ein Teil der Deggendorfer Patienten wurde damals nach Mainkofen verlegt, einige in Pflegeheime und ein wohl größerer Teil in die Regensburger Anstalt. Als gemeinsamer Direktor von Mainkofen und Deggendorf, der diese NS-Aktion offensichtlich befürwortete, dürfte Dr. Paul Reiß vorzugsweise die schwierigeren Patienten nach Regensburg abgegeben haben. Hier trafen in mehreren Sammeltransporten vom 17.5. bis 16.6.1934 insgesamt 144 Patientinnen und Patienten (15 Männer und 129 Frauen) ein, von denen 93 aus der „Pflegeabteilung" stammten. Mit den Patienten wurden auch 28 Pflegepersonen und Handwerker nach Regensburg versetzt.

Unter ganz anderen und insgesamt günstigeren Vorzeichen waren auf Vorschlag Eisens bereits 1920 sämtliche Patienten der Oberpfälzer Schwesteranstalt Wöllershof von Karthaus übernommen worden; das hatte zu erheblichen Einsparungen geführt und sich letztlich auch für die Patienten günstig ausgewirkt. Rückblickend hatte Eisen im Jahresbericht 1922 die Politiker jedoch dringend gemahnt, „jedem weiteren Versuch einer Zusammenlegung [zweier Anstalten] mit aller Energie entgegenzutreten", da das unter psychiatrischen Aspekten an sich ein Unglück darstelle. Ganz sicher geschah die Übernahme von gut der Hälfte der Deggendorfer Patienten also nicht mit der Zustimmung Eisens.

Im Jahresbericht 1934 war seine Reaktion noch verhalten und beschränkte sich auf die Kritik der unmittelbaren finanziellen Konsequenzen. In Regensburg hatte es bis dahin nämlich gar keine „Pflegefälle" gegeben, sondern einen für alle Patienten einheitlichen Pflegesatz von 3.– RM. Für die 93 sog. Pflegefälle aus Deggendorf wurden nun aber weiterhin lediglich 1,80 RM täglich bezahlt, wobei erschwerend hinzukam, daß das mitgeschickte Personal in meist vorgerücktem Dienstalter stand und deshalb den Etat überproportional belastete.

Im Vorwort zu seinem letzten Jahresbericht von eigener Hand (1936) wurde Eisen dann deutlicher:

> „Die Aufnahme eines wesentlichen Teils der ‚Pflegeanstalt' Deggendorf, welche von den übrigen bayerischen Anstalten die unbrauchbarsten und erregtesten abgelaufenen Fälle bezogen hatte, in unsere auf absolute Arbeitstherapie im Sinne Simons eingestellte Heilanstalt, hat Unruhe und Mißstände in den Betrieb gebracht. Die Kranken waren keineswegs zur Arbeit erzogen und hatten alle die üblen Manieren von Anstaltsinsassen ältester Anstalten an sich, Reißen, Schmieren und Lärmen. Die Wachstationen wurden überfüllt; die unruhigen

[6] *Hans Kapfhammer*, 1991, S. 38 und persönliche Mitteilung Staatsarchiv Landshut

Stationen, die bis dato tagsüber ebenfalls fast völlig geleert und deren Insassen zur Arbeit angeleitet worden sind, waren nun nicht wiederzuerkennen. Wer in die segensreiche Wirkung der Simon'schen Aktivität bezüglich Ruhe und Ordnung einer modernen Anstalt Einblick hat, wird zugeben müssen, daß solcher Zuwachs mit einem Schlage ein bis dato mustergültiges Anstaltsbild von Grund auf stören kann. Die Unruhe pflanzt sich auch auf die ruhigen Abteilungen fort, die Arbeitstherapie ist nicht mehr in der gewünschten Art und Weise weiterzuführen. Daraus folgt eine stete Überfüllung der Abteilungen und die Rückkehr zu hier längst überwundenen Zuständen. Das wirkt sich gesundheitlich leider auch auf das Pflegepersonal aus. Die Unfälle in den Wachstationen nehmen zu, der Dienst wird schwerer und gefahrvoller [...]." [7]

Am 1. 10. 1938 wurde der vormalige Direktor von Deggendorf und Mainkofen, Dr. Paul Reiß, als Nachfolger Eisens zum Direktor der Heil- und Pflegeanstalt Regensburg ernannt. In seinem ersten Regensburger Jahresbericht (1938) versuchte er, sich gegen diese Kritik zu verteidigen:

„Wenn in den vorhergehenden Jahresberichten darüber geklagt wurde, daß die Anstalt sehr stark darunter zu leiden hatte, daß ungeeignete Pflegefälle wegen der Auflassung der Heil- und Pflegeanstalt Deggendorf nach Regensburg kamen, ja sogar Kranke aus ganz Bayern, so muß dazu festgestellt werden: Die nicht kreisangehörigen Kranken wurden von Regensburg fast unmittelbar in die zuständige Anstalt abgegeben. Von diesen, der Hauptmenge der überstellten Kranken, kann demnach keine nachteilige Wirkung ausgegangen sein; im übrigen hatte Regensburg nur diejenigen Kranken zurückerhalten, die es seinerzeit selbst nach Deggendorf abgegeben hatte. Die Auflassung der Anstalt Deggendorf war nicht nur eine finanzielle Angelegenheit des Kreises, sie war vielmehr bedingt aus wehrpolitischen Überlegungen". [8]

Abgesehen von diesem bemerkenswerten Hinweis auf den eigentlichen Grund der Auflösung der Deggendorfer Anstalt werfen die Behauptungen von Reiß ein Schlaglicht auf seinen Umgang mit der Wahrheit: die sorgfältige Nachprüfung der Grundbuchdaten ergab nämlich, daß von den 144 aus Deggendorf übernommenen Patienten 1934 in Wirklichkeit nur 11 in andere Heil- und Pflegeanstalten weiterverlegt wurden und daß lediglich 21 der 144 Kranken ursprünglich von Regensburg nach Deggendorf „abgegeben" worden waren – für 111 der Patienten traf also keine der Reiß'schen Behauptungen zu.

Die Auflösung der Deggendorfer Anstalt ist ein bisher kaum beachtetes, aber bezeichnendes Beispiel dafür, daß die systematische Zerschlagung psychiatrischer Einrichtungen durch die Nationalsozialisten schon früh einsetzte und auch auf die Erhaltung der Funktionsfähigkeit vorbildlicher Anstalten keine Rücksicht nahm.

### 3.1.3 Eisens letzter Kampf gegen den Hunger

Wie bereits dargestellt, war Eisen nach seinen Erfahrungen im Ersten Weltkrieg stets darum bemüht gewesen, seinen Patienten die Existenzgrundlagen zu sichern und sie vor dem Hunger zu bewahren. In einem Vortrag hatte er sich 1922 zuversichtlich gezeigt, mit seinem ökonomischen und therapeutischen Gesamtkon-

[7] Jahresbericht 1936
[8] Jahresbericht 1938

zept auch schlimme Zeiten durchstehen zu können.[9] Im Jahresbericht 1931 findet sich dann eine bemerkenswerte „Denkschrift über das Verpflegswesen in Heil- und Pflegeanstalten" des Regensburger Verwaltungsinspektors Strattner, der betont, daß die Verpflegung schmackhaft und abwechslungsreich sein müsse, zumal die Patienten sehr wohl in der Lage seien, die Qualität der Verpflegung zu beurteilen, und: „Der Kranke soll sich auch in der Anstalt nicht als ein von der Allgemeinheit Abgesonderter fühlen, sondern er soll wissen, daß er zur Gesundung in der Anstalt sich befindet", wozu neben entsprechender ärztlicher Behandlung auch eine gute Unterkunft und ausreichende, gute Verpflegung nötig sei. Auch für die auf Kosten der öffentlichen Fürsorge untergebrachten Patienten sei eine geringerwertige Kost nicht zu rechtfertigen. Nachdem der oberpfälzische Kreisausschuß den bisherigen Kostsatz von 90 Pfennig pro Kopf und Tag mit Beschluß vom 9. 4. 1931 um 10% auf 81 Pfg. gekürzt habe, eine weitere Vereinfachung der Kost aber nicht in Betracht komme, müsse unter konsequenter Befolgung des kaufmännischen (statt des kameralistischen) Systems in Kooperation mit dem gepachteten Kreisgut rentabler gewirtschaftet werden. Dazu werden präzise Vorschläge gemacht, die insbesondere den Einkauf, aber auch notwendige Investitionen für bessere Verarbeitung und Lagerung von Lebensmitteln betreffen.[10]

Ab dem 1. 10. 1932 wurde der allgemeine Pflegesatz in Regensburg von 3,60 RM auf 3,40 RM gesenkt, am 1. 2. 1933 dann sogar auf 3.– RM, wobei jetzt für die Verpflegung nur noch 65 Pfg. pro Kopf und Tag zur Verfügung standen! Diese Reduktion wird im Jahresbericht 1933 als „einschneidend" bezeichnet. Zum 1. 4. 1933 trat eine Neuregelung in Kraft, die das Budget um weitere 80000,– RM jährlich schmälerte, nämlich das „Einheitsschema für den Voranschlag", wonach der Aufwand für die Ruhestands- und Hinterbliebenenbezüge und ein Teil der Versorgungsverbandsumlagen nunmehr aus Anstaltsmitteln zu zahlen waren, was bisher Sache des Kreises Oberpfalz gewesen war.

1934 wurde mit den Patienten aus Deggendorf dann die in Regensburg bis dahin nicht vorgesehene Kategorie „Pflegefälle" eingeführt – mit Tagessätzen von lediglich 1,80 RM (bei gleichzeitig überdurchschnittlichen Personalkosten). Im Jahresbericht 1934 wurde außerdem über „unnatürliche Lasten, die die meisten anderen Anstalten in diesem Ausmaße nicht zu tragen haben" geklagt (Abführung der Besoldungskürzungen an den Kreis, Verzinsung der Baudarlehen etc., was zusammen etwa 60 Pfg. vom Tagessatz ausmache!): „Diese gewaltigen Summen verhindern zunächst jegliche Veränderungsmaßnahmen". Insbesondere wurde 1934 die Reduzierung des „Verpflegskostenanteils" auf 55 Pfg. pro Tag kritisiert und betont:

[9] Jahresbericht 1922, Anlage („Vortrag über Karthaus-Prüll und die Irrenpflege der Oberpfalz." Gehalten vor dem Verein bayer. Psychiater im Festsaal der Anstalt am 30. 7. 1922)
[10] Jahresbericht 1931, Anlage („Denkschrift über das Verpflegswesen in Heil- und Pflegeanstalten unter besonderer Berücksichtigung der Verhältnisse in der Heil- und Pflegeanstalt Regensburg von Verwaltungsinspektor Schattner – Regensburg")

„Bei diesen Verhältnissen ist die Durchführung auch vereinfachter Verpflegung nicht mehr möglich, zudem eine weitere Einschränkung [...] nicht verantwortet werden kann. Es muß deshalb für das nächste Rechnungsjahr ein Verpflegsaufwand mit 60 Pfg. pro Kopf und Tag – wie er auch in anderen Kreisen gewährt wird und in der Minist. Entschl. vom 15.3.35 Nr. 3509 e 8 ins Auge gefaßt ist – gefordert werden, sollte die Anstalt nicht in den Ruf der Verabreichung minderwertiger Verpflegung gelangen."[11]

Im Jahresbericht 1935 hieß es dann:

„Die im Vorjahresbericht begründeten Maßnahmen bezüglich der Verpflegung sind leider nicht getroffen worden, sondern im Gegenteil, die Mittel für Verpflegung wurden noch weiter herabgesetzt – pro Verpflegstag 50 Pfg. Es bedarf keiner weiteren Begründung, daß mit diesem Satz nicht auszukommen ist [...] Eine weitere Vereinfachung der Kost konnte nicht vertreten werden, weshalb im Berichtsjahr eine Überschreitung der Voranschlagsmittel für Verpflegung trotz aller Sparsamkeit unwillkürlich erfolgen mußte [...]."[12]

Und im Jahresbericht 1936 (dem letzten von Eisen verfaßten) taucht plötzlich eine explizite Auseinandersetzung mit der als Bedrohung klar erkannten NS-Formel vom „unnützen Esser" auf, der Eisen mit einem leidenschaftlichen Appell an die politisch Verantwortlichen entgegentritt:

„Es ist durchaus nationalsozialistisch gedacht, alle Kranken werktätiger Arbeit zuzuführen, um rascher Besserung und Genesung herbeizuführen, die zur Entlassung kommenden Kranken als arbeitsgewohnt und arbeitsfreudig der Familie zurückzugeben und die übrigen uns Verbleibenden zu nützlichen Menschen zu erziehen, indem man ihnen nutzbringende Arbeit unentbehrlich macht und sie fühlen läßt, daß sie auch als langjährige Anstaltsinsassen oder gar als Dauerverwahrte für Staat und Menschheit immer noch nützliche Geschöpfe sind und keine unnützen Esser. Das ist nach unserer Auffassung humaner Geist in Irrenanstalten, aber im Sinne des Dritten Reiches, nicht im alten Sinne, wo Humanität gleichbedeutend war mit Narrenfreiheit und unnützem Dahinvegetierenlassen. Aus diesem Grunde möchte ich warnend meine Stimme erheben, nicht aus kleinlichen oder mißdeuteten Sparprinzipien durch Dezimierung des Pflegepersonales die so segensreiche Simon'sche Arbeitstherapie unmöglich zu machen und damit wieder das alte Tollhaus neu erstehen zu lassen, wie wir es vor 100 und noch vor 50 Jahren zu sehen gewohnt waren.
Videant consules!!"[13]

Ab 1. 4. 1936 wurden die Pflegesätze für die Kranken der öffentlichen Fürsorge (87% der Patienten!) von 3. – RM auf 2,70 RM täglich gesenkt, was einen weiteren Einnahmeausfall von 82000.– RM pro Jahr bedeutete. Der Kostsatz wurde gleichwohl auf den im Vorjahr tatsächlich verbrauchten angehoben. Dazu heißt es im Jahresbericht 1936:

„Ein Verpflegungssatz mit 57 Pfg. ist aber bei dem heutigen Lebensindex immer noch zu gering bemessen, um den Pfleglingen die nötigen Aufbau- und Kraftstoffe in angemessener Menge gewähren zu können. Auch die Durchführung der in Angriff genommenen Insulinkur erfordert einen erhöhten Aufwand an Verpflegung, da den Patienten die fehlenden Kohlehydrate durch Verabreichung besonderer Zusatznahrungsmittel in ausreichender Menge

[11] Jahresbericht 1934
[12] Jahresbericht 1935
[13] Jahresbericht 1936

zugeführt werden müssen. Bei einigermaßen günstigem Kurergebnis wird sich jedoch dieser Mehraufwand an Verpflegung reichlich bezahlt machen."[14]

In dem ausführlichen Vorwort zu diesem letzten Jahresbericht Eisens klingen erstmals deutlich resignative Töne an:

„Leider ist das eingangs geschilderte Bild unserer Anstalt, die den Anspruch auf eine gut geleitete Anstalt in Hinsicht auf Therapie und therapeutische Erfolge sowie in verwaltungstechnischer Hinsicht (sparsamster Etat) erheben konnte, im Laufe der letzten Jahre einigermaßen getrübt worden.[15]

Neben Wegzug und Tod hervorragender Mitarbeiter (Adam, Zierl und Küffner) und den schlimmen Auswirkungen der Übernahme der Deggendorfer Patienten beklagt Eisen 1936 den „kalten Abbau des Personals [...], der sich in jeder Beziehung deletär auswirkt, da ein Arbeitsbetrieb kaum mehr durchzuführen ist – ein circulus vitiosus, geradezu niederschmetternd aber in therapeutischer, gesundheitlicher und finanzieller Hinsicht".[16] Weiter heißt es:

„Eine Einsparung durch den Abbau ist Utopie, da die zunehmende Stillegung des Gesamtarbeitsbetriebes der Kranken sich recht zu Ungunsten der Kreisfinanzen auswirkt, indem die nichtarbeitenden Kranken durch ihre asozialen Manieren viele Kosten machen. Die Schäden für das Personal selbst und die vermehrten Krankenkosten sind bereits in kurzen Umrissen dargelegt worden. Diese ‚Einsparung' dürfte nicht gerade im Sinne des Dritten Reiches liegen. Wir gehen also mit wenig Freudigkeit in das neue Jahr. Wenn trotzdem um therapeutische Erfolge im Interesse des Volksganzen gerungen wird, – ich denke hier nicht nur an den Versuch, die Arbeitstherapie trotzdem aufrechtzuerhalten, soweit es menschenmöglich ist, sondern besonders an die Neueinführung der Insulintherapie bei Schizophrenen – so kann man uns dieserhalb nicht die Anerkennung versagen. Es bedarf eines großen Idealismus im Dienste."[17]

Eisen, der 1935 der NSDAP beigetreten war (dort aber keinerlei Funktionen übernommen hatte und auch keinen sonstigen NS-Organisationen angehörte), realisiert nun, daß er die Demontage seines Lebenswerks nicht mehr aufhalten kann. Der unermüdliche Reformer nützt die durch § 70 des neu in Kraft getretenen Beamtengesetzes geschaffene Möglichkeit, sich auf eigenen Wunsch vorzeitig in den Ruhestand versetzen zu lassen, was ihm zum 1. 11. 1937 gewährt wird. Zu seinem Abschied erscheint im Oktober 1937 noch einmal eine „allerletzte Nummer" der beliebten Karthäuser Blätter, die drei Jahre zuvor hatten eingestellt werden müssen. Darin kommt Eisen noch einmal zu Wort und wendet sich mit leidenschaftlichen Appellen an seine Mitarbeiter. Zunächst ein Zitat aus seiner letzten Rede vor der „Betriebsgemeinschaft" am 1. Mai 1937 unter dem Titel „Sozialismus der Tat":

„Alle, die wir heute uns zusammengefunden haben, um mit verehrten Gästen unseren 1. Mai zu begehen, sind Schaffende am Körper und der Seele der uns anvertrauten Leidenden. Da höre ich Leute sagen: Ach Ihr, Ihr seid ja unnütze Brotesser! Alle Eure Arbeit ist nutzlos!

[14] Jahresbericht 1936
[15] Jahresbericht 1936
[16] Jahresbericht 1936
[17] Jahresbericht 1936

Wozu das viele Geld, das für andere Dinge nützlicher angewandt wäre? Darauf antworte ich: Krankheiten sind Luxus und kosten Geld. Würden wir aber deshalb einen Blinddarmkranken an Bauchfellentzündung zugrunde gehen lassen, nur um Geld zu sparen?"[18]

Es folgt ein ausführlicher Abschiedsbrief des scheidenden Direktors an die Karthäuser Blätter und seine langjährigen Mitarbeiter. Darin heißt es u. a.:

„Wäre es [...] ohne Euch möglich gewesen, die alte Karthause in ein modernes Fachkrankenhaus umzuwandeln? Wäre es möglich gewesen, die größte therapeutische Errungenschaft der letzten fünfzehn Jahre, die Simon'sche Aktivität einzuführen, die den Gehirnkranken wieder zu einem Menschen und Volksgenossen macht, der auch das Seine beiträgt zum Aufbauprozeß des neuen Reiches, der kein unnützer Brotesser mehr ist, sondern ein rühriger Arbeiter wurde durch die Simon'sche Arbeitstherapie, die als solche echtesten nationalsozialistischen Geist atmet?"[19]

Eisen schließt mit einem dramatischen „Vermächtnis":

„Bleibt als Pfleger immer eingedenk, daß Ihr deutsche Volksgenossen vor Euch habt in Euren Pfleglingen, daß es oft hochwertige Volksgenossen waren und sind, die Euch die Angehörigen übergaben, die wieder gesund werden und wieder in das Volksganze zurückkehren wollen als wertvolle Menschen. Seid aber auch dem Bruchteil nicht gram, der nicht so rasch gesund wird, wie der Teil der Gehirnkranken, von dem ich eben sprach, die vielmehr erst in Jahren oder überhaupt nicht mehr die Anstalt verlassen können. An Euch liegt es, diese Pfleglinge Menschen bleiben zu lassen, indem Ihr sie nicht behandelt als menschlichen Auswurf, sondern daß Ihr auch in diesen Eure Volksgenossen seht, die Eurer Hilfe bedürfen, um Menschen zu bleiben. Sperrt Ihr sie hilflos ein, so werden sie verblöden oder vertieren; regt Ihr sie zu körperlicher und geistiger Arbeit an, so werden sie Menschen bleiben, denen das Bewußtsein nicht abhanden kommen wird, daß auch sie für die Allgemeinheit durch ihre Arbeitsleistung noch einen Wert besitzen. Diesen Schatz zu heben, liegt in Eurer Hand. Seid und bleibt also immer eingedenk der Segnung der Arbeitstherapie! Das ist nicht nationalsozialistisches Gedankengut, diese armen Volksgenossen verderben zu lassen.
Ich spreche hier absichtlich nicht von Geisteskranken, sondern von Gehirnkranken. Das Wort ‚geisteskrank' löst bei wenig Einsichtigen immer wieder mystische oder sonstig abwegige Gedankenreihen aus. Nein! Jede Geisteskrankheit ist eine Erkrankung des Gehirns, gleichviel welche Ursache vorliegt. Und Krankheiten sind da, damit wir sie heilen, und die Kranken sind da, damit wir sie bessern und heilen! Und die Berufenen hierzu seid Ihr! Deshalb ist Euer Beruf kein minderwertiger, wie man es leider noch manchmal hört, sondern ebenso wichtig wie die meisten anderen Berufe, nur mit einem Unterschied, daß er meist schwerer ist."[20]

Wer die Literatur und die Diktion dieser Zeit kennt, weiß, wie ungewöhnlich dieses unbeirrte öffentliche Eintreten für das Lebensrecht der psychisch Kranken damals war. Eisen verteidigt nicht nur sein psychiatrisches Konzept, sondern wendet sich ganz gezielt gegen den Kernpunkt der nationalsozialistischen Ideologie von der Minderwertigkeit der psychisch Kranken, die ihre Menschennatur eingebüßt hätten, deren Leben nicht lebenswert sei, die nur unnütze Esser seien. Bei aller Anpassung an den Nationalsozialismus, die man Eisen vorwerfen kann, markiert das einen elementar wichtigen Unterschied zu manchen anderen Reformpsychiatern, deren Interesse sich auf die heilbaren Patienten beschränkte und

[18] Karthäuser Blätter 1937, S. 4
[19] Karthäuser Blätter 1937, S. 7
[20] Karthäuser Blätter 1937, S. 7 f.

deren arbeitstherapeutische Aktivitäten innerhalb der Anstalten einen weiteren Ausgrenzungsprozeß in Gang setzten, der die vermeintlich heilbaren Menschen von den vermeintlich unheilbaren Menschen schied, wobei sie den Grad der Arbeitsfähigkeit zum Selektionskriterium machten.[21]

Eisen hatte mit der ihm eigenen Energie und Hartnäckigkeit nachzuweisen versucht, daß fast alle psychisch Kranken bei entsprechend aktiver Behandlung zu nützlichen Arbeiten imstande sind; er hatte es bis zur Machtübernahme durch die Nationalsozialisten trotz der wirtschaftlich schwierigen Zeiten und ohne Einsatz von Zwangsmitteln immerhin so weit gebracht, daß 1932 96% seiner Patienten an einer sinnvollen Beschäftigung teilhatten. Entscheidend ist aber, daß Eisen auch die restlichen 4% der Kranken nicht vergaß oder als „unnütze Esser" preisgab, sondern ausdrücklich auch ihre Betreuung und Pflege als notwendig und sinnvoll verteidigte. Als vehementer Verfechter der Arbeitstherapie und letztlich auch des Ökonomie- und Nützlichkeitsprinzips hatte er sein potentielles argumentatives Dilemma hinsichtlich der psychisch Kranken, die auch unter optimalen Bedingungen keine nützliche Arbeit zu leisten vermochten, anscheinend erkannt und durch deren Gleichstellung mit den körperlich Kranken zu lösen versucht – deshalb sein Kunstgriff, gerade die Schwerstkranken als „Gehirnkranke" zu bezeichnen und unter Hinweis auf die „Blinddarmkranken" den körperlich Kranken gleichzustellen. Auch damit widersprach er explizit der herrschenden NS-Propaganda.

Eisens Versuch, der nationalsozialistischen Politik gegen die psychisch Kranken mit logischer Argumentation und einem therapeutisch und ökonomisch sehr effizienten Konzept entgegenzutreten, war aus heutiger Sicht natürlich zum Scheitern verurteilt. Wenn es den Nationalsozialisten tatsächlich nur um finanzielle Einsparungen gegangen wäre (wie die Propaganda glauben machen wollte) und nicht um die Erfüllung vorher festgelegter Quoten in einem von rein ideologischen Feindbildern geprägten Krieg gegen die psychisch Kranken, dann hätten sie gerade die besonders sparsame und therapeutisch vorbildliche Regensburger Anstalt nicht zugrundegerichtet, und die ganz überwiegend arbeitsfähigen Regensburger Patienten wären von den nationalsozialistischen Tötungsaktionen weitgehend verschont geblieben.

### 3.1.4. Sterilisierungen

Das „Gesetz zur Verhütung erbkranken Nachwuchses" wurde von Eisen offensichtlich positiv beurteilt. In den „Karthäuser Blättern" erschien Anfang 1934 unter der Überschrift „Etwas über Sterilisierung" ein zustimmender Artikel, in dem versucht wird, die Maßnahmen als wissenschaftlich begründet, für das Volk und die Volkswirtschaft segensreich, für die Betroffenen harmlos („keine Kastration") darzustellen und den antizipierten Ängsten und Bedenken „aufklärerisch" entgegenzutreten. Es werden befürwortende Äußerungen eines ausländischen (!)

[21] *Hans-Ludwig Siemen*, Die Reformpsychiatrie der Weimarer Republik, 1993, S. 98–108

Wissenschaftlers zitiert, die Rechtsstaatlichkeit des Verfahrens betont und darauf verwiesen, daß „in unserer Anstalt von 750 Pfleglingen nur etwa 60 [betroffen sein werden]; es ist also ganz und gar keine Ursache zu großer Ängstlichkeit gegeben". Der Aufsatz ist frei von aggressiven Tönen und den damals üblichen NS-Parolen. Wahrscheinlich gibt er die wirkliche Überzeugung des Direktors wieder; dann ist er zugleich ein Dokument für die fatale Fehleinschätzung der Lage: Wenige Jahre später waren zehnmal mehr Patienten sterilisiert worden als von Eisen angenommen.

Mit dem Schreiben vom 24. 2. 1934 wurde Eisen aufgrund einer Vorschlagsliste des Bayer. Innenministeriums vom Landgerichtsdirektor als zweiter Beisitzer („weiterer Arzt") für die Tätigkeit beim Erbgesundheitsgericht Regensburg bestellt; dieses pflegte in der Anstalt selbst zu tagen. Bei den Erbgesundheitsgerichten in Amberg und Weiden, die zum Regensburger Einzugsgebiet gehörten, wurde die Stelle des zweiten Beisitzers bzw. dessen Stellvertreters ebenfalls mit Ärzten der Anstalt besetzt.

Im Herbst 1934 wurde „ein Operationssaal eingerichtet zur Durchführung der männlichen Sterilisierungen".[22] Die Frauen wurden im Evangelischen Krankenhaus Regensburg sterilisiert, wo eigens eine „Erbkranken-Station" mit acht Betten eröffnet worden war.[23] Bei Männern wie bei Frauen wurden die Eingriffe vom dortigen Chefarzt Dr. Schöppe vorgenommen. Gleich nach seinem Amtsantritt ließ Eisens Nachfolger Reiß einen neuen Operationsraum in Karthaus einrichten, in dem ab Anfang 1939 dann auch die Frauen sterilisiert werden konnten: „Damit wurde ein Mißstand beseitigt, weil zu wiederholten Malen Frauen wegen Unruhe von der Operation im Krankenhaus zurückgewiesen wurden", und nun „konnten auch die aus früheren Jahren noch vorhandenen Fälle zur Unfruchtbarmachung gebracht werden".[24]

Die Sterilisierungs-Statistiken in den Jahresberichten 1934 bis 1939 (ab 1940 wurden keine Jahresberichte mehr verfaßt) enthalten einige Schreib- und Additionsfehler, so daß sich daraus keine ganz präzisen Zahlen gewinnen lassen. Auch die Einträge über Sterilisierungen in den Grundbüchern sind teilweise unvollständig und geben insbesondere meist keinen Aufschluß über das Jahr, in dem die Sterilisierung erfolgte. Aus den in den Verwaltungsakten vorgefundenen Abrechnungslisten des Operateurs ließen sich die Daten ergänzen, blieben jedoch lückenhaft, vor allem auch im Hinblick auf möglicherweise auswärts erfolgte Sterilisierungen bei Patienten, die bereits in anderen Anstalten gewesen waren. Insgesamt sind die Abweichungen zwischen den Jahresberichten und den anderen Quellen unbedeutend und lassen nirgendwo eine systematische Tendenz erkennen. Das macht es möglich, über die wenigen in den Jahresberichten abgedruckten schematischen Tabellen hinaus anhand der computerisierten Grundbuchdaten weitergehende statistische Analysen der Zusammenhänge vorzunehmen.

[22] Jahresbericht 1934
[23] *Helmut Halter*, 1994, S. 211
[24] Jahresbericht 1939

Zunächst die zusammengefaßten Übersichten der Jahresberichte:

*Tabelle 1* Sterilisierungen 1934–1939 nach Geschlecht und Jahr (lt. Angaben in den Jahresberichten)

| Jahr | Anträge gestellt | davon abgelehnt | Sterilisierungen durchgeführt M | F | insgesamt |
|---|---|---|---|---|---|
| 1934 | 105 | 4 | 68 | 33 | 101 |
| 1935 | 147 | 6 | 93 | 48 | 141 |
| 1936 | 127 | 1 | 44 | 46 | 90 |
| 1937 | 99 | 10 | 50 | 17 | 67 |
| 1938 | 126 | 10 | 58 | 29 | 87 |
| 1939 | 52 | 3 | 37 | 49 | 86 |
| Summe | 656 | 34 | 350 | 222 | 572 |

*Tabelle 2* Sterilisierungen 1934–1939 nach Altersgruppen und Jahr (lt. Angaben in den Jahresberichten)

| Altersgruppe | 1934 | 1935 | 1936 | 1937 | 1938 | 1939 | Summe |
|---|---|---|---|---|---|---|---|
| 15–20 | 3 | 9 | 7 | 4 | 4 | 8 | 35 |
| 21–24 | 17 | 21 | 17 | 9 | 10 | 5 | 79 |
| 25–29 | 31 | 29 | 14 | 15 | 18 | 18 | 125 |
| 30–34 | 18 | 35 | 23 | 12 | 14 | 30 | 132 |
| 35–39 | 14 | 20 | 14 | 10 | 15 | 15 | 88 |
| 40–44 | 13 | 19 | 12 | 8 | 18 | 5 | 75 |
| 45–49 | 5 | 7 | 2 | 4 | 3 | 2 | 23 |
| > 49 | – | 1 | 1 | 5 | 5 | 3 | 15 |
| alle Altersgruppen | 101 | 141 | 90 | 67 | 87 | 86 | 572 |

*Tabelle 3* Sterilisierungen 1934–1939 nach Diagnose und Jahr (lt. Angaben in den Jahresberichten)

| Diagnose | 1934 | 1935 | 1936 | 1937 | 1938 | 1939 | Insgesamt N | % |
|---|---|---|---|---|---|---|---|---|
| Schizophrenie | 66 | 112 | 70 | 44 | 68 | 75 | 435 | 76,0 |
| angeborener Schwachsinn | 26 | 12 | 5 | 7 | 5 | 3 | 58 | 10,1 |
| circul. Irresein | 3 | 4 | 7 | 12 | 8 | 4 | 38 | 6,6 |
| erbliche Fallsucht | 2 | 8 | 4 | 3 | 3 | 3 | 23 | 4,0 |
| schwerer chron. Alkoholismus | 4 | 5 | 4 | 1 | 3 | 1 | 18 | 3,1 |
| Summe | 101 | 141 | 90 | 67 | 87 | 86 | 572 | (100) |

Die jüngsten sterilisierten Patienten waren erst 15 Jahre alt (drei Jungen und zwei Mädchen), der älteste Patient 66 Jahre, die älteste Patientin 48 Jahre. Es fanden sich keine Hinweise darauf, daß in Regensburg etwa schon vor dem Inkrafttreten des Gesetzes am 1. 1. 1934 sterilisiert worden wäre. Regelmäßig hieß es in den Jahresberichten: „Operation und Heilung verlief in jedem Falle ohne Complication."

Natürlich ist es von Interesse, die absoluten Zahlen in Relation zu setzen zur Zahl der im selben Zeitraum insgesamt behandelten Patienten, um Vergleiche mit anderen Anstalten vornehmen und feststellen zu können, welche Patientengruppen in welchem Ausmaß von den Zwangssterilisierungen betroffen waren. Aus den Grundbüchern ließ sich rekonstruieren, daß in den Haupt-Sterilisierungsjahren 1934 bis 1939 in Karthaus 3347 stationäre Behandlungsepisoden bei 2883 Patienten stattfanden. Nach den Aufstellungen in den Jahresberichten wurden in diesem Zeitraum 572 Menschen sterilisiert, also fast 20% aller in diesem Zeitraum behandelten Patienten!

Bei der Geschlechtsverteilung zeigt sich eine auffallende Differenz, indem 24,4% der in diesem Zeitraum irgendwann anwesenden Männer, aber „nur" 15,4% der Frauen sterilisiert wurden (1,6:1). Nähere Analysen widerlegen die Vermutung, daß diese Differenz durch Unterschiede in der Diagnosen- oder Altersverteilung bedingt sein könnte. Auch ein systematischer Fehler bei der Erhebung läßt sich ausschließen, zumal die bei den Frauen von 1934 bis 1938 im Evangelischen Krankenhaus durchgeführten Sterilisierungen eher besser dokumentiert sind als die im eigenen Operationssaal vorgenommenen Sterilisierungen der Männer. Die festgestellte Differenz beruht also offensichtlich auf einem tatsächlichen Unterschied, d.h. die Männer wurden deutlich häufiger Opfer der Zwangssterilisierungen als die Frauen.

Da die Zahl der tatsächlich Sterilisierten nicht erheblich von der Zahl entsprechender Erbgesundheitsgerichts-Beschlüsse abwich und die Gerichtsbeschlüsse zu 95% mit den gestellten Anträgen übereinstimmten, muß die Ursache für die Geschlechterdifferenz bereits auf der Ebene der Antragstellung, also überwiegend bei den Anstaltsärzten zu finden sein. Das Gesetz selbst sah keine Geschlechterpräferenz vor. Nachdem auch die bei den Geschlechtern unterschiedliche Dauer des „fortpflanzungsfähigen Alters" als Ursache ausgeschlossen werden konnte, könnten implizite Annahmen über eine unterschiedliche „Fortpflanzungsgefährlichkeit" beider Geschlechter eine Rolle gespielt haben oder die Tatsache, daß der chirurgische Eingriff bei Frauen aufwendiger und mit größerem Risiko verbunden ist als bei Männern. Das müßte dann für alle Anstalten gleichermaßen gelten.

Sollte sich die Geschlechtsdifferenz bei einem Vergleich der Anstalten hingegen als Regensburger Spezialität erweisen, so würde dies dafür sprechen, daß lokale Probleme der Durchführung einen erkennbaren Einfluß auf die Antragstellung (und dadurch mittelbar auf die Entscheidungen der Erbgesundheitsgerichte) gehabt hätten, da in Regensburg bis einschließlich 1938 nur die Männer in einem Operationsraum der Anstalt selbst sterilisiert werden konnten, während die

Frauen zur Sterilisierung in das Evangelische Krankenhaus verlegt werden mußten, was zumindest bei den Patientinnen Schwierigkeiten machte, die sehr unruhig waren oder aktiven Widerstand gegen die Sterilisierung leisteten.

Was die Diagnosenverteilung betrifft, werden – wie in den oben zitierten Jahresberichten – üblicherweise nur die prozentualen Anteile der verschiedenen Diagnosen an der Gesamtzahl der Sterilisierten berechnet. Dabei stehen (ebenso wie bei der Zahl der T4-Opfer und den meisten ähnlichen Statistiken) in aller Regel die als schizophren diagnostizierten Patienten mit großem Abstand an erster Stelle (siehe Tab. 3). Das ist zweifellos ein wichtiger Befund; unberücksichtigt bleibt dabei jedoch, daß Schizophrenie in jener Zeit in den Anstalten die weitaus am häufigsten vorkommende Diagnose war. Wie unterschiedlich sich das „Gesetz zur Verhütung erbkranken Nachwuchses" auf die verschiedenen Diagnosengruppen auswirkte, in welchem Ausmaß die Patienten der einzelnen Diagnosengruppen also von diesen Zwangsmaßnahmen betroffen waren, läßt sich hingegen nur feststellen, wenn man von den im Risikozeitraum anwesenden Patienten mit der jeweiligen Diagnose ausgeht (wobei man außerdem zwischen Personen und Behandlungsepisoden unterscheiden muß, also jeden Patienten im Risikozeitraum nur einmal berücksichtigen darf).

*Tabelle 4* Relative Häufung der Sterilisierungen 1934–1939 nach Diagnosen (gemäß Grundbuch-Daten)

| Diagnosen | im Risikozeitraum anwesende Patienten*) N | davon sterilisiert N | % |
|---|---|---|---|
| "Schwachsinn" | 141 | 54 | 38,3 |
| chron. Alkoholismus | 51 | 19 | 37,3 |
| Schizophrenien | 1514 | 417 | 27,5 |
| Epilepsien | 139 | 30 | 21,6 |
| Affektive u.ä. endogene Psychosen | 222 | 40 | 18,0 |
| "Psychopathie", Neurosen u.ä. | 367 | 5 | 1,4 |
| Sonstige Diagnosen | 449 | 4 | 0,9 |
| alle Patienten | 2883 | 568 | 19,7 |

*) jeder Patient wurde nur einmal berücksichtigt, auch wenn er im Risikozeitraum mehrmals aufgenommen wurde.

Wie Tabelle 4 zeigt, ergibt sich dabei ein durchaus vom Gewohnten abweichendes Bild: Von den Sterilisierungen am stärksten betroffen waren nämlich zumindest in Regensburg die „Schwachsinnigen", in zweiter Linie chronische Alkoholiker(!), erst an dritter Stelle Schizophrene, dann Epileptiker und schließlich Manisch-Depressive (alle übrigen sind Einzelfälle, wobei z.B. eine Patientin mit Alkoholismus als Erstdiagnose „Psychopathie" bekommen hatte). Dabei fällt auf, daß die „weiche", gerade in der NS-Zeit sehr unscharf definierte Diagnose „Schwachsinn" den ersten Rang einnimmt – es bliebe zu prüfen, wie weit über diese Diagnose möglicherweise auch bloß politisch mißliebige, störende oder schwierige Menschen in die Zwangssterilisierungen einbezogen wurden.

Abgesehen von 17 im Jahre 1934 amnestierten Häftlingen aus dem Zuchthaus Straubing (alle mit der Diagnose „Schwachsinn"!) scheint es nicht häufig vorgekommen zu sein, daß Menschen lediglich zur Durchführung der Sterilisierung oder zur Sterilisierungs-Begutachtung stationär in Karthaus aufgenommen wurden: In den sechs Jahren 1934 bis 1939 finden sich ansonsten nur 29 Angaben über Sterilisierungen, bei denen die Aufenthaltsdauer weniger als sechs Wochen betrug (weniger als drei Wochen, die ja in der Regel für eine Sterilisierung ausreichten, waren sogar nur 12 der sterilisierten Patienten anwesend, d.h. lediglich zwei pro Jahr). Die weitaus längeren Aufenthalte der übrigen Patienten sprechen dafür, daß in der Regel andere Gründe für den stationären Aufenthalt maßgebend waren als die Sterilisierung.

Soweit sich den Grundbüchern entnehmen läßt, wurden von 1934 bis 1939 insgesamt 249 Patienten aus Pflegeheimen aufgenommen; von diesen sind 21 sterilisiert worden bzw. waren bereits bei der Übernahme sterilisiert (das läßt sich oft nicht unterscheiden). Die Anstalt Karthaus ist demnach zumindest nicht in größerem Umfang zur Sterilisierung von Pflegeheim-Patienten herangezogen worden.

Bei den strafrechtlich untergebrachten Patienten lag die Sterilisierungsquote mit 16,7% bemerkenswerterweise etwas unter dem Gesamtdurchschnitt von 19,9%.

Unter den „Sterilisierten" befanden sich auch zwei Patientinnen, die in der „Frauenklinik der Stadt der Reichsparteitage Nürnberg" (so der Klinikstempel) mit Röntgenstrahlen kastriert wurden, und ein Patient, der „entmannt" wurde. Während bei den Patientinnen (die einander kannten) offenbar das Alter und der eigene Wunsch den Ausschlag gaben, handelte es sich bei dem kastrierten Patienten um einen u.a. wegen zweier Notzuchtsversuche mehrfach vorbestraften „Sittlichkeitsverbrecher", der wiederholt nach § 51 StGB exkulpiert und in Anstalten eingewiesen worden war. Dem Briefwechsel zwischen Eisen und der Staatsanwaltschaft ist zu entnehmen, daß eine Entmannung nach damaligem Recht bei Sittlichkeitsverbrechern zwar neben einer Strafe, bei Zurechnungsunfähigen jedoch nicht gegen ihren Willen angeordnet werden konnte; im vorliegenden Falle wurde der Patient deshalb kurzerhand entmündigt und die Zustimmung von seinem Vormund eingeholt. Zwei Monate nach der Kastration wurde der Patient dann „vorläufig und widerruflich" als landwirtschaftlicher Arbeiter entlassen.

Eisen war offenkundig bemüht, die Patienten zur Sterilisierung zu überreden und ihre Zustimmung dazu zu erhalten. Ganz selten finden sich in den Krankengeschichten Hinweise, daß Patienten die Sterilisierung explizit ablehnten oder sich dagegen wehrten. Ein 45jähriger Mann mit der Diagnose „Schizophrenie", der bereits sieben Kinder hatte und nie zuvor und nie danach in Karthaus stationär war, wurde Anfang 1935 auf Antrag des Bezirksarztes zwangsweise eingeliefert – „zur Sterilisierung", wie in großer roter Schrift auf dem Deckblatt der

Krankengeschichte vermerkt wurde. In der Rubrik „Verhalten bei der Aufnahme" heißt es dann:

„Behauptet, von nichts zu wissen. Hat aber die Aufforderung, sich zur Unfruchtbarmachung nach Amberg zu begeben mittels eingeschriebenen Briefes erhalten. Will sich nicht sterilisieren lassen."

Nachdem der Chirurg Dr. Braun (anscheinend in Vertretung des sonst die Sterilisierungen durchführenden Chefarztes Dr. Schöppe) die Sterilisierung wegen „des schlechten körperlichen Zustandes des Kranken (Asthma bronchiale)" abgelehnt hatte, wurde der Patient ohne weiteren Schriftverkehr am Tag nach seiner Zwangseinweisung wieder nach Hause entlassen.[25]

Mit Kriegsbeginn änderte sich die Sterilisierungspraxis schlagartig. Aus einer Krankengeschichte geht hervor, daß das Erbgesundheitsgericht Regensburg bereits bei einem für den 6. 9. 1939 anberaumten Termin „nicht mehr tagte"; die betroffene Patientin wurde auf Wunsch ihrer Mutter – offenbar mit Zustimmung des Gesundheitsamtes – noch im September gegen Revers wieder nach Hause entlassen, ohne sterilisiert worden zu sein.[26]

Da für die Zeit nach 1939 keine Jahresberichte mehr verfaßt wurden und die Grundbuchdaten hinsichtlich der zeitlichen Zuordnung der Sterilisierungen unsicher sind, ist nicht genau bekannt, wie viele Patienten von 1940–1945 in Karthaus noch sterilisiert wurden. Nach unseren Quellen dürfte ihre Zahl bei 40–50 liegen, so daß man davon ausgehen kann, daß zusammen mit den 572 in den Jahresberichten angegebenen Sterilisierungen in Karthaus insgesamt etwa 620 Menschen sterilisiert worden sind.[27]

### 3.1.5. „Erbbiologische Bestandsaufnahme"

Es unterstreicht die Irrationalität der nationalsozialistischen Psychiatriepolitik, daß drei Jahre nach Verabschiedung des sog. Gesetzes zur Verhütung erbkranken Nachwuchses Mitte 1936 plötzlich mit einer groß angelegten und personalaufwendigen sog. „erbbiologischen Bestandsaufnahme" in den psychiatrischen Anstalten begonnen wurde, initiiert durch eine Anordnung des Reichsinnenministeriums vom 8. 2. 1936.[28] Dies geschah zu einer Zeit, als wegen des von Eisen beklagten „kalten Personalabbaus" Ärzte- und Pflegerstellen nicht mehr besetzt werden konnten, die Pflegesätze einen Tiefpunkt erreicht hatten und die bewährten arbeits- und milieutherapeutischen Behandlungsprogramme teilweise schon eingestellt werden mußten.[29]

[25] Krankengeschichte, Archiv Bezirkskrankenhaus Regensburg
[26] Krankengeschichte, Archiv Bezirkskrankenhaus Regensburg
[27] Die bei *Helmut Halter*, 1994, S. 211, angegebene Zahl von 634 bis Kriegsbeginn Sterilisierten beruht auf einer ungenauen Angabe von *Jutta Großhauser*, 1973, S. 70, die für die Jahre 1934–39 die Zahl der rechtskräftigen Sterilisierungs-Beschlüsse anstelle der tatsächlich erfolgten Sterilisierungen aufgelistet hat
[28] *Heinz Faulstich*, Von der Irrenfürsorge zur „Euthanasie", 1993, S. 194
[29] Jahresbericht 1936

Im Juni 1936 wurde ein eigenes Büro (die „erbbiologische Station") mit eigenem Telefon, Schreibmaschine etc. eingerichtet, in dem der altgediente Anstaltsarzt Dr. Vierzigmann neben seinen sonstigen Aufgaben „mit der Bestandsaufnahme der erbkranken Sippen, soweit diese Anstaltsinsassen betreffen" begann und mit Unterstützung durch eine eigene Schreibkraft „die vorgeschriebenen Sippentafeln und Karteikarten" anlegte. Dazu wurden die Patienten ins Büro gerufen und befragt, die Angehörigen bei ihren Besuchen „ausgeforscht", Akten des Erbgesundheitsgerichtes abgeschrieben und das umfangreiche Krankenblattarchiv benutzt. Konnten die Angehörigen nicht erschöpfend Auskunft geben, bekamen sie einen „Ahnenbogen" ausgehändigt, der zu Hause – oft mit Hilfe der zuständigen Pfarrämter – ausgefüllt wurde. Dazu heißt es im Jahresbericht 1936:

„Obwohl die Rücksendung der Ahnenbögen oft recht lange dauert und diese nicht selten größere Lücken aufweisen, ist immerhin in den meisten Fällen Interesse und Hilfsbereitschaft festzustellen und selten trifft man Leute an, die der Meinung sind, daß die Ausfüllung des Fragebogens für ihre eigene Person oder für die noch lebenden Geschwister im Hinblick auf die neuen Gesetze von nachteiligen Folgen sein könnte.
Da der Kreis noch keiner erbbiologischen Landeszentrale unterstellt ist, so wurden die Durchschriften der Sippentafeln und Karteikarten anfangs zurückgehalten, werden aber jetzt in Nachahmung des Gesundheitsamtes Regensburg, soweit es die Kartothekblätter betrifft, an das Reichsgesundheitsamt Berlin sowie an die zuständigen heimatlichen Gesundheitsämter weitergeleitet".[30]

Im Jahresbericht 1937 wird erwähnt, daß es vorgeschrieben sei, auch die Angehörigen der Patienten auf ihren Gesundheitszustand hin zu überprüfen und dazu ggf. zu Hause aufzusuchen; dazu kam es in Regensburg jedoch nicht, weil die Anstalt erst zu Kriegsbeginn einen Kraftwagen erhielt. Im Jahresbericht 1939 schrieb Reiß, daß die erbbiologischen Arbeiten „mangels geeigneter Kräfte noch sehr im argen" gewesen seien, daß er 1939 durch Vermittlung der Gauleitung dann aber von der Reichsstudentenführung fünf Abiturientinnen als „Arbeitsausgleichsdienstmaiden" für sechs Monate bekommen habe. Er hatte vor, in Karthaus eine „erbbiologische Zentrale" für den gesamten Regierungsbezirk zu schaffen und dazu „sämtliche Aufnahmen seit Bestehen der Heil- und Pflegeanstalt Regensburg und Deggendorf-Mainkofen, der Pflegeanstalt Straubing, Johannesbrunn, Reichenbach und Lauterhofen" zu erfassen.

Anhand der Grundbücher ließ sich allerdings feststellen, daß ab Juni 1940 keine „Sippentafeln" mehr angefertigt wurden. Deren Zahl war innerhalb von vier Jahren in Karthaus auf etwa 2000 angewachsen. Wozu diese mühselige Kleinarbeit dienen sollte und ob die aus dem ganzen Reichsgebiet zusammengetragene ungeheure Datenmenge dann jemals auch nur ansatzweise ausgewertet wurde, ist unklar. Ohne Computer dürfte das kaum möglich gewesen sein, und die laienhafte Art der Datenerhebung sowie das Fehlen jeglichen Versuches, wenigstens die Diagnostik zu vereinheitlichen, läßt es ausgeschlossen erscheinen, daß dieser enorme Aufwand (der schätzungsweise 5 bis 10% der gesamten der Anstalt zur

[30] Jahresbericht 1936

Verfügung stehenden ärztlichen Kapazität beanspruchte!) irgendeinem rationalen Zweck hätte dienen können. Die Vermutung drängt sich auf, daß in Wirklichkeit gar kein (wie auch immer ideologisch verzerrtes) Erkenntnisinteresse hinter dieser Aktion steckte, sondern lediglich eine propagandistische Absicht.

Wir sind auch der Frage nachgegangen, ob die „erbbiologische Erfassung" der Patienten einen erkennbaren Zusammenhang mit der Selektion zur Sterilisierung oder zur Tötung im Rahmen der sog. Aktion T4 hatte. Da in Regensburg zwischen 1936 und 1940 „nur" knapp zwei Drittel aller Patienten mit Sippenmappen erfaßt wurden, konnten wir die Gruppe der erbbiologisch Erfaßten mit der der nicht Erfaßten vergleichen: Beide Gruppen unterschieden sich weder hinsichtlich der Häufigkeit der Sterilisierung oder der Einbeziehung in die Aktion T4 (die in Sippenmappen erfaßten Patienten waren in beiden Fällen sogar eher etwas unterrepräsentiert), noch hinsichtlich Alter, Aufenthaltsdauer und Diagnosen, sondern allein hinsichtlich der Geschlechtsverteilung: die „erbbiologische Bestandsaufnahme" erfaßte 76% der in diesem Zeitraum anwesenden Frauen, aber nur 53% der männlichen Patienten (ganz im Gegensatz zum Geschlechterverhältnis bei den Sterilisierungen).

## *3.2. Die Zeit unter Reiß (1938 – 1945)*

### 3.2.1. Allgemeines

Erst knapp ein Jahr nachdem Eisen auf eigenen Wunsch vorzeitig in den Ruhestand gegangen war (und ein halbes Jahr, nachdem auch dessen Verwaltungsleiter Lederer sich vorzeitig hatte pensionieren lassen) wurde Dr. Paul Reiß, Direktor der benachbarten Anstalt Mainkofen, am 1. 10. 1938 zu seinem Nachfolger berufen. Reiß gehörte seit dem 3. 7. 1933 dem Nationalsozialistischen Deutschen Reichskriegerbund (Kyffhäuser) an, seit dem 27. 8. 1933 der SA, seit dem 1. 1. 1934 dem Reichsbund der Deutschen Beamten, seit dem 1. 9. 1934 der NS-Volkswohlfahrt, seit dem 1. 5. 1935 der NSDAP, seit 15. 10. 1936 dem Rassenpolitischen Amt Reichsleitung, seit dem 30. 9. 1936 dem NS-Ärztebund, seit dem 1. 10. 1937 war er kommissarischer Kreisbeauftragter für Rassenpolitik in der NSDAP etc. etc. Wie aus dem im vorliegenden Band publizierten Bericht über die Heil- und Pflegeanstalt Mainkofen hervorgeht, wo Reiß seit 1930 Direktor gewesen war, war er schon dort als überzeugter Nationalsozialist in Erscheinung getreten, hatte in seinen dortigen Jahresberichten „mit Genugtuung vermerkt, daß ein Großteil sowohl der Ärzte als auch des Pflege- und Verwaltungspersonals Parteimitglied waren oder/und der SA angehörten", und hatte der Zusammenarbeit der Anstalt mit den Gliederungen der Partei in jedem der Jahresberichte breiten Raum gewidmet. Andererseits gehörte Reiß nicht zur Gruppe der T4-Gutachter und soll auch kein aktiver Befürworter der sog. „Euthanasie" gewesen sein. 1929 hatte er eine aufklärerische Schrift über die „Behandlung des Irren" publiziert und darin u. a. geschrieben:

„Die Zahl der Geisteskranken ist ungeheuer groß; ungeheuerliche Mittel müssen für die Unterbringung von Geisteskranken aufgebracht werden. Aufgabe der Forschung ist es daher auch, uns Mittel und Wege zur Vorbeugung und Verhütung von psychischen Krankheiten zu geben, um der ständigen Vermehrung der Geisteskranken wirksam Einhalt zu tun. [...] Die Sorge und Arbeit des Anstaltsarztes gilt jedoch nicht nur den heilbaren und besserungsfähigen Kranken, sie gilt ebenso denjenigen, deren Zustand als ein dauernder angesehen werden muß, die dauernd der Anstaltspflege bedürfen."[31]

In seiner Regensburger Amtszeit hat Reiß lediglich für die Jahre 1938 und 1939 Jahresberichte verfaßt. Schon im Jahresbericht für 1938 ändert sich die Tonart deutlich:

„Die politische Einstellung und Mitarbeit der Anstalt zeigte sich, wohl als Folge des langen Interregnums, nicht in dem Maße, wie es für eine öffentliche Anstalt gefordert werden muß. Bei meiner Amtsübernahme verhielt sich noch etwa 1/4 der Beamten und Angestellten ablehnend gegenüber der NSV. Eine Betriebsgemeinschaft bestand zwar, doch konnte sich der rührige Betriebsobmann nur schwer gegenüber alten gewerkschaftlichen Anschauungen durchsetzen. Hier wurde durchgegriffen."[32]

Eine Parteinahme für die Interessen der Patienten oder gar eine Kritik an der zunehmenden Verschlechterung ihrer Lebensbedingungen findet sich in den Reiß'schen Jahresberichten nicht mehr. Ab 1939 ist auch nicht mehr von „Betriebsgemeinschaft" die Rede, sondern von „Gefolgschaft":

„In der Gefolgschaft herrschte reges Leben; gemeinsames Wandern, Betriebsausflüge und Betriebsappelle weckten den Gemeinschaftssinn. Während der abgelaufenen Kriegsmonate wurde regelmäßig im Monat ein Betriebsappell abgehalten, wobei neben dienstlichen Angelegenheiten – es wurde darauf gesehen, daß die gesamte Gefolgschaft über die Notwendigkeit dienstlicher Anordnungen aufgeklärt ist – regelmäßig ein politischer Leiter des Kreisstabs, der DAF oder des RDB zu einem politischen Thema eingesetzt war. Während anfangs bei einzelnen nicht das richtige Verständnis herrschte, werden jetzt die Appelle direkt verlangt. [...] Die Gefolgschaft ist restlos für die NSV erfaßt; es muß hervorgehoben werden, daß die Opfersammlungen gegen früher unerwartete Ergebnisse erzielen. Eine Anzahl Gefolgschaftsmitglieder sind als politische Leiter bei der Ortsgruppe, bei der NSV, der DAF und des RDB tätig, die Gefolgschaftsmitglieder des Kreisgutes beim Reichsnährstand. Die Mitglieder SA sind zahlreich. Solange die Ortsgruppe über keinen größeren Saal verfügte, wurde der Anstaltsfestsaal bereitwilligst der Partei und den Gliederungen zur Benützung freigegeben; BDM und JM hatten längere Zeit ihr Appellokal in der Anstalt. [...] Anstelle der vielverlangten Führungen durch die Anstalt wurde zu Krankenvorstellungen übergegangen. In Parteiversammlungen der SA, Veranstaltungen des RPA und Schulungskursen war der Anstaltsleiter bis August 1939 mit Vorträgen über Erbbiologie und Rassenfragen 48mal eingesetzt."[33]

In seinem „Vorbericht zum Jahresbericht 1939" vom 28. 2. 1940 an den Regierungspräsidenten schreibt Reiß u.a.:

„Der Amtsarzt der Stadt Regensburg als Beauftragter für die Bettengestellung und Unterbringung Zivilkranker erhält nach einer Ministerialvorschrift täglich zweimal die Zahl der freien Betten gemeldet. Da jeder Platz ausgenützt werden muß, um im Katastrophenfall belegt werden zu können, wurde Vorsorge getroffen, eine größere Anzahl von Plätzen bereit-

31 *Paul Reiß*, 1929, S. 14f.
32 Jahresbericht 1938
33 Jahresbericht 1939

stellen zu können. Die Anstalt verfügt über 1000 Krankenbetten. Werden jedoch geeignete Abgebaute, Stumpfe, Unheilbare, Unreine, Zerreißer und kriminelle Minderwertige auf Stroh gelegt, so ist es möglich, etwa 1330 Kranke bei äußerster Zusammenlegung unterzubringen. Die dadurch freien Betten können den wertvolleren Zivilkranken zur Verfügung gestellt werden. Das ist keine Härte, die Kranken empfinden dieses nicht, einem kriminellen Psychopathen schadet eine härtere Unterbringung überhaupt nicht. Dabei wird der Anstalt eine Menge guter, heute nicht mehr beschaffbarer Wäsche gespart. In Regensburg können sogar noch Strohsäcke verwendet werden, die vorhanden sind. Von einer sehr großen Anstalt ist mir bekannt, daß dort die zugewiesenen evakuierten Kranken ausschließlich auf Strohschütten schlafen. Die Verwendung von Strohsäcken hat demgegenüber den Vorteil, daß tagsüber die Strohsäcke aufeinandergeschlichtet werden können und der Schlafraum als Tagesaufenthaltsraum eingeschaltet werden kann. [...]
Schwieriger gestaltet sich die Personalfrage. Die enge Zusammenlegung erfordert bessere Aufsicht und damit eigentlich mehr Personal. [...] Neueinstellungen müssen aber so weit als möglich vermieden werden schon deshalb, weil im Falle einer raschen Zurückführung auf den Friedensstand durch die stärkere Entlassung männlicher Kranker die Pflegerquote überschritten würde. [...] Ich möchte aber bereits jetzt darauf hinweisen, daß die hohen Ausgaben für die Gefolgschaft, die zum weitaus größten Teil beamtet oder auf Lebenszeit angestellt ist, dazu zwingen, die Anstalt auch in Friedenszeiten möglichst zu füllen. Nachdem aber die Verringerung der asylierten Geisteskranken angestrebt werden muß im Interesse der öffentlichen Kostenträger, ist vorauszusehen, daß in künftigen Zeiten die Anstalt nicht mehr voll mit Geisteskranken belegt werden kann. Um dann finanzielle Rückwirkungen zu vermeiden, wird es notwendig sein, in der Anstalt auch andere Kategorien von Kranken aufzunehmen, um die erhöhten Ausgaben durch neue Einnahmen, die nicht der Bezirksverband letzten Endes zu tragen hat, auszugleichen. [...]
In der Zukunft wird sich überhaupt eine Änderung in den Anstalten ergeben. Bei den Kranken, die die Anstalt anfüllen, handelt es sich zum weitaus größten Teil um alte Schizophrene, die wohl seinerzeit nicht rechtzeitig entlassen wurden. Diese alten Kranken sterben in absehbarer Zeit aus. Von den Neuzugängen dagegen bleibt nur mehr ein kleiner Teil in der Anstalt hängen. So kommen von den Neuaufnahmen bereits 67,7%, also 2/3 schon heute innerhalb eines Jahres nach der Aufnahme wieder zur Entlassung und nur etwa 20%, also 1/5 werden Dauerfälle. Gelingt es durch Verbreiterung des therapeutischen Eingriffs die Zahl der noch innerhalb eines Jahres zur Entlassung kommenden auf etwa 3/4 = 75% zu erhöhen – und die Möglichkeit besteht – dann ist begründete Aussicht, daß nur 1/10 aller Zugänge Dauerfälle werden. Im Verein mit den erbbiologischen Maßnahmen können sich hieraus günstige Ergebnisse, die sich auch finanziell für die Kostenträger auswirken, entwickeln. Darum müssen die therapeutischen Möglichkeiten auch während des Kriegszustandes, wo möglich noch mehr als bisher, ausgenützt und insbesondere die Ärzte einsatzfähig erhalten werden."[34]

Mit Beginn des zweiten Weltkrieges am 1. 9. 1939 hatte sich die Situation in Karthaus schlagartig geändert. Bereits am 26. 8. 1939 (!) war nicht nur ein Volontärarzt „zum Heeresdienst eingezogen" worden, sondern auch Direktor Reiß, der allerdings vor Ort blieb und die Anstalt weiterhin leitete. Schon einen Tag (!) nach Kriegsbeginn verschickte er maschinengeschriebene Kurzbriefe an Angehörige mit folgendem Standardtext:

„Es ist durch das Staatsministerium des Innern eine Entlastung der Anstalt angeordnet. Ich sehe mich daher veranlaßt, die Entlassung Ihrer Stieftochter [...] anzuordnen. Sie haben Ihre Stieftochter in den nächsten Tagen abzuholen. Besondere Wünsche der Angehörigen müssen außer Betracht bleiben."

[34] Vorbericht zum Jahresbericht 1939

Am selben Tag wurden bereits fünf Patienten in die Pflegeanstalt Reichenbach und bis zum 15. Oktober fast 200 Patienten in umliegende Pflegeheime verlegt oder vorzeitig nach Hause entlassen. Damit hatte Reiß den Auftrag der Heeresverwaltung ausgeführt, innerhalb weniger Tage ein Reservelazarett mit 200 Betten aufzustellen. Schon am 11.9.1939 kam dann ein erster großer Sammeltransport mit 202 psychisch Kranken, die aus der Heil- und Pflegeanstalt Klingenmünster evakuiert wurden (die Rheinpfalz war damals Bayern angegliedert; vgl. auch Bericht über Eglfing-Haar im vorliegenden Band), begleitet von eigenem Pflegepersonal und einem Arzt, der allerdings zwei Wochen später zur „Wehrmacht" eingezogen wurde.

Vom 1. 2. 1940 bis 17. 12. 1945 wurde auf Ersuchen des Oberbürgermeisters von Regensburg eine Abteilung für geschlechtskranke Frauen in Karthaus betrieben, die lediglich mit Strohsäcken ausgestattet war.

Vom 1. 12. 1940 bis 1. 12. 1945 wurde ein Haus als „Asyl für asoziale Tuberkulosekranke" freigemacht, vorübergehend wurden auch Trachomkranke in Karthaus untergebracht.

Von Januar 1941 bis April 1945 bestand ein weiteres Hilfskrankenhaus für pflegebedürftige (nicht psychisch kranke) Evakuierte, außerdem ein Reservelazarett für Kriegsgefangene.

Im März 1943 wurde auf dem Anstaltsgelände in drei zusätzlich errichteten Baracken ein Hilfskrankenhaus für ausländische Zwangsarbeiter (vor allem sog. Ostarbeiter) errichtet, das erst im Januar 1950 wieder aufgelöst wurde.

Alle diese Sondereinrichtungen unterstanden der Direktion und der Verwaltung von Karthaus, wurden aber als eigene Krankenhäuser mit eigenem Personal und eigenen Grundbüchern geführt. Im vorliegenden Bericht werden sie nur im Abschnitt über die sog. Ostarbeiter berücksichtigt.

### 3.2.2. Änderungen der Therapie

Obwohl die Simon'sche Arbeits- und Milieutherapie bei ihm ganz im Vordergrund gestanden hatte, war Eisen immer auch für somatische Behandlungsverfahren aufgeschlossen gewesen. So wurde in Karthaus schon 1924 die Malariabehandlung der progressiven Paralyse eingeführt, 1929 die Prominal-Behandlung der Epilepsie und bereits 1936 – nach den Anstalten Illenau[35] und Eglfing als dritter Heilanstalt des deutschen Reiches – die aufwendige und schwierige, aber vielversprechende Insulinbehandlung der Schizophrenen.

Trotz der erheblichen Kürzung der Finanzmittel und des „kalten Personalabbaus" war es Eisen gelungen, die Beschäftigungsquote der Patienten bis 1937 kaum unter 90% absinken zu lassen. Sein Weggang führte zu einem dramatischen Einbruch: 1938 waren noch 85% der Patienten beschäftigt, 1939 waren es nur mehr 68%, danach noch weniger (genaue Zahlen liegen dann nicht mehr vor).

[35] vgl. *Heinz Faulstich*, Von der Irrenfürsorge zur „Euthanasie", 1993

Reiß setzte vor allem auf die somatischen Therapieformen und kombinierte ab 1938 die Insulin- mit der Cardiazolbehandlung. In seinem Vorbericht zum Jahresbericht 1939 erwähnt er, daß diese Behandlung mit Kriegsbeginn vorübergehend eingestellt werden mußte, da die Räumlichkeiten für das Reservelazarett beansprucht worden waren. In dem Bericht vom 28. 2. 1940 heißt es weiter:

„In verkleinertem Umfange konnte dann die Insulinbehandlung wieder aufgenommen werden und wird durchgeführt, solange noch Insulinvorrat vorhanden ist und kleinere Mengen zu beschaffen sind. Die Cardiazolbehandlung wurde sogar noch erweitert. Ich darf hier vielleicht darauf hinweisen, daß italienische Professoren vor kurzem einen Apparat zur elektrischen Schockbehandlung angegeben haben, mit dem dieselben Erfolge erzielt werden sollen. Ein deutscher Apparat der Firma Reininger & Siemens wird zur Zeit in der psychiatrischen Klinik Erlangen erprobt. Die ersten Veröffentlichungen lauten günstig. Der Apparat soll in 4–5 Monaten auch für die Anstalten zugänglich sein. Wenn die Versuche das gleiche Resultat ergeben, wird die Folge eine Ausweitung und Verbilligung der Therapie sein und vor allem das ausländische Insulin ausgeschaltet werden können.“[36]

Aus einem Brief von Reiß vom 5. 2. 1942 geht hervor, daß die Elektrokrampfbehandlung (wohl 1941) tatsächlich in Karthaus eingeführt wurde, wobei er hervorhebt:

„Auffallende Behandlungsergebnisse, die sich schnell herumsprachen, haben dazu beigetragen, daß nunmehr von vielen Seiten gebeten wird, ja den Fall elektrisch anzugehen. Gerade ärztliche Bemühungen in Bezug auf Behandlung scheinen das beste Mittel zu sein, das Vertrauen [nach den T4-Patientenmorden!] wieder zu gewinnen. Auch der Umstand, daß die Behandlung in vielen Fällen den Anstaltsaufenthalt abzukürzen vermag, wirkt sich entsprechend aus.“[37]

Seit seiner Amtsübernahme hatte Reiß eine Arbeitsteilung zwischen seiner ehemaligen Anstalt Mainkofen und Karthaus eingeführt, wobei Mainkofener Patienten zur Insulinbehandlung nach Regensburg verlegt wurden und Regensburger Patienten zur Familienpflege nach Mainkofen (in Regensburg hatte sich die Familienpflege nie in größerem Umfang etabliert, was Eisen auf die großstädtischen Lebensverhältnisse zurückgeführt hatte). Die meisten Patientenverlegungen zwischen Regensburg und Mainkofen waren durch diese Aufgabenteilung bedingt.

### 3.2.3. Jüdische Patienten

Während der Zeit des Nationalsozialismus wurden in Karthaus insgesamt 21 Patienten jüdischen Glaubens behandelt, davon waren acht am 11. 9. 1939 mit dem Evakuierungs-Transport aus Klingenmünster gekommen.

Soweit die Krankengeschichten und die Grundbuchdaten hierüber ein Urteil zulassen, wurden die jüdischen Patienten bis Mitte 1940 in Regensburg nicht anders behandelt als die übrigen Patienten. Auch findet sich in der Pflegesatz-Tabelle der Jahresberichte kein spezieller Pflegesatz für „Juden“ oder für „Ausländer“.

[36] Vorbericht zum Jahresbericht 1939
[37] Archiv Bezirkskrankenhaus Regensburg

Die letzte reguläre Entlassung einer jüdischen Patientin hatte Ende Juni 1940 stattgefunden; danach gab es noch zwölf Patienten jüdischen Glaubens in Karthaus, darunter die acht aus Klingenmünster. Sie alle wurden am 14. 9. 1940 in einem zentral angeordneten Sammeltransport nach Eglfing verlegt und nach kurzer Zeit von dort zur Tötung in die Anstalt Brandenburg transportiert, wie wir heute wissen.

Im Gegensatz zur sog. Aktion T4 waren hierbei die Diagnose, die Dauer der Erkrankung und die Arbeitsfähigkeit ohne Bedeutung, und es wurden auch die zur Anstalt Klingenmünster gehörenden Patienten einbezogen, während diese ansonsten (in Regensburg) von der „Aktion T4" verschont blieben. Einziges Kriterium war offenbar die religiöse Zugehörigkeit; es ist kein Fall bekannt, bei dem ein Patient anderen Glaubens, aber jüdischer Herkunft, aufgrund nationalsozialistischer „Rassen"-Kriterien in Karthaus als Jude bezeichnet wurde.

### 3.2.4. Die sog. Aktion T4

Wahrscheinlich am 1./2. September 1940 erschien in Karthaus eine „Kommission von Ärzten und offenbar Medizinstudenten"[38] unter Führung von Dr. Steinmeyer, einem der ersten T4-Gutachter.[39] Es handelte sich offensichtlich um dieselbe 17-köpfige Kommission, die am 27. August in Mainkofen und am 3./4. September in der Diakonie-Anstalt Neuendettelsau tätig war; darüber liegen detaillierte Berichte[40] vor: Diese Kommission wurde vom Reichsinnenministerium (nach jeweils äußerst kurzer Vorankündigung durch das Bayerische Innenministerium) in diejenigen Anstalten geschickt, die die T4-Meldebögen aus Berlin bis zur festgesetzten Frist nicht ausgefüllt hatten. In Mainkofen hatte einen Tag vor Eintreffen der Kommission Prof. Dr. Werner Heyde – seit Mai 1940 Leiter der Aktion T4[41] – persönlich der Anstaltsleitung einen Blitzbesuch abgestattet „zu einer kurzen Besprechung betreffs Erstellung der vom Reichsminister des Innern vorgeschriebenen Meldebögen"[42]; ob Heyde anschließend auch im benachbarten Regensburg vorbeikam, ist nicht überliefert, aber wahrscheinlich. Die Kommission sollte „im Benehmen mit den Anstaltsärzten" die Ausfüllung der Meldebögen übernehmen, wie es im ankündigenden Eilbrief aus München hieß.[43] Die Oberin von Neuendettelsau, Selma Haffner, notierte dazu in ihrem Wochenbericht:

> „An jeder Schreibmaschine sitzt ein Schreibfräulein und ein Mediziner; der letztere hat den Akt vor sich und zieht aus demselben die nötigen Angaben heraus. Der ärztliche Befund

[38] *Rudolf Karl*, Bericht vom 22. 2. 1946 an das Bayer. Staatsministerium des Innern: „Betreff: Tötung von Geisteskranken", Archiv Bezirkskrankenhaus Regensburg

[39] *Ernst Klee*, „Euthanasie" im NS-Staat, 1985, S. 228

[40] *Friedrich Karl Kaul*, 1973, S. 93 ff., *Ernst Klee*, „Euthanasie" im NS-Staat, 1985, S. 244 ff., *Christine-Ruth Müller*, *Hans-Ludwig Siemen*, 1991, S. 73 ff.

[41] *Ernst Klee*, „Euthanasie" im NS-Staat, 1985, S. 197

[42] vgl. den Bericht von *Marie-Elisabeth Fröhlich-Thierfelder* im vorliegenden Band

[43] *Friedrich Karl Kaul*, 1973, Nazimordaktion T4. Bericht über die erste industriemäßig durchgeführte Mordaktion des Naziregimes. VEB Verlag Volk und Gesundheit, Berlin (Ost)

wird eingetragen, auch wenn er aus viel älterer Zeit stammt. Die Pflegeschwestern und -brüder haben die gestellten Fragen über die Beschaffenheit des Pfleglings zu beantworten. Die Kommission arbeitet stramm vorwärts, so daß schon für den zweiten oder dritten Tag die Bruckberger Pfleglinge bearbeitet werden können. Als am Dienstag [3. 9. 1940] der Eilbrief vom Bayer. Staasministerium, der schon telefonisch angekündigt war, eintraf, in dem die Bemerkung steht, daß die Fragebögen im Benehmen mit dem Anstaltsarzt beantwortet werden sollen, macht Schwester Else Herrn Dr. Steinmeyer darauf aufmerksam, daß diese Bedingung bei uns ja nicht erfüllt sei, daß deshalb nach ihrer Ansicht die Fragebögen nicht abgesendet werden könnten ohne Einvernehmen mit Herrn Oberarzt. Der Doktor ist darüber etwas ärgerlich, läßt sich schließlich aber telefonisch von Herrn Dr. B. die Ermächtigung zur Absendung der Fragebögen erteilen. [...]
An Donnerstag [5. 9. 1940] trifft ein Eilbrief vom Staatsministerium ein, daß alle jüdischen Pfleglinge (Volljuden) bis zum 13. September nach Eglfing verlegt sein müssen [...]."[44]

Wenn der am 22. 9. 1946 verfaßte Bericht des damals stellvertretenden Direktors von Karthaus, Dr. Rudolf Karl, an das Bayer. Staatsministerium des Innern zutrifft, verzichtete diese Kommission in Regensburg von vornherein auf das „Benehmen mit den Anstaltsärzten":

„Die Kommission arbeitete Krankenakten durch, ohne die Anstaltsärzte an ihrer Arbeit teilnehmen zu lassen. Später erschien – als Resultat ihrer Arbeit – eine Liste von ausgewählten Kranken, die den ersten Transport abgaben. Fortan geschah die Meldung mittels Bogens für jeden Kranken von Seiten des damaligen Anstaltsleiters Dr. Reiß laufend halbjährlich auf Anordnung des R.M.d.I. [Reichsministeriums des Innern]. Die Zu- und Abgänge der Kranken mußten ebenfalls gemeldet werden. Die Auswahl selbst überwachte ein gewisser Dr. med. Kurt Schmalenbach, Reg. Med. Rat, München, Lierstraße 18, der zur Überprüfung der Meldebögen meist selbst in der Anstalt erschien. Nach der vorgenommenen Censur durch diesen Herrn erschien jeweilig die betreffende Transportliste. [...] Ziel und Zweck der Transporte wurden der Anstalt von höherer Stelle niemals ausdrücklich bekannt gegeben. [...]
Der ehemalige Direktor der Anstalt, Dr. Reiß, unterzeichnete pflichtgemäß die sogenannten Meldebögen. Die Anstaltsärzte Dr. Karl, Dr. Bauknecht und Dr. Lotter hatten die Ausfüllung der Meldebögen dem Direktor gegenüber zu besorgen."[45]

Der in Regensburg verwendete Meldebogen ist identisch mit der ab Mai 1940 unter Leitung von Heyde revidierten Fassung, bei der genau nach Art der Beschäftigung, nach Arbeitsleistung sowie nach einer eventuellen Kriegsbeschädigung gefragt wurde.[46]

Es ist nichts darüber bekannt, warum in Regensburg die T4-Meldebögen aus Berlin zunächst nicht ausgefüllt worden waren, so daß hier die Steinmeyer-Kommission aktiv wurde, was bei den staatlichen Heil- und Pflegeanstalten wohl eher eine Ausnahme war.[47] Vielleicht wurde die Anstalt Karthaus, unter deren Mitarbeitern es viele „Schwarze und Rote" gegeben hatte,[48] als politisch nicht genü-

[44] *Ernst Klee*, „Euthanasie" im NS-Staat, 1985, S. 245f.
[45] *Rudolf Karl*, Bericht vom 22. 2. 1946 an das Bayer. Staatsministerium des Innern: „Betreff: Tötung von Geisteskranken", Archiv Bezirkskrankenhaus Regensburg
[46] *Ruth Bauknecht*, 1977, S. 24–38
[47] *Ernst Klee*, „Euthanasie" im NS-Staat, 1985, S. 176f.
[48] Der ehemalige DDR-Rechtsanwalt Kaul hielt Regensburg in diesem Zusammenhang in seinem bereits 1973 erschienen Buch jedenfalls für erwähnenswert, wobei leider unklar bleibt, aus welchen Quellen er diese Information schöpfte (*Kaul*, Nazimordaktion T4, 1973, S. 96)

gend zuverlässig eingestuft. Dafür könnte auch die regelmäßige Überprüfung der in der Anstalt ausgefüllten Meldebögen durch Dr. Schmalenbach sprechen, der seit dem 26. 6. 1940 der T4-Zentrale angehörte, als Kommissionsmitglied in zahlreichen Anstalten selektierte und wohl als einziger T4-Gutachter die von ihm auszuwählenden Kranken sogar persönlich in Augenschein nahm (mit seinen erst 28 Jahren hielt er sich viel auf seinen „psychiatrischen Blick" zugute und „untersuchte" einmal 199 Patienten in 2 1/2 Stunden).[49]

Ob Dr. Reiß bereits im September 1940 wußte, wozu die Meldebögen letztlich dienten, ist nicht bekannt; in anderen Anstalten hatte die Aktion T4 schon seit mehr als einem halben Jahr begonnen, so daß ein Informationsaustausch auf direktorialer Ebene durchaus stattgefunden haben könnte. Bei den nachgeordneten Ärzten, den übrigen Mitarbeitern und auch bei vielen Patienten wurde im Anschluß an die ersten Transporte im November 1940 rasch bekannt, was tatsächlich geschah.

Über die Durchführung der Verlegungen enthält der Bericht des Dr. Karl vom 22. 2. 1946 folgende lakonische Anmerkungen:

„Den ersten Anstoß gab eine Anordnung des Reichsverteidigungskommissars mit der Weisung, die Kranken ‚in eine andere Anstalt zu verlegen'. Später veranlaßte dies der Reichsminister des Inneren. Die unbekannte Anstalt entpuppte sich bald – auf Grund von Rückschreiben – als die Landesanstalt Niedernhart in Oberösterreich bzw. Hartheim bei Linz. Die Durchführung der einzelnen Transporte besorgte die ‚Gemeinnützige Kranken-Transport GmbH' Berlin, Potsdamerplatz 1. Als Transportleiter zeichnete zeitweise ein gewisser Herr Küpper. Die Kranken wurden mitunter zur frühesten Morgenstunde durch diese Gesellschaft in großen Omnibussen zur Bahn abgeholt. Krankheitsakten und Effekten mußten mitgegeben werden."[50]

Ein ehemaliger Pfleger aus Karthaus berichtete anläßlich unserer Nachforschungen:

„Eines Tages kamen vier, fünf Mann vom Reichsgesundheitsausschuß Berlin und haben die Krankengeschichten durchgearbeitet. Untersucht wurden die Patienten nicht. Nach einiger Zeit kam dann die Liste mit den ausgewählten Kranken und am nächsten oder übernächsten Morgen um 4.00 Uhr früh ging's ab auf den Güterbahnhof. Keine Zeit sollte sein, daß die Angehörigen etwas erfahren. Da wurden sie dann wie Viecher in die Güterwaggons reingestoßen und -gepfercht. Jeder hatte zuvor noch einen Leukoplaststreifen mit Namen und Adresse auf die Schulter bekommen, und da haben schon manche das Gefühl gehabt, daß das nichts Gutes bedeutet."[51]

Auf Fragen nach dem Verbleib der Patienten habe Dr. Reiß geantwortet: „Das wissen wir auch nicht, jedenfalls in besonderen Anstalten, wo sie mit geringerem Pflegesatz ernährt werden können".

Eine ehemalige Krankenschwester erinnerte sich, daß die Schwestern den Patienten vor dem Abtransport zur Beruhigung Scopolamin spritzen mußten. Teilweise hätten die Patienten gespürt, was ihnen bevorstand – so habe eine Patientin

[49] *Ernst Klee*, „Euthanasie" im NS-Staat, 1985, S. 229f., 243, 267, 323
[50] *Rudolf Karl*, Bericht vom 22. 2. 1946 an das Bayer. Staatsministerium des Innern: „Betreff: Tötung von Geisteskranken", Archiv Bezirkskrankenhaus Regensburg
[51] Mittelbayerische Zeitung 3./4. 6. 1989

gesagt, als es zum Frühgebet geläutet habe: „So, das ist unsere Sterbeglocke!" Man habe die Patienten dann zu den Bussen führen müssen, die unten an der alten Pforte gestanden hätten.[52]

Insgesamt erfolgten von Regensburg in der Zeit vom 4. 11. 1940 bis 5. 8. 1941 fünf „Sammeltransporte in unbekannte Reichsanstalt" (wie beim ersten dieser Transporte in die Grundbücher eingetragen wurde), die direkt in dem – in der Nähe der Heil- und Pflegeanstalt Niedernhart gelegenen – Renaissanceschloß Hartheim bei Linz endeten. Dort wurden die Patienten noch am selben Tag mit CO-Gas getötet; Übernachtungsmöglichkeiten für so viele Menschen gab es in Hartheim gar nicht. Unter den sechs T4-Tötungszentralen war Hartheim die mit den meisten Opfern: von Mai 1940 bis August 1941 wurden hier 18269 psychisch Kranke ermordet[53], darunter mindestens 641 Patienten aus Karthaus.

Tabelle 5 gibt einen Überblick über die einzelnen Transporte.

*Tabelle* 5 T 4-Transporte von Regensburg nach Hartheim

| T 4-Transporte | Patienten insgesamt N | Männer N | Frauen N | „eigene" Patienten N | „Fremd"-Patienten N | % |
|---|---|---|---|---|---|---|
| 1.) 4. 11. 1940 | 117 | 83 | 34 | 96 | 21 | (18) |
| 2.) 19. 11. 1940 | 129 | 17 | 112 | 111 | 18 | (14) |
| 3.) 2. 5. 1941 | 138*) | 91*) | 47 | 70*) | 68 | (49) |
| 4.) 6. 6. 1941 | 117 | 54 | 63 | 74 | 43 | (37 |
| 5.) 5. 8. 1941 | 140 | 94 | 46 | 6 | 134 | (96) |
| zusammen | 641*) | 339*) | 302 | 357*) | 284 | (44,3) |

*) ein weiterer Patient wurde von Hartheim zurückgeschickt (siehe Text)

Um feststellen zu können, wieviele der im engeren Sinne zur Heil- und Pflegeanstalt Regensburg gehörenden Patienten der Aktion T4 zum Opfer fielen, wurde die (nicht ganz unproblematische) Einteilung in „eigene" Patienten versus „Fremdpatienten" vorgenommen, wobei als „Fremdpatienten" diejenigen definiert wurden, die ab 1934 in Sammeltransporten aus anderen Anstalten nach Regensburg verlegt worden waren; es handelt sich hierbei also nicht nur um die unmittelbar im Hinblick auf die Aktion T4 erfolgten Sammelverlegungen (diese bilden mit 75% der „Fremdpatienten" allerdings den Hauptteil). Der Anteil der „Fremdpatienten" an den einzelnen Hartheim-Transporten nahm mehr und mehr zu: waren bei den ersten beiden Transporten im November 1940 etwa ein Sechstel „Fremdpatienten" gewesen, so stieg ihr Anteil auf gut 40% bei den nächsten beiden Transporten und erreichte beim letzten T4-Transport am 5. 8. 1941 96% (ein weiterer Sammeltransport am 9. 2. 1945 nach Pfafferode in Thüringen, auf den noch einzugehen sein wird, bestand dann zu 100% aus „Fremdpatienten").

52 *Marianne Schweiger/Christian Kerler*, 1991, S. 32f.
53 *Ernst Klee*, „Euthanasie" im NS-Staat, 1985, S. 340

Zum Teil läßt sich das dadurch erklären, daß von der Berliner T4-Zentrale in Karthaus erst einmal „Platz geschaffen" wurde, um dann die Patienten aus den umliegenden caritativen Pflegeanstalten hierher verlegen zu können, die nach Hartheim weitergeschickt werden sollten.[54]

Soweit die Regensburger Anstaltsleitung (direkt oder indirekt, z.B. über die in den Meldebögen gemachten Angaben) einen gewissen Einfluß auf die Zusammenstellung der Tötungstransporte hatte, könnte sich darin aber auch eine mit zunehmender Kenntnis um die Hintergründe und Vorgehensweisen der Aktion steigende Tendenz bemerkbar machen, die „eigenen", meist langjährig vertrauten und nicht selten gut in das Anstaltsleben integrierten Patienten zurückzubehalten und vor der Ermordung zu retten. Wie noch darzustellen sein wird, zeigt sich eine ähnliche Tendenz jedenfalls auch bei den später (1942 – 1945) deutlich geringeren Sterblichkeitsraten der „eigenen" Patienten im Vergleich zu den „Fremdpatienten". Persönliche Vertrautheit und Nähe scheinen auch in diesen mörderischen Zeiten noch einen gewissen Schutz gegeben zu haben.

Um aufdecken zu können, wie die Aktion T4 in der Praxis gehandhabt wurde und ob sich Unterschiede zwischen einzelnen Anstalten feststellen lassen, die für die Wirksamkeit von Widerstands- oder Sabotageakten sprechen könnten, ist eine gründlichere Analyse der noch verfügbaren Daten notwendig. Damit man die

*Tabelle 6* Selektivität der T 4-Patienten (gem. Grundbuch-Daten)

| Patienten-Gruppen | im Risikozeitraum (1.9.1940–4.8.1941) anwesende Patienten *) | davon T 4-Opfer | |
|---|---|---|---|
| | N | N | % |
| Gesamt | 1621 | 641 | 39,5 |
| Frauen | 733 | 302 | 41,2 |
| Männer | 888 | 339 | 38,2 |
| „Fremdpatienten" | 478 | 284 | 59,4 |
| „eigene Patienten" | 1143 | 357 | 31,2 |
| strafrechtlich Untergebrachte | 43 | 6 | 14 |
| Diagnosen: | | | |
| „Schwachsinn" | 178 | 102 | 57,3 |
| Epilepsie | 78 | 41 | 52,6 |
| Schizophrenie | 902 | 450 | 49,9 |
| organische Psychosen | 227 | 34 | 15,0 |
| affektive u.a. Psychosen | 69 | 9 | 13 |
| chron. Alkoholismus | 13 | 1 | 8 |
| „Psychopathie" | 50 | 3 | 6 |
| sonstige Diagnosen | 104 | 1 | 1 |

*) jeder Patient wurde nur einmal berücksichtigt, auch wenn er im Risikozeitraum mehrmals aufgenommen wurde.

[54] vgl. auch *Ernst Klee*, „Euthanasie" im NS-Staat, 1985, S. 267

Zahlen über T4-Opfer in den einzelnen Anstalten überhaupt miteinander vergleichen kann, benötigt man eine einheitliche Definition der Grundgesamtheit von Patienten, zu der die Zahlen jeweils in Beziehung gesetzt werden (wie bereits bei den Zwangssterilisierungen erwähnt). Analog zur üblichen Vorgehensweise bei der Berechnung der jährlichen Sterblichkeitsziffern haben wir als Bezugsgröße die Zahl der Patienten gewählt, die in dem Zeitraum, als die Selektionen stattfanden, insgesamt anwesend waren, für die also das Risiko bestand, von der Aktion T4 erfaßt zu werden (ausgenommen die aus der Heil- und Pflegeanstalt Klingenmünster vorübergehend nach Regensburg evakuierten Patienten, da diese kurz vor Beginn der T4-Transporte wieder zurückverlegt wurden).

Den T4-Risikozeitraum haben wir definiert als die Spanne vom 1. 9. 1940 bis zum 4. 8. 1941: Der 1. 9. 1940 war offenbar der Stichtag, zu dem die T4-Kommission in Regensburg die Patienten für die ersten beiden Hartheim-Transporte auswählte, und der 04. 08. 1941 war der letzte Tag, bis zu dem ein Patient aufgenommen worden sein mußte, der mit dem letzten Transport am 5. 8. 1941 von Regensburg nach Hartheim hätte geschickt werden können. Befand sich ein Patient in diesem Zeitraum mehrfach in Karthaus, so wurde er nur einmal berücksichtigt (da er auch bei mehreren Aufenthalten nur einmal zur Tötung selektiert worden sein konnte; läßt man dies unberücksichtigt, so ergeben sich scheinbar geringere Tötungsraten).

Wie Tabelle 6 zeigt, wurden die 641 T4-Opfer aus insgesamt 1621 Patienten (die am 1. 9. 1940 anwesend waren oder bis zum 4. 8. 1941 noch aufgenommen wurden) ausgewählt. Demnach wurden fast 40% der damals in Karthaus befindlichen Patienten in Hartheim ermordet. Dabei war die von uns als „Fremdpatienten“ definierte Untergruppe mit knapp 60% beinahe doppelt so stark betroffen wie die „eigenen“ Patienten von Karthaus – aber auch von diesen fiel fast ein Drittel der Aktion T4 zum Opfer.

Erstaunlich ist die Feststellung, daß bei den strafrechtlich in Regensburg untergebrachten Patienten die Tötungsrate mit 14% fast dreimal niedriger war als im Gesamtdurchschnitt, obwohl die „kriminellen Geisteskranken“ im allgemeinen ein bevorzugtes Opfer der Aktion T4 waren.[55] Möglicherweise war dieses scheinbar paradoxe Phänomen durch die „Konkurrenz“ der maßgeblichen Selektionskriterien bedingt: Das wichtigste Kriterium war sicher die Fähigkeit zu „produktiver Arbeit“[56], und diese ist gerade bei psychisch kranken Rechtsbrechern unter Anstaltsbedingungen häufig besonders gut. Möglicherweise haben in Regensburg aber auch individuelle Präferenzen der Ärzte eine gewisse Rolle gespielt, denn es fällt auf, daß die strafrechtlich untergebrachten Patienten auch von den Sterilisierungen etwas weniger betroffen waren und daß außerdem mindestens zwei der gezielt vor den Tötungstransporten geretteten Patienten zu dieser Patientengruppe gehörten.

[55] *Ernst Klee*, „Euthanasie“ im NS-Staat, 1985, S. 123, *Heinz Faulstich*, Von der Irrenfürsorge zur „Euthanasie“, 1993, S. 244f.
[56] *Ernst Klee*, „Euthanasie“ im NS-Staat, 1985, S. 118, 242

Anders als bei den Sterilisierungen zeigte sich in Karthaus bei den Krankentötungen keine deutliche Geschlechtspräferenz. Von den einzelnen Diagnosengruppen waren wiederum die als „schwachsinnig" klassifizierten Patienten am stärksten betroffen (auf die nicht selten mißbräuchliche Verwendung gerade dieser Diagnose in der NS-Zeit wurde bereits hingewiesen), gefolgt von den an Epilepsie leidenden und den schizophrenen Patienten, während die übrigen Diagnosen eine deutlich geringere Rolle spielten. Bemerkenswert ist, daß sich unter den 34 Patienten mit „organischen Psychosen" auch 15 Patienten mit Alterspsychosen bzw. senilen Demenzen befanden, die an sich von der Aktion T4 hätten verschont bleiben sollen.[57]

Nachdem die ersten beiden T4-Sammeltransporte am 4. und 19. November 1940 in Regensburg 246 „Betten frei gemacht" hatten, wurden am 1. 4. 1941, einen Monat vor dem nächsten T4-Transport, 100 männliche Patienten aus der caritativen Pflegeanstalt Straubing per Sammeltransport nach Regensburg verlegt. Von diesen wurden 61 Patienten bereits am 2. 5. 1941, weitere 23 am 6. 6. 1941 nach Hartheim deportiert, das sind insgesamt 84% (siehe Tab. 7).

Bemerkenswert ist bei dieser Verlegungsaktion unter anderem folgendes Detail: vier Tage nach dem Abtransport der ersten 61 Straubinger Patienten nach Hartheim, nämlich am 6. 5. 1941, wurden sechs der in Karthaus verbliebenen Straubinger Patienten in die dortige Pflegeanstalt zurückverlegt. Das war ungewöhnlich; ein derartiger Rücktransport von Patienten an die abgebende Pflegeanstalt kam sonst im ganzen T4-Zeitraum nicht vor. Weitere Nachforschungen ergaben, daß am selben Tag (6. 5. 1941) sechs andere Patienten aus der Pflegeanstalt Straubing nach Regensburg gebracht worden sind, daß hier also offenbar ein „Umtausch" stattgefunden hat – und zwar ein ganz gezielter, denn diese sechs nachträglich nach Regensburg abgegebenen Patienten kamen ausnahmslos mit dem nächsten Sammeltransport am 6. 6. 1941 nach Hartheim. Dies ist der einzige Fall, daß in Regensburg von einer – sei es auch kleinen – Sammelverlegung alle Patienten nach Hartheim deportiert wurden. Nachdem diese „Korrektur" die erste Massenverlegung aus einer caritativen Pflegeanstalt nach Karthaus betraf, wo man zu diesem Zeitpunkt schon wußte, was die von der Berliner Zentrale angeordneten „Sammeltransporte in unbekannte Reichsanstalt" bedeuteten, liegt die Vermutung nahe, daß die Straubinger Anstaltsleitung (wahrscheinlich ohne Einschaltung der T4-Organisation, die daran kaum interessiert gewesen sein konnte) einen Hinweis aus Regensburg erhalten hatte, doch lieber sechs „gute" Patienten gegen sechs „schlechte" einzutauschen.

Außerdem fällt auf, daß noch vor dem T4-Abtransport am 2. 5. 1941 zwei der Straubinger Pflegepatienten als „gebessert"(!) entlassen wurden, ein weiterer vor dem nächsten T4-Transport am 6. 6. 1941; der Verbleib eines vierten Patienten ist ungeklärt. Solche raschen Entlassungen langjähriger Pflegeheiminsassen sind ganz ungewöhnlich und sprechen für den Wahrheitsgehalt der Zeugenaussagen,

[57] *Ernst Klee*, „Euthanasie" im NS-Staat, 1985, S. 118, 323

die besagen, daß auch in Regensburg versucht wurde, Patienten vor den T4-Transporten zu retten.[58]

Bei einem weiteren Patienten, der ebenfalls „auf Anordnung des Reichsverteidigungskommissars"(!) mit dem Sammeltransport am 1. 4. 1941 aus Straubing nach Karthaus verlegt worden war, ist die Rettung vor dem offensichtlich schon beschlossen gewesenen Abtransport nach Hartheim in der Krankengeschichte dokumentiert: Unter dem Datum 6. 6. 1941 war bereits eingetragen worden: „Wird heute auf Anordnung des Reichsverteidigungskommissars mit Sammeltransport in unbekannte Reichsanstalt verlegt". Dieser Eintrag wurde überklebt und durch folgenden Eintrag unter dem 5. 6. 1941 ersetzt: „Arbeitet seit Wochen bei einem Gärtner außerhalb der Anstalt, der mit ihm sehr zufrieden ist. Psychisch abgebaut, ohne weitere Auffälligkeiten".

*Tabelle 7* Größere Sammel-Zuverlegungen (vermutlich mit der "GEKRAT")

| Datum | Inst. | Ort | Geschl. | Pat. Zahl | Weiter-transport | weiteres Schicksal verst. | verl. | entl. |
|---|---|---|---|---|---|---|---|---|
| 1.4.1941 | PFL | Straubing | M | 100 | 84[1)] | 3 | 10 | 3 |
| 6.5.1941 | PFL | Straubing | M | 6 | 6[1)*)] | – | – | – |
| 15.5.1941 | PFL | Reichenbach | M | 197 | 93[1)] | 65 | 19 | 20 |
| 19.5.1941 | PFL | Münchshöfen | F | 69 | 41[1)] | 22 | 2 | 4 |
| 18./19.8.1941 | PFL | Straubing | M | 208 | – | 139 | 52 | 17 |
| 1.9.1941 | PFL | Deggendorf | F | 119 | – | 74 | 7 | 38 |
| 28.9.1941 | PFL | Michelfeld | F | 220 | – | 155 | 36 | 29 |
| 1.10.1941 | PFL | Straubing | M | 26 | – | 24 | 2 | – |
| 10.10.1941 | HuP | Ilten | M | 70 | – | 57 | 10 | 3 |
| 25.06.1943 | HuP | Aplerbeck | F | 263 | 51[2)] | 99 | 100 | 13 |
| 31.8.1943 | HuP | Neuß | F | 75 | 30[2)] | 29 | 16 | – |
| 4.9.1943 | HuP | Eickelborn | M | 36 | – | 29 | 1 | 6 |
| 30.9.1943 | HuP | Neuruppin | F | 70 | 20[2,3)] | 38 | 4 | 8 |
| 25.2.1945 | PFL | Tormersdorf | M | 57 | – | 14 | 41 | 2 |
| 2.3.1945 | PFL | Maklissa | M | 32 | – | 6 | 26 | – |
| 2.3.1945 | PFL | Bethesda | F | 25 | – | 7 | 12 | 6 |
| | | Insgesamt | | 1573 | 325 | 761 | 338 | 149 |
| | | (% =) | | (100) | (20,7) | (48,4) | (21,5) | (9,5) |

[1)] nach Hartheim bei Linz
[2)] am 9.2.1945 nach Pfafferode/Thüringen
[3)] eine Patientin ins KZ Auschwitz
*) siehe Text
Anmerkung:
PFL = (caritative) Pflegeanstalten, HuP = (öffentliche) Heil- und Pflegeanstalten

[58] *Ruth Bauknecht*, 1977; Mittelbayerische Zeitung Regensburg, 3./4. 6. 1989

Die nächste Sammel-Zuverlegung aus einem caritativen Pflegeheim kam am 15. 5. 1941 aus Reichenbach und umfaßte 197 Männer, unter denen sich viele Alterskranke befanden (73 der Patienten waren über 60 Jahre alt). Bis zum nächsten T4-Transport nach Hartheim am 5. 8. 1941 waren 19 dieser Patienten bereits verstorben (also fast 10%!), 14 weitere konnten hingegen in zumeist „gebessertem" Zustand noch kurz vor dem nächsten T4-Transport entlassen werden (zwei davon wurden in Heime verlegt); 93 der 197 Patienten aus Reichenbach (47%) wurden Opfer der Aktion T4, die übrigen 71 blieben in Karthaus.

Nur vier Tage nach dem Eintreffen der 197 Patienten aus Reichenbach wurden am 19. 5. 1941 69 Frauen aus der Pflegeanstalt Münchshöfen nach Regensburg verlegt. Von diesen konnten in den folgenden Wochen vier entlassen bzw. in ein Heim verlegt werden, drei weitere starben, 41 (59%) wurden mit dem letzten T4-Transport am 5. 8. 1941 nach Hartheim gebracht, die restlichen 21 blieben in Karthaus.

Darüber, wie sich der Zugriff der Nationalsozialisten auf die caritativen Pflegeanstalten in der Umgebung von Regensburg abspielte, gibt ein Bericht des Fraters Heidenreich in der Festschrift „Hundert Jahre Barmherzige Brüder in Reichenbach (1891–1991)" eindrucksvoll Zeugnis. Wiederholt hatten dort „Besichtigungen" durch Parteimitglieder stattgefunden, und bereits im Juli 1937 hatte die Gestapo zahlreiche Pfleglinge von Reichenbach verhört, wobei z.B. die Bemerkung gefallen war: „Ist es denn vernünftig, so ein Elend leben zu lassen?"

Am 11. 5. 1941 teilte dann der stellvertretende Landrat von Roding, Riederer, dem damaligen Prior von Reichenbach mit:

„Die Pflegeanstalt muß innerhalb von zwei Tagen geräumt sein gemäß Anordnung der Regierung von Regensburg (Verteidigungsreferat). Es sollen, veranlaßt durch die Fliegerangriffe der vergangenen Nacht auf das Rheinland, 500 Kinder aus diesen Gebieten untergebracht werden. Die Kinder befinden sich schon auf dem Antransport."

Am nächsten Tag besichtigten zwei Vertreter der Kreisleitung alle Räume. Weiter heißt es in dem Bericht:

„Am Donnerstag [15. 5. 1941] nach der Gemeinschaftsmesse in der Hauskapelle rückten gegen 8.00 Uhr drei Sanitätsautos, zwei Reichsbahn-Omnibusse und vier Reichsbahn-Kraftwagen zur Verladung an. Viele Tränen flossen, bis nach einer Stunde die erste Kolonne abrückte. Nachmittags kamen die Busse wieder. Die Fahrzeuge transportierten an diesem Tag fast 200 Pfleglinge in die Irrenanstalt Regensburg-Karthaus.
Bei ihrer neuerlichen Besichtigung wiesen Kreisleiter Norbert Breu und Vertreter der Gauleitung den Prior an, alle Kreuze und religiösen Bilder zu entfernen, um irgendwelchen Zerstörungen(!) vorzubeugen. Der zweite Transport am 17. Mai brachte über 100 Pfleglinge in die Anstalt Mainkofen bei Plattling, der dritte erneut 100 nach Mainkofen. Die angekündigten Kinder aus dem Rheinland befanden sich ‚nicht schon auf dem Antransport'. Erst vier Wochen später, am 21. Juni 1941, kamen 300 Mädchen und Buben mit ihren Lehrern aus Essen in Reichenbach an. Was von Landrat und Kreisleiter vordergründig als Sorge um schnelle Unterbringung von heimatlosen Kindern demonstriert wurde, beruhte in Wirklichkeit auf kaltblütiger Berechnung und Verschleierung und bedeutete für die meisten der abtransportierten Pfleglinge den sicheren Tod".[59]

[59] *Matthäus Heidenreich*, 1991, S. 47–49

Regensburg wurde anscheinend nicht als sog. Zwischenanstalt im üblichen Sinn verwendet, d.h. zur Verschleierung des eigentlichen Ziels der Transporte und zur Gewährleistung eines gleichmäßigen Patienten-Zustroms bei den Vernichtungsanstalten. Dabei durften nämlich keine Patienten zurückbehalten oder gar in Ursprungsanstalten zurückverlegt werden.[60] Aus den drei großen Sammeltransporten, die bis zur Einstellung der Aktion T4 aus den umliegenden caritativen Pflegeanstalten nach Regensburg kamen, endeten hingegen „nur" 224 der insgesamt 366 Patienten (also 61%) schließlich in Hartheim. Das spricht dafür, daß die endgültige Entscheidung, welche der durch die „Gemeinnützige Kranken-Transport GmbH" (GEKRAT) aus den caritativen Anstalten zuverlegten Patienten nach Hartheim in den Tod geschickt werden sollten, erst während ihres Aufenthaltes in Karthaus getroffen worden ist.

Welche Rolle die Regensburger Ärzte bei diesem Entscheidungsprozeß spielten, läßt sich allenfalls vermuten. Da nach dem Bericht des Dr. Karl lediglich für die beiden ersten Hartheim-Transporte im November 1940 die Patientenselektion von der Steinmeyer-Kommission vorgenommen wurde, ist anzunehmen, daß auch für die im April und Mai 1941 aus den caritativen Pflegeanstalten zuverlegten Patienten die Meldebögen von den Regensburger Anstaltsärzten ausgefüllt und vom Direktor unterzeichnet wurden. Nachdem zu diesem Zeitpunkt längst bekannt war, was das bedeutete (und wohl auch, welche Kriterien letztlich entscheidend waren), könnte hier eine bewußte Einflußnahme der Regensburger Ärzte in der einen oder anderen Richtung stattgefunden haben; der Spielraum für gezielte Manipulationen dürfte durch die von Dr. Schmalenbach ausgeübte „Censur" der Meldebögen allerdings eingeschränkt gewesen sein.

Die Tatsache, daß von den bis Mai 1941 zuverlegten Patienten der Pflegeanstalten etwa 60% in Hartheim ermordet wurden, von den „eigenen" Karthaus-Patienten aber „nur" etwa 30%, spricht allerdings nicht unbedingt für eine gezielte Manipulation der Meldebögen, da die aus den Pflegeanstalten stammenden Patienten sowohl nach der diagnostischen Zusammensetzung als auch insbesondere nach der Zeitdauer ihrer Erkrankung den Selektionskriterien der Aktion T4 sicher viel häufiger entsprachen als der Durchschnitt der Regensburger Anstaltspatienten. Über das wahrscheinlich wichtigste Selektionskriterium, nämlich die Arbeitsfähigkeit, sind uns von beiden Gruppen keine direkten Informationen überliefert, da die Krankengeschichten der zur Tötung bestimmten Patienten bekanntlich mit nach Hartheim gegeben werden mußten.

Ein protektives Selektionskriterium wird durch ein bemerkenswertes Einzelschicksal illustriert: Ein 57jähriger Landstreicher mit der Diagnose „schizophrener Defekt, Alkoholist", der mit dem Sammeltransport am 2. 5. 41 nach Hartheim gebracht worden war, wurde am 4. 7. 1941 nach Karthaus zurückverlegt! Auszug aus seiner ebenfalls zurückgegebenen Krankengeschichte:

„6.12.39 Wurde wegen Platzmangels nach der Abteilung P verlegt, rückt in den Holzhof aus, arbeitet aber nichts, kommandiert lieber die anderen herum. Psychisch ständig voller phan-

[60] *Ernst Klee*, „Euthanasie" im NS-Staat, 1985, S. 266f.

tastischer Ideen, überreicht häufig bei Visite seine Schreiben an die Bayerische Ostmark, den Führer und andere höhere Persönlichkeiten. [...]

15.4.41 Erklärte heute, er sei schon gestorben, der Oberarzt habe ihn für tot erklärt, er schwanke zwischen Himmel und Erde [sic!]. [...]

2.5.41 Wird heute auf Anordnung des Reichsverteidigungskommissars in unbekannte Reichsanstalt überführt.

4.7.41 Grd.B. Nr. 8759
Wurde heute aus der Reichsanstalt über die Anstalt Eglfing-Haar wieder anher zurückverlegt.
Fügte sich gleich wieder in die Anstaltsordnung ein, sagte aber nichts über seine Reise aus. Er wäre sehr gut behandelt worden, nur wegen seiner Kriegsverwundung habe man ihn nicht brauchen können, deshalb sei er wieder hergekommen."[61]

Hitlers „Euthanasie"-Beauftragte Bouhler und Brandt hatten am 30. 1. 1941 neue Selektions-Richtlinien herausgegeben: „Bei allen nachweisbaren Fällen der Kriegsteilnehmerschaft ist kurz zu treten. Leute mit Auszeichnungen sind grundsätzlich nicht in die Aktion einzubeziehen".[62]

Anscheinend wurde Reiß schon bald nach dem Transport vom 2. 5. 1941 darüber unterrichtet, daß dieser Patient wegen seiner Kriegsverletzung verschont werde; jedenfalls verschickte er ab dem 19. 5. 1941 plötzlich eine große Zahl maschinenschriftlicher Standardschreiben an Angehörige und Gemeindevorsteher von Patienten, die zur Selektion für einen der nächsten Transporte nach Hartheim in Betracht kamen:

„Ich ersuche um umgehende Auskunft, ob [...] Kriegsteilnehmer war und welche Kriegsauszeichnungen er besitzt.

| | | |
|---|---|---|
| Kriegsteilnehmer? | Ja | Nein |
| Eisernes Kreuz? | Ja | Nein |
| Bayr. Militär-Verdienstkreuz? | Ja | Nein |
| Andere Auszeichnungen? | Ja | Nein |

Die Beantwortung ist äußerst wichtig und dringend. Vordringliche Behandlung, evtl. Befragung der Angehörigen und der N.S.K.O.V. ist unerläßlich.
Rückantwort bitte ich vom Bürgermeister bestätigen zu lassen.
Dr. Reiß"

Für einen anderen Patienten kam diese Regelung zu spät. Er hatte als Freiwilliger am 1. Weltkrieg teilgenommen, 1915 einen Kopfschuß erhalten, war anschließend wieder an der Westfront eingesetzt worden und in französische Gefangenschaft geraten, hatte dort entfliehen können. Zehn Jahre später, nach Heirat und Geburt einer Tochter, wurde er mit der Diagnose Schizophrenie nach Karthaus eingeliefert, von dort am 19. 11. 1940 mit dem zweiten Sammeltransport nach Hartheim deportiert. Nachdem in der Familie über das Schicksal ihres Vaters nicht gesprochen wurde, wandte sich die Tochter eines Tages an uns und erfuhr, was tatsächlich geschehen war. Von ihr erhielten wir später eine Kopie der Todes-

[61] Krankengeschichte, Archiv Bezirkskrankenhaus Regensburg
[62] *Ernst Klee*, „Euthanasie" im NS-Staat, 1985, S. 323

bescheinigung des „Standesamts Hartheim in Alkoven (Oberdonau)", unterschrieben „Hartheim (Oberdonau), den 21. Jänner 1941/ Der Standesbeamte /In Vertretung Staud"; darin heißt es, nach schriftlicher Anzeige des Leiters der Landesanstalt Hartheim sei der in Hartheim wohnhafte(!) Patient dort am 1. Dezember 1940 um 2.20 Uhr an „Angina, Sepsis" verstorben.

Die eigentliche Sterbeurkunde ist am 18. Januar 1956 von einem „Sonderstandesamt Arolsen, Kreis Waldeck, Abt. M" ausgestellt worden; die Zeile „wohnhaft" ist hier gestrichen, und als Sterbeort ist angegeben: „auf Schloß Hartheim, Gemeinde Alkoven".

Eine Anfrage beim Standesamt Alkoven im Jahre 1986 wurde mit einem vorgedruckten Schreiben beantwortet:

„In Beantwortung Ihres Schreibens gebe ich Ihnen bekannt, daß der Sterbefall des [...] beim hiesigen Standesamt nicht beurkundet aufscheint.
Nachdem der Obengenannte wahrscheinlich in der bekannten NS-Verbrennungsanstalt Hartheim verstorben ist, wurde der Sterbefall, da diese Anstalt ein eigenes Standesamt führte, dortselbst beurkundet.
Nach Auflösung der genannten Anstalt im Jahre 1944 verzog die gesamte Verwaltung unbekannten Aufenthaltes und liegen daher über die Sterbefälle hieramts keine Unterlagen auf.
Aus diesem Grunde kann Ihrer Bitte um Ausstellung und Zusendung einer Sterbeurkunde nicht entsprochen werden."[63]

Bis auf den makabren Ausdruck „Verbrennungsanstalt" steht die Diktion im Jahre 1986 noch immer in der Tradition der T4-Briefe [...].

Über die Reaktionen der Angehörigen auf die Patiententötungen in Hartheim gibt ein am 5. 2. 1942(!) abgefaßtes Schreiben von Reiß Aufschluß, mit dem er eine Anfrage des Bayerischen Innenministeriums beantwortete:

„Ein Rückgang der Aufnahmen wurde in der Heil- und Pflegeanstalt Regensburg nur nach den ersten Überstellungen in andere Anstalten (Sammeltransporte) beobachtet; er hat sich in der Zwischenzeit wieder ausgeglichen.
Dagegen machte sich das Bestreben deutlich bemerkbar, Kranke aus der Anstalt zu entnehmen, gleichviel, ob es sich um kürzeren oder schon längeren Anstaltsaufenthalt handelt. Hier bedarf es gewöhnlich langer persönlicher Aufklärungen; die Unterredungen werden von Seiten der Angehörigen zumeist sehr gereizt und auch beleidigend geführt. Wiederholt wurde uns erklärt, man habe zu den Anstalten und den Ärzten kein Vertrauen. [...]
Die Zurückhaltung von Kranken in der Anstalt, die von den Angehörigen entnommen werden sollen, gelingt in den weitaus meisten Fällen im übrigen durch den Hinweis auf die Unfruchtbarmachung oder durch die Mitteilung, daß Einweisungsbeschluß beantragt wird. Bei denjenigen Fällen, bei denen es sich nicht um Gemeingefährlichkeit, wohl aber um Gemeinschädlichkeit oder Gemeinlästigkeit handelt, wird die Entmündigung beantragt und dann mit dem Vormunde verhandelt.
Schwierig dagegen ist es, arbeitende Kranke in der Anstalt zurückzuhalten. Bei dem derzeitigen Arbeitermangel, namentlich in der Landwirtschaft, wird auf die Mithilfe der Kranken auf dem Anwesen oder als Dienstbote ungemein hartnäckig bestanden. Nach hiesigen Erfahrungen ist der Arbeitermangel ähnlich wie im Weltkriege noch viel mehr die Ursache, daß Kranke aus der Anstalt genommen werden, als das Mißtrauen gegen die Anstalt, das, wie erwähnt, bereits wieder verschwindet."

[63] persönliche Mitteilung der Angehörigen

In dem Bericht von Dr. Bauknecht heißt es dazu:

„Wir wurden von Ritterkreuzträgern beschimpft, deren Geschwister vergast wurden, andererseits kamen Bauern und ersuchten uns, ihren Kranken doch hier eine Spritze zu geben, sie würden uns auch dafür Lebensmittel bringen, die ja sehr knapp waren im Krieg. Wir wagten nicht mehr allein im Büro zu sein, atmeten auf, als die Aktion mit Fortschreiten des Krieges abgebrochen wurde.“[64]

Am 3. 8. 1941 hielt Bischof Graf v. Galen in Münster seine berühmte Predigt gegen die Krankentötungen.[65] Am 24. 8. 1941 ließ Hitler die Aktion T4 einstellen. Daß deren Ende nicht schon von längerer Hand geplant war (wie manchmal vermutet wird, weil das ursprünglich gesteckte Ziel von 70000 Krankentötungen bereits überschritten war), wird auch am Beispiel Regensburgs deutlich: die Patienten-Sammeltransporte aus den umliegenden caritativen Pflegeanstalten nach Regensburg gingen nämlich zunächst noch bis zum 1. 10. 1941 unvermindert weiter, und am 10. 10. 1941 kam sogar ein erster Transport aus einer außerhalb Bayerns gelegenen Anstalt dazu. Erst dann hörten die Sammel-Zuverlegungen abrupt für knapp zwei Jahre auf, bis im Sommer 1943 die nächste Verlegungswelle einsetzte (siehe Tab. 7).

Am 3. 11. 1940, dem Tag vor dem ersten Hartheim-Transport aus Regensburg, hatte Karthaus 888 Patienten beherbergt (385 Männer und 503 Frauen). Am 6. 8. 1941, dem Tag nach dem letzten Hartheim-Transport, waren es noch 555 Patienten (295 Männer und 260 Frauen). Infolge der weiter anhaltenden Sammelzuverlegungen erreichte Karthaus dann aber am 11. 10. 1941 einen Patientenstand von 1156 (570 Männer und 586 Frauen)! Durch die Aktion T4, die mindestens 641 Patienten das Leben gekostet hatte, waren jedenfalls in Regensburg also keine „Betten freigemacht“ worden; vielmehr war Karthaus jetzt erheblich überfüllt, und das trug wesentlich dazu bei, daß die Lebensverhältnisse für die dort untergebrachten Patienten bald immer desolater wurden.

### 3.2.5. Die Hungerjahre

Der bekannte sog. Hungerkost-Erlaß des Bayerischen Staatsministers des Innern vom 30. 11. 1942 traf auf dem regulären Dienstweg über den Regierungspräsidenten von Niederbayern-Oberpfalz am 29. Dezember 1942 in Karthaus ein.

Am 17. 11. 1942 hatte im Münchner Innenministerium unter Leitung des berüchtigten Ministerialdirektors Dr. Walter Schultze (der in den überlieferten Dokumenten immer wieder als Scharfmacher auftritt) eine Besprechung mit den Bayerischen Anstaltsdirektoren stattgefunden, an der auch Reiß teilgenommen hatte. Aus seiner Zeugenaussage vom 16. 11. 1948 geht klar hervor, daß Reiß genau gewußt hat, worum es ging:

„Schließlich sprach Dr. Faltlhauser und erklärte, er sei anfangs Gegner der Euthanasie gewesen, habe sich aber nun bekehrt. Nachdem die Abtransporte abgeschafft seien, würde man die Sache durch allmähliches Aushungern der Kranken fortsetzen können. Es sollte für die

[64] *Ruth Bauknecht*, 1977, S. 24–38

[65] *Ernst Klee*, „Euthanasie“ im NS-Staat, 1985, S. 33ff.

nichtarbeitsfähigen Kranken und aussichtslosen Fälle eine völlig fettlose Kost, so z.B. in Wasser gekochtes Gemüse gereicht werden. Die Wirkung sollte ein langsamer, nach Ablauf von etwa 3 Monaten eintretender Tod sein."[66]

Noch am Tage des Eingangs des Hungerkost-Erlasses fertigte Reiß folgende Anweisung handschriftlich aus:

„Für Verwaltung.

I. Es sind bereits die Abteilungen D und E mit Pflegefällen belegt und eine Koständerung durchgeführt.
Abt. M kann sofort angeschlossen werden. Es werden sich noch Änderungen ergeben in F u. K.

II. Künftige Kostformen
1. Schwerarbeiter besondere Zulagen
Kriegsbeschädigte " "
Behandlungsfälle " "
2. Arbeiter
Alterspsychosen
3. Pflegefälle

III. An die Vorschrift
*quantitativ u. qualitativ*
ist sich streng zu halten.

IV. Die Ärzte stellen neuerdings für 1. 1. 43 nach der angeordneten Auswahl die Kranken fest und sind für möglichste Zusammenlegung verantwortlich. Änderungen sind vom Wochenende an durchzuführen.
29.12.42 R"

Es ist nicht genau bekannt, wann Reiß die „Koständerung" in den Abteilungen D und E eingeführt hat, allerdings wohl kaum vor der Besprechung am 17. 11. 1942. Dr. Ruth Bauknecht, damals Assistenzärztin in Karthaus, hatte uns – schon bevor wir diese Dokumente kannten – in einem persönlichen Gespräch 1985 berichtet, daß Reiß die Einrichtung von Hungerstationen angeordnet hatte; nach wenigen Wochen habe er die Hungerkost-Aktion jedoch abbrechen lassen; sie und andere Ärzte hätten sich geweigert, „da noch Visite zu machen".[67]

Eine ehemalige Krankenschwester von Karthaus erinnerte sich 1991 in einem Interview, daß „die Hungerstation" in Haus E gewesen sei; die dort untergebrachten 25 bis 28 Patientinnen hätten jeden Tag „bloß einen halben Schöpflöffel Suppe oder mehr [bekommen], wie halt die Pflegerin war". Stationsarzt sei dort der stellvertretende Direktor Dr. Karl gewesen, der ihr gegenüber erklärt habe: „Ich kann auch nichts machen, das kommt alles von oben herab, von Berlin". Die Patientinnen seien alle abgemagert gewesen und „ziemlich weggestorben."[68]

Wäre die Anweisung von Reiß konsequent durchgeführt worden, so hätten mindestens 60 Patienten ab November oder Dezember 1942 (Abt. D und E), weitere 30–40 Patienten ab Januar 1943 (Abt. M) eine praktisch kalorienlose Kost bekommen. Nach den andernorts gemachten Erfahrungen hätten daraufhin die

66 *Ernst Klee*, Dokumente zur „Euthanasie", 1985, S. 286
67 persönliche Mitteilung (1985)
68 *Marianne Schweiger/Christian Kerler*, 1991

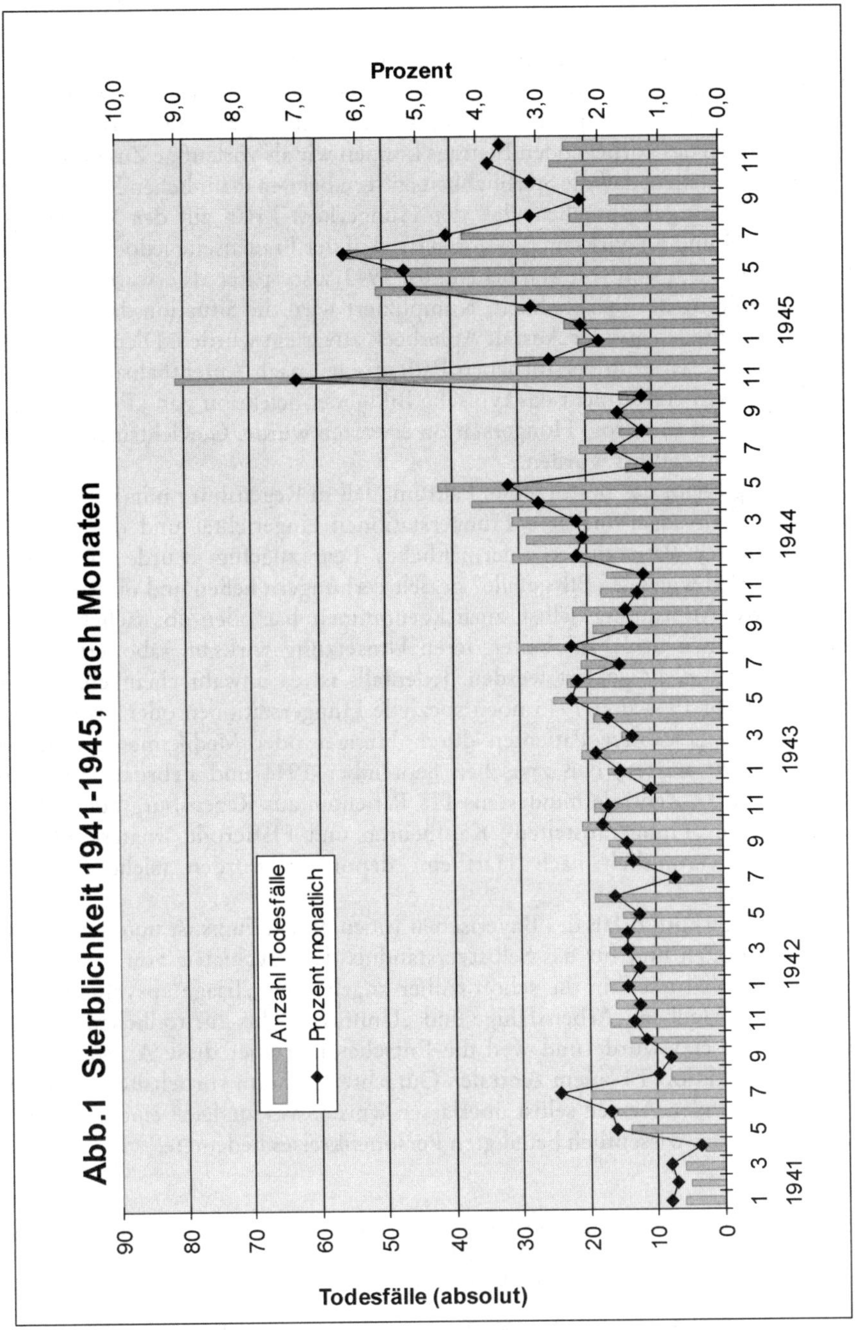
Abb.1 Sterblichkeit 1941-1945, nach Monaten
Anzahl Todesfälle
Prozent monatlich
Prozent
Todesfälle (absolut)
1941
1942
1943
1944
1945

meisten dieser 90–100 Patienten in der Zeit von Februar bis April 1943 sterben müssen.

Wie Abb.1 zeigt, lassen die monatlichen Sterblichkeitsziffern allerdings keinen Anstieg erkennen, der über die seit Mitte 1941 beobachtbare langfristige Zunahme der Sterblichkeit und die statistische Schwankungsbreite hinausgeht.[69]

Im Rahmen des vorliegenden Beitrags können wir als vorläufige Zusammenfassung nur feststellen, daß die Sterblichkeitsziffern bei den männlichen Patienten im Jahre 1943 dagegen sprechen, daß der Hungerkost-Erlaß auf der Männerseite (u. a. Abt. M und K) wirksam geworden ist. Auf der Frauenseite jedoch (u.a. Abt. D, E und F) zeigt sich von Mai bis August 1943, also später als erwartet, eine gewisse Erhöhung der Sterblichkeit. Kompliziert wird die Situation dadurch, daß im Juni 263 Frauen aus der Anstalt Aplerbeck zuverlegt wurden. Die Analyse der im fraglichen Zeitraum verstorbenen Patientinnen nach Aufenthaltsdauer, Alter und Diagnosen ergibt nicht das typische Bild einer Selektion von „Pflegefällen", wie man sie auf einer sog. Hungerstation erwarten würde. Gewichtslisten sind in Karthaus nicht geführt worden.

Vorläufig bleibt das bestürzende Faktum, daß in Regensburg mindestens eine, wahrscheinlich sogar mehrere Hungerstationen eingerichtet und den dorthin ausgesonderten Patientinnen unermeßliches Leid zugefügt wurde. Wie lange Reiß und Karl wieviele „Pflegefälle" gezielt verhungern ließen und ob Reiß seine Hungerkost-Anordnung selbst zurückgenommen hat oder ob nachgeordnete Mitarbeiterinnen und Mitarbeiter deren Umsetzung wirksam sabotiert haben, konnte bisher nicht geklärt werden. Jedenfalls ist es unwahrscheinlich, daß es in Regensburg 1944 und 1945 noch spezielle Hungerstationen oder planmäßige Tötungen ausgewählter Patienten durch Hunger oder Medikamente gegeben hat, denn wir wissen, daß zwischen September 1944 und Februar 1945 von der Berliner T4-Zentrale mindestens 117 Patienten aus Regensburg zur Tötung eigens in die „Hungeranstalten" Kaufbeuren und Pfafferode, weitere 24 sog. Ostarbeiter vermutlich nach Hartheim deportiert wurden (siehe folgende Abschnitte).

Der Hungerkost-Erlaß des Bayerischen Innenministeriums ist unter ethischen Gesichtspunkten und für das Selbstverständnis der Psychiatrie von besonderer Bedeutung, weil mit ihm die schon früher angebahnte „Triage" psychiatrischer Patienten in Heilbare, Arbeitsfähige und „Unnütze"[70] bis zur tödlichen Konsequenz fortgesetzt wurde und weil die Entscheidung über diese Aussonderung (die bei der Aktion T4 einem zentralen Gutachtergremium vorbehalten war) nun den behandelnden Ärzten selbst überlassen wurde, was zugleich eine ungeheure Ausweitung des wissentlich beteiligten Personenkreises bedeutete.

[69] Versuche, die Sterblichkeitsziffern für spezielle Patientengruppen detaillierter zu analysieren, werden durch den „Fehler der kleinen Zahl" erschwert: Je kleiner die Stichproben, desto größer werden die natürlichen statistischen Schwankungen. Unsere Analysen sind noch nicht abgeschlossen.

[70] vgl. *Heinz Faulstich,* Von der Irrenfürsorge zur „Euthanasie", 1993, S. 175

Es gab aber noch eine andere Methode, die von den Nationalsozialisten gewollte „Ausmerze" psychisch Kranker systematisch durchzusetzen, ohne dabei überhaupt auf die Kooperation des Anstaltspersonals angewiesen zu sein: Man verknappte die lebenswichtigen Ressourcen (Lebensmittel, Heizmaterial, Medikamente, Kleidung, Bettwäsche etc.) für die Anstalten drastisch und pferchte zugleich über die „Reichsarbeitsgemeinschaft" in zahlreichen Sammeltransport-Aktionen (Tab. 7) so viele Patienten zusammen, daß die Hygiene und die allgemeinen Lebensbedingungen sich rapide verschlechterten und die unterernährten Patienten in den ungeheizten Gebäuden massenhaft Opfer von Auszehrung und Seuchen wurden. Die Notsituation, vor der Eisen Karthaus immer hatte bewahren wollen und gegen die er bis zuletzt vehement angekämpft hatte, wurde von den NS-Machthabern nun absichtlich herbeigeführt – und Reiß war nicht der Mann, sich dagegen auch nur verbal aufzulehnen.

Abb.1 zeigt den mehr oder weniger kontinuierlichen Anstieg der Sterblichkeit, der im Mai 1941 begann und im Juni 1945 seinen Höhepunkt erreichte (der Spitzenwert im November 1944 ist durch den Bombenangriff vom 22. 11. 1944 bedingt, bei dem 60 Patientinnen und ein Patient von Karthaus ums Leben kamen). Bezeichnenderweise fällt der Beginn der deutlichen Sterblichkeitszunahme in die Zeit der T4-Massenzuverlegungen von 372 Patienten aus den caritativen Pflegeanstalten im April und Mai 1941 (Tab. 7), und mit der nach dem abrupten Ende der Aktion T4 ab Oktober 1941 eingetretenen Überbelegung steigt die Sterblichkeit kontinuierlich weiter an.

Wie katastrophal die Zustände in der bis 1932 noch vorbildlichen Anstalt Karthaus dann 1944 geworden waren, hat sich sogar im Briefwechsel zweier T4-Gutachter niedergeschlagen: Der berüchtigte Anstaltsdirektor von Pfafferode, Theodor Steinmeyer, schrieb am 20. 2. 1944 an den ebenso berüchtigten Direktor der Anstalt Eichberg, Friedrich Mennecke:

> „Inzwischen war kürzlich einmal Herr Wischer eine Nacht hier bei mir; er hatte mir seine Schwägerin (eine Schizophrene) hierher gebracht. Sie war aus Aplerbeck in die Anstalt Regensburg evakuiert worden und dort haben in der Anstalt mittelalterliche Verhältnisse geherrscht."[71]

Wischer war ebenfalls T4-Gutachter und hat als Direktor der Anstalt Waldheim im September 1943 persönlich Medikamente bestellt, um dort monatlich 20 bis 30 Patienten gezielt zu töten.[72] Seine Schwägerin wollte er anscheinend vor einem ähnlichen Schicksal bewahren; nach unseren Grundbüchern wurde sie am 28. 1. 1944 „ungebessert nach Pfafferode verlegt".

Der Mangel an Ärzten und Pflegepersonen in Karthaus führte dazu, daß das verbliebene Personal völlig überfordert und sicher auch nicht mehr imstande war, zu den manchmal mehreren hundert an einem Tag zuverlegten Patienten noch eine persönliche Beziehung aufzubauen (so gab es zeitweise nur zwei Ärzte für

[71] *Peter Chroust*, Friedrich Mennecke, 1987, S. 1015
[72] *Ernst Klee*, „Euthanasie" im NS-Staat, 1985, S. 100, 427

*Tabelle 8* Krankenbewegung 1928 - 1948 ( - Grundbuchdaten - )

| Jahr | Stand am 1.1. | davon Männer | davon Frauen | Zugänge | Abgänge | Gesamtzahl der Verpflegten |
|---|---|---|---|---|---|---|
| 1928 | 739 | 369 | 379 | 348 | 312 | 1087 |
| 1929 | 775 | 378 | 379 | 313 | 309 | 1088 |
| 1930 | 779 | 378 | 401 | 309 | 315 | 1088 |
| 1931 | 773 | 371 | 402 | 303 | 315 | 1076 |
| 1932 | 761 | 369 | 392 | 282 | 292 | 1043 |
| 1933 | 751 | 374 | 377 | 306 | 328 | 1057 |
| 1934 | 729 | 358 | 371 | 554 | 372 | 1283 |
| 1935 | 911 | 401 | 510 | 369 | 428 | 1280 |
| 1936 | 852 | 386 | 466 | 397 | 347 | 1249 |
| 1937 | 902 | 409 | 493 | 396 | 340 | 1298 |
| 1938 | 958 | 449 | 509 | 434 | 399 | 1392 |
| 1939 | 993 | 459 | 534 | 670 | 605 | 1663 |
| 1940 | 1058 | 555 | 503 | 379 | 799 | 1437 |
| 1941 | 638 | 282 | 356 | 1406 | 960 | 2044 |
| 1942 | 1084 | 527 | 557 | 347 | 420 | 1431 |
| 1943 | 1011 | 470 | 541 | 769 | 477 | 1780 |
| 1944 | 1303 | 429 | 874 | 320 | 595 | 1623 |
| 1945 | 1028 | 354 | 674 | 560 | 827 | 1588 |
| 1946 | 761 | 198 | 563 | 644 | 551 | 1405 |
| 1947 | 854 | 243 | 611 | 673 | 585 | 1527 |
| 1948 | 945 | 300 | 645 | 704 | 711 | 1649 |

1200 Patienten). Es ist ein bemerkenswertes Ergebnis unserer statistischen Analysen, daß die Sterblichkeit der einheimischen Patienten trotz der katastrophalen Versorgungsbedingungen stets geringer blieb als die der von auswärts zuverlegten Patienten und daß von den Patienten des eigenen Einzugsgebietes wiederum die aus der unmittelbaren Umgebung etwas bessere Überlebenschancen hatten als die aus weiter entfernten Gegenden. Dabei spielte sicher auch der „social support" durch Besucher und Angehörige eine wichtige Rolle.

Während von den per Sammeltransport aus anderen Anstalten zuverlegten „Fremdpatienten" in den Jahren 1942 bis 1945 49,4% starben, waren es von den „eigenen" Patienten im selben Zeitraum „nur" 36,4%.

Tab. 8 und Tab. 9 zeigen die jährliche Entwicklung der Patientenzahlen und der Sterblichkeitsziffern von 1928 bis 1948 (zugrundegelegt wurden die Grundbuch-Daten, da von 1940 bis 1948 keine Jahresberichte verfaßt wurden). Die Bilanz ist erschreckend und gibt doch allenfalls ein sehr abstraktes Bild von dem tatsächlichen Leiden der betroffenen Menschen.

In dem Jahrfünft 1930–34 hatte die Sterblichkeit bei durchschnittlich 3,7%, im Jahrfünft 1935–39 bei durchschnittlich 4,5% gelegen; in dem Jahrfünft von 1940–44 stieg sie dann auf durchschnittlich 12,2% pro Jahr, wobei 1945 mit 23,4% den furchtbaren Höhepunkt bildete: Die Sterblichkeit betrug jetzt das 6,3-fache im Vergleich zur ersten Hälfte der dreißiger Jahre!

Die erheblichen Diskrepanzen zwischen Männern und Frauen bezüglich der

*Tabelle 9* Todesfälle und Sterblichkeit nach Jahr und Geschlecht (– Grundbuchdaten –)

| Jahr | Gesamt | | | Männer | | | Frauen | | |
|---|---|---|---|---|---|---|---|---|---|
| | Verpfl. | Todesf. | % | Verpfl. | Todesf. | % | Verpfl. | Todesf. | % |
| 1928 | 1087 | 46 | 4,2 | 559 | 18 | 3,2 | 528 | 28 | 5,3 |
| 1929 | 1088 | 49 | 4,5 | 556 | 18 | 3,2 | 514 | 31 | 6,0 |
| 1930 | 1088 | 46 | 4,2 | 533 | 22 | 4,1 | 555 | 24 | 4,3 |
| 1931 | 1076 | 37 | 3,4 | 555 | 23 | 4,1 | 521 | 14 | 2,7 |
| 1932 | 1043 | 36 | 3,5 | 533 | 16 | 3,0 | 510 | 20 | 3,9 |
| 1933 | 1057 | 44 | 4,2 | 554 | 30 | 5,4 | 503 | 14 | 2,8 |
| 1934 | 1283 | 44 | 3,4 | 583 | 20 | 3,4 | 700 | 24 | 3,4 |
| 1935 | 1280 | 49 | 3,8 | 602 | 25 | 4,2 | 678 | 24 | 3,5 |
| 1936 | 1249 | 56 | 4,5 | 596 | 34 | 5,7 | 653 | 22 | 3,4 |
| 1937 | 1298 | 55 | 4,2 | 626 | 27 | 4,3 | 672 | 28 | 4,2 |
| 1938 | 1392 | 74 | 5,3 | 672 | 36 | 5,4 | 720 | 38 | 5,3 |
| 1939 | 1663 | 78 | 4,7 | 896 | 33 | 3,7 | 767 | 45 | 5,9 |
| 1940 | 1437 | 81 | 5,6 | 757 | 37 | 4,9 | 680 | 44 | 6,5 |
| 1941 | 2044 | 133 | 6,5 | 1109 | 77 | 6,9 | 935 | 56 | 6,0 |
| 1942 | 1431 | 191 | 13,3 | 709 | 133 | 18,8 | 722 | 58 | 8,0 |
| 1943 | 1780 | 244 | 13,7 | 654 | 113 | 17,3 | 1126 | 131 | 11,6 |
| 1944 | 1623 | 359*) | 22,1 | 579 | 114*) | 19,7 | 1044 | 245*) | 23,5 |
| 1945 | 1588 | 372 | 23,4 | 676 | 219 | 32,4 | 912 | 153 | 16,8 |
| 1946 | 1405 | 164 | 11,7 | 527 | 63 | 12,0 | 878 | 101 | 11,5 |
| 1947 | 1527 | 116 | 7,6 | 562 | 41 | 7,3 | 965 | 75 | 7,8 |
| 1948 | 1649 | 110 | 6,7 | 627 | 42 | 6,7 | 1022 | 68 | 6,7 |

*) Hierin enthalten sind 61 (1 M + 60 F) Opfer des Bombenangriffs vom 22.11.1944 - Sterblichkeit ohne diese: 18,4% (19,5% M + 17,7% F)

zeitlichen Verteilungsmuster und der Höhe der Sterblichkeitsraten überraschen und bedürfen weiterer Klärung.

Ungeklärt ist bisher auch, warum die extrem hohe Sterblichkeit nach der kampflosen Übergabe Regensburgs an die Amerikaner am 27. 4. 1945 noch drei Monate lang anhielt (siehe Abb. 1).

Versucht man zu berechnen, wieviele Menschenleben der von den NS-Machthabern bewußt herbeigeführten Übersterblichkeit in Karthaus insgesamt zum Opfer gefallen sind, so ergibt sich die Zahl von etwa 950 bis 1000 Patienten, die von 1940 bis 1945 über die normale Sterberate (3,7 – 4,5% pro Jahr) hinaus zu Tode kamen.[73]

Durch die staatlich organisierte Verschlechterung der Lebensbedingungen sind also in Karthaus noch mehr Menschen umgekommen als durch die Patientenmorde in Hartheim.

73 Diese Zahlen gelten unabhängig davon, wieviele Patienten in Regensburg durch die sog. Hungerkost gezielt und systematisch umgebracht wurden.

### 3.2.6. Die sogenannten Ostarbeiter

Während des Krieges gab es in der umliegenden Landwirtschaft und in den Industrie- und Rüstungsbetrieben Regensburgs (Messerschmitt-Werke!) tausende von Zwangsarbeitern: Vor allem Polen, Ukrainer und Russen, die sog. Ostarbeiter, aber auch Franzosen, Italiener und andere.

Aus einem Erlaß des Reichministeriums des Innern vom 27. 1. 1941:

> „Die gemeinsame Unterbringung von Kriegsgefangenen und Arbeitskräften aus den Feindstaaten sowie von polnischen Arbeitern und von deutschen Volksgenossen in Krankenanstalten hat schon mehrfach zu unliebsamen Vorfällen geführt. Sie widerspricht auch dem gesunden Volksempfinden, das in einer derartigen Maßnahme eine unbillige Gleichstellung erkrankter deutscher Volksgenossen mit Angehörigen der Feindstaaten bzw. den kulturell tieferstehenden polnischen Arbeitern erblickt. Diese Art der Unterbringung erscheint aber auch im Hinblick auf die feindliche Propaganda höchst unerwünscht. Ich ersuche daher, für eine getrennte Unterbringung Sorge zu tragen."[74]

Ausnahmen waren zugelassen.

Gleichwohl wurden bis Ende 1941 noch 19 psychisch kranke Polen gemeinsam mit den deutschen Patienten in der Heil- und Pflegeanstalt Regensburg behandelt. Vier von ihnen wurden anscheinend wieder an ihre Arbeitsstelle entlassen, einer wurde in ein „Stalag" (ohne nähere Bezeichnung) und einer „gebessert" in das Konzentrationslager Flossenbürg zurückverlegt, von wo er wegen einer schizophrenen Psychose eingewiesen worden war. Die anderen 13 polnischen Arbeiterinnen und Arbeiter wurden zwischen dem 29. 10. 1940 und dem 3. 12. 1941 „nach Polen transferiert", wobei meist mehrere Patienten zu kleinen Sammeltransporten zusammengefaßt wurden. Es fällt auf, daß diese „Transferierungen" (wie es in den Grundbüchern heißt) plötzlich und in derselben Zeit aufkamen wie die Sammeltransporte nach Hartheim und der Todestransport jüdischer Patienten. Es ist daher zu befürchten, daß das Schicksal der polnischen Patienten nicht günstiger war.

Ab 1942 wurden dann auch in Karthaus die psychisch kranken ausländischen Zwangsarbeiter getrennt von den deutschen Patienten behandelt, und zwar zunächst in den drei bereits bestehenden „Hilfskrankenhäusern" (die eigentlich für körperlich Kranke gedacht waren), ab März 1943 in drei zusätzlich auf dem Anstaltsgelände errichteten Baracken, in denen unter der Direktion von Reiß „ostische" Ärztinnen und Ärzte tätig waren. Hier wurden gleichzeitig bis ca. 150 körperlich oder psychisch erkrankte Zwangsarbeiter auf engstem Raum untergebracht; es gab eigene „Geisteskrankenabteilungen". Ein vollständiger Überblick über das Schicksal der dortigen Patienten liegt bisher nicht vor, da das zugehörige, bis Kriegsende etwa 2000 Patienten umfassende Grundbuch verschollen war und erst kurz vor Fertigstellung dieses Kapitels zufällig gefunden wurde.

Bisher hatte es nur einen knappen Hinweis in dem Bericht des Dr. Karl vom 22. 2. 1946 gegeben:

[74] Archiv Bezirkskrankenhaus Regensburg

„Bezüglich der Verbringung der geisteskranken Ostarbeiter und Polen in eine Sammelanstalt ist hier eine Verfügung des Reichsministeriums des Innern vom 06.09.44 A g 9255/44/5100 bekannt. Dieser entsprechend wurden hier am 06.11.44 14 Ostarbeiter und Polen nach der Anstalt Kaufbeuren gebracht, ferner am 14.09.44 in das sog. Durchgangslager Neumarkt 24 solche Kranke aus dem Osten."[75]

Nachdem dieser Bericht an das Bayerische Innenministerium die Überschrift trägt: „Betreff: Tötung von Geisteskranken", ist davon auszugehen, daß es sich zumindest bei den hier von Karl aufgezählten Transporten um Tötungstransporte gehandelt hat. Das wird durch folgende Feststellungen noch erhärtet: Es fand sich ein maschinenschriftliches Übergabeprotokoll für Gelder und Wertgegenstände von fünf polnischen Patientinnen des Transports vom 14. 9. 1944 (die übrigen 19 Patienten hatten offenbar kein Geld und keine Wertgegenstände mehr); unter der getippten Überschrift „Ausländer Transport von der Heil- und Pflegeanstalt Regensburg" ist darauf handschriftlich hinzugefügt: „Polen nach Linz"! Bei einem weiteren Patienten dieses Transports ist im Grundbuch eingetragen: „Rücktransport Linz", während sonst „Rücktransport Neumarkt" eingetragen wurde (auch bei den fünf Polinnen, die auf der Effektenliste verzeichnet sind).

Ein weiterer Hinweis ist die Selektivität der Diagnosen der Transporte vom 14. 9. 1944 nach Neumarkt bzw. „Linz" und vom 6. 11. 1944 nach Kaufbeuren: Jeweils waren fast ausschließlich „Geisteskranke" betroffen, während diese nur einen kleinen Teil der in den Baracken untergebrachten ausländischen Zwangsarbeiter ausmachten.

Diese Indizien sprechen dafür, daß der Sammeltransport von 24 sog. Ostarbeitern (überwiegend Polen, aber auch Russen und Ukrainern) entweder über das „Durchgangslager Neumarkt" oder direkt nach „Linz" führte, d.h. in die Tötungsanstalt Hartheim bei Linz. Wer diesen ungewöhnlichen Transport organisiert und wer die Patienten dafür ausgewählt hat, ist bisher nicht bekannt. Der Sammeltransport von 14 „Ostarbeitern" nach Kaufbeuren geht hingegen offensichtlich auf die Neuregelung des Reichsinnenministeriums vom 6. 9. 1944 zurück (die auf dem üblichen Dienstweg nicht vor Oktober 1944 in Regensburg angekommen sein dürfte), wonach psychisch kranke „Ostarbeiter" und Polen, deren Arbeitsfähigkeit sich nicht innerhalb von vier bis sechs Wochen wiederherstellen ließ, an sogenannte „Sammelstellen" abgegeben werden mußten, und das war in Bayern die Heil- und Pflegeanstalt Kaufbeuren[76]. Dort wurde im November 1944 gerade ein Krematorium gebaut, weil auf dem Ortsfriedhof kein Platz mehr war.[77]

In Schloß Hartheim mußte im Herbst 1944 der geplante Abbau der Vergasungsanlagen immer wieder verschoben werden, begann dann aber am 12. Dezember 1944, und im Februar 1945 wurde hier ein Kinderheim eröffnet.[78]

[75] *Rudolf Karl*, Bericht vom 22. 2. 1946 an das Bayer. Staatsministerium des Innern: „Betreff: Tötung von Geisteskranken", Archiv Bezirkskrankenhaus Regensburg
[76] *Ernst Klee*, „Euthanasie" im NS-Staat, 1985, S. 365f.
[77] *Ernst Klee*, „Euthanasie" im NS-Staat, 1985, S. 445f.
[78] *Ernst Klee*, „Euthanasie" im NS-Staat, 1985, S. 355

Wir wollen die in den Grundbüchern und Krankenakten dokumentierten Schicksale der Zwangsarbeiter in einem eigenen Projekt weiter aufklären. Die erste Durchsicht dieser Grundbücher ergab nicht nur einen bisher nicht bekannten weiteren Transport von drei „geisteskranken Ostarbeitern" nach Kaufbeuren am 16. 11. 1944, sondern auch, daß bereits am 3. August 1943 zwei Ukrainer und ein Pole, die an Psychosen litten, „von der Reichsarbeitsgemeinschaft abgeholt" worden waren. „Reichsarbeitsgemeinschaft Heil- und Pflegeanstalten" (RAG) war die Tarnbezeichnung für die Tötungsorganisation T4. Demnach muß es als wahrscheinlich angesehen werden, daß diese und vielleicht weitere Patienten des Hilfskrankenhauses für „Ostarbeiter" Opfer zentral organisierter Krankenmorde geworden sind.

Schon das bloße Durchblättern der Grundbücher über die ausländischen Zwangsarbeiter vermittelt ein Bild unvorstellbaren Grauens unter dem Vorzeichen erbarmungsloser Ausbeutung der Arbeitskraft dieser meist jungen Menschen. Die Patienten wurden auch bei schweren Krankheiten wie Fleckfieber, Tuberkulose oder Nephritis schon nach ganz kurzer Zeit wieder „zum Arbeitseinsatz entlassen"; auch Kinder aller Altersstufen, sogar Säuglinge, wurden in die drangvolle Enge der Krankenbaracken aufgenommen, teils mit, teils ohne ihre Mutter – und wenn ein Kind starb, wurde die Mutter schon am selben Tag wieder „zum Arbeitseinsatz entlassen" … Lediglich dafür, daß diese Patienten in Regensburg auch aktiv getötet worden sein könnten, fand sich kein Hinweis.

### 3.2.7. Weitere Todestransporte und KZ-Verlegungen

Außer der Aktion T4 und den vergleichbaren Tötungstransporten jüdischer und osteuropäischer Patienten gab es in Regensburg zumindest zwei weitere Verlegungsaktionen, die offenkundig als Fortsetzung der sog. Aktion T4 anzusehen sind.

Ein Patient, der an paranoider Schizophrenie litt, im Februar 1934 sterilisiert worden war und jeweils nach erfolgreicher kombinierter Insulin-Cardiazolbehandlung im März 1938 und im April 1939 gut gebessert hatte entlassen werden können, wurde im Juli 1939 nach einer Schlägerei wieder eingewiesen. Als „brauchbarer Gutsarbeiter" wurde er in der anstaltseigenen Landwirtschaft eingesetzt und erhielt keine spezifische Therapie mehr, auch nachdem er zwischendurch wegen aggressiver Gespanntheit vorübergehend hatte auf die Wachstation zurückverlegt werden müssen. Vier Wochen später, am 10. 7. 1942, wurde auf dem Kreisgut eine landwirtschaftliche Arbeiterin erschlagen aufgefunden. Tatzeugen gab es nicht. Bei der Befragung räumte der Patient die Tat ein.

In der Krankengeschichte heißt es abschließend:

> „17. 08. 42 Heute Anruf der Kriminalpolizei, daß in den nächsten Tagen K. nach Hartheim überführt werden soll. Die entsprechenden Vorbereitungen zur Überführung werden angeordnet.
> 19. 08. 42 Wird heute auf Anordnung der Reichskriminalpolizei in die Landesanstalt Hartheim überführt."

Die Originalkrankengeschichte wurde mitgegeben, zuvor jedoch eine Abschrift angefertigt. Dies ist das einzige Mal, daß der Name Hartheim in einer

Krankengeschichte bzw. in den Grundbüchern auftaucht. Zu diesem Zeitpunkt war in Karthaus längst bekannt, daß die „Landesanstalt Hartheim" kein Krankenhaus, sondern eine Tötungsanstalt war.

Die Mutter des Patienten wurde von der „Verlegung" benachrichtigt und schrieb am 6.9.42:

„Ich danke Ihnen für die Mitteilung von meinem Sohn. Ich bin auf alles gefaßt, darum bitte ich Sie, schreiben Sie mir in beiliegendem Brief, ob er noch lebt oder nicht, und ob ich ihn besuchen kann, denn das Ungewisse kann ich nicht ertragen. Ich bitte nochmals, mir Näheres mitzuteilen.
Mit deutschem Gruß [...]"

Die Antwort lautete:

„Über Ihren Sohn können wir Ihnen nichts Näheres mitteilen, da uns außer seiner Überführung nach Hartheim nichts bekannt ist. Vielleicht wenden Sie sich direkt dorthin:
Landesheilanstalt [sic!] Hartheim b. Linz."

In dem Bericht des Dr. Karl vom 22. 2. 1946 an das Bayer. Staatsministerium des Innern „Betreff: Tötung von Geisteskranken" wird dieser Fall nicht erwähnt, jedoch auf ein anderes ungewöhnliches Ereignis hingewiesen:

„Der sechste und letzte Transport von deutschen Geisteskranken erfolgte am 09.02.45 nach der Anstalt Pfafferode in Thüringen. Zur Vorgeschichte dieses Transportes sind keine diesbezüglichen Unterlagen mehr vorhanden. Es wurden 100 nicht arbeitsfähige weibliche Kranke verlegt, dafür sollten von irgendeiner anderen Anstalt des Reiches 100 arbeitsfähige männliche Kranke zum Aufbau der fliegerbeschädigten Regensburger Anstalt hierher verlegt werden. Der Transport nach Pf. wurde vom hiesigen Anstaltspersonal begleitet. Die Begleiter gaben jedenfalls an, daß sie in Pfafferode von dem Bestehen einer Abteilung, die dort wohl zur Tötung von Geisteskranken eingerichtet war, gehört hätten.
[...]
Bezüglich des Transportes nach Pfafferode wurden keine Meldebögen ausgefüllt. Die Verhandlungen über das Zustandekommen des Transports nach Pf. hat der damalige Anstaltsleiter Dr. Reiß mit einem Herrn Trieb von einer Zentralstelle für Anstalten in Berlin ohne Wissen der Ärzte geführt."

Trieb war Verwaltungsleiter der Heil- und Pflegeanstalt Günzburg gewesen und seit 1941 in die Planungsabteilung der T4-Zentrale in Berlin aufgerückt, wo er Pläne über die künftige Verwendung der Bayerischen Anstalten ausarbeitete. Er soll auch nach dem Krieg mit der Planung und Modernisierung der Bayerischen Psychiatrie befaßt gewesen sein.[79]

In den Verwaltungsakten fand sich dazu dann doch noch eine von Reiß unterzeichnete maschinenschriftliche Liste „Geplante Überführung von Frauen voraussichtlich 7. oder 8. 2. 45 nach Pfafferode bei Mühlhausen, Thüringen", die 100 Namen von Frauen enthielt, geordnet nach den Herkunftsanstalten (51 aus Aplerbeck, 30 aus Neuss, 19 aus Neuruppin). Außerdem ist ein Verzeichnis über Taschengelder und Wertgegenstände einiger dieser Patientinnen erhalten, auf dem handschriftlich hinzugefügt ist: „Pfafferode d. 11.II.45 erh. Lüders". Die Na-

[79] Persönliche Mitteilung von Götz Aly

men der 100 Patientinnen stimmen mit den Grundbucheinträgen über die am 9. 2. 1945 im Sammeltransport nach Pfafferode verlegten Patientinnen überein. Patientinnen aus dem Einzugsgebiet von Karthaus wurden nicht nach Pfafferode verlegt.

In Pfafferode war der berüchtigte T4-Gutachter Dr. Theodor Steinmeyer Direktor, der in seiner Anstalt so viele Kranke tötete, daß dort gegen Kriegsende ein eigenes Krematorium gebaut werden sollte.[80] Wie uns durch Dr. Bernd Walter vom Provinzialinstitut für Westfälische Landes- und Volksforschung in Münster freundlicherweise mitgeteilt wurde, überlebten die meisten Patientinnen des Sammeltransports vom 9. Februar 1945 das nahe Kriegsende, zumindest elf der Patientinnen aus Aplerbeck waren zu diesem Zeitpunkt aber bereits getötet worden.

Soweit aus den Grundbüchern ersichtlich (und dies wurde ganz offen eingetragen), sind fünf Patienten direkt aus Konzentrationslagerhaft nach Karthaus eingewiesen worden. Alle fünf Männer kamen aus dem KZ Flossenbürg (knapp 100 km nördlich von Regensburg); zwei wurden im Herbst 1940, drei gleichzeitig am 6. Juni 1941 aufgenommen. Einer der Patienten starb nach vier Tagen an Sepsis, ein weiterer (ein Pole) wurde nach knapp vier Monaten „gebessert" in das KZ Flossenbürg zurückverlegt, einer wurde entlassen, die zwei übrigen angeblich in ihre Heimatorte verlegt, weil sie „nicht lagerfähig" waren.

Ein Häftling aus dem KZ Dachau hatte im Juli 1934 einen Termin beim Erbgesundheitsgericht Regensburg; als er anschließend in das KZ zurückgebracht werden sollte, „schlug er um sich wie ein Narr" und wurde blutüberströmt in Karthaus eingeliefert; zwei Wochen später brachte man ihn wieder in das KZ Dachau. Er war anscheinend der einzige Patient von Karthaus, der von einem bereits Ende 1933 gefaßten Beschluß des Regensburger Stadtrates betroffen war, „daß Trinker, welche als Volksschädlinge anzusprechen sind, außer in einer Heil- und Pflegeanstalt oder in einer Trinkerheilstätte auch in einem Konzentrationslager untergebracht werden können".[81]

Ein Patient aus Karthaus wurde im August 1935 aufgrund eines „Schutzhaftbefehls" des Bezirksamts Nabburg in das KZ Dachau abgeholt, weil er „heute noch Kommunist und als gemeingefährlich zu bezeichnen" sei; die psychiatrische Diagnose lautete: „Psychopathie", bei früheren Aufenthalten auch „Hysterie". Er überlebte das KZ. Ein mehrfach vorbestrafter Arbeiter lief im Dezember 1936 „barfuß nur mit dem Hemd bekleidet bei großer Kälte" aus dem Krankenhaus in Neustadt a.d.WN davon; als er in das Krankenhaus zurückgebracht wurde, war er gereizt und unruhig und wurde daraufhin nach Karthaus eingewiesen. Am nächsten Tag schrieb ein Dr. Ulrich vom Bezirksamt Neustadt: „Wenn S. nicht geisteskrank im Sinne des Art. 80 Abs. II PStGB ist, so muß, um die Öffentlichkeit von seinem verbrecherischen Hang zu befreien, möglichst darauf hingewirkt werden, daß er in Sicherungsverwahrung genommen oder im Konzentrationsla-

[80] *Ernst Klee*, „Euthanasie" im NS-Staat, 1985, S. 365
[81] *Helmut Halter*, 1994, S. 210

ger Dachau untergebracht wird." Nach wenigen Tagen beantragte die Direktion die Entlassung dieses Patienten, was unter Hinweis darauf abgelehnt wurde, daß die Polizeidirektion Regensburg in Kürze eine weitere Verfügung treffen werde; vier Wochen später wurde der Patient in das KZ Dachau abgeholt.

Auf Anweisung des Reichsjustizministeriums und des Reichsinnenministeriums wurde den Anstalten im August 1943 mitgeteilt, daß nach § 42 b StGB untergebrachte Patienten (insbesondere „Hangkriminelle") „zur Gewinnung freier Betten" an die Polizei „zum Arbeitseinsatz in Lagern" abgegeben werden sollten[82]. Die Auswahl werde von der Reichsarbeitsgemeinschaft Heil- und Pflegeanstalten(!) getroffen, es könnten aber für die Anstalt dringend benötigte Arbeitskräfte zurückbehalten werden, und „nach Abschluß dieser Aktion" könnten sich die Anstaltsleiter direkt mit dem zuständigen Generalstaatsanwalt in Verbindung setzen, dann finde eine Begutachtung durch die Reichsarbeitsgemeinschaft nicht mehr statt (!).

Hierbei scheint es zwischen den Ministerien Uneinigkeiten gegeben zu haben: Zwei Wochen nach dem zitierten Schreiben des Reichsinnenministeriums ging in Karthaus ein Brief des Generalstaatsanwalts Nürnberg ein, wonach der Justizminister „auf Grund nochmaliger Verhandlung mit der Gesundheitsabteilung des Reichsinnenministeriums und dem Reichskriminalpolizeiamt die Ihnen übersandten Listen für ungültig erklärt hat", das Reichsjustizministerium werde zu gegebener Zeit neue Listen übermitteln.

Offensichtlich in diesem Zusammenhang wurden dann am 17. 3. 1944 fünf strafrechtlich untergebrachte Patienten in das KZ Mauthausen und am 22. 3. 1944 zwei strafrechtlich untergebrachte Patientinnen in das KZ Auschwitz abgeholt (eine der Frauen und einer der Männer haben überlebt, das Schicksal der übrigen ist nicht bekannt).

Eine der Patientinnen, die nach Auschwitz deportiert wurden, war mit dem Sammeltransport aus der Anstalt Neuruppin zuverlegt worden. In ihrer Krankengeschichte fand sich ein Brief der „Reichsarbeitsgemeinschaft" (= T4-Organisation) vom 28. 5. 1941 an die dortige Direktion, in dem es u.a. heißt:

„Außer den in meiner Besprechung v. 15. ds. Mts. habe ich folgende Kranke wegen krimineller Neigung für den Abtransport vorgesehen: [...]
Weiter bitte ich um Auskunft, ob die in einer früheren Besprechung als abtransportbedürftig bezeichneten, später aber als Arbeiter reklamierten Kranken auch heute noch im Anstaltsbetrieb unentbehrlich sind. Es handelt sich um die Kranken: [...]".[83]

Die Patientin war also bereits mehrfach als T4-Opfer selektiert gewesen, aber jeweils wegen ihres Fleißes zurückgestellt worden.

[82] *Ernst Klee*, „Euthanasie" im NS-Staat, 1985, S. 360ff.
[83] Krankengeschichte, Archiv Bezirkskrankenhaus Regensburg

# 4. Folgen

### *4.1. Schicksal der Verantwortlichen*

Eisen erlebte die Befreiung vom Nationalsozialismus nicht mehr, er starb 1943. Da seine Witwe Versorgungsbezüge erhielt, wurde Eisens NS-Belastung von der Militärregierung posthum überprüft; mit Schreiben vom 15. 4. 1947 wurde festgestellt, daß „keine politischen Bedenken gegen die Auszahlung der Versorgungsbezüge" bestanden.

Reiß wurde auf Anordnung der Militärregierung „aus politischen Gründen" am 18. 7. 1945 mit sofortiger Wirkung seines Amtes enthoben, seine Bezüge wurden gesperrt. 1947 leitete die Staatsanwaltschaft Regensburg wegen des Sammeltransports nach Pfafferode ein Ermittlungsverfahren gegen Reiß ein.[84] Die Ermittlungsakten sind verschollen: 1989 wurde uns von der Staatsanwaltschaft beim Landgericht Regensburg mitgeteilt, daß diese Akten im Jahr zuvor an das Staatsarchiv Amberg abgegeben worden seien; dieses teilte uns mit, daß sie dort nicht angekommen seien. Mehrere Zeitzeugen haben berichtet, Reiß sei nach Kriegsende für etwa eineinhalb Jahre in Straubing interniert oder inhaftiert gewesen. Nachdem sein Name in den Gefangenenbüchern der Justizvollzugsanstalt Straubing nicht verzeichnet ist, befand er sich möglicherweise in einem Internierungslager der US-Militärregierung. Am 8. 10. 1948 wurde Reiß durch den Bayerischen Staatsminister des Innern dann wieder eingestellt und zugleich „wegen Erreichung der Altersgrenze" in den Ruhestand versetzt. Er starb 1958 in Regensburg.

Nach der Amtsenthebung von Reiß wurde am 25. 7. 1945 zunächst der stellvertretende Direktor Dr. Rudolf Karl als kommissarischer Direktor eingesetzt. Ein Schreiben der Militärregierung vom 25. 2. 1947 deutet darauf hin, daß auch Karl von der Militärregierung seines Amtes enthoben wurde, dieses dann aber dennoch ausgeübt habe – und das wurde ihm mit diesem Schreiben untersagt. Dadurch wird die persönliche Mitteilung von Frau Bauknecht bestätigt, sie habe als einziges Nicht-NSDAP-Mitglied des Ärztekollegiums bis zu ihrem Ausscheiden Anfang 1947 formell als stellvertretende Direktorin fungiert[85], de facto habe dieses Amt aber Dr. Karl ausgeübt. Ab 15. 3. 1947 erhielt Karl dann für zunächst 60 Tage „eine einstweilige widerrufliche Beschäftigungsgenehmigung", da er „für über 900 z.T. gemeingefährliche Geisteskranke" dringend benötigt werde; sein Einkommen wurde auf 500. – RM monatlich begrenzt, und es sollte „laufend weiter versucht werden, den Betroffenen baldmöglichst durch eine politisch unbelastete Person zu ersetzen". Nachdem „ein politisch unbelasteter Arzt als Ersatz für Dr. Karl nicht abgestellt werden konnte", wurde diese Genehmigung mehrfach verlängert, bis Karl ab Mai 1948 seinen Dienst als kommissarischer Direktor regulär fortsetzen konnte. Ab 1. 8. 1948 übernahm dann ein neuer Direktor die

[84] Az.: AR 172/47 = 499 AR 1641/67
[85] siehe auch „Rundschau", 1977, S. 44

Amtsgeschäfte, der kurz zuvor ebenfalls die Genehmigung zur uneingeschränkten Berufsausübung zurückerhalten hatte.

Bis mindestens 1961 blieb Karl für die Beantwortung sämtlicher Anfragen über Vorgänge in der Zeit des Nationalsozialismus zuständig. Sein Bericht an das Bayerische Innenministerium vom 22. 2. 1946, der hier mehrfach zitiert wurde, umfaßt ganze zwei Seiten, enthält sich (im Gegensatz zu den entsprechenden Berichten einiger anderer Anstalten) jeglicher Stellungnahme und verschweigt mindestens so viel wie er zugibt: Die Einrichtung der Hungerstationen ebenso wie den Sammeltransport jüdischer Patienten, verschiedene Abtransporte osteuropäischer Patienten, die offenkundig rechtswidrige „Überführung" des eines Tötungsdelikts verdächtigen Patienten nach Hartheim, die KZ-Verlegungen etc. etc.

Die Zwangssterilisierungen wurden ohnehin nicht für erwähnenswert gehalten und anscheinend nach wie vor nicht als Unrecht empfunden. Das Schreiben einer zwangssterilisierten ehemaligen Patientin vom 9. 2. 1956, die sich um die Anerkennung als NS-Verfolgte bemühte, ließ Karl zunächst unbeantwortet. Als ein Jahr später das Bayer. Landesentschädigungsamt in dieser Sache nachfragte, schrieb er dann am 12. 3. 1957 u. a.:

> „Es ist richtig, daß die Genannte in der angegebenen Zeit hier untergebracht war. Die Einweisung erfolgte [...] aufgrund des Art. 80 Abs. 2 PStGB. Danach bestand also eine gemeingefährliche Geisteskrankheit, welche zur Verwahrung führte. [...] In der Anstalt wurde die Diagnose Pfropfhebephrenie gestellt. [...] Nach den damaligen gesetzlichen Vorschriften mußte bei dieser Diagnose die Unfruchtbarmachung durchgeführt werden. Die Entlassung erfolgte, weil wieder Besserung eintrat."[86]

Kein Wort des Bedauerns oder Verständnisses. Sogar die NS-typische Diktion behielt Karl bei: Ab 1938 hatte Reiß die NS-Sprachregelung auch in Karthaus durchgesetzt, wonach es „Unfruchtbarmachung" hieß und nicht Sterilisierung.

1962 wurde Karl dann Direktor von Karthaus. Er starb 1964 vor Erreichen der Altersgrenze.

## *4.2. Schicksale der Opfer*

Über die Schicksale der Opfer, die die NS-Psychiatrie in Karthaus überlebt haben, ist fast nichts bekannt, ebensowenig über das der Angehörigen der ermordeten oder unter menschenunwürdigen Umständen zu Tode gekommenen Patienten. Heute wird es kaum noch möglich sein, mehr darüber zu erfahren. So markiert dieser Abschnitt vor allem eine beschämende Lücke.

Im Jahre 1950 forderte das Bayerische Staatsministerium des Innern von den Anstalten einen Bericht „betreffend Überprüfung der Auswirkungen von Zwangssterilisierungen". Das im Jahresbericht 1950 abgedruckte Fazit aus Regensburg ist dürftig und zeugt von der immer noch erschreckend unempathischen Distanz damaliger Psychiater zu ihren Patienten:

[86] Krankengeschichte, Archiv Bezirkskrankenhaus Regensburg

„1.) Das Trauma der Zwangssterilisierung wird in der Psychose nicht verwertet und findet keinen deutlichen Nachhall in der Psychose selbst;

2.) körperliche Beschwerden als Folge der Sterilisierung sind, wenigstens nach Ablauf einiger Jahre, geringfügig und anscheinend selten,

3.) der größte Teil der Klagen über körperliche und alle seelischen Auswirkungen der Zwangssterilisation sind psychogene Reaktionen und deren Fixierung und Neurotisierung als Ausdruck eines Protestes gegen die Sterilisierung anzusehen, der wiederum im tiefsten Grunde ein Protest gegen die Abstempelung als ‚geisteskrank' und ‚erbkrank' darstellt.

4.) Die Häufigkeit solcher psychischer Reaktionen scheint nach dem Ergebnis der Untersuchungen zwischen 7 bis 13% zu liegen."

Nachdem Anfang der achtziger Jahre endlich eine wenigstens symbolische Entschädigungszahlung (5000.– DM) für Zwangssterilisierte eingeführt worden war, haben wir uns bemüht, die noch lebenden Opfer darüber zu informieren, und dazu auch die lokalen Medien eingeschaltet. Das Echo war bemerkenswert gering; nach unserer Kenntnis haben nur etwa 15 der bei uns sterilisierten Patienten diese Entschädigungszahlung beantragt und erhalten.

Es soll nicht verschwiegen werden, daß es auch Mitte der achtziger Jahre noch einer gewissen Anstrengung bedurfte, um sicherzustellen, daß die Entschädigungszahlungen an die Opfer der Zwangssterilisierung nicht auf die Sozialhilfebezüge angerechnet wurden …

### *4.3. Aufarbeitungsversuche*

Auf Anordnung des Bayerischen Innenministeriums wurde für 1949 erstmals wieder ein Jahresbericht vorgelegt. Nach den üblichen Formalien und einer Beschreibung der Heizung sowie der Strom- und Wasserversorgung der Anstalt findet sich in der Rubrik „Veränderungen im Berichtsjahre hinsichtlich der baulichen Einrichtungen und des Betriebes der Anstalt" ein knapp drei Seiten langer Bericht, daß Karthaus seit Erstellung des letzten Jahresberichts (1939) „sehr Schweres durchgemacht" habe. Ausführlich beschrieben werden die Hilfskrankenhäuser und Lazarette, dann heißt es:

„Den härtesten Schlag aber versetzte der Anstalt die am 22. 11. 1944 erfolgte Bombardierung, bei der etwa 70 Sprengbomben im engeren Anstaltsbereich und etwa 300 in die von der Anstalt bewirtschafteten Felder fielen. Neben kleineren Gebäudeschäden und der starken Beschädigung fast sämtlicher Dächer wurde das Haus E fast völlig, Haus F zur Hälfte zerstört und Haus D teilweise beschädigt. Es kamen damals 80 Kranke[87] ums Leben sowie der Pfleger H. und die Pflegerin A.G.".

Der Rest dieses Abschnitts bezieht sich auf verschiedene Schäden an den Gebäuden (wobei u. a. die „übermäßige Abnutzung der Gebäude durch die Überbelegung" erwähnt wird), auf den Mangel an Einrichtungsgegenständen sowie auf die geleisteten und laufenden Wiederaufbauarbeiten.

Über die Sammeltransporte nach Hartheim und den dortigen Patientenmord, über den Judentransport, die Deportationen der Zwangsarbeiter, die Massensteri-

[87] davon 61 aus der Heil- und Pflegeanstalt, die übrigen aus den Hilfskrankenhäusern

lisierungen, die Hungerstationen und die vielen hundert durch Überbelegung, Hunger, Kälte, Seuchen und Vernachlässigung zu Tode gekommenen Patienten, über die Amtsenthebung des dafür mitverantwortlichen Direktors Reiß, über das gegen ihn eingeleitete Ermittlungsverfahren und die Ergebnisse der Zeugenbefragungen usw. sucht man vergebens ein einziges Wort. Welche Mißachtung der Opfer! Eine Auseinandersetzung mit dem Geist und den faktischen Ergebnissen der NS-Psychiatrie wird nicht erkennbar, ein offener Bruch nicht sichtbar. Auch wird kein Brückenschlag zu den ehemals vorbildlichen Zeiten unter Eisen versucht, etwa um Ziele für den konzeptionellen und geistigen Wiederaufbau zu bestimmen oder eine Basis zu finden, auf die sich ein neues Selbstbewußtsein gründen ließe.

Mehr als 30 Jahre nach Kriegsende erschien im März 1977 auf Initiative des damaligen Direktors Dr. Sebastian Maier in der „Rundschau" (einer Nachfolgerin der alten „Karthäuser Blätter") anläßlich des 125-jährigen Jubiläums des Nervenkrankenhauses der erste Bericht, der explizit auf die NS-Zeit in Karthaus einging (*Bauknecht*).

Am 3. Juni 1989 berichtete die Mittelbayerische Zeitung auf einer ganzen Druckseite über die vorläufigen Ergebnisse unserer Nachforschungen.

Zum 4. November 1990, dem 50. Jahrestag des ersten Regensburger „Sammeltransports in unbekannte Reichsanstalt" wurde endlich eine Gedenktafel zur Erinnerung an die NS-Verbrechen bei der alten Pforte des Krankenhauses angebracht (die damals gehaltenen Reden sind im Anhang zum Jahresbericht 1990 abgedruckt, die Rede des Herrn Bezirkstagspräsidenten Alfred Spitzner, außerdem im Regensburger Almanach 1992, hrsg. von Ernst Emmerig, Regensburg 1992, S. 123–130). Seither ist es zur Selbstverständlichkeit geworden, nicht nur im Unterricht der Krankenpflegeschule und in den Fachpflegekursen, sondern auch bei Krankenhausbesichtigungen usw. über den Nationalsozialismus in Karthaus offen zu sprechen. [88]

[88] Danksagungen
In den Abschnitten 3.1.4 und 3.2.4 stütze ich mich teilweise auf bisher unpublizierte Ergebnisse, die Frau Leigh-Sue Bachmann im Rahmen einer gemeinsamen Untersuchung erhoben hat, wofür ich ihr herzlich danke.
Frau Hannelore Dittrich und Frau Sylvia Funk haben in der Anfangsphase unserer Erhebungen tatkräftig mitgewirkt und mich auf wichtige Quellen hingewiesen; dafür bin ich ihnen ebenfalls sehr dankbar.
Besonderer Dank gilt meinen Sekretärinnen Frau Gertraud Beer und Frau Brigitte Loibl, die mir bei zahllosen Archiv- und Computerarbeiten geholfen und mit großer Geduld das Manuskript geschrieben und immer wieder ergänzt und korrigiert haben.
Die intensiven Recherchen zur NS-Geschichte in Karthaus glichen streckenweise der Tätigkeit des Exhumierens. Ein derartiger Prozeß der Wahrheitssuche ist mit Schmerzen, Abscheu, Scham und Trauer verbunden. Frau Dr. Christiane v. Held hat mich in dieser schwierigen Zeit verständnisvoll begleitet, mir Mut gemacht und Kraft gegeben.

# Heil- und Pflegeanstalt Mainkofen

*Marie-Elisabeth Fröhlich-Thierfelder*

## 1. Vorgeschichte des Krankenhauses

Der Grundstein für die Anstalt wurde am 11. 11. 1909 gelegt, nachdem in der Landratssitzung vom 15. November 1907 die Errichtung einer zweiten Anstalt neben der bereits seit der zweiten Hälfte des 19. Jahrhunderts bestehenden Kreis-irrenanstalt Deggendorf sowie der Erwerb des Leeb'schen Gutanwesens empfohlen worden war. Im November 1911 wurde mit der Überführung von Kranken von der Anstalt Deggendorf nach Mainkofen begonnen. Die Anstalt war im Pavillonstil gebaut und umfaßte zehn Krankenhäuser für je 25 Patienten, ein Verwaltungsgebäude, ein Wirtschafts- sowie Wohngebäude und einen Festsaal, seit 1912 auch eine Anstaltskirche.

Als Krankenhausdirektoren fungierten
von 1911–1915 Dr. Eduard Kundt,
von 1915–1929 Dr. Emanuel Scheiber,
von 1930–1938 Dr. Paul Reiß, der ebenfalls 1938 Direktor der Heil- und Pflegeanstalt Karthaus in Regensburg wurde. Von 1938–1945 war Dr. Josef Schapfl Direktor der Heil- und Pflegeanstalt Mainkofen, im Jahre 1945 leitete von Mai bis August Pfarrer Josef Müller die Anstalt kommissarisch, von September 1945 bis Januar 1946 war Herr Dr. Gottfried Reichart der ärztliche Direktor, von 1946 bis 1951 Dr. Theodor Herzberg.

Die Heil- und Pflegeanstalt Mainkofen war zunächst als zweite Anstalt neben der hoffnungslos überfüllten Kreis-Irrenanstalt in Deggendorf vorgesehen. Letztere war im Jahr 1869 erbaut worden. Sie war zum Zeitpunkt des Beschlusses, eine zweite Anstalt zu bauen, mit über 600 Patienten belegt, bei einem normalen Fassungsvermögen von 325.

Es ist anzunehmen, daß die Entwicklung in der Heil- und Pflegeanstalt Mainkofen während der Weimarer Republik weitgehend der anderer Häuser entsprochen hat. Und inwieweit reformpsychiatrische Impulse ab Mitte der zwanziger Jahre auch in Mainkofen wirkten, kann weder bejaht noch verneint werden.

## 2. Nationalsozialismus im Krankenhaus

Die Entwicklung, welche die Heil- und Pflegeanstalt Mainkofen während des Nationalsozialismus genommen hat, scheint auf den ersten Blick im Vergleich mit anderen Häusern eine „normale" gewesen zu sein. Nach eingehendem Studium der vorliegenden Jahresberichte wird aber doch deutlich, daß die Umsetzung des nationalsozialistischen Ideengutes bezüglich der Psychiatrie zustimmend und tatkräftig in Angriff genommen worden ist. Besondere therapeutische Leistungen der Ärzte in dieser Zeit sind nicht zu verzeichnen. Auch kein besonderes Engagement dieser Berufsgruppe während der Vernichtungsaktionen in den Jahren 1940/41. In den Jahresberichten wird aber mit Genugtuung vermerkt, daß ein Großteil sowohl der Ärzte als auch des Pflege- und Verwaltungspersonals Parteimitglied waren oder/und der SA angehörten.

1938 fand personalpolitisch ein Wechsel in der Direktion statt. Dr. Paul Reiß, ein – wie er von sich selbst sagte – überzeugter Nationalsozialist, der der Heil- und Pflegeanstalt Mainkofen seit 1930 als Direktor vorstand, wurde von Dr. Josef Schapfl abgelöst.

Die Machtergreifung der Nationalsozialisten wirkte sich auch auf die Heil- und Pflegeanstalt Mainkofen in mehrfacher Weise aus.

Von 1933 an sind verschiedene bauliche Veränderungen in der Heil- und Pflegeanstalt Mainkofen vorgenommen worden. Im Jahresbericht 1935 wird erwähnt, daß die Vergrößerung des Anstaltsfriedhofes erfolgt ist und unbedingt notwendig gewesen sei. Immer wieder wird die Überbelegung der Anstalt Mainkofen durch Übernahme von Patienten aus der Kreisirrenanstalt Deggendorf im Zusammenhang mit der Bereitstellung neuer Räume erwähnt. Wegen der Überbelegung war zeitweise die Belegung des Theatersaales mit Kranken notwendig geworden. Um Unterkunft für Bombengeschädigte und Evakuierte zu schaffen, wurde nach 1943 der Theatersaal erneut für Unterkunft von Patienten in Anspruch genommen. Unter den baulichen Veränderungen ist zu erwähnen ist, daß ein Anschlußgleis der Reichsbahn in die Heil- und Pflegeanstalt Mainkofen wieder instandgesetzt worden ist.

## 3. Pflegesätze

Der Pflegesatz in der Heil- und Pflegeanstalt Mainkofen war bis 1933 auf 2,92 RM festgesetzt worden. In den darauffolgenden Jahren hat der Pflegesatz 3,– RM betragen. In einem der Jahresberichte wird stolz erwähnt, daß der Pflegesatz der Heil- und Pflegeanstalt Mainkofen im Vergleich mit anderen inner- und außerbayerischen Heil- und Pflegeanstalten am niedrigsten gehalten werden konnte.

## 4. Familienpflege

Familienpflege hat bis in die Kriegsjahre in der Heil- und Pflegeanstalt Mainkofen eine nicht unerhebliche Rolle gespielt. Sie verlor im Laufe des Krieges immer mehr an Bedeutung. In den Jahresberichten wird die Abnahme der Familienpflege auf die veränderte personelle Zusammensetzung der Pflegefamilien zurückgeführt.

## 5. Erbbiologie und Sterilisation

Das „Gesetz zur Verhütung erbkranken Nachwuchses“ veränderte das ärztliche Wirken entscheidend. In den Jahresberichten 1934 mit 1937 finden sich eigene Kapitel über erbbiologische Maßnahmen, und die Möglichkeit zur Teilnahme an erbbiologischen Kursen wurde von dem Direktor der Anstalt, Dr. Reiß, und anderen Ärzten wahrgenommen.

Aus dem Jahresbericht 1934:

„Auf die Belegung der Anstalt wirkte sich das Gesetz zur Verhütung erbkranken Nachwuchses durch die dadurch veranlaßte Entlassungsbehinderung ungünstig aus. Es war nicht mehr möglich, entlassungsfähige Kranke auch wirklich zu entlassen, weil noch vor der Entlassung die „Unfruchtbarmachung“ durchgeführt werden mußte.
Wir nehmen allerdings an, daß es sich hier nur um einen Übergang handeln kann und daß in absehbarer Zeit, wenn die größeren alten Bestände durchgearbeitet sind, die weiteren „Unfruchtbarmachungen“ so rechtzeitig erledigt werden können, daß eine Verlängerung des Anstaltsaufenhaltes nicht mehr weiter bedingt sein wird. Ebenfalls geht unser Bestreben dahin, bei Neuaufnahmen das „Unfruchtbarmachungsverfahren“ frühzeitig einzuleiten.“

Aus dem Jahresbericht 1935:

„Die Entlassungsbehinderung, die noch im Vorjahre sich ungünstig auswirkte, ist restlos überwunden. Schwierigkeiten gegen die „Unfruchtbarmachung“ wurden von der Bevölkerung nicht erhoben; die Zahl der Beschwerden ist gering. Die Beschwerde richtet sich gewöhnlich auch nicht gegen die Vornahme selbst, sondern nur gegen die Feststellung einer Erbkrankheit.
Für die ländliche Bevölkerung des Aufnahmegebietes, die nüchtern und wirtschaftlich denkt, ist eben die Feststellung einer Erbkrankheit das entscheidend Wichtigere, weil damit die Aberkennung der Bauernfähigkeit gegeben sein kann. Die Aufklärung, die bei jeder Gelegenheit einsetzt, haben die Bedenken der Angehörigen sichtlich verringert; insbesondere wurde kein Fall außergewöhnlicher Beeinflussung von kirchlicher Seite wahrgenommen. Gewöhnlich erklären sich die Angehörigen über den Pfleger einverstanden, wenn sie auch selbst keinen Antrag stellen wollen, um sich später keinen Vorwürfen auszusetzen.“

Aus dem gleichen Jahresbericht:

„Erbbiologische Maßnahmen:
Die erbbiologischen Maßnahmen werden im engsten Anschluß an die Grundsätze für die Errichtung und Tätigkeit der Beratungsstellen für die Erb- und Rassenpflege, herausgegeben vom Reichs- und Preußischen Ministerium des Inneren, durchgeführt. Sippentafeln werden für alle Neuzugänge aufgestellt, der alte Krankenbestand wird systematisch durchgearbeitet.

Die Anstalt verfügt über etwa 12000 Krankengeschichten, die ein wichtiges Nachschlagematerial bedeuten. Wenn auch kein Außendienst eingeführt ist, so ist jedoch Vorsorge getroffen, daß sämtliche Besucher ohne Ausnahme über die Familien- und sonstigen gesundheitlichen Verhältnisse befragt werden und die Auskunft niedergelegt wird. Es wird ferner jede Gelegenheit wahrgenommen, aufklärend zu wirken. Durch Beteiligung des Anstaltsleiters und anderer Ärzte am SA-Dienst, Untersuchungen, durch Zulassung des Anstaltsleiters beim Amt für Volksgesundheit, durch persönliche Fühlungnahme mit den Gesundheitsämtern, durch bereitwillige Auskunftserteilung bei Anfragen, durch Führungen namentlich der landwirtschaftlichen Schulen, wobei am besten auf die Gefahren der Erbkrankheiten aufmerksam gemacht werden könne, ist der Anstaltsleiter bemüht, die Anstalt als wichtige ärztliche Zentrale in dem ländlichen Bezirk nach Kräften aufklärend und vorbeugend einzuschalten."

Aus dem Jahresbericht 1936:

„Ausbildung und Fortbildung der Ärzte und Beamten:
Der Anstaltsleiter ist stellvertretender Beisitzer beim Erbgesundheitsgericht Deggendorf. Medizinalrat 1. Klasse Dr. Schapfl (Direktor der Heil- und Pflegeanstalt von 1938 bis 1945) ist Beisitzer beim Erbgesundheitsgericht Straubing). Der Anstaltsleiter, Dr. Reiß, ist als Facharzt beim Amt für Volksgesundheit, Verwaltungsstelle 16, in Plattling zugelassen; er ist außerdem als Gutachter aufgestellt bei der Gutachterstelle für Schwangerschaftsunterbrechungen. Er wurde als Kreisbeauftragter des rassenpolitischen Amtes für den Kreis Deggendorf beauftragt."

Aus dem Jahresbericht 1937:

„Erbbiologische Maßnahmen:
Zur Bewältigung der erbbiologischen Arbeiten stehen zur Verfügung 3 Schwestern und 1 Versorgungsanwärter. Die Zahl der Arbeitskräfte ist jedoch immer noch zu wenig; die Krankenkartei ist angelegt; rund 7000 Diagnosen sind berichtigt nach dem derzeitigen Diagnosenschema. Bearbeitet sind bisher 2000 Sippentafeln von Anstaltskranken. Monatlich können nunmehr im Durchschnitt 200 Sippen genealogisch bearbeitet werden.
Der Arbeitsgang ist folgender: Berichtigung der Diagnose; genealogischer Auszug aus Krankengeschichte und Verwaltungsakt; Erstellung der in den Akten niedergelegten Belastung; Aufstellung der Sippentafel; fachärztliche Untersuchung der besuchenden Angehörigen; Anlegung einer Ortskartei der Sippenangehörigen. Nachdem die Anstalt keinen Außendienst betreibt, ist vorerst die fachärztliche Untersuchung der gesamten Sippenangehörigen nicht möglich, dies soll erst dann durchgeführt werden, wenn größeres Material gesammelt ist, um die Untersuchung geschlossen nach Gemeinden durchführen zu können.
Am wichtigsten erscheint die Aufgabe, auf möglichst rasche Weise Sippentafeln für sämtliche bisherigen Aufnahmen (seit 1869) aufzustellen; die Sippenbearbeitung solle in erster Linie der Gesundheitsführung dienen; deshalb ist es notwendig, daß Amtsarzt und Amt für Volksgesundheit, denen Eheberatung, Begutachtung für Ehetauglichkeit und Eheeignung, die Siedlerbegutachtung, die Begutachtung der Kinderreichen und die Begutachtung der Bauernfähigkeit obliegt, möglichst bald erfahren, welche Sippen in ihrem Kreis erbkrank sind."

Die Auswertung von 1500 Sippentafeln wird folgendermaßen kommentiert:

„Schon daraus ist der Wert der erbbiologischen Bestandsaufnahme ersichtlich. Es ist sicher richtig, wenn die neuere Stellungnahme dahin geht, daß bei aller Betonung der Ausmerze die bevölkerungspolitische Lage, die noch immer nicht so ist, daß der Bestand gesichert würde, beachtet werden muß. Wenn auf dem Ärztelehrgang in der Burg Vogelsang besonders darauf hingewiesen wurde, daß man darauf zu achten habe, daß man nicht nur dem Erbkranken mit der „Unfruchtbarmachung" den Blutstrom abschneidet, sondern der ganzen Familie, auch den völlig gesunden Familienmitgliedern, weil niemand mehr in eine Familie hineinheiraten könne oder wolle, in der auch nur ein Mitglied unfruchtbar gemacht wurde, so muß bei der

Begutachtung um so mehr die ganze Sippe betrachtet werden. Die Verantwortung des Gutachters bei erbbiologischen Begutachtungen ist eine ungewöhnlich große, und er muß alle Mittel zur Klärung heranziehen; und eines der wichtigsten Mittel ist die Sippenforschung, die uns über den Wert der Sippe unterrichtet. Wird die erbbiologische Bestandsaufnahme richtig durchgeführt, dann ist ein enges Zusammenarbeiten mit den Gesundheitsämtern und den Ämtern für Volksgesundheit notwendig; diese müssen schließlich über die erfaßten Sippen unterrichtet werden. Notwendig ist weiter Aufklärung und Erziehung der Bevölkerung zu rassisch-politischem Denken; denn alle mühsame Sammelarbeit nützt nichts, wenn nicht die Bevölkerung die daraus zu ziehenden Lehren erfährt und sich danach bei der Gattenwahl richtet. Auch hat sich die Anstalt durch engste Mitarbeit beim Rassepolitischen Amt eingeschaltet und sorgt durch Führungen, Krankenvorstellungen, Referate bei Partei und Gliederungen für die notwendige Aufklärung. Auf diese Weise sucht sie mitzuarbeiten an der Gesundheitsführung des Volkes."

Nach 1938 sind den erbbiologischen Maßnahmen keine gesonderten Kapitel mehr gewidmet. In jedem der Jahresberichte 1933 bis 1937 wird der Zusammenarbeit der Heil- und Pflegeanstalt Mainkofen mit den Gliederungen der Partei breiter Raum gewidmet.

Aus dem Jahresbericht 1937:

„Auch in diesem Jahre war das Zusammenarbeiten mit der Kreisleitung, der Ortsgruppenleitung und namentlich dem Amt für Volksgesundheit ein gutes. Wie bisher wurde der Partei, den Gliederungen und der Gemeinde wiederholt der Festsaal zur Verfügung gestellt und der Platz vor dem Festsaal als Aufmarschplatz freigegeben. Ohne diese Mithilfe der Anstalt hätten KDF, HJ, BDM und Jungvolk kein Unterkommen gehabt. Um namentlich der Jugend entgegenzukommen, genehmigte der Kreistag die Abtretung von 2 Tagwerk Anstaltsgrund zum Bau eines HJ-Heimes; die Vorbereitungen sind unter Mitwirkung des Anstaltsleiters nunmehr soweit gediehen, daß mit dem Bau des HJ-Heimes begonnen werden kann. Es wurden 4 Betriebsappelle abgehalten, die vorgeschriebenen Gemeinschaftsempfänge fanden im Festsaal statt."

Für die Sterilisation war neben dem Erbgesundheitsgericht in Deggendorf auch das Erbgesundheitsgericht in Straubing zuständig.

1935 kamen 168 Männer und 160 Frauen, zusammen 328 Patienten, zur Aufnahme. Von diesen 328 Patienten wurden 44 Männer und 43 Frauen, insgesamt 97 Patienten, als nicht erbkrank eingestuft. Als erbkrank wurden 231 Patienten bezeichnet. Größtenteils wurden diese 231 Patienten nach ihrer Aufnahme in der Heil- und Pflegeanstalt Mainkofen der Sterilisation zugeführt. Bereits vor der Aufnahme waren 15 Männer und acht Frauen, zusammen 23 Patienten, unfruchtbar gemacht worden.

Insgesamt wurden in der Heil- und Pflegeanstalt Mainkofen bzw. in den Krankenhäusern Plattling und Deggendorf 446 männliche und 240 weibliche Patienten sterilisiert. Eine Patientin ist zur „Unfruchtbarmachung" mittels Bestrahlung in die Universitätsklinik nach München verbracht worden. Das Verhältnis der sterilisierten Männer zu den sterilisierten Frauen betrug 3:1.

Die Sterilisationsbeschlüsse wurden mit den zuständigen Erbgesundheitsgerichten, insbesondere vom Erbgesundheitsgericht Deggendorf erfaßt. Bei drei Männern und sechs Frauen wurde eine „Unfruchtbarmachung" von seiten der zuständigen Gerichte abgelehnt. Gegen die Beschlüsse sind vom Anstaltsleiter in einem Fall und von den Angehörigen oder Pflegern 21 Beschwerden gestellt worden. Durch das Obererbgesundheitsgericht wurden diese Beschwerden alle abgewiesen.

Eine Aussetzung der „Unfruchtbarmachung“ hätte angeblich erfolgen können bei Vorliegen heftigster Erregungszustände, bei bestehender Lebensgefahr aus körperlichen Gründen sowie nach Abgabe einer Erklärung des Betroffenen oder seines Pflegers, auf eigene Kosten in der Anstalt zu bleiben, außerdem bei Ausländern, die sich nicht einverstanden erklärten und deren Ausweisung in Gang gesetzt worden sei.

Fast sämtliche „Unfruchtbarmachungen“ an Männern sind in der Heil- und Pflegeanstalt Mainkofen selbst vorgenommen worden. Die „Unfruchtbarmachung“ an Frauen wurde seit Oktober 1935 ebenfalls in der Heil- und Pflegeanstalt Mainkofen durchgeführt. An der Durchführung von Sterilisationen waren ebenfalls beteiligt: bei den Männern das Kreiskrankenhaus Plattling, bei den Frauen das Krankenhaus Deggendorf.

Die meisten Sterilisationen wurden in den Jahren 1934/35 vorgenommen. Nach 1939 sind kaum mehr Sterilisationsbeschlüsse ergangen, die meisten männlichen und weiblichen Zugänge waren zu diesem Zeitpunkt bereits unfruchtbar gemacht worden.

Es gibt keine Angaben über das Verhältnis der sterilisierten Patienten zur Sterilisation. Es fehlen Hinweise in den Jahresberichten vor 1933 auf Sterilisationen in diesem Zeitraum. Sterilisationen an psychiatrischen Patienten wurden, wie aus den Jahresberichten wiederholt und sehr deutlich zu entnehmen ist, als unumgänglich notwendig erachtet. Über Todesfälle bei Sterilisationen ist nichts bekannt.

Nach 1984 wurden Entschädigungszahlungen an noch lebende Sterilisationsopfer in die Wege geleitet und sind auch erfolgt.

## 6. Änderung der Therapie

Angesichts der steten Überfüllung infolge der zunehmenden Aufnahmezahlen hat sich die therapeutische Situation in der Heil- und Pflegeanstalt Mainkofen verschlechtert.

Cardiazol-Schock-Behandlungen wurden oft durchgeführt. Es ist anzunehmen, wenn auch keine Unterlagen oder Hinweise vorhanden, daß reichlich von der Elektrokrampftherapie Gebrauch gemacht worden ist. Aus den Jahresberichten läßt sich herauslesen, daß die Insulintherapie aus Kostengründen und im Kriege mit Rücksichtnahme auf den Insulinbedarf „geistig Gesunder“ nicht angewendet wurde.

Arbeitstherapie ist in der Heil- und Pflegeanstalt Mainkofen auf breiter Basis zur Anwendung gekommen. Dies wird ganz besonders deutlich in den Zeugenaussagen von Schwestern und Pflegern im Zusammenhang mit der Einführung der Hungerkost, wo arbeitende Kranke die 3-A-Kost, bettlägerige die 3-B-Kost zugesprochen bekamen.

Bei der Ermittlung von Fallzahlen in bezug auf eine Änderung der Therapie fällt erschwerend ins Gewicht, daß aus den vorhandenen Krankengeschichten zum größten Teil die Eintragungen betreffend die Jahre 1935–1945 entfernt worden sind. Darüber hinaus sind die Eintragungen in den Jahren 1945 mit 48 außerordentlich dürftig.

## 7. Verlegungen

Von Umverlegungen im Zeitraum zwischen 1928 bis 1948 waren 327 Patienten betroffen. Die Umverlegungen erfolgten in Pflegeheime, in andere Heil- und Pflegeanstalten, so u.a. nach Regensburg, Klingenmünster, Haar, sowie in Gefängnisse, Konzentrationslager, wobei in zwei Fällen Dachau genannt wird, und in Arbeitshäuser nach Krakau in Polen sowie in das Zuchthaus Straubing. Nicht erfaßt sind hier Umverlegungen in „Reichsanstalten", Tötungsanstalten, die zusätzlich 600 Patienten der Heil- und Pflegeanstalt Mainkofen in den Jahren 1940/41 betroffen haben.

## 8. Transporte

Vom 2. 11. 1939 bis 10. 4. 1940 waren 15 Patienten aus Klingenmünster in Mainkofen untergebracht. Sie wurden vor Beginn der T4-Aktion sämtlich wieder nach Klingenmünster zurückverlegt.

Am 10. 8. 1943 wurden von den Ärzten der Alsterdorfer Krankenanstalten Hamburg 113 Jungen und Männer nach Mainkofen verbracht. Unter den 113 Patienten sei eine auffällig hohe Zahl besonders alter Männer gewesen. Sechs seien zwischen 60 und 70 Jahre alt, vier über 70 Jahre alt gewesen. Der älteste Patient habe 79 Jahre gezählt. Es habe sich in den meisten Fällen um besonders schwierige, pflegeaufwendige Anstaltsinsassen und, wie es in der damaligen Anstaltssprache hieß, um „tiefstehende Pfleglinge" gehandelt.

Elternwünsche, ihr Kind nicht zu verlegen oder gar es nach Hause zu entlassen, spielten bei der Auswahl zum Abtransport 1943 u.a. nach Mainkofen keine Rolle mehr.

## 9. T4-Aktion bis August 1941

Bis zum August 1941 wurden mit fünf Transporten in der Zeit zwischen dem 28. Oktober 1940 und dem 4. Juli 1941 insgesamt 623 Patienten aus der Heil- und Pflegeanstalt Mainkofen in die Tötungsanstalt Hartheim bei Linz verlegt. 181 gehörten dem weiblichen, 442 dem männlichen Geschlecht an. Altersmäßig überwogen die 30 bis 50 jährigen. Die Diagnosen dieser in die Tötungsanstalt verlegten, sämtlich der Vernichtung zugeführten Patienten lauteten:

Schizophrenie, zirkuläres Irresein, angeborener Schwachsinn, erbliche Fallsucht (Epilepsie), schwerer Alkoholismus.

### *9.1. Die T4-Transporte im einzelnen*

| | Insgesamt | Männer | Frauen |
|---|---|---|---|
| 28.10. und 31. 10. 1940 | 224 | 182 | 42 |
| 6. 5. 1941 | 321 | 260 | 61 |
| 27. 6. 1941 | 24 | | 24 |
| 4. 7. 1941 | 54 | | 54 |

Eintrag aus dem Tagebuch für besondere Ereignisse:

„26.08.40:
Prof. Dr. Heyde, Würzburg, zu einer kurzen Besprechung betreffs Erstellung der vom Reichsminister des Inneren vorgeschriebenen Meldebogen hier in der Anstalt.

27.08.40:
Eintreffen der angekündigten Kommission, bestehend aus dem Leiter H.O.M.R. Dr. Steinmeyer und 16 Mitarbeitern, die den ganzen Bestand der Anstalt mittels Meldebögen aufnimmt. Abschluß der Bearbeitung am 29.08. mittags."

Ende August kam eine aus 17 Mitgliedern bestehende Kommission in die Heil- und Pflegeanstalt Mainkofen. Diese Kommission war durch Prof. Dr. Werner Heyde bereits angekündigt worden. Dieser hatte erklärt, daß im Zuge einer Kriegsmaßnahme Untersuchungen des Krankenmaterials von einer Kommission vorgenommen würden. Die Kommission wurde geführt von einem Obermedizinalrat Dr. Theodor Steinmeyer. Diese Kommission hat aufgrund der Kenntnis der Krankengeschichten die Kranken nach Heilungsaussichten und Arbeitsfähigkeit beurteilt. Davor ist für jeden Kranken ein sogenannter Meldebogen ausgefüllt worden. In diesen Meldebögen waren die Personalien enthalten, Krankheitsbeginn, Krankheitssymptome, körperliche Leistungsfähigkeit, Heilungsaussichten und Entlassungsfähigkeit. Nach Ausfüllen der Meldebögen hat die Kommission die Heil- und Pflegeanstalt Mainkofen wieder verlassen. Nach Ablauf einer gewissen Zeitspanne ist ein Schreiben des Reichsministers des Inneren in der Heil- und Pflegeanstalt Mainkofen angelangt. Der Reichsminister ordnete in dem Schreiben an, daß die auf einer anliegenden Liste bezeichneten Kranken für den Transport bereitzustellen seien. Mit der Durchführung dieser Anordnung wurden vom Direktor der Heil- und Pflegeanstalt Mainkofen die Ärzte beauftragt. In der „Entschließung" des Reichsministers stand, daß die Kranken in eine andere Anstalt verlegt werden sollten. Es war verboten worden, den Angehörigen andere Mitteilungen zu übermitteln. Die Angehörigen waren an die Gemeinnützige Krankentransportgesellschaft in Berlin, Potsdamer Platz 1, zu verweisen (diese

Anordnungen waren in der Entschließung des Reichsinnenministers enthalten). In der Zeit, als die Listen der Kranken zum Abtransport fertiggestellt worden waren, hatte der Direktor der Heil- und Pflegeanstalt aus Niedernhart, Linz, angerufen und angefragt, wann die Kranken, die in seine Anstalt kommen sollten, eintreffen würden. Um die gleiche Zeit kam die Gemeinnützige Krankentransportgesellschaft aus Berlin in Mainkofen an. Die Transporte wurden von dieser Gesellschaft durchgeführt. Jeder Transport hatte etwa 80–220 Kranke umfaßt. Während der ersten beiden Transporte sind vorwiegend körperlich gesunde psychisch Kranke verlegt worden. Die letzten Transporte bestanden vorwiegend aus körperlich schwachen psychisch Kranken.

Der Weg der Transporte ist rekonstruierbar. Obwohl sich auf dem Gelände der Heil- und Pflegeanstalt Mainkofen ein direktes Gleis der Reichsbahn befunden hatte, fanden die Transporte nach Hartheim ausschließlich in den „grauen Autobussen“ der „GEKRA“ über die sogenannte Ostmarkstraße statt.

Aus einer Vernehmung der Schwester M. Amata Klug im Ermittlungsverfahren gegen den Verwaltungsleiter Karl Ammersdörfer:

„Nach Abschluß dieser Verlegungen von 600 Kranken kam einmal aus Berlin ein Angestellter mit Namen Schneider. Diesen habe ich gefragt, was eigentlich mit den Kranken geschehe, die da alle verlegt worden seien. Er erklärte mir rundheraus, daß die Kranken beseitigt würden, weil der Kostenaufwand für das Deutsche Reich zu hoch sei. Ich sagte: „Wenn das nun Ihre eigene Mutter wäre, was würden Sie dazu sagen?“ Er erwiderte: „Das wäre ja nur gut für sie, weil ihr Leben für sie eine Last ist!“ Der Angestellte Schneider hatte die Aufgabe, eine neue Sichtung vorzunehmen und den Krankenbestand noch einmal aufzunehmen. Irgendwelche Vollmachten habe ich nicht bei ihm gesehen. Bevor die erste Kommission, die eine Sichtung der Kranken vornahm, gekommen war, waren Pfleger aus Kaufbeuren da. Erst bei einer Unterhaltung mit der Oberin, Schwester M. Germania Sellmeier, wurde mir von der Oberin erzählt, daß die Pfleger aus Kaufbeuren davon gesprochen hätten, daß von Kaufbeuren aus Kranke nach Linz verlegt wurden und dort beseitigt worden wären. Wir haben deshalb, als der Direktor aus Linz angerufen hatte, uns Gedanken gemacht, was wohl mit den von uns zu verlegenden Kranken passieren könne. Da wir aber den Direktor aus Linz als guten Katholiken kannten, waren wir der Überzeugung, daß nichts Unrechtes passieren könne. Darin wurden wir noch bestärkt, als dann später Dr. Reichart uns erzählte, daß die körperlich gesunden Kranken in der neuen Anstalt zur Arbeit benötigt werden und darüber hinaus bei den ersten Transporten in der Mehrzahl körperlich gesunde Geisteskranke verlegt wurden. Wie aber dann die vielen Todesanzeigen kamen, waren wir uns alle klar darüber, daß das nicht mit rechten Dingen zugehen kann. Die Angehörigen kamen und berichteten uns, daß sie von Hartheim die Nachricht erhalten hätten, daß ihr Angehöriger, der Geisteskranke soundso, an irgendeiner Krankheit gestorben sei. So wurde z.B. einmal eine Angehörige verständigt, daß ihr Verwandter an Blinddarmentzündung gestorben sei; dieser Verwandte hat aber schon seit 10 Jahren keinen Blinddarm mehr gehabt. Die Angehörigen erzählten, daß in Hartheim Leichen verbrannt worden waren, daß sie Urnen hätten bekommen. Wir hatten deshalb dann keinen Zweifel mehr, daß unsere Kranken, die verlegt worden waren, beseitigt wurden. Von den 600 verlegten Kranken sind mir nur 2 Fälle bekannt, die von Linz aus entlassen worden sind. Davon ist einer bei uns in Mainkofen wieder eingeliefert worden und später bei uns an Tuberkulose gestorben. Ob die Anstaltsleitung irgendwelche Schritte unternommen hat, um eine Verlegung der Kranken zu verhindern, ist mir nicht bekannt. Ich weiß nur, daß die Ärzte und auch das Pflegepersonal den Angehörigen oft geraten hatten, ihre kranken Verwandten wegzunehmen, selbst wenn der Zustand der Kranken nicht so war, daß man eine Entlassung befürworten konnte. Derartige Gesuche wurden dann jeweils immer bewilligt."[1]

Aus anderen Zeugenaussagen wird deutlich, daß sowohl bei der Anstaltsdirektion, der Ärzteschaft, den Pflegern, als auch bei gewissen Parteigliederungen der Hintergrund der Verlegungsaktion bekannt gewesen ist.

Schwester M. Amata Klug:

„Die Auswahl der nach Hartheim zu verlegenden Kranken erfolgte meines Erachtens ganz willkürlich. Ob seitens der Anstalt Mainkofen irgendwelche Schritte gegen die Verlegung der Kranken nach Hartheim unternommen wurden, weiß ich nicht, wenigstens ist mir davon nichts bekannt."[2]

## 10. „Hungerkost"

Am 17. November 1942 fand in München eine Konferenz der bayerischen Anstaltsdirektoren statt, auf der die Einführung einer „Sonderkost" für die nicht mehr arbeitsfähigen Patienten beschlossen wurde. Mit Schreiben vom 13. November wies Dr. Schultze die Anstaltsdirektoren an, diese Sonderkost in ihren Anstalten einzuführen. In der Heil- und Pflegeanstalt Mainkofen, das ist sicher, wurde die Hungerkost eingeführt. Dies ist aus den Zeugenaussagen und eidesstattlichen Versicherungen von Schwestern und Pflegern der Heil- und Pflegeanstalt Mainkofen in den Ermittlungsverfahren gegen den Verwaltungsleiter Karl Ammersdörfer eindeutig zu ersehen.

Die Versorgungslage wird als katastrophal beschrieben. Die Sterblichkeit in Mainkofen wurde zu einem gewissen Prozentsatz der Unterernährung und dem Verhungern zugeschrieben.

Schwester M. Claudia Fuchssteiner:

„Wenn Amtmann Ammersdörfer nicht da war, hat Schwester Oberin auf Kleiderkarte der Kranken und mit deren Geld heimlich Kleider gekauft. Die Kranken waren Tag und Nacht ohne Hemd. Solche Kranke, die die Wäsche zerrissen, lagen völlig nackt im Bett, unreine Kranke hatten keine Wäsche. Einer der Patienten besaß noch Beinkleider. Es bestand ein Mangel an Decken. Die Patienten haben extrem gefroren. Nur zerschlissene Roßhaarmatratzen wurden neu bezogen, nicht so Strohsäcke und Seegrasmatratzen. Ammersdörfer hat Neuanschaffungen nicht getätigt."[3]

Eine Äußerung von Ammersdörfer zu Schwester Paula:

„Bringt ihr denn gar nicht fertig, daß mehr sterben? Man könnte ruhig etwas nachhelfen. Andere Anstalten machen das besser. Noch bis 1933 war das Magazin voller Wäsche. Ammersdörfer hat die Wäsche mit Autos weggefahren. Bis 1934 war das Essen gut. Besonders schlecht wurde es seit 1942 und 43. Mittags und abends gab es nur Gemüse mit einigen Kartoffeln. Dies war die sogenannte B-Kost. Sie wurde an Kranke ausgegeben, bei denen keine

[1] Ermittlungsverfahren gegen Karl Ammersdörfer, AZ 1 JS 376/45, Staatsarchiv Landshut, StA LG Deggendorf, Rep. 167/1 St

[2] ebd.

[3] ebd.

Aussicht mehr bestand, daß sie arbeitsfähig würden. Wir haben die Kranken verfallen sehen. Im vorigen Jahr und besonders aber heuer(1944/45) setzte das Massensterben ein. Die 30 Jungen, die 1943 aus Hamburg kamen, sahen zuerst blühend aus, jetzt sind sie verfallen. Ammersdörfer ist schuld daran."[4]

Schwester Paula Weigl bestätigt in ihrer Zeugenaussage das von Schwester Claudia Fuchssteiner Vorgebrachte.

„Die Leute sind so rasch weggestorben, daß ich z. B. nach halbjähriger Abwesenheit in der Abteilung 2 die Kranken nicht mehr kannte. Meines Erachtens hätten größere und nahrhaftere Portionen ausgegeben werden können. Ich bin bei Direktor Schapfl vorstellig geworden und habe Vorhaltungen gemacht. Als Antwort habe ich bekommen: ‚Sie sind dafür nicht verantwortlich!'"[5]

Ploiger Franz, Pfleger:

„1943 fand die Einführung der 3-B-Kost statt. Vom Abteilungsarzt und dem Direktor selbst wurden die Kranken ausgesucht, die nicht mehr arbeiteten, die Arbeit verweigerten oder nicht mehr arbeiten konnten. Man hat es Ammersdörfer angemerkt, daß er für die Kranken nichts übrig hatte."

Verwaltungsassistent Hans Köhnl:

„Die Regelung der 3-B-Kost war von der Direktion und von Amtmann Ammersdörfer aufgrund Anweisung [Hungererlaß] getroffen worden. Ich habe gesehen, daß der Bäckerlehrling Semmeln gebracht hat, die Ammersdörfer in einer Schachtel verstaute, auch Gemüse, Tomaten und dies auf dem Rad mitgenommen hat. Die Regelung der 3-B-Kost war von der Direktion und Amtmann Ammersdörfer offenbar aufgrund geheimer Anweisung getroffen worden."

Frau Helmbrecht, seit 1942 1. Köchin in der Heil- und Pflegeanstalt Mainkofen, dort beschäftigt seit 1919:

„Bis in die ersten Kriegsjahre hat es an Verpflegsarten gegeben: Zweiter Klasse, dritter Klasse und Krankenkost. Letztere war gekocht für körperlich Kranke. Sie wurde eigens angewiesen. Das Personal hatte bis zum Februar 1941 keine besondere Kost und aß dritter Klasse mit. Als für die Anstaltsverpflegung die Verarbeitung von Freibank-Fleisch befohlen wurde, hat sich das Personal dagegen gewehrt und eine besondere Verpflegung beim Direktor und Ammersdörfer durchgesetzt. Mit Einführung der 3-B-Kost Mitte des Jahres 1943 gab es Personalkost, 3-A-Kost und 3-B-Kost sowie die Krankenkost, die aber auf dem Speisezettel nicht mehr gesondert vermerkt war. Es war klar, daß ich, wenn ich nach dem Speisezettel kochen mußte, für das Personal erheblich mehr Rohmaterial aufwenden mußte. Was ich hier mehr verbrauchte, mußte notwendigerweise bei der Kost dritter Klasse fehlen. Ich konnte dagegen nichts machen. Die schlechte Beschaffenheit der Kost für die Pfleglinge war schuld, daß ich für das Personal ein erheblich besseres Essen bereiten mußte."

Der Abteilungsleiter Johann Spindler beschreibt in seiner Zeugenvernehmung ebenfalls die 3-B-Kost. Mitte 1943 sei diese Kost eingeführt worden. Die Kranken hätten sehr stark abgenommen, viele seien auch gestorben. Bis es soweit war, seien sie auf eine bestimmte Abteilung gekommen. Als 3-B-Kost nicht mehr gereicht worden sei, sei im allgemeinen die Kost auf dem Niveau der 3-B-Kost gewesen.

[4] ebd.
[5] ebd.

Unterschiede seien nicht mehr bemerkt worden. Der Pfleger Spindler weist in seiner Aussage auch darauf hin, daß die hygienischen Zustände ständig schlechter geworden seien. Wenn neue Wäsche an einen „guten Kranken" ausgegeben worden sei, habe dessen gebrauchte Wäsche ein „unreiner Kranker" erhalten. Krätze und Filzläuse hätten überhand genommen. Es seien auch keine Medikamente mehr gegen diese Krankheiten verabreicht worden.

Die Oberin, Schwester Germania Sellmeier, ergänzte ihre Aussagen dahingehend, daß Direktor Schapfl nach Eingang der ministeriellen Anordnung (Hungerkost) eine Besprechung mit den Ärzten gehabt habe, der sie beigewohnt habe. Es sei befohlen worden, daß der Teil der Kranken, der nicht mehr heilungsfähig war, eine schlechtere Kost als der Rest der Kranken erhalten solle. Die besser zu verköstigenden Kranken sollten zusammengelegt werden, und zwar in einzelne Säle. Die schlechter zu verköstigenden sollten namentlich dem Direktor gemeldet werden. Die Auswahl sei von der Oberin gemeinsam mit Herrn Dr. Reichart getroffen worden.

„Als Begründung für diese Maßnahme wurde uns angegeben, daß die arbeitenden Kranken ein um so besseres Essen verabreicht bekommen sollten. Ich nahm eine abwartende Haltung ein und wollte die praktische Durchführung beobachten. Schon nach dem ersten Tag mußte ich zu meiner Bestürzung wahrnehmen, daß das Essen der arbeitenden Kranken noch schlechter war wie früher. Die Kost der nicht arbeitenden Kranken nahm an Quantität ab und enthielt außerdem kein Fleisch."[6]

## 11. Sterblichkeit

In Mainkofen wird langsam, aber mit großer Regelmäßigkeit, gestorben. Von den 113 Jungen und Männern, die am 12. 8. 1943 in Mainkofen eintreffen, versterben bis Ende 1945 74. Die Zahl der Toten nimmt aber schon vom Jahr 1935 an deutlich zu. 1935 waren es 30 Tote gegenüber 15 1934 und sieben 1933. In den darauffolgenden Jahren steigt die Zahl der Todesfälle kontinuierlich an und erreicht 1945 mit 280 Todesfällen den höchsten Stand. Ab 1946 nehmen die Todesfälle wieder ab, es waren in diesem Jahr aber immer noch 80 Todesfälle zu beklagen. 1947 betrug die Zahl der Todesfälle noch 49 und 1948 noch 33.

Als Todesursache taucht, wie in anderen Sterbeanstalten auch, immer wieder stereotyp „Lungentuberkulose" auf; vierzigmal bei den 74 Alsterdorfern, die in Mainkofen gestorben sind. „Darmkatarrh" wird fünfzehnmal als Todesursache angegeben. Andere, sonst übliche stereotype Todesursachen-Bezeichnungen wie „Marasmus" tauchen mit zwei Nennungen und „Lungenentzündung" mit vier Nennungen sehr viel seltener auf. „Altersschwäche" als Todesursache wird nur einmal angegeben.

Von den 113 Alsterdorfern überlebten nur 39 das Jahr 1945, davon 15 Erwachsene sowie 24 Kinder und Jugendliche im Alter bis zu 21 Jahren.

[6] ebd.

Die hohe Sterblichkeitsquote, insbesondere unter den Erwachsenen und den schwerbehinderten Kindern, und die Eintragungen der stereotypen Todesursachen, wie sie für die Tötungen in den letzten Kriegsjahren in den Anstalten üblich waren, deuten auf die Tötung vorwiegend durch Hunger und Entkräftung hin. Hierfür spricht auch, daß das Bayerische Staatsministerium mit einem Erlaß vom 15. 12. 1942 angeordnet hatte, daß „sowohl in quantitativer wie in qualitativer Hinsicht diejenigen Insassen [...], die nutzbringende Arbeit leisten oder in therapeutischer Behandlung stehen.[...], zu Lasten der übrigen Insassen besser verpflegt werden".

Dies war praktisch die Anordnung des Hungertodes für jene, die keine nutzbringende Arbeit mehr verrichten konnten oder nicht in erfolgversprechenden Therapien waren. Ausgenommen waren allenfalls noch ehemalige Kriegsteilnehmer und alte Menschen.

Nach dem „Luminal-Schema" von Prof. Nitsche bedurfte es bei diesen Bedingungen nur geringfügiger Überdosierungen von bestimmten Medikamenten, um den Tod herbeizuführen. Quasi natürliche Todesarten wie Darmkatarrh, Tbc und Lungenentzündung hatten damit auch eine reale Basis. Aber auch wenn in Mainkofen, was wir nicht genau wissen, überhaupt nicht mit Medikamenten gearbeitet worden ist, kann die hohe Todesrate und die Angabe der Todesursachen nur mit dem systematischen Hunger und der Nichtbehandlung vorhandener Krankheiten erklärt werden.

Wie sehr die Heil- und Pflegeanstalt Mainkofen in die letzte Phase der „Euthanasie-Aktionen" einbezogen worden war, geht auch aus der Tatsache hervor, daß die Anstalt auf der Barackenbau-Liste der „Aktion Brandt" erschien. Es handelt sich dabei um „Not- und Ausweichunterkünfte in holzsparender Bauweise im Rahmen der Freimachung westdeutscher Heilanstalten", in die die sogenannten Minderwertigen innerhalb der Anstalten umsiedeln sollten, um die Steinbauten „Sanitätszwecken" zur Verfügung zu stellen. Einbezogen waren in dieses Programm Anstalten, die auch bereit waren, die darin konzentrierten Patienten „so zu behandeln, daß sie möglichst schnell weniger wurden."

All das wurde schon wieder wenige Monate nach der Befreiung in Worte der Harmlosigkeit und der Normalität gekleidet. Der nach der Befreiung eingesetzte Medizinalrat Dr. Reichart schreibt am 26. 11. 1945, nachdem sich die Alsterdorfer Anstalten das erste Mal nach der Deportation von 1943 an Mainkofen gewandt hatten: „Von den am 10. und 11. 8. 1943 überstellten 113 männlichen Patienten Ihrer Anstalt sind 74 gestorben. Die Ursache für diese hohe Sterblichkeitsziffer ist darin zu sehen, daß, wie Sie uns selbst mitteilten, gerade die schwächsten Ihrer Patienten hierher überstellt wurden, von denen ein Großteil an Lungentuberkulose gestorben ist."

## 12. Überlebende

Wunder et al. schreiben in ihrem Buch über die Alsterdorfer Anstalten im Nationalsozialismus ausführlich über das Schicksal des Patienten Bernhard Olschack. Es wird dabei erwähnt, daß in Mainkofen keine Akte über ihn geführt worden sei. Der erste Eintrag der Mainkofener Ärzte am 1. 8. 1946 habe gelautet: „Nichts Besonderes, in der Zeit vom 10. 8. 1943 bis 1. 8. 1946 vom Personal in Erfahrung zu bringen". Bernhard Olschack habe die Deportation in die Absterbeanstalt Mainkofen überlebt, offensichtlich, weil er in dieser Zeit arbeiten konnte und keine Hungerrationen bekam.

Ein Überlebender des Transportes nach Mainkofen, Herr Hans S., berichtete in einem Interview, daß die Gruppe der Kranken in Mainkofen auf verschiedene Häuser verteilt worden sei. Der Ton dort sei „schlimmer als bei den Verbrechern gewesen". Er habe kein eigenes Bett gehabt. Als Fünfzehnjähriger habe er den ganzen Tag in Mainkofen gearbeitet. Er habe Kinder auf den Topf gesetzt und geputzt. Auf die Frage, ob er immer zu essen bekommen habe: „Ja, ich schon, aber ich bin dann auch krank geworden, aber ich bin auch wieder gesund geworden. Viele sind aber krank geworden und nicht wieder gesund geworden."

Weiter berichtete Herr S., um Mainkofen herum habe es Felder gegeben, Schweinehaltung und Kartoffeln. Sie hätten einfach nichts bekommen, sie hätten sich nicht verteidigen können. Es habe ja keine Stelle gegeben dafür. „Wir mußten ja alles über uns ergehen lassen." Er berichtet weiter, daß er zu Bauern gegangen sei und dort etwas zu essen bekommen habe. Er sei dafür in einen Bunker gesperrt worden.

Reaktionen von Angehörigen sind lediglich aus dem Buch über die Alsterdorfer Krankenanstalten ersichtlich. Soweit Reaktionen gezeigt wurden, waren sie durchweg verzweifelter Art. Eltern, die versucht haben, ihre Kinder vor dem Transport zu schützen, wurden nicht gehört. Zu vermuten ist, daß auch andere Familienangehörige aus dem Einzugsgebiet der Heil- und Pflegeanstalt Mainkofen versucht haben, das Schicksal ihrer Angehörigen in Erfahrung zu bringen oder aber sich schützend vor sie zu stellen.

Vereinzelt finden sich in noch vorliegenden Krankengeschichten Briefe und Karten mit flehentlichen Bitten, etwas über ihre Verwandten zu erfahren. Es kann wohl mit Sicherheit angenommen werden, daß diese Karten und Briefe nicht an die eigentlichen Adressaten gelangten und die Angehörigen auch auf wiederholtes Bitten keine Antwort von der Leitung oder den behandelnden Ärzten bekommen haben.

## 13. Zusammenfassung

Systematisch hat sich die Heil- und Pflegeanstalt Mainkofen von einem psychiatrischen Krankenhaus der vornationalsozialistischen Ära zu einer Sterbeanstalt katastrophalen Ausmaßes entwickelt.

1935 beginnend, hat sich die Sterblichkeitsrate pro Jahr zunehmend erhöht, um 1945 einen traurigen Höhepunkt zu erreichen. Allein von Januar bis Mai 1945 verstarben 97 Frauen und 124 Männer, zusammen also 221 Kranke. Ein deutlicher Rückgang der Sterblichkeit ist erst ab der zweiten Jahreshälfte 1946 zu verzeichnen.

Eine strafrechtliche Verfolgung der für den Niedergang der Anstalt und das Leid und den Tod vieler Menschen Verantwortlichen hat nicht stattgefunden. Ein Ermittlungsverfahren gegen den Verwaltungsleiter ist nicht erfolgt.

## 14. Aufarbeitung

Erste Ansätze zur Aufarbeitung fanden im Jahre 1984 statt. Anstoß hierzu war die von Prof. Klaus Dörner initiierte Tagung in Gütersloh, wobei zum ersten Mal der NS-Psychiatrie breiter Raum gewidmet worden ist.

Es ist geplant, eine Gedächtnistafel im Foyer des Direktionsgebäudes des Bezirkskrankenhauses Mainkofen anzubringen. Es ist der Vorschlag des ärztlichen Direktors, Dr. Lothar Blaha, der die Auswahl des Platzes, an dem die Gedenktafel errichtet werden soll, damit begründet, daß gerade in dem betreffenden Gebäude die Entscheidungen getroffen wurden, die zur Tötung und Mißhandlung psychisch Kranker geführt haben.

# Anhang

Patientenbewegungen männlich (1928 bis 1948)

| Jahrgang: | Aufnahme: | Entlassung: | Umverlegung: | Fam.Pflege: | Todesfall: |
|---|---|---|---|---|---|
| 1928 | 64 | 28 | 1 (i.Pflegeheim) | 0 | 6 |
| 1929 | 63 | 43 | 0 | 2 | 3 |
| 1930 | 87 | 31 | 8 (i.Pflegeheim) | 17 | 3 |
| 1931 | 182 | 71 | 18 (i.Pflegeheim) | 10 | 2 |
| 1932 | 144 | 56 | 10 | 19 | 5 |
| 1933 | 152 | 85 | 29 | 0 | 3 |
| 1934 | 174 | 76 | 35 | 1 | 15 |
| 1935 | 158 | 41 | 42 | 6 | 8 |
| 1936 | 226 | 105 | 33 (in andere Heime, Anstalten, Gefängnisse, Arbeitshäuser) | 0 | 10 |
| 1937 | 235 | 156 | 36 | 0 | 20 |
| 1938 | 227 | 141 | 50 | 0 | 11 |
| 1939 | 160 | 88 | 17 | 0 | 16 |
| 1940 | 169 | 292 | 42 | 0 | 31 |
| | | (davon 71 „reg.“, 182 wurden am 28. 10. 1940 und am 31.10.40 der Vernichtung zugeführt) | | | |
| 1941 | 748 | 327 | 27 | 0 | 50 |
| | | (von diesen 327 Pat. wurden 260 d. Vernichtung zugeführt) | | | |
| 1942 | 92 | 45 | 6 | 0 | 94 |
| | | | (davon 1Pat. nach Polen, Krakau) | | |
| 1943 | 250 | 29 | 10 | 0 | 98 |
| | (davon zwischen 14. u. 17.8. = 128 Pat. der Hamburger Alsterdorfer Krankenanstalten) | | | | |
| 1944 | 141 | 43 | 4 | 1 | 82 |
| | | | (jeweils 2 in dem Konzentrationslager Dachau und Krakau/Polen) | | |
| 1945 | 269<br>b.Kriegsende<br>8.5.45: 178<br>v. 8. 5. 45<br>bis. 31.12.45: 91 | 25<br>b.Kriegsende<br>(hohe Prozentzahl von Entweichung.) | 17<br>(ebenfalls mit Entweichungen) | 0 | 102<br>v.1.–8.5.45<br>9.5.–31.12. |
| 1946 | 210 | 135 | 16 | 0 | 41 |
| | | (1 Pat. in das damalige Zuchthaus Straubing) | | | |
| 1947 | 237 | 138 | 1 | 0 | 40 |
| | | (davon 6 in die ehem. Tschechoslowakei, nach Ungarn u. Polen) | | | |
| 1948 | 226 | 164 | 3 | 0 | 30 |

Von dem Transport 31. 10. 1940 sind fünf Patienten in den Jahren 1912, 1915, 1916, 1919, 1926 aufgenommen worden, waren ununterbrochen in der damaligen Heil- und Pflegeanstalt Mainkofen.

Zwei Patienten aus dem Transport 28. 10. 1940 haben bereits seit 1917 bzw. 1921 in Mainkofen gelebt.

Von den am 6. 5. 1941 zur Vernichtung gebrachten Patienten waren zwei seit 1919, zwei seit 1920, einer seit 1921, zwei seit 1923, einer seit 1924 ununterbrochen in der damaligen Heil- und Pflegeanstalt Mainkofen.

Diejenigen Patienten, die mit dem Transport am 27. 6. 1945 zur Vernichtung gebracht

wurden, waren seit 1919, 1924 bzw. 1927 ununterbrochen in der Heil- und Pflegeanstalt Mainkofen.
Die beiden Patienten, die am 4. 7. 1941 dem Transport zur Vernichtung beigegeben wurden, befanden sich als Patienten seit den Jahren 1920 bzw. 1925 ununterbrochen in der Behandlung der damaligen Heil- und Pflegeanstalt Mainkofen.

| Jahr | Gesamt-bestand | Durch-schnitt | Gestorb. | Männer | Frauen | %Ge-samt | %Durch-schnitt |
|---|---|---|---|---|---|---|---|
| 1933 | 1097 | 1078 | 52 | 21 | 31 | 4,74 | 4,82 |
| 1934 | 1055 | 1083 | 54 | 28 | 26 | 5,12 | 4,99 |
| 1935 | 1101 | 1097 | 65 | 31 | 34 | 5,90 | 5,93 |
| 1936 | 1093 | 1140 | 60 | 27 | 33 | 5,49 | 5,26 |
| 1937 | 1117 | 1112 | 54 | 24 | 30 | 4,83 | 4,86 |
| 1938 | 1145 | 1213 | 57 | 32 | 25 | 4,98 | 4,70 |
| 1939 | 1250 | 1292 | 70 | 32 | 38 | 5,60 | 5,42 |
| 1940 | 1343 | 1317 | 140 | 63 | 77 | 10,42 | 10,63 |
| 1941 | 1005 | 1206 | 100 | 50 | 50 | 9,95 | 8,29 |
| 1942 | 1336 | 1452 | 146 | 93 | 53 | 10,93 | 10,06 |
| 1943 | 1452 | 1428 | 378 | 241 | 137 | 26,03 | 26,47 |
| 1944 | 1500 | ** | * | 389 | * | * | 25,93 |
| 1945 | 1500 | ** | * | 615 | * | * | 41,00 |
| 1946 | * | * | * | * | * | * | * |
| 1947 | * | * | * | * | * | * | * |

| Jahr | Zugänge | Männer | Frauen | Abgänge | Männer | Frauen | durch Tod |
|---|---|---|---|---|---|---|---|
| 1933 | 225 | 104 | 121 | 267 | 118 | 149 | 51 |
| 1934 | 242 | 124 | 118 | 19 | 86 | 110 | 54 |
| 1935 | 199 | 84 | 115 | 207 | 94 | 113 | 65 |
| 1936 | 192 | 87 | 105 | 168 | 74 | 94 | 60 |
| 1937 | 225 | 102 | 123 | 198 | 95 | 103 | 54 |
| 1938 | 295 | 163 | 132 | 187 | 88 | 99 | 57 |
| 1939 | 363 | 142 | 221 | 268 | 125 | 143 | 70 |
| 1940 | 506 | 240 | 266 | 844 | 389 | 455 | 140 |
| 1941 | 1018 | 634 | 384 | 687 | 423 | 264 | 100 |
| 1942 | 433 | 190 | 243 | 317 | 193 | 124 | 146 |
| 1943 | 546 | 259 | 287 | 541 | 306 | 235 | 378 |
| 1944 | * | * | * | * | * | * | 389 |
| 1945 | * | * | * | * | * | * | 616 |

* nicht bekannt
** geschätzt

Patientenbewegungen weiblich: (von 1928 bis 1948)

| Jahrgang: | Aufnahme: | Entlassung: | Umverlegung: | Fam.Pflege: | Todesfälle: |
|---|---|---|---|---|---|
| Die der Vernichtung zugeführten Patientinnen werden den Entlassungen zugezählt, jedoch numerisch aufgeführt. | | | | | |
| 1928 | 40 | 48 | 28 | 1 | 3 |
| 1929 | 89 | 25 | 3 | 0 | 5 |
| 1930 | 85 | 44 | 6 | 6 | 11 |
| 1931 | 107 | 58 (davon 1 Pat. in Untersuchungshaft) | 6 | 7 | 5 |
| 1932 | 130 | 58 | 8 | 10 | 19 |
| 1933 | 140 | 105 | 9 | 5 | 7 |
| 1934 | 109 | 80 | 18 | 0 | 15 |
| 1935 | 157 | 58 | 14 | 1 | 30 |
| 1936 | 186 | 125 | 23 | 0 | 21 |
| Im Jahre 1936 fanden die Umverlegungen in der Hauptsache in das Pflegestift Münchshöfen statt. Einige wenige Patientinnen wurden in das Pflegeheim nach Straubing umverlegt. | | | | | |
| 1937 | 176 | 133 | 21 | 1 | 12 |
| 1938 | 215 | 113 | 34 | 0 | 20 |
| Die Umverlegungen im Jahre 1938 fanden fast ausschließlich in die damalige Heil- und Pflegeanstalt Regensburg, weniger nach Münchshöfen und in einem Fall nach Dingolfing statt. | | | | | |
| 1939 | 303 (davon 65 Pat. am 2.11. aus der Heil- u. Pflegeanstalt Klingenmünster/Pfalz, seinerzeit den bayerischen Bezirken zugeordnet) | 229 (davon 65 am 10.4.40 zurück nach Klingenmünster) | 45 | 0 | 24 |
| Die Umverlegungen fanden hauptsächlich in das Pflegeheim Münchshöfen und in die Heil- und Pflegeanstalt Regensburg statt. | | | | | |
| 1940 | 185 | 72 (davon 42 Pat. die am 28.10.40 der Vernichtung zugeführt wurden) | 18 | 0 | 34 |
| 1941 | 313 | 225 (davon 86 Pat. regulär, 139 wurden der Vernichtung zugeführt, und zwar am 6. 5. 41 = 61 Pat., am 27.6.41 = 24 Pat. am 4. 7. 41 = 54 Pat.) | 6 | 0 | 50 |
| 1942 | 155 | 73 (davon 2 nach Krakau „überstellt") | 1 | 0 | 56 |
| 1943 | 241 | 97 | 1 | 0 | 53 |
| 1944 | 199 | 87 | 7 | 0 | 49 |
| 1945 | 102 | 17 | 3 | 0 | 43 |
| (bis Kriegsende, d.h. einschließlich 8. 5. 1945) | | | | | |
| Vom 9. 5. 1945 bis einschließlich 31. 12. 1945: | 200 | 37 | 18 | 0 | 86 |
| Zusammengefaßt das ganze Jahr 1945: | 302 | 54 | 21 | 0 | 153 |
| Vor Kriegsende wurde eine Patientin nach Kaufbeuren verlegt. | | | | | |
| 1946 | 300 | 207 | 1 | 0 | 80 |
| 1947 | 285 | 200 | 4 | 0 | 49 |
| 1948 | 271 | 218 | 10 | 0 | 33 |
| Die Umverlegungen erfolgten meist nach Regensburg in das dortige Psychiatrische Nervenkrankenhaus. | | | | | |

# Heil- und Pflegeanstalt Günzburg

*Michael v. Cranach und Reinhold Schüttler*

## 1. Vorbemerkung

Die vorliegende Dokumentation fußt auf den Jahresberichten der Kreis-, Heil- und Pflegeanstalt Günzburg für die Jahre 1933 bis 1945 sowie auf zwei Aktenordnern, die offensichtlich nach 1945 zusammengestellt wurden. Unter dem Titel „Überführung von Kranken in Reichsanstalten" bzw. „Verlegungen von Kranken nach und von anderen Anstalten" finden sich dort Listen der Transporte, Meldebögen, Korrespondenz mit der Reichsarbeitsgemeinschaft Heil- und Pflegeanstalten in Berlin sowie Berichte, welche die Klinik nach 1945 für verschiedene Ermittlungsbehörden, darunter auch für die Nürnberger Ärzteprozesse, verfaßt hat.

Bei der Durchsicht der Jahresberichte, die nicht gedruckt, sondern maschinengeschrieben sind, drängt sich dem Leser die Frage auf, ob diese nicht nachträglich nach 1945 geschrieben wurden. Die einzelnen Jahresberichte sind in ihrem formalen Aufbau sehr ähnlich abgefaßt, offensichtlich mit derselben Schreibmaschine geschrieben, und die Vorsicht und die Zurückhaltung in der Beschreibung der einschneidenden Ereignisse während dieser Zeit weisen darauf hin.

Die zitierten Quellen befinden sich im Archiv des heutigen Bezirkskrankenhauses Günzburg.

## 2. Geschichte der Anstalt

In einer im Jahr 1906 von dem damaligen Direktor der Heilanstalt Kaufbeuren, Dr. Alfred Prinzing, veröffentlichten „Denkschrift über den Stand und die Weiterentwicklung des Irrenwesens in Schwaben" wurde festgestellt, daß aufgrund der Überfüllung der im Jahre 1849 bezogenen Anstalt Irsee und der im Jahre 1876 eröffneten Anstalt Kaufbeuren ein dritter psychiatrischer Standort in Schwaben erforderlich sei. Es gab mehrere Bewerber für den Standort, die Städte Memmingen, Nördlingen und Augsburg, doch schließlich bekam die Stadt Günzburg den Zuschlag. Trotz der widrigen Zeiten, insbesondere durch Beginn des Ersten Weltkrieges, wurde am 24. 11. 1915 die Heil- und Pflegeanstalt Günzburg eingeweiht. Die Anstalt war im Pavillonstil gebaut worden, und zwar sämtliche zentrale Bauten sowie Krankenabteilungen für die Unterbringung von 400 Kranken, wobei der weitere Ausbau bis auf 1200 Betten geplant war, jedoch nie verwirklicht wurde. In der Festschrift[1] zum 50jährigen Bestehen der Anstalt wurde die Entwicklung bis 1933 folgendermaßen beschrieben:

„Das Kriegsjahr 1917, in welchem die Blockade der Alliierten die Ernährungslage im Deutschen Reich in eine katastrophale Lage gebracht hatte, ging auch an den Kranken nicht spurlos vorüber. Trotz deren Versorgung damals noch durch keine nationalsozialistisch gelenkten Maßnahmen erschwert war, sanken die Gewichtskurven allgemein ab, die Mortalität stieg um über das Doppelte an, wobei vor allem das gehäufte Auftreten von Tuberkulose auffiel. Auch die Ödemkrankheit infolge mangelhafter Ernährung beschäftigte die Ärzte. Nach dem verhängnisvollen Ende des Ersten Weltkrieges dauerte es Jahre, bis wieder über wirkliche Fortschritte im Anstaltsleben berichtet werden konnte. Ein solcher war im Jahr 1923 die staatliche Anerkennung der Anstalt als Krankenpflegeschule. Aber schon im Jahre 1924 lesen wir eine betrübliche Notiz: Infolge Personalabbaus mußte die Beschäftigungstherapie auf der Frauenseite eingestellt werden. Das Hauptgewicht der Krankenbehandlung lag damals neben beruhigender Medikation und Bettbehandlung bei den Dauerbädern. So wird z.B. 1924 berichtet, daß auf der Frauenseite bei einer Belegung mit 168 weiblichen Kranken und einer Aufnahme von 57 Frauen im Jahr 1115 Dauerbäder verabfolgt seien.
1926 wurden zum ersten Male Gedanken über das Ende der Aufnahmefähigkeit der Anstalt fixiert. Die Zunahme des Standes betrug damals jährlich 20–25 Kranke, so daß vorauszusehen war, daß bis etwa 1930 die Kapazität erschöpft sein würde. Es waren aber damals neue Aspekte in der Psychiatrie aufgetaucht, welche auch Frühentlassungen ermöglichte und damit nicht nur eine Wohltat für die Kranken selbst, sondern auch eine Entlastung für die Anstalt bedeuten sollte. Dieses System der offenen Fürsorge konnte 1931 auch in Günzburg eingeführt werden. Es waren in diesen Jahren überhaupt wieder Fortschritte erzielt worden. Die Beschäftigungstherapie wurde sehr intensiviert; hierzu wurde alles, was an Räumen durch Verlegung von Garderoben, Personalunterkünften usw. in Kellern und Dachgeschossen frei gemacht werden konnte, zu Arbeitsräumen umgewandelt, neue Beschäftigungszweige hereingeholt, Pfleger und Pflegerinnen zum Erlernen handwerklicher Tätigkeiten an andere Anstalten oder Betriebe abgestellt usw."

## 3. Die Anstalt und der Nationalsozialismus[1]

Im folgenden soll ein Überblick gegeben werden über die Entwicklung der Heil- und Pflegeanstalt Günzburg zwischen 1933 und 1945, wobei die besonderen Aspekte des nationalsozialistischen Umgangs mit psychischen Kranken gesondert anschließend dargestellt werden.

Beim Durchlesen der Jahresberichte fällt auf, daß bis Kriegsbeginn jährlich von beachtlichen Verbesserungen in der Krankenversorgung berichtet wird. So wird beispielsweise bemerkt, daß 1933 drei Abteilungen Radioanlagen mit Lautsprechern erhielten, daß im Festsaal 20 Großveranstaltungen zur Belehrung, Zerstreuung und Erheiterung der Kranken durchgeführt wurden. 1935 wurden eine Kegelbahn gebaut sowie zwei Krankenpavillons gründlich erneuert, 1936 wurden zwei weitere Krankenpavillons gründlich erneuert, 1937 wurde ein OP-Bereich eingeweiht und mit der Cardiazol- und Insulinbehandlung begonnen, 1938 wurde ein Tonkino eingeführt. 1937 verstarb der Anstaltsleiter Dr. Roderich

[1] „50 Jahre Nervenkrankenhaus Günzburg", Festschrift. Günzburg 1965, S. 3

Mayr, und Dr. Albert Sighart, bis dahin Außenfürsorgearzt, übernahm die Leitung.

Es ist aber auch ersichtlich, daß der Nationalsozialismus in die Klinik Einzug hielt. So findet sich im Jahresbericht 1936 folgender Satz:

„Ein latent befürsorgter Hysteriker erschwindelte sich einen Auslandspaß und ließ sich nach Spanien zur Roten Miliz anwerben."

Unter der Rubrik „Besonderes" ist im Jahresbericht 1937 zu lesen:

„Es sei schließlich noch erwähnt, daß sich die Anstalt in den Dienst bevölkerungspolitischer Aufklärungen stellte, durch Führungen von Landwirtschaftsschulen, H.J., politischen Schulungskursteilnehmern, bei welcher Gelegenheit vom leitenden Arzt der Anstalt einführende Vorträge über die Erbkrankheiten gehalten wurden."

Ebenfalls unter „Besonderes" findet sich 1938 folgendes:

„Die Ärzte der Anstalt waren vielfach auch als Ärzte der Gliederungen der NSDAP tätig. Sie stellten sich ferner für Vorträge im Luftschutz und zwecks rassenpolitischer Aufklärung zur Verfügung."

1939 findet sich folgende Eintragung:

„Ein manisch-depressiver Kranker steckte eine Synagoge in Brand. Er wurde exkulpiert und nach § 42 b eingewiesen."

1940 wurde berichtet, daß die sogenannte Pflegerquote, das Verhältnis Pflegender zu Patienten, sich deutlich verschlechtert habe. Sie habe früher bei 1:5 bis 1:6 gelegen und liege jetzt bei den Männern bei 1:8,1 und bei den weiblichen Kranken bei 1:10,7. Bei der aufgeführten Statistik der Religionszugehörigkeit der Patienten fällt zum ersten Mal die Rubrik „Israeliten" weg.

1941 wurde Verwaltungsoberinspektor Ludwig Trieb auf Veranlassung der Kanzlei des Führers zur Erledigung von Sonderaufgaben kommissarisch nach Berlin berufen und war dort bei der Reichsarbeitsgemeinschaft Heil- und Pflegeanstalten tätig.

Im Sommer 1943 wurde Günzburg als Durchgangssammellager für geisteskranke Ostarbeiter bestimmt und 23 Patienten wurden zugewiesen. Diese wurden dann im September 1944 nach Kaufbeuren weiterverlegt, das nun zur Sammelstelle für „Ostarbeiter und Polen" bestimmt worden war.

Ende 1943 wurde damit angefangen, die Anstalt zu räumen, um die leer werdenden Stationen dem Städtischen Krankenhaus Augsburg als Ausweichskrankenhaus im Katastrophenfall zur Verfügung zu stellen. Die Patienten wurden in mehreren Transporten nach Kaufbeuren verlegt. Es verblieben 140 Kranke in Günzburg, alles „arbeitsfähige und arbeitswillige Kranke", die als notwendig für die Aufrechterhaltung der Versorgung betrachtet wurden und in der Landwirtschaft, in der Gärtnerei und im Transportbereich tätig waren. Der Direktor Dr. Sighart wurde nach Kaufbeuren abgeordnet und war für die verbliebenen Kranken in Günzburg an einem Wochentag tätig.

Am 15. 4. 1945 wurde die Anstalt von Bomben schwer getroffen. Zwei Häuser wurden zerstört, eines schwer beschädigt. Zu Todesfällen kam es nicht.

## 4. Gesetz zur Verhütung erbkranken Nachwuchses

Im Jahresbericht 1934 wurde zu diesem Gesetz Stellung genommen:

„Im Vordergrund standen im abgelaufenen Jahre die Eingriffe zur Unfruchtbarmachung Erkrankter, bei denen Entlassungen bzw. Beurlaubungen in Frage kamen. Im ganzen wurden 23 Männer und 7 Frauen sterilisiert. Die Durchführung des gerichtlichen Verfahrens stieß im allgemeinen auf keine nennenswerten Schwierigkeiten bei den Angehörigen der Kranken. Dagegen war die Tätigkeit einiger Gerichte äußerst schleppend. Erst seitdem alle unsere Fälle am hiesigen Erbgesundheitsgericht durchgeführt werden können, sind keine Zeitverluste mehr zu beklagen. Anträge wurden vom Anstaltsdirektor gestellt bei 35 Männern und 34 Frauen. Hiervon wurden bei 2 Männern und 7 Frauen Beschwerden beim Erbgesundheitsobergericht eingelegt, bei einer Frau wurde durch Gerichtsbeschluß das Verfahren ausgesetzt, bei einer die Unfruchtbarmachung abgelehnt."

Aus dem Jahresbericht 1935 ist folgende Passage erwähnenswert:

„Trotz vorbildlich prompter Arbeit des hiesigen Erbgesundheitsgerichtes, die es uns ermöglichte, bei dringenden Fällen schon 8 Tage nach gestelltem Antrage die Sterilisierung durchzuführen, trat öfters eine nennenswerte Verzögerung ein durch das Ausbleiben der Aufforderung zur Ausführung des Eingriffes durch das zuständige Gesundheitsamt. Wir haben daher, nachdem wir vorher die Amtsärzte um Beschleunigung gebeten haben, mit dem Erbgesundheitsgericht ein Abkommen dahin getroffen, jeden endgültigen Beschluß auch uns mitzuteilen. Auf diese Weise wurden unliebsame Verzögerungen vermieden. Auf eine sehr unliebsame Erfahrung soll auch an dieser Stelle hingewiesen werden. Ist dadurch, daß sämtliche operative Eingriffe zur Durchführung des Gesetzes zur Verhütung erbkranken Nachwuchses in der hiesigen Anstalt durchgeführt wurden, die Möglichkeit der Geheimhaltung des Verfahrens weitgehend gegeben, so zerstört dies nachträglich die Frage des Kostenersatzes für den Eingriff. Wir haben von verschiedenen entlassenen Kranken, vor allem von solchen, die in Dörfern wohnen, hören müssen, daß im ganzen Orte bekannt ist, daß bei ihnen die Unfruchtbarmachung durchgeführt wurde. Diese durchaus berechtigte Klage wird dadurch hervorgerufen, daß es die Vertreter der Ortsfürsorgeverbände sehr häufig an der ihnen auferlegten Schweigepflicht fehlen lassen."

Die folgenden Sätze aus demselben Jahr verdeutlichen die damalige Haltung:

„Es kann heute schon gesagt werden, daß der Erbkranke keine ernstliche Gefahr mehr hinsichtlich der Fortpflanzung für die Allgemeinheit bedeutet, da die vordringlichen Fälle bereits sterilisiert sind und der kleinere noch restierende Teil in der Hauptsache keine unmittelbare Fortpflanzungsgefährlichkeit bietet. Von dem freiwilligen Opfer der Sterilisierung ist allerdings nur in selten Fällen die Rede; aber die Einsicht, daß die Volksgemeinschaft Anspruch auf den Verzicht der Fortpflanzung bei Erbschäden hat, ist doch gewachsen, dank der unermüdlichen Aufklärung, welche auch die Außenfürsorge bei den Angehörigen sich zur Aufgabe gemacht hat. Wohl ist die Aufklärung beim gesunden Bevölkerungsteil hinreichend erfolgt in Wort und Schrift, aber die ständige Aufklärung in konkreten Fällen und zwar auch nach Vollzug des Gesetzes, um Animosität und ablehnende Kritik verstimmen zu lassen, ist noch immer notwendig. Notwendig ist dabei aber auch, daß manchen nicht unberechtigten Klagen über mangelnde Geheimhaltung des Verfahrens der Boden entzogen wird. Es liegt hier übrigens die Schuld zum Teil an den Kranken selbst, welche oft kritiklos ihre Erlebnisse in Anstalt und Krankenhaus herumschwätzen."

Es wurden nicht nur die Patienten, die sich langfristig im Krankenhaus befanden, sterilisiert, sondern auch all die neu aufgenommenen Patienten, die den Erbgesundheitsgerichten gemeldet wurden. Hinzu kamen Patienten, die von der Außenfürsorge oder anderen Stellen erfaßt wurden und deren Sterilisation beim Erbgesundheitsgericht beantragt wurde. Über die Außenfürsorge hatten auch die Krankenhausärzte Zugang zu den caritativen Anstalten des Einzugsgebietes (Dürrlauingen, Ursberg, Glött, Lauingen, Kloster Holzen und Schweinspoint). Hier drängten sie die Anstaltsleitungen, die Verfahren zur Unfruchtbarmachung der Insassen zügig einzuleiten. Aus dem Jahresbericht 1938 stammt folgendes Zitat:

„Auf die besondere Befürsorgung und Beratung des St. Nikolausheims Dürrlauingen weist der Jahresbericht der Wagner'schen Wohltätigkeitsanstalt hin. Es ist der Außenfürsorge gelungen, gerade bei dieser Anstalt die Sterilisationsverfahren einer sehr raschen Erledigung zuzuführen, was sich für die Aufwendungen des Landesfürsorgeverbandes sehr fruchtbar auswirkt."

Aus den Aufnahmestatistiken ist zu ersehen, daß in diesen Jahren aus diesen Einrichtungen eine Vielzahl von Patienten zur Sterilisation in die Heil- und Pflegeanstalt Günzburg eingewiesen wurde. Tabelle 1 gibt eine Übersicht über die im Krankenhaus durchgeführten Sterilisationen (ein beachtlicher Teil der Sterilisationen wurde auch in den allgemeinen Krankenhäusern durchgeführt) sowie der Zahl der vom Erbgesundheitsgericht oder Erbgesundheitsobergericht angeordneten Begutachtungen.

*Tabelle 1* Sterilisationen

| Jahr | Zahl der stationär durchgeführten Sterilisationen | | | Zahl der „Gutachten" zum Erbgesundheitsgesetz | | | abgelehnt |
|---|---|---|---|---|---|---|---|
| | gesamt | M | F | gesamt | M | F | |
| 1934 | 30 | 23 | 7 | * | * | * | * |
| 1935 | 74 | 41 | 33 | 38 | 19 | 17 | 2 |
| 1936 | 64 | 42 | 22 | 39 | 19 | 14 | 6 |
| 1937 | 49 | 28 | 21 | 38 | 22 | 16 | - |
| 1938 | 35 | 19 | 16 | 68 | 28 | 27 | 13 |
| 1939 | 38 | 26 | 12 | 43 | 18 | 10 | 15 |
| 1940 | 11 | 7 | 4 | 24 | 7 | 11 | 6 |
| 1941 | 26 | 15 | 11 | 26 | 15 | 11 | * |
| 1942 | 23 | 12 | 11 | 20 | 11 | 9 | – |
| 1943 | 11 | 6 | 5 | 2 | * | * | * |
| 1944 | * | * | * | * | * | * | * |
| 1945 | * | * | * | * | * | * | * |

* keine Angaben

## 5. Erbbiologische Kartierung

Auszug aus dem Jahresbericht 1935:

„Erbbiologisches: Mit der Ministerialverfügung vom 30. 03. 1935 – Reichsministerialamtsblatt Seite 327ff. – wurde der Außenfürsorge auch die erbbiologische Erfassung der Geisteskranken und ihrer Sippen zugewiesen. Im Berichtsjahr wurden zu dieser künftigen Arbeit, die sich auf lange Sicht erstrecken wird, die Schaffung von Grundlagen in Angriff genommen: zunächst durch Erstellung einer bürotechnischen Einrichtung, durch Anschaffung von Karteikarten, Sippentafeln und Sammelmappen. Zugleich begann die Sammlung von Material über die erbbiologischen Verhältnisse der Sippen von Anstaltskranken. Die Anstellung eines eigenen erbbiologisch arbeitenden Arztes ist hierzu unerläßlich und auch bereits vorgesehen."

1936 wurde dieser Arzt eingestellt.

„Er soll nach fachärztlicher Ausbildung und einer mehrmonatigen Abstellung an die Genealogische Abteilung der Psychiatrischen Forschungsanstalt in München zuerst unter Anleitung des Außenfürsorgearztes, später selbständig, die erbbiologischen Aufgaben der Anstalt erledigen."

1938 wurde eine eigene erbbiologische Abteilung eingerichtet. Dem Arzt

„ist eine Büroangestellte beigegeben, deren Anstellung unerläßlich war, wenn die Aufgaben der erbbiologischen Bestandsaufnahme der Bevölkerung ernstlich in Angriff genommen werden soll. Eine gewisse Hemmung der erbbiologischen Arbeit trat durch mehrmalige Umstellung auf andere Formblätter ein. Es konnte jedoch allmählich die nötige Intensivierung der Arbeit auf diesem Gebiet erreicht werden und es sind bereits 223 Sippen mit 6585 Mitgliedern durch die genealogische Bestandsaufnahme erfaßt. Der so wichtigen Untersuchung der Sippenangehörigen durch den Erbarzt stehen noch die bekannten Schwierigkeiten entgegen, z.B. weite Entfernungen, verstreute Arbeitsplätze neben dem mangelnden Verständnis für die Bedeutung erbbiologischer Arbeit seitens der Bevölkerung."

Auch 1940 wurde trotz Arbeitskräftemangels diese Aufgabe fortgeführt:

„Die Verkartung der Kranken wurde fortgesetzt, auch die Anlegung der Sippenbögen, soweit der Personalmangel dies zuließ. Jedenfalls ist auch in diesem Jahre eine stattliche Anzahl Sippenbögen erstellt worden und die erbbiologischen Erkundigungen mittels Fragebögen führten zu reichen Ergebnissen."

Weitere Informationen zu dieser Tätigkeit konnten wir nicht finden.

## 6. Die Heil- und Pflegeanstalt Günzburg als „Zwischenanstalt" – Zuverlegungen und Verlegungen

In jenen den Jahresberichten beigefügten Statistiken fällt unter der Rubrik Krankenbewegungen im Jahre 1940 erstmals auf, daß 361 Menschen aus anderen Anstalten aufgenommen und 272 Menschen in andere Anstalten überführt werden. Tabelle 2 gibt eine Übersicht über die Zahl der Patienten, die bis 1945 „aus anderen Anstalten überführt wurden", die Zahlen decken sich auch mit den Angaben unter „Aufnahme veranlaßt von sonstigen Behörden" sowie von Verlegungen von Günzburg „in eine andere Anstalt". In den Jahresberichten werden diese „Krankenbewegungen" in keiner Weise kommentiert.

In den eingangs erwähnten Verwaltungsakten findet sich eine umfangreiche Korrespondenz zwischen der Heil- und Pflegeanstalt Günzburg und der Reichsarbeitsgemeinschaft Heil- und Pflegeanstalten in Berlin. Hier ist ein Brief des

*Tabelle 2* Krankenbewegungen laut Jahresberichte

| Jahr | Zugänge* aus „anderen Anstalten" gesamt | M | F | Entlassung in „andere Anstalten" gesamt | M | F |
|---|---|---|---|---|---|---|
| 1933 | 12 | 8 | 4 | 1 | 1 | 0 |
| 1934 | 4 | 3 | 1 | 3 | 3 | 0 |
| 1935 | 30 | 22 | 8 | 1 | 1 | 0 |
| 1936 | 5 | 3 | 2 | 2 | 2 | 0 |
| 1937 | 11 | 7 | 4 | 4 | 1 | 3 |
| 1938 | 10 | 6 | 4 | 8 | 3 | 5 |
| 1939 | 70 | 15 | 55 | 3 | 1 | 2 |
| 1940 | 361 | 183 | 178 | 272 | 148 | 124 |
| 1941 | 200 | 96 | 104 | 151 | 55 | 96 |
| 1942 | 13 | 4 | 9 | 8 | 8 | 0 |
| 1943 | 201 | 76 | 125 | 411 | 161 | 250 |
| 1944 | 0 | | | 182 | | |
| 1945 | – | | | – | | |

* ausgenommen die Patienten, die vorübergehend zur „Unfruchtbarmachung" zuverlegt und entlassen wurden.

Reichsministers des Innern vom 17. November 1939 enthalten, in dem der Leiter der Heil- und Pflegeanstalt Günzburg aufgefordert wird,

„im Hinblick auf die Notwendigkeit planwirtschaftlicher Erfassung der Heil- und Pflegeanstalten [...] die anliegenden Meldebogen umgehend nach Maßgabe des beiliegenden Merkblattes auszufüllen". Am 30. 12. 1939 schickte Dr. Sighart die Unterlagen nach Berlin: „Anliegend die verlangte Übersicht über:
1. nicht arbeitende Kranke
2. über 5 Jahre in der Anstalt befindliche Kranke
3. –
4. jüdische Rasse."

Aus diesen Unterlagen, insbesondere aus den meist vorhandenen Transportlisten, ist belegbar, daß zwischen 1939 und 1945 392 Patienten aus anderen Einrichtungen nach Günzburg verlegt wurden. Tabelle 3 gibt eine Übersicht der Zuverlegungen.

*Tabelle 3* Zuverlegungen

| | | M | F | Gesamt |
|---|---|---|---|---|
| 11.09.1939 | Klingenmünster | – | 42 | 42 |
| 06.12.1940 | Maria Bildhausen (Mittelfranken) Ringeisen'sche Wohltätigkeitsanstalt | 14 | – | 14 |
| 10.12.1940 | Anstalt Schloß Polsingen (Mittelfranken) | – | 32 | 32 |
| 12.12.1940 | Pflegeanstalt Bruckberg | 15 | – | 15 |
| 13.12.1940 | Neuendettelsau (Mittelfranken) | – | 6 | 6 |
| 24.07.1941 | Schweinspoint (Schwaben) | 20 | – | 20 |
| 03.10.1941 | Rotenburger Anstalt | 70 | 70 | 140 |
| 08.07.1943 | Heil- und Pflegeanstalt Hausen (Rheinland) | – | 70 | 70 |
| 03.09.1943 | Prov. Heilanstalt Eickelborn | 43 | 10 | 53 |

Diese Zahl deckt sich auch mit den statistischen Angaben der Jahresberichte. Als erstes traf ein Krankentransport aus Klingenmünster im September 1939 ein. Die Direktion der Heil- und Pflegeanstalt Klingenmünster erläuterte in einem Begleitschreiben die Verlegungsumstände:

„[...] An dem für uns denkwürdigen Sonntag, 10. 09. 1939, wurde der Unterzeichnete um 1/2 6 Uhr morgens fernmündlich angerufen und ihm mitgeteilt, daß voraussichtlich die Anstalt am gleichen Tage noch geräumt werden müsse; wir würden darüber noch näheren Bescheid erhalten. Um 1/2 11 Uhr erging der Räumungsbefehl mit dem Hinweis, daß der Sonderzug 2 1/2 Stunden später, also um 13.00 Uhr, eintreffen werde und daß die Räumung bis gegen Abend vollzogen sein müsse. Nun ging ein unbeschreibliches Hasten los, da zudem noch der Auftrag ergangen war, die Kranken nebst ihren Effekten so zusammenzustellen, daß in Ludwigshafen nur die Züge für die verschiedenen Richtungen auseinandergekoppelt werden brauchen. Das Bild, das sich hierbei abrollte, werden wir nie vergessen und es kann nur der ermessen, der dabei war."

Am 9. 11. 1940 gingen mehrere gleichlautende Briefe an die verschiedenen caritativen Einrichtungen in Schwaben heraus mit folgendem Text:

„Betreff: Belegung der schwäbischen Anstalten. Auf Anordnung des Reichskommissars für die Festigung deutschen Volkstums hat der Gau Schwaben etwa 7000 aus den Ostgebieten in lagerähnlicher Form unterzubringen. Das vom Gauleiter mit der Durchführung beauftragte Amt für Volkswohlfahrt nimmt für diese Zwecke auch Ihre Anstalt in Anspruch. Ich sehe mich daher gezwungen, die in Ihrer Anstalt auf Kosten des Landesfürsorgeverbandes Schwaben versorgten Pfleglinge (ausgenommen die minderjährigen, die zur Erziehung und Berufsausbildung untergebracht sind und die bildungsfähig sind), die unter die Gebrechlichengruppe geisteskrank, geistesschwach, blöd, epileptisch fallen, in die Heil- und Pflegeanstalten des Bezirksverbandes Schwaben zu verlegen."

Es wird angekündigt, daß 120 Patienten der Elisabethen-Stiftung in Lauingen an der Donau, 100 Patienten der Wohltätigkeits- und Pflegeanstalt Schweinspoint nach Günzburg verlegt werden sollen. Wir konnten nicht herausfinden, ob diese Verlegungen stattgefunden haben.

Einige Tage später geht ein ähnlicher Brief an eine Reihe caritativer Einrichtungen in Mittelfranken, aus denen dann zwischen dem 6.12. und dem 12. 12. 1940 insgesamt 67 Menschen abgeholt werden.

Am 26. September 1941 erreicht die Heil- und Pflegeanstalt Günzburg ein eingeschriebener Brief der gemeinnützigen Krankentransport GmbH:

„Im Auftrag des Herrn Reichsverteidigungskommissars habe ich aus den Rotenburger Anstalten der Inneren Mission, Rotenburg in Hannover, 140 weibliche Geisteskranke in Ihre Anstalt zu verlegen. Der Transport wird am 03. bzw. 04. Oktober d. J. bei Ihnen eintreffen, wovon Sie bitte Kenntnis nehmen wollen. Die genauen Zugzeiten teile ich Ihnen noch mit."

Die Patienten trafen tatsächlich am 3. 10. 1941 in Günzburg ein.

Ende 1941 wurden die Verlegungen eingestellt. Der Reichsbeauftragte für die Heil- und Pflegeanstalten in Berlin versandte einen Rundbrief mit folgendem Wortlaut:

„[...] Nach von mir gemachten Beobachtungen finden häufig Einzelverlegungen von zivilen Kranken aus ähnlichen Gründen statt. Aufgrund des § 2 der Verordnung über die Bestellung eines Reichsbeauftragten für die Heil- und Pflegeanstalten vom 23. 10. 1941 ordne ich hiermit im Einvernehmen mit dem Leiter der Reichsarbeitsgemeinschaft Heil- und Pflegeanstalten an, daß mit Rücksicht auf die derzeitige Verkehrslage für die Kriegsdauer von derartigen Verlegungen abzusehen ist, es sei denn, daß zwingende sachliche Gründe hierfür gegeben sind."

Die Verlegungen wurden jedoch fortgesetzt. Am 5. Juli 1943 schrieb die gemeinnützige Krankentransport GmbH an die Heil- und Pflegeanstalt Günzburg:

„Im Zuge der Räumung von Anstalten in den luftgefährdeten westdeutschen Gebieten habe ich auf Anordnung des Generalkommissars des Führers für das Sanitäts- und Gesundheitswesen, Professor Brandt, Verlegungen von Geisteskranken auch in Ihre Anstalt durchzuführen. Unter der Voraussetzung, daß die Reichsbahn mir die Waggons in der bestellten Reihenfolge zur Verfügung stellt, werden die Kranken am 08. Juli 1943 im Laufe des Tages in Günzburg eintreffen. Die genauen Ankunftszeiten gebe ich Ihnen noch telegraphisch bekannt. Die Kranken kommen aus der Heilanstalt Hausen. Es handelt sich um 70 geisteskranke Frauen."

Mit einem ähnlichen Brief wurde im August 1943 ein Transport aus der Provinzialanstalt Eickelborn angekündigt.

Was ist aus diesen Patienten geworden? Das konkrete Schicksal der einzelnen Menschen läßt sich nicht aus den vorhandenen Akten rekonstruieren. Aus den benutzten Quellen ist ersichtlich, daß, soweit dokumentiert, 1048 Menschen aus Günzburg in andere Einrichtungen verlegt wurden. Vergleicht man einerseits die Jahresdurchschnittsbelegung, die Zahl der Zuverlegten, der Verstorbenen und der nach Schließung der Anstalt in Günzburg Gebliebenen mit der Zahl der Verlegten andererseits, so läßt sich der Schluß ziehen, daß die Angaben in etwa stimmen und nicht dokumentierte Zuverlegungen oder Verlegungen unwahrscheinlich sind (Tabelle 4).

Im Juli 1940 erfolgte die erste Verlegung von 74 Patienten nach Zwiefalten. Dr. Sighart schrieb am 8. 7. 1940 an den Regierungspräsidenten in Augsburg:

*Tabelle 4* Verlegungen

| | | M | F | Gesamt |
|---|---|---|---|---|
| 05.07.1940 | Zwiefalten | 65 | 9 | 74 |
| 01.10.1940 | Klingenmünster | | | 45 |
| 09.10.1940 | unbekannt | – | 89 | 89 |
| 22.10.1940 | unbekannt | 36 | 12 | 48 |
| 22.11.1940 | unbekannt | 43 | – | 43 |
| 06.12.1940 | „andere Anstalt" | 42 | – | 42 |
| 01.07.1941 | unbekannt | 54 | 86 | 140 |
| 16.11.1943 | Kaufbeuren | | | 86 |
| 17.12.1943 | Kaufbeuren | | | 125 |
| 20.12.1943 | Kaufbeuren | | | 75 |
| 30.12.1943 | Kaufbeuren | | | 99 |
| 05.01.1944 | Kaufbeuren | | | 110 |
| 10.01.1944 | Kaufbeuren | | | 57 |
| 24.03.1944 | Kaufbeuren | | | 10 |
| 28.03.1944 | Kaufbeuren | | | 5 |

„Ich teile dem Regierungspräsidenten mit, daß am 05. 07. 1940 74 Kranke unserer Anstalt gemäß anliegender Anweisung des Ministeriums des Innern an den Direktor nach einem anderen Aufenthaltsort überführt wurden. Die Aufenthaltsanstalt ist der Direktion inzwischen bekannt geworden. Es handelt sich um die Ökonomieverwaltung der Heil- und Pflegeanstalt Zwiefalten. Unter den überführten Kranken, deren Namen wir beim nächsten Krankenbewegungsbericht melden werden, fielen:
1. die Juden beiderlei Geschlechts,
2. Sicherheitsverwahrte,
3. eine Anzahl nicht arbeitsfähiger männlicher Kranker, die sich bereits mehr als 5 Jahre in unserer Anstalt befunden haben."

Zwischen dem 6. 12. 1940 und dem 1. 7. 1941 sind fünf Transporte dokumentiert mit dem Ziel „andere Anstalt", insgesamt handelt es sich hierbei um 362 Patienten. Es ist davon auszugehen, daß diese Patienten in eine der dafür vorgesehenen Tötungsanstalten verlegt wurden. Zwei Briefe machen dies deutlich. Am 8. Januar 1941 teilte die württembergische Heilanstalt Zwiefalten der Direktion von Günzburg folgendes mit:

„Da wir keine bayerischen Kranken mehr in unserer Anstalt haben, bitten wir, uns keine Pakete an bayerische Kranke mehr nachzuschicken. Wir legen Ihnen eine Liste bei von den bayerischen Kranken, welche am 08. Dezember 1940 in die Heilanstalt Kaufbeuren zurückverlegt worden sind. Die nicht aufgeführten Kranken sind in eine uns unbekannte Reichsanstalt abgeholt worden."

Am 30. 9. 1941 erhielt die Direktion einen Brief des Landesfürsorgeverbandes Schwaben folgenden Wortlauts:

„Verlegungen von Pfleglingen. Ich beehre mich mitzuteilen, daß die am 01. 07. 1941 aus Ihrer Anstalt verlegten 136 Pfleglinge im Monat Juli in der Anstalt Hartheim gestorben sind. gez. Schmitt."

Am 1. 7. 1941 verließ der letzte Transport dieser Art Günzburg. Im Rahmen der Räumung von Günzburg erfolgen dann erst wieder Krankentransporte nach Kaufbeuren zwischen dem 16. 11. 1943 und 28. 03. 1944, insgesamt 567 Patienten wurden verlegt.

Die Mehrzahl dieser Patienten ist in der Heil- und Pflegeanstalt Kaufbeuren an den Folgen der Hungerkost verstorben oder durch Gaben von Morphium Scopolamin unmittelbar getötet worden. Im Rahmen der nach Kriegsende stattfindenden landesweiten Rückführungsaktion von Patienten bat Dr. Sighart die Militärregierung um Erlaubnis, die ca. 100 Günzburger Patienten, die sich noch in der Heil- und Pflegeanstalt Kaufbeuren befanden, in Günzburg wieder aufnehmen zu können. Das sind die Überlebenden der seinerseits 567 nach Kaufbeuren verlegten Patienten. Von den Patienten der Rotenburger Anstalten befinden sich bei Kriegsende noch vier in Günzburg, aus Eickelborn drei und aus der Heil- und Pflegeanstalt Hausen ebenfalls drei.

## 7. Sterblichkeit in der Anstalt

Am 19. Februar 1946 schrieb Dr. Sighart an das Bayerische Staatsministerium des Innern in München einen ausführlichen Brief, in dem er die Ereignisse in Günzburg zwischen 1939 und 1945 zusammenfaßt. Ein Auszug aus dem Brief:

„Im September 1942 wurden die Anstaltsdirektoren von Professor Dr. (Walter) Schulze im Ministerium des Innern (München) zu einer Geheimsitzung geladen. Dr. Schulze legte dabei den Direktoren nahe, eine ungenügende Kost den unheilbaren, nicht arbeitsfähigen Kranken zu verabreichen (vitamin- und fettfrei). Er erwähnte auch, daß keine Abtransporte von Geisteskranken mehr stattfinden würden. Der Direktor der Heil- und Pflegeanstalt Günzburg ließ sich jedoch nicht herbei, eine unzureichende Kost diesen Kranken zu verabreichen. Natürlich mußten die Arbeiter unter den Kranken etwas mehr Fleisch und Fett bekommen, die anderen Kranken wurden dafür mit Brei und Gemüse entschädigt. Auch durften die Kostarten (3 a und 3 b) vermischt werden und waren quantitativ reichlich. Da keine Krankenhauszulagen noch Schwerarbeitszulagen für Geisteskranke zugewiesen wurden, war die Teilung der Kost unvermeidlich und erfolgte auch in klösterlichen Anstalten."

Die in den Jahresberichten veröffentlichten Zahlen über die Zahl der Verstorbenen sowie über die prozentuale Sterblichkeit bezogen auf die Zahl der Gesamtverpflegten stützen die nach dem Krieg gemachten Aussagen von Dr. Sighart, daß in Günzburg die „Hungerkost" nicht eingeführt wurde. Auf jeden Fall nicht in dem Umfang, wie es in der Heil- und Pflegeanstalt Kaufbeuren geschah. Die Sterblichkeit steigt von 1933 an und erreicht mit 10,21% im Jahr 1942 ihren höchsten Wert (siehe Tabelle 5).

Da in den Jahresberichten des öfteren die Ausgaben für Nahrung sowie der Durchschnittsbestand an Patienten angegeben sind, ließen sich die Ausgaben pro

*Tabelle 5* Sterblichkeit

| Jahr | Durchschnittsbestand | Zahl der Verstorbenen | Sterblichkeit in % * |
|---|---|---|---|
| 1933 | 514,4 | 11 | 1,7 |
| 1934 | 535,1 | 17 | 2,6 |
| 1935 | 546,8 | 26 | 3,7 |
| 1936 | 565,2 | 22 | 3,0 |
| 1937 | 567,7 | 24 | 3,4 |
| 1938 | 586,7 | 28 | 3,7 |
| 1939 | 604,0 | 38 | 4,1 |
| 1940 | 602,1 | 39 | 3,58 |
| 1941 | 647,5 | 83 | 8,02 |
| 1942 | 659,33 | 83 | 10,21 |
| 1943 | 662,92 | 90 | 9,34 |
| 1944 | 140 ** | keine Angaben | keine Angaben |
| 1945 | 136 | keine Angaben | keine Angaben |

* nach Angaben der Jahresberichte, bezogen auf die Zahl der Gesamtverpflegten
** ab 28.03.1944 nach Abschluß der Räumung der Anstalt

*Tabelle 6* Gesamteinnahmen und Ausgaben für „Beköstigung, Nahrung und Getränke"

| Jahr | Einnahmen<br><br>RM | Ausgaben<br>für Nahrung<br>RM | Durchschnitts-<br>bestand | Ausgaben<br>(= Nahrung/Patient/Jahr)<br>RM (2:3) |
|---|---|---|---|---|
| 1933 | 833.706,43 | 155.110,15 | 514,4 | 301,55 |
| 1934 | * | * | 535,1 | * |
| 1935 | 871.290,64 | 157.624,97 | 546,8 | 288,27 |
| 1936 | 811.359,58 | 168.488,87 | 565,2 | 298,10 |
| 1937 | * | * | 567,7 | * |
| 1938 | * | * | 586,7 | * |
| 1939 | 911.896,05 | 188.794,39 | 604,0 | 312,58 |
| 1940 | 892.631,16 | 167.926,91 | 602,1 | 278,90 |
| 1941 | 868.890,95 | 142.080,70 | 647,5 | 219,43 |
| 1942 | 863.300,00 | 171.383,25 | 659,33 | 259,94 |
| 1943 | * | * | 662,92 | * |
| 1944 | * | * | – | * |
| 1945 | * | * | – | * |

* keine Angaben

Patient und Jahr für Nahrung errechnen. Aus Tabelle 6 ist ersichtlich, daß die Ausgaben bis 1939 konstant bleiben und dann 1940 und 1941 deutlich fallen, 1942 jedoch wieder ansteigen.

Auch in den Jahresberichten wurde immer wieder auf die doch erträgliche Ernährungslage hingewiesen. So findet sich 1939 der Eintrag:

„Der Gesundheitszustand und der Ernährungszustand der Kranken war gut. Die Einführung der Nahrungsmittel-Verbrauchsregelung hatte nur eine geringe Reduzierung der Körpergewichte zur Folge."

Oder 1941:

„Was den allgemeinen Ernährungszustand der Kranken anbelangt, so zeigt die seit Jahren fortgeführte Kurve des Durchschnittsgewichtes, daß der Gewichtsabfall bei den Männern 1941 2 kg, bei den Frauen 3 kg betrug. Der Gewichtsverlust ist somit dem der Durchschnittsbevölkerung jedenfalls angeglichen. Die arbeitenden Kranken werden im Bezug auf Nahrungsmittelzuteilung berücksichtigt."

1943 findet sich eine ähnliche Eintragung.

Insgesamt kann davon ausgegangen werden, daß eine vermehrte Sterblichkeit von Patienten durch eine systematische Einführung einer Hungerkost, wenn die uns zur Verfügung stehenden Zahlen stimmen, nicht stattgefunden hat.

## 8. Menschenversuche

Erst in neuester Zeit ist die Frage aufgeworfen worden, ob auch in psychiatrischen Kliniken ähnlich wie in Konzentrationslagern von ärztlicher Seite Menschenversuche durchgeführt wurden. In den Jahresberichten der Heil- und Pflegeanstalt Günzburg findet sich bereits 1933 folgender Eintrag:

„Neben den bewährten Mitteln des Arzneischatzes wurden ständig auch eine Anzahl neuer, von Fabriken in Probesendungen zu Versuchszwecken zur Verfügung gestellter Schlaf- und Beruhigungsmittel erprobt. Wir erwähnen hier Behandlungsversuche mit Skoposomnazetin bei Erregungszuständen, Prominal und Sanalepsin bei Epileptikern, Chinin-Weil bei Malariabehandlung, Sulfosin bei Paralyse und Schizophrenie, Lipomykol bei Tuberkulose, Pernoktondämmerschlaf bei schwer erregten Kranken. Wenn wir auch nicht bestreiten wollen, daß wir bei den einen oder anderen neuen Mitteln teilweise recht gute Erfolge erzielen konnten, so konnten wir doch bei keinem derselben eine die bisherige Medikation überragende Wirkung feststellen."

1935 findet sich folgender Eintrag:

„Wie in früheren Jahren so stellten wir auch heuer wieder Versuche mit fabrikenbezogenen größeren Mengen von Probemustern an. Hervorzuheben wären solche mit Hyoscin-Durant, das uns zwecks Ausprobung an erregten Kranken vom Biolaboratorium Oppau der I.G.-Farben Ludwigshafen zur Verfügung gestellt wurde. Die Versuche haben noch zu keinem abschließenden Urteil geführt und wir stehen wegen kleiner Abänderung in der Kombination mit dem Werk zur Zeit in Verbindung. Außerdem bearbeiten wir zur Zeit in einzelnen Fällen die Wirkung des uns von Hoffmann-La Roche, Berlin überlassenen Saridons. Bei allen Versuchen, die wir mit dem uns zur Verfügung stehenden Beruhigungsmittel ausführten, mußten wir immer wieder eins feststellen, daß wir heute noch nicht im Besitze eines absolut zuverlässigen und dabei bei längerer Einverleibung möglichst unschädlichen Medikamentes sind."

Auch im Jahr 1936 findet sich eine längere Eintragung über die Zusammenarbeit mit dem Biolaboratorium Oppau der I.G. Farben.

1937:

„Die bereits im letzten Jahre im ausgedehnten Maße vorgenommene Erprobung von Durant-Präparaten der I.G. Farben haben wir fortgesetzt [...]. Seit Februar 1937 haben wir eingehende Versuche mit einem neuen Präparat der I.G. Farben bei Epilepsie angestellt. Es handelt sich hier um eine Aminosäure, die eine entgiftende Wirkung in der Leber auszuüben scheint. Es soll eine gestörte Harnstoffsynthese ausgleichen. Die Versuche, welche mit umfangreichen Aufzeichnungen über den Zustand der Kranken einhergingen, werden weiterhin durch exakte Stoffwechseluntersuchungen, wie sie sonst nur in großen Krankenhäusern möglich sind, unter Unterstützung der I.G. Farben durchgeführt."

1938 wurde ein neues Laboratorium eingeführt:

„Da den Anstalten ein seltenes Forschungsmaterial zur Verfügung steht, wird auch der Bearbeitung wissenschaftlicher Fragen ein Augenmerk geschenkt und so wurde dem Biolabor der I.G. Farben wieder für Stoffwechseluntersuchungen Krankenmaterial und Räume zur Verfügung gestellt. Der oben bereits erwähnte Ausbau eines Laboratoriums hat diese Bestrebungen auf eine breite Basis gestellt."

1940 wurden die Arbeiten fortgesetzt:

„Die Arbeit in dem von der I.G. Farben in unseren Anstaltsräumen betriebenen Laboratorien nahm ihren Fortgang. Die Stoffwechseluntersuchung, die seitens des Personals der Abteilung wie der Küche der Mitarbeit bedurften, haben schon Teilergebnisse erbracht, welche für den Blut Chemismus bei Epilepsie aufschlußreich sind. Die wissenschaftliche Bearbeitung der Untersuchungsergebnisse wird seinerzeit durch den Chemiker erfolgen und durch einen klinischen Teil werden die Arbeiten ärztlicherseits ergänzt werden."

Im Jahre 1941 nahmen laut Jahresbericht die Forschungstätigkeiten zu:

„Eine größere Zahl von Versuchen machten wir mit dem Elektroschock-Krampf bei Epileptikern, um die Krampfschwelle festzustellen. Eine für Epileptiker typische Empfänglichkeit für eine gewisse Reizdosis ließ sich jedoch nicht finden. Die Behandlung einer größeren Anzahl von Epileptikern mit einem neuen Antiepileptikum wurde fortgesetzt. Die Resultate ermuntern zur Fortführung der Versuche [...]. Ebenso wurden die Arbeiten im Laboratorium der I.G. Farben (Haus 28) fortgesetzt im Sinne des Berichtes vom vergangenen Jahre. Zu den Eiweißstoffuntersuchungen kamen ergänzende Untersuchungen des Kohlehydratstoffwechsels. Über die Bedeutung der bisherigen Resultate sollen weitere Untersuchungen Aufklärung verschaffen."

1942 findet sich folgender Eintrag:

„Im Labor I (Haus 28) wurden experimentelle Arbeiten über den Stoffwechsel natürlich und künstlich krampfender Tiere durchgeführt. Ferner Studien über Harnstoffsynthese etc. und seriale Untersuchungen des Eiweiß- und Kohlehydratstoffwechsels bei Epileptikern fortgesetzt (Dr. Grosse, I.G. Farben). Im Labor II wurden die Arbeiten auf hämatologischem Gebiet fortgeführt."

Und ebenso 1943:

„Im Laboratorium (Haus 28) wurden die Arbeiten tierexperimenteller Art sowie die Studie über Stoffwechsel beim Epileptiker fortgeführt, ebenso wurden die Untersuchungen im Labor bei der Apotheke über die Blutverhältnisse bei Geisteskranken fortgesetzt."

In Ermangelung weiterer Informationen ist es sehr schwierig zu deuten, was hier geschehen ist. In der Heil- und Pflegeanstalt am Eichberg in Hessen gab es in dieser Zeit ebenfalls ein Laboratorium der I.G. Farben. Dort wurden Untersuchungen durchgeführt, die von Klee[2] als Menschenversuche eingestuft wurden. Berücksichtigt man die Tatsache, daß die damalige Gesetzeslage zur Durchführung von Versuchen an Menschen nicht wesentlich anders war, als sie heute ist, legt schon der Umfang der hier durchgeführten Untersuchungen, die verheimlichende Diktion der Eintragungen in den Jahresberichten den Verdacht nahe, daß hier gesetzlich nicht zugelassene Menschenversuche durchgeführt wurden. Es ist eigentlich nicht vorstellbar und ethisch vertretbar, daß man bei epilepsiekranken Menschen durch Elektroschock weitere epileptische Anfälle auslöst, um die Reizschwelle zu ermitteln.

[2] *Ernst Klee*: Euthanasie im NS-Staat, 1983

## 9. Die Zeit nach Kriegsende

Aus dem kurzen Jahresbericht 1945 geht hervor, daß die Stadt Günzburg am 25. 4. 1945 von den Amerikanern besetzt wurde. Diese räumten sofort das Ausweichkrankenhaus, im August 1945 kamen die letzten Kranken nach Augsburg. Ein Haus wurde von einer amerikanischen Sanitätskompanie belegt, drei Häuser der Anstalt durch die UNRRA. Ab Mai 1945 wurden wieder die Patienten aus dem alten Einzugsgebiet aufgenommen.

Aufgrund einer Ministerialentschließung vom 11. 11. 1946, Nr. 5236 a 1, schickte Dr. Sighart am 19. 11. 1946 an das Bayerische Staatsministerium des Innern einen ausführlichen sechsseitigen Bericht über die Ereignisse in Günzburg. In diesem Bericht werden in sehr sachlicher Weise die bereits beschriebenen Verlegungen geschildert. Es findet sich in dem Bericht kein Satz des Bedauerns. Man habe erst nach dem letzten Transport das Schicksal der Patienten erahnt:

„Die allgemeine Auffassung bei dem Anstaltspersonal war, daß angenommen wurde, die Kranken kämen in eine Anstalt mit billigen Sätzen, schlechterer Verpflegung und Unterkunft. Da weiterhin vereinzelte Todesanzeigen in den Zeitungen erschienen und Anfragen von Angehörigen bei der Anstalt erfolgten, wo ihre Verwandten verblieben seien, wurde man über das Schicksal der abtransportierten Kranken besorgter. Man hörte auch, daß Urnen den Angehörigen zugesandt wurden mit Angaben einer Todesursache, die nicht immer Glauben verdiente. Im Januar 1941 kam eine Nachricht aus der Anstalt Zwiefalten, daß sich dort keine bayerischen Kranken mehr befänden, da nach Kaufbeuren verschiedene Kranke zurückgebracht wurden, die übrigen jedoch in eine unbekannte Reichsanstalt verlegt worden seien. Daraus entnahmen wir, daß zunächst Transporte von Günzburg nach Zwiefalten gingen. Erst am 5. 7. 1941, nachdem der letzte Transport abgegangen war, am 2. 7. 1941, kam die Mitteilung des Landesfürsorgeverbandes Schwaben, daß die am 22. 11. 1940 von Günzburg abtransportierten Kranken im Dezember 1940 in Grafeneck und Hartheim verstorben waren. Auch kam am 3. 7. 1941 aus der Landesanstalt Hartheim eine Reklamation wegen Fehlens von Gegenständen der am 1. 7. 1941 aus Günzburg abgeholten Kranken."

## 10. Zusammenfassung

Die Heil- und Pflegeanstalt Günzburg ist in den Jahren zwischen 1939 und 1945 im Rahmen der nationalsozialistischen Euthanasieaktion als „Zwischenanstalt" einzuordnen. Ungefähr 400 Patienten wurden aus anderen Krankenanstalten oder caritativen Einrichtungen nach Günzburg verlegt, und über 1000 Patienten wurden von Günzburg weiterverlegt. In den Jahren 1940 und 1941 gab es fünf Transporte in eine „andere Anstalt", die Vernichtungsanstalten Grafeneck in Baden-Württemberg und Hartheim in Oberösterreich. Diese 362 Patienten sind alle getötet worden. Auch die im Jahr 1940 nach Zwiefalten verlegten Patienten sind zum Teil in Grafeneck getötet worden, zum Teil nach Kaufbeuren verlegt worden, wo viele auch durch Hungerkost starben oder unmittelbar getötet worden sind. Dieses Schicksal ereilte auch einen Großteil der in den Jahren 1943 und 1944 nach Kaufbeuren verlegten 567 Patienten. Nur ungefähr 100 überlebten und wurden nach Kriegsende wieder nach Günzburg zurückgeschickt. Aus den uns vorliegenden Daten läßt sich der Schluß ziehen, daß die Hungerkost in Günzburg nicht in einem größeren Umfang eingesetzt wurde. Auch fanden sich keine Anhaltspunkte für unmittelbare Patiententötungen. Aufklärenswert erscheint die Rolle des in Günzburg eingerichteten Laboratoriums der I.G. Farben und der hier durchgeführten medizinischen Versuche. Es besteht der Verdacht, daß hier auch durch die damals bestehende Rechtsprechung nicht gedeckte Menschenversuche stattgefunden haben.

# Heil- und Pflegeanstalt Kaufbeuren

*Martin Schmidt, Robert Kuhlmann, Michael von Cranach*

## 1. Die Geschichte des Krankenhauses

Die Geschichte der Psychiatrie in Schwaben beginnt mit der ersten schwäbischen Irrenanstalt im ehemaligen Benediktinerkloster Irsee am 1. 9. 1849. Die meisten Spitäler der Region (z.B. Kaufbeuren, Kempten, Dillingen, Augsburg, Dinkelscherben usw.) verfügten über Möglichkeiten der Unterbringung und Behandlung psychisch kranker Menschen. 1822 stellten die beiden Landratsmitglieder des damaligen Oberdonaukreises in der bayerischen Abgeordnetenkammer den Antrag auf Verbesserung der Irrenpflege. Nach einer Vielzahl von Querelen über Standort, Finanzierung und die Art der erforderlichen Umbaumaßnahmen wurde schließlich 27 Jahre später die Arbeit in Irsee aufgenommen.

Erster Direktor wurde Friedrich Wilhelm Hagen, zuvor Assistenzarzt an der 1846 errichteten Kreis-Irrenanstalt Erlangen. Das Haus war zunächst für 80 Patienten vorgesehen, jedoch schon im Jahr 1853 befanden sich durchschnittlich 150 Patienten im Haus bei 339 Aufnahmen im Jahr. Um der räumlichen Not Herr zu werden, wurden weitere Räumlichkeiten im Kloster hergerichtet, so daß schließlich Platz für 200 Kranke vorhanden war. 1859 verließ Hagen Irsee, um als Direktor der Kreis-Irrenanstalt nach Erlangen zurückzukehren, und wurde zugleich Professor für Psychiatrie an der dortigen Universität. Die therapeutischen Möglichkeiten waren begrenzt. Hagen betont, daß die bloß „zuwartende Methode" besser sei als die früher gebräuchlichen, hastig wirkenden Verfahrensweisen. Unter „zuwartend" verstand er die „Einwirkung der allgemeinen Ordnung der Anstalt mit ihrem geregelten Tagesablauf, in welcher der Patient je nach Zustand und Stand untergebracht wurde, wo alles nicht mehr war, was ihn in seinen kranken Zustand versetzt hatte, und wo man durch Zuspruch und Beschäftigung ebenfalls Einfluß nehmen konnte." Aber Hagen beschrieb 1852 auch, daß von den 67 aufgenommenen Kranken 41% geheilt, 14% gebessert, also mehr als die Hälfte in gutem Zustand entlassen werden konnte.[1]

Nachfolger Hagens in Irsee wurde Dr. Michael Kiderle, auch er war zunächst Assistenzarzt in Erlangen gewesen und dann Direktor der Anstalt Karthaus bei

[1] Jahresbericht der Kreis-Irrenanstalt Irsee 1852

Regensburg. Kiderle war zunächst sehr um die bauliche Verbesserung der Anstalt bemüht, da sich bereits über 300 Patienten in Irsee befanden und die Verhältnisse äußerst beengt waren. Er wies immer wieder auf den „Mißstand der Überfüllung in dieser Anstalt“ hin; die Enge wurde so groß, daß 1869 die Regierung anordnete, ein Patient dürfe nur dann aufgenommen werden, wenn ein anderer dafür entlassen wurde. Nach relativ kurzer Zeit und einer heftigen Debatte um den Standort (Augsburg und Kaufbeuren standen zur Diskussion) wurde der Entschluß gefaßt, eine neue Anstalt zu errichten. Im Frühjahr 1872 wurde, nachdem die Entscheidung für Kaufbeuren gefallen war, mit dem Bau begonnen, und am 1.8.1876 fand die Eröffnung der „Kreis-Heil- und Pflegeanstalt bei Kaufbeuren“ statt. Die Anstalt in Irsee blieb dann bis 1972 als Abteilung für chronisch kranke Patienten bestehen.

Im therapeutischen Bereich war Kiderle ein Anhänger des „no-restraint-system“. 1867 konnte er mit sichtlicher Freude bekannt geben, daß in der hiesigen Anstalt im vergangenen Jahre das no-restraint-System „zur vollendeten Tatsache geworden ist“. Seit einem 3/4 Jahr sei „kein mechanisches Mittel mehr angewendet worden, welches den Gebrauch der Glieder der Kranken beschränkt hätte.“ Aufgrund dieser Erfahrungen lasse sich „mit aller Zuversicht“ annehmen, daß der mechanische Zwang bei der Behandlung von Geisteskrankheiten in der Anstalt für immer beseitigt sei. Als Folge des no-restraint-Systems zeigte sich, „daß die Ruhe in den Anstalten viel größer ist als früher bei öfterer Beschränkung der Patienten.“ Das ginge nicht ohne vorherige „passende Belehrung der Wärter und Wärterinnen, damit das Personal geübter und noch aufmerksamer werde.“[2]

1875 bemerkt Kiderle, die Behandlung erfolge weiterhin „ohne die Anwendung von Mitteln, wie sie aus Apotheken zu erhalten sind [...]. Die richtige somatische und psychische Diät einschließlich der sorgfältigen Pflege erweist sich als die Hauptsache.“ Die Anstalt galt in gewissem Sinne als „Universalmittel.“[3]

1891 starb Hofrat Dr. Kiderle. Mit Dr. Heinrich Ulrich übernahm zum dritten Male ein ehemaliger Assistenzarzt aus Erlangen die Direktion in Kaufbeuren. Ulrich war Anhänger des ebenfalls aus England kommenden „open-door-Systems“. 1892–94 wurden zwei offene Häuser gebaut mit je 20 Plätzen für Männer und Frauen. Außerdem erwarb die Anstalt ein landwirtschaftliches Gut, auf dem ein Gebäude mit Wohnraum für Patienten erstellt wurde.

1905 übernahm Dr. Alfred Prinzing die Leitung der Heil- und Pflegeanstalt Kaufbeuren/Irsee. Er war vorher zunächst Assistenzarzt an der Kreis-Irrenanstalt München und dann Oberarzt der Heil- und Pflegeanstalt Bayreuth gewesen. Unter ihm wurde mit großem Aufwand die Klinik baulich erweitert. Die Bäderbehandlung sowie später die Malariabehandlung bei Paralysen wurden in dieser Zeit in die Anstalt eingeführt, die offene Fürsorge und die Arbeitstherapie eingerichtet. Während des Ersten Weltkrieges wurde von Prinzing der Abzug von 70 Bediensteten als besonders einschneidend empfunden, sowie die wachsende wirt-

[2] Jahresbericht der Kreis-Irrenanstalt Irsee 1852
[3] Jahresbericht der Kreis-Irrenanstalt Irsee 1875

schaftliche Not, die jedoch nach seinen Angaben mit Hilfe des Gutshofes gelindert werden konnte. 1917 erreichten die Todesfälle mit 10,4% des Gesamtstandes „eine nie bisher erreichte Höhe.“[4] In den Kriegsjahren wurde im Männerhaus am Kaiserweiher ein Lazarett für Kriegsneurotiker eingerichtet.

Die Nachkriegszeit ist für die Anstalt besonders schwierig. Durch die zunehmende Inflation kommt es zu wachsenden wirtschaftlichen Schwierigkeiten, und staatliche Sparmaßnahmen führen zu einem beachtlichen Abbau von Pflegepersonal. Gegen Ende seiner Dienstzeit 1926 gibt Prinzing einen „Ausblick“: Bei der finanziellen Notlage biete sich die offene Fürsorge nach Erlanger Muster an, um dadurch die Anstaltsaufnahme bei manchen Geisteskranken entbehrlich zu machen und sie in der Familie halten zu können. Im gleichen Sinne würden sich psychiatrische Aufnahmestationen an größeren Krankenhäusern bewähren können. Seiner Meinung nach seien auch erbliche Geisteskrankheiten prinzipiell beeinflußbar, weil sie Reaktionsweisen auf Umwelteinflüsse darstellten. Auch die aktive Therapie nach Simon biete neue Aussichten. „Wenn nicht alles täuscht, stehen wir wieder einmal an einem Wendepunkt der Psychiatrie. Es wäre möglich, daß die Bett- und Badebehandlung, die bisher für das A und O der Anstaltstherapie galten, einem neuen System, der sog. aktiven Therapie, wird weichen müssen.“[5]

Mit der Übernahme der Direktion durch Dr. Valentin Faltlhauser, mit dem am 5. 11. 1929 ein vierter Direktor aus Erlangen nach Kaufbeuren kam, trat ein, was sein Vorgänger vorausgesehen hatte. Diese Zeit ist Gegenstand der nächsten Kapitel sowie des Beitrages über Dr. Faltlhauser in diesem Buch.

## 2. Nationalsozialismus im Krankenhaus

### *2.1. Entwicklung der Pflegesätze*

Aus Grafik 1 geht hervor, daß die Tagespflegesätze zwischen 1913 und 1933 von 257,2 auf 342 Reichspfennige (Rpf.) gestiegen waren. Der Höchsttagespflegesatz war 1928 mit 489,2 Rpf. erreicht worden. Diese Steigerung des Pflegesatzes kam wesentlich durch einen Anstieg der Personalkosten zustande. Die Personalkosten waren im Vergleichszeitraum um 150% gestiegen. Die in Grafik 1 zusammengefaßten Sachkosten, die Ausdruck der eigentlichen Behandlungskosten sind, gingen zwischen 1913 und 1933 dagegen um 23% zurück. Parallel zur gesamten Entwicklung der Tagessätze lagen die aufgewendeten Sachkosten im Jahre 1928 mit 264,1 Rpf. am höchsten. Im Vergleich dazu waren sie 1933 sogar um 35% niedriger.

Tabelle 1 weist die Höhe der Tagessätze für die jeweiligen Versorgungsklassen und deren Verlauf bis 1945 aus. Der 1935 erreichte Höchststand der Tagessätze wurde bis zum Kriegsende beibehalten. Am 17. Oktober 1936 trat eine Preisstoppverordnung des Reichsministeriums für Wirtschaft in Kraft, in der die Kon-

[4] Jahresbericht der Kreis-Irrenanstalt Irsee 1917
[5] Unter Zuhilfenahme von *Heinrich Salm*, 1952, S. 2

stanz der Pflegesätze festgelegt war. Um zusätzliche Mittel für die Anstalt zu erhalten, wurde 1941 für die Versorgung in der Kinderabteilung für Selbstzahler ein Satz von 2,5 Reichsmark (RM) und alle übrigen Kinder von 2,0 RM eingeführt. Auf Anregung des „Reichsausschusses zur wissenschaftlichen Erfassung von erb- und anlagebedingten schweren Leiden", unterstützt vom Bayerischen Staatsministerium des Innern, war eine Kinderfachabteilung eingerichtet worden. Dazu wurde das bis dahin von weiblichen Patienten belegte Landhaus II von erwachsenen Patienten geräumt und eine Fachabteilung für Kinder bis zu 14 Jahren, die an „erb- und anlagebedingten schweren Erkrankungen" litten, eingerichtet. Sie wurde für 50 Kinder konzipiert. Am 5. 12. 1941 wurde die Abteilung eröffnet und war bereits am 11. 3. 1942 vollständig belegt.

Der Deutsche Gemeindetag hatte allen deutschen Landesfürsorgeverbänden mit Beschluß vom 23. 6. 1937 mitgeteilt, daß rückwirkend ab 1. 4. 1937 Selbstzahler, sofern sie Deutsche waren, in der Pflegeklasse I RM 5,40 und in der Pflegeklasse II RM 3,50 pro Tag zu zahlen hätten. „Für Juden und Ausländer [wurde] ein höherer Pflegesatz für jede Versorgungsklasse je nach der Vermögenslage des Zahlungspflichtigen festgesetzt."[6] Die Jahresberichte zeigen, daß die Mittel für Verpflegung und Getränke von 102,4 Rpf. 1913 über 150 Rpf. 1928 auf knapp 72 Rpf. bis 1933 fielen, was gegenüber 1913 einen prozentualen Rückgang von etwa 29% und gegenüber 1928 von circa 52% bedeutet. Die anteilsmäßige Verteilung der einzelnen Sachkosten an den Gesamtpflegekosten geht daraus nicht hervor. Es wurden von 1932 bis 1945 lediglich Gesamtverpflegungstage der Anzahl nach tabellarisch registriert, deren tatsächlicher Kostenanteil am Gesamtkostenaufwand jedoch nicht mehr aufgeschlüsselt ist.

Neben der Konstanz der Pflegekostensätze bis zum Kriegsende und der Tatsache, daß die Pflegekosten in Kaufbeuren über der Festsetzung des Deutschen Gemeindetages lagen, geht aus den Verwaltungsakten hervor, daß die Pflegekosten ab September 1942 zusätzlich die Kosten für die Insulinbehandlung zu decken hatten, während bis dahin diese Kosten getrennt verrechnet worden waren. Auf ein Schreiben des Beauftragen für den Vierjahresplan, Reichskommissar für die Preisbildung Schmidt, aus Berlin vom 14. 8. 1942, welches über das Bayerische Staatsministerium für Wirtschaft, Preisbildungsstelle, über München nach Kaufbeuren kam, heißt es am 2. 9. 1942: „Auf Anordnung des Herrn Direktors [Schmidt] dürfen Kosten für die Insulinbehandlung ab heute, den 2. 9. 1942, nicht mehr angefordert werden". In diesem Schreiben war unter anderem die Rede davon, daß der „Sonderzahlung gewisser Heilmittel" nicht mehr seitens der Krankenkassen und der Zentralverrechnungsstelle der Heil- und Pflegeanstalten in Berlin nachgekommen werde.

In einem Schreiben des Leiters der Zentralen Verrechnungsstelle, Wobrock, an den Direktor der Anstalt Kaufbeuren, ebenfalls aus dem Jahre 1942, ist folgendes ausgesagt: „Anträge von Angehörigen auf Entlassung, die aus ärztlicher Sicht mög-

[6] Der Deutsche Gemeindetag mit Beschluß vom 23. 6. 1937, zitiert nach Jahresbericht 1938, S. 28

lich erscheinen und tatsächlich durchgeführte Entlassungen von Patienten" seien zur Entscheidung mit den Krankengeschichten an die Zentralverrechnungsstelle nach Berlin zu schicken. Dort solle entschieden werden, wie mit etwaigem Vermögen von Patienten zu verfahren sei. Sollten etwa Angehörige um den Nachlaß von Patienten bitten, so sei dies grundsätzlich möglich, und Gegenstände von „geringem Wert" könnten ausgehändigt werden. Bei „Stücken von wirklichem Wert" werde durch den Leiter der Zentralverrechnungsstelle auf Anfrage geprüft, „ob darauf vom Kostenträger zur teilweisen Deckung der Anstaltspflegekosten Anspruch erhoben" werde. Ebenso sollte mit Geldbeträgen von über 20 RM verfahren werden. Diese Regelung galt jedoch nur für Fürsorgepfleglinge. Angehörige von Selbstzahlern sollten den gesamten Nachlaß der Patienten zurückerhalten.

### 2.2. *Verpflegung*

Nach eigener Einschätzung aus dem Jahre 1930 gehörte damals die Verpflegung in Kaufbeuren „in Zusammensetzung, Menge, Zubereitung und Abwechslung wohl sicher zu den besten Verpflegungen, die an bayerischen Anstalten zu treffen sind."[7] Es gab die Kostklassen I und II, die sich jedoch nicht wesentlich unterschieden, eine Krankenkost, die als Schonkost bei bestimmten organischen Erkrankungen sinnvoll erschien, sowie eine Breikost für alte Patienten und Paralytiker. Für die arbeitenden Patienten gab es ein zweites Frühstück gegen 9 Uhr und am Nachmittag ein Vesperbrot mit Tee. Die Situation verschlechterte sich 1931. Die Gründe dafür lagen jedoch nicht in einer Senkung des Pflegesatzes, sondern in einem Anstieg der Personalkosten, wie bereits anhand von Grafik 1 erläutert worden ist. Zwischenmahlzeiten, die bis dahin als Arbeitsanreiz eingeplant waren, wurden gestrichen. Fleischtage wurden von vier auf drei Tage pro Woche eingeschränkt, und im Jahresbericht von 1931 heißt es: „Die Kost ist immer noch ausreichend, da noch keine Gewichtsabnahme bei den Patienten" zu registrieren sei.[8] Weitere Einschränkungen würden sich aber „fühlbar machen", schon jetzt gebe es bittere Klagen über Kost.[9] Im Jahresbericht von 1933 wird diese Entwicklung von Faltlhauser schon deutlich kritischer kommentiert. Es heißt dort:

> „Die Tabelle nötigt eindeutig und unerbittlich zu der Folgerung, daß bei den Sachausgaben die Grenze der Senkungsmöglichkeit erreicht, ja bereits überschritten ist. Jeder Versuch der weiteren Senkung der Sachausgaben würde sich in einer nicht zu verantwortenden Schädigung der Kranken und damit des Zweckes der Anstalt überhaupt auswirken."[10]

### 2.3. *Sippentafeln, erbbiologische Bestandsaufnahme*

Im Archiv des Bezirkskrankenhauses Kaufbeuren liegen insgesamt 1300 Sippenmappen. Diese enthalten die sog. Sippentafeln. Die Tafeln sind chronologisch ge-

[7] *Valentin Faltlhauser*, Jahresbericht 1930, S. 27
[8] *Valentin Faltlhauser*, Jahresbericht 1931, S. 32
[9] *Valentin Faltlhauser*, Jahresbericht 1931, S. 32
[10] *Valentin Faltlhauser*, Jahresbericht 1933, S. 29

ordnet. Die erste wurde am 15. 7. 1936 und die letzte am 18. 11. 1939 erstellt. Nicht alle Tafeln sind jedoch mit dem Datum ihrer Erstellung versehen. Teilweise enthalten die Sippenmappen erbbiologische Daten von zwei Patienten, wenn sie Geschwister waren, so daß von etwa 1350 Patienten Sippentafeln erstellt wurden. Auf Erlaß des Reichs- und Preußischen Ministers des Innern vom 8. 1. 1936 waren die Heil- und Pflegeanstalten angewiesen, zur erbbiologischen Bestandsaufnahme einen erbbiologischen Fragebogen auszufüllen, „auch dann, wenn es sich nicht um Erbkranke" handelte. Die Jahresberichte der Kaufbeurer Anstalt zeigen, wieviele Patienten jährlich den erbbiologischen Erhebungen unterzogen, wie viele davon als erbkrank gemeldet wurden und wie häufig die jeweiligen Diagnosen, die als erbliche Erkrankungen galten, vorlagen. (vgl. Tabelle 2)

Der Reichsinnenminister hatte im oben erwähnten Erlaß vom 8. 1. 1936 die erbbiologische Bestandsaufnahme der gesamten deutschen Bevölkerung angeordnet. Die Heil- und Pflegeanstalten sollten dazu sämtliche Patienten und deren Angehörige in Sippentafeln erfassen. Wenn Patienten aufgrund ihres Alters nicht mehr generationsfähig, bereits sterilisiert waren oder an Tuberkulose litten, wurde der Antrag auf Unfruchtbarmachung seitens der Anstalt nicht gestellt, so daß von den als erbbiologisch krank gemeldeten Patienten nicht alle sterilisiert wurden.

1934 berichtet Faltlhauser enthusiastisch, daß der Fürsorgearzt „in der Frage der Mithilfe bei der Aufartung unseres Volkes mit an die vorderste Stelle [rücke], da er am ehesten in der Lage [sei], die bedenklichen Fälle erbkranker Psychotiker rasch zu erfassen."[11] Zwar erwachse dem Fürsorgearzt dadurch eine erhebliche Mehrbelastung, dies müsse jedoch hingenommen werden, da er „eine große Anzahl geistig Abnormer kennt und den Verlauf der Erbkrankheit zu beobachten in der Lage ist, um das zur Grundlage der Unfruchtbarmachung dienende ärztliche Gutachten zu erstellen."[12]

Mit einem gewissen Stolz drückt sich der Direktor aus, wenn er sagt: „Der Fürsorgearzt hat entsprechend obigen Ankündigungen vom Jahre 1933 gehandelt und ich bin in der Lage, den ersten Tätigkeitsbericht über die Mitwirkung der Fürsorgestelle bei der Durchführung des Erbgesundheitsgesetzes zu erstellen."[13] Er weist außerdem ausdrücklich darauf hin, daß es nirgendwo Widerstand von Amtsärzten gegen die Anzeige bzw. Begutachtung der Fürsorgestellung gegeben habe und so „in allen erbgesundheitlichen Fragen in engstem Einvernehmen und wirklich vorbildlicher Zusammenarbeit Fürsorgearzt und Amtsärzte zusammengestanden haben."[14] Lediglich im Bezirk Südallgäu sei „die engste Fühlungnahme mit einigen Amtskollegen etwas erschwert" gewesen, da die betreffenden Amtsärzte entweder zu bequem gewesen seien oder „die Notwendigkeit schärfster

[11] *Valentin Faltlhauser*, Jahresbericht 1934, S. 108
[12] *Valentin Faltlhauser*, Jahresbericht 1934, S. 108
[13] *Valentin Faltlhauser*, Jahresbericht 1934, S. 109
[14] *Valentin Faltlhauser*, Jahresbericht 1934, S. 109

Durchführung des Gesetzes" unterschätzt hätten oder „teils aus einer Art passiver Resistenz gegenüber dem Gesetz" zurückhaltend gewesen wären.[15]

Hinsichtlich der Zusammenarbeit mit niedergelassenen Kollegen und deren erbbiologischen Anschauungen erwähnt Faltlhauser, daß der Fürsorgearzt bereits öfter festgestellt habe,

„daß nicht nur in Laienkreisen, sondern auch in ärztlichen Kreisen über die Ziele der Rassenhygiene und insbesondere der Unfruchtbarmachung falsche Ansichten und unklare Anschauungen bestehen. Obwohl jeder praktische Arzt im Besitze des Standardwerkes von Güttke-Rüdin-Ruttke über das Erbgesundheitsgesetz ist, liegt es häufig uneröffnet auf dem Schreibtisch des praxisausübenden Kollegen.
Es ist tief bedauerlich, daß gerade in ärztlichen Kreisen so wenig Verständnis für die Notwendigkeit straffer Mitarbeit bei der Durchführung des Erbgesundheitsgesetzes besteht. Großer und umfassender Aufklärungsarbeit durch die zuständigen Stellen bedarf es hier noch. Andererseits gibt es aber erfreulicherweise praktische Ärzte, die ernst und offen wertvolle Mitarbeit leisten und die materielle Rücksicht den anderen Kollegen, die das Gesetz geflissentlich übersehen, idealer Erkenntnisse wegen hintansetzen. Es wäre sehr zu bedauern, wenn gerade diese Vorkämpfer Schaden leiden müßten gegenüber jenen Ärzten, die durch ihr Verhalten ihr negatives Interesse an den bevölkerungspolitischen Zielen unseres Staates kundtun."[16]

Als sehr eindrücklich erwähnt Faltlhauser deswegen den Fall einer 23jährigen Patientin, die ein uneheliches Kind hatte. Vom Erbgesundheitsgericht Kempten sollte der Antrag auf Unfruchtbarmachung wegen angeborenen Schwachsinns befundet werden. Dabei sei der Verdacht weiterer Erbdefekte in der Familie dieser Erbkranken aufgekommen. Der betreffende Bezirksarzt verneinte auf Anfrage des Erbgesundheitsgerichtes das Bestehen weiterer Erbfälle in dieser Familie. Daraufhin habe er sich selbst „auf Umschau" begeben.

„In wochenlanger Arbeit fand ich in der Sippe eines schwachsinnigen Alkoholikers als Vater oben erwähnte Kranke und in zugehörigen Seitenlinien 21 Fälle von erbdegenerativem Schwachsinn kombiniert mit Sprachfehlern und teilweise Schwerhörigkeit, die ich karteimäßig festlegte. Zehn Fälle mußten sofort als äußerst bedenklich begutachtet werden, da unmittelbare Fortpflanzungsgefahr bestand."[17]

Dieser Fall wird im Jahresbericht 1934 zitiert, um zu zeigen, daß nach Auffassung des damaligen Klinikdirektors „kein Fall klarer und eindeutiger die Notwendigkeit energischer Mitarbeit der Fürsorgeärzte bei gesundheitsgesetzlichen Maßnahmen beleuchte als dieser."[18] Es sei „deshalb zu fordern, daß jeder Fürsorgearzt volles Verständnis und innere Überzeugung für die neuen Aufgaben seines Wirkens" habe.[19] Eine ideale Fürsorge sei eine solche, die gründlich, umfassend und schnell erkrankte Patienten erfasse und den Erbgesundheitsgerichten bzw. den Gesundheitsämtern melde. Priorität vor der nachgehenden Fürsorge habe zweifelsohne die wichtigere Erbvorsorge.

15 *Valentin Faltlhauser*, Jahresbericht 1934, S. 109
16 *Valentin Faltlhauser*, Jahresbericht 1934, S. 112
17 *Valentin Faltlhauser*, Jahresbericht 1934, S. 112f.
18 *Valentin Faltlhauser*, Jahresbericht 1934, S. 113
19 *Valentin Faltlhauser*, Jahresbericht 1934, S. 113

„Nicht Hemmschuh soll der Fürsorgearzt sein bei der Durchführung des Erbgesundheitsgesetzes, sondern Stoßtrupp und Vorkämpfer; er kann auf diesem Vorweg auch beweisen, daß der Psychiater nicht Arzt zweiter Klasse, sondern wertvoller Erbgesundheitshygieniker ist. [Auf diese Weise] treibt er staatsfördernd Vorsorge für das neue Deutschland."[20]

Assistenzarzt Dr. Dr. Klaus Erich Schulz hatte einen Fragebogen entwickelt, den er an die nächsten Angehörigen der Patienten verschickte. Anhand der zurückgesandten beantworteten Fragebögen erstellte er die Sippentafeln. Von 1940 bis 1944 wurden diese Tafeln zwar noch angelegt, aber nicht mehr von ärztlichem Personal, da es wegen des Ärztemangels (Einziehung zur Wehrmacht) und wegen der Benzinknappheit nicht mehr möglich war, die erbbiologischen Erhebungen durchzuführen. Außerdem folgte die Anstaltsleitung einer Verordnung des Reichsministeriums des Innern vom 31. 8. 1939 und stellte von da an kaum mehr Anträge auf die Unfruchtbarmachung. Es sei „zuzugeben, daß damit der in der Verordnung enthaltene Begriff der Fortpflanzungsgefährlichkeit zu weit ausgelegt wurde."[21]

Unabhängig davon war schon 1937 diskutiert worden, daß die Kosten für die Allgemeinheit steigen, wenn zur Sterilisation angemeldete Patienten, von denen ein Sippenbogen angelegt werden mußte, wegen der zum Teil umständlichen Fremdanamnesen lange Krankenhausaufenthalte zwischen Einweisung und Sterilisation in Kaufbeuren verbrachten. Im Jahresbericht 1938 ist zu lesen, daß im Berichtszeitraum an 5039 Blutsverwandte erbbiologische Fragebögen geschickt worden waren. Davon waren 2182 Befragte verstorben. Die über 5000 Befragten verteilten sich auf 199 Sippentafeln. Nun wird weiterhin berichtet, daß „eine systematische Untersuchung aller erfaßten lebenden Sippenangehörigen" aus Zeitgründen nicht möglich sei, dennoch aber „von Jahr zu Jahr das Hauptgewicht des Außendienstes immer mehr auf erbbiologische Aufgaben gelegt" werde.[22] Es gab darüber hinaus noch Probleme in der Zusammenarbeit mit der erbbiologischen Landeszentrale. So schreibt Schulz entschuldigend:

„Trotzdem dürfte die Aufstellung über unsere Arbeit aber zeigen, daß an hiesiger Anstalt das ernstliche Bestreben vorhanden ist, die erbbiologische Bestandsaufnahme im Rahmen des Möglichen zu meistern."[23]

Da vom August 1939 an nur noch selten Anträge auf Unfruchtbarmachung gestellt worden waren, verloren die Sippentafeln als Grundlage einer eugenischen Präventionsstrategie bzw. für prädiktiv-medizinische Eingriffe wie die Sterilisation zunehmend an Bedeutung. Dennoch wurden Sippentafeln weiterhin angelegt. 1943 ist in bezug auf die erbbiologische Bestandsaufnahme wegen der Kriegsverhältnisse schließlich nur noch von einer „erzwungenen Übung" seitens Faltlhausers die Rede. Im folgenden Jahresbericht teilt Faltlhauser sodann auch mit, daß die erbbiologische Bestandsaufnahme vollständig zum Erliegen gekom-

[20] *Valentin Faltlhauser*, Jahresbericht 1934, S. 113
[21] *Valentin Faltlhauser*, Jahresbericht 1939, S. 52
[22] *Valentin Faltlhauser*, Jahresbericht 1938, S. 50
[23] *Klaus Erich Schultz*, Jahresbericht 1944, S. 41

men sei. „Schuld daran waren der Personalmangel und die fehlenden Formulare, die nicht mehr geliefert werden konnten.“[24] Im übrigen verweist dieser Jahresbericht darauf, daß aus Anlaß des totalen Kriegseinsatzes durch einen Runderlaß des Reichsministeriums des Innern vom 6. 9. 1944 bestimmt worden sei, „daß Anträge auf Unfruchtbarmachung von Erbkranken bis auf weiteres, abgesehen von ganz dringlichen und klar liegenden Fällen nicht zu stellen seien. Auch in diesen Fällen [müsse] erst die höhere Verwaltungsbehörde entscheiden, ob wirklich der Fall so dringlich [sei], daß die Durchführung des Verfahrens trotz des totalen Krieges erforderlich sei.“[25] Damit war die „praktische Durchführung des Gesetzes zur Verhütung erbkranken Nachwuchses außer Wirksamkeit gesetzt.“[26]

### 2.4. *Besuch von Angehörigen*

1930 wurden die Besuchszeiten durch den Direktor der Anstalt in folgender Weise geregelt: Besuche waren täglich von 9 bis 12 Uhr und von 14 bis 17 Uhr an Werktagen möglich; an Sonn- und Feiertagen von 10 bis 12 Uhr. Der Klinikleiter versuchte, möglichst viele Besucher persönlich kennenzulernen. Als Begründung dafür gibt er im Jahresbericht von 1930 an: „Die Direktion ist so in der Lage, von sich aus die Angehörigen aktiv zu bedrängen, ihre Familienmitglieder wieder aufzunehmen [...].“[27] Hierin drückt sich die Grundhaltung Faltlhausers zu einer gemeindenahen Psychiatrie aus. Er war Anfang der 30er Jahre sehr darauf bedacht, Patienten nicht zu hospitalisieren, sondern gemeindenah zu versorgen. Wie sich die Besucherzahlen im einzelnen zwischen 1930 und 1944 entwickelten, zeigt Tabelle 3.

### 2.5. *Offene psychiatrische Fürsorge*

1923 sprach Oberministerialrat Dr. Prinzing an die Regierung von Schwaben und Neuburg die Empfehlung aus, in Augsburg, Kempten, Memmingen, Nördlingen und Ulm eine offene psychiatrische Fürsorge zu organisieren. Erst 1930 begann dann die erste offene Fürsorge in Kaufbeuren. Dazu wurde ein Dienstwagen angeschafft und eine Fürsorgepflegerin für Augsburg Stadt und Augsburg Land sowie Zusmarshausen, Schwabmünchen, Kempten und Füssen angestellt. Es wurden im ersten Jahr 274 Patienten ambulant betreut. 1931 stieg die Zahl der Patienten auf 508. Im Jahre 1932 wurde schließlich eine zweite Fürsorgepflegerin eingestellt, und in der Folge davon konnten 990 Patienten außerhalb der Klinik versorgt werden, von denen 553 früher in Anstaltsbehandlung gewesen waren. Diese Zahl blieb 1933 mit 935 außenfürsorglich betreuten Patienten im wesentlichen gleich. Ein Jahr später standen mit 1090 Patienten circa 80% aller aus Kaufbeuren

[24] *Valentin Faltlhauser*, Jahresbericht 1944, S. 41
[25] *Valentin Faltlhauser*, Jahresbericht 1944, S. 41
[26] *Valentin Faltlhauser*, Jahresbericht 1944, S. 29
[27] *Valentin Faltlhauser*, Jahresbericht 1930, S. 29

entlassenen Patienten in der Fürsorge des Landesfürsorgeverbandes Schwaben. Wie die Entwicklung zwischen 1934 und 1939 in der offenen Außenfürsorge weiter verlief, wird aus den Grafiken 2 und 3 ersichtlich.

### 2.6. *Familienpflege*

Tabelle 4 zeigt als Übersicht nach Zahl und Geschlecht aufgeschlüsselt die in Familienpflege befindlichen Patienten für die Jahre 1933 und 1944. Das Verpflegsgeld, welches den betreuenden Familien bezahlt wurde, war seit 1934 mit 45 RM pro Monat konstant. Davor war im Jahre 1933 das Verpflegsgeld von 50 auf 45 RM gesenkt worden. Diese Änderung des Verpflegsgeldes ging zurück auf einen am 2. 2. 1933 im Kreisausschuß Schwaben gefaßten Beschluß, welcher als Begründung für die Verringerung des Verpflegsgeldes angab: „Der tägliche Verpflegsaufwand soll durch stärkere Berücksichtigung des Entbehrungsfaktors gesenkt werden". Diese Senkung des Verpflegungsgeldes ist wohl weniger als ein aus der Not geborener Schritt zu verstehen als vielmehr ein solcher, dem die Überzeugung zugrunde lag, daß die in Familienpflege gegebenen Patienten für weniger Geld mehr arbeiten sollten; und dies mit der Begründung, daß das Volk wichtiger sei als der individuelle Mensch, der Teil weniger als das Ganze.

Der Anteil männlicher Patienten an der Gesamtzahl der in Familienpflege gegebenen Patienten lag in den Kriegsjahren erkennbar höher als in der Vorkriegszeit. Die Jahresberichte gehen in der Weise darauf ein, daß sie vermehrte Anfragen vor allem der ländlichen Bevölkerung erwähnen, weil die männlichen Angehörigen im Feld standen. Darum fragten die Landwirte häufiger bei der Anstalt um männliche Hilfskräfte nach. Dagegen blieb die Zahl der in Familienpflege gegebenen weiblichen Patienten vor und während des Krieges in der gleichen Größenordnung erhalten.

## 3. Wandel der therapeutischen Methoden zwischen 1930 und 1945

Aufgrund fehlender Alternativen lag zunächst das Hauptgewicht während der Vorkriegsjahre auf einer Dauerschlaftherapie und Dauerbädern sowie mechanischen Beschränkungen durch trockene und feuchte Packungen. Der Dauerschlaf wurde durch Paraldehyd- und Trional-Einläufe vier- bis fünfmal pro Tag über mehrere Tage hin erreicht. Auch in den Kriegsjahren wurde versucht, über Fachliteratur, Kongresse und Hospitationen an auswärtigen Kliniken neue Behandlungsmethoden zu finden, zu erlernen und anzuwenden. So schreibt Faltlhauser im Jahresbericht 1934, daß die Behandlungskonzeption seines Hauses wesentlich auf dreierlei hin ausgerichtet sei:

- Verbesserung der pharmakologischen Behandlung
- Weiterer Ausbau der offenen Außenfürsorge

– Umwelteinflüsse in Ätiologie und Therapie in ihrem zunehmend als bedeutend anerkannten Stellenwert zu berücksichtigen, da „Erbanlage in recht vielen Fällen doch nicht das allein entscheidende und unabänderliche Schicksal" eines Patienten bedeute.[28] „Auch der Arzt des modernen Staates [dürfe] über den Pflichten der Allgemeinheit gegenüber nicht die Pflicht des Einzelindividuums ganz außerachtlassen."[29]

Die Konstitutionstherapie nach Aschner wurde in Kaufbeuren von 1932 bis 1934 erprobt und dann wegen erkannter Ineffizienz wieder eingestellt. Bei dieser Therapie handelte es sich um ein Verfahren, bei dem Abführmittel, Brechmittel, Aderlässe und Hydrotherapie in strenger Anordnung hintereinander verabreicht wurden. Diese zunächst sehr wohlwollend von Faltlhauser aufgefaßte Behandlung wurde unter anderem auch deswegen als vielversprechend angesehen, „weil sie ein individuelles Eingehen auf den Kranken und fortwährende Beschäftigung mit demselben [erfordere]."[30] So werde diese Konstitutionstherapie nach Aschner zu einer eminent aktivierenden Therapie.

Beiläufig sind noch die ebenfalls 1932 vorübergehend erprobte Vibrationsmassage und die Bestrahlung mit Höhensonne zu erwähnen, dabei handelte es sich um erfolglose physikalisch-therapeutische Methoden zur Behandlung von Depressionen. Grundsätzlich ging aus ihrer Haltung hervor, daß die Kaufbeurer Psychiater hinsichtlich innovativer Therapiemaßnahmen sehr offen waren und durchaus das Ziel hatten, therapeutisch und diagnostisch auf der Höhe ihrer Zeit zu sein. Als Beleg dafür mag gelten, daß kaum eine neuartige Therapieform den Patienten vorenthalten wurde, wenngleich aus heutiger Sicht die Wahl der Mittel obskur erscheinen mag.

So wurden z. B. bei schweren katatonen Krankheitsverläufen 1934 als verzweifelter Versuch Eigenblutinjektionen, Aderlaß- und Kochsalzinfusionen bei mehreren Patienten ergebnislos durchgeführt. Die Eigenblutbehandlung nach Hauptmann wurde Anfang der 30er Jahre vorwiegend zur Behandlung endogener Depressionen eingesetzt und 1934 wegen fehlenden Erfolges in Kaufbeuren auch wieder abgebrochen. Ebenfalls nur einige Monate war 1932 eine Frischhirnkur bei acht schizophrenen Patienten und drei endogen-depressiven Patienten versucht worden. Zehn Wochen lang erhielten sie Frischhirn von Rindern, das in einer Kochsalzlösung verrieben täglich verordnet wurde (200–250 g/Tag).

Es sei der verantwortungsbewußte Arzt und da besonders wegen der ungünstigen Prognose psychiatrischer Erkrankungen der Psychiater „gezwungen alles zu versuchen, was nur irgendwie Erfolg zu versprechen erscheint."[31] Geradezu therapeutischer Optimismus spricht sich aus, wenn Faltlhauser im Jahresbericht von 1938 schreibt, nur „wer das Unmögliche erstrebt, kann das Unmögliche erreichen". Und er zitiert weiter Hippokrates, um die grundsätzliche Einstellung

[28] *Valentin Faltlhauser*, Jahresbericht 1934, S. 44
[29] *Valentin Faltlhauser*, Jahresbericht 1934, S. 44
[30] *Valentin Faltlhauser*, Jahresbericht 1932, S. 45
[31] *Valentin Faltlhauser*, Jahresbericht 1936. S. 42

der Kaufbeurer Anstalt, die sich zu den Fragen der Behandlung Geisteskranker nicht geändert habe, klarzumachen: „Den höchsten Wert aber muß man in der ganzen Kunst darauf legen, daß man den Kranken gesund macht."[32]

Im Jahre 1936 wurde in Kaufbeuren die Sakel'sche Insulin-Schocktherapie erstmals an 41 Patienten erprobt. Oberarzt Dr. Heinrich Salm übernahm die Leitung dieser neuen Therapieform, nachdem er bei Prof. Dr. H. Hoffmann diese Methode an der Tübinger Universitätsklinik erlernt hatte. 1937 stieg die Zahl der Insulin-behandelten Patienten auf 92. Dabei kam es zu zwei Todesfällen, als zwei Patienten in einem Status epilepticus verstarben. Die Einführung der Insulinbehandlung und die 1941 begonnene Elektrokrampf-Therapie bewirkten, daß Dauerschlafbehandlungen und Dauerbäder bedeutungslos wurden. Die Zahl der Insulin-Behandelten stieg von 1936 bis 1939 auf 111 Patienten pro Jahr an und sank bis 1947 wieder auf 17 Patienten pro Jahr aus Kostengründen ab, da die Anwendung von Insulin pro Patient etwa 40 RM pro Jahr kostete. Aus Gründen der Kosteneinsparung wurde diese als sehr wirkungsvoll eingestufte Behandlungsmethode nur noch eingeschränkt angewendet. Zudem erhoffte man sich von der Elektrokrampf-Behandlung ähnlich gute Ergebnisse. 1941 wurden erstmals 48 Patienten EK-behandelt. Diese Zahl stieg bis 1944 auf 615 Patienten pro Jahr an.

Wie Tabelle 5 zeigt, wurden bis 1944 sämtliche übrigen Therapieverfahren entweder ganz eingestellt oder nur noch selten verwendet. Die Jahresberichte weisen neben der billigen Elektrokrampf-Behandlung hierfür zweierlei zusätzliche Gründe aus: Holzknappheit und Mangel an Kleidungsstücken. So wurde auch die Fixierung mit Ledergurten und Lederhandschuhen 1941 aus den gleichen Gründen heraus entwickelt. Insgesamt geht aus den zur Verfügung stehenden Unterlagen jedoch nicht hervor, daß die Knappheit finanzieller Mittel das therapeutische Vorgehen in der Anstalt Kaufbeuren wesentlich eingeschränkt hätte. Vielmehr läßt sich zeigen, daß die teure Insulin-Therapie in jedem Falle der von der ärztlichen Leitung gestellten Indikation finanziert wurde. Bis zur Entwicklung der Elektrokrampf-Therapie setzte sich Faltlhauser erfolgreich für die Finanzierung der Insulin-Behandlung ein. Nach Einführung der Elektrokrampf-Therapie ging die Insulin-Behandlung hauptsächlich deswegen zahlenmäßig zurück, weil eine billigere Alternativmethode mit – nach Faltlhausers Beobachtungen – vergleichbarer Effizienz zur Verfügung stand.

## 4. Sterilisation

### *4.1. Erbgesundheitsgerichte*

Faltlhauser war ab 1934 nicht-beamteter Beisitzer des Erbgesundheitsgerichtes Kempten bis zu dessen Auflösung bzw. Einstellung der Anträge am 6. 9. 1944. Sämtliche Sterilisationsanträge aus der Anstalt Kaufbeuren wurden dort behan-

[32] *Valentin Faltlhauser*, Jahresbericht 1938, S. 37

delt. Tabelle 6 schlüsselt die gestellten und abgelehnten Anträge beim Erbgesundheitsgericht Kempten auf. Dabei handelt es sich nur um Patienten aus der Heil- und Pflegeanstalt Kaufbeuren. Die Begründung dafür, daß bei 15 Patienten die Sterilisation abgelehnt wurde, bleibt unklar. In Tabelle 7 sind die Zahlen der Patienten, die im Rahmen der offenen Fürsorge sterilisiert wurden und die Zahlen derjenigen, die in stationärer Behandlung waren, gegenübergestellt. Von 1939 bis 1944 liegen aus der offenen Fürsorge deswegen keine Zahlen vor, weil die offene Fürsorge überwiegend von Fürsorgerinnen ohne ärztliche Betreuung bewältigt wurde, so daß die Frage nach möglichen Indikationen zur Sterilisation entfiel. Über Kastrationen und „Entmannungen“ liegt kein Quellenmaterial vor.

### *4.2. Zeit zwischen Antrag und Sterilisation*

In den Originalakten findet sich ein Brief von Faltlhauser an das Bayerische Justizministerium vom 12. 09. 1934. Darin beklagt er das Steigen des Krankenstandes in der Heilanstalt als Folge der Durchführung des Erbgesundheitsgesetzes. Die Entlassungen würden sich verzögern, da auch dann, wenn der Zustand des Patienten die Entlassung erlaube, er erst entlassen werden dürfe, wenn er unfruchtbar gemacht worden sei. Mit anderen Worten beklagte er, daß zwischen der Antragstellung und der Durchführung der Sterilisation zu viel Zeit vergehe. Als Gründe für diese Verzögerung führt er an: Einmal die Einspruchsfrist von vier Wochen; zum anderen die Berufungen beim Erbgesundheitsobergericht.[33] Im Jahresbericht 1934 nennt er als weiteren Grund die Verzögerung durch die Vormundschaftsgerichte, die sich mit der Errichtung von Pflegschaften und der Bestellung der Pfleger zu viel Zeit lassen würden.

Als Beweis für seine Klagen führt Faltlhauser eine Liste an, in der für das Jahr 1934 für jeden einzelnen Betroffenen der Zeitraum zwischen Antragstellung, Verhandlung vor dem Erbgesundheitsgericht, Beschluß und Operation genannt ist. Dabei ergaben sich Fristen zwischen Antrag und Sterilisation von durchschnittlich 6–12 Wochen. Lediglich in Einzelfällen dauerte diese Frist bis zu vier Monaten.

### *4.3. Wo fanden die Sterilisationen statt?*

Im Jahre 1933 und zuvor wurden die Sterilisationen in der Anstalt selbst durchgeführt. 1934 wurde zunächst in der chirurgischen Abteilung des Städtischen Krankenhauses in Augsburg sterilisiert, danach wurde auch das Städtische Krankenhaus Kaufbeuren „zur Unfruchtbarmachung berechtigt“ erklärt und in der Folgezeit fast alle Operationen dort durchgeführt. Die Patienten wurden dazu „bis zur völligen Heilung“ ins Städtische Krankenhaus verlegt. Nach zwei Todesfällen im Anschluß an die Operation wurden schließlich „unsichere Kranke, bei denen Erregungszustände befürchtet wurden, zur Operation ins Krankenhaus

33 *Valentin Faltlhauser*, Jahresbericht 1938, S. 28

gebracht und anschließend gleich zurückverlegt". 1935 verstarb ein Patient postoperativ an einer Lungenentzündung im Krankenhaus Kaufbeuren. 1938 erlag ein weiterer Patient der Operation durch Herzversagen. Vereinzelt wurden Patienten im Städtischen Krankenhaus Kempten sowie im Städtischen Krankenhaus Augsburg sterilisiert. Im Jahresbericht 1937 wird erwähnt, daß eine Patientin zur Röntgensterilisation in die Münchner Universitätsfrauenklinik verlegt wurde. Wieviele Patienten in den Jahren 1934–1944 sterilisiert wurden, zeigen die Tabellen 2 und 8, gegliedert nach Anzahl, Geschlecht und Diagnose, sowie Grafik 4.

### *4.4. Reaktion auf Sterilisationen*

Faltlhauser schreibt im Jahresbericht 1938:

„Der Kampf gegen das Gesetz wird von vielen Betroffenen und ihren Sippen immer noch gleich erbittert geführt. Es ist dies begreiflich, da ja infolge falscher Aufklärung eine Sippe, aus der ein unfruchtbar gemachter Erbkranker stammt, häufig im ganzen als minderwertig angesehen wird, ganz abgesehen davon, daß heute eben doch viele, denen die Unfruchtbarmachung droht, wissen, daß ihnen nach der Unfruchtbarmachung doch recht erhebliche Nachteile im Leben erwachsen. Wer viel mit solchen Menschen nach ihrer Unfruchtbarmachung in Berührung steht, der weiß, wie schwer es namentlich junge Mädchen, aber auch junge Männer empfinden, daß sie nur mehr unter ganz einschränkenden Bestimmungen, die praktisch einem Verzicht gleichkommen, heiraten können. Diese Erwägungen haben selbstverständlich nichts mit der Notwendigkeit des Gesetzes zur Verhütung erbkranken Nachwuchses zu tun. Die Allgemeinheit soll sich nur auch einmal über das Opfer klar werden, das die Erbkranken für das Volk durch ihre Ausschaltung von der Fortpflanzung bringen."[34]

Trotz des Wissens um das Leiden sterilisierter Patienten hat Faltlhauser sogar schon vor Inkrafttreten der Erbgesundheitsgesetze Patienten aus eugenischen Überlegungen sterilisieren lassen:

„Es ist zu erwähnen, daß bei zwei Männern aus medizinischer Indikation Sterilisierungen durchgeführt wurden. Von solchen Sterilisierungen [...] wurde, wenn sich eugenische und medizinische Indikationen finden ließen, an der hiesigen Anstalt vor in Kraft treten des Gesetzes [...] in einer größeren Zahl von Fällen Gebrauch gemacht, in der Überzeugung, daß damit neben der medizinischen Notwendigkeit auch eugenischen Forderungen Rechnung getragen würde."[35]

Diese Notiz weist darauf hin, wie in der Heil- und Pflegeanstalt Kaufbeuren von der Direktion die Frage nach der Sterilisation gewertet wurde. Faltlhauser sah sich als Verfechter der Durchsetzung des Erbgesundheitsgesetzes in vorderster Linie. Dabei werden in den Dokumenten Ungeduld und Unzufriedenheit mit dessen Durchführung sichtbar. Im Jahresbericht 1934 schreibt er darum: „Von einer systematischen Durchsuchung der Bevölkerung nach Erbkranken ist bisher keine Rede."[36] Es sollten alle erfaßt werden, besonders auch die „leichten, aber

[34] *Valentin Faltlhauser*, Jahresbericht 1938, S. 19
[35] *Valentin Faltlhauser*, Jahresbericht 1933, S. 18
[36] *Valentin Faltlhauser*, Jahresbericht 1934, S. 15

besonders erbgefährlichen Fälle von angeborenem Schwachsinn und Schizophrenien, die ihre kurzen Krankheitsschübe außerhalb der Anstalten abmachen."[37] Besonders gefährlich seien jene Schwachsinnigen, welche außer ihrer Verstandesschwäche Störungen des Gefühls, des Willens, des Trieblebens und der ethisch-moralischen Qualitäten aufwiesen. Faltlhauser hielt dagegen eine Sterilisation für überflüssig „bei dauernd Anstaltsbedürftigen und nicht mehr Fortpflanzungsfähigen, weil damit nur unnütze Kosten entstehen."[38]

Daß seine eigene Auffassung über die Verquickung von Eugenik und medizinischem Berufsethos bei der Bevölkerung auf Unverständnis und Widerstand stoßen könnte, geht daraus hervor, daß er das Erbgesundheitsgesetz nicht für ein „normales Gesetz" hielt, das jedermann als gerecht betrachten würde. An verschiedenen Stellen macht er sich deswegen Sorgen um den Ruf der Anstalt. Im Jahresbericht 1934 äußert er sich dazu: „[..] es gilt strengste Schweigepflicht, da die Anstalt Schaden am Ruf nimmt."[39] Aus der Bevölkerung käme die Reaktion: „Wenn man nach Kaufbeuren kommt, wird man sterilisiert."[40]

## 5. Aktion T4

Im Oktober 1939 war der auf den 1. 9. 1939 zurückdatierte „Gnadentod-Erlaß" als offizielle Grundlage zur Tötung von Geisteskranken durch Hitler erlassen worden. Ab dem 9. 10. 1939 erhielten sämtliche Heil- und Pflegeanstalten Meldebögen, über welche die zu tötenden Patienten erfaßt und dem Reichsinnenministerium gemeldet wurden. Im Einzelnen waren Patienten zu melden, die:

„Erstens an nachstehenden Krankheiten leiden und in Anstaltsbetrieben nicht oder nur mit mechanischen Arbeiten (Zupfen und Ähnliches) zu beschäftigen sind:
– Schizophrenie
– Epilepsie (wenn exogen, Kriegsdienstbeschädigung oder andere Ursachen angeben)
– Senile Erkrankungen
– Therapierefraktäre Paralyse und andere Lues-Erkrankungen
– Schwachsinn jeder Ursache
– Encephalitis
– Huntington oder andere neurologische Endzustände oder zweitens sich seit mindestens fünf Jahren dauernd in Anstalten befinden oder drittens als kriminelle Geisteskranke verwahrt sind oder viertens nicht die deutsche Staatsangehörigkeit besitzen oder nicht deutschen oder artverwandten Blutes sind unter Angabe von Rasse und Staatsangehörigkeit."[41]

Das Reichsinnenministerium hatte diese Meldebogenaktion angeordnet, um „im Hinblick auf die Notwendigkeit planwirtschaftlicher Erfassung der Heil- und Pflegeanstalten" deren Insassen vollständig zu registrieren, damit die ab 1940 erfolgten Transporte in Massenvernichtungsanstalten logistisch durchführbar

37 *Valentin Faltlhauser*, Jahresbericht 1934, S. 15
38 *Valentin Faltlhauser*, Jahresbericht 1934, S. 16
39 *Valentin Faltlhauser*, Jahresbericht 1934, S. 16
40 *Valentin Faltlhauser*, Jahresbericht 1934, S. 16
41 *Gernot Roemer*, 1986, S. 79

wurden. Die Meldebögen mußten dem Reichsinnenministerium bis zum 1. 1. 1940 vorgelegt werden, und Neuzugänge, welche die Kriterien, wie sie in den Meldebögen genannt waren, erfüllten, waren halbjährlich nachzumelden. Von diesen Meldebögen wurden Listen der Patienten erstellt, die dann später in den verschiedenen Reichsanstalten (Hadamar, Grafeneck, Brandenburg, Bernburg, Hartheim und Sonnenstein) vergast werden sollten.

Die eigens für den Transport der Opfer gegründete „Gemeinnützige Krankentransport-GmbH" Berlin hatte die Aufgabe, die Tötungstransporte reibungslos abzuwickeln. Die damit verbundenen Kosten wurden über die „Zentralverrechnungsstelle Heil- und Pflegeanstalten" abgerechnet. Die für diese Aktion ausgewählten Personen wurden über die „gemeinnützige Stiftung für Anstaltspflege" angestellt und rekrutierten sich aus Mitgliedern der NSDAP und der SS. „Wobei man selbstverständlich nur Personen auswählte, von denen man glaubte, daß sie die nationalsozialistische Weltanschauung und die Ziele der T4-Aktion bejahten."[42]

Der Leiter der Gesundheitsabteilung des Bayerischen Innenministeriums, Dr. Walter Schultze, dem sämtliche Heil- und Pflegeanstalten unterstellt waren, hatte Verlegungen von Patienten in die Tötungsanstalten in Form von Ministerialentschließungen angeordnet. Sein Sachbearbeiter war Oberregierungsrat Gaum. Diese Ministerialentschließungen waren im folgenden – original wiedergegebenen – Wortlaut verfaßt:

„Betrifft: Verlegung von Kranken der Heil- und Pflegeanstalten.

Die gegenwärtige Lage macht die Verlegung einer großen Anzahl von in Heil- und Pflegeanstalten untergebrachten Kranken notwendig. Im Auftrag des Reichsverteidigungskommissars verordne ich die Verlegung von 120 Kranken aus Ihrer Anstalt an. Die Verlegung wird voraussichtlich am 15. 11. 1941 erfolgen. Wegen der Auswahl und Abholung der Kranken, die in meinem Auftrag erfolgt, wird sich die Gemeinnützige Krankentransport GmbH Berlin bzw. deren Transportleiter mit Ihnen ins Benehmen setzen. Der Transport ist von der Abgabeanstalt vorzubereiten. Falls die Anstalt über kein Bahnhofsanschlußgleis verfügt, ist
1. der Transport der Kranken bis zur nächsten Bahnstation von der Anstalt.
2. Unruhige Kranke sind mit den entsprechenden Mitteln für einen mehrstündigen Transport vorzubehandeln.
3. Die Kranken sind, soweit möglich, in eigener Wäsche und
4. Kleidung zu übergeben. Das gesamte Privateigentum ist in ordentlicher Verpackung mitzugeben.
5. Soweit keine Privatkleidung vorhanden ist, stellt die Abgabeanstalt Wäsche und Kleidung leihweise zur Verfügung.
6. Die Krankenpersonalakten und Krankengeschichten sind dem Transportleiter auszuhändigen."[43]

Da offensichtlich einige Patienten vor den Vernichtungstransporten gerettet wurden, obwohl sie über Meldebögen erfaßt waren und laut Transportlisten der Gemeinnützigen Krankentransport GmbH hätten überantwortet werden sollen, erging von Schultze am 21. 3. 1941 an die bayerischen Anstaltsdirektoren eine

[42] siehe Anm. 41, S. 180
[43] Archiv des Bezirkskrankenhauses Kaufbeuren

vertrauliche, dienstliche Weisung, wonach die Direktoren dafür verantwortlich gemacht wurden, wenn Patienten den Vernichtungstransporten „nicht ordnungsgemäß zugeführt" wurden. Es heißt dort wörtlich:

„An die Direktoren der
Heil- und Pflegeanstalten.
Vertraulich !

Betreff: Verlegung von Geisteskranken

Es mußte wiederholt festgestellt werden, daß einzelne Anstalten Kranke, die bei den Besprechungen mit den Beauftragen aus Berlin als zur Verlegung geeignet positiv bezeichnet wurden, bei den späteren Verlegungen durch die Gemeinnützige Krankentransport GmbH Berlin nicht abgegeben haben. Im allgemeinen wurde als Begründung angegeben, daß der betreffende Kranke eine gute Arbeitskraft sei und nicht entbehrt werden könne. Die mündlichen Besprechungen sind eigens zu dem Zweck angeordnet, um den Herren Anstaltsleitern bzw. den Ärzten Gelegenheit zu geben, einzelne, unbedingt nötige, tüchtige Arbeitskräfte von der Verlegung auszuschließen. Es geht nicht an, daß unter allgemeiner Zustimmung in die Besprechungen alle Kranke als positiv bezeichnet werden und ein Großteil von ihnen dann doch auf Abruf zurückgehalten wird. Ich weise mit allem Nachdruck darauf hin, daß in Zukunft alle Kranken, die in den mündlichen Besprechungen als positiv bezeichnet wurden, bei Durchführung der Verlegung abzutransportieren sind. Die Herren Anstaltsleiter haben bei den Besprechungen selbst Gelegenheit genug, sich einzelne Kranke zur Arbeit zu sichern. Ich werde in Zukunft die Herren Anstaltsleiter dafür verantwortlich machen, wenn mir neuere Fälle der oben geschilderten Art gemeldet werden.
I.A.
Dr. Schultze"[44]

Am 30. 9. 1947 sagte der Kaufbeurer Pflegesekretär Peter Holzmann über den Anfang der T4-Transporte folgendes aus:

„Zu Beginn der Vernichtungstransporte wurde mir vom Verwaltungsinspektor Frick eine namentliche Liste übergeben. Ich bekam die Weisung, dafür zu sorgen, diese Leute zum Abtransport in eine andere Anstalt vorzubereiten. Es war allerdings auffallend, daß es offensichtlich ausgesuchte Patienten waren wie Sittlichkeitsverbrecher, polizeilich Belastete und sonst erbliche Belastete. Bei der Aussuchung der für diese Transporte vorgesehenen Kranken war des öfteren eine auswärtige Kommission da, die vom Direktor durch die Abteilungen geführt wurde. Dieser Kommission wurde der oder jener Kranke gezeigt. Ich selbst hatte keine Ahnung, was diese Besichtigung für einen Zweck hatte. Als nach dem ersten Transport die Kleider wieder zurückkamen und immer dieselben Autos zur Abholung der Kranken kamen, wurde mir klar, daß es sich hier um etwas anderes handelt. Auch einige Pfleger hatten die gleiche Meinung. Später ist es von außen her eingesickert, daß die Leute zur Vernichtung wegkommen. Dienstlich wurde uns nichts bekannt. Wir hatten Schweigepflicht und wurden hierzu besonders belehrt. Eine Belehrung allgemein fand nicht statt. Ich wurde von Inspektor Frick gerufen. Er machte mich auf meine Pflichten als Beamter aufmerksam und belehrte mich, daß ich über alle Vorkommnisse in der Heil- und Pflegeanstalt strengstens zu schweigen habe. Es war mir daher nicht möglich, die Angehörigen von Kranken über den bevorstehenden Abtransport zu benachrichtigen."[45]

[44] Archiv des Bezirkskrankenhauses Kaufbeuren
[45] Peter Holzmann, Protokoll seiner Zeugenvernehmung vom 14. 5. 1948 vor dem LG Kempten, AZ: 2WS 2p/48

Zwar gab Faltlhauser später an, daß die grauen Omnibusse, mit denen die Patienten abtransportiert wurden, vom sogenannten Frauen-Tobhaus in Irsee abfuhren, aber nicht, daß er die direktorale Anweisung gegeben habe, daß dies zu dem Zweck zu geschehen habe, daß die Sache unbeobachtet bleibe. Im Gegensatz dazu äußerten verschiedentlich Pfleger und Schwestern in den Vernehmungsprotokollen, daß sie durchaus den Eindruck hatten, die Transporte sollten möglichst unbeobachtet vonstatten gehen, damit keine Beunruhigung in der Bevölkerung erzeugt werde. Diese Einschätzung erscheint um so realistischer, als das Personal, welches zu den Transporten abgestellt war, wie eine Schwester erzählte, „die Kranken grob anpackte und sie in den Wagen schnallten, sogar teilweise mit Ketten. Ich hatte den Eindruck, daß es sich hier um verkappte SS-Leute handelte."[46]

Zu den Transporten äußerte Faltlhauser selbst am 21. 4. 1948 gegenüber dem Kemptener Untersuchungsrichter Amtsgerichtsrat Martin, daß ihm zunächst nur verschiedentlich Gründe zu Ohren gekommen seien über die Vergasung der Patienten von den T4-Transporten, und dann weiter:

„Es ist möglich, daß ich bei den letzten Transporten positiv gewußt habe, daß die Kranken zur Vergasung weggebracht würden. Ich hätte jedoch die Transporte nicht verhindern können, auch wenn ich mich dagegen gestemmt hätte. Im übrigen war ich für mich der Auffassung, daß diese, von höherer Stelle angeordneten Maßnahmen rechtens seien. Ich war damals innerlich Anhänger des Euthanasiegedankens und befürwortete damals diese Maßnahmen."[47]

### *5.1. Transporte*

Die Zusammenschau der verschiedenen noch vorhandenen Quellen ergibt hinsichtlich der T4-Transporte von Kaufbeuren in die verschiedenen Vernichtungsanstalten folgendes Bild:

| | |
|---|---|
| Am 26.08.1940 | 75 männliche Patienten nach Grafeneck |
| Am 27.08.1940 | 75 weibliche Patienten nach Grafeneck |
| Am 05.09.1940 | 75 männliche Patienten nach Grafeneck |
| Am 14.09.1940 | 3 weibliche Patienten jüdischer Abstammung nach Grafeneck |
| Am 07.11.1940 | 90 weibliche Patienten nach Grafeneck |
| Am 25.11.1940 | 61 männliche Patienten nach Grafeneck |
| Am 09.12.1940 | 35 weibliche Patienten nach Grafeneck |
| Am 04.06.1941 | 70 männliche Patienten nach Hartheim |
| Am 05.06.1941 | 71 weibliche Patienten nach Hartheim |
| Am 08.08.1941 | 133 weibliche Patienten nach Hartheim |

Gesamtzahl: 688 Patienten

Zu dem Vernichtungstransport vom 25. 11. 1940 nach Grafeneck ist zu erwähnen, daß zwei (andere Zeugen berichten von 13) Kriegsteilnehmer aus dem Ersten Weltkrieg von Grafeneck nach Kaufbeuren zurückverlegt worden seien. Wahr-

[46] siehe Anm. 41, S. 113

[47] V. Faltlhauser, Protokoll seiner Beschuldigten-Vernehmung vom 21. 4. 1948 vor dem LG Kempten, AZ: siehe Anm. 45

scheinlich erfolgte die Zurückverlegung, weil nicht-erbliche, posttraumatische, körperliche oder geistige Störungen laut Meldebögen nicht Indikation für die Vernichtung dieser Patienten war.

Zu dem Transport vom 7. 11. 1940 erhielt Direktor Faltlhauser auf Anfrage vom 13. 11. 1940 vom Landesfürsorgeverband Schwaben am 6. 5. 1941 folgende Antwort:

„Ich beehre mich mitzuteilen, daß die am 8. 11. 1940 aus Ihrer Anstalt verlegten weiblichen Pfleglinge alle im Monat November vorigen Jahres in den Anstalten Grafeneck, Bernburg, Sonnenstein und Hartheim gestorben sind".

Hierbei handelt es sich aber um ein unzuverlässiges Dokument. Sichere Auskunft über die Frage, wohin die jeweiligen Vernichtungstransporte von Kaufbeuren aus erfolgt sind, gibt die „Zeittafel der festgestellten Transportfahrten der Grafenecker Krankenomnibusse und Zahl der Verlegten".[48] Darin sind die Grafenecker Originallisten über die Ankunft der Tötungstransporte nach Grafeneck enthalten.

Wie die Transporte im einzelnen vor sich gingen und wie sie seitens großer Teile des Personals erlebt wurden, vergegenwärtigt der Augenzeugenbericht einer Ordensschwester aus Irsee:

„Also auf den Listen waren die Namen und jeder Name hatte eine Nummer. Und wir haben dann jedem Kranken, der auf der Liste stand, so einen Leukoplaststreifen auf den Rücken geklebt und darauf die Nummer und den Namen geschrieben. Uns hat man gesagt, diese Leute kommen in Wohltätigkeitsanstalten, zur Caritas oder so. Damit's billiger wird. Ja, dann haben wir sie ganz schön angezogen, die schönsten Kleider und Wäsche haben wir mitgegeben, die schönsten Sachen, damit sie einen guten Eindruck machen. Ein paar Wochen später, als man schon wieder Kranke abtransportierte, kamen Kisten zu uns und da waren die ganzen Sachen der Kranken drin, Kleider und Wäsche und das hat alles nach Gas gestunken. Richtig gestunken hat's! Und die Kleider waren alle verkehrt rum, die Nähte nach außen. Da hat man ganz sicher den Patienten, wenn sie tot am Boden lagen, einfach die Kleider 'runtergezogen und in die Kisten geworfen. Da wußten wir dann, daß die vergast werden; wir nahmen es mindestens an."[49]

### *5.2. Über die Opfer*

Kinder, Frauen, Männer und Alte, „die vielleicht über ihr ganzes Leben lang gearbeitet haben und im Alter das Unglück haben, in eine Anstalt zu kommen"- wie sich Schwester Berthilla aus Irsee ausdrückte – waren die Opfer der T4-Vernichtungsaktion. Es wurden zu diesem Zweck von Ursberg und den Anstalten Holzen, Pfaffenhausen, Glött, Lauingen, Lautrach, Schweinspoint, Günzburg, dem Kinderheim Möhren und dem Kinderheim Stein im Allgäu Patienten der Heil- und Pflegeanstalt Kaufbeuren zuverlegt. Diese Einrichtungen standen unter einem hohen Aufnahmedruck und mußten möglichst viele Patienten weiterverlegen, denn dorthin wurden pflegebedürftige, geistig gesunde Kinder aus Kranken-

[48] Staatsarchiv Sigmaringen, Bestand 29/3; Akzessionsnr.: 33/1973, Nr.: 1756, Bl. 65–67
[49] *Ernst T. Mader*, 1985, S. 16

häusern verlegt, weil sie in den somatischen Häusern „überfällig waren und nicht bleiben konnten". Hierauf weisen verschiedene Zeugenvernehmungsprotokolle und Gerichtsakten hin, konkrete Beispiele fehlen jedoch in den historischen Tabellen.

Eine Ordensschwester von den Barmherzigen Schwestern in Irsee, die lange Jahre dort Krankenpflegerin war, schildert als Augenzeugin eines Kindertransportes:

„Die Kranken waren anhänglich und wir haben sie gern mögen. Man hat ihnen vor den Transporten zugesprochen: „Sie bekämen's jetzt schöner. Alles verlogenes Zeug. Aber man hat keine andere Wahl gehabt."[50]

Beim nächsten Transport sei ihr

„eine Frau ausgekommen. Sie tauchte erst wieder auf, als der Transport vorüber war. Sie war aus Kaufbeuren. Es hat sich wohl jemand ihrer angenommen. Die Schwestern mühten sich damals nicht sehr sie wiederzufinden und sie hat den Krieg überlebt."[51]

Viele Männer und Frauen wußten, ohne daß man ihnen etwas gesagt hatte, daß die Transporte ihre Vernichtung bedeuteten. Der Seelsorger von Irsee, Josef Wille, der von 1942 bis 1946 auch Anstaltsseelsorger in Irsee war, schreibt in seinem Tagebuch im September 1940:

„Am 5. 9. 1940 wurden in zwei Autos 75 Männer abtransportiert. Ein Mann sagte vor dem Einsteigen dem Inspektor Frick: ‚Meint ihr, wir sind so dumm? Wir wissen schon, daß es jetzt ins Leichenauto geht' – dann bekam er gleich eine Spritze".[52]

In ähnlicher Weise erinnert sich Schwester Bertrada aus Irsee:

„Manche Kranke ahnten ihr Schicksal voraus. So sagte einmal eine Kranke namens Schindler, die von der F 3A in das sogenannte Landhaus, von dem aus die Verlegungstransporte weggingen, verlegt wurde, wiederholt: „So, jetzt weiß ich, was mir bevorsteht". Dieselbe Kranke wünschte sich vor ihrem Wegtransport noch einen Pfannkuchen zum Abschied und ließ sich dann noch eine Beichte abnehmen. Als dies vor sich ging, fing sie bitterlich zu weinen an. Einige Zeit nach dem Abtransport erhielt die Schwester der Schindler die Nachricht, daß ihre Schwester an Ruhr verstorben sei."[53]

Eine weitere Ordensschwester aus Irsee berichtet stellvertretend für andere, daß sie beim ersten Transport noch angenommen habe, die Verlegungen seien zum Besten der Patienten:

„Wir glaubten, sie kämen in eine Wohltätigkeitsanstalt. Als aber am 8. 11. 1940 der zweite Transport Frauen fortkam und von diesen Kranken später die Wäsche und Kleidungsstücke in einem fast unglaublichen Zustand zurückkamen – man hatte den Eindruck, daß die Wäsche und Kleidungsstücke den Kranken vom Leibe gerissen worden seien – schöpften wir Verdacht. Der dritte [es handelte sich um den vierten] Abtransport kranker Frauen erfolgte am 9. 12. 1940. Es war besonders für uns Schwestern schwer, Kranke, die man jahrelang ge-

50 *Gernot Roemer*, 1986, S. 148

51 *Gernot Roemer*, 1986, S. 148f.

52 zitiert nach persönlicher Einsicht in das Tagebuch von Josef Wille

53 Rosa Bechteler, gen. Sr. Bertrada, Protokoll ihrer Zeugenvernehmung vom 10. 5. 1948 vor dem LG Kempten, AZ: siehe Anm. 45

pflegt hatte, wie Vieh dem fast sicheren Tod auszuliefern. [...] Die Omnibusse fuhren nicht vor dem Hauptportal der Anstalt vorbei, sondern kamen bei der Dämmerung an, nahmen die Kranken im Innenhof des sogenannten Landhauses frühmorgens auf und verließen die Anstalt noch vor Tagesanbruch. Die Kranken merkten allmählich, was los war, bekamen furchtbare Angst und weinten und schrien zum Teil. Die Auswahl der Kranken erfolgte nach Listen, die im Büro des Inspektors Frick auflagen. Am 6. 11. 1940 kam ein Transport Kinder auf meine Station F 3b, von denen 22 aus Lautrach, 38 aus Ursberg und 8 aus Glött, Schönbrunn und Neuötting waren (diese Zahlen habe ich von der damaligen Schwester Oberin Irmengard) [...]. Am 8. 8. 1941 fand der letzte Transport von Kaufbeuren statt, von dem ein großer Teil meiner Kinder erfaßt wurde. Ich fuhr mit ihnen zur Bahn und half sie verladen. Die Sache sah zunächst harmlos aus, bis auch dort wieder die rauhen Berliner auftauchten."[54]

Schwester Oberin Irmengard schildert laut Vernehmungsprotokoll vom 15. 5. 1948 ihre damalige Besorgnis über die Krankentransporte:

„Ich habe den Inspektor Frick wiederholt nach dem Schicksal der Kranken befragt und besorgt geäußert, daß die Kranken doch hoffentlich nicht recht leiden müssen, worauf er mir zu antworten pflegte: ‚Nein, nein, die müssen nicht leiden'."[55]

Einer anderen, sehr beunruhigten Irseer Schwester soll Inspektor Frick einmal auf die Frage, was denn eigentlich mit den Patienten in den Verlegungsanstalten passieren würde, folgendes gesagt haben:

„Die kommen in einen Saal und setzen sich auf Stühle. Dann läßt man Kohlegas herein, nach fünf Minuten fällt eins nach dem anderen vom Stuhl, ohne daß es eins vom anderen merkt."[56]

Auch der Pfleger Max Ries aus der Kaufbeurer Anstalt nahm wie viele andere zunächst an, daß die T4-Transporte den Patienten zum Vorteil seien:

„Zu den Verschleppungstransporten war offiziell bekannt, daß die Patienten in eine andere Anstalt überführt wurden. Später stellte sich von außen heraus, daß es sich um Vernichtungstransporte handelt. Offiziell war nichts bekannt. Hierzu waren immer namentliche Listen über die Patienten da, die wegkommen. Eine Benachrichtigung der Angehörigen war nicht möglich. Ja, sie war sogar auf Anordnung des Irseer Abteilungsarztes Dr. Gärtner dienstlich untersagt worden."[57]

Gernot Roemers Recherchen ergaben, daß die Organisation des Mordes an diesen Patienten auf verschiedene Weise verschleiert werden sollte. Es sollte vermieden werden, daß am gleichen Tag aus demselben Ort den Angehörigen zu viele Kranke als verstorben gemeldet werden. Darum sind falsche Todesursachen eingetragen worden. Die Tötungsanstalten hatten untereinander Akten der Opfer ausgetauscht und andere Sterbeorte beurkundet.

[54] Maria Reiser, gen. Sr. Rebecca, Protokoll ihrer Zeugenvernehmung vom 10. 5. 1948 vor dem LG Kempten, AZ: siehe Anm. 45

[55] Elisabeth Iblher, gen. Sr. Irmengard, Protokoll ihrer Zeugenvernehmung vom 15. 05. 1948 vor dem LG Kempten, AZ: siehe Anm. 45

[56] *Gernot Roemer*, 1986, S. 113f.

[57] Franziska Baindl, gen. Sr. Felicitas, Protokoll ihrer Zeugenvernehmung vom 13. 5. 1948 vor dem LG Kempten, AZ: siehe Anm. 45

### *5.3. Reaktionen auf die Vernichtungstransporte*

Die Zeugenaussagen der damals in Kaufbeuren beschäftigen Ärzte stimmen darin überein, daß sie zunächst nicht gewußt hätten, was das Ziel der Transporte gewesen sei. Meldebögen hätten sie nicht ausgefüllt. Stellvertretend für die übrigen sei hier Medizinalrat Hans Mandel zitiert:

„Von den Transporten Geisteskranker in andere Anstalten war mir nur bekannt, daß es sich um Verlegungen handelte. Ich habe erst nach Abschluß der Transporte im Jahre 1941 die Umstände erfahren, die mich mißtrauisch werden ließen. So berichteten gelegentlich Angehörige, daß ihre verlegten Kranken in der neuen Anstalt gestorben seien und auch in der Zeitung erschien die eine oder andere Todesanzeige über einen Kranken, der in eine Anstalt verlegt worden war. Dazu kamen gelegentlich Unstimmigkeiten in bezug auf die Diagnose und Todesursachen. So hieß es z.B., daß ein Kranker an Blinddarmentzündung gestorben sei, von dem die Angehörigen wußten, daß er bereits vor Jahren am Blinddarm operiert worden war. Diese Dinge gaben mir wohl zu denken; davon, daß die Kranken durch Vergasung oder auf andere Weise getötet wurden, habe ich jedoch erst nach dem Einmarsch der Amerikaner erfahren."[58]

Einen sehr zwiespältigen Gedanken sprach der evangelische Stadtpfarrer von Kaufbeuren, Hans Seifert, anläßlich seiner Zeugenvernehmung am 29. 4. 1948 aus. Er unterschied Fälle von gerechtfertigter und ungerechtfertigter Tötung:

„Nach meinem Eindruck waren die ersten Transporte im Rahmen dieser Euthanasieaktion die schlimmsten, weil die Kranken offenbar schematisch aus Berlin ausgewählt wurden und infolgedessen die Gefahr bestand, daß auch Patienten in die Vernichtungsanstalt kamen, die nicht unheilbar waren und daher auch vom Standpunkt der Euthanasie-Anhänger nicht hätten euthanasiert werden dürfen."[59]

Eine ähnlich merkwürdige Differenzierung traf der katholische Pfarrer von Irsee, Josef Wille. Er sei aufgrund seiner christlichen Überzeugung und „positiven kirchlichen Bindung" Gegner der Euthanasie gewesen. Aber, so führt er anläßlich seiner Zeugenvernehmung am 4. 5. 1948 fort:

„Trotzdem halte ich die Euthanasie durch Verabreichung von Tabletten und Spritzen an hoffnungslose Patienten für menschlicher und vertretbarer als die massenweise Zwangsverschleppung in Vernichtungsanstalten, wie sie die ‚Gemeinnützige Krankentransport-Gesellschaft' betrieben hat oder die schmerzhafte Aushungerung von Kranken wie sie die Folge der sog. E-Kost war."[60]

[58] Hans Mandel, Protokoll seiner Zeugenvernehmung vom 28. 4. 1948 vor dem LG Kempten, AZ: siehe Anm. 45

[59] Stadtpfarrer Hans Seifert, Protokoll seiner Zeugenvernehmung vom 29. 4. 1948 vor dem LG Kempten, AZ: siehe Anm. 45

[60] Pfarrer Josef Wille, Protokoll seiner Zeugenvernehmung vom 4. 5. 1948 vor dem LG Kempten, AZ: siehe Anm. 45

## 6. Tötungsaktionen in Irsee und in der Anstalt

### *6.1. Wie wurde getötet?*

Neben der Hungerkost wurden zur Tötung der Patienten Luminal, Veronal, Trional und Morphium-Scopolamin verwendet. In aller Regel wurden diese Medikamente den Opfern intramuskulär oder intravenös in letaler Dosis injiziert. Nach Schilderung des Klinikpfarrers sind die meisten Medikamente nicht über die Hausapotheke bestellt, sondern auf besonderem Wege beschafft worden. Auf der Kneissler-Station wurden Medikamente auch über Getränke verabreicht, so daß der Klinikpfarrer einigen Schwestern die Anweisung gab, sämtliche Medikamente, welche den Patienten von Pauline Kneissler hingestellt wurden, bei Antritt der Nachtwache auszuschütten und zu ersetzen. Einem anderen Teil der Patienten wurden letale Dosen von Medikamenten unter dem Vorwand verabreicht, es handle sich um Mittel zur Typhusprophylaxe. Diese sollten sie einnehmen. Wer sich weigerte, dem wurde erklärt, daß er eine Spritze erhalte.

Im November 1944 kam ein Transport von Patienten aus Illten nach Kaufbeuren. Diese Patienten waren trotz der sehr kalten Witterung laut Zeugenaussagen des Klinikpfarrers Wolff „erbärmlich gekleidet und in erbarmungswürdiger Körperverfassung". Mehrere dieser Patienten verstarben in der ersten Dezemberwoche und wiesen Ähnlichkeiten mit den Kaufbeurer Opfern auf. Die Irseer Schwestern äußerten deswegen auch den Verdacht, daß der Tod dieser Patienten durch Medikamente herbeigeführt worden sei.

Nachdem die Günzburger Anstalt 1944 fast vollständig aufgelöst worden war, kamen große Teile des dortigen Personals nach Kaufbeuren. Ein auf diese Weise versetzter Oberpfleger aus Günzburg berichtet, daß ihm im Frühjahr 1945 zwei Schachteln aufgefallen seien, die je 100 Ampullen Luminal und Morphium-Scopolamin enthielten. Daneben sei eine Injektionsspritze gelegen. In den folgenden Tagen habe er festgestellt, daß:

> „auffallend viele Ampullen verbraucht waren und zwar eigenartigerweise von der einen Schachtel etwa doppelt so viel wie von der anderen Schachtel". Er fand darauf einen Zettel mit 20 Patientennamen. Die Namen der Patienten waren numeriert, „jedoch nicht fortlaufend, sondern scheinbar wahllos durcheinander. Ich erinnere mich noch sehr gut, daß etwa an der siebten oder achten Stelle ein Pole stand, der die Nummer 1 hatte. Dieser Kranke starb in der Folgezeit als erster unter den auf dem Zettel aufgeführten Kranken."[61]

#### 6.1.1. Hungerkost

Die Hungerkost oder Entzugs-Kost (E-Kost) wurde in Kaufbeuren nach einem Beschluß der Bayerischen Direktorenkonferenz vom November 1942 eingeführt, die unter Leitung von Dr. Dr. Schultze im Staatsministerium des Innern stattfand. Bei der Hungerkost handelte es sich um eine völlig fettlose Ernährung, die wesentlich nur aus abgekochtem Gemüse und Wasser bestand. Dr. Papst, der dama-

[61] Jakob Schwendtner, Protokoll seiner Zeugenvernehmung vom 2. 6. 1948 vor dem LG Kempten, AZ: siehe Anm. 45

lige Anstaltsdirektor von Lohr, gab am 7. 5. 1948 anläßlich seiner Zeugenvernehmung hierzu folgendes zu Protokoll:

„Bei dieser Konferenz war auch Dr. Faltlhauser anwesend. Er hielt ein Referat, in dem zur Frage der Ernährung der Geisteskranken während des Krieges eingehend Stellung genommen wurde. Dabei setzte sich Dr. Faltlhauser zwar nicht ganz offen, aber doch in nicht mißzuverstehender Weise zugunsten der nationalsozialistischen Maßnahmen ein, die darauf abzielten, daß die unheilbaren Geisteskranken zugunsten der arbeitenden Kranken schlechter ernährt werden sollten. [...] Es wurde ein Musterkostzettel aus der Anstalt Kaufbeuren herumgereicht, dessen Nachahmung allen Anstalten empfohlen wurde. Dr. Faltlhauser wurde damals vom Innenministerium zur Vorlage des Referates über die Ernährung der Heil- und Pflegeanstalten beauftragt. Bei seinem Referat ging Dr. Faltlhauser damals nicht auf das Euthanasieprogramm ein. Dieses Programm war damals nicht mehr akut. [...] Das Referat von Dr. Faltlhauser befaßte sich hauptsächlich mit der E-Kost. Es ist dies eine Art Hungerkost, die an die unheilbaren Geisteskranken in den Heil- und Pflegeanstalten verabreicht werden sollte. Meiner persönlichen Ansicht nach handelte es sich um eine Milderung des ursprünglichen Euthanasieprogramms. Die Folge einer solchen Hungerkost mußte eine wesentliche Herabsetzung des Gesundheitsgrades nach sich ziehen, insbesondere wurden dadurch die Kranken Tbc-anfälliger."
„Der Leiter dieser Tagung war Ministerialdirektor Dr. Dr. Schultze. Dieser erklärte im Anschluß an das Referat von Dr. Faltlhauser, daß niemand zur Einführung in den Heil- und Pflegeanstalten gezwungen würde, jedoch habe derjenige, der sich weigere, diese Kost einzuführen, die entsprechenden Konsequenzen zu ziehen und er müsse von seinem Amte zurücktreten und in Pension gehen. Ich habe als Anstaltsdirektor der Heil- und Pflegeanstalt in Lohr die Einführung der E-Kost in der dortigen Anstalt unterlassen. Es sind mir daraus keinerlei persönliche Nachteile entstanden.
Auf dieser Tagung waren außer mir und Dr. Faltlhauser auch noch einige Direktoren anwesend, die über das Referat von Dr. Faltlhauser Auskunft geben können; unter anderem waren anwesend Dr. Entres, Direktor der Anstalt Kutzenberg, Dr. Pfannmüller, Direktor der Anstalt Eglfing bei München, Dr. Sighart von der Anstalt Günzburg, Dr. Schuch von der Anstalt Ansbach, Dr. Edenhofer, Direktor der Anstalt Klingenmünster (Rheinpfalz). Insbesondere an der Diskussion beteiligt war Dr. Pfannmüller, Direktor der Anstalt Eglfing. Er hat zustimmenderweise dazu Stellung genommen. [...] Dr. Faltlhauser ist in seinem Referat auf den Zusammenhang der E-Kost mit den wirtschaftlichen Verknappungserscheinungen eingegangen. Dr. Faltlhauser hat in seinem Referat nicht den Gedanken zum Ausdruck gebracht, daß durch die Einführung der E-Kost in den Heil- und Pflegeanstalten der Tod von Geisteskranken zu einem früheren Zeitpunkt herbeigeführt werden sollte als nach dem normalen Ablauf zu erwarten war."[62]

Hans Mandel, Abteilungsarzt in der Heil- und Pflegeanstalt Kaufbeuren, schilderte vor dem Landgericht Kempten am 28. 4. 1948 zur Einführung der Hungerkost in Kaufbeuren:

„Im Jahre 1941 und 1942 gab Direktor Faltlhauser auf einer Konferenz der Abteilungsärzte und Verwaltungsbeamten bekannt, daß die Kost der nicht-arbeitsfähigen Kranken zugunsten der Arbeitsfähigen eingeschränkt werden müsse. Ich fand damals hinter dieser Maßnahme nichts Besonderes, weil ich sie auf kriegsmäßige Verknappung zurückführte, wie ich es bereits im Ersten Weltkrieg erlebt hatte."[63]

[62] Pius Pabst, Protokoll seiner Zeugenvernehmung vom 7. 5. 1948 vor dem AG Schweinfurt, AZ: Gs 218/48
[63] *Ernst T. Mader*, 1985

In noch harmloserer Formulierung drückte sich Dr. Faltlhauser in einem Vortrag auf einer Betriebsversammlung 1943 aus, wo er unter anderem vorrechnete, daß im Dezember 1942 von 894 zu Verpflegenden „nur 200 in der E-Kost waren" und im Juni 1943 „praktisch keine E-Kost mehr" wegen der verbesserten Ernährungslage nötig gewesen sei. Vor allem der Winter 1943/44 habe ihn dann aber aufgrund der miserablen Versorgungslage mit Grundnahrungsmitteln veranlaßt, „als Betriebsleiter und Arzt die Kostenverteilungsfrage neu und gründlich zu regeln". Grundlegend sei hierbei die volle Sättigung aller Kranken gewesen und in zweiter Linie „die Güteklasse der Ernährung".

„[...] Besondere Berücksichtigung fanden diesmal die bereits erwähnten Gruppen und alte Leute, die ein Leben lang gearbeitet haben und im Alter statt wie ihre Berufskameraden sich der wohlverdienten Ruhe hingeben zu können als Kranke in einer Heilanstalt ihr Leben fristen müssen. Für diese gilt meine strenge Anweisung, daß sie in der Normalkost zu verpflegen sind. Es blieben für die E-Kost nur diejenigen Kranken, die für die Volksgemeinschaft nichts mehr leisten können und bisher auch noch nicht viel geleistet hatten und geistig nicht wußten, was sie aßen. [...].
Bei dieser Gelegenheit möchte ich dem Personal die Gewissensfrage vorlegen: Entweder – alle Anstaltsinsassen einschließlich des Personals (das in Wirklichkeit auch kein Gramm Fett etc. mehr zugewiesen bekommt) ganz gleich zu verpflegen mit der Folge, daß das Personal gegen ansteckende Krankheiten usw. nicht mehr so widerstandsfähig ist, daß die arbeitenden Kranken allmählich schlapp machen und die unheilbaren, verwirrten Kranken dennoch über Hunger jammern werden, denn das werden sie bestimmt sogar nach einer soeben eingenommenen Mahlzeit tun – oder – je nach Leistung Kost zu verabreichen."[64]

Faltlhauser gab sich sichtlich Mühe, objektive Gründe für seine Handlungsweise zu finden: Die schlechte Nahrungsmittelversorgung betreffe nicht nur die Heil- und Pflegeanstalt, sondern auch die übrige Bevölkerung.

„Daß die Fettzuweisungen im Winter sogar durch die Ernährungsämter heruntergesetzt werden, wenn Sie es nicht wissen sollten, brauchen Sie nur Ihre Frauen fragen, die wissen schon Bescheid. Selbst Reichsmarschall Göring hatte beim Erntedankfest 1942 gesagt, das schwierigste Problem in der Ernährungsfrage ist die Lösung der Fettfrage."[65]

Dr. Albert Sighart interpretierte die Einführung der E-Kost und deren Protektion durch Faltlhauser in seiner Zeugenvernehmung am 2. 6. 1948 in folgender Weise:

„Dr. Schultze kam dann auf die Frage der sogenannten E-Kost – ob damals dieser oder ein anderer bestimmter Ausdruck für die Hungerkost genannt wurde, weiß ich heute nicht mehr – zu sprechen und führte aus, daß die Abtransporte von Geisteskranken nun nicht mehr stattfänden bzw. eingestellt seien, wobei dem Hintersinn nach offensichtlich war, daß er damit sagen wollte, daß diese Art von Beseitigung der Kranken abgebrochen sei. Sodann stellte er – für mich in logischem Zusammenhang mit dem Aufhören der Verschleppungstransporte und dem Sinn, eine andere Art der Krankenbeseitigung zu finden – zur Debatte, wie sich die anwesenden Direktoren zur Frage der Ernährung in den Anstalten stellten. Darauf wurde zunächst erwidert, daß man in den Anstalten ohnehin zwei Sorten von Kost, nämlich für die

64 *Valentin Faltlhauser*, Vortragsmanuskript vom Juni 1943 in der Anlage seines Vernehmungsprotokolles, siehe Anm. 47
65 siehe Anm. 47

arbeitenden und nichtarbeitenden Kranken hätte, was gegenüber dem Zweck des von Schultze angeregten Themas zunächst ein Ausweichen bedeutete.
Ein anderer Anstaltsdirektor – es war Dr. Faltlhauser – legte dann einen ausgearbeiteten Kostzettel im Sinne der Anregung des Dr. Schultze vor, der eine Art von Muster für die bayerischen Anstalten sein sollte. [...] Ich habe damals den allgemeinen Eindruck erhalten, daß er für die Empfänger der „Hungerkost" eine ziemlich dürftige, vielleicht sogar ungenügende Kost enthielt und damit den Gedanken von Dr. Schultze entsprach. Die anwesenden Anstaltsdirektoren mit Ausnahme von Dr. Pfannmüller und Dr. Faltlhauser, der den Kostzettel herumreichte, verhielten sich sehr reserviert und es kam zu keiner Einigung. Ministerialdirektor Schultze hielt dann noch ein Schlußwort, in dem er die Einführung einer „fett- und vitaminfreien Kost" - an diese Formulierung erinnere ich mich noch genau – in den Anstalten empfahl. [...] Mein Eindruck war, daß die Einführung einer zweifachen Kost im Sinne von Dr. Schultze dazu führen sollte, die nicht mehr produktiven Kranken in den Anstalten absterben zu lassen und auf diese Weise ein Ersatzmittel für die Verschleppungstransporte zu haben."[66]

Dr. Pfannmüller bestätigte in seinem Vernehmungsprotokoll im Grunde diese Auffassung:

„Die E-Kost wurde in meiner Anstalt nicht wegen aktueller Beschaffungsschwierigkeiten eingeführt. Die Einführung der E-Kost war keine fakultative Angelegenheit, sondern wurde von oben im Sinne eines bindenden Befehls angeordnet."[67]

Also weder die Vernichtung kranker Menschen über die T4-Aktion noch die Euthanasie-Aktion mit Medikamenten noch die Hungerkost waren Reaktionen auf materielle Umstände. Getötet wurde aus Überzeugung. So redete man in der Stadt Kaufbeuren gerüchteweise auch davon, daß man in der Anstalt die Kranken verhungern lasse, worin die ganz richtig empfundene Willkür der Hungerkostverordnung deutlich zum Ausdruck kommt. Daß auch hinter der Hungerkost der Euthanasiegedanke stand, belegen indirekt eine ganze Reihe von Zeugenaussagen. Der Oberpfleger Karl Eisenschmid beispielsweise, ein erklärter Gegner des Nationalsozialismus, der den Verwaltungsinspektor Frick „den Parteityrannen in Irsee" nannte:

„Ich bin trotz der damaligen Kriegsverhältnisse der Auffassung, daß es auf jeden Fall möglich gewesen wäre, die Kranken besser zu verpflegen. Einige Wochen erhielten die E-Kost-Empfänger überhaupt kein Brot. Ich bin der Überzeugung, daß mit der E-Kost irgendwie beabsichtigt war, die Kranken auszuhungern oder sie zwecks Herbeiführung ihres früheren Todes gesundheitlich zu schädigen. Welchen Sinn hätte es sonst gehabt, daß die E-Kost Empfänger an Sonn- und Feiertagen und insbesondere an Parteifesten reichlich gute und sogar ausgezeichnete Verpflegung erhielten, statt daß diese auf die ganze Woche verteilt worden wäre. Durch diesen Kost-Gegensatz wurden die Kranken weiter geschädigt, so daß sie Durchfall und andere Krankheitserscheinungen bekamen."[68]

[66] Albert Sighart, Protokoll seiner Zeugenvernehmung vom 2. 6. 1948 vor dem LG Kempten, AZ: siehe Anm. 45
[67] siehe Anm. 47
[68] Josef Frick, Protokoll seiner Beschuldigtenvernehmung vom 1. 5. 1948 vor dem LG Kempten, AZ: siehe Anm. 45

Im gleichen Sinne äußerte sich am 3. 5. 1948 der Irseer Pfleger Max Besold:

„Zwischenhinein gab es auch für E-Köstler wieder viel zu essen, so daß wir Pfleger uns sagten, daß die Kranken bei richtiger Einteilung durchschnittlich ein besseres Essen bekommen könnten. Die E-Köstler mußten also einerseits schwer Hunger leiden, bekamen aber andererseits plötzlich wieder den Magen überfüllt, so daß sie notwendig nicht nur in Folge der völlig unzureichenden E-Kost, sondern darüber hinaus auch noch in Folge des Kostgegensatzes an der Gesundheit Schaden nehmen mußten. Wir Pfleger mußten so zu der Vermutung kommen, daß hinter dem ganzen ein bestimmtes System stecke und daß beabsichtigt sei, die Kranken zu schädigen und ihren vorzeitigen Tod herbeizuführen."[69]

Der Franziskaner Pater Clemens Kesser, von 1942 bis 1945 Krankenseelsorger der Heil- und Pflegeanstalt Kaufbeuren, kann stellvertretend für weitere zeitgenössische Beobachter mit seiner Ansicht angeführt werden, daß die Hungerkost einen unmenschlichen Hintergrund hatte:

„Die zynische Veranlagung des Frick möchte ich zum Beispiel daran illustrieren, daß Frick den E-Köstlern, die monatelang kein Fleisch bekamen, ausgerechnet am Aschermittwoch und Karfreitag Fleisch verabreichen ließ. Ich wiederhole nochmals, daß bei der Durchführung der E-Kost von einem regelrechten Hungersterben der Kranken gesprochen werden mußte."[70]

Heinrich Wolff, der Irseer Pfarrer, beobachtete nach Einführung der Hungerkost,

„wie sehr die Kranken unter der Hungerkost litten. Das Leid der Kranken war entsetzlich und ich gewann die Überzeugung, daß den E-Kost-Empfängern ein gewaltsamer Tod diktiert wurde. [...] Zuvor war die Krankenkost gerade in Irsee eine ausgezeichnete und besser als die Verpflegung der Zivilbevölkerung. Die E-Kost bestand dagegen aus einer fettlosen Wasserkost, dünnen Gemüsesuppen, Pellkartoffeln und Getränken. Auch mengenmäßig waren die an die E-Kost-Empfänger verabreichten Portionen viel zu gering [...]. Der Anblick der ausgemergelten, weiß-gelblichen Gestalten auf den Stationen war kaum zu ertragen. Die Kranken waren zum Teil nicht mehr imstande, sich von ihrem Platz zu erheben und bei Besuchen auf den Stationen konnte man sich des Bettelns um Brot kaum erwehren. [...]. Trotz guten Willens von Schwestern und männlichen Pflegern mußte indessen die Nahrungsversorgung unzulänglich sein."[71]

### 6.1.2. Die Tötung Erwachsener

Die systematische Tötung Erwachsener begann in Irsee vermutlich schon im Jahre 1943, nachweislich jedoch ab Januar 1944. Für diese ersten Tötungen von Männern war der dortige Pfleger Heichele verantwortlich. Am 24. 4. 1944 nahm in Irsee die Pflegerin Pauline Kneissler ihre Tätigkeit auf.

„Sie war von der „Gemeinnützigen Stiftung für Anstaltspflege in Berlin" zu dem ausgesprochenen Zweck der Tötung von Geisteskranken dorthin abgestellt worden, da [...] Faltlhauser für diesen Zweck Kräfte aus Berlin angefordert hatte."[72]

[69] Max Besold, Protokoll seiner Zeugenvernehmung vom 3. 5. 1948 vor dem LG Kempten, AZ: siehe Anm. 45
[70] siehe Anm. 45
[71] siehe Anm. 45
[72] V. Faltlhauser, Protokoll der Beschuldigtenvernehmung vom 14. 5. 1948 vor dem LG Kempten, AZ: siehe Anm. 47

Mit dem Dienstantritt der Pflegerin Olga Rittler in der Anstalt Kaufbeuren wurden Frauen ab dem 1. 10. 1944 getötet. Nach Aussage der Pflegerin Kneissler erfolgten die Tötungen folgendermaßen:

„Die Kranken bekamen Luminal oder Veronal, vereinzelt auch Trional in Tablettenform sowie Luminal und Morphium-Scopolamin in flüssiger Form. Luminal wurde gewöhnlich dann gespritzt, wenn die Kranken nicht oder nicht mehr schlucken konnten. Morphium-Scopolamin wurde gegeben, wenn die Verabreichung von Luminal und Veronal alleine nicht die entsprechende Wirkung zeigte."[73] Entsprechend ihrer Schilderung folgte nach der Medikamentengabe „ein tiefer, bleierner Schlaf (Bewußtlosigkeit) der Kranken, aus dem sie nicht mehr erwachten. Der Tod trat manchmal sehr schnell, schon am ersten Tag, mindestens aber am zweiten oder dritten Tag ein."[74]

Im April 1944 traf wie gesagt die Reichsbeauftragte Schwester Pauline Kneissler aus Berlin ein. Mitte April war Schwester Pauline vom Personalchef der Tiergartenstraße 4 in Berlin, wie sie selbst sagte,

„mit dem Auftrag an die Heil- und Pflegeanstalt Kaufbeuren versetzt worden, dort Geisteskranke zu euthanasieren. Der Personalchef hieß Ölls [...]. In Kaufbeuren meldete ich mich beim damaligen Chefarzt Dr. Faltlhauser, der eigens für die Durchführung der Euthanasie in Kaufbeuren Schwestern aus Berlin angefordert hatte, wie er mir selbst erklärte."[75]

In verschiedenen Zeugenaussagen aus dem Kemptener Prozeß wird die Auffassung vertreten, daß es bis dahin auf der Frauenstation keine Euthanasie gegeben habe, weil unter der außerordentlich besorgten Pflege und Fürsorge der Schwester Oberin Irmengard Tötungsaktionen praktisch ausgeschlossen gewesen seien. Außerdem habe der damalige leitende Hausarzt von Irsee, Dr. Gärtner, dafür gesorgt, daß die Patienten nicht vernachlässigt worden seien. Er habe nach dem Grundsatz gehandelt: „Wir sind Diener der Kranken und nicht ihre Herren". Dennoch war neben Faltlhauser gerade Gärtner derjenige, von dem sie ärztliche Aufträge zur Tötung erhalten hatte.

Am 19. 4. 1944 kam Faltlhauser nach Irsee und ordnete an, daß künftig die Frauenabteilung J nicht mehr von Vinzenz-Schwestern betreut werden dürfe, sondern diese Abteilung von einer reichsbeauftragten Schwester übernommen werde. Dienstantritt von Pauline Kneissler war der 24. 4. 1944. Offiziell schied sie am 20. 4. 1945 aus dem Dienst aus. In der Annahme des baldigen Kriegsendes und aus Angst vor Strafverfolgung floh sie in ein Feldlazarett nach Füssen.

In ihrer Zeit sind auf der Station F 2 in Irsee 254 Frauen und eine unklare Anzahl von Männern „verstorben". Bei Pauline Kneissler allein verstarben 104% der durchschnittlichen Belegung sämtlicher Frauenstationen des Hauses. Diejenigen Patienten, die ihr auf anderen Stationen zum Opfer fielen, sind dabei nicht mitgerechnet. Die Kneissler-Station hatte 40–50 Betten. Während dort 254 Patienten verstarben, hatten die übrigen fünf Frauenstationen im gleichen Zeitraum nur 9 Tote, die nachweisbar an Typhus verstorben waren, zu verzeichnen. Bereits am

[73] Pauline Kneissler, Protokoll der Beschuldigtenvernehmung vom 14. 6. 1948 vor dem LG Kempten, AZ: siehe Anm. 45
[74] siehe Anm. 45
[75] siehe Anm. 45

3. 5. 1944, neun Tage nach Dienstantritt, wurden auf der Kneissler-Station 13 Tote gezählt; von ihren rund 45 Patienten waren also nach eineinhalb Wochen schon viermal mehr „verstorben“ als von den übrigen 250 weiblichen Patienten in einem ganzen Jahr.

Die Station F 2 wurde im weiteren Verlauf immer wieder durch Patientinnen von anderen Stationen nachbelegt. Diese wurden auf Visiten des Direktors ausgewählt und für die Station F 2 bestimmt. Viele von ihnen waren schon nach ein bis drei Tagen „verstorben“, ohne daß es dafür eine medizinisch erklärbare Todesursache gegeben hätte. Laut Bericht verschiedener Krankenschwestern und Pfleger war der Großteil dieser Patientinnen organisch vollständig gesund.

Ein Teil der Mitarbeiter entwickelte aktive Gegenmaßnahmen. Pater Carl berichtet:

„Dr. Gärtner besuchte mich oft und klagte mir sein Leid über die Vorgänge auf der Station der Kneissler. Er schien sehr darunter zu leiden, da er – jedenfalls zu jener Zeit – die Euthanasieverbrechen entschieden ablehnte. Dr. Gärtner half auch mit den Ordensschwestern zusammen, Geisteskranke und Körperbehinderte, die wegen zugezogener Krankheit oder sonst einer Ursache Gefahr liefen, auf die Station der Kneissler verlegt zu werden, vor übergeordneten Arztvisiten zu verbergen. Diese Kranken wurden in einem versteckt gelegenen Zimmerchen in aufopferndster und gefahrdrohendster Weise (z. B. bei Typhus) gepflegt. Die Ordensschwestern litten unter den ständigen unzweideutigen Verlegungen der Kranken auf die Station der Kneissler seelisch ganz ungewöhnlich, und auch an meiner Kraft zehrten jene Monate, in denen mir die Schwestern immer wieder ihr Leid ausschütteten [...]. Nicht unerwähnt soll in diesem Zusammenhang bleiben, daß der Großteil der Anstaltsbelegschaft trotz allen Naziterrors die Vorgänge in der Anstalt mit Abscheu und Unentwegtheit ablehnte.“[76]

Trotzdem gelang es auch, Patientinnen, die bereits zur Kneissler verlegt worden waren, wieder zurückzuverlegen. Schwester Rebecca:

„Die Schröder und die Knauber kamen nach einiger Zeit auf meine wiederholten Bitten bei Frick hin wieder auf meine Station zurück; ich wollte die beiden vor dem sicheren Tode retten und habe deshalb Frick mehrfach darauf hingewiesen, daß sie gute Arbeiterinnen seien“[77]

Der Pfleger Alois Hämmerle, der 1943 von der Anstalt Günzburg nach Kaufbeuren versetzt wurde, berichtete:

„Während meiner Tätigkeit [...] ist mir aufgefallen, daß des öfteren an Kranke Luminal in größeren Mengen verabreicht wurde [...]. Eine Zeitlang sollte sogar einzelnen Kranken täglich 3 Tabletten à 0,3 verabreicht werden. [...] Die letzte Anordnung, den Kranken täglich 3 Tabletten à 0,3 zu geben, haben wir Pfleger überhaupt nicht mehr ausgeführt, weil die Kranken sonst nur noch geschlafen hätten und nicht mehr aufgewacht wären. Die Anordnung, den Kranken 3 Tabletten à 0,3 zu verabreichen, wurde rückgängig gemacht, als der Pfleger Ruthart dem Abteilungsarzt eines Tages vorhielt, daß diese Dosis für die Kranken zu stark gewesen sei. Wir waren es von Günzburg aus in keiner Weise gewohnt, so verschwen-

[76] Heinrich Wolff, gen. Pater Carl, Protokoll seiner Zeugenvernehmung vom 19. 5. 1948 vor dem LG Kempten, AZ: siehe Anm. 45

[77] Maria Reiser, gen. Sr. Rebecca, Protokoll ihrer Zeugenvernehmung vom 10. 5. 1948 vor dem LG Kempten, AZ: siehe Anm. 45

derisch mit Luminal umzugehen; hier durfte an Kranke nur sehr sparsam und nur auf jeweilige Anordnung des Arztes hin Luminal verabreicht werden, während wir in Kaufbeuren das Luminal, das wir den Kranken geben sollten, teilweise ins Klosett geworfen haben."[78]

Da die Tötung von Patienten trotz „hermetischer Geheimhaltung" (Pater Carl) allgemein bekannt war, fehlte es nicht an Drohungen. Nachdem Schwestern sich geweigert hatten, Patientinnen von ihren Stationen zur Kneissler zu verlegen, ließ der Verwaltungsinspektor Frick (Schwester Elmengard: „Frick war in der Anstalt Irsee derjenige, der anschaffte")

„uns alle zusammenrufen, die wir eine Krankenstation führten. Frick suchte uns klarzumachen, daß die Kranken bei der Kneissler doch gut aufgehoben seien und eines natürlichen Todes stürben, worauf ich ihm erklärte, ich würde an diesen natürlichen Tod nicht glauben und könnte das auch beweisen. Nun drohte mir Frick, daß ich nach Dachau käme, falls ich den Mund nicht halten würde."[79]

Dazu Stationsdiener Max Ries:

„Mich hat der Direktor einmal kommen lassen und mich gefragt, was ich gesagt habe. Ich erklärte, daß ich nichts gesagt habe. Der Direktor belehrte mich und sagte, wenn ich noch einmal etwas sage, komme ich mit dem Gesetz in Konflikt."[80]

Die Sekretärin von Faltlhauser, Franziska Vill, wurde von diesem in Kenntnis gesetzt, daß sie auch geheime Sachen zu schreiben habe, daß sie darüber unbedingt schweigen und niemanden etwas davon erzählen dürfe, sonst käme sie nach Dachau oder würde erschossen.

Nach Aussagen Faltlhausers befanden sich auf der Station der Kneissler „diejenigen Kranken, deren geistiger oder körperlicher Verfall am meisten fortgeschritten war". Auch Kneissler selbst betonte, daß es sich bei den ins Landhaus verlegten Patientinnen um so schwere Fälle handelte, daß mit einer Genesung nicht mehr zu rechnen war und für sie nur der Gnadentod in Frage kam. Dr. Pfannmüller, ehemaliger Direktor der Heil- und Pflegeanstalt Eglfing/Haar, berichtet von verschiedenen Gesprächen mit Faltlhauser, worin man sich einigte, daß für eine „Euthanasie" nur solche Geisteskranke in Frage kämen,

„bei denen eine Besserung nicht mehr möglich war, also völlig versackte Schizophrenie, schwere Fälle von Idiotie und vollkommene Defektgeheilte, aussichtslose, organische Psychosen. Es waren also die Fälle, die als aussichtslos auf den Siechen-Pflegeabteilungen lagen, sich selbst in keiner Weise mehr versorgen konnten und dauernd fremder, fachkundiger Pflege in einer geschlossenen Anstalt bedurften. Wir Psychiater nennen diese Kranken Asoziale."[81]

[78] Alois Hämmerle, Protokoll seiner Zeugenvernehmung vom 24. 4. 1948 vor dem LG Kempten, AZ: siehe Anm. 45

[79] Franziska Baindl, gen. Sr. Felicitas, Protokoll ihrer Zeugenvernehmung vom 13. 5. 1948 vor dem LG Kempten, AZ: siehe Anm. 45

[80] Max Ries, Protokoll seiner Zeugenvernehmung vom 27. 4. 1948 vor dem LG Kempten, AZ: siehe Anm. 45

[81] Hermann Pfannmüller, Protokoll seiner Zeugenvernehmung vom 17. 6. 1948 vor dem LG Kempten, AZ: siehe Anm. 45

Daß es sich bei den Getöteten keineswegs nur um „Schwerstkranke" handelte, erläutern zusammengefaßt Augenzeugenberichte von Irseer Ordensschwestern in der ihnen eigenen Sprache:

„Zwei taubstumme, körperlich gesunde Mädchen, die 1923 geborene Emma Damann und die 1925 geborene Cäcilie Stammbeck wurden von Kneissler Mitte Mai 1944 getötet.
– Im Sommer 1944 wurden die 1907 geborene Valerie Schmal und die 1913 geborene Katharina Böckenholt als „Dauerbazillenträgerinnen" (Typhus) festgestellt. Sie waren ansonsten körperlich völlig gesund. Schmal wurde von der Arbeit weggeholt. Beide wurden auf die Station der Kneissler verbracht und dort getötet.
– Im Herbst 1944 wurden auch mindestens vier typhusverdächtige Männer auf die Station der Kneissler verlegt und dort getötet.
– Mit einem Transport aus Emmendingen kamen zehn Frauen, die voll Krätze waren. Sie wurden auf Weisung von Dr. Gärnter isoliert und waren bald darauf tot.
– Die 1916 geborene Nina Hesselschwert aus Freiburg im Breisgau war geistig völlig gesund, aber an den Beinen gelähmt. Sie wurde von der Kneissler getötet.
– Die 1911 geborene Christine Heinz, die geistig gesund und sehr rege, aber an den Beinen und am Unterkörper gelähmt war, wurde ebenfalls von der Kneissler getötet."[82]

### 6.1.3. Kindertötung

Eine ‚Kinderfachabteilung' wurde auf Anordnung des „Reichsausschusses zur wissenschaftlichen Erfassung von erb- und anlagebedingten schweren Leiden" am 5. 12. 1941 in der Anstalt Kaufbeuren, einige Monate später auch in der Nebenanstalt Irsee eingerichtet. Nach der Aussage Faltlhausers erfolgte die Einweisung sämtlicher Kinder auf direkte Veranlassung des Reichsausschusses zum Teil unmittelbar zur Tötung, zum Teil zur Beobachtung. Über letztere mußte Faltlhauser einen Befund abfassen und diesen an den Reichsausschuß zurücksenden. Aufgrund des Befundes erteilte der Reichsausschuß dann die Ermächtigung zur „Behandlung", womit die Tötung der Kinder gemeint war.

„Die Tötung der Kinder wurde jeweils von Faltlhauser veranlaßt. Sie [...] erfolgte in der Weise, daß den Kindern jeweils eine Dosis Luminal in Tablettenform eingegeben wurde, am Schluß erhielten sie eine Spritze mit Morphium-Scopolamin. Die Kinder verfielen in einen dauernden Schlafzustand, sie starben im allgemeinen nach 2–3 Tagen."[83]

Zwischen dem 5. 12. 1941 und dem 30. 5. 1945 starben auf diese Weise in Kaufbeuren insgesamt 209 Kinder, davon 156 Kinder in der Anstalt Kaufbeuren, 49 Kinder in der Nebenanstalt Irsee. Bei 4 Kindern ist unklar, wo sie getötet wurden. Nach Aussagen der an der „Kinderaktion" beteiligten Pflegerin Wörle wurden zwei Drittel der in Kaufbeuren verstorbenen Kinder getötet. Nach der namentlichen Liste der im besagten Zeitraum in Kaufbeuren verstorbenen Kinder war das jüngste 9 Jahre, das älteste 18 Jahre alt. Die Kinder, deren Einlieferung in die ‚Kinderfachabteilung' vom Reichsausschuß veranlaßt worden war, kamen teilweise direkt von zu Hause, teilweise aus anderen Anstalten. Die Verlegung aus anderen

[82] Verschiedene Zeugenvernehmungsprotokolle vom Mai 1948 vor dem LG Kempten, AZ: siehe Anm. 45
[83] Anklageschrift des Oberstaatsanwaltes Mantel zur großen Strafkammer des LG's Kempten gegen V. Faltlhauser vom 20. 8. 1948, S. 10, AZ: 1JS. 8825–31/47 und Kls 93/48

Anstalten erfolgte durch Sammeltransporte. Folgende Transporte sind dokumentiert:

Am 16. 11. 1940 – 22 Kinder aus Lautrach
Am 19. 11. 1940 – 28 Kinder aus Ursberg
Am 26. 11. 1940 – 3 Kinder aus Schönbrunn
Am 10. 12. 1940 – 28 Kinder aus Neuötting, Klett, Lautrach, Schönbrunn
Am 02. 09. 1941 – 30 Kinder aus Ursberg

Ein Teil dieser Kinder, die noch vor Errichtung der ‚Kinderfachabteilung' nach Kaufbeuren kamen, wurden im Rahmen der T4-Aktion in die Vernichtungslager gebracht, ein anderer Teil wurde zu einem späteren Zeitpunkt in die Kinderfachabteilung Kaufbeuren und Irsee verlegt. Hierzu die Zeugenaussage der Barmherzigen Schwester Rebecca aus Irsee:

„Am 8. 8. 1941 fand der letzte Abtransport von Kranken statt, von dem ein großer Teil meiner Kinder erfaßt wurde. Ich fuhr mit ihnen zur Bahn und half sie verladen. Die Sache sah zunächst harmlos aus, bis auch dort wieder die rohen Berliner auftauchten. Der Rest der Kinder, die am 16. 11. 1940 auf meine Station gekommen waren, wurden später – wann, kann ich nicht mehr sagen – auf die Männerabteilung verlegt und dem Pfleger Heichele unterstellt."[84]

Heichele war an der Tötung der Kinder, wie noch gezeigt wird, unmittelbar beteiligt.

### *6.2. Sonderzuwendungen für das Töten*

Die an den Tötungsaktionen Beteiligten erhielten für die Tötungshandlungen „Sonderzuwendungen zum Jahresabschluß". Dies kann für Valentin Faltlhauser, Paul Heichele und Mina Wörle belegt werden. Für die Jahre 1942–44 wurden durch Hefelmann vom Reichsausschuß in Berlin diesen und wahrscheinlich noch drei weiteren Personen, nämlich Frick, Rittler und Frl. Vill, Sonderzuwendungen angeordnet. Faltlhauser erhielt an Weihnachten 1942, 43 und 44 jeweils 60 RM, die anderen bekamen 30 RM.

Diese Zuwendungen erhielt „besonders bewährtes" Personal „sowie der zuständige Arzt der Kinderfachabteilungen".[85] Zu besonders bewährtem Personal gehörte, wer den Tötungsanordnungen zuverlässig nachkam.

### *6.3. Verbrennungsanlage*

Für die Bestattung der Hunderten von Toten reichte der alte Friedhof nicht mehr aus. Zudem hatte es Klagen seitens der Anstaltsverwaltung gegeben, weil die Totenglocke so häufig läutete. Die Bevölkerung sollte daraus keinen Verdacht schöpfen. Im Frühjahr 1944 mußten deshalb arbeitsfähige Patienten trotz massiver Regengüsse aus dem bleischweren, schlammigen Lehmboden Gräber ausheben, in denen mehrere Leichen gleichzeitig begraben wurden. Dennoch schreibt

[84] siehe Anm. 77
[85] Bundesarchiv, Abt. Potsdam, Akte 62 Ka 1242, S. 46/55/57/61/65/67/104

Faltlhauser im Jahresbericht 1944, daß der anstaltseigene Friedhof bald schon nicht mehr ausreichen werde. Er bemühte sich deswegen um eine Feuerbestattungsanlage, damit nicht „ein neuer Friedhof geschaffen werden und wertvoller, für die menschliche Ernährung wichtiger schwäbischer Boden dafür zur Verfügung gestellt werden müsse."[86] Außerdem vermied die Anstaltsleitung, daß die Vorgänge um die vielen Beerdigungen öffentlich wurden. Ein Pfleger berichtete:

„Während der Beerdigungen mußte ich Posten stehen, um etwaige Zuschauer, seien es Anstaltsinsassen oder Zivilisten, vom Friedhof fern zu halten. Ich hatte die ausdrückliche Weisung, auch vorübergehende Passanten, die in den Friedhof hineinschauten, wegzuschicken. Die Leichen kamen pudelnackt in die Erde, ohne Sarg, und zwar jeweils zwei bis drei in ein Grab, falls es sich nicht nur um eine einzelne Leiche handelte. Ein Geistlicher durfte nicht dabei sein."[87]

In einer Sitzung des Bezirksverbandes erhielt Faltlhauser am 25. 7. 1944 die grundsätzliche Genehmigung, eine Verbrennungsanlage zu errichten. Faltlhauser schreibt:

„Planung und Konstruktion der Anlage: Firma H. Kori GmbH, Berlin W 35, Dennewitzstr. 35, Zentralheizungs- und Lüftungsanlagen, Verbrennungsöfen aller Art. [...] Die Verbrennungsanlage ist ein Kori'nscher Einäscherungsofen neuester Konstruktion mit gewölbter Sargkammer und horizontaler Aschenraumsohle. Verbunden ist der Ofen mit einem 13m hohen Kamin."[88]

Aus Rechnungen für Urnen können wir schließen, daß bis zum Kriegsende etwa 180 Leichen in diesem Verbrennungsofen eingeäschert wurden. Damit hatte die Anstalt auch eine Lösung dafür gefunden, wie vor der Öffentlichkeit die hohe Sterblichkeit verborgen werden konnte. Die heute noch vorliegenden Pläne für einen größeren Friedhof mußten damit nicht mehr verfolgt werden. Das eigens errichtete Krematorium diente auch für die Irseer Leichen, die bis dahin „im Anstaltskeller gelagert und jede Woche am Donnerstag auf einem Heuwagen nach Kaufbeuren gefahren wurden."[89] Problematisch war allerdings, daß die Angehörigen der Verbrennung der Leichen im jeweiligen Falle zustimmen mußten. Faltlhauser erkundigte sich deshalb brieflich am 21. 11. 1944 bei Dr. Hilweg, dem Anstaltsdirektor der Anstalt Ückermünde in Pommern:

„Das Gesetz schreibt u. a. vor, daß bei der ortspolizeilichen Genehmigung für die Feuerbestattung auch die Einwilligung der Angehörigen oder desjenigen, der feuerbestattet werden soll selbst, vorliegen muß. Das hat nun immer gewisse Schwierigkeiten, zum mindesten unliebsame Verzögerungen zur Folge. Wie wird das bei Ihnen gehalten? Ich wäre Ihnen sehr zu Dank verpflichtet, wenn Sie mir darüber Aufklärung verschaffen würden.

Mit besten kollegialen Grüßen und Heil Hitler!
Ihr
Dr. Faltlhauser, Direktor"[90]

[86] *Ernst T. Mader*, 1985, S. 52
[87] *Ernst T. Mader*, 1985, S. 58f.
[88] *Gernot Roemer*, 1986, S. 52
[89] *Gernot Roemer*, 1986, S. 53
[90] Archiv des Bezirkskrankenhauses Kaufbeuren

Eine Antwort auf dieses Schreiben liegt im Archiv nicht vor, weswegen nicht klar ist, wie Faltlhauser schließlich verfuhr. Dagegen konnte ein anderes Problem, nämlich die Erstellung einer amtsärztlichen Bescheinigung für Leichenverbrennungen, dadurch von Faltlhauser gelöst werden, daß er selbst autorisiert wurde, die Leichenschau anstelle des Amtsarztes durchzuführen. Im Brief vom 21. 11. 1944 an Hilweg äußert sich Faltlhauser diesbezüglich mit dieser Regelung sehr zufrieden. Es liegen keine Dokumente vor, die erläutern, was mit dem Krematorium und der Verbrennungsanlage nach dem Krieg geschehen ist.

## 7. Das Schicksal der Zwangsarbeiter und ausländischen Patienten

Am 6. September 1944 regelt der Reichsminister des Innern die Problematik der zunehmenden Zahl von Aufnahmen von Zwangsarbeitern in psychiatrische Kliniken:

„Bei der erheblichen Zahl von Ostarbeitern und Polen, die zum Arbeitseinsatz in das Deutsche Reich gebracht werden, werden die Aufnahmen entsprechender Geisteskranker in deutschen Irrenanstalten immer häufiger. [...] Bei dem Mangel an Platz in deutschen Anstalten läßt sich aber nicht verantworten, daß Kranke, die in absehbarer Zeit nicht wieder arbeitseinsatzfähig werden, für dauernd oder längere Zeit in den deutschen Anstalten verbleiben. Um dies zu verhindern, wird folgendes angeordnet: In der nachstehenden Liste habe ich für bestimmte Zwecke des Reiches je eine Sammelstelle für unheilbar Kranke Ostarbeiter und Polen bestimmt."

In dieser Liste ist unter Nr. 8 für Bayern die Heil- und Pflegeanstalt Kaufbeuren aufgeführt. Andererseits befinden sich in Kaufbeuren auch Schriftstücke mit dem Briefkopf „Heil- und Pflegeanstalt Regensburg/Hilfskrankenhaus für Ostarbeiter", so daß möglicherweise auch dort diese Patienten „gesammelt" wurden. In Kaufbeuren wurden zwischen 1943 und 1945 insgesamt 207 Zwangsarbeiter aufgenommen, davon 108 Russen und 81 Polen. Die übrigen Patienten kamen aus Estland, Frankreich, Holland, Italien, Lettland und Litauen.

Von den Zwangsarbeitern, die aus den östlichen europäischen Ländern kamen, wurden lediglich 4,2% noch vor Kriegsende entlassen, 25% erlebten das Kriegsende nicht. Von den aus den westlichen europäischen Ländern in dieser Zeit Untergebrachten – teils Zwangsarbeiter, teils Kriegsgefangene (9 Franzosen, 5 Holländer, 21 Italiener, 1 Spanier, 1 Amerikaner, 20 Engländer, 2 Staatenlose und 11 mit ungeklärter Staatsangehörigkeit) – starben lediglich drei.

Ein Beispiel: Die Patientin Viktoria T. wird vom Arbeitsamt Neumarkt/Oberpfalz mit folgendem Begleitschreiben nach Kaufbeuren überwiesen:

„Polnische Landarbeiterin Viktoria T. vom 20.9. bis 18. 10. 1944 in verschiedenen Betrieben. Oben genannte Polin ist laut amtsärztlichem Untersuchungsbefund wegen Geistesgestörtheit nicht mehr arbeitsfähig. T. wird deshalb Ihrer Anstalt zur weiteren Veranlassung überstellt. Gemäß einem Erlaß des Reichsministers des Innern müssen geisteskranke Ostarbeiter und Polen in Sammelanstalten (Gebiet Bayern: Heil- und Pflegeanstalt Kaufbeuren) untergebracht werden."

Im ärztlichen Zeugnis heißt es:

„Viktoria T. leidet an Geisteskrankheit (Depression?), ist wortkarg, still, geht nicht recht aus sich heraus." Am 21. November, einen Monat nach ihrer Aufnahme, wird folgender Befundbericht geschickt: „An Herrn Leiter der Zentralverrechnungsstelle Heil- und Pflegeanstalten, Berlin, W35. Tiergartenstraße 4; Viktoria T., in Anstaltspflege seit 21. 10. 1944, Diagnose: Geistesstörung. Krankheitsverlauf: Kam verwahrlost und schmutzig in die Anstalt, war wenig zugänglich, Verständigung schwierig. Prognose und Stellungnahme: Noch völlig unklarer Zustand."

In der Krankengeschichte steht folgender Eintrag am Tag der Aufnahme, dem 22. 10. 1944:

„Verhält sich ruhig, gibt auf Fragen, soweit es ihr auf Deutsch möglich ist, Antwort. In der rechten Hand sind Mittel- und Goldfinger fast steif und etwas eingebogen, kaum beweglich. Klagen auch über Schmerzen in den beiden Fingern. Ihre Kleider und Habseligkeiten sind in einem sehr verwahrlosten, schmutzigen Zustand. Sie gibt an, daß ihre Eltern noch leben. Die Mutter arbeitet in Deutschland in einer Fabrik. Eine Schwester ist noch in Polen. Sie klagt auch über Heimweh.
24. 10. 1944: Verhält sich ruhig, ist nicht unrein, klagt, ihre Hand sei vom vielen Arbeiten steif. Das erste Mal außer Bett, verhält sich ruhig.
28. 10. 1944: Bisher ruhiges, wenig auffälliges Verhalten, auf Fragen gibt sie, soweit es ihr auf Deutsch möglich ist, Antwort."

Drei Tage vor dem Schreiben an die Zentralverrechnungsstelle in Berlin, Tiergartenstraße 4, wird sie nach Irsee verlegt, anschließend findet sich lediglich noch eine Eintragung im Krankenblatt, wie wir es bei vielen nach Irsee verlegten Patienten gefunden haben: „01.02. 1945: Exitus. Bronchopneumonie." Der Leichenschauschein ist unterschrieben von Dr. Gärtner, dem Arzt, der in Irsee für die beiden Euthanasiestationen verantwortlich war.

Fremde Nationalität galt auf der Kneissler-Station, wie es in den Gerichtsakten heißt, als „unfehlbare und schnell wirkende Todesursache – besonders die polnische und ukrainische Nationalität". Ostarbeiterinnen hatten unter der in der Südukraine geborenen Schwester Pauline sehr zu leiden, insbesonders Frauen aus der Ukraine. Eine Vinzentinerin aus Irsee sagte über die Ostarbeiterinnen aus:

„Die Ukrainerfrauen machten nicht den Eindruck, daß sie geisteskrank waren. Sie wurden wohl als unwertes Leben eingestuft. Die waren nur kurz in Irsee. Man hat sie möglichst schnell verräumt."[91]

Pauline stritt jedoch solcherart Vorwürfe ab, als sie vor Gericht aussagte:

„Es ist nicht richtig, daß ausländische Patienten allein deshalb euthanasiert wurden, weil sie Ausländereigenschaften hatten. Dr. Faltlhauser hat im Gegenteil z. B. dreimal Russinnen zu mir in das Landhaus verlegt, weil ich russisch sprechen konnte und die betroffenen Patientinnen psychisch aufmuntern sollte. An Russinnen und Polinnen sind insgesamt 12 auf meiner Station verstorben; sie wurden euthanasiert, weil es sich um schwere Fälle handelte."[92]

[91] siehe Anm. 41, S. 149
[92] siehe Anm. 73

## 8. Reaktionen auf die Vorgänge in der Anstalt

In den Gerichtsakten wird das Sterben der Euthanasieopfer durch das Pflegepersonal sehr ergreifend beschrieben. Nachdem verschiedentlich aufgefallen war, daß 1944 viele Kinder verstarben, ohne daß dies aufgrund ihres Allgemeinzustandes verständlich gewesen wäre, konnten die Tötungen vor dem Pflegepersonal nicht verborgen werden. Bemerkenswert ist in diesem Zusammenhang die Zeugenaussage einer Oberpflegerin vom April 1948:

„Ich füge noch an, daß ich auch abends täglich eine Stunde Essenspause hatte, die ich außerhalb der Abteilung verbringen mußte, und daß mir auch nach der Rückkehr von dieser Pause öfters auffiel, daß sich Kranke in diesem eigenartigen Schlaf befanden und daß diese Patienten später verstarben. Auch die anderen Pflegerinnen mußten ihr Essen außerhalb der Abteilung einnehmen und durften sich während der Pause nicht im weiblichen Tobhaus aufhalten."[93]

Selbst bei medizinisch ungeschultem Personal regte sich Verdacht wegen der vielen Todesfälle. Am 26. 5. 1948 sagte die Pflegerin Fanny als Zeugin gegen Schwester Wörle aus:

„Ich erinnere mich an zwei Fälle, die mir zu denken gaben. Ich hatte damals – wann das war, weiß ich nicht mehr – eine oder zwei Wochen Nachtwache im Kinderhaus. Anfang der Woche sah ich ein Kind mit hängenden Händen und Armen im Bettchen liegen. Als ich der Wörle das mitteilte, lachte sie und gab keine Antwort. Noch im Laufe derselben Woche oder ein anderes Mal sah ich ein Kind röchelnd daliegen. Ich meldete der Wörle, daß das Kind krank sei, worauf die Wörle angab, es habe Lungenentzündung. Auf meine Frage, warum sie es nicht hochbette, antwortete sie, das wisse sie schon selbst, was sie zu tun habe; ich bräuchte an dem Kind nichts zu tun. Als ich daraufhin die Bemerkung machte, ‚ihr tut anscheinend befördern', drohte mir die Wörle, daß sie meine Äußerung dem Direktor Faltlhauser melden werde. Dieses Kind starb dann in meiner nächsten Nachtwache gegen 22 Uhr. Dabei trat ihm Schaum vor den Mund."[94]

Während also das Töten dem Personal auffiel und sich innerer Widerstand und Ablehnung ausbreiteten, konnte in Einzelfällen dagegen nach außen hin die „Euthanasie" tatsächlich verheimlicht werden. Dies schildert eindrücklich der Augenzeugenbericht einer Ordensschwester am Auftreten von Schwester Pauline:

„Da war ein Dominikanerpater von Heilig Kreuz in Augsburg. Der ist telefonisch benachrichtigt worden, daß seine Mutter im Sterben liegt. Er ist gekommen und war so beeindruckt von der freundlichen Schwester, wie sie ihn empfangen hat und daß seine Mutter von so einer freundlichen Schwester gepflegt wird. Ich hatte schon gesehen, daß die Mutter in den letzten Zügen liegt, er war so begeistert, daß die Mutter in so guten Händen ist. Dabei war sie die Mörderin."[95]

Die Angehörigen der Patienten wurden durch zwei Telegramme benachrichtigt. Die Hilfspflegerin und Schreibkraft Dora Volpert sagte hierzu aus: „Das erste Te-

[93] Josefa Bartenschlager, Protokoll ihrer Zeugenvernehmung vom 28. 4. 1948 vor dem LG Kempten, AZ: siehe Anm. 45
[94] siehe Anm. 82
[95] zitiert nach *Gernot Roemer*, 1986, S. 149

legramm teilte ihnen mit, daß der Anstaltsinsasse schwer erkrankt sei, während ihnen durch das zweite Telegramm der darauf erfolgte Tod mitgeteilt wurde."[96] Widerstand seitens der Angehörigen konnte auf diese Weise tatsächlich weitgehend verhindert werden, obwohl es auch Wissende außerhalb der Anstalt gab.

Dr. Gärtner beklagte sich verschiedentlich über die Vorgänge auf der Station F2. Laut Berichten von Zeitgenossen schien er sehr darunter zu leiden, da er die Euthanasieverbrechen entschieden ablehne. Gemeinsam mit Ordensschwestern half er, geistig Behinderte, psychiatrische Patienten und Körperbehinderte vor einer Verlegung auf diese Station zu retten, indem er sie vor den Faltlhauser-Visiten verborgen hielt. Entsprechend den Gerichtsakten scheinen auch die Ordensschwestern unter dem Wissen, daß in der Anstalt willkürlich getötet wurde, gelitten zu haben. Gerade daß unter dem mißbräuchlichen Deckmantel des Mitleids und der Erlösung hilflose Patienten umgebracht wurden, scheint eine enorme Belastung für die Ordensschwestern dargestellt zu haben.

Aus Angst vor dem Widerstand katholischer Mitarbeiter, die sich womöglich mit der päpstlichen Ehe-Enzyklika von 1930 hätten solidarisieren können, war schon früher den Barmherzigen Schwestern verboten worden, „bei der Durchführung des Gesetzes über die Sterilisation mitzuwirken."[97] Um so mehr war es wohl nötig, einen möglichen Widerstand der Ordensschwestern durch die Tötungsaktionen nicht zu provozieren. Sicherlich wurde aber nicht „mit allen Mitteln versucht, gegen die Euthanasierung anzukämpfen", wie die Augsburger Katholische Kirchenzeitung am 14. März 1949 schrieb, so daß die Angst von seiten der Machthaber vor ausgeprägteren Widerstandsaktionen durch Personal nicht sehr groß sein mußte.

Es heißt in jener Kirchenzeitung weiter:

„Schon zu Beginn der Euthanasierung hatte der Superior der Schwestern im Benehmen mit dem bischöfl. Ordinariat beraten, ob der Schwestern-Vertrag gekündigt werden solle. Hiervon wurde jedoch Abstand genommen, weil bei den Verhandlungen eindeutig die Drohung ausgesprochen wurde, daß bei Kündigung des Vertrags die Schwestern in ihren unentbehrlichen Stellungen dienstverpflichtet würden und der ganze Betrieb nur in anderer Rechtsform weiterlaufen würde."

Was aber tatsächlich geschehen wäre, wenn sich die Ordensschwestern auch gegen eine Dienstverpflichtung geweigert hätten, bleibt unbeantwortet. Das bischöfliche Ordinariat in Augsburg ging jedenfalls – aus welchen Gründen auch immer – einer solchen Konfrontation mit dem Bezirk aus dem Wege.

Es liegen auch Hinweise darüber vor, daß in der Bevölkerung die Vermutung bestand, in Kaufbeuren werde willkürlich getötet: Die Hilfspflegerin und Schreibkraft des Verwaltungsinspektors Frick, Dora Volpert, die aufgrund übereinstimmender Zeugenaussagen und aufgrund ihrer Bürotätigkeit mit Sicherheit von den Tötungsaktionen gewußt haben muß, behauptete, sie habe „in der Bevölkerung gelegentlich munkeln hören, daß Kranke umgebracht würden".

[96] zitiert nach *Gernot Roemer*, 1986, S. 149

[97] Monatsbericht der Regierung von Schwaben, Juli 1934, Original im Archiv des Bezirkskrankenhauses Kaufbeuren

Einen anderen Hinweis, wie seitens der Anstalt versucht wurde, Geheimhaltung vor der Bevölkerung zu wahren, liefert Pfarrer Josef Wille:

„Als am 4. 2. 1944 mehrere Beerdigungen waren und jede Leiche gesondert hinausgefahren und geläutet wurde, kehrte ich erst um halb vier Uhr zurück. Herr Inspektor Frick eröffnete mir, daß jetzt noch mehr sterben werden, in Irsee circa 130, in Kaufbeuren 200, daß aber wenig Aufsehen gemacht werden solle und deshalb auf Wunsch des Direktors das Läuten unterbleiben möchte.“[98]

Ein dritter Hinweis stammt von Pater Carl, der die Unruhe in der Bevölkerung durch die Errichtung eines Krematoriums in der Hauptanstalt Kaufbeuren aus dem Jahre 1944 so beschreibt:

„Den Grund für die Errichtung des Krematoriums sah die erregte Bevölkerung in der erstrebten Verheimlichung der ungewöhnlich vielen Todesfälle, die man als geheime Morde erklärte. Gleichzeitig befürchtete man ein weiteres Ansteigen der Todesziffern.“[99]

Offensichtlich sprachen sich die Geschehnisse auch bei den Patienten herum. Die Pflegerin Karin Merk berichtete:

„Die Tatsache, daß im Landhaus so viele Kranke verstarben, führte zu einer starken Verängstigung der Kranken, weil diese ständig befürchten mußten, eines Tages ebenfalls eine Todesspritze zu erhalten“. Einige Patientinnen äußerten vor ihrer Verlegung zur Kneissler ihre Befürchtung, getötet zu werden. Es finden sich zahlreiche Beispiele, wo sich Patientinnen gegen die tödliche Spritze heftigst zur Wehr setzten. Zu diesem Zweck wurden sie dann von Pflegerinnen, zum Teil auch von Mitpatientinnen, festgehalten. Die Opfer verfielen offensichtlich auch nicht immer in den beschriebenen ‚tiefen, bleiernen Schlaf‘, aus dem sie nicht mehr erwachten“. Schwester Alberta erinnert sich „an ein krüppelhaftes Mädchen, welches des Nachts schmerzerfüllt zu schreien anfing und sich erst nach etwa einer Stunde beruhigte. Sie verstarb am nächsten Morgen gegen 7 Uhr.“[100]

## 9. Aussagen zweier Überlebender

Karl Meckel aus Oberstdorf befand sich vom Juni 1943 bis September 1944 in der Heil- und Pflegeanstalt Kaufbeuren. Er gibt in der Zeugenvernehmung beim Amtsgericht Sonthofen am 20. Juli 1949 zu Protokoll, er wundere sich darüber, daß gegen Dr. Ottmann, einen der Kaufbeurener Anstaltsärzte, kein Strafverfahren eingeleitet worden sei.[101] Seines „Erachtens war Dr. Ottmann für die Euthanasie-Fälle mehr verantwortlich als Dr. Faltlhauser.“[102] Ottmann habe vorwiegend die Fälle für die „Euthanasie“ ausgesucht.

[98] Josef Wille, Protokoll seiner Zeugenvernehmung vom 5. 4. 1948 vor dem LG Kempten, AZ: siehe Anm. 45

[99] Heinrich Wolff, gen. Pater Carl, Protokoll seiner Zeugenvernehmung vom 19. 5. 1948 vor dem LG Kempten, AZ: siehe Anm. 45

[100] Karin Merk, Protokoll ihrer Zeugenvernehmung vom 14. 5. 1948 vor dem LG Kempten, AZ: siehe Anm. 45

[101] Karl Meckel, Protokoll seiner Zeugenvernehmung vom 20. 7. 1949 vor dem AG Sonthofen, AZ: Gs 334/49

[102] siehe Anm. 101

„Er war der Schrecken der Anstalt und eine Ausgeburt des Teufels. Ich möchte das aus meinen menschlichen Gefühlen und Beobachtungen heraus festgestellt haben."[103]

Karl Meckel selbst wurde schließlich im September 1944 von der Gestapo wegen „defaitistischer Äußerungen" festgenommen und überlebte im KZ Flossenbürg.

Luise Ahrend aus Bochum kam aus der Provinzial-Heilanstalt Eickelborn über Günzburg an der Donau von 1943 bis 1947 nach Irsee. Sie berichtete am 15. Juli 1948 anläßlich ihrer Zeugenvernehmung in der Provinzial-Heilanstalt Eickelborn dem Amtsgerichtsrat Kunz folgendes:

„Einmal ist im Kriege auch folgendes passiert. Es war Fliegeralarm. Ich ging daher in einen Luftschutzkeller, den wir aber nicht betreten sollten, weil Typhus ausgebrochen war und Ansteckungen befürchtet wurden. Es hat dann jemand der Schwester Pauline verraten, daß ich in dem Keller gewesen war. Sie hat mir dann eine Spritze gegeben. Hiergegen habe ich mich nicht gewehrt. Ich verfiel dann in Bewußtlosigkeit. In der Nacht um 1 Uhr kam ich dann wieder zu mir. Am folgenden Tage habe ich wieder gearbeitet. Als Schwester Pauline mich herumlaufen sah, besah sie mich von oben bis unten. Ich sagte zu ihr, ich lebte noch, und der Herrgott sei Herr über mein Leben gewesen. Schwester Pauline sagte nichts. Sie bekam einen roten Kopf."[104]

## 10. Die Verantwortlichen

Valentin Faltlhauser:

„Die Kinderfachabteilung – Kinderhaus – der Heil- und Pflegeanstalt Kaufbeuren wurde am 5. 12. 1941 von mir auf Weisung des Reichsausschusses zur Erforschung erb- und anlagebedingter schwerer Leiden eingerichtet. Zweck dieses Kinderkrankenhauses war, wie mir bekannt war, die Beobachtung und gegebenenfalls die Tötung schwer idiotischer Kinder".

Faltlhauser war Hauptverantwortlicher sämtlicher Tötungsaktionen, auch der Kindertötungen. Er verfaßte die Befundberichte über die zur Beobachtung eingewiesenen Kinder an den Reichsausschuß. Er wies die übrigen Beteiligten, Gärtner, Wörle, Heichele und Rittler an, welche Kinder zu töten seien, nach eigener Darstellung aber in jedem Fall erst dann,

„[...] wenn ich eine Ermächtigung des Reichsausschusses in den Händen hatte und darüber hinaus auch persönlich der Überzeugung war, daß bei den betreffenden Kindern die Voraussetzungen für eine Euthanasie, nämlich die Unmöglichkeit einer geistigen Entwicklung, auch nur primitivster Art, vorlagen". Zu letzterem fügt er hinzu: „Wenn ich diese persönliche Überzeugung nicht hatte, dann vollzog ich die Ermächtigung trotz ihres Vorliegens nicht."[105]

[103] siehe Anm. 101
[104] Luise Ahrend: Protokoll ihrer Zeugenvernehmung vom 15. 7. 1948 vor dem AG Hamm/Westf., AZ: AR 174/48 und Gs 439/48 und AR 212/48
[105] Valentin Faltlhauser, Protokoll seiner Beschuldigtenvernehmung vom 21. 4. 1948 vor dem LG Kempten, S. 6, AZ: siehe Anm. 45

In diesem Fall habe er dann wiederholt Anfragen aus Berlin beantworten müssen, warum die „Behandlung" noch nicht ausgeführt worden sei. Faltlhauser gab die Anweisung zur Tötung. Vereinzelt gab er aber auch selbst die tödliche Morphium-Scopolamin-Spritze. Als Rechtfertigung für die Tötung von Patienten im allgemeinen und die Tötung von Kindern im speziellen Falle führte Faltlhauser selbst zweierlei Gründe vor dem Kemptener Untersuchungsgericht an:

„Ich gebe zu, daß ich vielleicht in besonderem Maße unter dem Eindruck des Unglücks gestanden bin, das meine eigene Familie dadurch getroffen hat, daß eines meiner Enkelkinder idiotisch veranlagt war" [und zweitens:] „Ich bin bei der Durchführung der Euthanasie in Kaufbeuren und Irsee immer wieder von der Voraussetzung ausgegangen, daß ich aufgrund des Führererlasses rechtmäßig handle."[106]

Seine aktive Teilnahme am Euthanasieprogramm rechtfertigte Faltlhauser nachträglich immer wieder mit seiner „Gesetzestreue" und seinem „Mitleid":

„Ich bin Staatsbeamter mit 43-jähriger Dienstzeit gewesen. Ich bin als Staatsbeamter dazu erzogen gewesen, den jeweiligen Anordnungen und Gesetzen unbedingt Folge zu leisten, also auch dem als Gesetz zu betrachtenden Erlaß betreffs Euthanasie. Es bestand in jedem einzelnen Fall ein Auftrag und zwar auf dem Grund gewissenhafter Prüfung des einzelnen Falles durch fachärztliche Beurteilung. [...] Ich handelte stets in gutem Glauben nach den Geboten der Menschlichkeit und der absoluten Überzeugung, pflichtgemäß in der Durchführung rechtlicher und gesetzlicher Voraussetzungen zu handeln. [...] Mein Handeln geschah jedenfalls nicht in der Absicht eines Verbrechens, sondern im Gegenteil von dem Bewußtsein durchdrungen, barmherzig gegen die unglücklichen Geschöpfe zu handeln, in der Absicht, sie von einem Leiden zu befreien, für das es mit den uns heute bekannten Mitteln keine Rettung gibt, keine Linderung gibt, also in dem Bewußtsein, als wahrhafter und gewissenhafter Arzt zu handeln."[107]

Er räumt ein, daß eine Ablehnung des Euthanasieprogramms seinerzeit in Kaufbeuren und Irsee zwar möglich gewesen sei,

„sicher aber wäre gewesen, daß ich bei einer Gegenwehr als Leiter der Heil- und Pflegeanstalt Kaufbeuren sofort abgesetzt und durch einen Ersatzmann ersetzt worden wäre, der die gewünschten Maßnahmen im Sinne der obersten Führung ohne Zögern durchgeführt hätte."[108]

Josef Wille zitiert Faltlhauser aus einem Artikel der Kaufbeurer Zeitung vom 17. 12. 1940 über die Heil- und Pflegeanstalt Kaufbeuren/Irsee:

„Hier leben Wesen, die eines Gesetzes harren, das die Menschen von ihnen befreit. Sie leben ja schon nicht mehr, nur das Fleisch und Blut bewegt sich von ihnen – wertlos für sie selbst und die Menschheit."[109]

Ob Faltlhauser die Tötungen tatsächlich immer nur dann anordnete, „wenn ein diesbezüglicher Auftrag des Reichsausschusses Heil- und Pflegeanstalten einging", wie er selbst betonte, bleibt offen. Pauline Kneissler räumt in ihrer Aussage ein, daß bestimmte Fälle einen gegenteiligen Schluß nahelegten und die Vermu-

[106] siehe Anm. 47
[107] siehe Anm. 47
[108] siehe Anm. 47
[109] siehe Anm. 98

tung aufkommen ließen, daß Faltlhauser und Gärtner aus eigener Machtbefugnis die Euthanasiefälle bestimmt haben. Sie habe aber aus ihren Beobachtungen geschlossen, daß in jedem Fall die Entscheidung bei Faltlhauser lag, so habe er z.B. auch Fälle, die bereits in das Landhaus zur „Euthanasie" eingeliefert gewesen seien, wieder zurückgestellt.

Die bereits erwähnte Mitleidshypothese Faltlhausers wurde von dem von 1940 bis 1945 in Kaufbeuren tätigen Krankenseelsorger, dem Franziskaner Pater Clemens, zumindest offen gehalten, bzgl. ihrer Zweideutigkeit aber auch in Frage gestellt:

„Dr. Faltlhauser hat den einzelnen Patienten und insbesondere den Kindern gegenüber sehr viel Gutes getan. So hat er z.B. mit den ärmsten Krüppeln gespielt in väterlicher Liebe. Ich bin, nachdem ich das Elend in der Heilanstalt Kaufbeuren und besonders im Kinderhaus mit eigenen Augen gesehen und erlebt habe, der Ansicht, daß es für einen Menschen, der nicht aufgrund positiver religiöser Bindung die Tötung jeden menschlichen Lebens für unerlaubt hält, als nützliche Lösung erscheint, solche armen Kreaturen von der Not ihres Lebens zu erlösen. Ich kann dabei aus wirklichem Mitleid oder auch aus einer gewissen Brutalität heraus handeln."[110]

Pauline Kneissler wurde am 10. 3. 1900 in Kurtjomowka in der Südukraine geboren. Zwischen 1920 und 1923 lernte sie Krankenschwester in Duisburg. 15 Jahre lang war sie danach als Stadtschwester in Berlin tätig. 1937 trat sie in die NSDAP ein, war außerdem Mitglied der NS-Frauenschaft, der NSV des Reichsluftschutzbundes und des Reichsschwesternbundes.

„1939 erhielt ich eine Berufung vom Polizeipräsidenten, mich am 4. 1. 1940 im Innenministerium [...] zu melden. Dort sprach ein Herr Namens Blankenburg zu unserer Gruppe, welche aus 22 oder 23 Personen bestand. Er erörterte die Wichtigkeit und Geheimhaltung des Euthanasieprogramms und erklärte uns, daß der Führer ein Gesetz für Euthanasie ausgearbeitet habe, das mit Rücksicht auf den Krieg nicht veröffentlicht werde. Es war absolut freiwillig für die Anwesenden dieser Versammlung, ihre Mitarbeit zuzusichern. Keiner der Anwesenden hatte irgendwelche Einwände gegen dieses Programm und Blankenburg nahm uns den Eid ab. Wir wurden auf Schweigepflicht und Gehorsam vereidigt und Blankenburg machte uns darauf aufmerksam, daß jede Eidesverletzung mit dem Tode bestraft werde."[111]

Im Anschluß an ihre Vereidigung war Kneissler zunächst in der Vernichtungsanstalt Grafeneck, nach deren Schließung in der Vernichtungsanstalt Hadamar tätig. Eine ihrer Aufgaben bestand darin, zu den verschiedenen Anstalten zu fahren, um Patienten im Rahmen der Verschleppungstransporte in die Vernichtungslager zu bringen. Zu ihrer Arbeit im Rahmen des Euthanasieprogramms sei ihr in Berlin nur erklärt worden,

[110] Clemens Kesser, Protokoll seiner Zeugenvernehmung vom 28. 4. 1948 vor dem LG Kempten, AZ: siehe Anm. 45

[111] Pauline Kneissler, Eidesstattliche Erklärung vom 24. 10. 1946 vor dem amerikanischen Zivilgericht in Frankfurt, vertreten durch Fred Rodell, AZ: AGO D 432575 a. U.S. Civilian

„daß man den hilflosen Menschen helfen müsse, daß jedes Tier Anspruch auf einen Gnadentod habe und daß eben diese Form gewählt wurde, um diesen kranken, hilflosen Menschen den erlösenden Tod zu gewähren.“[112]

Reichspflegerin Kneissler gehörte der bereits erwähnten, in der Öffentlichkeit weitgehend unbekannten Organisation der Berliner „Gemeinnützigen Stiftung für Anstaltspflege“ an. Sie habe verschiedentlich erzählt, so etwa ihren Wirtsleuten, der Familie Knoller, daß sie schon früher in Feldlazaretten über 100 schwer verwundete deutsche Soldaten „euthanasiert“ habe. Pauline Kneissler war auch schon an den Vernichtungstransporten im Herbst 1940 von Irsee nach Grafeneck beteiligt. Sie wurde von einigen Pflegekräften wiedererkannt und hatte 1944 die Aufgabe, selbständig zu töten. Zuvor war sie in der Anstalt Hadamar ebenfalls zur „Euthanasie“ eingesetzt worden. Nachdem sie die Frauenstation übernommen hatte, mußten auf Anweisung der Direktion sämtliche bisher dort beschäftigten Schwestern und Pflegerinnen die Station verlassen. Als einzige Pflegekraft im Hause war sie nicht der Schwester Oberin unterstellt. Wegen dieser völlig eigenständigen Kompetenz war Pauline Kneissler auch nicht angewiesen, täglich den Dienstvorgesetzten Bericht über ihre Station zu erstatten. Visiten machte Frau Kneissler gemeinsam mit einem Arzt, jedoch unter Ausschluß der Oberin.

## 11. Motiv

Was Klaus Dörner das tödliche Mitleid nannte, war einerseits Motiv zur „Euthanasie“. Die andere Handlungsbegründung für „Euthanasie“ war gehorsame Anpassung und kritiklose Unterwerfung unter die autoritären Verhältnisse. Wie weit diese Unterwerfung ging, zeigt sich unter anderem darin, daß weder der „Hunger-Erlaß“ noch der „Euthanasie-Erlaß“ in rechtserheblichem Sinne Gesetzescharakter hatten. Sie waren lediglich willkürliche Absichtsbekundungen, im Fall des „Euthanasie-Erlasses“ von Adolf Hitler ebenso wie im Fall des Hungererlasses von Ministerialdirektor Dr. Dr. Schultze. An einem Euthanasie-Gesetz mit rechtsverbindlichem Charakter wurde zwar vor allem im Jahre 1942 gearbeitet, ein solches Gesetz wurde jedoch nie verabschiedet. Es wurde also in Kaufbeuren getötet, ohne daß es dafür eine nachweisbare Rechtsgrundlage gegeben hätte. Weil es keine rechtsverbindliche Euthanasie-Gesetzgebung gab, mußte ein solches Gesetz auch nicht bekannt gemacht werden. Was nicht bekannt gemacht werden muß, wird nicht öffentlich, was nicht öffentlich wird, gerät nicht in die Diskussion, und worüber kein öffentlicher Diskurs stattfindet, dagegen gibt es keinen Widerstand. Angst und Subordination bestimmten wesentlich das Handeln.

Die Korruption des ärztlichen Berufsethos durch die nationalsozialistische Ideologie hatte zur Folge, daß die Tötung von Patienten, aber auch die in anderen Fällen bemerkenswerten therapeutischen Anstrengungen durch die Theorie vom

[112] Pauline Kneissler, Protokoll ihrer Beschuldigtenvernehmung vom 14. 6. 1948 vor dem LG Kempten, AZ: siehe Anm. 45

gesunden Volkskörper motiviert waren. Vernichtungswille und Fürsorgepflicht waren gleichermaßen mit einer totalitären Verantwortungsethik begründet. Nicht die auf den einzelnen Patienten begrenzte Verantwortung, sondern die Größenidee von der Verantwortung für das bonum totius universi bestimmten die berufsethische Auffassung der nationalsozialistischen Ärzte. Wer sich dem Volksganzen statt dem einzelnen Patienten verpflichtet fühlte, ging mit der Tötungsideologie des Regimes konform.

Nun wurden Anpassung und Unterwürfigkeit als Mittel benutzt, das Motiv im engeren Sinne, nämlich das Mitleidsmotiv, zur Geltung zu bringen. Schwester Pauline Kneissler erläutert dies in ihrer Vernehmung mit dem Hinweis auf den „Gnadentod", den man ja schließlich jedem Tier gewähre. Um wieviel mehr müsse es dann humanitäres Gebot sein, unheilbar Kranken mit dem „Gnadentod" zu Hilfe zu kommen. Mit demselben Argument wurde Pauline vom Reichsinnenministerium 1940 über die Gründe aufgeklärt, die das Euthanasie-Programm des Dritten Reiches rechtfertigen sollten. Zuvor war sie jedoch vereidigt worden. Am darauffolgenden Tag trat sie pflichtbewußt ihren Dienst in der Vernichtungsanstalt Grafeneck an. Mitleid, Gehorsam, Unterwürfigkeit und korrumpiertes Berufsethos begründen, warum die Patienten, bevor sie vergast wurden, aus „humanitären Gründen" 2 ml Scopolamin intramuskulär gespritzt erhielten, in der Meinung, ihnen damit ein gewissermaßen vorletztes Gutes zukommen zu lassen, damit sie nicht wahrnehmen konnten, was mit ihnen geschah.

Die wegen Tötung Geisteskranker angeklagte Pflegerin Mina Wörle gab ebenfalls als Handlungsmotiv sentimentales Mitleidsgefühl und Gehorsam an.

„Ich habe die Tötungen deshalb ausgeführt, weil ich in ihnen eine Erlösung für die betroffenen Kinder sah und mich verpflichtet fühlte, den Weisungen des Direktors Faltlhauser, meinem Vorgesetzten, nachzukommen."[113]

Die Auffassung ihres Berufsethos dokumentiert sich überdeutlich in der Aussage:

„Ich bemerke dazu, daß die anderen Pflegerinnen manchmal, wenn ich darauf drang, die Kinder besser zu versorgen, Äußerungen machten wie z.B.: ‚Was will sie denn mit ihren Affen oder mit diesen Deppen?' Die Kinder wurden unter mir auf's Beste versorgt und betreut. Ich stand regelmäßig von früh 6 Uhr bis abends in anstrengendem Dienst und habe den Kindern jede Fürsorge angedeihen lassen."[114]

Ihr fehlendes Unrechtsbewußtsein erklärt sie folgendermaßen:

„Ich habe auch deshalb kein Unrecht in meiner Handlungsweise erblickt, weil ich wußte, daß z.B. auch die Bezirksärzte (z.B. aus Eglfing-Haar und Wiesloch, von denen Kinder nach Irsee zur Euthanasie transportiert worden waren ) idiotische Kinder zur Euthanasie in die Heil- und Pflegeanstalt eingewiesen haben. Ebenso war die Regierung von Augsburg in die Dinge eingeweiht."[115]

[113] Mina Wörle, Protokoll ihrer Beschuldigtenvernehmung vom 7. 5. 1948 vor dem LG Kempten, AZ: siehe Anm. 45
[114] siehe Anm. 82
[115] siehe Anm. 82

Verwaltungsamtmann Josef Sack, Georg Frick und Valentin Faltlhauser gaben in den Vernehmungsprotokollen übereinstimmend an, daß die Hungerkost nichts mit Euthanasieabsichten zu tun gehabt hätte, sondern zur besseren Versorgung der arbeitenden Patienten gedient habe. Dies ist jedoch aufgrund der Entstehungsgeschichte des Gedankens von der Hungerkost nicht plausibel. Die Hungerkost war aus dem Gedanken heraus entwickelt worden, dort, wo man das Leiden schon nicht beseitigen kann, sei es besser, den Leidenden selbst zu beseitigen. Das Motiv des „Gnadentodes", aber auch die Ideologie von der Rassenhygiene waren Triebfeder dieser Denkweise. Wie schon erwähnt, berief sich Schultze als einer der maßgebenden Verantwortlichen für die Hungerkost gerade auf den Euthanasie-Erlaß von 1939. Er selbst stellte also die Verbindung zum Euthanasieprogramm her. Darum können keine ernsthaften Zweifel daran bestehen, daß die Hungerkost ideologisch begründet mit dem Gedanken an den „Gnadentod" in Verbindung stand, auch wenn dies verschiedentlich bestritten wurde. Die Hungerkost bildete gewissermaßen die zweite Stufe im Euthanasieprogramm nach Abbruch der T4-Tötungsaktionen. Die dritte Stufe, die sogenannte „wilde Euthanasie", vollzog sich mit der Vergiftung mehrerer hundert Patienten, wie dies im sechsten Kapitel dargestellt wurde. Die Größenordnung der auf diese dreifache Weise umgebrachten Patienten liegt bei etwa 2000 bis 2500 Opfern (vgl. hierzu Graphik 5).

## 12. Strafrechtliche Verfolgung

Die Tötungsaktionen an psychisch Kranken waren zu keinem Zeitpunkt rechtlich legalisiert. Eine normative Kraft des Faktischen, ein gewissenloser Gehorsam und ein tödliches „Mitleid" machten Tötungshandlungen möglich, für die es keine Rechtsgrundlage gab. Das Landgericht Frankfurt/Main stellte die prinzipielle Unrechtmäßigkeit der Euthanasieaktionen 1948 im Rahmen eines Schwurgerichtsprozesses fest und verwies darauf, daß „die amtlichen Strafrechtskommissionen 1936 bei der Beratung des Entwurfes für das künftige StGB über die Vernichtung ‚lebensunwerten Lebens' die Tötung ‚Todgeweihter' ausdrücklich abgelehnt hatte. Die Kommission erkannte lediglich eine Sterbehilfe dadurch an, daß sie es nicht als Tötung betrachtete, wenn der Arzt es unterläßt, ein bereits erlöschendes, qualvolles Leben künstlich zu verlängern, oder wenn er den Todeskampf in ein sanftes Hinüberschlummern verwandelt."[116]

Der sogenannte Euthanasie-Erlaß vom 1. September 1939 hatte also keine Gesetzeskraft, sondern drückte lediglich den persönlichen Willen Adolf Hitlers aus. Der Erlaß wirkte aber wie ein Gesetz, weil der Gehorsam bestimmender war als das Rechtsbewußtsein. So gab Valentin Faltlhauser vor Gericht an, überzeugter

[116] *Graf von Gleisbach*, in: *Gürtner*, Das kommende deutsche Strafrecht, 2. Auflage, S. 375, zitiert nach der Abschrift der Urteilsbegründung des LG Frankfurt/M. vom 28. 1. 1948 im Strafverfahren gegen Pauline Kneissler, AZ: 4 Ks 1/47

Anhänger des Euthanasieprogrammes gewesen zu sein. Seine „Informationen aus Berlin" hätten besagt, daß er aufgrund des Führererlasses rechtmäßig handele. Die übrigen Beschuldigten des Kaufbeurer Personals beriefen sich dann ihrerseits wieder auf Faltlhauser, wie dieser sich auf Berlin bezog. Dies alles ist ein Beispiel für die scheinbare Legitimation von Tötungshandlungen, einer Legitimation aus dem Unbestimmten. Mit dem „Euthanasie-Erlaß" setzte sich Hitler über das Reichshaftgesetz hinweg und hinterging die Hürde der Legislative. Außer der legislativen Kontrolle umging er aber auch auf diese Weise das Problem der Bekanntmachung seiner Absichten in der Öffentlichkeit.

In den Strafgerichtsprozessen 1947–1949 gegen die verantwortlichen Mitarbeiter der Heil- und Pflegeanstalt Kaufbeuren spielte die fehlende Legitimation eine auffallend geringe Rolle. Es blieb ohne Folgen, daß Ärzte und Pfleger ohne Rechtsgrundlage töteten, obwohl sie für ihr gesetzloses Handeln hätten zur Verantwortung gezogen werden müssen.

Am 20. August 1948 erhob der Kemptener Oberstaatsanwalt Mantel öffentlich Anklage gegen Faltlhauser, Wörle, Rittler, Heichele und Frick. Bei Faltlhauser sah die Staatsanwaltschaft den Tatbestand des Verbrechens des Mordes nach § 211 StGB erfüllt; bei den vier anderen Angeklagten den Tatbestand des Verbrechens der Beihilfe zum Verbrechen des Mordes nach § 212 n.F. StGB.

Am 10. Juni 1945 wurde Faltlhauser von den Amerikanern in der Klinik verhaftet und kam zunächst für sechzehn Monate in ein Internierungslager. Am 29. Oktober 1946 war gegen ihn Haftbefehl vom Landgericht Frankfurt/Main und vom Untersuchungsrichter des Landgerichtes Kempten am 19. Dezember 1947 erlassen worden. Der Kemptener Haftbefehl wurde jedoch wegen Haftunfähigkeit Faltlhausers nach dessen Entlassung aus dem Internierungslager außer Vollzug gesetzt. Die Gründe der Haftunfähigkeit sind nicht bekannt. Faltlhauser wurde des Mordes an einer unbestimmten Zahl, jedoch wegen mindestens 350–360 gemeinschaftlich begangener Verbrechen des Mordes nach § 211 StGB beschuldigt. Er habe gemeinsam mit anderen – so der Schuldvorwurf – Menschen heimtückisch und grausam getötet. 1949 wurde Faltlhauser schließlich zu drei Jahren Gefängnis wegen „Anstiftung zur Beihilfe zum Totschlag" verurteilt. Sechzehn Monate Internierungslager wurden als verbüßte Strafe anerkannt und verminderten die Gefängniszeit um diesen Zeitraum. Die dritte Strafkammer des Landgerichts München I war übrigens im Urteil über Dr. Schultze vom 22. 12. 1948 der Auffassung, daß nach den Bestimmungen des Befreiungsgesetzes Internierungshaft nicht auf die erkannte Strafe bei Schultze angerechnet werden dürfe, was bei Faltlhauser offenbar möglich war. Kann man darin ein Anzeichen dafür sehen, mit wieviel Nachdruck das Gericht bemüht war, möglichst milde zu urteilen?

Dr. Gärtner, der stellvertretende Anstaltsleiter und Irseer Oberarzt, tötete am 1. Juli 1945 zunächst seine Tochter mit Morphium und dann sich selbst durch Erhängen.

Schwester Pauline wurde am 28. Januar 1948 durch das Landgericht Frankfurt/Main zu einer Gesamtstrafe von vier Jahren Zuchthaus verurteilt, weil – wie es in der Urteilsbegründung heißt – „sie an Tötungen im Rahmen des sogenannten

Euthanasie-Programmes des Nationalsozialismus als Gehilfin teilgenommen" habe.[117] Angeklagt war sie, in mindestens 180 Fällen Patienten in Kaufbeuren/Irsee getötet zu haben. In den Tötungsanstalten Hadamar und Grafeneck war Schwester Pauline tatsächlich nur Gehilfin, insofern sie die Patienten auszog, zur Untersuchung ins Arztzimmer brachte und von dort in einen Vorraum der Gaskammer führte. Nach ihrer Rückkehr nach Hadamar im Dezember 1942 tötete sie dort allerdings auf der Station IIA ebenso selbständig und persönlich verantwortlich wie vom April 1944 an in Irsee. Ob das Strafmaß in Kempten anders ausgefallen wäre als in Frankfurt, bleibt offen. Die Strafverfolgung vor der Strafkammer des Landgerichtes Kempten wurde nämlich hinfällig, da ihr der Rechtsgrundsatz des Verbrauchs der Strafklage entgegenstand. Denn Pauline Kneissler war bereits rechtskräftig in Frankfurt auch für die Irseer Straftaten verurteilt worden. Trotz der eigenhändigen Tötungen wurde sie wie alle anderen Kaufbeurer Täter nicht wegen Mordes, sondern wegen Beihilfe zum Mord verurteilt.

Das Frankfurter Schwurgericht befand sich bezüglich der Teilnahmeform, wie es selbst bemerkt, zwischen zwei Rechtsauffassungen: Ist derjenige ein Täter, welcher zwar den äußeren Tatbestand der Tötung anderer ganz in seiner Person und durch sein Handeln verwirklicht, ohne daß es darauf ankommt, daß er die Tat als seine eigene gewollt hat, oder gilt als Täter nur, wer auch am verbrecherischen Entschluß teilgenommen hat? Das Frankfurter Schwurgericht stellte sich in seiner Begründung auf den Standpunkt, daß in erster Linie nicht die Tat selbst, sondern der verbrecherische Wille in der Höhe des Strafmaßes Ausdruck finden müsse. Weil Pauline Kneissler den eigenen Willen dem verbrecherischen Willen anderer untergeordnet habe, sei sie lediglich als Gehilfin zu verurteilen. Außerdem wurde ihr zugute gehalten, daß sie nach Aussage ihrer Schwester an den Tötungen gelitten und den Versuch unternommen habe, versetzt zu werden, sowie der Umstand, daß sie bereits fünfundzwanzig Jahre in der „Irrenpflege" tätig gewesen sei. Außerdem sei sie dem nationalsozialistischen Gedankengut offenbar in besonderer Weise erlegen.

Diese Rechtsauffassung entsprach in der Tat auch derjenigen von Pauline Kneissler selbst. Sie hielt dem Frankfurter Oberstaatsanwalt vor: „Sie sprechen von Töten. So haben wir es nie aufgefaßt, das hätte ich nie getan, wir haben die Patienten von ihren Leiden erlöst."[118] An anderer Stelle heißt es im Vernehmungsprotokoll: „Es wurde mir klar, daß man diesen hilflosen Menschen helfen müsse, daß jedes Tier Anspruch auf einen Gnadentod habe, und daß eben diese Form gewählt wurde, um diesen kranken, hilflosen Menschen den erlösenden Gnadentod zu gewähren."[119]

Der Ministerialdirektor im Bayerischen Innenministerium Dr. Walter Schultze wurde von der dritten Strafkammer des Landgerichts München I am 22. Dezember 1948 wegen des Verbrechens der Beihilfe zum Totschlag in mindestens 260

[117] siehe Anm. 73
[118] siehe Anm. 112
[119] siehe Anm. 112

Fällen zu einer Gesamtgefängnisstrafe von drei Jahren verurteilt. Die Untersuchungshaft wurde angerechnet. Die Handlungsweise Schultzes sei aufgrund der fehlenden Gesetzeskraft des „Euthanasie-Erlasses" nach positivem Recht ungesetzlich gewesen. Die Ermächtigung für den sog. „Gnadentod" für nach menschlichem Ermessen unheilbar Kranke verstoße aber auch gegen sittliche, den Gesetzgeber bindende Naturrechtsnormen, die das Recht auf Leben schützten.[120]

Schultze hatte zu seiner Verteidigung ein fehlendes Bewußtsein der Rechtswidrigkeit vorgebracht. Dem hielt das Gericht in seiner Urteilsbegründung entgegen, daß für die Schuldbarkeit des Vorsatzes schon die objektive Rechtswidrigkeit begründend sei. „Niemand kann sich darauf berufen, daß er als Untergebener einen gegen das allgemeine Sittengesetz verstoßenden Befehl zur Tötung von Menschen für rechtmäßig gehalten hat."[121] Im Letzten konnte nicht geklärt werden, ob Schultze aus eigener Initiative für Tötungsaktionen, insbesondere in bezug auf den „Hunger-Erlaß", tätig geworden ist. Das Gericht jedenfalls stellte fest, daß der Beitrag Schultzes an den Tötungsaktionen über den eines „Gehilfen" nicht hinausgegangen sei, da er keinen eigenen Tatbeitrag geleistet, sondern nur eine fremde Tat unterstützt habe.

In bezug auf den „Hunger-Erlaß" stellte das Gericht dagegen fest, daß Schultze in der Konferenz am 17. 11. 1942 die Hungerkost empfohlen und mit der Ministerialentschließung vom 30. 11. 1942 in strikter Weisungsform angeordnet habe. Dennoch wurde Schultze in diesem Anklagepunkt freigesprochen. Die Begründung des Gerichtes erscheint aufgrund unserer eigenen Untersuchungen aber fragwürdig. Dort heißt es nämlich: „Mit der zur Verurteilung notwendigen Sicherheit konnte nicht festgestellt werden, daß tatsächlich aufgrund dieser Anordnung eine Reihe anormaler Todesfälle, d.h. Todesfälle infolge der sog. Hungerkost, eingetreten ist."[122] Es sei nicht nachweisbar, daß in Kaufbeuren die Sterblichkeitsziffern nach dem Erlaß gestiegen seien. Die Zahlen unserer Untersuchung widerlegen diese Auffassung, wie Tabellen 9 und 11 zeigen. Das Gericht hielt es überdies für unmöglich, einwandfrei festzustellen, ob im Einzelfall vorzeitiger Sterbefälle von Geisteskranken tatsächlich die Hungerkost für den Hungertod verantwortlich zu machen sei. Diese Ansicht von der Nicht-Nachweisbarkeit möglicher Todesursachen ist aus ärztlicher Sicht heute ebenso falsch wie vor 45 Jahren. Im übrigen könne man den von Faltlhauser und Pfannmüller vertretenen Sinn jener Sitzung, daß nämlich durch die Hungerkost Geisteskranke eher zum Tode kämen, Schultze als dessen Meinung nicht unterstellen. Warum hat Schultze dann aber – so muß man fragen – überhaupt die Hungerkost angewiesen, wenn es sich dabei um einen zweckfreien Erlaß gehandelt haben sollte? Auch bei der Errichtung des „Kinderhauses" in Eglfing-Haar, wo mindestens 120 sog.

[120] vgl. Urteilsbegründung der dritten Strafkammer des LGs München I vom 22. 12. 1948 S. 7, AZ: 1 Kls 154/48

[121] siehe Anm 116, S. 10

[122] siehe Anm 116, S. 14

„Reichsausschußkinder" getötet wurden, sei er nicht strafbar tätig gewesen, und die Anklageschrift wurde zurückgewiesen.

In der Würdigung der Gesamtstrafe billigte das Gericht dem Angeklagten Schultze mildernde Umstände nach § 213 StGB zu, und zwar aus folgenden Gründen: Er habe ausschließlich die Anordnungen des Reichsinnenministeriums vollzogen. Dies stimmt für den Hungererlaß nicht. Außerdem spreche zugunsten des Angeklagten seine „bisherige einwandfreie Vergangenheit und seine offene, ehrliche und männliche Verteidigung vor Gericht."[123] Er habe außerdem nicht hartnäckig auf der Durchführung des „Hunger-Erlasses" bestanden und sich selbst in keiner Weise um die Verlegung Geisteskranker gekümmert, obwohl er in seiner Eigenschaft als Leiter der Gesundheitsabteilung im Bayerischen Innenministerium dazu durchaus in der Lage gewesen wäre. Überdies wurde seiner Person zugute gehalten, daß er als Offizier im Ersten Weltkrieg einen Oberschenkelschußbruch erlitten hatte.

Paul Heichele, dem zur Last gelegt wurde, mindestens 31 Patienten getötet zu haben, Mina Wörle, die wesentlich an der Kindertötung beteiligt war, und Olga Rittler – sie hatte vor Gericht zugegeben, 28–30 Frauen getötet zu haben – wurden wegen Beihilfe zum Totschlag rechtskräftig verurteilt, nachdem sie zunächst vom Kemptener Oberstaatsanwalt Mantel des Verbrechens der Beihilfe zum Verbrechen des Mordes in einer unbestimmten Anzahl von Fällen angeklagt worden waren. Heichele erhielt zwölf Monate, Mina Wörle achtzehn Monate und Olga Rittler einundzwanzig Monate Gefängnis. Da auch ihnen die Internierungszeit angerechnet wurde, mußte lediglich Olga Rittler eine neunmonatige Gefängnisstrafe verbüßen.

Die Gerichtsverhandlungen wurden nachweisbar durch verschiedene Umstände erschwert: Beweismaterial wurde beseitigt und Zeugen massiv bedroht: Der Benediktiner Pater Heinrich Wolff, der Hausgeistliche der Barmherzigen Schwestern in Irsee und aushilfsweise Anstaltsgeistliche für die Kranken in Irsee, gab am 5. Mai 1948 zu Protokoll:

> „Interessehalber führe ich auch an, daß ich an einem Mittwoch vor etwa drei Wochen gewarnt worden bin, als Zeuge in dieser Sache auszusagen, und daß mir aufs schwerste gedroht worden ist, falls ich aussage. Da ich jedoch von dieser Drohung durch einen Amtsbruder erfahren habe, der mir aus Seelsorgsgründen die Quelle nicht nennen konnte, kann ich den oder die Bedroher nicht benennen. Als Unterlagen für meine Zeugenaussagen dienen mir außer meinen persönlichen Beobachtungen und Erfahrungen folgende Quellen [die im einzelnen aufgeführt werden], wobei ich bemerke, daß fast die gesamte Registratur von Irsee vor dem 2. Juli 1945 durch Amtmann Sack und Inspektor Frick weggeschafft worden ist."[124]

Am 11. Januar 1946 wurde Dr. Heinz Lieser als stellvertretender Direktor eingestellt und am 1. August 1948 zum kommissarischen Leiter der Anstalt bestimmt. Am 22. Dezember 1947 gab er vor dem Kemptener Untersuchungsgericht an:

[123] siehe Anm. 116, S. 16
[124] siehe Anm. 99

„Zur Beleuchtung, wie sehr gewisse Kreise in den Anstalten Kaufbeuren und Irsee heute noch zu Dr. Faltlhauser und Frick halten, führe ich an, daß das Original meines Berichtes in der Euthanasie-Sache etwa im Februar 1947 aus meinem Schreibtisch gestohlen wurde."[125]

So liegt der Verdacht nahe, daß hier die Gründe dafür liegen, weswegen Frick aus Mangel an Beweisen freigesprochen wurde. Die überraschend milde strafrechtliche Würdigung der Kaufbeurer Tötungsdelikte schuf damit den denkwürdigen Fall, gegen den sich ein sensibles Rechtsempfinden aufbäumt, den Fall nämlich, daß es keine Täter gab, sondern nur Opfer, wenn man von den Anstiftern, Helfern und Mitwissern absieht.[126]

125 Heinz Lieser, Protokoll seiner Zeugenvernehmung vom 22. 12. 1947 vor dem LG Kempten, AZ: siehe Anm. 45
126 vgl. *Ernst T. Mader*, 1985, S. 67

# Anhang

*Tabelle 1* Pflegekostensätze 1933-1945 ( RM/Tag )

| | 1933 | 1934 | 1935-1945 | 1941-1945 |
|---|---|---|---|---|
| Patienten mit Wohnsitz in Schwaben und Neuburg | I 4,80<br>II 3,00 | I 4,80<br>II 3,00 | I 7,—<br>II 4,80<br>III 3,00 | |
| Krankenkassenmitglieder | I 5,30<br>II 3,40 | I 5,30<br>II 3,40 | I –<br>II 5,30<br>III 3,40 | |
| Ausländer mindestens | I 9,00<br>II 7,00 | I 9,00<br>II 7,00 | I 12,00<br>II 9,00<br>III 7,00 | |
| Kinderabteilung | | | | 2,50 |
| Landhaus II | | | | 2,50 |

*Tabelle 2* Beim Erbgesundheitsgericht Kempten gemeldete Patienten (1934–1944)

| | | Angebor. Schwach-sinn | Schizo-phrenie | Zirkuläres Irrsein | Erbliche Fallsucht | Schwerer Alkoholis-mus | Erbliche Mißbil-dung |
|---|---|---|---|---|---|---|---|
| 1934 | männlich | 9 | 47 | 1 | 10 | 17 | 0 |
| | weiblich | 12 | 46 | 6 | 5 | 2 | 0 |
| 1935 | männlich | 7 | 42 | 5 | 2 | 11 | 0 |
| | weiblich | 8 | 82 | 11 | 1 | 1 | 0 |
| 1936 | männlich | 6 | 36 | 6 | 4 | 5 | 0 |
| | weiblich | 5 | 78 | 12 | 1 | 1 | 0 |
| 1937 | männlich | 5 | 40 | 4 | 5 | 0 | 0 |
| | weiblich | 3 | 30 | 2 | 0 | 0 | 0 |
| 1938 | männlich | 9 | 44 | 3 | 2 | 1 | 0 |
| | weiblich | 6 | 51 | 16 | 0 | 1 | 0 |
| 1939 | männlich | 3 | 39 | 2 | 3 | 3 | 0 |
| | weiblich | 2 | 59 | 6 | 1 | 0 | 0 |
| 1940 | männlich | 5 | 27 | 4 | 0 | 6 | 0 |
| | weiblich | 6 | 42 | 1 | 2 | 0 | 0 |
| 1941 | männlich | 12 | 32 | 8 | 3 | 0 | 0 |
| | weiblich | 7 | 50 | 7 | 4 | 0 | 0 |
| 1942 | männlich | 9 | 29 | 4 | 4 | 1 | 0 |
| | weiblich | 7 | 44 | 25 | 0 | 0 | 0 |
| 1943 | männlich | 8 | 20 | 4 | 1 | 0 | 0 |
| | weiblich | 19 | 34 | 3 | 10 | 0 | 0 |
| 1944 | männlich | 29 | 24 | 10 | 10 | 0 | 0 |
| | weiblich | 28 | 81 | 24 | 6 | 0 | 1 |
| | Gesamt | 205 | 977 | 164 | 74 | 49 | 1 |

*Tabelle 3* Besucherzahlen

| Jahr | Anzahl |
|---|---|
| 1930 | 3220 |
| 1931 | 3578 |
| 1932 | 3581 |
| 1933 | 4270 |
| 1934 | 5139 |
| 1935 | 5287 |
| 1936 | 5049 |
| 1937 | 7662 |
| 1938 | 3370 |
| 1939 | 2053 |
| 1940 | 1185 |
| 1941 | 895 |
| 1942 | 1787 |
| 1943 | 1863 |
| 1944 | 1156 |

*Tabelle 4* Familienpflege lt. Jahresberichte

| | Gesamt | männlich | weiblich | Verpflegsgeld |
|---|---|---|---|---|
| 01.01.44 | 57 | 16 | 41 | 45,– RM / Monat |
| 01.12.44 | 70 | 20 | 50 | |
| 01.01.43 | 52 | 14 | 38 | 45,– RM / Monat |
| 01.12.43 | 57 | 16 | 41 | |
| 01.01.42 | 58 | 13 | 45 | 45,– RM / Monat |
| 01.12.42 | 52 | 14 | 38 | |
| 01.01.41 | 60 | 13 | 47 | 45,– RM / Monat |
| 01.12.41 | 58 | 13 | 45 | |
| 01.01.40 | 60 | 8 | 52 | 45,– RM / Monat |
| 01.12.40 | 60 | 13 | 47 | |
| 01.01.39 | 50 | 5 | 45 | 45,– RM / Monat |
| 01.12.39 | 60 | 8 | 52 | |
| 01.01.38 | 45 | 3 | 42 | 45,– RM / Monat |
| 01.12.38 | 50 | 5 | 45 | |
| 01.01.37 | 53 | 3 | 50 | 45,– RM / Monat |
| 01.12.37 | 52 | 3 | 49 | |
| 01.01.36 | 44 | 1 | 43 | 45,– RM / Monat |
| 01.12.36 | 53 | 3 | 50 | |
| 01.01.35 | 39 | 1 | 43 | 45,– RM / Monat |
| 01.12.35 | 44 | 1 | 43 | |
| 01.01.34 | 43 | 4 | 39 | 45,– RM / Monat |
| 01.12.34 | 39 | 1 | 38 | |
| 01.01.33 | 44 | 6 | 38 | 50,– RM / Monat |
| 01.12.33 | 43 | 4 | 49 | |

*Tabelle 5* Behandlungsmethoden (1930-1944) (Anzahl/Jahr)

| Jahr | Dauer-schlaf | Dauer-bäder | Packun-gen | Isolie-rungen | Elektro-krampf | Insulin |
|---|---|---|---|---|---|---|
| 1930 | 33 | 1057 | 171 | selten | 0 | 0 |
| 1931 | 46 | ca. 800 | 241 | 193 | 0 | 0 |
| 1932 | 56 | 142 | 698 | 746 | 0 | 0 |
| 1933 | ? | 9 | 1186 | 627 | 0 | 0 |
| 1934 | 95 | 0 | 611 | 281 | 0 | 0 |
| 1935 | 88 | 0 | 817 | 373 | 0 | 0 |
| 1936 | 108 | 0 | 515 | 347 | 0 | 41 |
| 1937 | ? | 38 | 99 | 270 | 0 | 92 |
| 1938 | 40 | 0 | 60 | 387 | 0 | 78 |
| 1939 | 71 | 0 | 115 | 451 | 0 | 111 |
| 1940 | 11 | 0 | 199 | 158 | 0 | 105 |
| 1941 | 3 | 0 | 63 | 210 | 48 | 0 |
| 1942 | 0 | 0 | 0 | 170 | 405 | 81 |
| 1943 | selten | 0 | 0 | 179 | 328 | 62 |
| 1944 | 2 | 0 | 0 | 57 | 615 | 17 |

*Tabelle 6* Anträge auf Sterilisierung

| Jahr | Anträge | abgelehnt |
|---|---|---|
| 1934 | 208 | 6 |
| 1935 | 141 | 3 |
| 1936 | 74 | 2 |
| 1937 | 89 | 1 |
| 1938 | 63 | 2 |
| 1939 | 57 | 1 |
| 1940 | 48 | – |
| 1941 | 63 | – |
| 1942 | 37 | – |
| 1943 | ? | ? |
| 1944 | 2 | – |

*Tabelle 7* Sterilisierte Patienten

| Jahr | stationär | offene Fürsorge |
|---|---|---|
| 1933 | 2 | – |
| 1934 | 143 | 71 |
| 1935 | 101 | 44 ( nur Südbezirk ) |
| 1936 | 58 | 57 ( nur Nordbezirk ) |
| 1937 | 69 | 16 |
| 1938 | 65 | 7 |
| 1939 | 58 | keine Angaben |
| 1940 | 10 | keine Angaben |
| 1941 | 65 | keine Angaben |
| 1942 | 23 | keine Angaben |
| 1943 | 9 | keine Angaben |
| 1944 | 3 | keine Angaben |

*Tabelle 8*

| Jahr | Zugänge | | | Sterilisierte Patienten | | |
|---|---|---|---|---|---|---|
| | männlich | weiblich | Summe | männlich | weiblich | Summe |
| 1934 | 0 | 0 | 412 | 0 | 0 | 155 |
| 1935 | 192 | 240 | 432 | 67 | 103 | 170 |
| 1936 | 199 | 262 | 461 | 57 | 97 | 154 |
| 1937 | 197 | 272 | 469 | 61 | 80 | 141 |
| 1938 | 198 | 270 | 468 | 59 | 74 | 133 |
| 1939 | 395 | 303 | 698 | 50 | 59 | 109 |
| 1940 | 322 | 475 | 797 | 42 | 51 | 93 |
| 1941 | 343 | 396 | 739 | 55 | 68 | 123 |
| 1942 | 275 | 290 | 565 | 47 | 66 | 113 |
| 1943 | 500 | 638 | 1138 | 33 | 66 | 99 |
| 1944 | 650 | 880 | 1530 | 73 | 140 | 213 |

*Tabelle 9* Todesfälle von 1933 bis 1947

| | 1933 | 1934 | 1935 | 1936 | 1937 | 1938 | 1939 | 1940 | 1941 | 1942 | 1943 | 1944 | 1945 | 1946 | 1947 |
|---|---|---|---|---|---|---|---|---|---|---|---|---|---|---|---|
| Verstorbene / Durchschnittsbelegung in % | 5,1 | 4,7 | 5,8 | 6,8 | 6,5 | 6,3 | 6 | 7,2 | 9,5 | 12,8 | 21 | 46,8 | 46 | 11,6 | 8,4 |
| Verstorbene | 49 | 49 | 63 | 76 | 74 | 74 | 75 | 90 | 113 | 247 | 261 | 815 | 732 | 141 | 97 |
| Durchschnittsbelegung | 950 | 1.029 | 1.083 | 1.102 | 1.124 | 1.164 | 1.242 | 1.240 | 1.188 | 1.247 | 1.241 | 1.740 | 1.590 | 1.206 | 1.153 |
| Gesamtbestand | 1359 | 1.409 | 1.528 | 1.547 | 1.586 | 1.599 | 1.801 | 2.111 | 1.951 | 1.787 | 2.356 | 3.247 | 2.984 | 2.074 | 2.024 |
| Männer | 22 | 17 | 26 | 32 | 40 | 31 | 32 | 45 | 57 | 160 | 127 | 354 | 396 | 69 | 40 |
| Frauen | 27 | 32 | 37 | 44 | 34 | 43 | 43 | 45 | 56 | 87 | 134 | 461 | 336 | 72 | 57 |
| Verstorbene / Gesamtbestand [ % ] | 3,6 | 3,4 | 4,1 | 4,9 | 4,6 | 4,6 | 4,1 | 4,2 | 5,7 | 8,9 | 11 | 25,1 | 24,5 | 6,7 | 4,7 |

Aufstellung über die Verlegungen vom Bezirkskrankenhaus Kaufbeuren
1939 bis 1944

| | Anstalt | Patienten |
|---|---|---|
| 1939 | Anstalt Eglfing-Haar | 1 |
| | Anstalt Lauingen | 5 |
| | Anstalt Schönbrunn | 1 |
| | Anstalt Bernburg | 1 |
| | Insgesamt | 8 |
| 1940 | Anstalt Straubing | 1 |
| | Anstalt Klingenmünster | 92 |
| | Anstalt Schweinspoint | 1 |
| | Anstalt Günzburg | 19 |
| | Anstalt Lauingen | 4 |
| | in andere Anstalt verlegt | 409 |
| | Insgesamt | 526 |
| 1941 | Anstalt Wiesloch | 1 |
| | Anstalt Ansbach | 3 |
| | Anstalt Ursberg | 9 |
| | Anstalt Eglfing-Haar | 1 |
| | in andere Anstalt verlegt | 280 |
| | Insgesamt | 294 |
| 1942 | Anstalt Ursberg | 14 |
| | Anstalt Eglfing-Haar | 1 |
| | Anstalt Römerschlag | 1 |
| | Anstalt Pfaffenhausen | 7 |
| | Anstalt Dürrlauingen | 1 |
| | Insgesamt | 24 |
| 1943 | Anstalt Günzburg | 5 |
| | Lager Dachau | 3 |
| | Anstalt Eglfing-Haar | 1 |
| | Anstalt Ursberg | 3 |
| | Insgesamt | 12 |
| 1944 | Anstalt Ansbach | 1 |
| | Anstalt Ursberg | 4 |
| | Lager Dachau | 18 |
| | in andere Anstalt verlegt | 1 |
| | Anstalt Günzburg | 4 |
| | Insgesamt | 28 |
| Gesamtzahl der verlegten Patienten 1939 bis 1944 | | 892 |

Aufstellung über die Transporte ins Bezirkskrankenhaus Kaufbeuren von 1939 bis 1945

| | Anstalt | Patienten |
|---|---|---|
| 1939 | Anstalt Lautrach | 3 |
| | Anstalt Mainkofen | 2 |
| | Anstalt Schönbrunn | 1 |
| | Anstalt Eglfing-Haar | 1 |
| | unbekannte Anstalt | 123 |
| | Insgesamt | 130 |
| 1940 | Anstalt Mainkofen | 4 |
| | Anstalt Ursberg | 126 |
| | Anstalt Günzburg | 1 |
| | Anstalt Schönbrunn | 39 |
| | Anstalt Lauingen | 146 |
| | Anstalt Pfaffenhausen | 8 |
| | Anstalt Holzen | 17 |
| | Anstalt Straubing | 21 |
| | Anstalt Glött | 39 |
| | Anstalt Venötting | 11 |
| | Anstalt Holzhausen | 8 |
| | Anstalt Zwiefalten | 13 |
| | Insgesamt | 433 |
| 1941 | Anstalt Straubing | 1 |
| | Anstalt Schönbrunn | 5 |
| | Spital Weiler | 6 |
| | Anstalt Ravensburg | 2 |
| | Anstalt Schweinspoint | 1 |
| | Anstalt Nils | 1 |
| | Anstalt Karlshof | 10 |
| | Anstalt Lauingen | 1 |
| | Anstalt Brückberg | 1 |
| | Anstalt Ursberg | 169 |
| | Anstalt Hall | 1 |
| | Anstalt Ansbach | 1 |
| | Anstalt Eglfing-Haar | 4 |
| | Anstalt Holzhausen | 18 |
| | Anstalt St. Gallen | 1 |
| | Magnusheim | 3 |
| | Anstalt Rotenburg | 91 |
| | Anstalt Pfaffenhausen | 1 |
| | Anstalt Erlagen | 1 |
| | Anstalt Günzburg | 1 |
| | Anstalt Herten | 1 |
| | Anstalt Wiesloch | 6 |
| | Insgesamt | 326 |

| | | |
|---|---|---|
| 1942 | Anstalt Ursberg | 4 |
| | Anstalt Eglfing-Haar | 36 |
| | Anstalt Ansbach | 30 |
| | Anstalt St. Josef-Inst.Mils | 10 |
| | Insgesamt | 80 |
| 1943 | Anstalt Eglfing-Haar | 2 |
| | Anstalt Hall | 1 |
| | Anstalt Günzburg | 2 |
| | Anstalt Ursberg | 4 |
| | Anstalt Emmendingen | 130 |
| | Anstalt Eickelborn | 1 |
| | Anstalt Schulheim | 1 |
| | unbekannte Anstalten | 200 |
| | Anstalt Wittstock | 15 |
| | Anstalt Neuruppin | 22 |
| | Insgesamt | 378 |
| 1944 | Anstalt Eglfing-Haar | 1 |
| | Anstalt Günzburg | 189 |
| | Anstalt Ursberg | 1 |
| | Anstalt Schulheim | 14 |
| | Anstalt Wiesloch | 1 |
| | Insgesamt | 206 |
| 1945 | Anstalt Emmendingen | 275 |
| Gesamtzahl der zuverlegten Patienten 1939 bis 1945 | | 1828 |

Todesfälle von 1910-1947 (Anzahl der Verstorbenen / Gesamtbestand)

| | [ % ] | | [ % ] |
|---|---|---|---|
| 1910 | 6,20 | 1929 | 5,10 |
| 1911 | 5,00 | 1930 | 4,40 |
| 1912 | 5,00 | 1931 | 5,70 |
| 1913 | 5,80 | 1932 | 2,30 |
| 1914 | 5,90 | 1933 | 3,60 |
| 1915 | 7,50 | 1934 | 3,50 |
| 1916 | 7,70 | 1935 | 6,80 |
| 1917 | 11,70 | 1936 | 3,70 |
| 1918 | 9,20 | 1937 | 4,70 |
| 1919 | 9,20 | 1938 | 4,60 |
| 1920 | 6,20 | 1939 | 4,10 |
| 1921 | 5,50 | 1940 | 4,35 |
| 1922 | 7,00 | 1941 | 5,79 |
| 1923 | 7,20 | 1942 | 14,00 |
| 1924 | 6,50 | 1943 | 11,20 |
| 1925 | 5,20 | 1944 | 25,60 |
| 1926 | 4,70 | 1945 | 24,33 |
| 1627 | 4,30 | 1946 | 4,95 |
| 1928 | 4,80 | 1947 | 4,79 |

Transporte von Günzburg nach Kaufbeuren

| | | |
|---|---|---|
| 16.11.43 | 86 | Patienten |
| 17.12.43 | 125 | Patienten |
| 20.12.43 | 75 | Patienten |
| 30.12.43 | 99 | Patienten |
| 05.01.44 | 110 | Patienten |
| 10.01.44 | 57 | Patienten |
| 24.03.44 | 10 | Patienten |
| 28.03.44 | 5 | Patienten |
| Summe | 407 | |

140 Patienten blieben auch nach dem 30.03.1944 in Günzburg für die laufenden Arbeiten.

*Grafik 1* Entwicklung der Tagespflegesätze zwischen 1913 und 1933

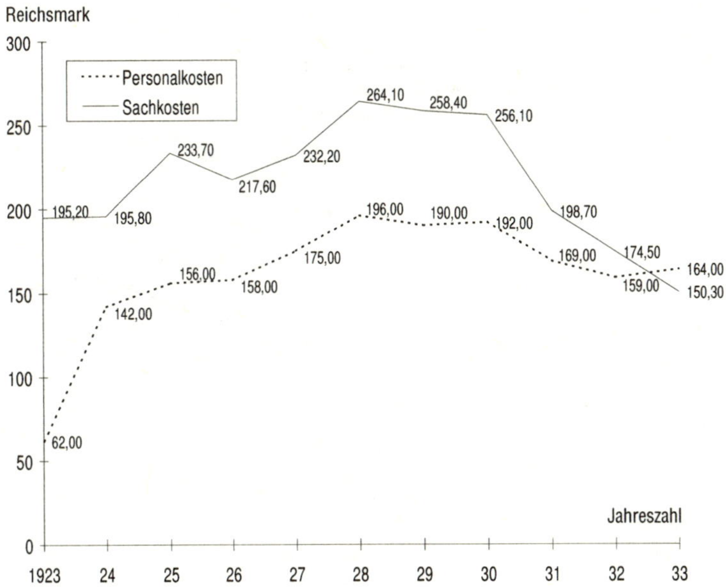


*Grafik 2* Zahl der Patienten am 31.12. und deren Versorgung durch den Landesfürsorgeverband Schwaben (LFVS)

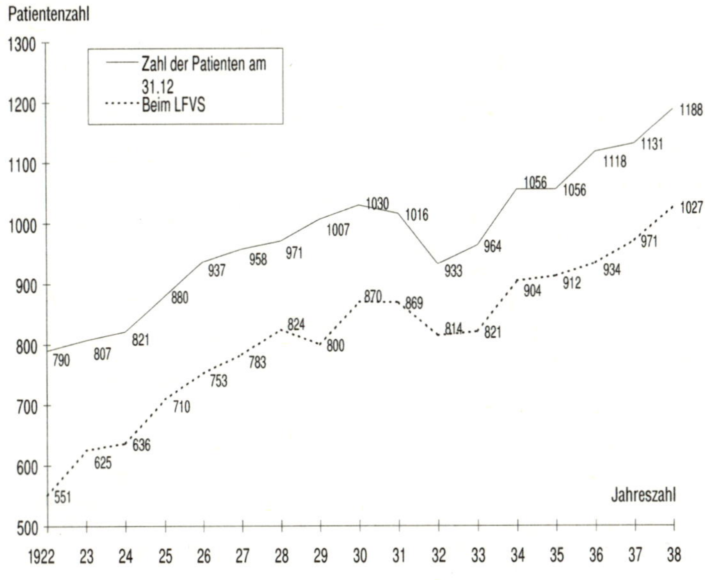

*Grafik 3* Entwicklung des ärztlichen Außendienstes

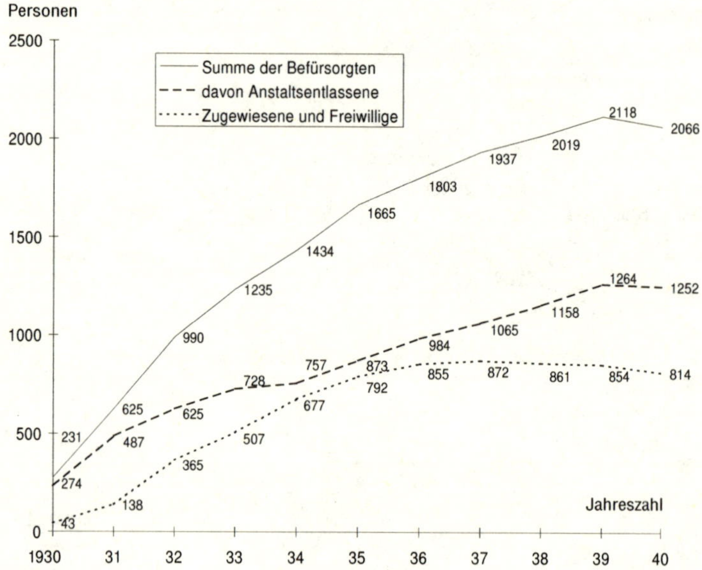


*Grafik 4* Sterilisierungen

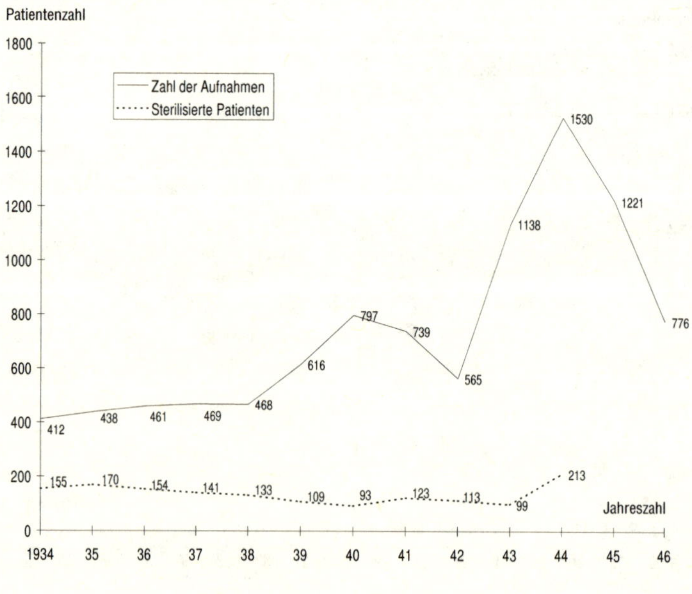

*Grafik 5* Sterblichkeit

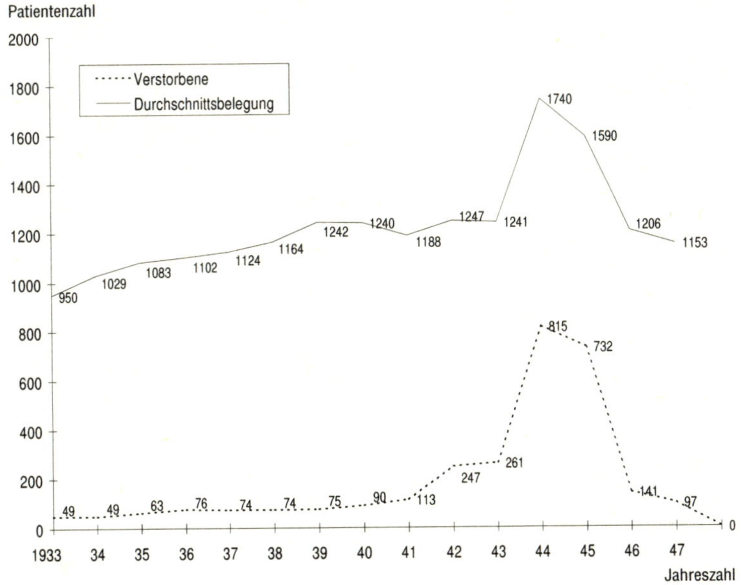

# Heil- und Pflegeanstalt Eglfing-Haar[1]

*Petra Stockdreher*

## 1. Vorgeschichte des Krankenhauses

Die „Oberbayerische Heil- und Pflegeanstalt Eglfing-München“ war im Jahre 1905 gegründet worden. Sie bot Platz für 1032 Patienten. Die katastrophalen Bedingungen für psychisch Kranke im Raum München sollten durch eine neue und moderne Anstalt verbessert werden.

Für die bauliche und inhaltliche Konzeption zeichnete Friedrich Vocke, der spätere Direktor, verantwortlich. Kleinere, voneinander unabhängige Bauten, viel Gelände, genügend Raum für eine landwirtschaftliche Nutzung wurden von ihm angestrebt. Die Aufteilung der Patienten nach Schwere der Krankheit sollte möglich und ein reibungsloses Zusammenleben vieler kranker Menschen gewährleistet sein. Die Patienten sollten eine freundliche Umgebung vorfinden, in der für ihre Heilung und Pflege günstige Voraussetzungen bestanden.

Die Kapazität der Anstalt war jedoch schnell erschöpft, und schon wenige Jahre später wurde mit dem Bau einer zweiten Anstalt auf dem benachbarten Gelände begonnen. Im Oktober 1912 wurde die „Oberbayerische Heil- und Pflegeanstalt Haar“ mit 800 Plätzen eingeweiht.

Ihr angegliedert war das 1913 eröffnete Kinderhaus, die erste Kinderabteilung in einer bayerischen Heil- und Pflegeanstalt. In das Kinderhaus wurden Kinder bis zum vollendeten 15. Lebensjahr aus allen Kreisen Bayerns und, sofern Plätze zur Verfügung standen, auch außerhalb Bayerns aufgenommen. Die Abteilung war primär gedacht als Beobachtungsstation für geistig behinderte Kinder.

Zunächst wurden beide Anstalten unabhängig voneinander geführt, bis 1930 der oberbayerische Kreisausschuß vorwiegend aus Kostengründen die Zusammenlegung der beiden Anstalten beschloß. Zum 1. 1. 1931 erhielten die beiden Anstalten mit Dr. Fritz Ast eine einheitliche Leitung und den neuen Namen „Oberbayerische Kreis-, Heil- und Pflegeanstalt Eglfing-Haar“.

Zum Einzugsbereich der Anstalt gehörten die Stadt und der Landbezirk München sowie die Bezirke Aichach, Friedberg, Garmisch, Ingolstadt-Land, Landsberg Stadt und Land, Schongau, Schrobenhausen, Starnberg und Wolfratshausen mit insgesamt 1 228 000 Einwohnern.

[1] Als Quellen dieses Artikels wurden hauptsächlich die folgenden Untersuchungen herangezogen: *Gerhard Schmidt*, 1965 und *Bernhard Richarz*, Heilen, Pflegen, Töten, 1987

Am 1. 1. 1931 befanden sich in der Anstalt 2331 Patienten, für deren Betreuung 490 Pfleger und Pflegerinnen eingestellt waren.

## 2. Nationalsozialismus im Krankenhaus

In der Zeit des Nationalsozialismus haben zwei Direktoren die Verantwortung für die Anstalt Eglfing-Haar und deren Patienten übernommen. Bis 1937 leitete Dr. Fritz Ast die Anstalt. Nach seiner Pensionierung trat 1938 Dr. Hermann Pfannmüller dessen Nachfolge an.

Unter Fritz Asts Leitung wurde außerklinisch die offene Fürsorgearbeit und innerklinisch die Arbeitstherapie stark ausgeweitet. Als im Zuge der Wirtschaftskrise die finanziellen Restriktionen in der Anstalt zunehmend bedrängender wurden, sah Ast in der Intensivierung der Arbeitstherapie neben therapeutischen Zielen auch ein Mittel, um ökonomische Einsparungen zu erreichen.

„Nirgends soll eine Arbeit von einem Gesunden gemacht werden, die durch einen Kranken geschehen kann."[2]

Fritz Ast war Anhänger der „erbbiologischen" Ausrichtung der damaligen Psychiatrie. Seine Konzeption, eine Großzahl der Patienten baldmöglichst wieder aus der Anstalt zu entlassen, ließ ihn zu einem vehementen Verfechter der späteren Sterilisierungspolitik werden.

Sein Nachfolger Dr. Hermann Pfannmüller war Mitglied der NSDAP und überzeugt von der nationalsozialistischen Rassenlehre. Unter seiner Leitung, die bis zu seiner Verhaftung durch die Amerikaner fortdauerte, wurden systematisch die Inhalte der nationalsozialistischen Rassenlehre nicht nur unerbittlich in die Psychiatrie hineingetragen, sondern auch die Mittel zu deren Umsetzung perfektioniert. Pfannmüller hielt es für unerträglich, daß den Kranken der Gesellschaft mehr Zuwendung zukommen sollte als deren nützlichen Gliedern. So schien es ihm nur konsequent, wenn er sich an den verschiedenen Tötungsaktionen beteiligte und aktiv zur „Ausmerzung" der kranken Gesellschaftsmitglieder beitrug.

„Für mich ist die Vorstellung untragbar, daß beste, blühende Jugend an der Front ihr Leben lassen muß, damit verblödete Asoziale und unverantwortliche Antisoziale in den Anstalten ihr gesichertes Dasein haben."[3]

Nach achtjähriger Tätigkeit als Anstaltsleiter hatte Pfannmüller für die Tötung von über 3000 Menschen verantwortlich gezeichnet.

[2] *Bernhard Richarz*, Heilen, Pflegen, Töten, 1987, S. 71
[3] *Gerhard Schmidt*, 1983, S. 40

### *2.1. Personalpolitik*

Die wirtschaftlichen Restriktionen machten drastische Kosteneinsparungen notwendig. Erzielt wurden sie u. a. durch den kontinuierlichen Abbau von Personal auch im Pflegebereich.

*Tabelle 1* Entwicklung der Pflegerquote in der Anstalt Eglfing-Haar, 1931-1939

| | Männer | Frauen |
|---|---|---|
| 1931 | 1:5,0 | 1:4,6 |
| 1932 | 1:5,6 | 1:4,6 |
| 1933 | 1:5,6 | 1:4,8 |
| 1934 | 1:5,8 | 1:5,2 |
| 1935 | 1:6,2 | 1:5,4 |
| 1936 | 1:6,6 | 1:6,1 |
| 1937 | 1:6,8 | 1:6,1 |
| 1938 | 1:6,8 | 1:5,9 |
| 1939 | 1:7,4 | 1:6,4 |

(*Bernhard Richarz,* Heilen, Pflegen und Töten, 1987, S. 44 und Jahresberichte der Heil- und Pflegeanstalt Eglfing-Haar, 1931-1939)

Von 1931 bis 1939 reduzierte sich die Pflegerquote bei den Männern von 1:5 auf 1:7,35 und bei den Frauen von 1:4,6 auf 1:6,4. Nach 1939 wurden in den Jahresberichten keine Angaben mehr zur Pflegerquote gemacht, da sich aufgrund der militärischen Verpflichtungen, v.a. des Pflegepersonals, die personelle Situation in der Anstalt zunehmend verschlechterte.

*Tabelle 2* Personalbestand in der Heil- und Pflegeanstalt Eglfing-Haar, 1931–1943

| Stand am 31.12. | Personal insgesamt | Ärzte | Pflegepersonal | Ordenspersonal |
|---|---|---|---|---|
| 1931 | 729 | 21 | 478* | 17 |
| 1932 | 723 | 21 | 460 | 17 |
| 1933 | 714 | 21 | 450 | 17 |
| 1934 | 704 | 20 | 445 | 17 |
| 1935 | 700 | 19 | 452 | 17 |
| 1936 | 659 | 20 | 413 | 17 |
| 1937 | 669 | 19 | 415 | 17 |
| 1938 | 658 | 17 | 443 | |
| 1939 | 647 | 14 | 437 | |
| 1940 | 610 | 14 | 398 | |
| 1941 | 609 (87) | 16 (4) | 429 (72) [15] | |
| 1942 | 595 | 15 | 422 [12] | |
| 1943 | 570 | 15 | 398 [8] | |

* inklusive zehn Aushilfspflegern
( ) von Gabersee übernommenes Personal, [ ] Pfleger und Pflegerinnen, die in Gabersee eingesetzt waren (Jahresberichte der Heil- und Pflegeanstalt Eglfing-Haar 1931–1943)

„Der Ersatz von geeignetem Pflegepersonal wird von Jahr zu Jahr schwieriger; geeignete männliche Pflegekräfte sind an sich kaum zu bekommen; da der freie Arbeitsmarkt das brauchbare Material an Männern so gut wie ganz anfordert. Im Berichtsjahr machte sich aber auch ein Mangel an geeigneten Pflegerinnen für die Neueinstellung geltend. Die eingelaufenen Bewerbungen ergaben sehr häufig recht wenig geeignetes Material; trotzdem konnten genügend Kräfte für den Ersatz des ausscheidenden Pflegepersonals zur Einstellung noch gefunden werden."[4]

Von 1931 bis 1943 – danach liegen keine Angaben mehr vor – hatte sich die Anzahl der Pfleger und Pflegerinnen von 490 auf 390 reduziert. 1938 sind auch die bis dahin in der Anstalt beschäftigten sieben Ordensbrüder und zehn Ordensschwestern des Dritten Ordens entlassen worden.

„Das Ordenspotential, das bisher noch auf einer Siechen-Männerabteilung und im Kinderhaus Verwendung gefunden hatte, wurde vom 1. Juli des Berichtsjahres ab durch weltliches Personal ersetzt. Der Wechsel ging ohne Schwierigkeiten vor sich."[5]

Ab 1939 wurde eine große Zahl auch des Pflegepersonals zur Wehrmacht eingezogen.

*Tabelle 3* Zur Wehrmacht eingezogenes Pflegepersonal der Heil- und Pflegeanstalt Eglfing-Haar, 1939-1943

| jeweils zum 31.12. des Jahres | Gesamt | Ärzte | Pflegepersonal |
|---|---|---|---|
| 1939 | 70 | 3 | 32 |
| 1940 | 99 | 3 | 55 |
| 1941 | 139 | 7 | 99* |
| 1942 | 138 | 7 | 95 |
| 1943 | 136 | 6 | 94 |

* inklusive des Personals von Gabersee
(Jahresberichte der Heil- und Pflegeanstalt Eglfing-Haar, 1939-1943)

### 2.2. *Erbbiologische Kurse als Vorbereitung der Sterilisation und Euthanasie*

Sowohl Ast als auch Pfannmüller sahen eine wichtige Aufgabe in der Information über die „erbbiologische Gefahr", welche die psychisch kranken Menschen darstellten. Frühzeitig, anknüpfend an Dia-Materialien, die schon von Friedrich Vocke zur Bevölkerungsinformation eingesetzt worden waren, entwickelten sie eine intensive Propagandatätigkeit und führten bis ins Jahr 1945 Kurse, Vorträge und Veranstaltungen zu diesem Thema durch.

Zwischen Februar 1934 und Februar 1945 fanden mindestens 195 Kurse mit wenigstens 21 142 Teilnehmern innerhalb der Anstalt statt. Diese aktive, nach außen gerichtete Informationstätigkeit hatte mit einer Einladung der Presse durch

[4] Jahresbericht 1939
[5] Jahresbericht 1938

die „Landesstelle Bayern des Reichsministeriums für Volksaufklärung und Propaganda" am 23. Februar 1934 in der Anstalt Eglfing-Haar begonnen – unmittelbar nachdem im Januar desselben Jahres Direktor Fritz Ast, Stellvertreter Pius Papst und Fürsorgearzt Rösch einen Kurs zur Erbbiologie und zur Rassenhygiene in der Deutschen Forschungsanstalt für Psychiatrie in München besucht hatten.

Zu den Kursteilnehmern in der Anstalt zählten primär Führungskader aus der SS, dem Reichslager für Beamte, der SA, der NSDAP und der Polizei. Daneben wurden die Kurse aber auch wahrgenommen von Universitätsangestellten, Gerichtsreferendaren, Landwirtschaftsschülern und Studenten der medizinischen und der zahnärztlichen Fakultäten in München.

*Tabelle 4* Erbbiologische Kurse in der Anstalt Eglfing-Haar und Anzahl der Teilnehmer

| Art der Teilnehmer | Anzahl Kurse | Durchschnittl. Teilnahme per Kurs | Teilnehmer insgesamt |
|---|---|---|---|
| SS | 26 | 230 | 5 990 |
| NS Reichslager für Beamte | 21 | 258 | 5 420 |
| SA | 24 | 82 | 1 990 |
| Politische Leiter der NSDAP | 37 | 45 | 1 678 |
| Wehrmacht | 13 | 123 | ca. 1 600 |
| Polizei | 7 | 150 | 1 050 |
| ((NS Gemeinschaft, KdF) | 20 | 47 | 940 |
| Landwirtschaftsschulen | 16 | 55 | 881 |
| Strafanstaltsbeamte, Referendare | 14 | 44 | 626 |
| NSV (Zellenleiter, Schwestern) | 7 | 71 | 500 |
| HJ (Adolf Hitler Schule) | 3 | 83 | 250 |
| BDM (Führerschule, Gauschule) | 3 | 34 | 102 |
| Lebensborn | 1 | - | 50 |
| Führer des Arbeitsdienstes | 2 | 25 | 50 |
| Presse | 1 | - | 15 |
| **Insgesamt** | **195** | | **21 142** |

(*Gerhard Schmidt*, 1983, S. 26)

Die Anstaltsleitung maß der propagandistischen Wirkung dieser Tätigkeit große Bedeutung bei, und so resümierte Ast im Jahre 1934, die Presseberichte „zeigten, daß in weiten Kreisen der Bevölkerung nunmehr die Anstalten wieder Gegenstand besonderen Interesses geworden sind und daß die Besichtigung im großen und ganzen wohl den Zweck der rassenhygienischen Propaganda durchaus erreicht hat."[6]

Im Jahresbericht von 1938 wird die aktive Rolle von Hermann Pfannmüller, dem neuen Leiter der Anstalt, betont:

„In der letzten Zeit ist außerdem der Anstaltsleiter für die Schulung von Wehrmachtsangehörigen vorgesehen worden und hat bisher zwei Kurse vor Bataillons- und Regimentkommandeuren in dem Spezialgebiet negativer Ausmerze abgehalten. Der Amtsleiter selbst

[6] Jahresbericht 1934

übernimmt diese Führungen von Parteiangehörigen und der Wehrmacht und hält bei jedem Besuche dieser Lehrgänge in der Anstalt einen grundlegenden Vortrag über die Rasse, ihre entscheidende Bedeutung und ihren Schutz. Dazu werden einzelne Erbkranke klinisch vorgestellt, um den Kursisten einen Begriff über das Wesen und den Verlauf von Erbkrankheiten zu geben."[7]

Eine ehemalige Kursteilnehmerin berichtete später bei den Nürnberger Prozessen über einen der von Pfannmüller gehaltenen Vorträge:

„Er zeigte einige ausgemergelte Geschöpfchen und sprach von ihnen so voll Haß, als wären sie seine persönlichen Feinde."[8]

### *2.3. Pflegesatzsenkungen*

Die Pflegesätze wurden ab 1927 mehrfach gesenkt, bis sie im Jahre 1937 bei 3.– RM pro Tag für einen Patienten in der Verpflegungsklasse III lagen, in der sich

*Tabelle 5* Verpflegungssätze für Angehörige des Bezirks Oberbayern, 1927-1937

| | II. Klasse | III. Klasse | Fürsorgeverbände | Kinder |
|---|---|---|---|---|
| ab 01.11.1927 | 5,50 | 4,– | 3,80 | 3,20 |
| ab 01.04.1932 | 5,20 | 3,70 | 3,70 | 2,50 |
| ab 01.07.1932 | 5.20 | 3,70 | 3,50 | 2,50 |
| ab 01.01.1933 | 5,10 | 3,60 | 3,40 | 2,40 |
| ab 01.01.1934 | 5,10 | 3,60 | 3, – | 2,40 |
| ab 01.04.1934 | 4,70 | 3,20 | 2,75 | 2, – |
| ab 01.04.1937 | 4,70 | 3, – | 2,70 | 2, – |

(*Bernhard Richarz*, Heilen, Pflegen und Töten, 1987, S. 42)

*Tabelle 6* Kostenausscheidung eines Kostenverpflegungstages in der Anstalt Eglfing-Haar, 1931–1939 (alle Beträge in Rpf.)

| | Gesamt-kosten | Personalkosten Gesamt | Löhne und Gehälter | Sachkosten Gesamt | Verpflegung/ Getränke |
|---|---|---|---|---|---|
| 1931 | 397 | 223 | 204 | 174 | 95 |
| 1932 | 362 | 222 | 204 | 140 | 79 |
| 1933 | 345 | 230 | 205 | 115 | 57 |
| 1934 | 293 | 177 | 150 | 116 | 56 |
| 1935 | 290 | 174 | 149 | 116 | 61 |
| 1936 | 275 | 163 | 136 | 108 | 59 |
| 1937 | 274 | 159 | 130 | 115 | 59 |
| 1938 | 280 | 165 | 130 | 115 | 60 |
| 1939 | 271 | 170 | 133 | 101 | 54 |

(*Bernhard Richarz*, Heilen, Pflegen und Töten, 1987, S. 44)

[7] Jahresbericht 1938
[8] *Gerhard Schmidt*, 1983, S. 27

bereits zum Jahresende 1931 die Mehrzahl der Patienten befand. Die Aufenthaltskosten wurden für die meisten der Kranken von der Heimatgemeinde oder dem Fürsorgeverband getragen und nur bei ca. 15% der Patienten privat oder von den Krankenkassen übernommen.

Für die Patienten bedeutete diese Entwicklung eine beachtliche Verschlechterung ihrer Situation in der Anstalt.

### *2.4. Sippenmappen, Sippentafeln*

1933 wurde in der Anstalt Eglfing-Haar mit der umfassenden „erbbiologischen“ Erfassung der Patienten begonnen. Noch im Jahre 1933 war jeder Patient der Anstalt Eglfing-Haar erfaßt und die Tätigkeit der Außenfürsorge auf die Registrierung „erblich belasteter“ Patienten konzentriert. Als 1936 Dr. Hermann Nadler als Erbarzt eingesetzt worden war, wurden auch die Angehörigen der verschiedenen Verwandtschaftsgrade systematisch erfaßt und entsprechende Sippenmappen und Sippentafeln erstellt. Allein zwischen April 1937 und 1938 sind ca. 600 Patienten und 400 Angehörige „erbbiologisch“ untersucht worden.

### *2.5. Bauliche Veränderungen*

Die Anstalt Eglfing-Haar war von Friedrich Vocke nach den modernsten Prinzipien der damaligen Psychiatrie entworfen worden. Räumliche Großzügigkeit, differenzierte Ausstattung für die verschiedenen Anstaltsfunktionen sowie die Autarkie der Anstalt hatten zu dieser Konzeption gehört.

Diese Vorgaben schufen Voraussetzungen dafür, daß sowohl für die Praxis der Sterilisierungen als auch später für den Abtransport und die Tötung von Erwachsenen und Kindern so gut wie keine baulichen Veränderungen notwendig waren. Das Vorhandensein der verschiedenen Häuser und Verpflegungseinheiten machte die Trennung und Separierung der unterschiedlichen Patientengruppen möglich und für lange Zeit insofern gut praktikabel, als eine große Zahl der Pflegenden und Heilenden nicht täglich mit dem Elend der Verurteilten konfrontiert war.

Ohne größere Umbauten ließen sich so die Sterilisierungen in den vorhandenen Operationsräumen durchführen. Für den Abtransport von mehr als zweitausend Menschen aus der Anstalt war beim Maschinenhaus ein Gleisanschluß vorhanden, bei dem die für den Tod bestimmten Menschen versammelt und ohne Einblick von außen verschickt werden konnten.

Auch für den Kindermord in der Anstalt und die Aushungerung von Erwachsenen in den sog. Hungerhäusern bedurfte es keiner speziellen Baumaßnahmen. Konzentriert in den verschiedenen Häusern, abgeschirmt von den anderen, ließ sich die jeweilige „Sonderbehandlung“ ohne Beeinträchtigung des sonstigen Anstaltsbetriebes verwirklichen.

## 3. Umverlegungen

Bereits seit der Gründung der Anstalt Eglfing-Haar wurde die Mehrzahl der Patienten nicht direkt, sondern von Münchner Kliniken oder von Anstalten aus dem Einzugsgebiet übernommen. Sahen die Verantwortlichen keine Möglichkeiten mehr für eine Weiterbehandlung, wurden die Patienten bis zum Jahre 1939 in andere karitative oder staatliche Pflegeeinrichtungen weiterverlegt.

Die wichtigsten dieser Einrichtungen waren:

– Assoziationsanstalt Schönbrunn bei Dachau
– Versorgungsheim der Barmherzigen Brüder Johannesbrunn in Niederbayern

*Tabelle 7* Verlegungen von Patienten aus Pflegeanstalten nach Eglfing-Haar 1940-1941

| Anstalt | Tag der Verlegung | Männer | Frauen | zusammen |
|---|---|---|---|---|
| Schönbrunn | 20.03.1941 | 176 | – | 176 |
| | 08.04.1941 | 13 | 20 | 33 |
| | 09.04.1941 | – | 31 | 31 |
| | 08.05.1941 | – | 69 | 69 |
| | 23.05.1941 | 21 | 101 | 122 |
| | 17.06.1941 | 24 | – | 24 |
| | 18.06.1941 | 6 | – | 6 |
| | 11.07.1941 | 14 | 59 | 73 |
| | 25.11.1941 | – | 5 | 5 |
| Neuötting | 20.03.1941 | – | 94 | 94 |
| | 21.03.1941 | – | 90 | 90 |
| | 27.08.1941 | – | 57 | 57 |
| Taufkirchen | 21.10.1940 | 37 | 57 | 94 |
| | 18.08.1941 | 7 | – | 7 |
| | 19.08.1941 | 3 | 20 | 23 |
| | 21.10.1941 | 8 | 13 | 21 |
| Attl | 22.09.1940 | 118 | – | 118 |
| | 22.08.1941 | 4 | – | 4 |
| | 22.09.1941 | 17 | – | 17 |
| Ursberg | 25.03.1941 | 47 | 82 | 129 |
| | 27.03.1941 | 23 | – | 23 |
| Burgkunstadt | 20.03.1941 | – | 2 | 2 |
| Bildhausen | 31.03.1941 | 8 | – | 8 |
| Ecksberg | 30.09.1940 | 111 | 75 | 186 |
| | 04.11.1940 | | | |
| | 15.01.1941 | – | 7 | 7 |
| | 20.03.1941 | – | 4 | 4 |
| | 30.09.1941 | 6 | 5 | 11 |
| | | **643** | **791** | **1434** |

(Jahresberichte der Heil- und Pflegeanstalt Eglfing-Haar, 1940 und 1941; die Aufstellung in den Jahresberichten ist vermutlich gefälscht, um das wahre Ausmaß der Verlegungen zu vertuschen. Die Angaben aus Eglfing-Haar weichen zum Teil erheblich von denen ab, die die Pflegeanstalten selbst gemacht haben. Die Zahl der Verlegungen war daher vermutlich noch höher.) (*Bernhard Richarz*, 1987, S. 171)

– St. Paulus-Stift in Neuötting
– Pflegeanstalt Taufkirchen an der Vils
– Pflegeanstalt Attl bei Wasserburg

Für die Verlegung von Patienten in diese Heime waren vorrangig Kostenfaktoren ausschlaggebend gewesen. Mit dem Beginn der T4-Aktion änderte sich diese Praxis völlig. Allein in den beiden Jahren 1940 und 1941 wurden mindestens 1434 Personen aus Pflegeheimen nach Eglfing-Haar verlegt, um von dort oft nach nur wenigen Tagen weiter in die Vergasungseinrichtung Hartheim bei Linz verschickt zu werden.

Mit Beginn des Krieges begann darüber hinaus eine Serie kriegsbedingter Verlegungen, die hier chronologisch skizziert werden soll:

11. 9. 1939

Räumung der pfälzischen Anstalt Klingenmünster. Übernahme von 250 männlichen Patienten sowie deren Direktor, 20 Pflegern und zwei Pflegerinnen

3. 10. 1940

Rückverlegung der Patienten samt Personal nach Klingenmünster. Elf der Patienten waren bis dahin der „Euthanasie" zum Opfer gefallen.

1941

Zusammenlegung mit der Anstalt Gabersee, Übernahme von 488 Patienten

Juni/Juli 1943

Übernahme von ca. 330 größtenteils pflegebedürftigen Menschen aus der westfälischen Provinzialheil- und Pflegeanstalt Dortmund-Aplerbeck

ab 1. September 1943

wird der Abschnitt Haar Ausweichstelle für Münchener Krankenanstalten, teils von staatlichen Universitätskliniken, teils vom städtischen Krankenhaus rechts der Isar. Folgende Gebäude wurden belegt:

Haus IE im Obergeschoß von der gynäkologischen Abteilung mit 70 Betten
Haus III von der urologischen Abteilung mit 24 Betten
Haus VI von der II. Medizinischen Abteilung mit 120 Betten
Haus VII von der I. Medizinischen Abteilung mit 120 Betten
Haus IX von der dermatologischen Abteilung mit 71 Betten
Haus XXV zur Lagerung von Medikamenten

Sommer 1943

Der größte Teil der psychiatrischen Abteilung der Universitätsnervenklinik wird mit ca. 150 Patienten und Personal in die Anstalt Haar umverlegt.

Ab 1943

Umverlegungen von ca. 640 Patienten der inzwischen völlig überfüllten Anstalt Eglfing-Haar in die Pflegeanstalten Schönbrunn, Ecksberg und nach Berg. Berg und Ecksberg wurden dabei als arztlose Krankenabteilungen geführt, die nur hin und wieder einmal von Direktor Pfannmüller besucht wurden.[9]

[9] vgl. *Bernhard Richarz*, Heilen, Pflegen, Töten, 1987, S. 139–141 und S. 170

## 4. Entwicklung der Aufnahme- und Entlassungszahlen

*Tabelle 8* Krankenbewegungen in der Anstalt Eglfing-Haar, 1930-1946

| Jahr | Stand am 1.1. | Männer | Frauen | Zugänge | Abgänge | Zahl der Verpflegten |
|---|---|---|---|---|---|---|
| 1930 | 2291 | 1038 | 1253 | 574 | 534 | 2865 |
| 1931 | 2331 | 1079 | 1252 | 510 | 493 | 2841 |
| 1932 | 2348 | 1110 | 1238 | 484 | 504 | 2832 |
| 1933 | 2328 | 1096 | 1232 | 500 | 493 | 2828 |
| 1934 | 2335 | 1083 | 1252 | 628 | 395 | 2963 |
| 1935 | 2568 | 1196 | 1372 | 688 | 592 | 3256 |
| 1936 | 2664 | 1260 | 1404 | 788 | 772 | 3452 |
| 1937 | 2680 | 1277 | 1403 | 837 | 766 | 3517 |
| 1938 | 2751 | 1312 | 1439 | 755 | 689 | 3506 |
| 1939 | 2831 | 1379 | 1452 | 775 | 731 | 3606 |
| 1940[a)] | 2861 | 1396 | 1465 | 660 | 1528 | 3521 |
| 1941 | 1993 | 908 | 1085 | 2076 | 1230 | 4069 |
| 1942 | 2839 | 1245 | 1594 | 881 | 818 | 3720 |
| 1943[b)] | 3023 | 1365 | 1658 | 1427 | 1129 | 4450 |
| 1944 | 3321 | 1607 | 1714 | 827 | 1151 | 4148 |
| 1945 | 2997 | 1335 | 1662 | 1259 | 1454 | 4256 |
| 1946 | | | | 2187 | 2047 | |

a) Angaben ab 1940 in den Jahresberichten möglicherweise gefälscht, um das wahre Ausmaß der sog. „Euthanasie" psychisch kranker Menschen zu verschleiern.
b) 121 Bewohner (96 Männer, 25 Frauen) der aufgelösten Heil- und Pflegeanstalt Gabersee dazugezählt. (Jahresberichte der Heil- und Pflegeanstalt Eglfing-Haar, 1930-1946) (*Bernhard Richarz*, Heilen, Pflegen und Töten, 1987, S. 54, Ergänzungen aus den Jahresberichten 1945 und 1946)

## 5. Zahl der Verstorbenen

*Tabelle 9* Verstorbene in der Anstalt Eglfing-Haar nach Geschlecht, 1931-1946

| | Zahl der Verpflegten gesamt | Verstorbene m | w | gesamt | Sterbequote gesamt |
|---|---|---|---|---|---|
| 1931 | 2841 | 50 | 70 | 120 | 4,22 |
| 1932 | 2832 | 53 | 66 | 119 | 4,20 |
| 1933 | 2828 | 44 | 54 | 98 | 3,45 |
| 1934 | 2963 | 41 | 58 | 99 | 3,89 |
| 1935 | 3256 | 66 | 81 | 147 | 4,51 |
| 1936 | 3452 | 56 | 106 | 162 | 4,66 |
| 1937 | 3517 | 67 | 93 | 160 | 4,55 |
| 1938 | 3506 | 65 | 104 | 169 | 4,82 |
| 1939 | 3606 | | | | 5,68 |
| 1940 | 3521 | 133 | 156 | 289 | 8,20 |
| 1941 | 4069 | 111 | 127 | 238 | 5,84 |
| 1942 | 3720 | 151 | 173 | 324 | 8,70 |
| 1943 | 4450 | 351 | 225 | 576 | 12,94 |
| 1944 | 4148 | 418 | 304 | 722 | 17,40 |
| 1945 | 4256 | 399 | 422 | 821 | 19,29 |
| 1946 | | 188 | 257 | 445 | |

(Jahresbericht der Heil- und Pflegeanstalt Eglfing-Haar 1931-1946)

## 6. Sterilisierungen in der Anstalt Eglfing-Haar

Das „Gesetz zur Verhinderung erbkranken Nachwuchses" wurde von der Leitung der Heil- und Pflegeanstalt Haar explizit begrüßt. Nachdem Anstaltsleiter Ast und der Fürsorgearzt Rösch im Januar 1934 den Fortbildungskursus Erbbiologie und Rassenhygiene der Deutschen Forschungsgesellschaft in München besucht hatten, begannen sie unmittelbar mit den vorbereitenden Maßnahmen für die Durchführung von Massensterilisierungen. Im Jahresbericht von 1934 ist festgehalten:

„Die Ärzteschaft insgesamt erfaßte die den Anstalten nunmehr gestellten, rassehygienischen Aufgaben in ihrer vollen segensreichen Tragweite und mit ehrlicher Begeisterung, und da wir von jeher ein Hauptgewicht auf eine wissenschaftlich klinische Durcharbeitung des Bestandes und auf saubere Diagnostik Wert gelegt haben, bedurfte es keiner besonderen Neueinstellung oder Umstellung des ärztlichen Betriebes."[10]

In einem ersten Schritt wurden noch im Jahre 1933 alle Patienten statistisch erfaßt, um festzustellen, „wieviele von denselben für eine Unfruchtbarmachung in Betracht kämen."[11]

[10] Jahresbericht 1934
[11] Jahresbericht 1934

Das Ergebnis: „diese Überprüfung [...] zeigt, in wie hohem Maße die Anstalten doch die Sammelbecken der Erbkranken sind."[12] 712 von 2264 Patienten in der Anstalt, das sind 31,4%, sollten dieser Erhebung zufolge von einer Sterilisierung betroffen sein.

*Tabelle 10* Erhebung über Patienten der Anstalt Eglfing-Haar, die am Stichtag 19.9.1933 unter das Gesetz zur Verhütung erbkranken Nachwuchses fielen

| | |
|---|---|
| Relative Häufigkeit der einzelnen Krankheitsbilder | |
| Schwachsinn (einschließlich "debile Psychopathie") | etwa 9 % |
| Schizophrenie | 60 % |
| zirkuläres Irresein | 7,5 % |
| Epilepsie | 4 % |
| schwerer Alkoholismus | 4 % |
| (die übrigen als erbbedingt verstandenen Erkrankungen waren ohne Bedeutung) | |

| | | Männer | Frauen | zusammen |
|---|---|---|---|---|
| Krankenstand am 19.9.1933 | | 1060 | 1204 | 2264 |
| davon fielen nicht unter das Gesetz | | 153 | 71 | 224 |
| Rest | | 907 | 1133 | 2040 |
| davon nicht mehr fortpflanzungsfähig | | | | |
| a) aus körperlichen Gründen (Menopause) | | 36 | 408 | 444 |
| b) wegen dauernder Anstaltsbedürftigkeit | | 451 | 433 | 884 |
| von der Sterilisierung betroffen waren | | 420 | 292 | 712 |
| davon wegen | | | | |
| 1. angeborenem Schwachsinn | – sichere Fälle: | 52 | 31 | 83 |
| | – fragliche Fälle: | 6 | 9 | 15 |
| 2. Schizophrenie | – sichere Fälle: | 292 | 206 | 498 |
| | – fragliche Fälle: | 8 | 17 | 25 |
| 3. zirkulärem Irresein | – sichere Fälle: | 15 | 5 | 20 |
| | – fragliche Fälle: | 3 | 5 | 8 |
| 4. erblicher Fallsucht | – sichere Fälle: | 24 | 18 | 42 |
| | – fragliche Fälle: | 1 | – | 1 |
| 5. erblichem Veitstanz | | – | 1 | 1 |
| 6. erblicher Blindheit | | – | – | – |
| 7. erblicher Taubheit | | – | – | – |
| 8. erblicher schwerer körperlicher Mißbildung | | – | – | – |
| 9. schwerem Alkoholismus | – sichere Fälle: | 18 | – | 18 |
| | – fragliche Fälle: | 1 | – | 1 |
| Entlassungsfähig nach einer Sterilisierung: | | 2 | – | 2 |

(Aus: *Fritz Ast*, Sterilisierungsgesetz und Anstaltsbestände, 1933, S. 539f.)
(*Bernhard Richarz*, Heilen, Pflegen und Töten, 1987, S. 118)

Über diese Erhebung bei den Anstaltspatienten selbst wurde jeder neueingelieferte Patient in bezug auf seine „erbliche Belastung" mit einem Meldebogen erfaßt. Der zuständige Abteilungsarzt mußte pro Patient einen sog. „Erbkranken-

[12] Jahresbericht 1934

zettel" ausfüllen, in dem er angab, ob der Patient oder die Patientin an einer Erbkrankheit leide. Wenn ja, an welcher, wenn nein, ob ein Verdacht auf eine „Erbkrankheit" bestehe.

Außerdem mußten die Ergebnisse in Listen übertragen werden, auf deren Basis eine Anzeige beim zuständigen Amtsarzt erfolgte. Parallel dazu hatte der jeweilige Abteilungsarzt eine weitere Liste der Neuzugänge anzulegen, in der er festhielt, ob eine Sterilisierung durchzuführen sei. Dabei fanden die folgenden Kürzel Verwendung[13]:

E1: „Erbkranke, bei denen die Stellung eines Antrages wegen der Aussicht auf frühzeitige Entlassung vordringlich erscheint".

E2: „Erbkranke, bei denen nach ihrem gegenwärtigen Zustand eine Entlassung in absehbarer Zeit nicht zu erwarten, für später aber doch nicht ganz ausgeschlossen ist [...]"

E? [...] „fraglich, ob ein Erbleiden überhaupt vorliegt"

E0: „Kranke, bei denen wegen dauernder Anstaltsbedürftigkeit oder wegen Fortpflanzungsunfähigkeit aller Voraussicht nach die Unfruchtbarmachung nicht mehr in Betracht kommt."

Bei dem Vermerk E1 wurde unmittelbar beim Amtsarzt Antrag auf Sterilisierung gestellt, bei den anderen Einträgen vorläufig auf die Antragstellung verzichtet; weitere Prüfungen sollten aber bei Gelegenheit stattfinden.

Laut Gesetz sollte der Antrag auf Sterilisierung möglichst von den Patienten selbst oder deren gesetzlichen Vertretern gestellt werden. Eine solche freiwillige Antragstellung war aber nur in wenigen Fällen ohne weiteres zu erreichen. So hielt man es in der Heil- und Pflegeanstalt Eglfing-Haar bald „für richtiger, wenn eine freiwillige Antragstellung nicht zu erreichen oder nicht möglich war, lieber selbst den Antrag zu stellen [...]."[14]

Insgesamt wurden zwischen 1934 und 1938 in der Anstalt Eglfing-Haar 511 Anträge auf Sterilisierung gestellt.

*Tabelle 11* Von der Anstalt Eglfing-Haar gestellte Anträge auf Sterilisierung psychisch kranker Menschen, 1934-1938

| | Männer | Frauen | zusammen | |
|---|---|---|---|---|
| 1934 | 102 | 98 | 200 | ein weiterer Antrag freiwillig |
| 1935 | 42 | 44 | 8 | |
| 1936 | 46 | 54 | 100 | |
| 1937 | 26 | 29 | 55 | |
| 1938 | 41 | 29 | 70 | |
| | **257** | **254** | **511** | |

Zu den folgenden Jahren liegen keine Angaben vor.
(Jahresbericht der Heil- und Pflegeanstalt Eglfing-Haar 1934-1938)
(*Bernhard Richarz*, Heilen, Pflegen und Töten, 1987, S.122)

[13] Jahresbericht 1934
[14] Jahresbericht 1934

### *6.1. Fritz Ast als Erbgesundheitsgerichtsgutachter*

Ab 1934 war Fritz Ast am Erbgesundheitsgericht München als Stellvertreter des nicht beamteten ärztlichen Beisitzers tätig. Die ärztlichen Beisitzer wurden vom Vorsitzenden des Münchner Erbgesundheitsgerichts üblicherweise als Berichterstatter benannt, um jeweils kurze (!), begründete Vorschläge als Basis für die Entscheidung über eine Sterilisierung zu erstellen. Die Gutachter bekamen für diese Berichte sämtliche Akten der betreffenden Patienten ausgehändigt und konnten bei Bedarf die Krankengeschichten einholen und auch die Betroffenen persönlich vernehmen oder untersuchen. Auf Basis dieser Gutachten wurden beim Erbgesundheitsgericht München pro Sitzung ca. 20 – 30 Fälle entschieden. Wieviele solcher „Gutachten“ von Fritz Ast erstellt wurden ist nicht bekannt.

### *6.2. Durchführung der Sterilisierungen*

Am 1. März 1934 hatte das bayerische Staatsministerium des Innern der Anstalt Eglfing-Haar die „Genehmigung“ erteilt, in der Anstalt selbst Sterilisierungen durchzuführen. Im Juli desselben Jahres begann man bereits mit den ersten Eingriffen zur Unfruchtbarmachung.

Außer den Patienten und Patientinnen aus Eglfing-Haar selbst sollten auch Patienten aus anderen Einrichtungen sterilisiert werden, „sofern der Landesfürsorgeverband Oberbayern die Kosten dafür trägt, ebenso Pfleglinge der Landesfürsorgeanstalt Taufkirchen, die auf Kosten der allgemeinen Fürsorge dort untergebracht sind, endlich auch Kranke der Anstalt Gabersee, falls die Operation nicht in dem benachbarten Krankenhaus in Wasserburg vorgenommen werden kann.“[15]

Insgesamt wurden in der Anstalt Eglfing-Haar in den Jahren 1934 bis 1943, für später liegen keine Angaben mehr vor, 961 Männer und 742 Frauen unfruchtbar gemacht.

Wo, von wem und wie wurden die Sterilisierungen durchgeführt?

Noch im Jahre 1934 wurden in der Anstalt Eglfing-Haar 150 Sterilisierungen im Operationsraum des Abschnittes Haar durchgeführt. Gelegentlich herrsche im Operationssaal ein „reger Betrieb“ […], „es werden öfters bis zu fünf Frauen oder zwölf Männer an einem Vormittag operiert.“, schreibt Fritz Ast im Jahresbericht 1934.

1935 wurde die Durchführung der Sterilisierungen in den Eglfinger Operationssaal verlegt, „weil der Eglfinger Operationsraum größer und vor allem in heiztechnischer Hinsicht günstiger ist; […] Jetzt steht außer dem Operationsraum ein Sterilisier- und Vorbereitungsraum zur Verfügung, außerdem drei Krankenzimmer mit zehn Betten, die unmittelbar an die Operationsräume angrenzen, so daß der gefährliche Transport der frisch Operierten auf eine weiter entfernte Abteilung für die Frauen wegfällt.“[16]

[15] Jahresbericht 1934
[16] Jahresbericht 1935

*Tabelle 12* Sterilisierungen von Patientinnen und Patienten in der Anstalt Eglfing-Haar nach Diagnose und Geschlecht

| Diagnose | M | F | zus. | M | F | zus. | M | F | zus. |
|---|---|---|---|---|---|---|---|---|---|
| | **1934** | | | **1935** | | | **1936** | | |
| Angeb. Schwachsinn | 13 | 9 | 22 | 57 | 38 | 95 | 42 | 24 | 66 |
| Schizophrenie | 66 | 42 | 108 | 98 | 108 | 206 | 99 | 124 | 223 |
| Zirkuläres Irresein | 6 | 1 | 7 | 3 | 1 | 4 | 4 | 3 | 7 |
| Erbliche Fallsucht | 8 | 1 | 9 | 14 | 9 | 23 | 13 | 9 | 22 |
| Erblicher Veitstanz | – | – | – | – | – | – | – | – | – |
| Erbliche Blindheit | 1 | – | 1 | 1 | – | 1 | 1 | – | 1 |
| Erbliche Taubheit | – | – | – | 1 | – | 1 | 2 | – | 2 |
| Schwere erbliche körperl. Mißbildung | – | – | – | – | – | – | – | – | – |
| Schwerer Alkoholismus | 3 | – | 3 | 18 | 2 | 20 | 28 | – | 28 |
| | **97** | **53** | **150** | **192** | **158** | **350** | **189** | **160** | **349** |
| **davon aus anderen Anstalten** | | | 27 | 65 | 35 | 100 | 26 | 13 | 39 |
| | **1937** | | | **1938** | | | **1939** | | |
| Angeb. Schwachsinn | 23 | 10 | 33 | 14 | 8 | 22 | 9 | 7 | 16 |
| Schizophrenie | 101 | 116 | 217 | 79 | 72 | 151 | 64 | 46 | 110 |
| Zirkuläres Irresein | 2 | – | 2 | 4 | 1 | 5 | 5 | 6 | 11 |
| Erbliche Fallsucht | 8 | 3 | 11 | 2 | 6 | 8 | 6 | – | 6 |
| Erblicher Veitstanz | – | – | – | – | – | – | – | – | – |
| Erbliche Blindheit | – | – | – | – | – | – | – | – | – |
| Erbliche Taubheit | 1 | – | 1 | – | – | – | – | – | – |
| Schwere erbliche körperl. Mißbildung | 1 | – | 1 | – | – | – | – | – | – |
| Schwerer Alkoholismus | 16 | – | 16 | 9 | – | 9 | 3 | 1 | 4 |
| | **152** | **129** | **281** | **108** | **87** | **195** | **87** | **60** | **147** |
| **davon aus anderen Anstalten** | | | | 27 | | | 16 | | 6 |
| | **1940** | | | **1941** | | | **1942** | | |
| Angeb. Schwachsinn | | | 4 | 6 | 6 | 12 | 1 | 9 | 10 |
| Schizophrenie | | | 35 | 43 | 21 | 64 | 29 | 16 | 45 |
| Zirkuläres Irresein | | | – | – | – | – | – | – | – |
| Erbliche Fallsucht | | | – | 4 | 2 | 6 | 2 | – | 2 |
| Erblicher Veitstanz | Ø | | – | – | – | – | – | – | – |
| Erbliche Blindheit | | | – | – | – | – | – | – | – |
| Erbliche Taubheit | | | – | – | – | – | – | – | – |
| Schwere erbliche körperl. Mißbildung | | | – | – | – | – | – | – | – |
| Schwerer Alkoholismus | | | – | 2 | – | 2 | 1 | – | 1 |
| | | **29** | **11** | **40** | **55** | **29** | **84** | **33** | **2558** |
| **davon aus anderen Anstalten** | | | | Ø | | | Ø | | Ø |

| Diagnose | M | F | zus. | M | F | zus. |
|---|---|---|---|---|---|---|
| | 1943 | | | Gesamt: 1934–1943 | | |
| Angeb. Schwachsinn | | | 5 | | | 285 |
| Schizophrenie | | | 44 | | | 1203 |
| Zirkuläres Irresein | | | – | | | 36 |
| Erbliche Fallsucht | | | – | | | 87 |
| Erblicher Veitstanz | Ø | | – | | | – |
| Erbliche Blindheit | | | – | | | 3 |
| Erbliche Taubheit | | | – | | | 4 |
| Schwere erbliche körperl. Mißbildung | | | – | | | 1 |
| Schwerer Alkoholismus | | | – | | | 84 |
| | 19 | 30 | 49 | 961 | 742 | 1703 |
| **davon aus anderen Anstalten** | | | Ø | | | |

M = Männer, F = Frauen, Ø = keine Angaben.
(Jahresberichte der Heil- und Pflegeanstalt Eglfing-Haar 1934-143)
(*Bernhard Richarz*, Heilen, Pflegen und Töten, 1987, S. 130f.)

*Tabelle 13* Sterilisierungen von Patienten und Patientinnen aus anderen Anstalten 1934–1937

| | 1934 | 1935 | 1936 | 1937 |
|---|---|---|---|---|
| Gabersee | | 20 | 33 | |
| Assoziationsanstalt Schönbrunn | 1 | 21 | 14 | 14 |
| Magnusheim Holzhausen | 2 | 1 | 1 | 1 |
| Pflegeanstalt Straubing | 3 | 1 | | |
| Landesblindenanstalt München | 1 | 1 | | |
| Landesfürsorgeanstalt Taufkirchen | | 27 | 16 | |
| Pflegeanstalt Ursberg | | 16 | 7 | 8 |
| Durch Amtsarzt von zuhause | | | 1 | 2 |
| **Gesamt** | 27 | 100 | 39 | 25 |

(Jahresberichte der Heil- und Pflegeanstalt Eglfing-Haar 1934-1939)

Auf die saubere Durchführung der Operationen legten die Ärzte bis zum Schluß größten Wert.

Die Sterilisierungen wurden von Münchener Vertragsärzten ausgeführt. Die Frauen wurden von Dr. Gustav Scholten, Facharzt für Frauenkrankheiten und Geburtshilfe und Chefarzt der gynäkologischen Abteilung des städtischen Krankenhauses rechts der Isar, sterilisiert. Ab Februar 1941 löste ihn Dr. Max Zierer ab, und 1942 übernahm er auch die Sterilisierung der Männer, die bisher von Dr. Emrich durchgeführt worden waren, nachdem dieser wegen Arbeitsüberlastung, der andere aus gesundheitlichen Gründen zurückgetreten war. Pro Sterilisierung einer Patientin verdienten sie zunächst 20 RM, ab Juli 1936, nachdem Scholten eine Honorarerhöhung gefordert hatte, 30 RM.[17]

Im allgemeinen wurden zur Unfruchtbarmachung der Frauen beide Eileiter und deren Ansatz an der Gebärmutter entfernt. Nach Wilhelmine Winter, die im Jahre 1941 bei Gustav Scholten an der medizinischen Fakultät der Universität München mit der Arbeit „Beitrag zur abdominellen und vaginalen Sterilisierung aus eugenischer Indikation an 660 Frauen der Heil- und Pflegeanstalt Eglfing-Haar" promovierte, dauerte bei dem abdominellen Eingriff eine Sterilisierung 16 bis 20 Minuten, beim vaginalen 20 bis 25 Minuten.[18]

Im Jahresbericht 1939 ist bei zwei Frauen eine Sterilisierung durch Bestrahlung in der Universitätsklinik München erwähnt.[19] Insgesamt sind bei diesen Eingriffen vier Frauen gestorben.

*Tabelle 14* Sterilisierungen von Patientinnen und Patienten nach Alter und Geschlecht 1934–1939

| | 10–20 | | 21–30 | | 31–40 | | 41–50 | | 51–60 | | über 60 | |
|---|---|---|---|---|---|---|---|---|---|---|---|---|
| | w | m | w | m | w | m | w | m | w | m | w | m |
| 1934 | 7 | 4 | 37 | 30 | 32 | 16 | 11 | 3 | 9 | – | 1 | – |
| 1935 | 16 | 14 | 70 | 63 | 61 | 71 | 37 | 10 | 8 | – | – | – |
| 1936 | 10 | 7 | 64 | 64 | 54 | 79 | 37 | 10 | 23 | – | 1 | – |
| 1937 | 6 | 8 | 51 | 53 | 58 | 57 | 30 | 11 | 6 | – | 1 | – |
| 1938 | 6 | 8 | 32 | 33 | 46 | 42 | 20 | 4 | 4 | – | – | – |
| 1939 | 8 | 9 | 30 | 24 | 33 | 26 | 6 | – | 1 | – | – | – |
| **Gesamt** | **53** | **50** | **284** | **267** | **284** | **291** | **141** | **38** | **51** | **–** | **3** | **–** |

(Jahresberichte der Heil- und Pflegeanstalt Eglfing-Haar 1934-1939)

Dr. Friedrich Emrich war Facharzt für Frauenkrankheiten und Chirurgie. Er allein führte zwischen 1934 und 1943 bei 961 Männern die Sterilisierung durch. Pro Sterilisation erhielt er 10 RM. An Tagen, an denen nur eine Operation anfiel, wurde ihm zusätzlich ein Fahrgeld von 3 RM gewährt.[20]

Um die männlichen Patienten unfruchtbar zu machen, wurde „je von einem Schnitt am Skrotum aus beiderseits ein Stück des As deferens exzidiert."[21] Nachdem 1935 in zwei Fällen nach der Entlassung der frisch sterilisierten Männer deren Ehefrauen schwanger geworden waren, hielten Dr. Emrich und seine Kollegen eine Modifizierung der Operationspraxis für angezeigt.

„Da die Nachuntersuchung der Männer noch Spermatozoen im Ausstrich der Prostata ergab, wurde der Eingriff wiederholt. Um zu verhüten, daß bei frühzeitiger Entlassung infolge des Vorhandenseins von Spermatozoen in den Samenblasen noch eine Fortpflanzung erfolgen könne, werden seit November 1935 die peripheren Teile der Samenleiter und damit der

[17] vgl. *Bernhard Richarz*, Heilen, Pflegen, Töten, 1987, S. 126
[18] vgl. *Bernhard Richarz*, Heilen, Pflegen, Töten, 1987, S. 127
[19] Jahresbericht 1939
[20] vgl. *Bernhard Richarz*, Heilen, Pflegen, Töten, 1987, S. 126
[21] Jahresbericht 1934

Samenblasen mit Rivanol-Lösung durchgespült. Ein Mißerfolg ist uns seither nicht mehr bekannt geworden."[22]

Eine Kastration wurde bei einem Patienten durchgeführt.

Auch Kinder sind in der Anstalt Eglfing-Haar sterilisiert worden. Zwischen 1934 und 1939 wurden 103 Kinder und Jugendliche zwischen 10 und 20 Jahren sterilisiert.

### *6.3. Sterilisierungen im Rahmen der offenen Fürsorge*

Bis zum Jahre 1938 unterhielt die Anstalt Eglfing-Haar eine Fürsorgestelle in der Stadt München, zunächst unter Leitung von Dr. Rösch und später unter Dr. Mandel. Daneben wurde ab 1932 eine ländliche Fürsorge aufgebaut, deren Arbeit aber mit der „erbbiologischen" Ausrichtung bereits ab 1934 wieder abnahm und mit Kriegsbeginn völlig aufhörte. Die Umorientierung zur Erfassung von Menschen, die sterilisiert werden sollten, vollzog sich schnell und durchgreifend. Sowohl der Fürsorgeverband als auch die Wohlfahrtsverbände unterstützten die neue Ausrichtung.

„Als neu hinzugekommene Tätigkeit des Fürsorgearztes ist namentlich seine Hilfsstellung gegenüber den Gesundheitsämtern und den Amtsärzten bei der Durchführung des Gesetzes zur Verhütung erbkranken Nachwuchses zu erwähnen."[23]

So wurden z. B. im Jahre 1934 Untersuchungen „ auf Unfruchtbarmachung" im Auftrag des Landesfürsorgeverbandes Oberbayern in der Pflegeeinrichtung Taufkirchen a. d. Vils durchgeführt und auf Veranlassung des Wohlfahrtsamtes München, Abteilung Obdachlosenfürsorge, bei den Insassen des Heimes Maria Linden in Vaterstetten.[24]

In den Jahresberichten der Anstalt Eglfing-Haar sind für den Zeitraum zwischen 1934 und 1938 im Rahmen der städtischen Fürsorge 521 und im Rahmen der ländlichen Fürsorge 225 solcher Begutachtungen für einen Antrag auf Sterilisierung dokumentiert.

*Tabelle 15* Begutachtungen für Anträge auf Sterilisierung im Rahmen der offenen Fürsorge, 1934-1938

| | Städtische Fürsorge | Ländliche Fürsorge |
|---|---|---|
| 1934 | 230 | – |
| 1935 | 119 | 16 |
| 1936 | 127 | 113 |
| 1937 | 45 | 61 |
| 1938 | – | 35 |
| Gesamt | 521 | 225 |

(Jahresberichte der Heil- und Pflegeanstalt Eglfing-Haar 1934-1938)

[22] Jahresbericht 1935
[23] Jahresbericht 1934
[24] Jahresbericht 1934

Die enge Kooperation zwischen Fürsorgearzt und Amtsärzten zur effektiveren Erfassung von Personen, die zu sterilisieren seien, war zu einem neuen Schwerpunkt der sog. Fürsorgetätigkeit geworden. Der „Erfolg" der Arbeit wurde 1938 folgendermaßen zusammengefaßt: Eine Änderung der Lage sei insofern erreicht, als „der alte diesbezügliche Bestand des Bevölkerungsmaterials bis zu einem gewissen Grade aufgearbeitet ist. Das Material an Neuzugängen wurde im wesentlichen erstellt aus Kranken, welche bei der militärischen Musterung auffielen, ferner aus Schwachsinnigen, welche bei Durchsicht der Schülerbogen der nun fälligen Jahrgänge festgestellt wurden."[25]

Gleichzeitig würden Nachfragen der Standesämter häufiger, so „daß der Fürsorgearzt in steigendem Maße mit der Begutachtung von Ehekandidaten und insbesondere von Bewerbern um Ehestandsdarlehen befaßt war."[26]

### *6.4. Die erbbiologische Abteilung*

1936 wurde durch den Kreistag von Oberbayern in der Anstalt Eglfing-Haar Oberarzt Dr. Hermann Nadler als Erbarzt eingesetzt. Seine Aufgabe war es, Patienten der Anstalt Eglfing-Haar und deren Verwandtschaftsmitglieder „erbbiologisch" zu untersuchen, um die von den Erbgesundheitsgerichten zu den Sterilisierungsgutachten geforderten Sippentafeln zu erstellen. Zu diesem Zweck wurden ausführliche Fragebogen verschickt und photographische Aufnahmen von Verwandten bei deren Besuchen in der Anstalt gemacht. Ab dem 1. 1. 1938 mußte darüber hinaus jeder neu aufgenommene Patient sich für sog. anthropologische Aufnahmen zur Verfügung stellen.

Zusätzlich nahm Dr. Nadler die „Geschäfte eines vorläufigen Landesobmannes für Bayern" wahr.[27] In dieser Funktion arbeitete er „durch persönliche Besprechungen mit einigen Erbärzten anderer bayerischer Anstalten auf die Einhaltung einheitlicher erbbiologischer Untersuchungsmethoden" hin.[28]

Im Laufe des Jahres 1938 begann man im Rahmen einer nationalen Kooperation der verschiedenen Landeszentralen, Informationen und Materialien auszutauschen, um die Erfassung auch über die regionalen Grenzen hinaus zu perfektionieren.

Mit Beginn des Krieges wurde Dr. Nadler zur Wehrmacht eingezogen und die Untersuchung von „Sippenangehörigen im Rahmen des Außendienstes eingestellt.[29] Die Abteilung beschränkte sich nunmehr auf „die notwendigen Arbeiten, insbesondere die erbbiologische Aufnahme der Anstaltskranken, die unter anderem für die Erstellung der Sippentafeln für die Erbgesundheitsgerichte unentbehrlich ist."[30]

[25] Jahresbericht 1938
[26] ebenda
[27] Jahresbericht 1937
[28] ebenda
[29] Jahresbericht 1939
[30] Jahresbericht 1940

Als dies im Jahresbericht niedergeschrieben worden war, hatte die „Endlösung“ für viele Patienten schon begonnen.

## 7. T4-Aktion bis August 1941

„Das Bild der Transporte nach Eglfing und aus Eglfing heraus ist verworren und stellenweise dunkel“, schreibt Gerhard Schmidt in seinem Bericht „Selektion in der Heilanstalt.“ In den Jahresberichten ist von den Tötungen nichts zu lesen. Die Todesziele für die Patienten und Patientinnen sind nicht erwähnt. Angaben, die jedoch nicht in sich konsistent sind, findet man allenfalls über die „Verlegungen.“

### *7.1. Anzahl der Transporte*

Am 15. Oktober 1939 waren in der Anstalt Eglfing-Haar sämtliche Patienten auf Meldebögen erfaßt, die für die Tötung vorgesehen waren. Mit einem Begleitschreiben sandte Pfannmüller die Meldebögen an den Regierungspräsidenten mit Durchschlag an das Staatsministerium des Innern.

„Die Gesamtzahl der asozialen und antisozialen Geisteskranken in unserer Anstalt beträgt 1119 nach dem Stande vom 15. Oktober 1939 bei einem Gesamtbestand von 2907 Geisteskranken, mit denen die Anstalt am Stichtage belegt war. Es ergibt sich hieraus errechnet der sehr hohe Prozentsatz von 38,5 % lebensuntüchtiger Kranker in der Anstalt.“[31]

Am 18. Januar 1940 verließ bereits der erste Transport die Heil- und Pflegeanstalt Eglfing-Haar in die Tötungsanstalt Grafeneck. Diese 25 abtransportierten Patienten waren die ersten psychisch kranken Menschen, die der sog. Euthanasie in Deutschland zum Opfer fielen. Mindestens weitere 28 Transporte mit zwölf bis 149 Menschen folgten, darunter zwei Transporte mit zusammen 193 jüdischen Patienten. Der wahrscheinlich letzte Transport verließ die Anstalt Eglfing am 20. Juni 1941.

Insgesamt sind 2025 Menschen innerhalb von 17 Monaten aus der Anstalt Eglfing Haar in den Tod deportiert worden.

[31] *Gerhard Schmidt*, 1983, S. 78

*Tabelle 16* Transporte aus der Anstalt Eglfing-Haar in die Todeslager

| Krankentransportnummer[a] | Tag des Transports | Zahl der Transportierten | Gesamtzahl der Transportierten | Bemerkungen |
|---|---|---|---|---|
| 1 | 18.01.1940 | 25 | 25 | Männer[f] |
| 2 | 20.01.1940 | 22 | 47 | Frauen[f] |
| 3 | 06.02.1940 | 47 | 94 | Frauen |
| 4 | 10.05.1940 | 70 | 164 | Männer |
| 5 | 30.08.1940 | 149 | 313 | Männer |
| 6 | 03.09.1940 | 121 | 434 | Frauen |
| 7[b] | 20.09.1940 | 98 | 532 | Männer |
| 7[c] | 20.09.1940 | 95 | 627 | Frauen |
| 8 | 23.09.1940 | 12 | 639 | Frauen |
| 9 | 03.10.1940 | 85[d] | 724 | Männer |
| 9 | 03.10.1940 | 101 | 825 | Frauen |
| 10 | 11.10.1940 | 88 | 913 | Männer |
| 11 | 24.10.1940 | 120 | 1 033 | Männer |
| 12 | 15.11.1940 | 57 | 1 090 | Männer |
| 12 | 15.11.1940 | 83 | 1 173 | Frauen |
| 13 | 28.11.1940 | 13 | 1 186 | Männer |
| 14 | 02.12.1940 | 16 | 1 202 | Frauen |
| 15 | 17.01.1941 | 70 | 1 272 | Männer |
| 15 | 17.01.1941 | 79 | 1 351 | Frauen |
| 16[e] | 24.01.1941 | 70 | 1 421 | Männer |
| 16 | 24.01.1941 | 70 | 1 491 | Frauen |
| 17 | 25.02.1941 | 67 | 1 558 | Männer |
| 17 | 25.02.1941 | 65 | 1 623 | Frauen |
| 18 | 25.04.1941 | 37 | 1 660 | Männer |
| 18 | 25.04.1941 | 96 | 1 756 | Frauen |
| 19 | 29.04.1941 | 57 | 1 813 | Männer |
| 19 | 29.04.1941 | 77 | 1 890 | Frauen |
| 20 | 20.06.1941 | 75 | 1 965 | Männer |
| 20 | 20.06.1941 | 60 | 2 025 | Frauen |

[a] Bis Transportnummer 15 stammen die Kranken, wenn nicht anders angegeben, aus der Anstalt Eglfing-Haar.
[b] Sog. Judentransport: Aus der Anstalt Eglfing-Haar 16 Männer, 82 aus verschiedenen bayerischen Anstalten.
[c] Sog. Judentransport: Aus der Anstalt Eglfing-Haar 19 Frauen, 76 aus verschiedenen bayerischen Anstalten.
[d] Davon elf aus der Anstalt Klingenmünster.
[e] Ab Transportnummer 16 stammen die Kranken zum größten Teil aus den geräumten Pflegeanstalten, aber auch aus Eglfing-Haar, Gabersee und Kaufbeuren.
[f] Abtransport nach Grafeneck, die übrigen Patienten wurden nach Hartheim/Linz abtransportiert.

(Staatsarchiv Nürnberg, Gerichtsakten und Prozeßunterlagen der "Nürnberger Prozesse", Verlegung von Insassen, Transportlisten, Doc. No. 1136)
(*Bernhard Richarz,* Heilen, Pflegen und Töten, 1987, S. 155)

*Tabelle 17* Diagnosen der aus der Anstalt Eglfing-Haar verlegten und getöteten Patienten

| | Männer | Frauen | zusammen | % |
|---|---|---|---|---|
| Schizophrenie | 356 | 370 | 726 | 79,9 % |
| Manisch-depressives Irresein | 3 | 3 | 6 | 0,7 % |
| Schwachsinn | 29 | 11 | 40 | 4,4 % |
| Epilepsie | 29 | 10 | 39 | 4,3 % |
| Progressive Paralyse | 27 | 15 | 42 | 4,6 % |
| Altersveränderungen | 4 | 4 | 8 | 0,9 % |
| Postenzephalitis | 7 | 3 | 10 | 1,1 % |
| Sonstige neurologische Endzustände | 1 | 1 | 2 | 0,2 % |
| Lues cerebri und connatalis | 3 | 6 | 9 | 1,0 % |
| Chronischer Alkoholismus | 2 | 1 | 3 | 1,7 % |
| Diagnose nicht verzeichnet | 6 | 2 | 8 | 0,9 % |
| **Gesamt** | **479** | **429** | **908** | **100 %** |

(*Gerhard Schmidt*, 1965, S. 77)
(*Bernhard Richarz*, Heilen, Pflegen und Töten, 1987, S. 161)

*Tabelle 18* Diagnosen der aus Pflegeanstalten in die Anstalt Eglfing-Haar verlegten und getöteten Patienten

| | Attl | Ecks-berg | Neu-ötting | Schön-brunn | Tauf-kirchen | Urs-berg | Ge-samt | % |
|---|---|---|---|---|---|---|---|---|
| Schizophrenie | 17 | 1 | 33 | 29 | 12 | – | 92 | 11,8 |
| Manisch-depressives Irresein | - | – | – | – | – | – | 1 | 0,1 |
| Schwachsinn | 16 | 107 | 26 | 58 | 16 | 43 | 266 | 34,3 |
| Idiotie | 10 | 85 | 14 | 21 | 16 | 35 | 181 | 23,3 |
| Epilepsie | 17 | 36 | 9 | 45 | 5 | 11 | 123 | 15,8 |
| Progressive Paralyse | 1 | – | 2 | 10 | 2 | – | 15 | 1,9 |
| Altersveränderungen | 7 | – | – | 1 | 6 | – | 14 | 1,8 |
| Postenzephalitis | 5 | 2 | 4 | 2 | 2 | – | 15 | 1,9 |
| Sonst. neurolog. Endzustände | 1 | – | 1 | 8 | – | 1 | 11 | 1,4 |
| Lues connatalis | – | 1 | – | 6 | – | – | 7 | 0,9 |
| Taubstummheit | 1 | 9 | 1 | 2 | – | 10 | 23 | 2,9 |
| Psychopathie | 1 | – | 2 | – | 1 | – | 4 | 0,5 |
| Diagnose unbekannt | 2 | – | 3 | 5 | 14 | – | 24 | 3,0 |
| **Gesamt** | **78** | **241** | **95** | **187** | **75** | **100** | **776** | **100** |

(*Gerhard Schmidt*, 1965, S. 76)
(*Bernhard Richarz*, Heilen, Pflegen und Töten, 1987, S. 173)

### *7.2. Ziel der Transporte*

Die ersten Patienten wurden in die Tötungsanstalt Grafeneck in Württemberg, unmittelbar nachdem dort die Verbrennungsöfen aufgestellt worden waren, verschickt. Ab August 1940 deportierte man die selektierten Patienten in die Tötungsanstalt Hartheim bei Linz an der Donau. Diese Anstalt befand sich in den Räumen eines ehemaligen Renaissanceschlosses, das nun, von der Außenwelt hermetisch abgeriegelt, hinter seinen Mauern eine Vergasungsanlage sowie ein Krematorium mit einem 26 Meter hohen Schornstein verbarg.

Bei der Ankunft wurden die Patienten zunächst in einen Bretterverschlag an der Außenmauer des Gebäudes gebracht. Von dort führte man sie über den ehemaligen Schloßhof in ein Zimmer, wo sie gezwungen wurden, sich zu entkleiden und sich nackt fotografieren zu lassen. Mit einer Nummer versehen, wurden sie nun in einen Raum, ähnlich einem Baderaum, geführt, den sie, angeblich um ein Bad zu nehmen, betreten mußten. „Der Eingang war sehr klein, die Tür aus Eisen mit Gummi verdichtet, der Verschluß von massiven Hebelriegeln, in der Tür ein kleiner runder Ausguck. Die Wände dieses Raumes waren bis zur Hälfte mit Fließen ausgelegt."[32]

Unter der Decke waren Rohre mit sechs Brausen installiert worden, die das vergiftende Gas in den Raum leiteten und die Menschen töteten.

Nachdem die Patienten gestorben waren, wurden die Leichen entfernt. „Durch eine Türe wurden die Leichen sodann an den Beinen in den neben der Gaskammer befindlichen Kühlraum geschleift, in dem sie zu großen Haufen geschichtet der Verbrennung harrten."[33]

### *7.3. Weg der Transporte*

Etwa zwei Tage vor einem neuen Transport erhielten die Oberpfleger in der Anstalt Eglfing-Haar von Direktor Pfannmüller eine Liste der zur „Verlegung" bestimmten Patienten. Nun wurden die aufgelisteten Kranken von ihnen ausselektiert und die Pfleger angewiesen, den Transport vorzubereiten, d.h. den gesamten Besitz der Patienten zusammenzustellen, zu verpacken und vor allem zu registrieren. Einen Tag vor dem Transport wurden die Patienten von ihren Pflegern mit einer Nummer zwischen den Schulterblättern gestempelt und die Krankengeschichten der Patienten bereitgehalten, die ebenfalls dem Transport beigegeben wurden und dort im Todeslager der Vernichtung anheimfielen.

Zum Transport wurden die Patienten um drei Uhr morgens geweckt. Es gab Kaffee und Proviant für die „Reise", erregten Patienten wurde ein Betäubungsmittel verabreicht. Die Kranken wurden zu dem Gleisanschluß im Maschinenhaus geführt, wo bereits zwei Eilzugwaggons und das Personal der „Gemeinnützigen Krankentransport GmbH" warteten. Die Patienten wurden unter genauer

[32] *Bernhard Richarz,* Heilen, Pflegen, Töten, 1987, S. 156
[33] *Bernhard Richarz,* Heilen, Pflegen, Töten, 1987, S. 156

Einhaltung aller Formalitäten übergeben. Die Abfahrt mußte pünktlich erfolgen, denn um 7.00 Uhr wurden die Wagen an den planmäßigen Schnellzug nach Linz angehängt.

Nicht wenige der Patienten ahnten, wohin dieser Transport sie führen würde. So erinnert sich 1983 der Anstaltspfarrer Radecker, daß ihn drei Patienten kurz vor ihrem Abtransport angesprochen hätten:

„Herr Pfarrer, wir sind jetzt gestempelt worden, wir wissen gewiß, morgen kommen wir fort, wir werden vergast oder anders umgebracht. Wir wissen es, der liebe Gott will es nicht, aber er läßt es zu, weil er den Menschen den freien Willen gegeben hat [...]"[34]

### *7.4. T4-Gutachter*

Direktor Pfannmüller gehörte zu den ersten Ärzten, die für die „Reichsarbeitsgemeinschaft" Meldebögen begutachteten. Er begann seine Tätigkeit am 17. November 1939.[35] Seinen eigenen Angaben zufolge maß er dieser Tätigkeit große Sorgfalt bei und sagte zu seiner Tätigkeit als Gutachter:

„Die Begutachtung nahm mich außerordentlich in Anspruch und kostete mich viel Zeit und Mühe. Ich saß oft bis spät in die Nacht über den Photokopien."[36]

Ein rotes Plus und Pf für seinen Namen, bedeutete „Tötung", ein blaues Minuszeichen und Pf bedeutete Leben, ein Fragezeichen und Pf bedeutete Unsicherheit und vorläufigen Aufschub.

Insgesamt erhielt Pfannmüller mindestens 21 Sendungen mit im allgemeinen 200 bis 300 zu begutachtenden Meldebögen, in denen er über Leben und Tod zu entscheiden hatte. Jede dieser Sendungen bearbeitete er schnell und zügig. Entsprechend der Vergütungsordnung der Reichsarbeitsgemeinschaft, die eine Vergütung von 8–20 Pfennig pro Bogen vorsah, konnte Pfannmüller in manchen Monaten für seine Gutachtertätigkeit ein zusätzliches Honorar von 100 bis 200 RM verbuchen.

Auch nachdem die T4-Aktion gestoppt worden war, setzte Pfannmüller seine Gutachtertätigkeit fort. Noch am 8. Februar 1944 wurde er als einer der „zur Begutachtung in Anspruch genommenen Ärzte" von der Reichsarbeitsgemeinschaft genannt.[37]

34 *Bernhard Richarz*, Heilen, Pflegen, Töten, 1987, S. 159
35 vgl. *Bernhard Richarz*, Heilen, Pflegen, Töten, 1987, S. 146
36 ebenda
37 *Bernhard Richarz*, Heilen, Pflegen, Töten, 1987, S. 148

*Tabelle 19* Gutachtertätigkeit von Direktor Hermann Pfannmüller
Annähernder Umfang der Gutachtertätigkeit von Direktor Pfannmüller für die „Reichsarbeitsgemeinschaft Heil- und Pflegeanstalten" vom 12.11.1940 bis 3.6.1941

| Datum | laufende Nummer | Anzahl | aus den Anstalten | zurückgesandt am |
|---|---|---|---|---|
| 12.11.40 | 129501–129800 | (300) | Düren, Warstein | 19.11.40 |
| 15.11.40 | 131301–131600 | (300) | Einsbeck, Johannisthal | 23.11.40 |
| 19.11.40 | 135501–135800 | (300) | Neuß, Telgte | 26.11.40 |
| 20.11.40 | 121551–121562 | (12) | Arnsdorf, Ursberg | 22.11.40 |
| | 121624–124869 | (246) | Idstein, Stadtroda | |
| 25.11.40 | 137901–138200 | (300) | Lüneburg | 29.11.40 |
| 28.11.40 | 139001–139300 | (300) | Schleswig | 30.11.40 |
| 28.11.40 | 139301–139600 | (300) | Schleswig | 01.12.40 |
| 09.04.41 | 80445–180455 | (11) | Andernach | |
| 09.04.41 | 181001–181200 | (200) | verschiedene | 15.04.41 |
| 09.04.41 | 181201–181400 | (200) | verschiedene | 15.04.41 |
| 15.04.41 | 181401–181600 | (200) | Am Steinhof, Obrawalde | 23.04.41 |
| 16.04.41 | 181601–181800 | (200) | Obrawalde, Langenhorn | 24.04.41 |
| 16.04.41 | 182001–182200 | (200) | Wiesengrund, Günzburg | 24.04.41 |
| 21.04.41 | 182401–182661 | (261) | verschiedene | 28.04.41 |
| 23.04.41 | 40034, 114853, | | Andernach, Zwiefalten | 26.04.41 |
| | 180620 | (3) | Waldheim | |
| 29.04.41 | – | (21) | verschiedene | |
| 30.04.41 | 180536–180639 | | verschiedene | 03.05.41 |
| | 180201–180300 | (204) | | |
| 03.05.41 | 8606, 25012 | | verschiedene | 06.05.41 |
| | 25041, 47975 | | | |
| | 120563 | | | |
| | 180640–180771 | | | |
| | 180794–180815 | | | |
| | 180817–180874 | (217) | | |
| 15.05.41 | 183451–183650 | (200) | Wormditt, Rickling | 21.05.41 |
| 29.05.41 | 183851–184050 | (200) | verschiedene | 03.06.41 |

(Staatsarchiv Nürnberg, Gerichtsakten und Prozeßunterlagen der "Nürnberger Prozesse", Verlegung von Insassen, Transportlisten Doc. No 1129 und No 1130)

(*Bernhard Richarz*, Heilen, Pflegen und Töten, 1987, S. 148)

## *7.5. Einzelheiten des Ablaufs*

Gerhard Schmidt hat eine Vielzahl von Dokumenten zusammengestellt, die den zynischen und verlogenen Umgang in der Anstalt Eglfing-Haar mit den Angehörigen und den Patienten zum Inhalt haben.[38]

[38] *Gerhard Schmidt,* 1983, S. 87–98

### *7.6. Reaktionen der Angehörigen*

Die Angehörigen erfuhren von den angeblichen Verlegungen immer erst dann, wenn sie bereits stattgefunden hatten. Man teilte ihnen in einem vorgedruckten Schreiben mit, daß ihr Verwandter oder ihre Verwandte in eine der Direktion unbekannte Anstalt gebracht worden sei. Die Reaktionen der Angehörigen reichten von bescheidenem Hinnehmen bis hin zu schriftlichen Protesten gegen die Verlegung. Eine offene Zustimmung zu der Verlegungspraxis der oft chronisch kranken Patienten in angeblich andere Anstalten konnte Schmidt in der in Eglfing-Haar vorgefundenen Korrespondenz nicht auffinden. Im Gegenteil. Mit der Zeit vergrößerte sich die Unruhe vieler Angehöriger, wenn sie von der Verlegung ihrer Angehörigen hörten.

Auch auf die Nachricht vom Tode der Verwandten waren die Reaktionen verschieden. Stille Trauer, Schweigen und Rückzug war die Antwort der meisten. Einzelne kamen aber auch in die Anstalt, um Pfannmüller zu einer Stellungnahme aufzufordern. Frau G. fragte Pfannmüller, unmittelbar nachdem sie die Mitteilung über den unerwarteten Tod ihres Bruders erhalten hatte, ob er getötet worden sei. Sie berichtete später, Pfannmüller habe nur die Hände über dem Kopf zusammengeschlagen, sich vor Lachen gebogen, und sie gefragt, wie sie denn zu solch einer Vermutung gekommen sei. Die Anstalt müsse für verwundete Soldaten frei gemacht werden, und die Kranken der Anstalt würden deshalb in andere Anstalten und Klöster verteilt. Es könne dabei schon einmal vorkommen, daß der eine oder andere sterbe.[39]

### *7.7. Reaktionen der Mitarbeiter*

Über die Reaktionen der Mitarbeiter ist nur wenig bekannt. Die Ärzte erfüllten ihre Pflicht sowohl beim Ausfüllen der Meldebogen als auch bei der Überführung der Patienten aus den Krankenabteilungen zu den Eisenbahnwaggons. Lediglich Dr. Anton Edler von Braunmühl erklärte, daß er sich weigere, an den Tagen, an denen ein solcher Transport abgehe, Bereitschaftsdienst zu leisten, und diese Weigerung wurde von Pfannmüller angenommen.[40] Mit der Zeit wurden aber auch manchen Pflegern und Ärzten die Transporte suspekt. Pfannmüller erinnerte sie wiederholt an ihre Schweigepflicht und verwies auf ihren Diensteid, den sie als Beamte geleistet hatten.

Der Anstaltsgeistliche berichtete seinem Ordinariat über die Krankenverlegungen, jedoch fiel der Brief in die Hände der Gestapo. Der Geistliche und die von ihm als Zeugin genannte Oberpflegerin kamen mit einer Warnung Pfannmüllers davon. Einzelne Pfleger versuchten hin und wieder, Patienten das Leben dadurch zu retten, indem sie sich für deren Verbleib in der Anstalt einsetzten und versuchten, daß deren Name wieder von der Transportliste gestrichen werde.

[39] vgl. *Bernhard Richarz*, Heilen, Pflegen, Töten, 1987, S. 168
[40] vgl. *Bernhard Richarz*, Heilen, Pflegen, Töten, 1987, S. 160

### *7.8. Stellung des Direktors*

Pfannmüller war für die Durchführung der Tötungsmaßnahmen verantwortlich. Bernhard Richarz stellt die Frage: Was bewegte ihn, die Tötung von über 3100 Patienten entweder unmittelbar selbst zu betreiben oder stillschweigend zuzulassen? Er sieht mehrere, eng miteinander zusammenhängende Gründe.

Pfannmüller war überzeugter Nationalsozialist, Verfechter der Rassenideologie und der Erbbiologie, bemüht, ihr in seinem Verantwortungsbereich Geltung zu verschaffen. Zwar trat er bei seinen Vorträgen nicht offen für die Tötung psychisch kranker Menschen ein, benutzte aber gerne schon frühzeitig Beispiele, in denen er indirekt auf deren Tötung verwies. So begann er seine Vorträge gerne mit den Worten: „Wenn der Gärtner im Frühjahr seinen Garten und seine Bäume richtet, nimmt er das Dürre weg."[41]

Pfannmüller sah in der Tötung psychisch kranker Menschen eine Möglichkeit, die Kosten der Anstaltsversorgung zu verringern. In einer Stellungnahme am 1. 11. 1939 zum Bericht über die Organisations- und Wirtschaftsprüfung in der Heil- und Pflegeanstalt Eglfing-Haar äußerte er die Ansicht:

> „Als konfessionell ungebundener und überzeugter nationalsozialistischer Anstaltsleiter halte ich mich aber für verpflichtet, eine wirkliche Sparmaßnahme aufzuzeigen, die geeignet ist, die Lage der Anstalten wirtschaftlich günstig zu beeinflussen. Ich erachte es an dieser Stelle für angebracht, einmal offen und in aller Deutlichkeit auf die Notwendigkeit hinzuweisen, daß wir Ärzte hinsichtlich ärztlicher Betreuung lebensunwerten Lebens auch die letzte Konsequenz im Sinne der Ausmerze ziehen. Es handelt sich darum, daß jene an sich wohl bedauernswerten Kranken, die aber nur ein Scheindasein eines Menschen leben, die für die soziale Eingliederung in die menschliche Gemeinschaft vollkommen unbrauchbar geworden sind durch die Auswirkung ihrer Erkrankung sich selbst, ihren Angehörigen und ihrer Umgebung zur Qual und zur Last sind, verschärfter Ausmerze unterworfen werden müssen."[42]

Pfannmüller meinte, durch die Tötung die Kranken von ihrem von ihnen selbst als unheilbar erlebten Leiden zu erlösen, so wie er dies auch im oben angeführten Zitat zum Ausdruck gebracht hat.

Zudem vertrat er die Ansicht, daß die als heilbar angesehenen Patienten effektiver behandelt werden könnten, wenn dies nicht durch die unheilbar Kranken, die die Anstalten nur belasteten, verhindert würde.

Obwohl Pfannmüller für die Abtransporte in der Anstalt Eglfing-Haar verantwortlich zeichnete und er bei seiner Gutachtertätigkeit in mehreren tausend Fällen die Tötung von kranken Menschen befürwortete, wollte er seine Verantwortung nicht wahrhaben. So war er nie anwesend, wenn die Patienten zum Abtransport vorbereitet oder zu den Waggons gebracht wurden, und stritt seine Beteiligung sowohl gegenüber fragenden Verwandten als auch später bei den Nürnberger Prozessen ab.

[41] *Bernhard Richarz*, Heilen, Pflegen, Töten, 1987, S. 190
[42] *Bernhard Richarz*, Heilen, Pflegen, Töten, 1987, S. 190

### *7.9. Jüdische Patienten*

Am 4. September 1940 hatte das Bayerische Staatsministerium des Innern festgelegt, daß alle jüdischen Patienten, die in bayerischen Anstalten untergebracht waren, bis zum 14. September 1940 in die Anstalt Eglfing-Haar zu verbringen seien. 82 Männer und 76 Frauen wurden daraufhin nach Eglfing-Haar verlegt, unter ihnen ein zehnjähriger Junge.

Besonderer Demütigung sahen sie sich ausgesetzt, als sie, nachdem sie in der Anstalt angekommen waren, sich für Dreharbeiten zur Verfügung stellen mußten, die im Auftrag des Reichsinnenministeriums für einen sog. wissenschaftlichen Dokumentarfilm über „für Juden typische Geisteskrankheiten" gedreht wurde. „Einige typische Juden haben unter dem Film sprechen müssen, mit den Händen deuten müssen", so zitiert Schmidt die Aussage eines Pflegers.

Schon 16 Tage später, am 20. September 1940, wurden sämtliche jüdische Patienten in den Osten deportiert. Pfannmüller teilte noch am selben Tag dem Bayerischen Staatsministerium des Innern mit: „[...] von nun an [verpflegt] meine Anstalt nur noch arisch Geisteskranke [...]. Ich werde künftighin die Aufnahme von geisteskranken Volljuden ablehnen."[43]

Und einer Angehörigen teilte Pfannmüller auf deren Nachfrage hin mit:

„Die Verlegung ist nicht nur gesetzlich in Ordnung, sondern sie war meines Erachtens auch vollkommen berechtigt, nachdem sich die arischen Kranken und das arische Pflegepersonal wiederholt geweigert hatten, mit jüdischen Kranken in einer Abteilung beisammen zu sein und verpflegt sein zu müssen."[44]

Die Transporte gingen an einen unbekannten Ort im Osten. Gerüchte sprachen von Lublin. Manche Angehörige erhielten Monate nach dem Transport eine Benachrichtigung vom Tod ihrer Verwandten, die gleichzeitig eine Rechnung über angeblich noch ausstehende Verpflegungskosten sowie die Kosten für die Einäscherung enthielt.

## 8. Hungerkost

Nachdem von der Reichsarbeitsgemeinschaft im August 1941 die zentrale T4-Aktion beendet worden war, war einigen bereits für die Tötung selektierten Patienten zunächst das Leben gerettet.

Am 17. November 1942 nahm ihr Schicksal jedoch wieder eine todbringende Wendung. Bei einem Zusammentreffen der Direktoren der bayerischen Heil- und Pflegeanstalten im Innenministerium zur Ernährungslage in den Anstalten trug der Direktor der Heil- und Pflegeanstalt Kaufbeuren vor, daß in seiner Anstalt die Patienten, die vor August 1941 die zentral organisierte „Euthanasie" betroffen hätte, nun gezielt eine fettarme „Sonderkost" erhielten, der sie innerhalb von etwa

[43] *Bernhard Richarz*, Heilen, Pflegen, Töten, 1987, S. 169
[44] Brief an Frau B. vom 12. Dezember 1940, siehe *Gerhard Schmidt*, 1983, S. 73

zwei Monaten zum Opfer fielen. Pfannmüller begrüßte als einziger der anwesenden Direktoren den Vorschlag, in allen anderen bayerischen Anstalten die Tötungen auf diese Weise weiterzuführen.[45]

Am 11. Januar 1943 wurden in Eglfing-Haar auf Anordnung Pfannmüllers das erste Mal die sog. Sonderkost für die ausgewählten Patienten zubereitet. Bis Kriegsende wurde so die Tötung psychisch Kranker fortgesetzt, und bis zum 1. Juni 1945 wurden insgesamt 429 weitere Menschen ermordet.

Pfannmüller überwachte nicht nur die Durchführung der Sonderkost genau, sondern ließ auch für die in zwei separaten „Hungerhäusern" untergebrachten Patienten Gewichtslisten führen, die ihm einmal im Monat vorgelegt werden mußten. Bei Kriegsende registrierte Schmidt bei den männlichen Patienten der Anstalt Eglfing-Haar, die nicht der Hungerkost ausgesetzt waren, ein durchschnittliches Gewicht von 51,2 kg, während die im Hungerhaus überlebenden männlichen Patienten ein Durchschnittsgewicht von nur noch 40,2 kg aufwiesen.

Die Sonderkost sollte vorwiegend aus Gemüse und Kartoffeln, auf jeden Fall ohne Fett zubereitet werden. Die genaue Befolgung seiner Anweisungen bei der Zubereitung wurde von Pfannmüller regelmäßig kontrolliert. Um den Tod der Patienten zu beschleunigen, ordnete Pfannmüller gelegentlich auch an, den Kranken starke Schlafmittel zu spritzen.

Gegen diese Art der Tötung regte sich bald Widerstand. Bereits bei der Anordnung der Hungerkost hatte Anton Edler von Braunmühl eingefordert, daß den Patienten in den Hungerhäusern eine Brotration nicht völlig versagt werden könne. Aufgrund seines Einspruchs gestand Pfannmüller den Patienten täglich wenigstens 50 Gramm Brot zu.

Speiseplan vom 21. September 1943 bis 4. Oktober 1943[46]

| | | mittags | abends |
|---|---|---|---|
| Di | 01.09. | Wirsinggemüse und Kartoffeln | Petersiliengemüse |
| Mi | 02.09. | Weißkrautgemüse und Kartoffeln | Kartoffelbrei |
| Do | 23.09. | Gemüsepichelsteiner | Bohnengemüse und Kartoffeln |
| Fr | 24.09. | Weißkrautgemüse und Kartoffeln | Nudelsuppe |
| Sa | 25.09. | Wirsinggemüse und Kartoffeln | Kartoffelgemüse |
| So | 26.09. | Karottengemüse mit Kartoffeln | Kartoffelsalat |
| Mo | 27.09. | Mangoldgemüse und Kartoffeln | Kartoffelbrei |
| Di | 28.09. | Karottengemüse mit Kartoffeln | Kartoffelgemüse |
| Mi | 29.09. | Wirsinggemüse und Kartoffeln | Kartoffelsalat |
| Do | 30.09. | Weißkrautgemüse und Kartoffeln | Kartoffelbrei |
| Fr | 01.10. | Gemüsepichelsteiner | Bohnengemüse und Kartoffeln |

[45] *Bernhard Richarz*, Heilen, Pflegen, Töten, 1987, S. 174
[46] *Bernhard Richarz*, Heilen, Pflegen, Töten, 1987, S. 176

| | | | |
|---|---|---|---|
| Sa | 02.10. | Kartoffelgemüse | Wirsinggemüse und Kartoffeln |
| So | 03.10. | Rindfleischhaschee mit Kartoffeln | Nudelsuppe |
| Mo | 04.10. | Karottengemüse mit Kartoffeln | Linsensuppe mit Kartoffeln |

Auch die Köchin widersetzte sich, die vorgeschriebenen Hungermahlzeiten zuzubereiten. „Ich wollte es nicht haben, daß es an mir liegt, wenn jemand in den Häusern stirbt.“[47]

Sie behauptete, es gebe zu wenig Kessel und der Dampf sei zu schwach, um ein zusätzliches Essen zu kochen. Pfannmüller prüfte ihre Aussage, und nachdem er andere Auskunft erhalten hatte, drohte er ihr, wenn sie sich weiterhin weigern würde. Die Köchin unterwarf sich seinem Befehl, fügte aber heimlich Fett ins Gemüse.

Ihr gelang es auch, das übrige Küchenpersonal sowie die Pfleger zur Unterstützung ihrer Haltung zu gewinnen. So fälschten sie die Gewichtslisten und versuchten gemeinsam, den Patienten das Leben zu verlängern.[48]

## 9. Überlebende Patienten

Im Juni/Juli 1945 gab es noch 95 Überlebende in den ehemaligen Hungerhäusern. „Der erste Eindruck, den man als Besucher im Hungerhaus noch Juni/Juli 1945 erhielt, war der eines Siechenasyls. Kein Lärm, keine Bewegung“, schreibt Gerhard Schmidt, „und doch gab es einige der fast verhungerten Patienten, die ihre Situation sehr gut erkannt hatten.“[49]

„Da herinn kriegst Du doch nicht genug, weil es ein Zuchthaus ist, wo sie dich umbringen möchten. Du bist ein Narrenhausweibi. Du brauchst nicht. Sie sagen, Du braucht mehr Schlaftrunk, da brachst Du net soviel zu essen. Sie sagen, daß ich ein Zuchthausmensch bin.“
(Elfriede W.)[50]

„Oh, oh, es traut sich da keiner was zu sagen, aber mir ist das egal, ob ich eine Leiche bin [...]. Wir werden langsam ausgehungert.“[51]
(Ludwig F.)

[47] vgl. *Bernhard Richarz*, Heilen, Pflegen, Töten, 1987, S. 176
[48] vgl. *Bernhard Richarz*, Heilen, Pflegen, Töten, 1987, S. 176
[49] *Gerhard Schmidt*, 1983, S. 137
[50] *Gerhard Schmidt*, 1983, S. 139
[51] *Gerhard Schmidt*, 1983, S. 139

## 10. Kindertötung

Im Sommer 1940 bestimmte der „Reichsausschuß zur wissenschaftlichen Erfassung von erb- und anlagebedingten schweren Leiden“ die Anstalt Eglfing-Haar zur Tötung der in Bayern gemeldeten und zum Tode bestimmten Kinder. Als sogenannte Kinderfachabteilung des „Reichsausschusses“ wurde diese Abteilung dem bestehenden Kinderhaus im Abschnitt Haar angegliedert und unter dem Namen „Abteilung von anstaltspflegebedürftigen Säuglingen und Kleinkindern“ im Oktober 1940 eröffnet. Nach außen sollte die Verlegung damit begründet werden, daß die Kinder in dieser Abteilung mit den modernsten Methoden behandelt und sich ihre Heilungschance damit bedeutend vergrößern würde.

„Den Eltern wird hierbei zu eröffnen sein, daß durch die Behandlung bei einzelnen Erkrankungen eine Möglichkeit bestehen kann, auch in Fällen, die bisher als hoffnungslos gelten mußten, gewisse Heilerfolge zu erzielen.“[52]

Zwischen November 1940 und Mai 1945 wurden in dieser Abteilung 332 Kinder getötet. Das letzte Kind starb am 1. Mai 1945 an den Folgen des verabreichten Giftes, nachdem bereits die amerikanischen Truppen in Oberbayern einmarschiert waren.

Getötet wurden die Kinder auf dreifache Art: Man mischte den Kindern eine tödliche Menge Luminal unter das Essen, verweigerte Kindern bei einer körperlichen Erkrankung eine Behandlung oder ließ sie verhungern.

### *10.1. Zuweisungsmodus*

Die meisten der Kinder wurden über den Reichsausschuß in die sog. Fachabteilung eingewiesen oder aus dem Kinderhaus der Anstalt verlegt, nur wenige Kinder wurden direkt von ihren Verwandten gebracht.

Unter den in der „Fachabteilung“ aufgenommenen Kindern unterschied man sogenannte B-Fälle (Beobachtungsfälle) und E-Fälle (Ermächtigungsfälle). Bei

*Tabelle 20* Tötungen in der sog. Kinderfachabteilung

| | | Todesfälle |
|---|---|---|
| Nov./Dez. | 1940 | 5 |
| | 1941 | 34 |
| | 1942 | 62 |
| | 1943 | 100 |
| | 1944 | 100 |
| Jan.-Mai | 1945 | 31 |
| Gesamt | | 332 |

(*Bernhard Richarz*, Heilen, Pflegen und Töten, 1987, S. 179)

[52] *Gerhard Schmidt,* 1983, S. 102

den letzteren lag eine Ermächtigung zur sofortigen Tötung vor, da diese Kinder durch das Gesundheitsamt oder die einweisende Anstalt gemeldet waren. Bei den anderen Kindern sollte erst über eine längere Beobachtungszeit ermittelt werden, ob auch sie getötet werden sollten.

## 11. Die Verantwortlichen

Hauptverantwortlich für die Tötung der Kinder in der Anstalt Eglfing-Haar war Direktor Pfannmüller. Als der Reichsausschuß die Anstalt Eglfing-Haar ausgewählt hatte, die Tötung der psychisch kranken Kinder aus Bayern zu übernehmen, hatte der stellvertretende Anstaltsdirektor vergeblich versucht, Pfannmüller zu bewegen seine Zustimmung zurückzuziehen.

Zum Leiter der Kinderfachabteilung sollte bei deren Gründung der Abteilungsarzt des Kinderhauses Friedrich Hölzel bestimmt werden. Dieser bat sich jedoch Bedenkzeit aus und lehnte kurz darauf ab.

„[...] es ist ein Anderes, staatliche Maßnahmen mit voller Überzeugung zu bejahen, ein Anderes, sie selbst in letzter Konsequenz durchzuführen."[53]

Trotzdem erklärte sich Hölzel bereit, gemeinsam mit Pfannmüller die drei Pflegerinnen der sog. Fachabteilung in ihren neuen „Aufgabenbereich" einzuführen. Kurz darauf legte er jedoch die Leitung des Kinderhauses nieder. Nachfolger wurde Anfang 1941 Dr. Gustav Eidam. Auch er erklärte zunächst, daß er mit den Angelegenheiten des Reichsausschusses nicht befaßt werden wolle, begann aber pflichtgetreu seine Tätigkeit, nachdem er von Pfannmüller zurechtgewiesen worden war. Zuweilen versuchte er das Schicksal einzelner Kinder zu erleichtern oder deren Meldung an den Reichsausschuß zu verzögern, im allgemeinen erfüllte er aber seine vermeintlichen Pflichten. Gustav Eidam erhängte sich 1945 in amerikanischer Gefangenschaft.

Auch bei den Pflegerinnen gab es Unsicherheit, ob es richtig und vertretbar sei, in dieser Abteilung Dienst zu tun. So versuchte die Oberpflegerin mehrmals, sich von der Abteilung versetzen zu lassen. Eine Versetzung wurde aber von Pfannmüller verhindert. Sie selbst weigerte sich konsequent, den Kindern das tödliche Luminal zu verabreichen, bereitete aber inkonsequenterweise die Dosen, die die beiden anderen Pflegerinnen den Kindern verabreichten, persönlich vor. Diese gaben später zu Protokoll:

„Die behandelten Kinder waren bedauernswerte Geschöpfe, die man nur als Kreaturen bezeichnen kann. Der Tod war für sie eine Erlösung, da sie zeitlebens unheilbar waren und nur ein qualvolles Leben, das mehr ein Dahinsiechen genannt werden kann, hätten führen müssen." [54]

[53] *Bernhard Richarz*, Heilen, Pflegen, Töten, 1987, S. 186
[54] *Bernhard Richarz*, Heilen, Pflegen, Töten, 1987, S. 188

Im ersten Jahr des Bestehens der sog. Fachabteilung war neben Dr. Eidam ein Konsiliararzt tätig, der einmal die Woche aus der Universitätsklinik nach Eglfing-Haar kam. Er hatte aus fachärztlicher Sicht „Befundberichte" zu erstellen, die möglichst auch eine genaue Diagnose enthalten sollten. Zunächst davon überzeugt, richtig zu handeln, änderte er im Laufe dieses einen Jahres seine Ansicht und entzog sich der Tätigkeit durch die Einberufung zum Militärdienst.

## 12. Reaktionen

Ein Teil der Eltern hatte der Einweisung ihrer Kinder in die sog. Fachabteilung, den propagandistischen Versprechungen des Reichsausschusses vertrauend, zugestimmt. Ein großer Teil der Eltern blieb aber mißtrauisch. Manche von ihnen versuchten Klarheit über die Gerüchte, die ihnen zu Ohren gekommen waren, zu gewinnen, andere versuchten auch, die Entlassung ihres Kindes zu erwirken. Trotzdem, niemand hat den Direktor in der Anstalt Eglfing-Haar persönlich aufgesucht. Von seiten der Anstalt wurden die Eltern mit Lügen und falschen Informationen im Dunkeln gelassen. Wurde ein Kind z.B. mit Luminal vergiftet, benachrichtigte man die Eltern immer erst, wenn das Kind schon gestorben war. Selbst wenn sie die Mitteilung erhielten, dringend zu einem Besuch zu ihrem schwerkranken Kinde zu kommen, war der Brief so abgeschickt, daß das Kind schon tot war, wenn die Eltern endlich in die Anstalt kamen.

Der folgende Brief stammt von einer Mutter eines dreieinhalbjährigen Mädchens mit geistiger Behinderung, das am 5. 6. 1941 von Wiesloch ohne Wissen der Eltern nach Eglfing-Haar verlegt worden war.

„Ich möchte die Direktion bitten, mir über den Gesundheitszustand meines Kindes Nachricht zukommen zu lassen, da das Kind von hier fort kam, ohne uns irgend etwas zu sagen, ich als Mutter habe das Kind nicht mehr sehen dürfen seit Januar, am Christi Himmelfahrtstag war ich oben in der Anstalt, da wurde mir der Besuch verweigert, warum weiß ich nicht, ist das vielleicht recht, einer Mutter das zu verweigern? Ich habe das Kind drei Jahre lang Tag und Nacht gepflegt, trotzdem ich jeden Tag arbeiten gehe für meine anderen vier Kinder. Bitte schreiben Sie mir oder lassen von einer Schwester mir schreiben, wie es dem Kind geht, und warum das Kind so Hals über Kopf wegkam, ohne daß wir Eltern es noch einmal sehen durften."

Am 11. August war das Mädchen tot, nach einer Überdosis Luminal.[55]

Der zweieinhalbjährige Hans Dieter R. wurde ebenfalls mit Luminal vergiftet. Er starb am 24. Oktober 1941. Vier Tage später wurde folgender Brief an die Eltern geschickt:

„Leider muß ich Ihnen heute mitteilen, daß Ihr Sohn Hans D., der sich in den letzten Tagen eine Erkältung zugezogen hatte, heute die Erscheinung einer doppelseitigen Lungenentzündung aufweist. Bei dem vor allen Dingen in körperlicher Hinsicht schlechten Zustand muß

55 *Bernhard Richarz*, Heilen, Pflegen, Töten, 1987, S. 182

an einen ungünstigen Ausgang der Erkrankung gedacht werden. Falls es Ihnen möglich sein sollte, möchten wir Sie bitten, doch noch einmal hierher zu kommen."[56]

## 13. Sonderaktionen

### *13.1. Ostarbeiter*

15 Männer und 41 Frauen waren als Kriegsgefangene aus dem Osten nach Oberbayern gebracht und in die Anstalt Eglfing-Haar eingewiesen worden. Am 18. September 1944 wurden sie auf Veranlassung des Arbeitsamtes München aus der Anstalt abgeholt. Es hieß, sie kämen in eine heimatliche Anstalt, aber Richarz vermutet, daß auch sie getötet worden sind.[57]

### *13.2. Forensische Patienten*

Im Oktober 1940 wurden 20 oder 21 forensische Patienten aus Eglfing-Haar in die Reichsanstalt Hartheim transportiert und umgebracht.

Unter diesen Patienten befand sich auch ein Hirnverletzter, der „unberechtigt" eine Parteiuniform getragen und damit gegen das Heimtückegesetz verstoßen hatte. (Gesetz gegen heimtückische Angriffe auf Staat und Partei und zum Schutze der Parteiuniform, 20. Dezember 1934)

Ein anderer schizophrener Patient war wegen gefährlicher Körperverletzung zwangsverwahrt und nun für den Tod bestimmt. Er hatte einen Polizeibeamten in den Rücken gestochen, als dieser ihn mit Gewalt zur Sterilisation abführen wollte.

Am 3. August 1944 wurden weitere 19 Menschen, die eine Straftat begangen hatten und sich wegen einer psychischen Erkrankung in der Anstalt Eglfing-Haar befanden, durch Polizeibeamte des Polizeipräsidiums München in das Konzentrationslager Dachau überführt.

Zwei dieser Patienten überlebten den Krieg und stellten sich zum Kriegsende wieder in der Anstalt vor. Für einen dieser beiden Patienten wurden zwei Meldebögen ausgefüllt. Der erste am 1. 8. 1941 so spät, daß der Patient nicht mehr unter die Transporte im Rahmen der T4-Aktion fiel. Am 14. März 1943 wurde noch einmal ein Antrag zu seiner Tötung für ihn ausgefüllt. Der ausgefüllte Meldebogen vom 1. 8. 1941 existiert noch, „ein seltenes mit rotem Kreuz und rotem Namenszeichen signiertes Ausrottungsdokument,", schreibt Schmidt.[58]

Der Patient war 36 Jahre alt und wegen Exhibitionismus sicherheitsverwahrt. Er war in die Rubrik „kriminelle Geisteskranke" eingestuft worden, obwohl er

[56] *Gerhard Schmidt*, 1983, S. 251
[57] *Bernhard Richarz*, Heilen, Pflegen, Töten, 1987, S. 177
[58] *Gerhard Schmidt*, 1983, S. 70

nicht geisteskrank war. Als Diagnose stand auf seinem Meldebogen „Psychopathie“, auf der Karteikarte stand „traumatische Hirnschwäche“. Zur weiteren Erläuterung stand auf dem Meldebogen:

„Hochgradig antisozial, verbrecherisch, ist mehrmals aus der Anstalt entwichen und ausgebrochen, hat Komplotte gegen Personal geschmiedet, uneinsichtig, suizidal-psychopathisch, prognostisch sehr ungünstig. Derzeit ungünstigster Fall der Abteilung, äußerst gefährlicher Ausbrecher [...]. Wegen seiner Gefährlichkeit isoliert und deshalb nicht beschäftigt.“[59]

Auch von dem zweiten Meldebogen ist ein Durchschlag erhalten. Auf ihm steht der Zusatz:

„Fall bereits 1941 gemeldet! Gehört ins KZ.“[60]

## 14. Folgen

Am 2. Mai 1945 kamen die amerikanischen Truppen und bezogen auch in der Anstalt Eglfing-Haar Quartier. Direktor Pfannmüller wurde verhaftet und mit Gerhard Schmidt ein kommissarischer Leiter eingesetzt. Dieser sah eine seiner wichtigsten Aufgaben in der Dokumentation der Erinnerungen von Patienten und Personal. Am 20. November 1945 sprach er als erster deutscher Psychiater über die „Euthanasie“ in einer Sendung des Bayerischen Rundfunks.

Die kritische Arbeit von Gerhard Schmidt fand wenig Akzeptanz, und er wurde bereits ein Jahr nach seinem Dienstantritt wieder abbestellt und statt dessen Dr. Anton von Braunmühl zum ordentlichen Leiter der Anstalt bestellt.

„Nachdem sich die vorgesetzten Dienstbehörden durch eingehende Erhebungen überzeugt hatten, daß eine kommissarische Leitung den vielfältigen Anstaltsfragen nicht gerecht wurde, ging man zur endgültigen Besetzung der Direktorstelle über“, heißt es im Jahresbericht von 1946.

## 15. Schicksal der Verantwortlichen

Die Täter, die in der Anstalt Eglfing-Haar über 3000 Menschen den Tod gebracht haben, sind glimpflich davongekommen. Direktor Pfannmüller wurde in den fünfziger Jahren zu einer viereinhalbjährigen Haftstrafe verurteilt, auf die die vorausgegangene Internierung und Untersuchungshaft angerechnet wurde. Bis 1961 lebte er danach als Obermedizinalrat a. D. im Ruhestand. Sein Vorgänger Fritz Ast starb 1956 ebenfalls als Obermedizinalrat a. D. im Ruhestand.

Die anderen Ärzte wurden nicht zur Verantwortung gezogen. Sie überlebten das System und konnten teilweise in der neuen Bundesrepublik verantwortliche Funktionen bekleiden.

59 *Gerhard Schmidt*, 1983, S. 70
60 ebenda

Anton Edler von Braunmühl, gest. 1957, wurde ab 1946 Direktor der später in „Nervenkrankenhaus Haar" umbenannten Anstalt Eglfing-Haar. Friedrich Hölzel wurde Direktor des Nervenkrankenhauses Gabersee. Hermann Nadler, Leiter und Organisator der erbbiologischen Abteilung bis zum Beginn des Krieges, löste im Jahre 1957 Anton Edler von Braunmühl als Direktor des Nervenkrankenhauses Haar ab.

## 16. Aufarbeitungsversuche

Den frühesten Aufarbeitungsversuch hat Gerhard Schmidt mit seinem Bericht „Selektion in der Heilanstalt 1939–45", der noch vor den Nürnberger Ärzteprozessen fertiggestellt wurde, unternommen. Als er im Jahre 1946 seinen Bericht veröffentlichen wollte, gelang es ihm jedoch nicht, einen Verleger für sein Buch zu finden. Erst 1965 wurde seine Dokumentation schließlich publiziert.

In der Anstalt selbst wurde über die NS-Zeit und ihre Opfer geschwiegen. In den Festschriften zum 50- und 75jährigen Bestehen der Anstalt findet sich kaum ein Wort zu den Tötungen. Anton von Braunmühl, der sich in der gesamten Zeit des Nationalsozialismus der Weiterentwicklung der somatischen Behandlungsmethoden gewidmet hatte und dessen Abteilung vor allem von Pfannmüller gerne als Musterabteilung ausländischen und inländischen Besuchern vorgeführt worden war, lagerte noch im Nachhinein das „Böse" aus dem Krankenhaus aus.

„Es ist kein Zweifel und die Geschichte hat es gelehrt, daß alle verabscheuungswürdigen Ideen und Methoden, die unserer Psychiatrie vor noch nicht langer Zeit so abträglich waren, von draußen kamen und draußen propagiert wurden." (Das Nervenkrankenhaus Haar bei München, 1905 – 1955)

Erst Ende der achtziger Jahre wurden neue Versuche zur Aufarbeitung unternommen. Hierzu zählt vor allem die differenzierte Promotionsarbeit von Bernhard Richarz, „Der Umgang mit psychisch kranken Menschen in der Heil- und Pflegeanstalt Eglfing-Haar von 1905 bis 1945" an der Universität München.

Der 18. Januar 1990, also der fünfzigste Jahrestag des ersten Transportes der T4-Aktion, wurde endlich von der Ärzteschaft im Bezirkskrankenhaus Haar zum Anlaß genommen, ein erstes Mal eine Gedenkveranstaltung für die vielen Opfer der „Euthanasie" zu veranstalten und für sie einen Gedenkstein aufzustellen.

# Heil- und Pflegeanstalt Gabersee

*Hans Ludwig Bischof*

## 1. Zur Geschichte des Krankenhauses

Gabersee wurde im November 1883 als zweite Oberbayerische Kreisirrenanstalt in Betrieb genommen. Die ursprüngliche (erste) Kreisirrenanstalt in München wurde nach Schaffung der Oberbayerischen Kreisirrenanstalt Eglfing und der Psychiatrischen Klinik der Universität München an der Nußbaumstraße im Jahre 1905 aufgelassen. Die drei Krankentransporte, welche im November 1883 die ersten Patienten aus der Kreisirrenanstalt München nach Gabersee brachten, wurden von den Münchner Anstaltsärzten Karl-August Solbrig, Emil Kraepelin und Sieghart Ganser begleitet. Das Bauprogramm war von dem Obermedizinalrat und Direktor Dr. Hans v. Gudden im Benehmen mit dem II. Oberarzt Dr. Bandorf entworfen worden. Erbaut ist Gabersee im Pavillonstil nach dem Vorbild der Sächsischen Provinzialirrenanstalt Altscherbitz als weitgehend offen geführte Arbeiterkolonie für Irre, wie sie sich unter v. Gudden schon in Werneck bewährt hatte.

Das Krankenhausareal umfaßt ca. 50 ha. Konzipiert war die Anstalt zunächst für 126 Kranke, mit späterer Erweiterungsmöglichkeit auf 500 Plätze. Ein Stand von 500 Kranken war schon 1902 erreicht. Anschließend entstanden bis 1908 neben einem Küchengebäude zwei „Seuchenhäuser“ und sechs weitere Krankenpavillons. An dem dann vorhandenen Baubestand von 30 Krankenstationen hat sich fast 60 Jahre lang nichts geändert. Nach dem Zweiten Weltkrieg kamen neu hinzu: 1965 die beiden psychiatrischen Aufnahmekliniken mit je 55 Betten und die Neurologische Klinik mit 48 Betten.

Von der Gründung im November 1883 bis zur Schließung am 15. 1. 1941 wurden in Gabersee 11 200 Patientenaufnahmen gezählt.

Direktoren bis zur Auflösung Gabersees am 15. 1. 1941:

- 1883–1901 Dr. Bandorf
- 1901–1922 Dr. Otto Dees
- 1922–1941 Dr. Friedrich Utz

Die Blütezeit Gabersees waren seine ersten 20 Jahre. Die ursprüngliche Intention der Gründer einer kolonialen Anstalt mit möglichst freier Behandlung und ausgedehnter Krankenbeschäftigung wurde konsequent verfolgt und zog viele namhafte Besucher aus dem In- und Ausland an. Aus dieser Tradition heraus entwickelten sich in den 20er Jahren, ab 1924, die Simon'sche Arbeitstherapie in mustergültiger Weise sowie Familienpflege und Außenfürsorge. Damit hängt wohl auch zusammen, daß sich Insulin- und Elektrokrampftherapie in Gabersee bis zu seiner Schließung im Jahre 1941 nicht etablieren konnten, lediglich ab 1937 die Cardiazolbehandlung.

Zwei wesentliche Einschnitte in die positive Entwicklung des Krankenhauses waren der Erste Weltkrieg und die nationalsozialistische Ära. 1919 heißt es in der Chronik: „Das Wohlwollen für die Kranken ist im Abnehmen. Wenn man vor vorzeitiger Entlassung warnt, kann man oft hören: Was liegt daran, wenn sich der Kranke umbringt, im Krieg sind so viele gesunde Menschen nutzlos ums Leben gekommen."[1]

In der nationalsozialistischen Ära verfiel die Simon'sche Arbeitstherapie aufgrund der Verschlechterung des Personalstandes und der zur Verfügung stehenden finanziellen Mittel mehr und mehr. Schließlich hatte nur noch derjenige Patient ein Anrecht auf Therapie, bei dem zu erwarten war, daß seine Arbeitskraft noch längere Zeit erhalten blieb.

Als lokale Besonderheiten sind zu erwähnen:

Kraepelin besuchte mit seinen Studenten bis zur Eröffnung der Psychiatrischen Universitätsklinik an der Nußbaumstraße in München fast jedes Jahr die Anstalt Gabersee. Vom 1. 5. 1931 bis 1. 10. 1935 war Karl Leonhard Anstaltsarzt in Gabersee, ab 1932 als Oberarzt.

## 2. Nationalsozialismus im Krankenhaus

Die verfügbaren Quellen für diese Zeit sind äußerst dürftig, da nach Zeugenaussagen Ende des Zweiten Weltkrieges alle Unterlagen aus der Nationalsozialistischen Zeit einschließlich der Jahresberichte des Krankenhauses verbrannt wurden. Erhalten geblieben sind die von Herrn Dr. Utz verfaßte, in Sütterlinschrift handschriftlich niedergelegte, am 21. 5. 1941 abgeschlossene Krankenhauschronik, welche den Zeitraum von November 1883 (Eröffnung der Kreisirrenanstalt) bis zum 15. 1. 1941 (Schließung der Heil- und Pflegeanstalt) umfaßt, außerdem Tagebuchaufzeichnungen von Dr. Utz für die Zeit 12. 9. 1939 bis 30. 6. 1941. Im Rahmen einer Umfrage bei allen bayerischen psychiatrischen Krankenhäusern fanden sich im Archiv des Nervenkrankenhauses Bayreuth noch fünf Gaberseer Jahresberichte aus den Jahren 1929, 1935, 1936, 1938 und 1939, für deren Überlassung an dieser Stelle ganz besonders gedankt sein soll. Außerdem konnte Frau Helga Untergehrer im Rahmen einer Abiturfacharbeit für das Luitpold-Gymnasium Wasserburg einige Auskünfte von Zeitzeugen aus der damaligen Zeit einholen.

[1] Alle Zitate stammen, wenn nicht anders angegeben, aus dem Archiv des BKH Gabersee, insbesondere aus dessen Krankenhaus-Chronik

Was die Personalpolitik anlangte, ist vor allem zu vermerken:
– Ab Mitte 1934 durfte die 5. Arztstelle nicht mehr besetzt werden
– Am 1. 7. 1938 mußten die Niederbronner Schwestern (seit 1924 in Gabersee) aufgrund eines Kreisratsbeschlusses ohne Angabe von Gründen und ohne Anhörung des Direktors von einem Tag auf den anderen die Anstalt verlassen
– Am 30. 9. 1940 wurde der Anstaltspfarrer Johann Schulz, seit 1. 8. 1934 Nachfolger von Oberpfarrer Josef Höckmair, vorher Kaplan in Eglfing, ohne Nennung von Gründen aus dem Anstaltsdienst entlassen, einen Monat vor der anstehenden Ernennung zum Beamten auf Lebenszeit

1937 wird in der Chronik geklagt:

„7 Pfleger waren insgesamt 142 und 3 Pflegerinnen 46 Tage politisch abkommandiert. 2 Pfleger mußten zusammen 55 Tagen zu militärischen Übungen einrücken. Im Dezember besuchte uns der Kreisrat zum zweiten Mal in diesem Jahre und veranstaltete einen Gemeinschaftsabend im Theatersaal. Anwesend war auch Regierungspräsident Gareis mit Herren der Regierung und Kreisleiter Kuhn mit Vertretern der Parteiorganisationen".

Ähnliche Klagen klingen 1938 an:

„Durch die militärischen Einberufungen und politischen Beanspruchungen wurden 28 Ärzte, Beamte und Angestellte 443 Tagen ihren dienstlichen Aufgaben entzogen. Die Kanzlei war monatelang überhaupt unbesetzt. Manches mußte unterbleiben. Es wurden militärisch eingezogen, hauptsächlich zur Zeit des österreichischen Anschlusses: 1 Arzt 5 Tage, 3 Verwaltungsbeamte 22 Tage, 12 Pfleger 23 Tage, sieben sonstige Angestellte 56 Tage, insgesamt 406 Tage. Politisch wurden abkommandiert zwei Ärzte acht Tage, ein Verwaltungsbeamter sieben Tage, zwei Pfleger 22 Tage, insgesamt 37 Tage."

Über die Schwierigkeiten, geeignetes Krankenpflegepersonal zu bekommen, liest man 1938 in der Chronik:

„Was sich meldete, mußte genommen werden, selbst wenn es gesundheitlich nicht einwandfrei war und vom Bezirksarzt für ungeeignet erklärt wurde. Die meisten Ersatzpflegerinnen waren noch keine 20 Jahre alt, manche noch nicht 18!"

Der Kriegsbeginn brachte weitere personelle Einschränkungen, die sich auch auf die Behandlung der Patienten auswirkten. Direktor Dr. Utz hielt, wie er in der Chronik ausführt, mit drei Ärzten gerade noch einen Notbetrieb für durchführbar, beklagt aber, daß von 81 Pflegern 22 (= 27%) zur Truppe eingezogen wurden und drei Pflegerinnenstellen nicht besetzt werden konnten,

„weil das Arbeitsamt, das jetzt vor der Einstellung gefragt werden muß, die Zustimmung zur Einstellung der sich Meldenden verweigerte. Vormerkungen wären genügend vorhanden, aber brauchbare Kräfte hält das Arbeitsamt anderwärts für nötiger. So ist ein großer Teil der eingestellten Pflegerinnen ungeeignet, ja nicht einmal gesundheitlich einwandfrei."

Die Durchführung der Simon'schen Arbeitstherapie wurde nicht nur wegen Knappheit an Material, sondern auch wegen des Pflegepersonalmangels sehr beeinträchtigt:

„Die Beschäftigungsgruppen müssen in einer Weise vergrößert werden, daß die Beschäftigung leidet. Besonders grotesk wirken die Riesenkarrengruppen mit ihren lächerlichen kleinen Wagen, besonders wenn sie leer sind [...] Veranstaltungen zur Erheiterung der Kranken an den Feiertagen, ein wichtiger Teil der Simon'schen Therapie, mußten leider stark eingeschränkt werden (Maul- und Klauenseuche, politische Hochspannung wegen der Sudetenfrage, Verbot der Gaufilmstelle der Leihgabe von Filmen im Krieg) [...] Der Festsaal wurde von der Reichsgetreidestelle zur Lagerung von Getreide beschlagnahmt, auf Einspruch aber wieder freigegeben."

Die seit Jahren übliche Fronleichnamsprozession im Anstaltsgelände durfte ab 1936 nicht mehr stattfinden, da laut Chronik

„im letzten Augenblick eine Regierungsentschließung die Teilnahme der Behörden und die Zurverfügungstellung von staatlichen Gebäuden verbot und die Auswirkung der Entschließung auf die Anstalt nicht zu übersehen war. Da die bereits aufgehängten Girlanden wieder abgenommen und zerstört werden mußten, herrschte unter den Kranken, insbesondere denen, die die Girlanden und Kränze mühsam flochten, natürlich große Erbitterung."

Ab 1939 mußten 30 Betten für geisteskranke Wehrmachtsangehörige freigehalten werden.

Schon ab 1932 waren die Pflegesätze gesenkt worden. Ab 1. 1. 1934 wurden eigene Pflegesätze für Zugehörige des Landesfürsorgeverbandes eingeführt, zusätzlich mit der Maßgabe der Ausweisung dieser „Pflegefälle" in eigenen Stationen.

Pflegesätze (in RM)

| Jahr | Verpflegsklasse III | Verpflegsklasse Landesfürsorgeverband |
|---|---|---|
| 1931 | 4,16 | – |
| 1932 | 3,40 | – |
| 1933 | 3,00 | – |
| 1934 | 2,75 | 1,80 |
| 1935 | 2,75 | 1,80 |
| ab 1936 | 2,70 | 1,80 |

Aufnahmezahlen und Patientenstand

Ein allgemeinverbindliches Jahresberichtsschema gibt es erst seit 1932. Die Gaberseer Jahresberichte sind bis auf diejenigen, die im Nervenkrankenhaus Bayreuth wieder aufgefunden werden konnten, verschollen. In der Gaberseer Chronik finden sich keine Entlaßdaten für die Jahre 1932–1940, aber Angaben über Patientenstand und -aufnahmen.

Der starke Anstieg des Patientenstandes von 1933 auf 1934 um 95 Patienten war laut Chronik bedingt „wegen Entlassungsverzögerung durch das Unfruchtbarkeitsgesetz und zum Teil durch Schaffung einer eigenen Pflegeabteilung für den Landesfürsorgeverband". Das gewaltige Absinken des Patientenstandes von 1939 auf 1940 ist entscheidend auf den „Verlegungstransport" von dreimal 120 Patienten in „Reichsanstalten" zurückzuführen.

| Jahr | Patientenstand (31.12.) | Aufnahmen |
|---|---|---|
| 1932 | 760 | 250 |
| 1933 | 793 | 259 |
| 1934 | 888 | 256 |
| 1935 | 900 | 270 |
| 1936 | 907 | 373 |
| 1937 | 937 | 338 |
| 1938 | 923 | 354 |
| 1939 | 1005 | 449* |
| 1940 | 602 | 310 |

* Einschließlich 42 aus der Heil- und Pflegeanstalt Klingenmünster verlegte Patienten

Todesfälle in der Heil- und Pflegeanstalt Gabersee in Relation zum Patientenstand

Auch hier können wegen unzureichender Sachquellen nur ganz dürftige Daten genannt werden:

| Jahr | Patientenstand | Todesfälle | Sterblichkeitsquote |
|---|---|---|---|
| 1917 | (keine Angaben) | 189 | 24,3 % |
| 1918 | 709 | 157 | 22,1 % |
| 1935 | 900 | 38 | 4,2 % |
| 1936 | 907 | 49 | 5,4 % |
| 1937 | (keine verfügbaren Angaben) | (keine verfügbaren Angaben) | (keine verfügbaren Angaben) |
| 1938 | 923 | 60 | 6,5 % |
| 1939 | 1 005 | 56 | 5,5 % |
| 1940 | 602 | 72 | 12,0 %* |

* Sterblichkeit an Tuberkulose hat sich verdoppelt!

Personalquote (Pflegequote) jeweils zum Jahresschluß
(als anzustrebende Ministerialquote galt 1:7,0!)

| Jahrgang | Männer | Frauen |
|---|---|---|
| 1933 | 1:5,50 | 1:6,00 |
| 1934 (keine Angaben) | | |
| 1935 | 1:6,34 | 1:6,85 |
| 1936 | 1:6,63 | 1:7,38 |
| 1937 | 1:6,88 | 1:7,50 |
| 1938 (keine Angaben) | | |
| 1939 | 1:9,60 | 1:8,40 |
| 1940 (keine Angaben) | | |

Gewichtslisten der Patienten (Durchschnittsgewicht)

| Jahr | Männer | Frauen |
|---|---|---|
| 1935 | 64,5 kg | 55,2 kg |
| 1936 | 62,6 kg | 54,4 kg |
| 1937 | 62,9 kg | 55,8 kg |
| 1938 (keine Angaben) | | |
| 1939 (keine Angaben) | | |
| 1940 | 62,6 kg | 55,8 kg |

Zur Patientenernährung ist in der Chronik 1936 vermerkt:

„Pro Patient und Tag stehen 66,6 Pfennig für die gesamte Verpflegung einschl. Brot zur Verfügung, während es noch 1933 bei viel niedrigeren Preisen 95 Pfennig pro Patient und Tag waren."

Erbbiologische Bestandsaufnahmen

Im Jahresbericht 1939 ist u. a. ausgeführt:

„Die erbbiologische Bestandsaufnahme der Anstaltsinsassen konnte seit 01. 04. 1939 tatkräftig in Angriff genommen werden, da von diesem Zeitpunkt an die Anstaltsärzte wieder vollzählig waren und der Erbarzt für seine eigentliche Tätigkeit frei wurde [...]. Sodann war es notwendig, für den Außendienst eine rationelle Gebietseinteilung zu finden. Nach verschiedenen Versuchen hat sich in unserem Bezirk die ‚Sektoreinteilung' am besten bewährt. Von Gabersee als Mittelpunkt ausgehend wurden sternförmig 9 Radien so gezogen, daß die dadurch entstandenen Sektoren gebietlich etwa gleich groß waren [...]. Die in den verschiedenen Gebieten anfallenden Besuche werden unter Hinweis auf Name, Sippe und Sippentafel, in die entsprechende Mappe eingetragen. Sind genügend Einträge vorhanden, wird das Gebiet „abgefahren". Die Praxis hat ergeben, daß die einzelnen Bezirke in etwa gleichen Zeitabständen besucht werden mußten. Natürlich wurde des System nicht starr durchgeführt, sondern es wurden immer noch die Mappen der beiden angrenzenden Sektoren mitgenommen, um bei Gelegenheit benachbart liegende Ort mit zu bearbeiten. Der Besuchstag wird dann auf der Mappenaußenseite vermerkt.
Die Arbeit selbst gliedert sich einmal in die Erfassung der Sippen der Neuzugänge, sodann in die gem. Erl. d. R. d. I. vom 27.3.39 durchführende Verkartung der seit 1. 1. 33 in die Anstalt aufgenommenen Kranken [...]. Mit Kriegsbeginn mußten die Fahrten eingestellt werden. Der Innendienst wurde nach Möglichkeit weitergeführt."[2]

## Zuverlegung von Patienten nach Gabersee

Zu Umverlegungen von Patienten kam es aus der Heil- und Pflegeanstalt Klingenmünster und aus der Pflegeanstalt Ecksberg.

Aus dem evakuierten Klingenmünster befanden sich vom 22. 12. 1939 bis 14. 3. 1940 42 Patienten in Gabersee; sie wurden vollzählig zurückverbracht, in einigen Fällen mit einer Zwischenstation in der Heil- und Pflegeanstalt Eglfing-Haar.

[2] Jahresbericht der Heil- und Pflegeanstalt Gabersee

Aus der aufgelösten Pflegeanstalt Ecksberg befanden sich ab 27. 9. 1940 60 Kranke (Frauen und Kinder) vorübergehend in Gabersee. Ecksberg diente nach seiner Auflösung als Unterkunft für „Bessarabien-Deutsche". Von den 60 „Ecksberger" Patienten wurden

- sechs nach Hause entlassen
- 27 im November 1940 direkt in eine „Reichsanstalt" verlegt
- neun am 17. 1. 1941 in die Heil- und Pflegeanstalt Eglfing-Haar verbracht zum Weitertransport in eine „Reichsanstalt"
- 18 am 15. 1. 1941 bei Auflösung von Gabersee in die Heil- und Pflegeanstalt Eglfing-Haar verlegt

Abgesehen von den ehemaligen Ecksberger Patienten befanden sich unter den von Gabersee in „Reichsanstalten" transportierten Patienten weitere 63 Patienten „aus anderen Anstalten", ohne daß ihre Herkunft näher zu eruieren ist.

## 3. Zwangssterilisationen

Laut Krankenhauschronik nahm der Direktor 1936 als Beisitzer des Erbgesundheitsgerichtes Rosenheim an 17 Sitzungen für 362 Fälle teil (Durchschnitt 21 Fälle pro Sitzung). 1937 waren es 18 Sitzungen mit 321 Fällen (Durchschnitt 18 Fälle pro Sitzung), an denen der Direktor als Beisitzer teilnahm. Im Herbst 1938 wurde beim Erbgesundheitsgericht Rosenheim eine zweite Kammer gebildet, wobei zu Beisitzern Medizinalrat Dr. Steichele und Oberarzt Dr. Hubbauer aus Gabersee bestimmt wurden.

In der Gaberseer Chronik für das Jahr 1934 wird von Herrn Direktor Dr. Utz ausgeführt:

„Zwei tief in das Anstaltsleben einschneidende Gesetze traten zum 1. Januar in Kraft: das Gesetz zur Verhütung erbkranken Nachwuchses und das Gesetz gegen gefährliche Gewohnheitsverbrecher. Beide Gesetze sind noch zu kurz in Kraft, als daß sich über die Auswirkung auf die Anstalt Sicheres schon sagen ließe. Die Einführung des Unfruchtbarkeitsgesetzes traf Kranke und Angehörige zwar hart, und die Szenen, die sich anfänglich abspielten, waren kaum zu ertragen; im Laufe der Zeit fanden sich jedoch beide mit dem Unvermeidlichen im großen und ganzen ab. Sterilisierungsanträge wurden bis zum Jahresschluß von uns 116, von anderer Seite 22 gestellt. Sterilisiert wurden aber nur 42 (30%), weil das Verfahren sich äußerst schleppend gestaltet und immer noch umständlicher wird [...]."

Die Zeit zwischen Antrag und Sterilisation betrug 1935 durchschnittlich 191 Tage, in den Jahren 1936 bis 1939 durchschnittlich zwischen 123 und 129 Tagen.

Im Jahresbericht 1938 findet sich dazu folgender Kommentar:

„Eine weitere Abkürzung dieser Wartezeit von rund vier Monaten wird sich trotz des Entgegenkommens der Gerichte nicht ermöglichen lassen, wegen der nichtvermeidbaren Umständlichkeit des Verfahrens. Das wirkt sich immer störender aus, seit durch die Cardiazolbehandlung viele Kranke schon nach kurzer Zeit symptomfrei und entlassungsfähig werden und nun Wochen und Monate unnötig in der Anstalt herumsitzen müssen. Zwar könnte bei fortpflanzungsungefährlichen Kranken mit Zustimmung des Bezirksarztes die vorzeitige Entlassung erfolgen, der hierfür zuständige Bezirksarzt in Wasserburg kennt aber nur in ganz seltenen Ausnahmefällen die Kranken persönlich und hat daher verständlicherweise oft Bedenken, die Verantwortung für die Entlassung lediglich auf Empfehlung der Anstalt zu übernehmen. Hier sollte der Anstaltsdirektor befugt sein, eventuell nach Anhörung des Ärztekollegiums die Entlassung auf eigene Verantwortung zu genehmigen, wenn er eine Fortpflanzung in der Zwischenzeit nicht befürchten zu müssen glaubt. Es ist schwer einzusehen, warum die Anstaltskranken, zumal die freiwillig eintretenden, schlechter gestellt sein sollen als die freilebenden Geisteskranken. Vielleicht hat der Gesetzgeber dies gar nicht gewollt. Er spricht in Art. 1 der 1. Ausführungsverordnung vom 5. 12. 1933 nur von Geisteskranken, die in einer geschlossenen Anstalt ‚verwahrt' werden, meint also vielleicht nur die wegen Gemeingefährlichkeit von den Bezirkspolizeibehörden Eingewiesenen [...]."

Die Sterilisationen Gaberseer Patienten fanden zum Teil in der Heil- und Pflegeanstalt Eglfing-Haar, zum andern Teil im Krankenhaus Wasserburg statt.

Zum Verhalten von Patienten und Angehörigen zur Sterilisation finden sich in der Chronik zwei Hinweise: 1934 wurde ein Patient von seiner Mutter in die Schweiz entführt, um ihn der Sterilisation zu entziehen; ein anderer Patient flüchtete aus den gleichen Gründen nach Österreich.

1937 „Im allgemeinen machen die Sterilisierungen keine ernstlichen Schwierigkeiten. Einzelne Kranke werden aber doch sehr böse und gefährlich. So verletzte W. W. den Medizinalrat L. durch einen heimtückischen Angriff bedenklich, so daß der Patient nach Eglfing verlegt werden mußte. Patient H. droht, daß er, wenn ihm die Entweichung gelänge, nicht nur den Direktor und die Ärzte, sondern auch die Familien derselben nach russischer Methode zu Tode quälen werde. Patient F., der als Bruder eines führenden Parteimannes ein besonders empfindliches Ehrgefühl besitzt, hat schon wiederholt Pfleger in schwere Gefahr gebracht."

Anzahl bzw. Anteil der vom „Erbgesundheitsgesetz" Betroffenen und der Zahl der Sterilisationen von stationären Patienten

| Jahr | vom „Erbgesundheitsgesetz" betroffene Zugänge in % | Männer | Frauen | Insgesamt |
|---|---|---|---|---|
| 1934 | 65,6 | | | 42 |
| 1935 | 68,4 | 64 | 68 | 132 |
| 1936 | 72,5 | 72 | 49 | 121 |
| 1937 | 67,9 | 58 | 71 | 129 |
| 1938 | 62,1 | 49 | 36 | 85 |
| 1939 | 65,5 | 43 | 19 | 62 |
| gesamt | | 286 | 243 | 571 |

Für 1937 bis 1939 ist der Prozentsatz der schon sterilisierten Patienten bzw. derjenigen, bei denen die Unfruchtbarmachung bereits beantragt wurde, bezogen auf das Gesamt der jährlichen Zugänge festgehalten:

1937 76,5 %
1938 75,0 %
1939 63,2 %

Bezogen auf den Gesamtstand der Patienten am Jahresschluß betrug der Anteil der Sterilisierten
1938 bei den Männern 17,2 %, bei den Frauen 13,0 %,
1939 bei den Männern 22,5 %, bei den Frauen 16,7 %.

Nur für die Jahre 1935, 1936, 1938 und 1939 gaben die verfügbaren Unterlagen Hinweise auf die diagnostische Aufgliederung der Sterilisierten:

| Diagnose | Männer | Frauen | Zusammen | |
|---|---|---|---|---|
| Schizophrenie | 172 | 139 | 311 | (77,75 %) |
| Schwachsinn | 18 | 13 | 31 | (7,75 %) |
| Zyklothymie | 10 | 16 | 26 | (6,50 %) |
| Epilepsie | 14 | 4 | 18 | (4,50 %) |
| Alkoholismus | 14 | – | 14 | (3,50 %) |
| gesamt | 228 | 172 | 400 | (100,00 %) |

Über Todesfälle bei Sterilisationen finden sich einige Hinweise in der Gaberseer Chronik. Im Jahre 1935 wird berichtet:

„Eine Kranke [...] geriet wenige Tage nach der Operation in einen eigenartigen deliriösen Erregungszustand, dem sie in kurzer Zeit erlag. Bei der Sektion erwies sich die Operationswunde als völlig reaktionslos. Eine körperliche Todesursache (die Sektion war vom Prosektor der deutschen Forschungsanstalt für Psychiatrie ausgeführt worden) wurde nicht gefunden. Ob außer dem zeitlichen Zusammenhang zwischen Operation und letaler Psychose auch ein ursächlicher bestand, ließ sich nicht aufklären."

1936 starb ganz plötzlich ein Patient wenige Tage nach erfolgter Sterilisation. Die Zusammenhangsfrage wurde durch die Obduktion negativ beantwortet. 1937 entwich ein Patient nach erfolgter Sterilisation aus dem Krankenhaus Wasserburg und ertränkte sich im Inn.

Neben Sterilisationen erfolgten in den Jahren 1935 bis 1939 elf Kastrationen gemäß § 42k StGB a.F., davon je drei in den Jahren 1935, 1938 und 1939 und je eine in den Jahren 1936 und 1937.

## 4. Therapeutische Veränderungen

Von 1927 bis 1939 sanken die Aufwendungen für Schlaf- und Beruhigungsmittel pro Patient und Monat von RM 7,17 bis auf RM 0,30. 1930 ist in der Chronik vermerkt, daß durch Einsparung an Mitteln für Schlaf- und Beruhigungsmittel ein Röntgenapparat beschafft werden konnte.

Da das Krankenhaus voll und ganz der Simon'schen Arbeitstherapie verschrieben war, kamen Insulin-Koma-Therapie und Elektrokrampftherapie nicht zur Anwendung, wohl aber ab 1937 die Cardiazolschockbehandlung, und, wie es in der Chronik heißt, mit gutem Erfolg, Erzielung von Symptomfreiheit in 26% der Fälle. Mit Einführung der Cardiazol-Therapie erhöhten sich die Ausgaben für Medikamente und Verbandsmittel pro Patient von vorher durchschnittlich 3,40 RM auf dann 4,40 RM. Bei Patienten mit neuroluischen Erkrankungen wurden Malaria- und Pyriferfieberkuren durchgeführt.

Bis zu 97% der Patienten nahmen an der Simon'schen Arbeitstherapie teil mit Arbeitstherapieangeboten im Gutshof, Holzhof, Gärtnerei, Werkstätten, Küche und Wäscherei, Hausindustrie, bei weiblichen Handarbeiten, Hausarbeit, Karrenziehen und „minderwertigen" Arbeiten. Im Vergleich zwischen 1935 und 1939 ist festzustellen, daß der Anteil derjenigen Patienten zunahm, die an weniger qualifizierten Arbeitstherapiestätten eingesetzt wurden.

Sprechstunden in der offenen Fürsorge wurden von einem Arzt der Heil- und Pflegeanstalt durchgeführt. Die Blütezeit lag Anfang der 30er Jahre mit Befürsorgung von bis zu über 700 Patienten in über 1000 Einzelbesuchen. Wegen Verknappung der finanziellen Mittel verringerte sich ab 1933 der Umfang der Außenfürsorge. 1934 ist im Jahresbericht vermerkt, daß Außenfürsorge nur noch im Nebenamt möglich ist. Immerhin wurden 1939 noch 540 Einzelbesuche durchgeführt.

Hinsichtlich der Freizeitgestaltung der Patienten erscheinen folgende Daten von Bedeutung: 1928 wurde ein „Kinoapparat" beschafft, 1930 ein Freibad für die Patienten geschaffen. 1931 wird berichtet, daß ein Drittel aller Patienten an den sonntäglichen Spaziergängen teilnahm. Im Januar 1932 wurde in den Krankenstationen der „Rundfunk" eingerichtet. Darüber hinaus fanden neun Theateraufführungen, vier Kinovorstellungen, eine Zaubervorstellung, zwei Kaffeekränze und zwei Tanzveranstaltungen statt. 1936 wird geklagt: „Die Mittel für Vergnügungen der Kranken wurden vom Kreistagsreferenten, Oberinspektor Dürr, Eglfing, auf etwas mehr als die Hälfte des Vorjahres gekürzt."

Isolierungen von Patienten (maximal bis zu fünf Stunden) nahmen in der zweiten Hälfte der 30er Jahre deutlich ab: 1934 bis 1936 sind noch durchschnittlich 134 Isolierungen pro Jahr verzeichnet, 1938 bis 1940 nur noch weniger als die Hälfte, nämlich durchschnittlich 56. Inwieweit dieser Rückgang an Isolierungen in Zusammenhang mit der seit 1937 betriebenen Cardiazolbehandlung zu bringen ist, kann nur vermutet werden.

## 5. Jüdische Patienten in Gabersee während des Nationalsozialismus

In Chronik und Jahresberichten ist dazu nur zu finden, daß ab 1938 keine jüdischen Patienten in Gabersee mehr aufgenommen werden durften, vielmehr ausnahmslos in der Heil- und Pflegeanstalt Eglfing-Haar zugehen mußten.

Zwar nicht die Patienten betreffend ist eine Passage in der Gaberseer Chronik für 1935, doch erwähnenswert:

> „Im November 1935 mußte Prof. Neubuerger von der Forschungsanstalt für Psychiatrie seine Tätigkeit einstellen, da er nach den Nürnberger Gesetzen als Jude nicht mehr amtlich tätig sein darf. Seitdem müssen Sektionen wieder von den Anstaltsärzten ausgeführt werden. Wertvolles wissenschaftliches Material geht dadurch leider verloren!"

## 6. T4-Aktionen

Erste Andeutungen über eine bevorstehende „Verlegungsaktion“ erhielt Herr Direktor Dr. Utz laut Tagebucheintrag am 13. 3. 1940. Er notiert:

„Pfannmüller, Direktor der Anstalt Eglfing, habe, so sagte mir Oberregierungsrat Spatz, von Berlin den Auftrag erhalten, in allen oberbayerischen Heil- und Pflegeanstalten die Kranken auszuwählen, die in eine ‚Reichsanstalt‘ verbracht werden sollen. Der Name der Reichsanstalt sei nicht bekannt. Die Regierung sei mit der Angelegenheit nicht befaßt. Sie habe nur die Mitteilung erhalten, daß der Landesfürsorgeverband für die Abtransportierten außer den Transportkosten nichts mehr zu bezahlen habe. Pfannmüller werde demnächst in Gabersee erscheinen und die Grundsätze der Auswahl angeben.“

Über Vorbereitung und Durchführung der T4-Aktion schreibt Herr Dr. Utz in der von ihm am 21. 5. 1941 abgeschlossenen Gaberseer Chronik folgendes:

„Ende Juni erhielt der Anstaltsleiter vom Reichsminister des Innern den Auftrag, ‚im Hinblick auf die Notwendigkeit planwirtschaftlicher Erfassung der Heil- und Pflegeanstalten‘ Meldebögen nach Formular für die meisten Kranken auszufüllen und bis 1. September einzusenden. Zu melden waren
1. alle Kranken, die an Schizophrenie, Epilepsie (auch exogen), senilen Erkrankungen, therapierefraktärer Paralyse und anderen Lues-Erkrankungen, Schwachsinn jeder Ursache, Encephalitis, Huntington und anderen neurologischen Endzuständen litten und in den Anstaltsbetrieben nicht oder nur mit mechanischen Arbeiten (Zupfen u.ä.) zu beschäftigen waren,
oder 2. sich seit mindestens 5 Jahren dauernd in Anstalten befinden,
oder 3. als kriminelle Geisteskranke verwahrt sind
oder 4. nicht die deutsche Staatsangehörigkeit besitzen oder nicht deutschen oder artverwandten Blutes sind.“

Als Stichtag habe der 1. August 1940 zu gelten. Die senilen Erkrankungen wurden später (am 9.XII.40), als die Erhebungen längst beendet waren, von Dr. Schmalenbach-Berlin gestrichen.

Am 24.VIII.40 erschien ein Direktor Mennecke von Eichberg im Rheinland mit 12 weiteren Personen (5 Studenten der Medizin und Schreibkräften) und erklärte, er habe den Auftrag, die Meldebögen, soweit noch nicht geschehen, zu erstellen. Das Merkblatt, wonach 25 % der Männer z.B. nicht zu melden waren, sei überholt, es müßten alle Kranken gemeldet werden. Dr. Steichele hatte bereits sämtliche nach dem Merkblatt treffenden Meldebögen erstellt, so daß die Kommission nur noch ein Viertel des Gesamtbestandes an Männern zu bearbeiten hatte. Von den Frauenbögen war noch nicht die Hälfte fertig. Die Ausfüllung der fehlenden Bögen geschah in der Weise, daß die Studenten die Krankengeschichten studierten und den Schreibfräuleins den Befund in die Maschine diktierten. Die Kranken wurden nicht angesehen. Die Anstaltsärzte standen zu Auskünften bereit.

Am 28. Oktober teilte die gemeinnützige Krankentransport-GmbH in Berlin mit, das „Innenministerium“ habe sie beauftragt, 120 Kranke vermittelst eines Bahntransportes in eine andere Anstalt zu verlegen. In der Anlage wurde eine Liste mit 86 Männernamen und 89 Frauennamen überreicht. Mit diesem 1. Transport könnten jedoch nur je 60 Frauen und Männer befördert werden. Die auf den Listen mehr enthaltenen Namen seien aufgeführt worden, um die Bereitstellung von je 60 Kranken zu ermöglichen, falls der eine oder andere Kranke aus triftigen Gründen nicht verlegt werden könne (z.B. nicht transportfähig, entlassen, verstorben usw.). Die Kranken würden, wie vom Innenministerium (ob bayer. oder Reichs- wurde nicht angegeben!) mitgeteilt worden sei, von Gabersee zur Bahnstation befördert. Es sei Verpflegung für ca. 10 Stunden mitzugeben. Die Kranken seien so zu bezeichnen, daß eine einwandfreie Feststellung durch die Aufnahmeanstalt erfolgen könne. Empfohlen wird ein Leukoplaststreifen zwischen den Schulterblättern mit dem Namen. Telefonisch wurde später auf Anfrage noch mitgeteilt, daß Selbstzahler nicht abtransportiert werden würden und gute Arbeitskräfte, wenn sie unentbehrlich seien, weggelassen werden könnten. Es dürfe sich aber nur um Ausnahmefälle handeln.

Am nächsten Tag (29.X.) liefen zwei Entschließungen vom Bayer. Staatsministerium des Innern ein, wonach zweimal je 120 Kranke abtransportiert werden müßten. Die gegenwärtige Lage mache die Verlegung einer großen Anzahl von in Heil- und Pflegeanstalten untergebrachten Kranken notwendig. Im Auftrag des Reichsverteidigungskommissars werde die Verlegung angeordnet. Wegen der Auswahl und der Abholung der Kranken, „die in meinem Auftrag erfolgt", werde sich die gemeinnützige Kr.Transp.G.m.b.H. Berlin mit uns ins Benehmen setzen. Der Transport sei von der Abgabeanstalt vorzubereiten. Falls die Anstalt über kein Bahnanschlußgleis verfüge, sei der Transport bis zur nächsten Bahnstation von der Anstalt durchzuführen. Die Personalakten u. Krankengeschichten seien dem Transportleiter auszuhändigen. Die Kostenträger seien von der Abgabeanstalt davon in Kenntnis zu setzen, daß weitere Zahlungen über den Tag der Verlegung hinaus solange einzustellen seien, bis sie von der Aufnahmeanstalt angefordert würden. Die Benachrichtigung der Angehörigen von der Verlegung erfolge unverzüglich durch die Aufnahmeanstalt. „Sollte in der Zwischenzeit ein Angehöriger bei der Abgabeanstalt anfragen, so antwortet ihm diese, falls ihr der Name der Aufnahmeanstalt noch nicht bekannt sein sollte, der Kranke sei im Auftrag des zuständigen Reichsverteidigungskommissars verlegt worden. Die neue Anstalt werde sich im übrigen alsbald mit den Angehörigen in Verbindung setzen."

Am 30.X. kündigte die Transportgesellschaft den 2. Transport von 120 Kranken an, am 20.XI. einen 3. Transport von 120 Kranken, der vorher vom bayer. Innenministerium angekündigt worden war. Die Transporte wurden am 7., 11. und 29.XI. durchgeführt. „Die Eisenbahnwagen wurden morgens 1/2 7 Uhr an den Straßenübergang nach Gern gebracht, als es noch völlig dunkel war. Die Kranken betrugen sich musterhaft. Die meisten waren gleichgültig, viele freuten sich, weil sie glaubten, es winke ihnen die Freiheit. Nur einige wenige ahnten nichts Gutes, fügten sich aber unter Zuspruch in das Unvermeidliche."

Im ganzen enthielten die Transportlisten 501 Namen (197 Männer, 304 Frauen), von welchen 360 abtransportiert wurden. Von ihnen waren 333 Gaberseer und 27 Ecksberger.

„Am 9.XII. erschien ein Dr. Schmalenbach aus Berlin und wählte an der Hand von Fotokopien der Fragebögen noch weitere Kranke für den Abtransport aus. Die Auswahl wurde mit den Ärzten, dem Oberpflegepersonal und dem Gutsverwalter besprochen. Weggelassen werden durften nur wirklich gute und unentbehrliche Arbeitskräfte. Bei vielen brauchbaren Leuten traf diese Charakterisierung bisher nicht zu."

Erläuternd notiert Dr. Utz unter dem 30. 10. 1940 entsetzt, daß auch der beste Ökonomiearbeiter und die beste Weißnäherin auf der vom „Fuhrunternehmer" übersandten Liste stünden. Laut Mitteilung des bayerischen Innenministeriums sei anfragenden Angehörigen zu sagen, die Verlegung erfolge „im Auftrag des zuständigen Reichsverteidigungskommissars".

In der Chronik heißt es dann weiter:

„Aufgrund dieser Vorarbeit wurden am 17.I.41 von Eglfing aus (am 15.I. waren die Kranken dorthin verbracht worden) weitere 149 Kranke (70 Mr, 70 Fr, 9 Ecksberger) abtransportiert, so daß es insgesamt 509 (240 Mr, 233 Fr, 36 Ecksberger) waren [...] 63 Kranke waren vor der Aufnahme in Gabersee schon in anderen Anstalten gewesen und von dort hierher überführt worden. 317 waren 1935 und früher aufgenommen worden, 93 später, davon 14 erst im Jahre 1940."

Dr. Utz notierte in seinem Tagebuch unter dem 9. 12. 1940 noch folgendes:

„Dr. Schmalenbach aus Berlin verlangt, daß ich einen Revers unterschreibe, mit welchem ich unter Androhung der Todesstrafe zur vollen Verschwiegenheit verpflichtet werde. Er wählte eine große Anzahl Kranker zur Verlegung in eine Reichsanstalt aus."

Wegtransport von Gaberseer Patienten im Zuge der T4-Aktion

| Datum | Anzahl der Patienten |
|---|---|
| 7. 11. 1940 | 120 |
| 11. 11. 1940 | 120 |
| 29. 11. 1940 | 120 |
| 17. 1. 1941 * | 149 |
| gesamt | 509 |

* via Heil- und Pflegeanstalt Eglfing-Haar, da Gabersee 2 Tage vorher aufgelöst worden war

Diagnosen der in Vernichtungslager transportierten Gaberseer Patienten (ohne Ecksberger Patienten)

| Diagnosen | absolute Zahl | relative Zahl |
|---|---|---|
| Schizophrene | 324 | 68,50% |
| Schwachsinnige | 50 | 10,58% |
| Epileptiker | 41 | 8,67% |
| Paralytiker | 25 | 5,28% |
| Manisch-Depressive | 8 | 1,69% |
| Alterspsychosen | 3 | 0,63% |
| Psychopathen | 5 | 1,06% |
| Encephalitiker | 6 | 1,27% |
| Kretins | 3 | 0,63% |
| traumatische Epilepsien | 1 | 0,21% |
| Verschiedene | 5 | 1,06% |
| (Pick, Alzheimer, Chorea, paranoide Psychosen) | | |
| Diagnose unklar | 2 | 0,42% |
| gesamt | 473 | 100,00% |

Aufenthaltsdauer und Aufenthaltsort vor dem Transport in Vernichtungslager

| | | | |
|---|---|---|---|
| Aufenthaltsdauer mehr als 5 Jahre | 317 | = | 62,28% |
| Aufenthaltsdauer 1–4 Jahre | 79 | = | 15,52% |
| weniger als 1 Jahr | 14 | = | 2,75% |
| zuverlegt aus der Pflegeanstalt Ecksberg | 36 | = | 7,07% |
| zuverlegt aus anderen Anstalten | 63 | = | 12,38% |
| gesamt | 509 | = | 100,00% |

Beurteilung der Arbeitsfähigkeit der in Vernichtungslager Transportierten

| Arbeitskräfte | gute | mittlere | schlechte | unbeschäftigte |
|---|---|---|---|---|
| Männer | 23% | 14% | 59% | 4% |
| Frauen | 6% | 36% | 57% | 1% |

Reaktionen von Mitarbeitern und der Bevölkerung

Das Ergebnis ihrer Recherchen faßt Helga Untergehrer in ihrer Abiturfacharbeit wie folgt zusammen:

„Selbstverständlich für die damalige Zeit war es, daß kein Artikel im ‚Wasserburger Anzeiger' über die Auflösung der Anstalt erschien. Statt dessen umgeht der Schriftleiter in einem Artikel vom 18.03.41 geschickt die Tatsache, daß sich kaum mehr Kranke in Gabersee aufhielten: Äußerst lapidar teilt er den Lesern und Leserinnen mit, daß 500 Ferienkinder ‚klassenweise' in den Anstaltsgebäuden untergebracht seien, ohne zu klären, woher plötzlich die dafür nötigen Räume hergekommen waren.
Ein sehr wichtiges Indiz dafür, daß die Wasserburger Bevölkerung trotz der Geheimhaltung über die Abtransporte Bescheid wußte, konnte mir Herr Hackl angeben. Nach Erzählungen seines Vaters lagen ‚am Tag nach einem der drei Abtransporte im November ein oder mehrere Trauerkränze' am Bahnübergang bei Gern. Diese könnten von Familienmitgliedern der Kranken (oder – wie er mir später angab – vom Pflegepersonal) stammen."

Die ablehnende Einstellung des Direktors Dr. Utz insbesondere zu den T4-Aktionen wird in der von ihm am 21. 5. 1941 abgeschlossenen Chronik und in seinen Tagebuchnotizen deutlich. Für das Jahr 1939 schreibt er in der Chronik u. a.:

„Es mehren sich die Stimmen, die die Malaria-Behandlung von dem zu erwartenden wirtschaftlichen Erfolg abhängig machen wollen nach den Prinzipien der Tierzucht. Diese Einstellung ist eines Arztes unwürdig. Auch der Paralytiker, der keinen Nutzen mehr abwirft, hat ein Anrecht auf ärztliche Hilfe; genauso wie die carzinomatöse Greisin, die nichts mehr nützt. Verweigerung möglicher ärztlicher Hilfe bedeutet Tötung. Dafür ist der Schinder da und nicht der Arzt. Außerdem läßt sich durch die Behandlung dem Kranken in allen Fällen das qualvolle paralytische Siechtum ersparen. Ist das noch ein Arzt, der hier ruhig zusehen kann?"

Für das Jahr 1940 liest man in der Chronik:

„Auch in diesem Jahr wurden Krankengruppen zu Notstandsarbeiten außerhalb der Anstalt abgestellt. So halfen bei den großen Schneeverwehungen im Februar 20 männliche Kranke bei der Säuberung der Bahngleise im Reitmehringer Bahnhof und der Haager Straße mit und erregten durch ihre unermüdliche Arbeit berechtigtes Aufsehen. Im Juli beseitigte eine große Krankengruppe wochenlang allein die durch das Innhochwasser entstandene schwere Versandung im Wasserburger Krankenhaus; im Bürgerspital und in der Gärtnerei Eisenrieder [...]. Hier konnten auch Außenstehende, die die Geisteskranken gerne alle als nutzlose Esser ansehen, an drastischen Beispielen erkennen, welche Arbeitskraft selbst in Schwerkranken noch steckt, wenn sie richtig geleitet werden. Aber leider nimmt sich niemand die Mühe, diese Dinge eingehend zu betrachten. Man urteilt vom grünen Tisch aus und hat gegen die Fachmänner ein unüberwindliches Vorurteil. Wie könnte man sonst in einer Zeit wie jetzt, wo es überall an Kräften fehlt, auf diese wertvolle Hilfe verzichten!"

In seinen Tagebuchnotizen wird Herr Dr. Utz noch wesentlich deutlicher. Unter dem 31. 10. 1940 notiert er:

„Gleichgültig, wie man zu der Frage steht, ob es sittlich gerechtfertigt ist, gegen unschuldige Kranke in dieser Weise vorzugehen (was mit ihnen geschieht, ist nicht schwer zu erraten, da es keine Anstalt gibt, die diese Massen von Kranken aufnehmen könnte. Niedernhardt, wohin sie angeblich zunächst kommen sollen, kann sie gewiß nicht alle behalten), ist es jedenfalls empörend, die Unglücklichen nicht einmal von Fachmännern, sondern von unfertigen Medizinstudenten auswählen zu lassen und sie sich nicht einmal anzusehen!!! Charakteristisch ist auch, daß niemand den Mut hat, für diese Sache offen einzutreten. Alles geschieht geheim, man wispert und tuschelt wie Verbrecher. Da der Fuhrunternehmer die Kranken ja nicht auswählen konnte, wird es wohl ein Arzt gewesen sein. Aber auch er hat nicht den Schneid, für sein trauriges Werk einzutreten, sondern bleibt feige im Hintergrund. Vielleicht, weil er sich vor sich und vor seinen Kollegen schämt oder weil er Racheakte der empörten Angehörigen fürchtet."

Nach seiner Pensionierung notiert Herr Dr. Utz am 30. 6. 1941 in seinem Tagebuch resümierend:

„Ich bin froh, daß ich die Sache hinter mir habe. Seit dem verlorenen Weltkrieg kämpfen wir Psychiater auf verlorenem Posten. Während bis zum Ausbruch des Krieges 1914 sich die Behörden förmlich den Rang abliefen in der Versorgung der Geisteskranken, empfand man sie nach dem Krieg nur noch als Last und trachtete nach Senkung der Kosten für sie. Als dann 1933 der Nationalsozialismus ans Ruder kam und seinen Grundsatz vom Staatsnutzen auch auf Geisteskranke anwandte, war es ganz aus. Die Reichsanstalt war nur die letzte Konsequenz."

## 7. Verwendung der Heil- und Pflegeanstalt Gabersee nach ihrer Auflösung am 15. 1. 1941

Ca. 100 Patienten blieben zur Aufrechterhaltung des landwirtschaftlichen Betriebes in Gabersee. Sie wohnten in den Häusern 32 und 33 sowie in dem Gutshof Rottmoos. Sie wurden unter der Leitung eines Pflegesekretärs von acht Pflegern und zwei Schwestern betreut.

Der Direktor wurde pensioniert, die Ärzte und der Großteil des Pflegepersonals nach Eglfing-Haar versetzt. Die Wohnungen der Beschäftigten mußten geräumt werden.

Die Anstaltsgebäude wurden an die „Deutsche Arbeitsfront" verpachtet. Ursprünglich wurde eine Verwendung als „Adolf-Hitler-Schule" favorisiert. Dieses

Vorhaben scheiterte aus nicht bekannten Gründen. Ab 16. 3. 1941 wurden die Anstaltsgebäude etwa ein 3/4 Jahr lang im Rahmen der „Kinderlandverschikkung" genützt. Bis zu 700 „Bombenkinder" aus dem Ruhrgebiet sollen damals in Gabersee untergebracht worden sein. Ab 1942 diente Gabersee als Lazarett. 1943 wurde das 9. Fliegerkorps in Gabersee stationiert, und kurz vor Ende des Zweiten Weltkrieges befand sich der „Stab Hermann Göring" in Gabersee. Im Mai 1945 wurden die Anstaltsgebäude von der 14. Amerikanischen Infanteriedivision besetzt.

Nach Kriegsende wurde Gabersee von der amerikanischen Besatzungsmacht beschlagnahmt und diente bis Juni 1950 den Internationalen Flüchtlingshilfsorganisationen UNRRA und IRO als Lager hauptsächlich zur Unterbringung von Zwangsverschleppten und Menschen jüdischen Glaubens aus den Ostländern vor ihrer Repatriierung oder Einwanderung in die USA.

Am 1. September 1953 wurde Gabersee wieder als Heil- und Pflegeanstalt des Bezirks Oberbayern in Betrieb genommen, nachdem im Januar 1952 nach vielen Bemühungen eine Rückgabe Gabersees an den Bezirk und danach eine Behebung der gröbsten Schäden an den verwahrlosten Gebäuden gelungen war.

# Heckscher-Klinik München[1]

*Annette Fouquet und Joest Martinius*

Die Heckscher-Klinik wurde in den zwanziger Jahren als private Stiftung gegründet. Erst 1972 wurde die Klinik vom Bezirk Oberbayern unter Beibehaltung des Namens des ursprünglichen Förderers August Heckscher übernommen. Aufgrund der erst später erfolgten Übernahme durch den Bezirk lag uns zur Untersuchung der Geschichte der Klinik leider nicht so detailliertes Material vor, da die für die Bezirkskrankenhäuser üblichen Jahresberichte für die Heckscher-Klinik nicht erstellt wurden.

## 1. Stiftungsgründung

1922 wurde unter Leitung von Prof. Dr. Eugen v. Malaise (1875–1923) ein Verein zugunsten nervenkranker Kriegsgeschädigter gegründet. Prof. v. Malaise war Leiter einer neurologischen Lazarettstation, welche nach dem Ersten Weltkrieg aufgelöst werden sollte. Um die weitere Betreuung und Förderung seiner Patienten zu ermöglichen, wandte er sich unter Vermittlung des Hauses Wittelsbach mit einem Hilfeersuchen an den deutschstämmigen New Yorker Industriellen August Heckscher, der eine Stiftung mit einer Spende von 100000 US$ ins Leben rief.[2]

Nach dem plötzlichen Tod von Prof. v. Malaise im Jahre 1923 schlossen sich der von ihm gegründete Verein und der „Verein zur Fürsorge Schwerstkriegsbeschädigter", dessen Initiator Prof. Dr. Max Isserlin (1879–1941) war, ebenfalls ein Leiter einer von der Auflösung bedrohten Lazarettabteilung, zu einer Interessengemeinschaft zusammen, unter Wahrung der vermögensrechtlichen Selbständigkeit beider. Die Heckscher-Stiftung ermöglichte 1924 den Bau eines neurologischen und psychiatrischen Krankenhauses in München-Schwabing, welches dann 1925 unter Leitung von Prof. Isserlin eröffnet wurde. In dem neu errichteten Krankenhaus wurde im ersten Stock eine klinische Abteilung mit 30 Betten, von der

[1] Die Ausführungen zur Geschichte der Klinik stützen sich hauptsächlich auf eine 1989 von Renate Jutz verfaßte Chronik der Klinik und auf den noch teilweise vorhandenen Schriftwechsel der ehemaligen Klinikdirektoren (vgl. *Renate Jutz*, 1989). Die eigenen Untersuchungen basieren auf der Durchsicht der noch auffindbaren Aufnahmebücher.

[2] *Renate Jutz*, 1989, S. 72–74

Heckscher Stiftung eingerichtet und getragen, während das im zweiten Stock untergebrachte „Hirnverletztenheim", eine Abteilung für längerfristige Behandlungen mit 40 Betten, von dem Verein für Schwerkriegsbeschädigte getragen wurde. Wirtschaftlich und personell wurden die Abteilungen jedoch als Einheit geführt.[3]

## 2. Gründung der Kinderabteilung und Arbeit der ersten Jahre

Im Jahre 1927 regte Prof. Isserlin, welcher ebenfalls als Kapazität im Bereich der Heilpädagogik, der Psychiatrie des Kindes- und Jugendalters und der Psychotherapie anerkannt war, die Einrichtung einer Kinder- und Jugendlichenabteilung an.[4]

Eine erneute finanzielle Unterstützung Heckschers machte einen Neubau in unmittelbarer Nachbarschaft möglich, in welchem am 4. 11. 1929 eine Frauenstation und eine heilpädagogisch geführte Station für Kinder eröffnet wurde.[5]

Auf der Frauenstation standen zehn Betten zur Behandlung von Patientinnen mit neurologischen oder psychiatrischen Erkrankungen, in der Kinderabteilung 20–25 Plätze im Rahmen einer Tagesklinik und 40 stationäre Behandlungsplätze für Kinder und Jugendliche im Alter von 6–20 Jahren zur Verfügung.

Zum Tagesablauf der jungen Patienten gehörte schon damals der Besuch einer extra eingerichteten Klinikschule, in welcher die Kinder in vier Gruppen unterrichtet wurden. Die heilpädagogische Förderung und Betreuung auf den Stationen wurde von entsprechend ausgebildeten Ursberger Ordensschwestern übernommen. Ältere Jugendliche hatten die Möglichkeit, in den Werkstätten für Schwerstbeschädigte zu Holz-, Buchbinder- oder Graphikarbeiten angeleitet zu werden. Für die Kinder stand ein städtischer Spielplatz stundenweise zur Verfügung. Auf den Stationen und im Schulgarten wurden Vorformen dessen praktiziert, was heute Ergotherapie genannt wird.

Ab 1930 kam es zu einer engeren Zusammenarbeit der Kinderabteilung und der Universitätskinderklinik in Form einer gemeinsam abgehaltenen Sprechstunde der „heilpädagogischen Beratungsstelle" in den Räumlichkeiten der Kinderpoliklinik in der Pettenkoferstraße.

Trotz der Anmeldung zahlreicher Kinder für den stationären Bereich gab es immer wieder finanzielle Schwierigkeiten, da die Krankenkassen die heilpädagogische Förderung nicht finanzierten, die Landesfürsorgestellen den Tagessatz von vier Reichsmark nicht bezahlen konnten und August Heckscher die monatlichen Zuschüsse kürzte, da er selbst durch die Weltwirtschaftskrise erhebliche Vermögensverluste erlitten hatte. So war der Krankenhausbetrieb nur aufgrund der

[3] *Renate Jutz*, 1989, S. 12–15 und S. 105–106

[4] *Renate Jutz*, 1989, S. 15–17 und S. 22

[5] *Renate Jutz*, 1989, S. 29 und S. 109, *Max Isserlin*, Die heilpädagogische Abteilung der Heckscher-Nervenheil- und Forschungsanstalt, 1930, S. 1

ehrenamtlichen Arbeit der Mitglieder des Stiftungskuratoriums und der ebenfalls nahezu unentgeltlichen Arbeit der Ursberger Ordensschwestern aufrechtzuerhalten.[6]

## 3. 1933 bis 1945

Nach der nationalsozialistischen Machtergreifung kam es zu der Verabschiedung des „Gesetzes zur Wiederherstellung des Berufsbeamtentums" im April 1933, in welchem festgelegt wurde, daß Beamte „nichtarischer" Abstammung und politisch als nicht „zuverlässig" betrachtete Beamte in den Ruhestand zu versetzen seien. So mußte Prof. Isserlin aufgrund seiner jüdischen Abstammung aus dem Vorstand des Trägervereins zur Fürsorge für Schwerstkriegsbeschädigte austreten, da dieser durch seine Verbindung zum Innenministerium 1933 gleichgeschaltet wurde. Ebenso mußte er die Leitung der Rehabilitationseinrichtung am 31. 7. 1933 abgeben, worauf es zu einer Trennung des „Hirnverletztenheimes" und der Abteilung für Frauen und Kinder kam. Stiftungsvermögen und der Name „Heckscher Anstalt" gingen allein auf die Frauen- und Kinderabteilung über. Es erfolgte eine Satzungsänderung, in welcher alle Absätze gestrichen wurden, die sich auf das Einvernehmen mit dem Bayerischen Innenministerium bezogen.[7]

Weitere Einschränkungen für die Arbeit ergaben sich 1938 durch die „vierte Verordnung zum Reichsbürgergesetz", welche die Aufhebung der Bestallung der nichtarischen Ärzte anordnete, wodurch Prof. Isserlin im Juli 1938 genötigt wurde, die Klinik- und Schulleitung der Heckscher Anstalt, nur noch bestehend aus Frauen- und Kinderabteilung, abzugeben. Das Stiftungskuratorium übertrug die Leitung zunächst Dr. Arthur Wollny, dem Chefarzt des benachbarten Hirnverletztenheimes, und berief einige Monate später Dr. Maria Weber, die langjährige Oberärztin der Heckscher-Klinik, zur kommissarischen Leiterin. Wie viele seiner Kollegen emigrierte Prof. Isserlin im darauffolgenden Jahr nach Großbritannien, wo er am 4. 2. 1941 verstarb.[8]

Die Station für Frauen mußte im November 1939 aufgelöst werden, da die Heckscher-Klinik der Stadt München eine Abteilung mit 30 Betten zur Behandlung infektionskranker Kinder aus dem Schwabinger Krankenhaus zur Verfügung stellen mußte. Die Klinikleitung hatte sich entschlossen, den Forderungen der Stadt beizukommen, da zu Beginn des Krieges die Gefahr drohte, daß das Haus sonst durch die Wehrmacht beschlagnahmt würde. Weitere 25 Betten mußten dann 1941 dem Schwabinger Krankenhaus überlassen werden, was zum einen die Schließung der Tagesklinik zur Folge hatte und zum anderen eine ständige

[6] *Renate Jutz*, 1989, S. 18–20, *Max. Isserlin,* Unveröffentlichte Briefe des Klinikdirektors Prof. Dr. Max Isserlin an A. Heckscher
[7] *Renate Jutz*, 1989, S. 39–40 und S. 107
[8] *A. Kiermaier*, 1992, S. 17 und *Renate Jutz*, 1989, S. 45–47

Ansteckungsgefahr für die Kinder aus dem kinderpsychiatrischen Klinikteil bedeutete.

Zu der anlaufenden T4-Fragebogenaktion vermerkte Renate Jutz in ihrer 1989 erschienenen Chronik, daß Dr. Maria Weber, die Leiterin der Klinik, die Gefahr für die Kinder erkannte und es so einrichtete, daß kein Fragebogen ausgefüllt und alle Patienten als „bildungsfähig" eingeschätzt wurden. Später, im August 1948, schrieb Dr. Weber in einem Bericht für die US-Militärregierung, daß es auf diese Weise gelang, Kinder aus der Heckscher Anstalt vor der Verlegung in eine Tötungsanstalt zu bewahren und durch entsprechende Vorwarnungen an die Eltern in den Sprechstunden auch sonst manchen Kindern dieses Schicksal zu ersparen.

Im Laufe des Jahres 1944 erfolgte die Evakuierung einiger Patienten in das Gebäude einer ehemaligen Asthma-Kinderheilstätte in Bayerisch-Gmain, da in München selbst die Lebensbedingungen durch häufige Luftangriffe immer zermürbender geworden waren. Es verblieben jedoch noch Betten in Schwabing, so daß die Ärzte häufig unter erheblich erschwerten Bedingungen zwischen den beiden Einrichtungen pendeln mußten. In Bayerisch-Gmain wurden zunächst 16, später 20 Kinder betreut. Auch hier wurden wieder Sonderschulklassen und sogar Kindergartengruppen eingerichtet.[9]

Nach dem Kriegsende konnte die evakuierte Kindergruppe am 21. 9. 1945 nach München zurückverlegt werden, was jedoch von kurzer Dauer war, da das Gebäude der Heckscher Anstalt trotz heftigen Protestes der Krankenhausleitung von der Flüchtlingsorganisation der Vereinten Nationen (UNRA) beschlagnahmt wurde. Die Patienten der Heckscher-Klinik wurden erneut in Ausweichquartieren zunächst in Westerham bei Holzkirchen, später dann in München-Solln untergebracht, bis im Februar 1952 die Heckscher-Klinik im inzwischen renovierten ursprünglichen Gebäude in München-Schwabing wieder eröffnet werden konnte.[10]

## 4. Auswertung der Krankenhauptbücher

Zu der Entwicklung der Aufnahmen in den dreißiger Jahren finden sich in den noch vorhandenen Jahreshauptbüchern folgende Eintragungen: 1930: 1; 1931: 10; 1932: 19; 1933: 5; und in den folgenden Jahren deutlich mehr – so 1934: 33; in den Jahren 1936/1937/1938 100 bis 120; 1939: 174 und im ersten Halbjahr 1940 sogar 140 Patienten. Die Angaben in den Büchern werden ab November 1939 immer weniger bzw. es wurden nur noch unvollständige Eintragungen gemacht. Weitere Krankenhauptbücher ab 15. 5. 1940 liegen nicht mehr vor oder wurden evtl. nicht mehr angefertigt. Zu den Todesfällen in der Klinik ist vermerkt, daß 1935 zwei; 1936 eine und 1939 ebenfalls eine Patientin in der Klinik verstarben, wobei es sich zumeist um ältere Patientinnen der Frauenabteilung handelte.

[9] *Renate Jutz*, 1989, S. 116–119 und *A. Kiermaier*, 1992, S. 17
[10] *Renate Jutz*, 1989, S. 117–119

Verteilt auf die Jahre 1930, 1935, 1936, 1937 und 1938 wurden 23 Patientinnen jüdischen Glaubens aufgenommen, wozu anzumerken ist, daß sich in den Jahresbüchern 1939 und 1940 kaum Angaben zur Konfession der Patienten befinden.

Anders als in Eglfing-Haar konnte der Pflegesatz für die Kinder in der Heckscher-Klinik auch in den dreißiger Jahren auf einem vergleichsweise hohen Niveau gehalten werden. So betrug der Satz von 1935–1938 für Patienten der AOK 5,60 Reichsmark, wobei Medikamente und Untersuchungen zum Teil extra abgerechnet wurden.

Jugendämtern und Selbstzahlern wurde vereinzelt auch deutlich weniger berechnet. In manchen Fällen lag der Satz unter 2 Reichsmark.[11]

## 5. Nationalsozialismus im Krankenhaus

Wie schon eingangs erwähnt, fehlte zur genaueren Klärung vieler Fragen entsprechendes Material, was zum einen am mangelnden Berichtswesen während der dreißiger und vierziger Jahre liegt und zum anderen die Aussage von Dr. Maria Weber stützen könnte, daß keine Transporte von Patienten der Heckscher-Klinik in Tötungsanstalten stattfanden. Auch mit der Möglichkeit, Patienten in die „Kinderfachabteilung" Haar zu überweisen, scheint man eher zurückhaltend umgegangen zu sein. So wurden 1943 von den 279 ambulant untersuchten Kindern und Jugendlichen lediglich vier nach Haar überwiesen. Dem gegenüber stehen 112 Überweisungen an andere Institutionen mit vollstationärer Betreuung wie die Heckscher-Klinik, Kinderheime, Krankenhäuser oder Einrichtungen für geistig Behinderte (eigene Untersuchung siehe Tabelle 2 im Anhang).

Hinweise auf „erbbiologische" Kurse in der Heckscher-Klinik fanden wir bei unseren Recherchen nicht. Die Ausstattung der Klinikbibliothek läßt jedoch vermuten, daß man sich auch in der Heckscher-Klinik mit dieser Thematik auseinandersetzte. So wurden Ende der dreißiger Jahre mehrere Bücher zu diesem Themenkreis angeschafft, wobei das darunter sich befindliche Werk von Christel Mathias Schröder „Rasse und Religion", welches sich eher kritisch zu Verallgemeinerung im Rahmen von Rassenideologien äußert, deutliche Bearbeitungsspuren aufweist. Auch für die in den anderen Kliniken durchgeführten Sterilisationen, Krankentötungen oder medizinischen Versuche an Patienten fanden sich für die Heckscher-Klinik keine Hinweise. In den Krankenakten befinden sich jedoch Vermerke über Kinder, die nach dem „Erbgesundheitsgesetz" den Gesundheitsämtern gemeldet wurden. Eine eingehendere Untersuchung dieser Problematik findet derzeit statt.

[11] *Bernhard Richarz*, Heilen, Pflegen, Töten, 1987, S. 42

# Anhang

*Tabelle 1* Entwicklung der Aufnahmen stationärer Patienten von 1930 – 1940

| Aufnahmen<br>Jahr | gesamt | jüdische Patienten | dokumentierte Todesfälle |
|---|---|---|---|
| 1930 | 1 | 1 | |
| 1931 | 10 | 0 | |
| 1932 | 19 | 0 | |
| 1933 | 5 | 0 | |
| 1934 | 33 | 0 | |
| 1935 | 147 | 3 | 2 (m. 63 J/w. 23 J) |
| 1936 | 120 | 6 | 1 (w. 60 J.) |
| 1937 | 102 | 7 | |
| 1938 | 108 | 6 | |
| 1939 | 174 | ? | 1 (w. 69 J.) |
| 1940 1 HJ | 140 | ? | |

*Tabelle 2* Verteilung der Empfehlungen, die den 1943 in der heilpädagogischen Beratungsstelle untersuchten Personen gegeben wurden.

| Empfohlen wurden […]<br>(Grundgesamtheit.: 279) | absolut | in % |
|---|---|---|
| Wiedervorstellung | 91 | 32,6 |
| Heckscher – Anstalt | 46 | 16,5 |
| unklar | 14,7 | |
| andere Institutionen | 9,3 | |
| keine Empfehlung | 20 | 7,2 |
| Kinderheim | 13 | 4,7 |
| Ursberg | 10 | 3,6 |
| (Johanneshaus) Unterhaching | 8 | 2,9 |
| Hilfsschule | 7 | 2,5 |
| Schönbrunn | 4 | 1,4 |
| anderes Krankenhaus | 4 | 1,4 |
| Kinderheim zuvor Kinderhaus Haar | 2 | 0,7 |
| Kinderhaus Haar (Kinderfachabteilung) | 2 | 0,7 |
| Tagesheim der Heckscher-Anstalt | 2 | 0,7 |
| Pflegestelle | 2 | 0,7 |
| Kinderheim Oberammergau | 1 | 0,4 |
| Magnusheim (Holzhausen) | 0 | 0,0 |
| Summe | 279 | 100 |

# Dr. Valentin Faltlhauser Reformpsychiatrie, Erbbiologie und Lebensvernichtung

*Ulrich Pötzl*

Wenn man den Versuch macht, ein Porträt eines der Hauptaktivisten der Mordaktion an den deutschen Psychiatriepatienten zu zeichnen, ist es nicht sinnvoll, sich lediglich auf den individuellen Faktor des psychiatrischen Täters zu konzentrieren. Ein Bild, das der Realität der Krankentötungen und der Rolle des Psychiaters und Kaufbeurer Anstaltsdirektors Valentin Faltlhauser dabei zumindest annähernd gerecht wird, muß Bedingungen auf der individuellen, der psychiatrischen und der gesellschaftlich-politischen Ebene berücksichtigen.

Deswegen fließen in die folgende Darstellung – bei aller gebotenen Kürze – die verschiedenen Stufen von Faltlhausers psychiatrischer „Karriere" mit ihrem gesellschaftlichen Hintergrund ebenso ein wie der Alltag der schwäbischen Anstalt Kaufbeuren-Irsee, von der aus und in der die Patienten in den Tod geschickt wurden. Abschließend soll ein Blick auf Faltlhausers eigene Rechtfertigungs- und Erklärungsversuche die Motiv- und Bedingungsstruktur eines psychiatrischen Täters im Nationalsozialismus erhellen.

## Stationen einer psychiatrischen Karriere

Geboren am 28. November 1876 im niederbayerischen Wiesenfelden, wächst Valentin Faltlhauser als Sohn eines Gutsverwalters zunächst in ländlicher Umgebung auf, wobei seine Familie der sozialen Schicht nach deutlich von der übrigen, vorwiegend bäuerlichen Bevölkerung abzugrenzen ist. Faltlhauser besucht das Gymnasium in Metten und später in Amberg. Ein Jurastudium in München gibt er nach einem Semester auf, weil er sich „mehr zur Medizin hingezogen" fühlt.[1] Er studiert vier Semester Medizin in München und wechselt im Jahr 1899 an die Universität des kleinstädtisch-protestantischen Erlangen. Die nächsten dreißig Jahre seines Lebens wird er in dieser Stadt verbringen.

[1] Prozeßakt des Prozesses gegen Dr. Faltlhauser u.a. bei der Staatsanwaltschaft bei dem Landgericht Augsburg: Ak Schwur 4/49 Kls 93/48

Zwei Lehrer prägen Faltlhausers dortige klinische Ausbildung: Prof. Adolf Strümpell, Ordinarius für innere Medizin, der Typus des klinischen Universalgelehrten an der Schwelle zur Spezialisierung, zeigt ein ausgeprägtes Interesse für neurologische und „psychogene" Störungen. Faltlhauser ist im Jahr 1901 acht Monate als „Coassistent" an dessen Klinik tätig,[2] wo wahrscheinlich ein erstes konkretes Interesse für „Nervenkrankheiten" in ihm geweckt wird. Prof. Gustav Specht, der in Erlangen Psychiatrie lehrt, tritt als Betreuer von Faltlhausers 1906 erschienener Dissertation in Erscheinung. Für die Festschrift, die Specht 1931 zu seinem siebzigsten Geburtstag „von Freunden und Schülern" gewidmet ist, verfaßt auch Faltlhauser einen Beitrag. Specht, der am Beginn der Abspaltung der universitären von der Anstaltspsychiatrie steht (in Erlangen im Jahr 1903), lehrt eine Psychiatrie, die auf exakter klinischer Beobachtung und psychologischer Analyse beruht. Die aus persönlicher Anschauung gewonnene Erfahrung ist seiner Ansicht nach durch keinerlei Lehrbuchwissen zu ersetzen.

Nach Beendigung des Studiums beginnt Faltlhauser seine Tätigkeit an der Kreisirrenanstalt in Erlangen, zunächst als Aushilfsarzt und ab dem 3. Februar 1904 als Assistenzarzt. Parallel zur psychiatrischen verläuft seine militärische Karriere: Faltlhauser kommt, seinem Stand und seinen Familienverhältnissen entsprechend, in den Genuß des Privilegs, die Wehrpflicht in abgekürzter Form, als „Einjährig-Freiwilliger", ableisten zu dürfen. 1905 wird er zum Sanitätsoffizier befördert. Als Regimentsarzt bei einem Infanterieregiment erlebt er vom 21.10. 1914 bis 16. 6. 1918 die Unmittelbarkeit der Fronterfahrung des Weltkrieges. Eine spezifisch psychiatrische Ausrichtung bekommt Faltlhausers militärische Karriere, als er daran anschließend im „Reservelazarett Erlangen, Abteilung Heil- und Pflegeanstalt" die sogenannten „Kriegsneurotiker" zu Patienten hat. Ein Dienstzeugnis von 1904 bestätigt ihm „gute Umgangsformen und viel militärischen Sinn. Er zeigte im Dienste stets regen Eifer, großes Pflichtgefühl und viel Interesse."[3] Verinnerlichung des militärisch-hierarchischen Denkens und ausgeprägtes Pflichtbewußtsein sind als zwei Wesenszüge Faltlhausers festzuhalten.

Die psychiatrische Tätigkeit Faltlhausers findet zunächst vor dem Hintergrund des deutschen Kaiserreiches in einer traditionellen Verwahranstalt mit extrem beschränkten therapeutischen Möglichkeiten statt, die vor allem die gesellschaftliche Funktion der Abgrenzung der Irren vom normalen Leben und deren Aufbewahrung erfüllt. Diese Konstellation ändert sich erheblich, als es Gustav Kolb, Direktor der Erlanger Anstalt seit 1911, nach Kriegsende gelingt, seine reformerischen Ideen in die Tat umzusetzen und – unter Mithilfe seines Oberarztes Faltlhauser – in Erlangen ein Modell moderner Psychiatrie zu etablieren. Kolbs Konzept „Offene Fürsorge" stellt der „Geschlossenen Fürsorge", also der Anstaltsunterbringung, die ambulante Betreuung psychisch Kranker an die Seite, wodurch eine Ausweitung des psychiatrischen Blicks auf die leichten Fälle und

[2] Offiziers-Personalakte Faltlhauser im Kriegsarchiv München (=Abt. 4 des Bayerischen Hauptstaatsarchivs). OP Nr. 39762
[3] siehe Anm. 2

letztlich der Anspruch auf eine Erfassung aller „geistig Abnormen" einer Region entsteht. Faltlhauser wird zur zentralen Figur der Organisation, Weiterentwicklung und praktischen Durchführung der Erlanger Offenen Fürsorge: Seit 1920 hat er neben der Tätigkeit in der Anstalt die Position des „Fürsorgearztes" inne, ab Mai 1922 wird er „vom eigentlichen Anstaltsdienste" entlassen.[4] Wenn auch weiterhin mit seiner Familie auf dem Anstaltsgelände wohnend und in enger Fühlung mit seinem „Lehrmeister"[5] Kolb bleibend, betreibt Faltlhauser doch hauptamtlich und selbständig den weiteren Ausbau und befaßt sich in zahlreichen Veröffentlichungen mit der Thematik. Weil die Erlanger Reformpsychiatrie einen Kernpunkt seines psychiatrischen Weltbildes darstellt, sollen einige wichtige Aspekte näher beleuchtet werden.

Die am leichtesten erreichbare Zielgruppe der Offenen Fürsorge bilden die Anstaltsentlassenen: Unter den modernen Psychiatern der 20er Jahre gewinnt die Ansicht zunehmend an Bedeutung, die der Schweizer Psychiater Bleuler bereits 1902 vertreten hatte, daß nämlich einer frühzeitigen Entlassung schizophrener Patienten ein therapeutischer Effekt zukomme. Sie begründet eine Kritik am „extremen, übertriebenen Hospitalismus"[6] und die Rechtfertigung ambulanter Nachbetreuung. Eine zweite Gruppe von Menschen gerät im Lauf der 20er Jahre in wachsender Zahl in die Hände der Offenen Fürsorge: Die von Behörden zur „Schutzaufsicht" zugewiesenen Menschen, die Faltlhauser in gemeingefährliche Geisteskranke, „chronische Alkoholisten" und „Psychopathen" unterteilt, letztere „namentlich, soweit sie durch ihre Eigenschaften gesellschaftsfeindliche Tendenzen aufweisen".[7]

Anhand dieser beiden Zielgruppen wird eine doppelte Intention im Wesen der Offenen Fürsorge deutlich: Auf der einen Seite enthält sie mit Blick auf das Individuum und seine Lebensumstände Ansätze einer echten Sozialarbeit. Der Psychiater Faltlhauser begibt sich – ohne weißen Kittel – in den „Armeleutegeruch" feuchter Großstadtwohnungen, hört sich Probleme an, versucht, Wohnung und Arbeit zu vermitteln. (Angesichts von Wohnungsnot und Massenarbeitslosigkeit sind diese sozialtherapeutischen Ansätze im Lauf der späten 20er Jahre jedoch zunehmend erfolglos.) Auf der anderen Seite zeigt sich in Zusammenarbeit mit staatlichen Behörden eine Erfassungs- und Kontrollfunktion, die primär am Schutzbedürfnis der Gesellschaft vor dem sich abweichend verhaltenden einzelnen ausgerichtet ist. Beispielsweise berichtet Faltlhauser über einen Alkoholiker, der im Rausch „schwere Exzesse" begangen hatte: „Er wird vom (Polizei-) Inspektor und mir gemeinsam bearbeitet: Er würde im Wiederholungsfalle sofort der Anstalt zugeführt werden."[8]

Die „Psychopathen", die bei den Männern etwa ein Viertel aller Betreuten ausmachen, stellen für Faltlhauser die Hauptproblemgruppe dar: „Ihre Reizbarkeit

[4] siehe Anm. 2
[5] *Valentin Faltlhauser, Gustav Kolb, Hans Roemer*, 1927, S. 227
[6] *Gustav Kolb*, 1928, S. 138–158
[7] siehe Anm. 5, S. 331 f.
[8] *Valentin Faltlhauser*, Ein Fürsorgetag, 1924, S. 97–108

macht sie unverträglich für die Umgebung [...]. Um es ehrlich zu sagen, sie spotten zum großen Teil einer jeden Fürsorge."[9] Angesichts der Erfolglosigkeit seiner Bemühungen – nicht einmal eine effiziente Überwachung sei im „Gewirr der Großstadt" möglich – schwebt ihm ein Konzept der Unterbringung in „Psychopathenheimen" mit Arbeitszwang vor, die jeweils maximal 12 bis 15 Personen aufnehmen sollten. Wenn Faltlhauser als Haupthindernis für eine Verwirklichung „unsere verweichlichte Zeit mit ihren falschen Begriffen von persönlicher Freiheit"[10] angibt, so erweist er sich als Verfechter eines antiliberalen Denkens, das Kurt Sontheimer folgendermaßen beschrieben hat: „Der individualistische Freiheitsbegriff gilt ihm als die Wurzel der politischen Misere der liberalen Demokratie, denn die liberalen Freiheiten des Einzelnen gegenüber dem Staat bedingen dessen Schwäche und innere Zerrissenheit."[11] Diese Einstellung begründet auch Faltlhausers spätere Sympathie für den Staat Hitlers, der endlich dem „Gezänk der [...] widerstrebenden politischen Parteien ein Ende" bereitet habe.[12]

Gerade mit der Überwachung und Kontrolle der „Psychopathen" übernehmen die Erlanger Reformpsychiater ihrem Selbstverständnis nach eine politische Funktion. Im Konsens mit der Mehrheit der deutschen Psychiater betrachten auch Kolb und Faltlhauser die deutsche Revolution und die anschließende Rätezeit 1918/19 als ein Werk „geistig Minderwertiger", „Hysteriker" und „Psychopathen". So schreibt Faltlhauser über den „Hysteriker": „Er ist der begeisterte Vorkämpfer für Wundergeschichten aller Art. Die Revolution hat uns diese Eigenschaft recht deutlich erkennen lassen."[13] Die Offene Fürsorge bietet ihre Mithilfe zur Verhinderung erneuter derartiger Vorkommnisse an: Ein erster Schritt sei die Registrierung, ein zweiter eine „wirksame Prophylaxe" durch „Beratung bei Eheschließung, Berufswahl, Erziehung".[14]

Dem sozialen Motiv, das mit dem Schlagwort „Schutz des Einzelnen und Schutz der Allgemeinheit" umrissen ist, ordnen die Reformpsychiater ein wirtschaftliches Argument unter. Die Offene Fürsorge als die „natürlichste, beliebteste, billigste, volkswirtschaftlich beste Form der Verpflegung"[15] wird dabei der teureren Anstaltsbehandlung gegenübergestellt. Auf dem Boden der chronischen Krisenmentalität der späten Weimarer Republik und der extremen Finanznot der öffentlichen Kassen ist jedoch die modellhafte Offene Fürsorge ebenso mit Sparforderungen der Sozialpolitiker konfrontiert wie die etablierte Anstaltspsychiatrie. Auf wissenschaftlich-psychiatrischem Terrain bringt die Offene Fürsorge nach Ansicht Kolbs und Faltlhausers vor allem in zweierlei Hinsicht einen Fortschritt. Erstens eröffne sie – und das ist zweifellos ein Verdienst der Erlanger Re-

[9] siehe Anm. 5, S. 337

[10] *Valentin Faltlhauser*, Erfahrungen des Erlanger Fürsorgearztes, 1929, S. 124

[11] *Kurt Sontheimer*, 1962, S. 337f.

[12] *Valentin Faltlhauser*, Irrenanstalten und nationalsozialistische Bevölkerungspolitik, 1939, S. 179

[13] *Valentin Faltlhauser*, Geisteskrankenpflege, 1923, S. 95

[14] siehe Anm. 5, S. 158

[15] siehe Anm. 5, S. 157

formpsychiater – die Möglichkeit der Verlaufsbeobachtung in der „gewöhnlichen Umwelt der Kranken", also losgelöst von der Momentaufnahme im künstlichen Rahmen der Anstalt. Und zweitens arbeite die Offene Fürsorge, zum Beispiel durch die „Schulberatung", die Faltlhauser in den ländlichen Bezirken abhält, an einer „Topographie der geistig Anormalen überhaupt".[16] Daraus zu erstellende Stammbäume sind nach seiner Überzeugung wertvolles Material für die „Familienforschung", wie sie der Rassenhygieniker Ernst Rüdin in München für seine Studien benötige.[17] Dieser Annäherung steht ein Argument gegenüber, das die Rassenhygieniker gegen Bestrebungen wie die Offene Fürsorge vorbringen: Es würden durch die Befürsorgung „künstlich lebensuntüchtige Bewohner gezüchtet". Die Reformpsychiater geben daraufhin zu, man dürfe die „Aufwendungen für die Geisteskranken" auch nicht übertreiben und die „Minderwertigen" nicht zu sehr verwöhnen.[18]

In der Blütezeit des Erlanger Modells Mitte der 20er Jahre sind unter Faltlhausers Leitung zwei weitere Ärzte nebenamtlich, sowie sechs hauptamtliche Fürsorgepfleger(innen), die sich aus dem Personal der Anstalt rekrutieren, beschäftigt mit der Betreuung, Überwachung und Erfassung von etwa 2000–3000 „geistig Abnormen" aus den Städten Nürnberg, Fürth und Erlangen und dem Umland. Festzuhalten bleibt, daß die im Konzept der Offenen Fürsorge enthaltenen reformerischen Ideale weder zu einem grundsätzlichen Konflikt mit der psychiatrischen Lehrmeinung noch mit der rassenhygienischen Zeitströmung, noch mit der staatlichen Autorität führen. Die Loyalität zum Staat bildet geradezu einen Grundpfeiler der Offenen Fürsorge, ein Symptom dafür ist die Übernahme polizeilicher Überwachungsaufgaben.

Faltlhauser, der bereits 1927 zum stellvertretenden Direktor der Erlanger Anstalt bestimmt worden war, tritt am 1. November 1929 die Stelle als Direktor der schwäbischen Heil- und Pflegeanstalt Kaufbeuren-Irsee an. Drei Elemente prägen seine Direktoren-Rolle in den 30er Jahren: Erstens die Errichtung einer modernen Psychiatrie, zweitens die Ausrichtung auf Rassenhygiene und Zwangssterilisation und drittens die damit verbundene Identifikation mit dem Nationalsozialismus, die auf dem Terrain der Bevölkerungspolitik stattfindet.

Aus der Modellanstalt Erlangen kommend, trifft Faltlhauser in Kaufbeuren auf völlig rückständige Strukturen: Sein Vorgänger, der königliche Hofrat Dr. Prinzing, hatte eine Offene Fürsorge abgelehnt und eine „Arbeitstherapie" unter Verkennung des therapeutischen Gehaltes in dem Sinn durchgeführt, daß die Patienten der ersten Klasse von ihr ausgenommen waren. Vor dem Hintergrund der Weltwirtschaftskrise und der Sparbestrebungen ist es erstaunlich, wie es dem reformerischen Impetus Faltlhausers gelingt, die Neuerungen der 20er Jahre auch in Kaufbeuren-Irsee einzuführen. Die Dauerbad-Behandlung wird stark eingeschränkt, die Arbeitstherapie nach den Prinzipien des Gütersloher Reformpsych-

[16] Archiv des BKH Erlangen, Berichte der offenen Fürsorge 1926, S. 24
[17] siehe Anm. 10, S. 109
[18] Archiv des BKH Erlangen, Berichte der offenen Fürsorge, 1927, S. 161

iaters Simon organisiert, so daß bald über 80% der Patienten an ihr teilnehmen. Auf Faltlhausers Engagement hin beschließt der Kreistag von Schwaben-Neuburg am 2. 12. 1930, den Kaufbeurer Oberarzt Hermann Pfannmüller zum hauptamtlichen Fürsorgearzt zu bestellen. Damit ist die Offene Fürsorge auch in Schwaben eingeführt.

Bei den Mitte der 30er Jahre aufkommenden, neuen somatischen Therapieverfahren übernimmt Faltlhauser eine Vorreiterrolle: Als „wohl erste Anstalt Bayerns"[19] beginnt Kaufbeuren im September 1936 mit der „Insulinschock-Therapie" von Schizophrenen. Faltlhauser begründet seinen therapeutischen Aktivismus folgendermaßen: „Gerade die prognostisch oft so aussichtslos erscheinenden Psychosen zwingen den verantwortungsbewußten Arzt, alles zu versuchen, was auch nur irgendwie Erfolg zu versprechen scheint."[20] Ein wichtiges Motiv bildet für ihn die Umgewichtung im Selbstbild des Psychiaters, weg vom Verwahrer seiner Patienten hin zum medizinische Handlungen ausführenden, helfend-heilenden Arzt. In dieser ärztlichen Tätigkeit liege eine deutlich größere Befriedigung als im bloßen Verwahren. Auf der anderen Seite enthalten die neuen Therapien eine sich später fatal auswirkende Selektionsdynamik, eine verstärkte Differenzierung der Patienten in gut und schlecht Behandelbare und damit letztlich in Heilbare und Unheilbare. Die Lebensbedingungen gerade der Langzeitpatienten werden zudem durch Sparmaßnahmen im Lauf der 30er Jahre zum Teil drastisch eingeschränkt.

In Faltlhausers Entwurf einer modernen, aktiven Psychiatrie paßt kein Personal, das vornehmlich die Aufgabe von Wärtern erfüllt. Daraus leitet sich ein Engagement für eine Irrenpflegerausbildung nach krankenpflegerischen Gesichtspunkten ab, das mit seinem 1923 erstmals erschienenen Lehrbuch „Geisteskrankenpflege" beginnt. Eine geregelte Ausbildung soll das Personal zu einer gewissen Einsicht in das Wesen psychischer Störungen verhelfen und ihnen eine aktive, jedoch in der Hierarchie der Anstalt genau festgelegte Rolle bei Beobachtung und Therapie der Patienten zuweisen. 1939 erfährt die „Geisteskrankenpflege" ihre vierte Auflage.

Faltlhausers Beziehung zu den Patienten seiner Anstalt ist als engagiert-autoritär zu charakterisieren: Einerseits ist er an jedem Schicksal interessiert, will jeden Patienten persönlich kennen, ist täglich (!) für Angehörige zu sprechen. Andererseits setzt er seine Position sehr bewußt ein, um beispielsweise Patienten von Widerständen gegen eine Sterilisation abzubringen. Auch die Androhung einer Unterbringung im Konzentrationslager Dachau, welche dann in Einzelfällen tatsächlich erfolgt, gehört in das Repertoire autoritär-repressiver Optionen des Direktors.[21]

[19] *Heinrich Jahn*, Erfahrungen und Erfolge mit der Insulinbehandlung bei 150 Schizophrenen, 1938, S. 116

[20] *Valentin Faltlhauser*, Jahresbericht der Heil- und Pflegeanstalt Kaufbeuren-Irsee, 1936, S. 42

[21] *Valentin Faltlhauser*, Jahresbericht der Heil- und Pflegeanstalt Kaufbeuren-Irsee 1930, S. 29 und 1933, S. 26

In die Praxis der Zwangssterilisation Geisteskranker und geistig Behinderter ist der Kaufbeurer Direktor als Beisitzer beim Erbgesundheitsgericht (EGG) Kempten aktiv eingebunden. Er übernimmt die Rolle eines Richters über Menschen, die ihm zum Teil als Patienten seiner Anstalt bekannt sind. Die Grundlagen der Urteilsfindung umreißt Faltlhauser folgendermaßen: „Zur Entscheidung im Erbgesundheitsgericht gehören neben medizinischem Wissen ein gesunder Menschenverstand und ein Wissen vom Wesen nationalsozialistischer Bevölkerungspolitik."[22]

Im Jahr 1923 hatte Faltlhauser eine (freiwillige) Sterilisation aus eugenischen Gründen noch deutlich abgelehnt.[23] 1929 stimmt er der Sterilisation als Maßnahme innerhalb eines zukünftigen therapeutischen Gesamtkonzeptes prinzipiell zu, „wenn erst die psychiatrischen Grundlagen feste sind."[24] Am 19. 7. 1931 schließlich hält er vor dem Verein bayerischer Psychiater ein Referat mit dem Titel „Inwieweit können wir Psychiater nach dem Stand unseres heutigen Wissens eine Sterilisation von geistig Abnormen aus eugenischen Gründen empfehlen?". Unter Berufung auf Ernst Rüdin, der „in klarer eindeutiger Weise" die Gültigkeit der Mendelschen Gesetze „auch für die endogenen Geistesstörungen" erkannt habe, plädiert Faltlhauser nun eindeutig für eine Sterilisation, wirft sogar deren Gegnern „Indolenz und Gedankenlosigkeit" vor.[25]

Faltlhauser schwenkt in der Folgezeit immer deutlicher auf die von Ernst Rüdin vorgegebene Linie der nationalsozialistischen Sterilisationspolitik ein: Er stellt während der EGG-Sitzungen Stammbäume auf, legt eine Erb- und Sippenkartei an, gründet in Kaufbeuren eine Ortsgruppe der „Deutschen Gesellschaft für Rassenhygiene".[26] Aus Anlaß eines Artikels in der Psychiatrisch-neurologischen Wochenschrift, in dem verhaltene Kritik an den Sterilisierungen geäußert wird, schreibt Faltlhauser am 5. 11. 1934 an Rüdin einen ausführlichen Brief, in dem es u. a. heißt: „Es wäre vielleicht an der Zeit den Redakteuren der Fachzeitschriften das Gewissen zu schärfen, so daß sie derartige Artikel nicht annehmen."[27] Nachteile für die Anstaltspsychiatrie durch die Sterilisationspolitik, wie wachsendes Mißtrauen in der Bevölkerung oder Verhinderung des therapeutischen Effekts der Frühentlassung Schizophrener, sind Faltlhausers Meinung nach in Kauf zu nehmen: „Hier müssen eben auch Individualinteressen vor den allgemeinen wohl schweigen."[28]

Neben wissenschaftlich-psychiatrischem und politischem Interesse dürfte ein weiterer Grund für Faltlhausers starkes Engagement auf dem Gebiet Zwangs-

[22] siehe Anm. 12, S. 180
[23] *Valentin Faltlhauser*, Erfahrungen des Erlanger Fürsorgearztes, 1923, S. 117
[24] *Valentin Faltlhauser*, Psychiatrische Schutzaufsicht und psychische Hygiene, 1929, S. 26 f
[25] *Valentin Faltlhauser*, Inwieweit können wir Psychiater nach dem Stande unseres heutigen Wissens eine Sterilisation von geistig Abnormen aus eugenischen Gründen empfehlen?, 1931, S. 180
[26] *Albert Rösch*, 1936, S. 587 f.
[27] Archiv des BKH Kaufbeuren
[28] *Valentin Faltlhauser*, Jahresbericht der Heil- und Pflegeanstalt Kaufbeuren 1934, S. 64

sterilisation und Rassenhygiene darin liegen, daß er hier eine Möglichkeit zur Rettung der Institution Offene Fürsorge erblickt. Deren auf das Individuum ausgerichteten sozialtherapeutischen Bestrebungen sind im Staat Hitlers weniger denn je gefragt. Die in „Außendienst" umbenannte Offene Fürsorge wird deshalb unter Ausnützung ihrer Erfassungs- und Kontrollfunktion als der Sterilisationspolitik zuarbeitendes Organ angepriesen, das insbesondere die Registrierung der freilebenden, besonders „fortpflanzungsgefährlichen" leichten Fälle übernehmen könne.[29] Nachdem aber die eugenischen Aufgaben des Außendienstes im Lauf der 30er Jahre zunehmend in die Hände des staatlichen Gesundheitswesens gelangen und in Kaufbeuren mit dem Weggang Pfannmüllers im Mai 1936 (an das Gesundheitsamt Augsburg) die Stelle des Fürsorgearztes nicht mehr vorhanden ist, ist es Faltlhauser lediglich partiell und für beschränkte Zeit gelungen, die faktische Demontage seines psychiatrischen Lebenswerkes aufzuhalten.

Die Identifikation Faltlhausers mit nationalsozialistischer Ideologie zeigt sich deutlich im Bereich seiner pädagogisch-propagandistischen Tätigkeit. Als Mitarbeiter des rassenpolitischen Amtes der NSDAP hält er zahlreiche Anstaltsführungen und Vorträge ab. Seiner Ansicht nach habe in letzteren „das reine Fachwissen gegen das propagandistische Moment zurückzutreten." Die Aufklärung über nationalsozialistische Bevölkerungspolitik, verbunden mit der üblichen Demonstration von „vegetierenden schweren Idioten" in den Führungen, steht einer zweiten Intention Faltlhausers gegenüber, die eine Ambivalenz seiner Haltung durchschimmern läßt:

„Große Bevölkerungsgruppen lernen erkennen, daß auch der Geisteskranke Mensch ist, der fühlt und schafft, der zeitweilig in seinem Tun und Denken gar nicht so weit von manchen Menschen, die sich der Freiheit erfreuen, entfernt ist."[30]

Bei der Irrenpflegerausbildung wiederum zieht Faltlhauser alle Register bevölkerungspolitischer Propaganda, wenn er im Traktat „Erb- und Rassenpflege", einem „Nachtrag" zu seinem Lehrbuch „Geisteskrankenpflege", schreibt:

„In der Natur selbst herrscht noch immer das Gesetz unerbittlicher Auslese und Ausmerze alles Untüchtigen. Dadurch, daß der Mensch in einer verblendeten Auffassung glaubt, die Naturgesetze umgehen oder überlisten zu können, setzt er nur den Keim der Selbstvernichtung seines Geschlechts."[31]

Über die nationalsozialistische Bevölkerungspolitik äußert sich der Kaufbeurer Direktor im April 1939: „Der Führer hat mit dem klaren, intuitiven Blick des Genies das Problem in seinem Buche ‚Mein Kampf' bis in seine letzten Tiefen durchschaut."[32]

[29] *Valentin Faltlhauser*, Erbpflege und Rassenpflege, 1934
[30] siehe Anm. 12, S. 182
[31] siehe Anm. 28, S. 17
[32] siehe Anm. 12, S. 179

## Die Mitarbeit Faltlhausers an der „Euthanasie-Aktion"

Im Jahr 1932 begründet Faltlhauser die Notwendigkeit einer Anstaltsbehandlung Geisteskranker in einem Kulturvolk:

„Diese geschlossene Fürsorge wird notwendig sein, genauso wie bei vielen Erkrankungen anderer Organe auch, es müßte denn sein, daß die Gemütsmenschen Recht bekommen, dic am liebsten alle Kranken totschlügen, nur weil sie für die Gesunden eine nutzlose Last bedeuten, die sich die Kulturauffassung wilder Volksstämme zu eigen machen, ohne zu bedenken, daß Krankheit, Not und Tod niemals aus der Welt geschafft werden können, die es immer gegeben hat, solange es Menschen gibt, weil es nichts auf dieser Erde gibt, was Anspruch hat, gesund und vollkommen zu bleiben."[33]

Diese Ablehnung der „Vernichtung lebensunwerten Lebens", die 1935 nochmals wiederholt wird, weicht einer Haltung, die Faltlhausers aktive Mitarbeit an den Krankentötungen erlaubt: Im gegen ihn eingeleiteten Nachkriegsprozeß gibt er an, „innerlich Anhänger der Euthanasie" gewesen zu sein.[34] Sein Name taucht in einer Liste der 24 Hauptverantwortlichen auf, die der Vernichtungsfunktionär Viktor Brack 1946 den Amerikanern übergibt.[35]

Nach einem Anwerbungstreffen in Berlin am 15. 8. 1940 beginnt Faltlhausers offizielle Mitarbeit als Gutachter der Aktion T4.[36] Bereits vorher dürfte er von seinem Kollegen und Freund Pfannmüller erfahren haben, welchem Zweck die Ende 1939 in Kaufbeuren angelaufene Meldebogenaktion dienen sollte.[37] Sicher ist, daß der Kaufbeurer Direktor bereits beim ersten Vernichtungstransport aus seiner Anstalt Bescheid weiß, der elf Tage nach der Berliner Sitzung 75 Männer in die Vergasungsanstalt bringt. An der Selektion der eigenen Patienten ist er dadurch beteiligt, daß er aus den ihm zugegangenen Listen so viele Menschen auswählt, wie die Transportkapazität der grauen Busse vorgibt. Faltlhausers eigentliche Tätigkeit als T4-Gutachter umfaßt neben der Beurteilung von Meldebögen aus anderen Anstalten die Mitgliedschaft in einer Kommission, die in „unzuverlässigen" Anstalten persönlich Selektionen vornimmt.[38]

Darüber hinaus ist Faltlhauser auch in weiterführende Beratungen der Euthanasie-Planer involviert, die eine Legalisierung und Verwissenschaftlichung der Krankenmorde zum Inhalt haben: Laut einem Bericht der Kaufbeurer Zeitung vom 17. 12. 1940 äußert er bei einer Führung durch die Anstalt: „Hier leben Wesen, die eines Gesetzes harren, das die Menschen von ihnen befreit."[39] Im Oktober 1940 hatte Faltlhauser an einer Tagung in Berlin teilgenommen, wo ein Exper-

[33] *Valentin Faltlhauser*, Die wirtschaftliche Unentbehrlichkeit und die wirtschaftliche Gestaltung der offenen Geisteskrankenfürsorge in der Gegenwart unter besonderer Berücksichtigung der Fürsorge, 1932, S. 85
[34] siehe Anm. 1, Bd. 1 Bl. 42R
[35] *Ernst Klee*, Was sie taten – was sie wurden. Ärzte, Juristen und andere Beteiligte am Kranken- oder Judenmord, 1986, S. 327
[36] *Ernst Klee*, „Euthanasie" im NS-Staat, 1983, S. 223ff. und siehe Anm. 1, Bd. 7 Bl. 106
[37] siehe Anm. 1, Bd. 7 Bl. 106 und Bd. 5 Bl. 30R
[38] siehe Anm. 1, Bd. 7 Bl. 98R und Bd. 5 Bl. 46R
[39] siehe Anm. 1, Bd. 2 Bl. 11R

tenstab aus Psychiatern und Gesundheitspolitikern an der Formulierung eines Euthanasiegesetzes feilte. Die Tagungsprotokolle zeigen deutlich die Ambitionen der Versammelten, die im Rahmen ihres Fortschrittsbegriffes bestrebt waren, unter Anwendung wissenschaftlicher Kriterien (wie einer mindestens zweijährigen Beobachtungszeit) nur die tatsächlich Unheilbaren und dauernd Leistungsunfähigen einer Vernichtung zuzuführen.[40] Wenn das Gesetz auch kurz darauf von Hitler endgültig verworfen wurde, so kann es doch als Voraussetzung auch für Faltlhausers weitere Vernichtungstätigkeit gelten: Die vorläufigen, der Kriegszeit angepaßten, unzulänglichen Maßnahmen erfahren über das fertige Gesetz in der Schublade eine Pseudolegitimation und eine potentielle Vollendung in Hinblick auf die kommende Nachkriegsära.

Den Teilbereich der Mordaktion, der seinem Anspruch und seiner Realität nach am meisten von medizinisch-wissenschaftlichem Handeln durchdrungen ist, stellt zweifellos die „Kindereuthanasie" dar. Faltlhauser leitet persönlich die Ende 1941 zu diesem Zweck in Kaufbeuren eingerichtete „Kinderfachabteilung". Mehreren Zeugen zufolge läßt er es dabei an Empathie den Kindern gegenüber nicht fehlen: Er habe sie „wie ein Vater behandelt" und „mit den ärmsten Krüppeln gespielt".[41] Zum einen deuten diese Aussagen an, daß es sich bei den Kindern keineswegs um zu keinerlei Regung fähige Wesen gehandelt haben kann, zum anderen zeigt sich in Faltlhausers Verständnis die Einordnung des Tötens in den normalen Alltag einer Kinderstation, der von Zuwendung zu den Kindern, diagnostischen und therapeutischen Versuchen geprägt ist. Der Einsatz modernster Methoden, die Einrichtung eines Kindergartens, von Beobachtungsklassen mit „Intelligenz-Test, Berufseignungsprüfungen, Sprachunterricht", die Eröffnung einer „Schwachsinnigenschule", der geplante Einsatz der Anstaltswerkstätten „für die berufliche Ausbildung geeigneter schwachsinniger Kinder", dies alles läßt die Tötung etwa eines Drittels der eingelieferten Kinder als letzte Stufe eines umfassenden therapeutischen Konzeptes erscheinen.[42] Laut seiner Aussage gibt der Kaufbeurer Direktor der beauftragten Pflegerin nur dann den Tötungsauftrag, wenn eine aufgrund seines Gutachtens gegebene Ermächtigung des „Reichsausschusses" vorliegt und er persönlich von der Richtigkeit der Entscheidung überzeugt ist.[43] Diese Eigenständigkeit im Selbstverständnis zeigt, daß Faltlhausers Rolle über die eines bloßen Handlangers oder ausführenden Organs der Berliner Zentrale deutlich hinausgeht.

Die Ausbeutung der Opfer der Kaufbeurer Kindereuthanasie zu Forschungszwecken kann nur kurz angedeutet werden: Die Erprobung einer Tuberkuloseimpfung an mindestens fünf Kindern und die pathologische Untersuchung der Gehirne der Getöteten an der mit der Euthanasie-Zentrale assoziierten For-

[40] *Karl Heinz Roth/Götz Aly*, Das Gesetz über die Sterbehilfe bei unheilbar Kranken, 1984, S. 115 und Dokument 6

[41] siehe Anm. 1, Bd. 7 Bl. 112, Bd. 2 Bl. 13R

[42] *Valentin Faltlhauser*, Jahresbericht der Heil- und Pflegeanstalt Kaufbeuren 1942, S. 1f.

[43] siehe Anm. 1, Bd. 7 Bl. 43R

schungsanstalt in Heidelberg oder an der von Rüdin geleiteten Deutschen Forschungsanstalt für Psychiatrie in München.[44]

Die Vernichtungstätigkeit Faltlhausers nach dem offiziellen Stop der Aktion T4 im August 1941 findet innerhalb der Mauern der Anstalt Kaufbeuren-Irsee statt. Deshalb scheint ein Blick auf den Alltag hinter diesen Mauern angebracht, vor dessen Hintergrund sich die unter Faltlhauser betriebene Entwicklung von Kaufbeuren-Irsee zu einem Zentrum der Lebensvernichtung abspielt: Ein erheblicher Teil des männlichen Personals ist zur Wehrmacht eingezogen, arbeitsfähige Kranke werden für den Betrieb der Heil- und Pflegeanstalt immer unentbehrlicher. Die Ausbeutung der Arbeitskraft (z. B. durch Hilfsarbeiten für die Kriegsindustrie) ist vorrangiges Ziel der „Arbeitstherapie". Trotzdem sinkt die Beschäftigungsquote von über 80% auf etwa 60%, vor allem deshalb, weil im Rahmen großangelegter Verlegungen aus anderen Anstalten vor allem chronisch kranke, schlecht arbeitsfähige Patienten nach Kaufbeuren verbracht werden. In der überfüllten Anstalt, in der Doppelbetten aufgestellt sind und der Bau von Baracken geplant ist, verliert die Arbeitstherapie ihre disziplinierende Funktion. Störende Patienten werden in relativ großem Maßstab einer „symptomatischen Krampftherapie" mittels des im März 1941 angeschafften „Konvulsator" unterzogen. In dieser Situation eingeschränkter Lebensbedingungen gehen die therapeutischen Versuche durch Elektrokrampf- und Insulinschock-Therapie mit unvermindertem Engagement weiter. Dem Einsatz Faltlhausers ist es zu verdanken, daß Kaufbeuren vom „Reichsbeauftragten für die Heil- und Pflegeanstalten" Hermann Linden, der inzwischen an der Schaltstelle der „Euthanasieaktion" sitzt, das begehrte und knappe Insulin weiterhin zugeteilt bekommt. Als Linden im August 1942 den Anstalten anbietet, eine zentrale Bestellung von Elektroschockapparaten zu organisieren, kann Faltlhauser antworten, Kaufbeuren besitze bereits zwei derartige Geräte (!).[45] In der Realität der schwäbischen Anstalt bekommt die Einbettung der Krankentötungen in ein modernes therapeutisches Konzept eine Kontur, die über ein bloß gedankliches Planspiel weit hinausgeht.

Am 17. November 1942 findet im bayerischen Innenministerium eine als „Hungerkost-Konferenz" bekanntgewordene Sitzung der bayerischen Anstaltsdirektoren statt. Während Faltlhauser Durchschläge eines vorbereiteten Musterkostzettels der Anstalt Kaufbeuren herumreicht, erläutert er die dort bereits durchgeführte Hungerkost für die nicht Arbeitsfähigen. Die Zubereitung der Speisen sollte „im wesentlichen ohne Fett, Mehl und ohne Zucker erfolgen". Für alle Beteiligten ist der Zweck dieser von Faltlhauser, Pfannmüller und dem Vorsitzenden, Ministerialdirektor Prof. Schultze, propagierten Kost als „Euthanasie-Maßnahme" deutlich.[46] Daß die in Kaufbeuren und Irsee praktizierte Zweiteilung der Verpflegung über kriegsbedingte Einschränkungen weit hinausgeht, zeigen eine Vielzahl von Aussagen des Kaufbeurer Personals und die Art und Weise der

[44] siehe Anm. 1, Bd. 7 Bl. 104R und *Gernot Roemer*, 1986, S. 113f.
[45] Archiv des BKH Kaufbeuren
[46] siehe Anm. 1, Bd. 2 Bl. 72 F. und Bd. 4 Bl. 38

Durchführung in anderen bayerischen Anstalten. Die Aktivisten der Euthanasie-Zentrale, die die Absicht der in Kaufbeuren und anderswo durchgeführten Hungerkost klar erkennen, lehnen „diese wilden E.-Maßnahmen, die keiner zentralen Kontrolle unterliegen", als zu unwissenschaftlich ab.[47] Die Durchführung der Hungerkost seit August 1942 in Irsee beruht zu diesem Zeitpunkt auf einer eigenständigen Initiative Faltlhausers, die erst im November auf bayerischer Ebene von der nationalsozialistischen Gesundheitsbürokratie abgesegnet wird. Auch in ihrem offensichtlichen Widerspruch zu medizinisch-wissenschaftlichem Handeln, in ihrer Brutalität und in der Deutlichkeit ihrer Verknüpfung mit dem utilitaristischen Motiv („nutzlose Esser") geht seine Hungerkost-Initiative deutlich über die an anderer Stelle vertretene Charakterisierung Faltlhausers als Vertreter einer wissenschaftlich orientierten Lebensvernichtung hinaus. Letztere entspricht wohl auch seiner eigenen Selbstsicht – und diese scheint sich auf die Dauer mit einer konsequenten Aushungerung eines Teils der Anstaltspopulation nicht vertragen zu haben: Der Kaufbeurer Direktor duldet stillschweigend Unterlaufungen, hat immer für Proteste des Personals ein offenes Ohr, genehmigt zeitweise Sonderzuteilungen für die „E-Köstler".[48] Trotzdem ist mit der Hungerkost ein qualitativer Sprung in seiner Vernichtungstätigkeit festzuhalten.

Im Gegensatz zur Hungerkost stellt die Tötung Kaufbeurer und Irseer Patienten durch Medikamenten-Überdosierungen, die im Lauf des Jahres 1943 in größerem Maßstab einsetzt und im letzten Kriegsjahr nochmals eine deutliche Ausweitung erfährt, eine zwischen Faltlhauser und der Euthanasie-Zentrale relativ eng koordinierte Maßnahme dar. Neben eigenen und aus caritativen Anstalten Schwabens zuverlegten Patienten bilden eine Hauptzielgruppe die im Rahmen der „Aktion Brandt" seit Mitte 1943 nach Kaufbeuren-Irsee verbrachten Insassen von Anstalten, die in luftkriegsgefährdeten Gebieten liegen oder als Ausweichkrankenhäuser zu dienen haben. Grundlage der lokalen Selektionstätigkeit Faltlhausers ist eine „generelle Euthanasie-Ermächtigung", die ihm nach seinen Angaben bereits 1941 von den Vernichtungsfunktionären Brack, Blankenburg und Nitsche mündlich erteilt worden sei. Nur, „wenn Eile geboten war" (!), habe er davon Gebrauch gemacht, meist habe eine Abstimmung mit der Euthanasie-Zentrale stattgefunden.[49] Es gibt jedenfalls beide Varianten: Die selbständige Entscheidung Faltlhausers und die zentrale Kontrolle. Faltlhauser, der die Opfer bei den Visiten bestimmt, delegiert in aller Regel die Tötungshandlung selbst, wie schon bei der Kindereuthanasie, an das Pflegepersonal. Neben einem langjährigen Irseer Pfleger stehen ihm später zwei speziell zur Krankentötung nach Kaufbeuren-Irsee abgestellte Pflegerinnen zur Verfügung.

Die Entwicklung in der schwäbischen Anstalt kann nicht als lokale Einzelaktion, sie muß vielmehr in Parallelität zu Faltlhausers Verbindung zur Euthanasie-Zentrale gesehen werden. Insbesondere die Intensivierung der Vernichtung in

[47] siehe Anm. 40, Dokument 8
[48] siehe Anm. 1, Bd. 1 Bl. 46 und Bd. 5 Bl. 49R
[49] siehe Anm. 1, Bd. 5 Bl. 47R

Kaufbeuren-Irsee im letzten Kriegsjahr steht – so die hier vertretene These – weniger im Zusammenhang mit der Herausbildung einer allgemeinen chaotischen Situation in den Anstalten, sie ist eher konkretes Ergebnis des Hineinwachsens Faltlhausers in die „Euthanasie-Clique".

Dank erhaltener Briefe seines eine Generation jüngeren Kollegen, Friedrich Mennecke, lassen sich die sozialen Umstände dieser Entwicklung zumindest teilweise rekonstruieren. Am 29./30. März 1944 findet eine Tagung im tiefverschneiten „Haus Schoberstein", dem Erholungsheim der T4 am österreichischen Attersee, statt. Eine Mischung aus geselligem Beisammensein und Besprechung von Einzelheiten der Krankenmorde charakterisiert dieses Treffen, bei dem Faltlhauser mit einigen anwesenden Herren Duz-Brüderschaft schließt. Mennecke berichtet an seine Frau:

„Die ganze Gesellschaft wurde unter den Genüssen an Wein und Likör sehr aufgekratzt und es dauerte bis 3 h früh [...] Draußen hatte es unentwegt neu geschneit, u. Herr Steinmeyer wälzte sich ein paar mal im Schnee, als er dem guten ‚Valto Faltlhauser' und mir aus den Armen glitt [...]."

Vier Monate später schickt Faltlhauser eine Postkarte an Mennecke: „Ich hoffe Dich demnächst in W. [Wien] zu sehen. Dort kann manches [ein Wort unleserlich] mündlich besprochen werden. Ich freue mich darauf [...]. Herzlichst! Dein Valo". Auch beim Treffen der Euthanasie-Aktivisten in Wien vom 3. bis 6. Juli wird die Tötungsplanung von einem ausgiebigen gesellschaftlichen Rahmenprogramm begleitet.[50] Die Schaffung eines ausgeprägten Wir-Gefühls unter den Euthanasie-Aktivisten ist vielleicht eine Bedingung und Triebfeder der Tötungshandlungen, die vor Ort, auf dem Feld der eigenen Anstalt erfolgen. Die Psychiater fühlen sich als Elite, die die schwierige, aber notwendige Lebensvernichtung voranzutreiben hat. Die Integration Faltlhausers in diese verschworene Gemeinschaft wird aus den Briefen Menneckes evident. Fragt man nach den konkreten Auswirkungen der beiden Treffen bzw. der dabei erfolgten Einbindung Faltlhausers in die „Euthanasie-Clique" für seine Vernichtungstätigkeit in Kaufbeuren-Irsee, so lassen sich vier unmittelbare Folgen ausmachen:

1. Am 24. April 1944 trifft in Irsee die Krankenschwester Pauline Kneissler ein, die dank einschlägiger Erfahrungen in Grafeneck und Hadamar auf einer eigenen Frauenstation effektiv die Tötungen betreiben wird. Ihre Abstellung geht auf ein Gespräch Faltlhausers mit dem Vernichtungsfunktionär Blankenburg am Attersee zurück, in dem das Engagement der Zentrale in charakteristischer Weise auf eine Anforderung aus den örtlichen Gegebenheiten heraus trifft.

2. Am 27. September 1944 schickt Faltlhauser eine Liste mit 421 seiner Patienten, die er für eine Tötung vorsieht, an Prof. Nitsche, den medizinischen Leiter in der Euthanasie-Zentrale: „Während unseres Beisammenseins im Hause Schoberstein hatte ich ihnen versprochen, eine Liste der Kranken der hiesigen Anstalt zu

50 *Peter Chroust*, Friedrich Mennecke. Innenansichten eines medizinischen Täters im Nationalsozialismus, 1987, Dokumente 260, 285, 315, 318–320

senden, die meiner Ansicht nach behandlungsbedürftig sind."[51] Das Bestreben Nitsches nach einer zentralen Kontrolle und die Bereitschaft Faltlhausers, eine Lebensvernichtung in großem Umfang zu betreiben, tragen – unter Aufrechterhaltung eines gewissen Grades an Exaktheit und Wissenschaftlichkeit – zur Dynamisierung des Sterbens in Kaufbeuren-Irsee bei.

3. Am 9. November 1944 geht in der Hauptanstalt Kaufbeuren eine moderne Feuerbestattungsanlage in Betrieb. Faltlhauser schreibt dazu im Jahresbericht:

„Zu ganz besonderem Dank für das Zustandekommen des Projektes sind wir auch der Reichsarbeitsgemeinschaft Heil- und Pflegeanstalten (Tarnbezeichnung für die Euthanasie-Zentrale) und dem Herrn Reichsbeauftragten [Linden...] verpflichtet, die es vom ersten Auftauchen des Gedankens im März 1944 (!) bis zur Vollendung tatkräftig unterstützten und förderten."[52]

Für Ende 1944 stellt die Errichtung des Krematoriums eine erstaunliche organisatorische Leistung dar, die allerdings zur Bewältigung des massenhaften Sterbens in Kaufbeuren-Irsee dringend erforderlich ist. Ein Weiterfunktionieren und eine Ausweitung der Krankentötungen ist hierdurch möglich, der 13 Meter hohe Kamin des Verbrennungsofens ist augenfälliges Symbol der in Kaufbeuren-Irsee betriebenen, zentral koordinierten Lebensvernichtung.

4. Nach Beschluß des Reichsinnenministeriums vom 6. 9. 1944 wird Faltlhausers Anstalt zur „Sammelstelle für unheilbare geisteskranke Ostarbeiter und Polen" für ganz Bayern. Die Liste der insgesamt elf Sammelstellen im Deutschen Reich ergibt, wie Klee zu Recht anmerkt, einen guten Überblick „zuverlässiger" Anstalten.[53] Kann bei diesen oft erst 20jährigen Menschen die Arbeitsfähigkeit nicht in relativ kurzer Zeit wiederhergestellt werden, so droht ihnen die Verlegung in eine Tötungsanstalt oder die Tötung in Kaufbeuren selbst. Auch hier noch seinen psychiatrischen Prinzipien gehorchend, läßt sich Faltlhauser auf eine zu kurze Beobachtungszeit nur partiell ein, stellt manchmal die Diagnosen nur zögernd oder hinhaltend. Nur die tatsächlich Unheilbaren sollen getötet werden.[54]

Daß die Ernennung Kaufbeurens zur „Ostarbeiterzentrale" Bayerns die guten Beziehungen Faltlhausers zur Euthanasie-Zentrale direkt widerspiegelt, zeigt ein Vergleich mit der Nachbaranstalt Eglfing-Haar. Deren Direktor Pfannmüller käme seiner ganzen Einstellung nach ebenfalls in Frage, war aber schon im März 1944 „aus der Aktion entfernt, weil er im bayr. Ministerium den Mund zu voll genommen hat."[55] Entsprechend bekommt Eglfing-Haar im Gegensatz zu Kaufbeuren kein eigenes Tötungspersonal, keine Ostarbeiter und kein Krematorium. Eine effektive Lebensvernichtung im letzten Kriegsjahr setzt demnach neben persönlichem Engagement einen guten Draht zur Euthanasie-Zentrale

[51] *Ernst Klee*, Dokumente zur „Euthanasie", 1985, Dokument 113
[52] *Valentin Faltlhauser*, Jahresbericht der Heil- und Pflegeanstalt Kaufbeuren-Irsee 1944, S. 2f.
[53] siehe Anm. 35, S. 365f.
[54] *Ernst T. Mader*, 1982, S. 42f.
[55] siehe Anm. 50, Dokument 260

voraus. Wenn auch für jeden Einzelpunkt schwer abzuschätzen, wird aus der Gesamtheit der Vorgänge doch die aktiv-mitgestaltende Rolle Faltlhausers sehr deutlich.

## Motive und Bedingungen

Welche Rechtfertigung findet Faltlhauser selbst für seine Mitarbeit an den Krankentötungen? Einmal beruft er sich auf die Gesetzmäßigkeit der „Euthanasie“:

„Ich bin Staatsbeamter mit 43jähriger Dienstzeit gewesen. Ich bin als Staatsbeamter dazu erzogen gewesen, den jeweiligen Anordnungen und Gesetzen unbedingt Folge zu leisten, also auch dem als Gesetz zu betrachtenden Erlaß betr. Euthanasie.“[56]

Während das ausgeprägte Pflichtbewußtsein zweifellos zu seiner Wesensart gehört, scheint die Überzeugung von der Gesetzmäßigkeit nachträglich stärker betont, als sie 1940 vorhanden gewesen sein kann. Bedingt durch seine Position als Anstaltsdirektor und als Beisitzer am EGG, ist bei Faltlhauser ein ausreichender Grad von Einsicht auch in die nationalsozialistische Art der Gesetzgebung anzunehmen, um die unzureichende Legitimation einer so bedeutsamen Maßnahme erkennen zu müssen. Sein Pflichtbewußtsein bezieht sich demnach auf die Teilnahme an einer offensichtlich von oben gewünschten und ebenso offensichtlich unzureichend legitimierten Aktion.

Daneben nimmt Faltlhauser das Mitleidsmotiv für sich in Anspruch:

„Mein Handeln geschah jedenfalls nicht in der Absicht eines Verbrechens, sondern im Gegenteil von dem Bewußtsein durchdrungen, barmherzig gegen die unglücklichen Geschöpfe zu handeln, in der Absicht, sie von einem Leiden zu befreien, für das es mit den heute uns bekannten Mitteln keine Rettung gibt, keine Linderung gibt, also in dem Bewußtsein, als wahrhafter und gewissenhafter (!) Arzt zu handeln. Wer selbst die Furchtbarkeit solchen Geschickes, des Herabsinkens zum Tier in hunderten und aberhunderten Fällen während einer langen Tätigkeit im Dienste Geisteskranker erfahren hat, ja wer selbst wie ich, in seiner eigenen Familie die Furchtbarkeit eines solchen Geschickes erlebt [...] hat, nur der weiß wirklich zu begreifen, daß ein solches Handeln der Euthanasie kein Verstoß gegen die Menschlichkeit sein kann, sondern gerade das Gegenteil. Ich gab meine Zustimmung nur in den Fällen, bei denen vorher jeder Behandlungsversuch auch mit den modernsten Mitteln gescheitert war.“[57]

Mit dem „Geschick“, das seine eigene Familie getroffen habe, spricht Faltlhauser zwei geistig behinderte Enkelkinder an, von denen eines bald nach der Geburt, das andere im Alter von 7 Jahren gestorben war: „Ich habe gewünscht, daß das Leben dieser Kinder bald zu Ende geht, weil ich unter deren Leiden selbst seelisch schwer gelitten habe“.[58]

[56] siehe Anm. 1, Bd. 1 Anl. 2
[57] siehe Anm. 1, Bd. 1 Anl. 2
[58] siehe Anm. 1, Bd. 2 Bl. 211R

Faltlhausers Mitleidsmotiv weist auf eine charakteristische Verwechslung der als Erlösung interpretierbaren „Tötung auf Verlangen“ mit der „Vernichtung lebensunwerten Lebens“ hin, die durch zwei Faktoren begünstigt wird: Die Verknüpfung der beiden Tötungsformen, wie sie z.B. im 1940 geplanten Euthanasiegesetz vorgenommen ist und sich in der Unschärfe des Begriffes „Euthanasie“ widerspiegelt, sowie die unbestrittene Tatsache, daß sich unter den Opfern der Kinder- wie der Erwachseneneuthanasie auch im eigentlichen Sinn leidende und todkranke Menschen befunden haben. Der Mitleidsbegriff des Psychiaters Faltlhauser wird noch weiter erhellt, wenn er die Tötung eines schwererziehbaren Jungen rechtfertigt: „Von Mitleid ist in diesem Falle insoweit zu sprechen, daß dieses Kind sein Leben lang hinter Schloß und Riegel gesessen hätte [...] Er war in diesem Sinn geisteskrank, daß er niemals imstande gewesen wäre, ein geordnetes Leben zu führen.“[59] Die Definition von Leiden und Krankheit ist also völlig losgelöst vom Individuum und transformiert in die Einordnung in gesellschaftliche Normen. Abweichendes Verhalten wird unzulässigerweise mit subjektivem Leiden gleichgesetzt. Als „gewissenhafter“ Arzt ist Faltlhauser „bedrückt, nicht helfen zu können“: Er bezeichnet das Leben der Unheilbaren als „eine Qual (!) für diese“ und begründet zwei Sätze weiter seinen therapeutischen Aktivismus damit, daß es ihm „schon immer eine Qual (!) war, diesen Dingen machtlos gegenüberzustehen, nur Wärter zu sein und endlose Beruhigungsmittel zu geben.“[60] Offenbar findet das Leiden eher auf Seite des gewissenhaften therapeutischen Aktivisten statt, der die Unerträglichkeit des Unheilbaren nach dem Scheitern modernster Therapieversuche nur noch mit dessen physischer Vernichtung bewältigen kann – wenn es die gesellschaftlichen Umstände erlauben.

Weiterhin beruft sich Faltlhauser auf einen gesellschaftlichen Konsens: Bei den Führungen „aller möglichen Bevölkerungsschichten“ durch die Anstalt sei er dauernd gefragt worden: „Warum läßt man solche Leute leben?”[61] Die nationalsozialistische Ideologie ist zweifellos in Teile der Bevölkerung eingedrungen. Indem sich der Kaufbeurer Direktor auf diese einläßt, erkennt er auch das darin zentrale Nützlichkeitsargument indirekt an. Vor allem sein Engagement in der Partei dürfte auf dem Weg positiver Rückkopplung die Betrachtung seiner eigenen Patienten als unnütze, dem Volkswohl schadende Esser, die gewaltige Kosten verursachen, gefördert haben, auch wenn er diese Sicht als Psychiater zunächst ablehnt. Zudem ist Faltlhauser schon lange mit Sparforderungen konfrontiert, und das Kriterium Arbeitsfähigkeit spielt in der von ihm betriebenen Selektion eine wichtige Rolle, wie an den T4-Meldebögen und vor allem an der Hungerkost leicht zu erkennen ist. Das Zusammenkommen nationalsozialistischer Ideologie und psychiatrischer Sicht von Unheilbarkeit ist als Bedingung für seine Vernichtungskarriere festzuhalten.

[59] siehe Anm. 1, Bd. 7 Bl. 105R
[60] siehe Anm. 1, Bd. 7 Bl. 98, 95
[61] siehe Anm. 1, Bd. 1 Anl. 3

Der Psychiater Faltlhauser entspricht nicht dem Typus des sadistisch veranlagten Arztes, der zugleich fürsorglicher Familienvater und grausam zu seinen Patienten ist. Vielmehr ist er, wenn die zahlreichen Zeugenaussagen nicht täuschen, im Rahmen der allseits akzeptierten Arzt-Patient-Hierarchie seinen Patienten durchaus freundlich zugewandt, auch denen, deren Tötung er veranlaßt: „Dr. F. war als Arzt an sich gut zu den Kranken und besorgt um sie".[62] Eine Lösung dieser anscheinenden Dissonanz von Empathie und Vernichten ergibt sich, wenn man nicht von „2 Seelen" spricht, wie die Irseer Schwestern in ihrem Erklärungsversuch.[63] Vielmehr muß Faltlhauser als Vertreter eines psychiatrischen Gesamtkonzeptes begriffen werden, das aus einer Zuwendung zu allen Patienten heraus die Heilung der Heilbaren und die Tötung der Unheilbaren einleitet. Dabei ist immer der Rahmen des Anstaltsalltags im Zweiten Weltkrieg zu berücksichtigen, wo Zwangsmaßnahmen, Ausbeutung der Arbeitskraft und Überfüllung den Lebensraum der Heilbaren wie der Unheilbaren einengen und schon deswegen das allgemeine Maß an Humanität als recht niedrig anzusetzen ist.

Faltlhausers Vernichtungstätigkeit ist nicht frei von Zweifeln und inneren Widerständen: „Wie oft ist der zur Schwester Oberin heraufgekommen, hat sich zu ihr an den Schreibtisch gesetzt und gesagt: Mei Schwester Oberin, wie wird's uns mal gehen."[64] Die Einzelmaßnahmen, mit denen er dem Vernichtungsprogramm partiell entgegensteuert (Zurückstellung einzelner Patienten), beziehen sich jedoch meist auf Verfahrensfehler und weniger auf grundsätzliche Bedenken. Hinweise auf ein nach dem Krieg vorhandenes Schuldbewußtsein zeigen, daß seine Vernichtungstätigkeit von keiner totalen inneren Überzeugung gedeckt ist.[65] Wenn Faltlhausers Zweifel auch im Zusammenspiel aller inneren und äußeren Bedingungen das grundsätzliche Funktionieren seiner Mitarbeit nicht behindern, so verbieten sie doch eine ausschließliche Charakterisierung als „Vernichtungsfanatiker".

Faltlhausers individuelle Verantwortlichkeit für die Tötung einer großen Zahl wehrloser Menschen steht vor allem deshalb außer Zweifel, weil seine Vernichtungstätigkeit aktiv-gestaltende Züge annimmt und über eine bloße Opportunität deutlich hinausgeht. Deshalb ist es nötig, seine Mitarbeit nicht isoliert zu bewerten, sondern im Zusammenhang mit der Situation in Deutschland und in der deutschen Anstaltspsychiatrie:

Die erste Phase dieser Mitarbeit, also die Selektionstätigkeit für T4, die Beteiligung am Euthanasiegesetz und die modellhafte Kindereuthanasie ist eingebettet in relativ geordnete äußere Verhältnisse mit der Aussicht, den Krieg zu gewinnen. Auf der Ebene der Anstalt imponieren vor allem ein unter erschwerten Bedingungen fortgesetztes therapeutisches Engagement und die Zunahme disziplinierender Maßnahmen. Für den T4-Gutachter Faltlhauser ist die Distanz zu den Opfern

[62] siehe Anm. 1, Bd. 1 Bl. 7R
[63] siehe Anm. 1, Bd. 7 Bl. 126
[64] siehe Anm. 54, S. 41
[65] siehe Anm. 44, S. 150

groß, ein Obergutachter trifft die letzte Entscheidung, und bei seiner Mithilfe an der Selektion eigener Patienten liegen zentrale Verlegungsbefehle vor, denen Folge zu leisten ist. Eine gesetzliche Reglementierung und eine Durchsetzung vermehrter Wissenschaftlichkeit scheinen zeitweise möglich. In der „Kindereuthanasie" ist die Verbindung der therapeutischen mit der tötenden Komponente weitgehend verwirklicht, wogegen die Distanz zu den Opfern schwindet. Faltlhauser, der selbst einzelne Tötungshandlungen vornimmt, hat beträchtlich gewachsenen Anteil an der Entscheidung über Leben und Tod.

Eine Zwischenphase ist durch die Einführung der Hungerkost ab Sommer und Herbst 1942 geprägt und geht zeitlich in etwa mit einem Wendepunkt des Krieges, der sich anbahnenden „Katastrophe von Stalingrad", parallel. Die Anstaltspopulation besteht nach dem Tod des ursprünglich schwächsten Drittels in den Gaskammern von T4 trotzdem noch zu einem beträchtlichen Anteil aus arbeitsunfähigen Patienten, die oft aus caritativen Heimen zuverlegt worden waren. Im Widerspruch zu den von ihm selbst propagierten wissenschaftlichen Kriterien markiert Faltlhausers Hungerkost-Initiative einen qualitativen Sprung. Er kann sich nicht auf einen Auftrag aus Berlin berufen, die Kaufbeurer Hungerkost wird in ein bayerisches Konzept eingebunden. Partei und nationalsozialistische Gesundheitsbürokratie prägen diesen Abschnitt mehr als die Gruppe der fortschrittlichen „Euthanasie-Planer".

Die letzte Phase, in der sich die Mitarbeit Faltlhausers an den Krankentötungen weiter ausweitet, fällt in die Zeit einer zunehmenden Desorganisation des öffentlichen Lebens in Deutschland mit der wachsenden Gewißheit, den Krieg verloren zu haben. In der Anstalt finden sich immer mehr Patienten, die in Massentransporten zuverlegt worden waren, die allgemeinen Lebensbedingungen der zusammengedrängten Anstaltsbewohner werden immer schlechter. Die Entwicklung von Kaufbeuren-Irsee zu einem Vernichtungszentrum unter Faltlhausers Leitung geht parallel mit dessen Einbindung in die sich als Fortschrittselite verstehende „Euthanasie-Clique".

Zusammengefaßt wird die massenhafte Tötung Geisteskranker und geistig Behinderter in Deutschland möglich, als in der Situation des Weltkrieges der nationalsozialistische Vernichtungswille, als Höhepunkt einer Entwicklung zunehmender Diskriminierung der „Minderwertigen", auf die „grundlegenden Strukturen und Inhalte der praktischen Psychiatrie"[66] trifft. Als deren Hauptmerkmal kann vielleicht die im Rahmen des therapeutischen Aktivismus sich verschärfende Differenzierung von Heilbaren und Unheilbaren bei gleichzeitiger Einschränkung des Lebensraumes der Anstaltsinsassen gelten. Ein auf Reichs- und Länderebene gut funktionierender Verwaltungsapparat und die Aktivität einer fortschrittlichen Elitegruppe innerhalb der Psychiatrie greifen in der Durchführung der Lebensvernichtung ineinander.

Die individuelle Entwicklung des Kaufbeurer Anstaltsdirektors mit ihren familiengeschichtlichen, beruflich-psychiatrischen, parteipolitischen und sozialen

[66] *Hans-Ludwig Siemen*, Menschen blieben auf der Strecke, 1987

Elementen ordnet sich in diesen Rahmen ein. Dabei gilt auch für Faltlhauser die Beobachtung Peter Chrousts, „daß nicht ‚Mordbestien' die Hauptstützen der Lebensvernichtung im Nationalsozialismus waren, sondern gerade gut angepaßte, fortschrittlich ambitionierte und fachlich qualifizierte Ärzte."[67]

[67] *Peter Chroust*, Friedrich Mennecke. Innenansichten eines medizinischen Täters im Nationalsozialismus, 1987, S. 67–122

# Menschenversuche in den bayerischen Heil- und Pflegeanstalten

*Michael v. Cranach*

## 1. Vorbemerkung

Über die Rolle der Medizin in der Zeit des Nationalsozialismus ist mittlerweile vieles bekannt. Menschenversuche in den Konzentrationslagern, von Ärzten durchgeführte Menschenversuche im Auftrag der SS und der Wehrmacht usw. Vieles ist auch bekannt über das wissenschaftliche Interesse von vielen Ärzten an Universitätskliniken oder Forschungsinstituten an den Opfern der Euthanasie. Es sei hier nur auf die Veröffentlichungen von Alexander Mitscherlich und Fred Mielke[1] sowie Ernst Klee[2] hingewiesen. Wenig ist darüber bekannt, in welchem Umfang auch Menschenversuche in den psychiatrischen Anstalten stattfanden. In den bayerischen Anstalten fanden wir zwei Beispiele für verbrecherische Menschenversuche an Patienten, die im folgenden dokumentiert werden sollen. Über die Menschenversuche in Werneck findet sich ein ausführlicher Bericht bei Ernst Klee, über die Tuberkuloseversuche in Kaufbeuren wird hier erstmalig berichtet.

## 2. Tuberkuloseimpfungen an Kindern in Kaufbeuren[3]

Im Jahre 1987 kam im BKH Kaufbeuren ein Paket an. Darin befanden sich Unterlagen, die Angehörige beim Nachlaß eines früheren ärztlichen Mitarbeiters des Krankenhauses gefunden hatten. In den Unterlagen befanden sich u.a. ein ausführlicher Briefwechsel zwischen dem Krankenhausleiter Dr. Faltlhauser und dem Leiter der Kinderheilstätte Mittelberg bei Oy, Dr. med. habil. Georg Hensel. Außerdem befanden sich darin Fotografien von behinderten Kindern mit ausführlichen Abszedierungen an verschiedenen Körperteilen. Aus diesem Briefwechsel geht hervor, daß in Kaufbeuren Menschenversuche durchgeführt wurden. Im folgenden soll dieser Briefwechsel wiedergegeben werden, da er besser als jede Zusammenfassung die Geschehnisse und die Haltung der hier Handelnden dokumentiert.

[1] *Alexander Mitscherlich/Fred Mielke*, Medizin ohne Menschlichkeit, 1962
[2] *Ernst Klee*, Auschwitz, die NS-Medizin und ihre Opfer, 1997
[3] Die Quellen befinden sich im Archiv des BKH Kaufbeuren

Dr. Hensel schreibt am 26. 10. 1942:

„Sehr geehrter Herr Kollege,
In Ergänzung zu meinen wissenschaftlichen Versuchen über die Tuberkulose-Schutzimpfung beim Menschen möchte ich einige tuberkulinnegative Kinder einer Vaccination mit meinem Impfstoff (bestehend aus sicher abgetöteten Tuberkelbazillen und Lanolin) unterziehen. Mein früherer Lehrer, Herr Professor Bessau, Direktor der Universitäts-Kinderklinik Berlin, führt Parallelversuche dieser Art bei Kindern der Heil- und Pflegeanstalt Wittenau durch. Der Reichsgesundheitsführer Dr. Conti[4] sowie der Reichstuberkulose-Ausschuß befürworten diese Untersuchungen sehr, da hiervon die baldige Einführung einer allgemeinen Tuberkulose-Schutzimpfung abhängig ist.
Sie können versichert sein, daß die Kinder durch die Vaccination keinen körperlichen Schaden erleiden. Die Vaccination ist an zahlreichen Tierversuchen erprobt und durchaus unschädlich. Ich wäre Ihnen dankbar, wenn Sie mir möglichst umgehend mitteilen würden, wieviele Kinder Sie mir für diesen Zweck zur Verfügung stellen können. Ich würde in diesem Falle selbst die vor der Impfung notwendige Prüfung auf Tuberkulinempfindlichkeit vornehmen und die Vaccination später anschließen. Der Impfstoff ist nach meinem Rezept im Behring-Institut Marburg/Lahn hergestellt worden. Ich habe selbst schon 2 Kinder geimpft, dieselben haben keinerlei Schaden erfahren.
Für Ihre Bemühungen im voraus meinen verbindlichsten Dank.
Mit besten kollegialen Empfehlungen und Heil Hitler!"

Dr. Faltlhauser antwortet am 29. 10. 1942:

„Ich danke Ihnen vielmals für Ihr Schreiben vom 26. 10. 1942. Ich war von Herrn Regierungsrat Gaum des Staatsministeriums des Innern bereits von Ihrem Anliegen unterrichtet. Die hiesige Kinderfachabteilung hat jetzt rund 130 Kinder, im Alter von 1–14 Jahren, die wohl freilich nicht alle für Ihre Zwecke verwendbar sind. Jedenfalls findet sich aber eine genügende Zahl für Ihre Versuche."

Dr. Hensel antwortet am 10. 12. 1942:

„Da ich am nächsten Mittwoch, den 16. ds. Mts., auf dem Wege nach München gegen 14 Uhr in Ihrer Heilanstalt eine erneute Tuberkulinprüfung der geimpften Kinder durchführen möchte, wäre ich Ihnen sehr zu Dank verpflichtet, wenn ich bei dieser Gelegenheit mit Ihnen Rücksprache nehmen könnte."

Darauf Dr. Faltlhauser:

„Ich danke Ihnen für Ihre Mitteilung vom 10. Dez. 42. Ich stehe zu dem von Ihnen gewünschten Termin am Mittwoch, den 16.12., zur Verfügung. Bei den neulich geimpften Kindern haben wir die Einreibungen vorgenommen. Nach der ersten Einreibung war die Reaktion nur bei G. A.[5] stark positiv, bei H. A. schwach. Wir haben bei den übrigen dann noch eine 2. Einreibung vorgenommen, die bei S. J., R. A., U. R. positiv ausfielen, wenn auch nicht sehr stark. Die übrigen sechs blieben auch diesmal negativ."

Die Antwort im Januar 1943:

„Da ich vorerst nicht nach Kaufbeuren kommen kann, um mir nochmals die geimpften Kinder anzusehen, wäre ich Ihnen sehr zu Dank verpflichtet, wenn Sie mir noch einmal einen

4 Professor Leonardo Conti, Staatssekretär im Reichsministerium des Innern, Reichsärzteführer

5 vom Autor aus Datenschutzgründen gewählte Abkürzung, siehe auch die folgenden Abkürzungen

kleinen Bericht über das Befinden der Impflinge liebenswürdigerweise geben wollten. Besonders interessiert mich, ob sich wohl inzwischen bei einem der Kinder ein richtiger Abszeß entwickelt hat. Die nächste Tuberkulinprüfung werde ich wahrscheinlich erst Ende Januar oder Anfang Februar vornehmen."

Drei Tage später antwortet Dr. Faltlhauser:

„Sehr geehrter Herr Kollege! Ich danke Ihnen vielmals für Ihren Brief vom 11.1.43. Bei 4 der geimpften Kinder sind am linken Oberschenkel große Abszedierungen aufgetreten, die tief in die Muskulatur der Quadriceps hineinreichten und bis zu Kinderfaustgröße erreichten. Sie wurden in Narkose breit gespalten. Es entleerte sich sehr reichlich dünnflüssiger, stark mit Blut durchmischter Eiter. Bei allen Kindern bestanden Temperaturen bis 40 Grad. Die Abszeßhöhlen verkleinern sich nur sehr langsam, sie sezernieren sehr stark. Temperaturerhöhungen bestehen z.T. immer noch."

Daraufhin Dr. Hensel am 18.1.43:

„Sehr geehrter Herr Direktor! Für die schnelle, wenn auch etwas unangenehme Mitteilung über das Auftreten der Abszesse bei den 4 Kindern meinen besten Dank. Es ist mir sehr peinlich, daß Sie durch diese Vaccination noch besondere Arbeit haben. Hoffentlich bilden sich die Abszesse bald zurück. Ich werde wahrscheinlich Anfang nächsten Monats oder Ende ds. Mts. nach vorheriger Anmeldung in Ihrer Heilanstalt vorsprechen."

Dr. Hensel am 2. 2. 43:

„Sehr geehrter Herr Direktor! Da ich beabsichtige, am nächsten Freitag, den 12.ds.Mts., vormittags gegen 10 Uhr nach Kaufbeuren zu kommen, möchte ich von Ihrem liebenswürdigen Angebot Gebrauch machen und Sie bitten, doch am Nachmittag des 9.cr. oder am Vormittag des 10.cr. bei den vaccinierten Kindern auf der Streckseite des nicht geimpften Oberschenkels eine Intracutanquaddel mit dem beigefügten Tuberkulin (pro Injektion etwa 0,1 ccm) anzulegen. Ich wäre Ihnen dankbar, wenn Sie auch eine derartige Quaddel bei den Kindern anlegen würden, die leider einen Abszeß bekommen haben. Zur Ablesung der Reaktion sowie zu einer weiteren Besprechung über den Fortgang der Untersuchung bin ich ja dann selbst bei Ihnen."

Dr. Faltlhauser drei Tage später:

„Sehr geehrter Herr Kollege Hensel! Ich werde wunschgemäß die Impfungen bei den in Frage kommenden Kindern vornehmen. Inzwischen sind bei fast allen anderen Kindern auch die phlegmonösen Abszesse aufgetreten. Ich mußte bei allen Kindern bis auf die 2 die teilweise sehr großen Abszesse öffnen. Bedauerlich ist, daß bei einem Kind, A.R., die Eiterung ins Kniegelenk durchgebrochen ist."

4 Monate später schreibt Dr. Hensel:

„Sehr geehrter Herr Direktor!
Da ich gerade dabei bin, die Ergebnisse der in Ihrer Klinik durchgeführten Schutzimpfversuche zu sichten, möchte ich Sie noch höflichst bitten, mir folgende Fragen zu beantworten:

1. Ist B. inzwischen gestorben, wenn ja: Wann und wie war der Sektionsbefund?
2. Leben H.A. und H.H. noch? Wenn gestorben, wäre Sektionsbefund von außerordentlicher Wichtigkeit.
3. Bestehen noch Fistelbildungen bei den 3 obengenannten Kindern?
4. Außerdem wäre ich Ihnen für den Sektionsbericht von den beiden verstorbenen Mädchen S.I. und U.R. sehr dankbar (Telegrammstil).

Mein früherer Lehrer, Herr Professor Bessau, hat in Berlin-Wittenau ähnliche Untersuchungen durchgeführt und wir sind gespannt, ob sich die Ergebnisse dieser Untersuchung gleichen.
Nochmals herzlichen Dank für all Ihre Bemühungen. Mit besten Empfehlungen."

Es konnte nicht genau festgestellt werden, an wievielen Kindern diese Versuche durchgeführt wurden. Sieben Krankengeschichten haben wir gefunden, in denen diese Versuche dokumentiert werden. Fünf dieser Kinder kamen aus Südtirol. Im Rahmen der Umsiedlungsaktion Südtirol waren eine Großzahl von psychisch kranken Menschen aus der Anstalt Pergine sowie aus anderen Einrichtungen für geistig Behinderte nach Süddeutschland verlegt worden. Nach Kaufbeuren wurden im August 1942 zehn Kinder verlegt. Warum Faltlhauser gerade an diesen Kindern die Versuche durchführen ließ, ist nicht erkennbar. Vielleicht geschah es in der Vorstellung, daß die Angehörigen kaum Gelegenheit hatten, ihre Kinder zu besuchen.

Eine Krankengeschichte soll beispielhaft erläutern, wie diese Versuche abliefen, sie spiegeln auch die dahinter liegende ärztliche Haltung wider.

Krankengeschichte M.P., geb. am 25. 9. 1930:

„Kommt auf Veranlassung der Südtiroler Reichsausschußstelle. Kinderklasse. Gestorben am 09. 03. 1944, nachts 23.45 Uhr.
Vorl. Diagnose: Angeborener Schwachsinn. Erbanlagebedingt.
Vorgeschichte: Kommt auf Anordnung des Reichsausschusses für die wissenschaftliche Erforschung aus dem St. Josefs-Institut in Mils bei Hall in Tirol in die Kinderfachabteilung der hiesigen Anstalt.

Krankheitsgeschichte:
28. 08. 1942
Anschmiegender Junge, der nach einem flüchtigen äußeren Eindruck nicht gerade auffällig ist, zumal er körperlich seinem Alter etwa entsprechend entwickelt ist und körperliche Schäden nicht aufweist. Weiß seinen Namen anzugeben. Er heiße M.P. Er sei aus Meran. Behauptet, seine Großmutter eine Bertra (?). Frau Berta sei in Waldsee (letzteres stimmt). Frau Berta spielt bei ihm überhaupt eine große Rolle. So deutet er immer wieder auf ein über dem Untersuchungstisch hängendes Bild Friedrichs des Großen und mit einem eigentümlich guttural klingenden Ton: „Frau Berta!" Vorgezeigte Gegenstände, wie Schere, Messer, Kamm, Notizbuch usw. benennt er richtig.
Kann auch etwas italienisch. Aufgefordert, italienisch zu zählen, nimmt er sofort die Finger zu Hilfe und zählt uno, due, (tre läßt er aus), quadro, cinque, sei, sette, sind sehr unsicher. Aufforderungen einfacher Art, wie Strümpfe aufzurollen usw., werden befolgt. Sich selbst überlassen, sitzt er fast regungslos mit einem stereotypen Lächeln da.

18. 06. 1943
Wurde von Dr. med. habil. Hensel/Mittelberg am 19.05.43 am oberen äußeren Rand des Glutäus rechts geimpft. Dort hat sich inzwischen ein pfennigstückgroßer wie gestanzt aussehender Herd (geschwürig, aber trocken) gebildet.
Versuche mit einem neuen Anti-Tbc-Mittel. Es hat sich nun in den letzten Tagen in der [...] rechten Leistengegend ein Drüsengebiet entwickelt.
Schmerzhaft. Leichte Temperatursteigerungen.

02. 08. 1943
Drüsengebiet vereitert. Starke Sekretion. Ab und zu leichte Temperatursteigerungen.
Psychisch derselbe Zustand. Stumpft [...], ohne nachhaltige geistige Regung.
Höchst einförmiges Bild.

30. 10. 1943
Geschwür im Gesäß abgeheilt. Drüsenabszeß in der rechten Leiste secerniert noch leicht. Im wesentlichen verkleinert. Psychisch immer das gleiche eigenartige Verhalten des Jungen. Wenn er spricht, er spricht viel für sich, so kommt ein ganz eigenartiges schizophren anmutendes Kauderwelsch zum Vorschein. In seinem Reden spielt eine Frau Brandner eine große Rolle. Wenn er in das ärztliche Untersuchungszimmer kommt, bezeichnet er das dort hängende Bild Friedrichs des Großen als Frau Brandner. Kann sich manchmal ausschütteln vor Lachen, wenn er seinen Wortsalat produziert. Hat auch noch gewisse Interessen. Sieht oft mit Interesse zum Fenster hinaus und beobachtet die Vorgänge.

10. 12. 1943
Vor einigen Tagen Röntgenaufnahme der Lungen. Diese ergab, daß der tuberkulöse Prozeß auch die Lungen ergriffen hat. Film wurde zu Dr. Hensel gesandt.
Im psychischen Verhalten keine Änderung. Hatte heute Besuch von seiner Mutter, die er seit langem nicht mehr gesehen hatte. Er kannte sie sofort. Konnte alle Gegenstände, die sie in der Tasche hatte, benennen.

09. 03. 1944
Geht rapide abwärts. Drüsenabszesse in der Leistengegend secernieren wieder stark. Verband läßt er nicht. Verschmiert das tuberkulöse Sekret am ganzen Körper.
Heute nachts 23.45 Exitus letalis.
Todesursache: Kruppöse Pneumonie im linken Unterlappen.
Nebenbefund: Drüsentuberkulose im Bauchfell und in der rechten Leistenbeuge."

### Brief von Dr. Faltlhauser vom 3. 11. 1943:

„Geehrte Frau P.!
Ihr Sohn M. leidet schon seit längerer Zeit an einer Tuberkulose, die nicht nur die Drüsen und die Milz, sondern in letzter Zeit auch die Lungen ergriffen hat. Es besteht zwar augenblicklich noch keine unmittelbare Gefahr für das Leben Ihres Kindes, Sie müssen jedoch damit rechnen, daß jederzeit eine Wendung zum Schlimmen eintreten kann. Im geistigen Zustand des Jungen hat sich leider nichts geändert."

### Brief von Frau H.P. vom 11. 11. 1943:

„An die löbl. Direktion der Heil- und Pflegeanstalt Kaufbeuren.
Entschuldigen Sie vielmals, wenn ich Sie mit einer großen Bitte belästige: Es handelt sich um den Besuch meines armen kranken Kindes M. in der dortigen Anstalt. Hatte meine Reise für den Monat Juli bestimmt und konnte wegen Erkrankung dieselbe nicht machen.
Inzwischen kam mein ältester Sohn auf Urlaub, letzterer reiste am 7. September weg, als einige Tage später der Brenner gesperrt wurde.
Bei der Deutschen Partei hier hat man mir nun geraten, Sie möchten an mich ein Schreiben senden, mit dem Wortlaut, daß das Kind sehr krank ist, was ja der Wahrheit entspricht, und die Mutter sei erwünscht.
Diese Bestätigung benötige ich von Ihnen zur Vorlage bei dem Konsulat in Bozen sowie an der Grenze.
Seit fast zwei und einhalb Jahren habe ich meine Kinder nicht gesehen (einer ist in Dürrlauingen und benötigt unbedingt warme Kleider). Sie können begreifen, daß es mir ein Herzensbedürfnis ist, außer der Notwendigkeit, meine Kinder zu sehen.
Im voraus für Ihre freundliche Antwort bestens dankend bin ich mit Deutschem Gruß!
H.P.

NS: Ihr Schreiben an mich bitte ich an die Umsiedlungsstelle Südtirol in Innsbruck Maria Theresienstraße zu richten, mit der Bitte um Weiterleitung an mich."

Brief von Frau H.P. am 11. 2. 1944:

„Sehr geehrter Herr Direktor!
Entschuldigen Sie vielmals, wenn ich mir erlaube, mich nach dem Befinden meines lieben armen Kindes zu erkundigen? Bin Ihnen sehr dankbar für einen kurzen Bericht. Gleichzeitig wollte ich Sie bitten, wenn mein armes Maxi tot ist, das Telegramm dringend an die Umsiedlungsstelle Innsbruck zu schicken mit der Bitte es weiterzuleiten, da ich die Nachricht sonst zu spät bekomme. Die Besorgung wegen Passierschein und Paßangelegenheiten beanspruchen mehr Zeit wie früher. Für Ihre freundliche Antwort im voraus bestens dankend bin ich mit deutschem Gruß H.P.

Brief von Dr. Faltlhauser vom 22. 2. 1944:

„Geehrte Frau P.!
Im Befinden Ihres Sohnes M. ist seit Ihrem Besuch vor einigen Wochen keinerlei Änderung eingetreten, weder zum Besseren, noch zum Schlimmeren. Augenblicklich ist der Zustand nicht so, daß eine Lebensgefahr besteht. Falls es zu ernsteren Verschlechterungen kommen sollte, würden Sie durch Telegramm über die Umsiedlerstelle Südtirol in Innsbruck verständigt werden."

Am 9. 3. 1944 verstarb der Patient.

## 3. Menschenversuche in Werneck

In der Klinischen Wochenschrift erschien im Jahre 1940 unter der Rubrik „kurze wissenschaftliche Mitteilungen" ein kurzer Bericht von Georg Schaltenbrand aus Würzburg unter der Überschrift „Nachweis eines Virus als Ursache des übertragbaren Markscheidenschwundes". Darin beschreibt er folgendes Experiment:

„Impfungen von Idioten und unheilbaren Geisteskranken (jahrzehntealte Katatonien) haben folgendes ergeben:
Nach Verimpfung des Liquors von Affen, die in 1. oder 2. Passage nach Impfung mit menschlichem Multiple Sklerose-Liquor an chronischer Pleozytose erkrankt waren, trat bei einigen der geimpften Geisteskranken eine chronische Pleozytose auf."

In seinem 1943 erschienen Buch „Die Multiple Sklerose des Menschen" geht Schaltenbrand eingehender auf diese Experimente ein. Er beschreibt zunächst ausführlich, wie er Affen durch Impfung mit Liquor von Multiple Sklerose-kranken Menschen infiziert hat. „Die entscheidende Beantwortung der Frage wäre, wenn es gelänge, die Infektion vom Tier auf den Menschen zurückzuübertragen, und wenn dann beim Menschen sich dieselben Veränderungen fänden, die wir bei der Multiple Sklerose kennen." Einige Sätze weiter: „Trotzdem kann man natürlich nicht einem gesunden Menschen oder auch einem Kranken einen derartigen Versuch zumuten. Ich glaubte aber doch, die Verantwortung tragen zu können, derartige Versuche an Menschen zu machen, die an einer unheilbaren, vollkommenen Verblödung leiden." Insgesamt wurde 53 Patienten Affen-Liquor übertragen, zehn durch subkutane Impfung und 43 durch eine zisternale Zuführung. Bei 21 Patienten ist die Diagnose angegeben, elf sind „Epileptiker", acht Patienten mit einer Katatonie, ein „idiotisches Kind", arteriosklerotische Demenz. Eine Patientin wurde nach der Operation eines Hirntumors in das Experiment einbezogen:

„Diese Patientin wurde, nachdem sie sich von der Operation erholt hatte, am 19. 01. 1940 lumbalpunktiert. Es fand sich ein etwas eiweißreicher Liquor mit tiefem Ausfall der Mastixkurve. Die Zellzahl betrug jedoch 5/3. Der Liquordruck betrug 30 cmA Wasser. Bei dieser Gelegenheit wurde 1 cmA frisch entnommener Liquor des Affen Jakob verimpft. Im Anschluß daran entwickelte sich eine Zellvermehrung. Bei der nächsten Punktion am 21. 12. 1940 zählten wir 64/3 Zellen, kurz vor dem Tode am 24. 03. 1941 100/3 Zellen."

Ein weiterer Fall:

„Es handelt sich um einen sehr elenden, 62-jährigen Mann, der fast keine Nahrung mehr zu sich nahm. Am 20. 07. 1941 wurde bei einer zisternen Punktion ein normaler Liquorbefund mit 2/3 Zellen, 0,7 Gesamteiweiß, 0,1 Globulin, 0,6 Albumin, 0,2 Eiweißquotient und einer normalen Mastixkurve erhoben. Wir spritzten an diesem Tage 0,5 cmA Liquor eines Patienten mit einer akuten Multiplen Sklerose ein. Am übernächsten Tag hatte der Patient eine Temperaturzacke bis auf 38,8. Die Temperatur fiel dann aber wieder ab. Bevor eine Kontrollpunktion vorgenommen werden konnte, starb der Kranke am 01. 07. 1941 unter den Zeichen einer Pneumonie."

Erneut beschreibt Schaltenbrand diese Experimente 1948. Im Auftrag des Alliierten Militärgouvernements gibt er den Band Neurology der Fiat Review of German Science 1939 bis 1946 heraus. Hier spricht er lediglich von Übertragungsexperimenten, ohne Einzelheiten zu beschreiben.

In keiner dieser Publikationen wird beschrieben, ob in irgendeiner Form eine Aufklärung stattgefunden hat. Wir erfahren auch nicht, wo sich diese Patienten befanden. Erst durch eine 1994 in der Zeitschrift „Neurology" erschienenen Publikation von Shevell Evans erfahren wir, daß diese Experimente in Werneck durchgeführt wurden.[6] Unterlagen über diese Experimente konnten in Werneck nicht gefunden werden.[7]

6 *Michael I. Shevall/Bradley K. Evans*, 1994, S. 350–356
7 siehe auch: Jürgen Peiffer: Zur Neurologie im „Dritten Reich" und ihren Nachwirkungen. 1998. S. 728–734

# Der zeitkranke Arzt in Deutschland[1]

## (Selbstgespräch eines Anstaltsarztes um 1943 bis 1944)

Seit 1940 wurden Hunderte von Geisteskranken aus den Heil- und Pflegeanstalten durch einen SS-Sonderdienst abtransportiert und konsequent und systematisch getötet. In Gaskammern kamen sie um ihr Leben. Nach 3 Jahren wurden diese Transporte eingestellt, um einer anderen Todesart den Vorzug zu geben – jener unmenschlichsten und grauenhaftesten Form der Beseitigung „lebensunwerten Lebens"– durch langsames Verhungern. Es schien unauffälliger zu sein – in 6 bis 8 Monaten ungefähr mußte nach sorgfältigen Berechnungen der Kalorien der Punkt erreicht sein, wo der geisteskranke Mensch an völliger Erschöpfung der körperlichen Kräfte zugrunde ging. Und von 1943 bis 45 starben weitere Hunderte von Kranken auf die „unauffällige" Weise.

Als die Sonderkommandos kamen und die Kranken wegholten, stand der Arzt passiv dabei. Es geschah ohne sein Zutun. Als aber die Kalorien berechnet wurden und die Aushungerung begann, wurde er aus der Passivität in die Handlung gedrängt – in die Behandlung des Kranken – zum Tod. Aus dem Helfenden, Heilenden wurde der Tötende. Und dieser tötende Arzt übernahm die aufgezwungene Schuld, die in der Umkehrung seiner Daseinsform zur eigenen anwuchs.

Vor mir ersteht ein grauenhaftes Inferno. Es ist furchtbarer als alle Grausamkeiten der modernen Kriegsführung, denn sie werden bestimmt von einer bewußten dämonischen Absicht des Menschen, die nicht einmal eine nur scheinbare Notwendigkeit besitzt, wie die Greuel des Krieges. Ich gehe durch einen Krankensaal. Es herrscht Totenstille. Bett steht an Bett – blutleere, ausgemergelte Gesichter mit übergroßen Augen, die oft müde geschlossen sind, liegen in den Kissen, willen- und teilnahmslos. Dazwischen geht ein Arzt. Was sucht er hier? Beaufsichtigt er bei der „Visite", daß das Sterben programmgemäß gehe? Was berechtigt ihn, noch hier zu erscheinen? Will er die lautlose, kreaturhafte Qual ansehen, weil ihn das Wielange objektiv interessiert? Welche Blasphemie wäre hier noch unmöglich! – Oder – sollte seine eigene Qual über die ihn überwuchernde Schuld eine gewollte Sühne sein? Darf er sich über ein Bett beugen und ein tröstendes Wort sagen, über eine unruhige Hand streichen – wie kann der Tötende sein Dasein rechtfertigen? Durch nichts. – Kein Widerstand, keine Milderung

[1] Dieser Beitrag erschien 1946 in dem von *Werner Leibbrand* im Verlag „Die Egge" herausgegebenen Buch „Um die Menschenrechte der Geisteskranken", Nürnberg, S. 18–21

oder Besserung, die er gegen den Zwang aufrichtete, macht ihn frei, solange er noch dulden muß, daß es geschieht.

Irgendwo klingt eine Stimme auf. Abgezehrte dünne Hände greifen in die Luft – unaufhörliches Klagen: Ich bin nicht mehr ...

Hat sie nicht die Wahrheit gesprochen? Ein anklagender Blick hält fest. Wer sagte ihr, daß ihr Dasein bereits ausgelöscht wurde, für ungültig erklärt? Ja, sie war nicht mehr. Der tötende Arzt hatte sie ausgelöscht. Einer von ihnen stand an ihrem Bett – auch er war keine Wirklichkeit mehr. Er war nur ein Schemen, wie ihr alles als Schatten erschien. Hatte sie nicht auch darin recht, daß sie den Arzt zu den Schatten warf? Er war der Schatten seines sollenden Seins – seine Wirklichkeit aber war fratzenhaft, in ihr Gegenteil verkehrt – seine Zielstrebigkeit war nicht das Heilen – sie lag im Tod.

Und andere Bilder sehe ich: Kranke, die noch aufstehen können und herumgehen, auf Bänken sitzen, miteinander reden und die bei der Visite ihren Arzt umdrängen und in dieser Nähe jene Distanz zu verwischen scheinen, die ihn durch seine umgekehrte Finalität von ihnen trennt. Und dann kommen sie an in jenem seltsamen inneren Verständigtsein für das, was über sie verhängt war. Manchmal ist es, als sähen sie mit ihrem kranken, nach innen gerichteten Sinn durch die äußere Scheinform ihres Lebens hindurch, und dann entblößen sie mahnend und anklagend ihre abgemagerten Glieder und bitten um Brot ...

Zuweilen aber geschieht es, daß ein Kranker in einer maßlos ausbrechenden Mischung von Qual und Wut vor seinen „Behandler" hintritt und mit erhobenen Fäusten furchtbare Verfluchungen auf ihn herabschwört, wo er ihn verflucht aus der ganzen Tiefe seines verletzten und geschändeten Ichs ...

Wird er sich das anhören und wenn – vermag er es zu ertragen? Vielleicht gibt es eine Handbewegung, eine kleine, verächtliche, vielleicht aber erschauert er vor diesem Fluch, der den tötenden Richter vor ein anderes und eigenes Forum weist. Wer ist hier der Arzt – der Kranke oder er?

Ungeheuerliche Frage! Und doch gibt es kein Ausweichen vor der Sinnhaftigkeit dieser Antinomie. – War nicht auch der Antichrist eine ähnliche? Zu allen Zeiten erschien sein dämonisches Antlitz und wandte sich zu den Menschen, die ihm folgten. Sie waren Betörte des Herzens, krank in ihrem tiefsten Grund. So weit aber ging die Betörung, daß jegliches Maß verloren wurde, und in der furchtbaren Bindungslosigkeit kehrte sich die nächste menschliche Begegnung in ihr Gegenteil um.

Und es war so – die Antinomie stimmte. Täglich erfuhr es der Arzt, und wenn er jenen totenstillen Saal betrat, wenn er eingeschlossen wurde von der Qual eines Fluches, erwuchs ihm in dieser Behandlung seine sich ins Übermaß steigernde Schuld ...

Was aber konnte er tun? Er konnte hingehen und öffentlich Protest erheben. Er konnte sich weigern – was er aber erreichte, war nur die Beseitigung seiner selbst. Wem half er dabei? So blieb er – blieb mit seinem unerträglichen Protest, der zur Sinnlosigkeit wurde, wenn er ihn aussprach, und der täglich neue Nahrung erfahren mußte, weil er ausweglos, lautlos blieb. Er lief sich nicht tot – er erhielt sich in steigernder Spannung – und wandte sich zurück zu seinem Ursprung immer wieder von neuem.

Es wurde die Situation der Neurose der Psychoanalytiker. Sind nicht alle Voraussetzungen gegeben? Und mit einer letzten Hoffnung, die sich an die Wissenschaft heftet, wartet der Arzt auf seine einzige Befreiung aus diesem Gefängnis: auf sein Krankwerden. Aber seltsam – die Neurose kommt nicht, und auch nicht der bewußte Wunsch setzt den Mechanismus der Analytiker in Gang. Da erweist sich die ganze Hohlheit und Primitivität dieser Wissenschaft. Sie stimmt nicht, und täglich wächst das innere Inferno in seiner grauenhaften Ausweglosigkeit; der Arzt bleibt äußerlich gesund, und es ersteht die andere Perversion, die andere Antinomie: das einzig Gesunde ist das Krankwerden.

Warum wird er nicht wirklich krank? Worin liegt die Sinnhaftigkeit dieses Geschehen?

In einer Schweizer Zeitschrift der letzten Jahre findet sich eine konfessionelle Traumanalyse eines Nervenarztes, der durch die Elektroschockbehandlung neurotisch wurde. Es ist keine Analogie zu dieser Situation, aber gemeinsam ist beiden der innere Protest gegen die Therapie der Grausamkeit, die Faktum ist, hier wie dort. Aber das Maß ist ein anderes und ein anderes ist die Konkretheit der Schuld. Um wieviel mehr und größer ist die Last des Tötenden, dem in seinem grauenhaften Gefängnis, dessen Vergitterung vor seinen Augen sichtbar ersteht, nicht einmal die Gnade der Krankheit zuteil wird – ihm, dem eigentlich Kranken! Neue Paradoxie? Warum weiß man nicht, wie in allen Zeiten von alters her die Behandlung mit Grausamkeit zur Heilung auf den Arzt zurückwirkte? Aber auch keine geschichtliche Entwicklung dieser Dinge könnte die Frage klären, warum der Kranke nicht – krank wird ... Vielleicht hülfe es ihm, könnte er schreien: „Wer, wenn ich schrie, hörte mich denn aus der Engel Ordnungen" – – – will er sich im letzten Grunde die äußerste Möglichkeit des Gehörtwerdens erzwingen?

Aber er muß etwas tun, das Einfachste! Er muß heimlich, ganz im einzelnen beginnen, dem Tod seinen freiwillig hingeschobenen Anteil zu entreißen –. Aber alles ist in diesem Stückwerk keine Lösung – es bedeutet im letzten Grunde nur die äußere Liquidierung. Helfen – kann er nicht mehr.

Er geht weiter zu den leblosen Kranken, von denen ihm dünkt, daß er auch kein Recht habe, wenigstens die Geretteten zu lieben ... Denn immer höllischer wird das Inferno des Grauens. In diese armseligen Körper schleicht sich die Tuberkulose, preßt ihre Brust wie ein drohender Alp zusammen, daß sie mit blauen Lippen mühsam und todesbang nach der Luft ringen: die Luft, die noch freigegeben war für sie ... Und in diesen Tod ziehen sie andere mit hinein, die, die sie pflegten, sich ansteckten – und starben. Wohin richtet sich die sich immer mehr verflechtende Kette des Grauens? Und andere werden bleicher und gläsern, jammern qualvoll über die anschwellenden Leiber und Beine ... Und dann kommt eines Tages die Erlösung – als die Macht dieses dämonischen Willens zur Vernichtung gebrochen wird.

Noch manche sterben – viele sind gerettet. Wieder geht der Arzt durch die Krankenzimmer. Was sucht er dort? Seine Gesundheit? Seine Sühne geht nicht mit der Erlösung der Kranken einher – Anfang und Ende dieses Geschehens liegen bei ihm auf einer anderen Ebene. Der von außen kommende Wille zur Vernichtung zwang ihn in die persönliche Schuld und der Bruch, der durch sein Dasein geht – unwiderruflich für immer – bedarf der dienenden Mühseligkeit seines ganzen irdischen Lebens.

# Die bayerischen Heil- und Pflegeanstalten während des Nationalsozialismus[1]

*Hans-Ludwig Siemen*

Am 1. Januar 1940 lebten 13385 Menschen in den 13 bayerischen Heil- und Pflegeanstalten. Vom 18. Januar 1940 bis zum 8. August 1941 wurden 7686 Patienten in die Tötungsanstalten Sonnenstein bei Pirna, Hartheim bei Linz und Grafeneck in Württemberg transportiert und dort vergast. Unter den vernichteten Menschen befanden sich mindestens 1697 Bewohner karitativer Anstalten, die ab September 1940 zum größeren Teil aufgelöst und deren Bewohner in die staatlichen Heil- und Pflegeanstalten verlegt worden waren.

Von 1940 bis 1945 starben 15284 Bewohner in den bayerischen Heil- und Pflegeanstalten an den elenden Lebensbedingungen bzw. einen bewußt herbeigeführten Hungertod, 11 000 mehr, als bei einer Sterblichkeit von 4% zu erwarten gewesen wären.

1940 und 1941 wurden in Eglfing-Haar, in Kaufbeuren und in Ansbach sog. „Kinderfachabteilungen" eingerichtet, in denen bis 1945 insgesamt 695 Kinder ermordet wurden.

In Tötungsanstalten transportieren, sterben lassen und töten war in den Jahren 1940 bis 1945 in bayerischen Heil- und Pflegeanstalten allgemein geworden. Wie konnte es dazu kommen? Wie entwickelte sich die bayerischen Anstaltspsychiatrie von 1933 bis 1939? Wie wurde das nationalsozialistische Vernichtungsprogramm in den einzelnen Anstalten umgesetzt? Sind Unterschiede in den Auswir-

[1] Dieser Beitrag ist eine Zusammenfassung der in diesem Buch veröffentlichten Einzelbeiträge über die bayerischen Heil- und Pflegeanstalten. Alle Zahlen im Text und im Anhang stammen aus diesen Beiträgen bzw. den Jahresberichten der jeweiligen Heil- und Pflegeanstalten. Alle Fakten und Zitate, soweit deren Quellen nicht besonders ausgewiesen sind, stammen aus den Einzelbeiträgen. Die Anstalt in Klingenmünster, die vor 1945 zu Bayern gehörte, da sie in der bayerischen Pfalz lag, ist in dieser Zusammenfassung mit berücksichtigt, obwohl ein Beitrag aus Klingenmünster in diesem Buch nicht abgedruckt wurde. Die Daten und Fakten aus Klingenmünster wurden dem unveröffentlichten Manuskript von *Karl Scherer* et al., 1995, entnommen.
Die psychiatrischen Universitätskliniken in Würzburg, Erlangen und München sind in dieser Zusammenfassung nicht berücksichtigt, ebensowenig die Ereignisse in der Bamberger Anstalt St. Getreu und in der psychiatrischen Abteilung am Städtischen Klinikum in Nürnberg. Das Schicksal der Patienten der Universitätsklinik Erlangen wurde über die Erlanger Heil- und Pflegeanstalt mit erfaßt.

kungen auf einzelne Anstalten festzustellen? – Dies sind Fragen, die neben anderen im folgenden betrachtet werden.

## 1. Das bayerische Anstaltswesen vor 1933

Verglichen mit anderen Regionen verlief die Gründung des bayerischen Anstaltswesens leicht verzögert. 1828 beschloß der bayerische Landtag, daß in jedem Kreis (die jetzigen Bezirke) eine Irrenanstalt einzurichten sei. Erst 1846 wurde dieser Beschluß in Erlangen mit einer eigens errichteten Anstalt realisiert, es folgten 1848 Irsee, 1852 Regensburg, 1855 Werneck, 1857 Klingenmünster und 1859 München, 1869 Deggendorf, 1870 Bayreuth.[2] Die Münchner Anstalt war nach Erlangen die zweite Anstalt, die neu gebaut wurde, alle anderen wurden in aufgelassenen Klöstern und Schlössern eingerichtet. Bis auf die Münchner Anstalt lagen alle übrigen in ländlichen Regionen.

Bereits zum Ende des 19. Jahrhunderts zeigte sich, daß die bayerischen Anstalten den wachsenden Bedarf nicht decken konnten. In den Jahren 1905 bis 1915 wurden in Eglfing, in Ansbach, in Kutzenberg, in Mainkofen (als Ersatz für Deggendorf), in Lohr, in Haar[3] und in Günzburg neue Anstalten errichtet – auch diesmal am Rande der Ballungsräume in ländlichen Regionen. Die in der Stadt München gelegene Anstalt wurde 1905 mit der Eröffnung von Eglfing geschlossen. [4]

Damit war die Grundlage des bayerischen psychiatrischen Anstaltswesens gelegt. Bis zum Jahr 1933 hat sich die Entwicklung in Bayern nicht wesentlich von der in anderen Teilen des Deutschen Reiches unterschieden. Der Erste Weltkrieg stellte in mehrerer Hinsicht eine Zäsur dar: viele Patienten starben an den elenden Lebensbedingungen in den Anstalten. Die durch den Weltkrieg und die Novemberrevolution hervorgerufenen politischen und sozialen Veränderungen wirkten sich auf das Anstaltswesen aus. Es wurden – trotz steigender Patientenzahlen – keine neuen Anstalten errichtet. Mit Hilfe der „offenen Fürsorge", die in Erlangen von Gustav Kolb entwickelt wurde, wurde an allen Anstalten versucht, Patienten schneller entlassen zu können, um so mehr Patienten pro Bett behandeln zu können. Ebenso löste die von Hermann Simon in Gütersloh praktizierte „aktivere Heilbehandlung" allmählich in allen Anstalten die „Dauerbettbehandlung" ab. Dennoch blieben die Anstalten wesentlich Verwahranstalten, in denen weit über die Hälfte der Patienten ihr Leben dauerhaft unter elenden Bedingungen fri-

[2] In Bayreuth bestand ab Ende des 17. Jahrhundert ein Tollhaus. Dieses wurde ab 1805 von Langermann reformiert. Diese Reformen blieben aber sehr unvollständig. 1870 wurde ein Neubau eingeweiht.

[3] Die Anstalt Haar wurde 1912 in unmittelbarer Nachbarschaft der Anstalt Eglfing errichtet, erst 1931 wurden beide Anstalten zu einer Anstalt zusammengefügt.

[4] Gleichzeitig wurde die psychiatrische Universitätsklinik unter Leitung von Kraepelin eröffnet. Bis dahin verfügte der 1864 eingerichtete Lehrstuhl für Psychiatrie in München über keine eigene Klinik.

sten mußten. Die Anstalten funktionierten als Art innere Kolonien mit einer starken Binnenstruktur, aber in höchstem Maße von äußeren Einflüssen abhängig, wie sich in der Weltwirtschaftskrise zeigte, in deren Folge die Pflegesätze von durchschnittlich vier RM auf drei RM gekürzt wurden.

Die Entwicklung der einzelnen bayerischen Anstalten bis 1933 ist im wesentlichen relativ einheitlich verlaufen. Dies ist vor allem auf die ähnlichen äußeren Bedingungen (Patientenströme, Pflegesätze, Personalschlüssel) zurückzuführen, in deren Rahmen die einzelnen Häuser sich bewegen mußten. Dennoch konnten die Direktoren aufgrund ihrer herausragenden Position einzelnen Anstalten ihren Stempel aufdrücken und die sicherlich sehr beschränkten Gestaltungsräume in jeweils besonderer Art nutzen. So fand Valentin Faltlhauser, vormals Oberarzt an der Erlanger Heil- und Pflegeanstalt unter Gustav Kolb 1929, als er zum Direktor von Kaufbeuren ernannt wurde, ausgesprochen unmoderne Zustände vor, die er durch Abschaffung der Bettbehandlung, Einführung der Arbeitstherapie und durch den Aufbau einer „offenen Fürsorge" zu verändern suchte.

Obwohl Bayern ein Flächenstaat ist und die einzelnen Anstalten relativ weit voneinander entfernt lagen, gab es relativ enge personelle Verflechtungen der Anstalten. Viele der Direktoren, die eines der bayerischen Häuser führten, waren vorher als Oberarzt oder als Direktor in einem anderen Hause tätig.[5]

Versucht man eine Klassifizierung einzelner Anstalten für das Jahr 1933, so kann folgendes festgehalten werden: Die Anstalt Eglfing-Haar war mit 2828 insgesamt in 1933 behandelten Patienten zweifellos die größte, mit 500 Aufnahmen (17,3% der insgesamt behandelten Patienten) in diesem Jahr aber sicher neben Ansbach (1302 insgesamt behandelte Patienten, 225 Aufnahmen) die ineffektivste bayerische Anstalt. Die Erlanger Anstalt gehörte mit 1585 insgesamt behandelten Patienten und 626 Aufnahmen (39,5%) zu den effektivsten bayerischen Anstalten, gefolgt von Kaufbeuren (1359 insgesamt behandelte Patienten, 423 Aufnahmen – 31,1%) und Regensburg (1057 insgesamt behandelte Patienten, 306 Aufnahmen – 28,9%).[6] Dies war sicher kein Zufall, da alle drei Anstalten 1933 von ausgewiesenen Reformpsychiatern geführt wurden, Gustav Kolb in Erlangen, Valentin Faltlhauser in Kaufbeuren und Karl Eisen in Regensburg. Dies weist darauf hin, daß die Arbeit des Direktors Einfluß auf die Art der Behandlung und damit auf die Patientenfluktuation hatte, obwohl die äußeren Gegebenheiten allerorts ähnliche waren.

[5] Um einige Beispiele zu nennen: Gustav Kolb, der die Erlanger Anstalt durch den Aufbau der offenen Fürsorge weltberühmt werden ließ, war vorher sechs Jahre Direktor der Anstalt Kutzenberg gewesen, deren Bau er vorher als Oberarzt der Bayreuther Anstalt maßgeblich begleitet hatte. Dr. Karl Eisen, seit 1916 Direktor der Anstalt Regensburg, war vorher Oberarzt in Kaufbeuren gewesen. Dr. Klüber, von 1922 an Direktor von Klingenmünster, war vorher Oberarzt in Erlangen gewesen.

[6] Die Effektivität ist hier vor allem ein statistischer Begriff: welchen Anteil haben die aufgenommenen Patienten an der Gesamtzahl der Behandelten. Letztlich sagt dies nichts darüber aus, wie gut behandelt wurde und ob die meisten der Aufnahmen Wiederaufnahmen nach einer relativ kurzen Verweildauer außerhalb der Anstalten waren.

Die übrigen Anstalten glichen sich in ihrer Effektivität weitgehend, das Verhältnis Aufnahmen zu insgesamt behandelten Patienten schwankte zwischen 20,3% (Günzburg) und 25,4% (Klingenmünster). Unterscheidbar waren diese Anstalten allenfalls noch der Größe nach: Günzburg, Bayreuth, Lohr und Kutzenberg zählten mit 500 bis 650 Betten zu den kleineren Anstalten, Gabersee und Werneck mit 750 bis 800 Betten zu den mittleren und Mainkofen und Klingenmünster mit 900 bis 1000 Betten zu den größeren Anstalten.

## 2. Der Nationalsozialismus in den Anstalten

Die Machtübernahme der Nationalsozialisten im Januar 1933 bewirkte keine sofortige grundlegende Veränderung in den bayerischen Anstalten.

Über die Entlassung jüdischer Ärzte aus den Heil- und Pflegeanstalten ist nichts bekannt. Anders sah es in den halbstaatlichen bzw. „freien" Einrichtungen aus. In der Heckscher-Klinik in München mußte Professor Max Isserlin aus dem Vorstand des von ihm gegründeten Trägervereins zurücktreten und die Leitung der Rehabilitationseinrichtung abgeben. Durch die „Vierte Verordnung zum Reichsbürgergesetz" wurde er dann 1938 gezwungen, auch noch die Leitung der Klinik und Schule der Heckscher Anstalt abzugeben. Prof. Max Isserlin emigrierte 1938 nach Großbritannien und starb dort im Februar 1941. Der Leiter der Klinik Herzoghöhe, einer renommierten privaten psychiatrischen und neurologischen Heilanstalt in Bayreuth, Dr. Albert Würzburger, mußte 1936 die Leitung der von seinem Vater gegründeten Anstalt abgeben – sie wurde in eine „deutsche Anstalt" umgewandelt. Dr. Albert Würzburger starb 1938. Seinen beiden Söhnen, einer war ebenfalls Psychiater, gelang die Flucht nach Mexiko bzw. in die Schweiz.[7] Prof. Karl Neubürger von der Deutschen Forschungsanstalt für Psychiatrie in München, der u. a. in der Heil- und Pflegeanstalt Gabersee die Sektionen durchführte, mußte 1935 seine Tätigkeit aufgrund der verschärften Bestimmungen des „Gesetzes zur Wiederherstellung des Berufsbeamtentums" einstellen und emigrierte in die USA.[8]

In den meisten Anstalten blieb der Direktor in seinem Amt. In drei Fällen allerdings wirkten sich die veränderten politischen Bedingungen unmittelbar aus. Gustav Kolb, Vater der offenen Fürsorge, trat zum 1. März 1934 von seinem Amt zurück. Gustav Kolb, der bereits Ende der zwanziger Jahre häufiger schwer erkrankte, ist vermutlich auch aufgrund der veränderten politischen Verhältnisse in den Ruhestand getreten, denn diese veränderten sein Lebenswerk grundlegend. Er starb am 20. März 1938. Sein Nachfolger wurde Wilhelm Einsle, der vorher für jeweils ein Jahr Direktor von Günzburg und Kutzenberg gewesen war.

In den ober- und unterfränkischen Anstalten Bayreuth, Kutzenberg, Lohr und Werneck fand 1933 bis 1934 ein reger Austausch der Direktoren statt. Dr. Josef

[7] Geschichtswerkstatt Bayreuth (Hrsg.), 1994, S. 6f.
[8] vgl. *Matthias Weber*, 1997, S. 122

Hock, der der Bayreuther Anstalt 22 Jahre vorstand, trat 1933 in den Ruhestand. Sein Nachfolger wurde der ehemalige Bayreuther Oberarzt Karl Schwarz, der seit 1924 in Kutzenberg Direktor war. In Kutzenberg wurde Josef Lothar Entres – nachdem Wilhelm Einsle sein Interregnum beendet hatte – 1935 neuer Direktor. Entres war vorher Direktor in Werneck gewesen. Entres war anerkannter Corea-Huntington-Forscher und Rüdin-Schüler und bekennender Katholik. Als solcher geriet er 1933 mit den Nationalsozialisten in Konflikt, wurde in Schutzhaft genommen und nach einem Prozeß nach Kutzenberg zwangsversetzt. Sein Nachfolger in Werneck wurde Pius Papst, der vorher Oberarzt in Eglfing-Haar gewesen war.

Außergewöhnliches geschah 1933 in Klingenmünster. Dort hatte sich schon 1927 eine starke Zelle der NSDAP aus Bediensteten der Verwaltung und der technischen Betriebe sowie des Pflegepersonals gebildet. Schon lange vor 1933 griff diese Zelle unmittelbar in das politische Tagesgeschehen in der Südpfalz ein, so weit, daß sich selbst die damalige Presse mit diesen eigentümlichen Vorgängen befaßte. Der damalige Direktor, Josef Klüber, selbst deutschnational eingestellt, versuchte diese Betätigungen zu verbieten, indem er die Benutzung der Diensträume und der Telefonanlage untersagte, konnte sich aber nicht durchsetzen. Nach 1933 verschärfte sich dieser Konflikt. Der stellvertretende Direktor Gottfried Edenhofer, andere Ärzte und der Verwaltungsleiter traten in die NSDAP ein, Beschäftigte der Anstalt waren gleichzeitig Ortsgruppenleiter der NSDAP und SA-Führer in Klingenmünster. Nachdem die Nationalsozialisten vergeblich versucht hatten, eine Ärztin, die Klüber 1930 aus Erlangen geholt hatte, zu denunzieren, eskalierte der Konflikt im Juli 1935. Als Klüber, der standhaft seine Position zu wahren suchte, eine Pflegerin, „fanatische Anhängerin der Hitlerbewegung", maßregelte, weil sie eine Patienten mißhandelt hatte, stürmten die Nationalsozialisten am Abend des 8. Juli 1935 Klübers Dienstwohnung auf dem Anstaltsgelände, rissen ihn aus seinem Bett, schlugen ihn brutal zusammen und schleiften ihn die Treppe herunter. Drei der Täter wurden 1936 zu mehrmonatigen Haftstrafen wegen Landfriedensbruch verurteilt, allerdings an Hitlers Geburtstag wieder amnestiert. Josef Klüber, der längere Zeit im Krankenhaus behandelt werden mußte, trat seinen Dienst nicht wieder an, ließ sich zum 1. Januar 1936 in den Ruhestand versetzen und verstarb am 15. August des gleichen Jahres. Sein Nachfolger wurde Gottfried Edenhofer.[9]

Insgesamt befanden sich die Anstalten, ihre Beschäftigten und ihre Bewohner in einer widerspruchsvollen, teilweise paradoxen Situation. Mit der Machtübernahme der Nationalsozialisten hatte ein Regime die Herrschaft übernommen, das psychisch kranke Menschen als „Schädlinge der Volksgesundheit" denunzierte und zu volkswirtschaftlichem Ballast erklärte, der die Wiedererstarkung des deutschen Volkes behindern würde. Die Mauern, hinter denen die psychisch kranken

[9] vgl. *Karl Scherer* et al., 1995, S. 13–16. Als Nachfolger hatte sich auch Heinrich Müller, stellvertretender Direktor in Erlangen und bis 1929 Oberarzt in Klingenmünster, beworben, war aber aufgrund einer ungünstigen Beurteilung durch die Regierung von Mittel- und Oberfranken nicht genommen worden.

Menschen verborgen wurden und die jahrzehntelang die Ausgrenzung aus der normalen Gesellschaft handfest symbolisierten – aber den Anstaltsbewohnern auch einen gewissen Schutz boten – waren nun zu einer brüchigen Grenze geworden, die die zweifellos sehr elenden Existenzbedingungen und stark minimierten Rechte der Bewohner nur noch notdürftig schützen konnten. Diese Grenze wurde stets brüchiger, wurde, wie weiter unten gezeigt, mit den Zwangssterilisationen elementar verletzt und führte im Anstaltsalltag zu Situationen, deren Zynismus mit Worten kaum zu beschreiben ist: Selbstverständlich wurden die Fahnen des Nationalsozialismus in den Anstalten gehißt, selbstverständlich versammelten sich die „Betriebsgenossen" an den nationalsozialistischen „Feiertagen" zum Appell und lauschten den Reden des „Führers". In allen Anstalten wurden Radioapparate angeschafft und Lautsprecher installiert, damit auch die Anstaltsbewohner die – sie bedrohenden – politischen Ereignisse verfolgen konnten.

Um einen Eindruck zu vermitteln, zitiere ich ausführlicher aus dem Jahresbericht der Heil- und Pflegeanstalt Mainkofen aus dem Jahre 1933:

„Der Aufbruch der Nation hat für die Anstalten des Kreises keine Änderung gebracht. Nicht Arische waren nicht vorhanden; ein Einschreiten wegen politischer Unzuverlässigkeit mußte im Benehmen mit dem zuständigen Kreisleiter der NSDAP nicht erfolgen. Es kann berichtet werden, daß fast das gesamte Personal sich in die SA eingereiht hat; auch die Ärzte beteiligten sich am SA-Dienst und haben sich der NS-Volkswohlfahrt zur Verfügung gestellt. [...] Die Anstalt selbst wurde ebenfalls in den Dienst der Volksgemeinschaft eingefügt. Nach Kräften wurde gegenüber SA und Partei entgegengekommen; unser Lastwagen mußte wiederholt bei Transporten aushelfen, namentlich für Lebensmitteltransporte zur Winterhilfe; die Gärtnereien sorgten in Plattling und Deggendorf auf Ansuchen für Ausschmükkung der Räume bei Versammlungen; bei einem Aufmarsch verpflegten wir in Deggendorf zu niedrigsten Preisen 1000 HJ.; wir stellten HJ, JV, BDM. unsere Räume zur Verfügung, nachdem sich in unserer Gemeinde sonst kein Lokal findet.
[...] Wir sind der Anschauung, daß die Anstalten nicht nur für die Anstaltspfleglinge da sind, sondern daß sie darüber hinaus auch Verpflichtungen für die Allgemeinheit zu übernehmen haben. In Verfolgung dieser Überzeugung haben wir auch die Beteiligung der Anstaltskranken bei den Sammlungen [für die Winterhilfe etc.] – nicht nur zugelassen sondern nach Kräften gefördert, nicht durch Zwang, sondern durch verständliche Aufklärung. Ein großer Teil der Kranken hat ja noch viele Beziehungen zur Außenwelt und verfolgt alle Vorgänge. Es war nicht schwer, diesen Kranken begreiflich zu machen, daß, wenn die Allgemeinheit für sie sorge, auch sie die Pflicht hätten, ihrerseits anderen bedrängten Volksgenossen zu helfen, soweit es in ihrer Macht steht. Wir hatten die Freude, daß alle Kranken, an die wir auf diese Weise herangingen, gerne von ihrem Sparguthaben gaben und bei neuen Sammlungen sich von selbst mit Spenden meldeten."[10]

Alle Anstalten wurden zu Lehranstalten für die rassenhygienische und sozialdarwinistische Propaganda der Nationalsozialisten. Die Direktoren führten Besuchergruppen, zumeist Parteigenossen oder Mitglieder unterschiedlicher Organisationen des NS-Staates,[11] in den Anstalten herum und erläuterten im Ange-

[10] Jahresbericht der niederbayerischen Kreis-, Heil- und Pflegeanstalt Mainkofen 1933, S. 5f.
[11] In Erlangen, dies als Beispiel, wurden 1938 Schulungsleiter der Partei, Assistenzärzte und Praktikanten der Frauenklinik Erlangen, Schwestern der Kinderklinik, ein Hebammenfortbildungskurs, Zahlmeister des Reichsheeres, der BDM, der Reichssiedlerschule, SS-Angehö-

sicht der Patienten, die nun Demonstrationsobjekt wurden, die Ziele und Maßnahmen der psychiatrischen Erbgesundheitspolitik. Eine für die Patienten entwürdigende und bedrohliche Situation, in der die neuen Herren in ihnen unbekanntes Gebiet eindrangen und zweifellos das Terrain hinsichtlich anderer Nutzungsmöglichkeiten sondierten.[12] Der Arzt und Psychiater, der solche Besuchergruppen herumführte, befand sich damit unmittelbar in dem Konfliktfeld, das mit dem Beginn des Zweiten Weltkrieges in einer radikalen und grauenhaften „Lösung" eskalierte: Er war Sachwalter der herrschenden gesellschaftlichen Mächte und gleichzeitig Patron für die Anstaltsbewohner. Wollte er Sachwalter sein, so hatte er der stetigen Entrechtung und letztlich der Vernichtung psychisch kranker Menschen willfährig zu folgen, wollte er Patron der Schutzbefohlenen sein, hätte er widerstehen müssen. Mit den Führungen durch die Heil- und Pflegeanstalten bereiteten die Psychiater die „Eliten" des nationalsozialistischen Staates darauf vor, eine Vernichtung der psychisch kranken Menschen tatkräftig bzw. billigend zu unterstützten.

## 3. Zwangssterilisationen in den Anstalten

Das „Gesetz zur Verhütung erbkranken Nachwuchses" („GzVeN") wurde in allen bayerischen Anstalten umgesetzt. Insgesamt sind in neun bayerischen Anstalten, von denen vollständige Zahlen vorliegen, von 1934 bis 1939 4546 Menschen zwangssterilisiert worden, das entspricht 15,5% aller in dieser Zeit in diesen Anstalten behandelten Menschen. Insgesamt dürften bis 1939 in allen bayerischen Anstalten von 40195 insgesamt behandelten Menschen ca. 6200 Menschen zwangssterilisiert worden sein. Die meisten Zwangssterilisationen erfolgten in den Jahren 1934 und 1935, ab 1939 nahmen sie drastisch ab und betrafen in fünf bayerischen Anstalten, von denen Zahlen vorliegen, 574 Menschen in den Jahren 1940 bis 1943.

Es ist zu vermuten, daß in ganz Bayern von 1934 bis 1939 30000 bis 35000 Menschen zwangssterilisiert worden sind, somit lebten mindestens 70% der zwangssterilisierten Menschen außerhalb von Anstalten, auch wenn man die in karitativen Anstalten lebenden und sterilisierten Bewohner hinzurechnet.[13]

rige, sowie Angehörige des Amtes für Volksgesundheit und der DAF durch die Anstalt geführt, nachdem sie einleitende Vorträge über die „Erbgesundheitslehre" und die „Rassenpflege" gehört hatten. *Gerhard Schmidt*, 1983, S. 25f. hat für Eglfing festgestellt, daß bis 1945 über 21000 Menschen durch die dortige Anstalt geführt wurden, davon allein 5990 SS-Angehörige, 1990 SA-Angehörige und 1678 Politische Leiter der NSDAP.

12 Diese Führungen waren Bestandteil der nationalsozialistischen Propaganda: Psychisch kranke Menschen, als Ballastexistenzen denunziert, würden in wunderschönen Schlössern und Klöstern leben, der arme, aber gesunde deutsche Arbeiter dagegen unter elenden Lebensbedingungen. Diese Lesart wurde auch in vielen Propagandafilmen gezeigt.

13 Diese sind zu einem Teil in den Heil- und Pflegeanstalten sterilisiert worden, so die Bewohner aus Ursberg in Günzburg und mehr als 200 Heimbewohner in Eglfing. Sie wurden ausschließlich zu diesem Zweck in die Anstalten eingewiesen.

Für das Jahr 1934 ist es möglich, die Sterilisationspraxis in bayerischen Anstalten mit der in anderen Regionen des Deutschen Reiches zu vergleichen. Nach einer Aufstellung von Hans Roemer wurden in 1934 in 115 deutschen Anstalten mit 220698 behandelten Patienten für 14211 die Zwangssterilisation angeordnet und bei 11996 durchgeführt. Dies entspricht einem Anteil von 2,5% der Sterilisierten von den insgesamt behandelten Menschen, um 1,2% weniger als 1934 mit 3,7% in den bayerischen Anstalten.[14] Die bayerischen Anstalten scheinen also zumindest in 1934 aktiver und schneller das „GzVeN" angewandt zu haben als der Durchschnitt der deutschen Anstalten.[15]

Laut einer Rundfrage des Deutschen Gemeindetages für die bis 1935 in Provinzialheilanstalten durchgeführten Zwangssterilisationen lag der Anteil der Sterilisierten bei den Anstaltsbewohnern bei durchschnittlich 18,5%. Die Rheinprovinz und Hannover bilden mit 27% der sterilisierten Anstaltsbewohner die Spitze, Berlin weist 19,4% aus, die Anstalten Brandenburgs 12,9% und die Westfalens 13,3%. In bayerischen Anstalten waren zu diesem Zeitpunkt 20,1% der Bewohner sterilisiert. Es scheint so, als ob die bayerischen Anstalten sich hinsichtlich der Zwangssterilisationen gegenüber der Praxis in anderen Landesteilen überdurchschnittlich engagierten, ohne herausragend zu sein.

Vergleicht man die Sterilisationsaktivitäten in den einzelnen bayerischen Anstalten untereinander, so ergibt sich folgendes Bild: In der Anstalt Eglfing-Haar sind sowohl absolut (1472) als auch relativ (18,86%) die meisten Patienten zwangssterilisert worden, gefolgt von Regensburg mit 572 Patienten (16,12%), Mainkofen mit 512 (15,41%) und Gabersee mit 509 (17,38%).[16] Die sowohl absolut als auch relativ am wenigsten Patienten wurden in den Anstalten Werneck (217; 9,48%) und Lohr (156; 10,2%) zwangssterilisiert. Diese erheblichen Unterschiede bedürfen einer Erklärung.

In Eglfing-Haar war Fritz Ast bis 1938 Direktor. Er hatte schon 1933 in einem Aufsatz in der „Psychiatrisch-Neurologischen Wochenschrift" vor überzogenen Erwartungen an die Auswirkungen des „GzVeN" auf die Entlassungszahlen der Anstalten gewarnt, da nach seiner Untersuchung zwar 2040 Patienten unter das Gesetz fallen würden, 1328 aber aus Altersgründen oder wegen dauernder Anstaltsbedürftigkeit nicht mehr fortpflanzungsfähig seien. Und auch von den verbleibenden 712 Bewohner seien letztlich nur zwei nach der Zwangssterilisierung

[14] *Hans Roemer*, Die Leistungen der psychiatrischen Kliniken und der öffentlichen Heil- und Pflegeanstalten bei der Durchführung des Gesetzes zur Verhütung erbkranken Nachwuchses im ersten Jahr des Vollzuges, 1936, S. 47–52

[15] In den drei badischen Anstalten wurden 1934 von 3999 behandelten Patienten 535 zwangssterilisiert (vgl. *Heinz Faulstich*, Von der Irrenfürsorge zur „Euthanasie", 1993, S. 196). Das entspricht einem Anteil von 4,9%, der damit um 1,2% über dem bayerischen Durchschnitt liegt und die Sonderrolle Badens in der Sterilisationspraxis bestätigt.

[16] Günzburg hat in Relation zu den gesamt behandelten Patienten die meisten Sterilisationen (19,54%). Hintergrund hierfür ist, daß in Günzburg von den 295 zwangssterilisierten Menschen 105 aus Ursberg stammten. Läßt man diese unberücksichtigt, verringert sich der relative Anteil auf ca. 12,5%.

„entlassungsfähig“.[17] Entsprechend dieser Ansicht wurde in den folgenden Jahren in Eglfing-Haar verfahren. Von der Anstalt wurden von 1934 bis 1938 511 Anträge auf Sterilisierung gestellt, das entspricht einem Anteil von 7,2% der insgesamt behandelten Patienten. Völlig im Widerspruch zu dieser relativ vorsichtigen Antragspraxis stehen die tatsächlich in Eglfing-Haar sterilisierten Menschen. Es waren bis einschließlich 1938 1325, 814 mehr, als von der Anstalt selbst beantragt. Aus der Untersuchung von Richarz ist bekannt, daß von 1934 bis 1938 209 der Zwangssterilisierten aus Pflegeanstalten eigens zur Sterilisation nach Eglfing-Haar überwiesen wurden. Die übrigen 600 Zwangssterilisierten werden von den Münchener Kliniken, insbesondere von der psychiatrischen Universitätsklinik, an die Anstalt in Eglfing-Haar überwiesen worden sein, nachdem der Antrag auf Sterilisierung bereits erfolgt war.[18] Somit wurde Eglfing-Haar aufgrund seiner Struktur und seiner Nähe zur Stadt München von anderen Einrichtungen als „Zwangssterilisationszentrum“ genutzt, und daraus lassen sich die relativ hohen Sterilisationszahlen erklären. Ähnliches gilt für Gabersee und Günzburg.

Anders stellte sich die Situation in Mainkofen dar. Der dortige Direktor Karl Reiß war ausgewiesener Nationalsozialist und konzentrierte sich ab 1934 darauf, die Zwangssterilisationen in seiner Klinik umzusetzen. Er beantragte von 1934 bis 1938 509 Zwangssterilisationen (zum Vergleich: Eglfing-Haar 511), das entspricht einem Anteil von 17,8% der insgesamt behandelten Patienten (zum Vergleich: Eglfing-Haar: 7,2%). Im Unterschied zu Eglfing-Haar wurde Mainkofen aus eigenem Antrieb zu einer Anstalt mit vergleichsweise hohen Zwangssterilisationsziffern.

Regensburg war eine Anstalt, die bis 1938 von einem ausgewiesenen Reformpsychiater geführt wurde, der sich explizit gegen die Ansicht wandte, psychisch kranke Menschen seien „minderwertige“ Volksgenossen.[19] Dies hinderte ihn nicht, als überzeugter Anhänger des Zwangssterilisationsgesetzes in seiner Anstalt eine absolut und relativ hohe Zahl von Patienten zwangsweise zu sterilisieren. Bis 1939 wurden 572 Menschen zwangssterilisiert, 16,12% der behandelten Patienten.[20] Cording hat in seinem Beitrag herausgearbeitet, daß Regensburg „zumindest nicht in größerem Umfang zur Sterilisierung von Pflegeheimpatienten

[17] vgl. *Fritz Ast*, Sterilisierungsgesetz und Anstaltsbestände, 1933, S. 539f.

[18] vgl. *Bernhard Richarz*, Heilen, Pflegen, Töten, 1987, S. 121f.

[19] Eisen formulierte 1937 in seinem „Abschiedsbrief“ an seine Mitarbeiter, der in der Anstaltszeitung „Karthäuser Blätter“ abgedruckt wurde: „Bleibt als Pfleger immer eingedenk, daß Ihr deutsche Volksgenossen vor Euch habt in Euren Pfleglingen, daß es oft hochwertige Volksgenossen waren und sind, die Euch die Angehörigen übergaben, die wieder gesund werden und wieder in das Volksganze zurückkehren wollen als wertvolle Menschen. […] Seid aber auch dem Bruchteil nicht gram, der nicht so rasch gesund wird, […]. An Euch liegt es, die Pfleglinge Menschen bleiben zu lassen, indem Ihr sie nicht behandelt als menschlichen Auswurf, sondern daß Ihr auch in diesen Eure Volksgenossen seht, die Eurer Hilfe bedürfen, um Menschen zu bleiben.“

[20] Der Wechsel von Reiß 1938 von Mainkofen nach Regensburg hatte keinen Einfluß auf die zahlenmäßig Entwicklung. Er schuf allerdings in der Anstalt die Voraussetzung, auch Frauen vor Ort sterilisieren zu können

herangezogen wurde". Nach Cording versuchte Eisen, in der Öffentlichkeit um Verständnis für die Zwangssterilisationen zu werben, ohne sich in nationalsozialistischen Parolen zu ergehen. Er habe sich ebenso bemüht, die Patienten zur Sterilisation zu überreden, und sie selten gezwungen.[21]

Die Tatsache, daß in Mainkofen und in Regensburg aus politisch unterschiedlichen Begründungszusammenhängen heraus in ähnlich massiver Weise das „Gesetz zur Verhütung erbkranken Nachwuchses" umgesetzt wurde, weist einmal mehr darauf hin, daß das Zwangssterilisationsgesetz bei den Psychiatern allgemeine, weit über die „Parteigänger" hinausweisende Zustimmung fand. Allerdings wird es für die Opfer des Zwangssterilisationsgesetzes belanglos gewesen sein, ob sie in Mainkofen von einem überzeugten Nationalsozialisten oder in Regensburg von einem ausgewiesenem Reformpsychiater zur Sterilisation gezwungen worden sind. Und aus dieser Perspektive erschließt sich auch das zentrale Moment: das Zwangssterilisationsgesetz entwertete Menschen und bestrafte sie für ihr Anders-Sein mit einer grausamen „Leibesstrafe". Der Radikalisierungsprozeß innerhalb der Psychiatrie erhielt durch dieses Gesetz weitere Schubkraft, die noch so wohlmeinende Sonntagsreden nicht vermindern konnte.

In Lohr und Werneck wurden die absolut und relativ wenigsten Patienten zwangssterilisiert. Die Hintergründe sind vielfältig. Beide Anstalten waren – wie Ansbach auch[22] – klassische Verwahranstalten mit einem vergleichsweise geringen Anteil von Aufnahmen pro Jahr und lagen zudem in ländlichen Regionen, weitab von anderen psychiatrischen Einrichtungen, die sie als Sterilisationseinrichtung hätten nutzen können. Und beiden Anstalten standen Direktoren vor, die sich weder in politischer noch in psychiatrischer Hinsicht besonders hervorgetan hatten.

Hinsichtlich des Geschlechts wurden mehr Männer als Frauen in bayerischen Anstalten sterilisiert. Von 2952 in den Anstalten Ansbach, Eglfing, Gabersee und Ansbach zwangssterilisierten Anstaltsbewohnern waren 1688 (57,2%) Männer und 1264 Frauen (42,8%). Dieser Unterschied in der Handhabung zwischen Männer und Frauen in den Anstalten dürfte darauf zurückzuführen sein, daß in den meisten Anstalten die Männer direkt vor Ort sterilisiert wurden, die Frauen in weiter entfernte Kliniken verlegt werden mußten, wo sie manchmal so unruhig oder widerständig wurden, daß man sie vor der Operation wieder in die Klinik verlegen mußte. Das weist darauf hin, daß die Frage der Zwangs- und der Herrschaftsmittel bei der Umsetzung von Sterilisationen von großer Bedeutung war. Es war ein leichtes, Anstaltsbewohner in der Anstalt zu sterilisieren, genügend Macht und Durchsetzungvermögen waren durch die absolute Entrechtung der Bewohner gegeben. Außerhalb der Anstalten brach sich diese Macht an den weni-

[21] Letztlich, so stand es auch im Kommentar zum Gesetz, wollte man alle vermeintlich „erbkranken" Menschen überreden, sich freiwillig sterilisieren zu lassen. Und es war nur ein geringerer Teil, den man mit brachialer unmittelbarer Gewalt zur Operation schleppen mußte, denn der Macht- und mittelbaren Zwangsmittel gab es genügend, vor allem in den Anstalten.

[22] In Ansbach wurden bis 1939 306 Patienten (12,5%) zwangssterilisiert.

ger totalitären Strukturen z.B. eines allgemeinen Krankenhauses. Für diese These spricht auch, daß z.B. in Regensburg, wo bis 1938 313 Männer (64%) und 173 Frauen (36%) sterilisiert wurden, sich dieses Verhältnis 1939 schlagartig umkehrte, als der neue Direktor Reiß in der Klinik Operationsmöglichkeiten für Frauen schaffte.[23]

Ca. 15% aller in bayerischen Heil- und Pflegeanstalten behandelten Menschen wurden bis 1939 zwangssterilisiert. Relativ wenige von diesen konnten dauerhaft entlassen werden. Und spätestens ab 1935 kamen neue Patienten hinzu, die bereits vor ihrer Anstaltsaufnahme andernorts sterilisiert worden waren, so daß sicherlich ein Drittel aller Anstaltsbewohner völlig ausgeliefert, macht- und hilflos den existentiellen und entwürdigenden Eingriff hatten erleiden müssen Das Gesetz hatte aber noch weitere Wirkungskreise. Es führte dazu, daß die Anstalten gegenüber der Außenwelt hermetisch abgeriegelt wurden, um zu verhindern, daß nicht sterilisierte Bewohner entwichen. In Kutzenberg wurden die offen geführten „Landhäuser" 1933 im Zuge des „GzVeN" geschlossen. In Ursberg, einer ausschließlichen Pflegeanstalt, wurden 1934 umfangreiche Umbaumaßnahmen durchgeführt, um die Anstalt als eine im Sinne des Gesetzes geschlossenen Anstalt führen zu können, in der die Bewohner, ohne sterilisiert zu werden, dauerhaft leben konnten.

In den sowieso schon streng nach Geschlechtern unterteilten Heil- und Pflegeanstalten unterband man jede Kontaktmöglichkeit zwischen den Geschlechtern. Und der Ausweg aus dieser menschlichen Einöde in die „Freiheit" war nur möglich, wenn der Betroffene, der nach draußen drängte, sich sterilisieren ließ. Der Preis der Entlassung war hoch geworden, unermeßlich hoch.

Und dieser Preis war manchen Betroffenen oder ihren Angehörigen zu hoch. Frieda B., so berichtet Posamentier in seinem Beitrag über die Anstalt Lohr, wurde vom Erbgesundheitsgericht und vom Direktor vor die Alternative gestellt, sich entweder sterilisieren zu lassen und dann außerhalb der Anstalt leben zu können oder aber den Anstaltsaufenthalt selbst bezahlen zu müssen. Frieda B. war Jüdin, und da sie sich nicht sterilisieren lassen wollte, verblieb sie auf Kosten von Mitgliedern der jüdischen Gemeinden bis 1940 in der Anstalt Lohr. Am 14. September 1940 wurde Frau B. zusammen mit weiteren jüdischen Patienten über Eglfing-Haar in eine Vernichtungsanstalt transportiert und dort ermordet.

Gegen den Antrag auf Zwangssterilisation protestierten Betroffene und ihre Angehörige in relativ erheblichem Maße. Renelt und Ettle haben in ihrem Beitrag 25 Krankengeschichten von in der Heil- und Pflegeanstalt Bayreuth zwangssterilisierten Menschen genauer untersucht. Bei Fünfen fanden sie keinen Widerspruch, in 20 Fällen hatten die betroffenen Menschen selbst oder ihre Angehörigen Widerspruch eingelegt. In den meisten Fällen wurde die Diagnose und die damit verknüpfte „Erbgefährlichkeit" angezweifelt. Dies verwundert nicht, da in

[23] Reiß hatte in Mainkofen die Erfahrung gemacht, daß es schwer sei, Kliniken zu finden, die bereit wären, seine weiblichen Patienten zu sterilisieren, und hatte dort bereits 1935 in der Klinik auch Frauen sterilisiert.

dem Moment, in dem ein Familienmitglied als „erbkrank" sterilisiert wurde, auch der übrigen Familie die Gefahr drohte, als erbkrank stigmatisiert und behandelt zu werden.

Mit dem Jahr 1936 verlor das „Gesetz zur Verhütung erbkranken Nachwuchses" in den Anstalten an Bedeutung. Die meisten potentiellen Opfer waren bereits sterilisiert. Allerdings gewann eine andere eugenische Maßnahme an Bedeutung, die „erbbiologische Bestandsaufnahme". Nach Anweisungen des Reichsinnenministeriums sollte das ganze deutsche Volk „erbbiologisch durchforstet" werden.

Die „erbbiologische Bestandsaufnahme" wurde in den Heil- und Pflegeanstalten mit einem hohen personellen und sachlichen Aufwand betrieben. Ärzte wurden teilweise oder ganz von ihrem Abteilungsdienst freigestellt, Schreibkräfte und Hilfskräfte eingestellt. Jeder Patient und seine Angehörigen sollten systematisch durch sog. Sippenmappen und Sippentafeln erfaßt werden. Gelang es nicht, im unmittelbaren Gespräch mit dem Patienten oder den Angehörigen die Daten zu erheben, verschickte man an die Angehörigen sog. Ahnenbögen, die sie zu Hause – oft mit Hilfe der zuständigen Pfarrämter – ausfüllen sollten. Unmittelbare Auswirkungen auf die Behandlung und Betreuung der Patienten hatte die „erbbiologische Bestandsaufnahme" nicht – außer daß sie noch mehr des wenigen ärztlichen Personals band und die Qualität der Behandlung noch weiter verschlechterte. Ebensowenig ist ein Zusammenhang zwischen dieser Erfassung und Zwangssterilisationen oder Vernichtungsaktionen erkennbar, wie Cording in seinem Beitrag nachweist. Sie diente einzig als letztlich vergeblicher Versuch, den eugenischen Maßnahmen eine wissenschaftliche Grundlage zu geben und verfolgte ebenso vergeblich auch das Ziel, viel genauer und schärfer potentielle Opfergruppen aus der Gesellschaft herauszufiltern. Nicht übersehen werden darf der Nebeneffekt der Einschüchterung auf die Angehörigen: sie mußten wohlbegründete Angst haben, nicht nur befragt, sondern selbst zum Opfer staatlicher Maßnahmen gegen vermeintlich „Erbkranke" zu werden. Dies war zweifellos ein Grund, sich tunlichst von Familienangehörigen, die in psychiatrischen Anstalten lebten, zu distanzieren und deren Existenz zu leugnen.

1939 wurde die „erbbiologische Bestandsaufnahme" in allen Kliniken weitgehend eingestellt, da mit Beginn des Krieges keine personellen Kapazitäten mehr vorhanden waren, die aufwendigen Arbeiten durchzuführen.

## 4. Die bayerischen Anstalten während des Zweiten Weltkrieges

Mit Beginn des Zweiten Weltkrieges wurden in allen bayerischen Heil- und Pflegeanstalten Reservelazarette eingerichtet. Dafür wurden mehrere Stationen freigemacht und die Patienten in den verbleibenden Räumen noch enger zusammengedrängt. Durch die Einberufung von Ärzten, männlichem Pflegepersonal und Personal aus den Regiebetrieben zur Wehrmacht wurde der sowieso schon geringe Personalstand in den Anstalten weiter reduziert.

Eine weitere Verschlechterung der Lebensverhältnisse in den bayerischen Heil- und Pflegeanstalten bewirkte die Evakuierung der in der bayerischen Pfalz gelegenen Heil- und Pflegeanstalt Klingenmünster, deren 1251 Patienten im September 1939 auf die übrigen bayerischen Anstalten verteilt wurden. Die Räumung der Anstalt Klingenmünster, die in der grenznahen „roten Zone" lag, war schon im Winter 1938/39 geplant worden, wurde allerdings so kurzfristig angeordnet, daß die Verlegung der Patienten ausgesprochen hektisch und streckenweise chaotisch verlief. Am frühen Morgen des 10. September 1939 wurde die Anstaltsleitung in Klingenmünster darüber informiert, daß noch am selben Tag alle Patienten mit dem dazugehörigen Personal verlegt werden müßten. Innerhalb weniger Stunden wurden die Patienten mit ihren wenigen Habseligkeiten in Sonderzügen nach Ludwigsburg gebracht und dort auf die Reise in die übrigen bayerischen Anstalten geschickt. Die aufnehmenden Anstalten informierte man ebenfalls erst am 10. September, daß sie eine größere Zahl von Patienten aufzunehmen hätten. Die Schilderungen aus dem Jahresbericht 1939 der Anstalt Werneck, einer der Zielanstalten, vermitteln einen ungefähren Eindruck von den Geschehnissen während dieser Verlegungsaktion:

„Am 10. September vormittag teilte das Staatsministerium des Inneren mit, daß voraussichtlich in den nächsten 24 Stunden ein Transport von etwa 80 Geisteskranken aus der zu räumenden Anstalt Klingenmünster eintreffen werde, die unter allen Umständen untergebracht werden müßten, nötigenfalls unter Benützung von Strohlager. [...] Der angekündigte Transport kam am Montag morgens 4 Uhr mit einem Sonderzug in Waigolshausen an. Es waren 77 unruhige, zum Teil schwer erregte Frauen, die von einem Arzt und 17 Pflegerinnen begleitet wurden. Der zwölfstündige Bahntransport hatte an das Begleitpersonal hohe Anforderungen gestellt. Sein mustergültiges Verhalten verdient höchste Anerkennung. Ihm ist es zu verdanken, daß der ganze Transport reibungslos vonstatten ging. Es war ein ungewohntes, eigenartiges Erlebnis, als die 77 Kranken auf dem verdunkelten Bahnhof ausgeladen wurden. Die einen schrien und lallten, andere legten sich auf den Boden und mußten weggetragen werden, einige blieben stehen und waren kaum vorwärts zu bringen. Glücklicherweise herrschte um diese Zeit kein Zugverkehr."[24]

Andere Transporte trafen nicht zügig in den Zielanstalten ein. Der Transport nach Mainkofen kam erst am 2. November dort an, der nach Gabersee sogar erst am 22. Dezember. Was in der Zwischenzeit geschah, ist nicht bekannt. Einige der nach Erlangen verlegten Patienten warfen Postkarten und Briefe an ihre Angehörigen aus dem Zug, wohl in der Hoffnung, so auf sich und ihr weiteres Schicksal aufmerksam zu machen. Allerdings wurden die Briefe und Karten von Bahnwachen der Wehrmacht entdeckt und erreichten nie ihren Empfänger.[25]

Die Evakuierung der Anstalt Klingenmünster verlief nicht im Rahmen der Aktion T4. Die Klingenmünster-Patienten wurden zusammen mit Ärzten und Pflegekräften aus Klingenmünster in den anderen Anstalten eingegliedert und sind erst im Zuge der bayernweiten Vernichtungstransporte in Tötungsanstalten ver-

[24] Jahresbericht Werneck 1939, S. 20
[25] *Karl Scherer* et al., 1995, S. 25–31

legt worden oder wurden, soweit sie nicht selektiert worden waren, im Oktober 1940 wieder nach Klingenmünster zurückgebracht.[26]

### *4.1. Die Vernichtung der jüdischen Bewohner der bayerischen Anstalten*

Die jüdischen Bewohner der bayerischen Anstalten waren ebenso wie alle anderen in Deutschland lebenden Juden einem stets radikaleren Ausgrenzungs- und Stigmatisierungsprozeß unterzogen. Gemäß einer Ministerialbekanntmachung vom 23. Juli 1938 wurde für alle Juden – auch für die Bewohner der Anstalten – eine Kennkarte vorgeschrieben, und in einer weiteren Verordnung vom 17. August 1938 wurden sie gezwungen, die Vornamen „Sarah" bzw. „Israel" anzunehmen.

Am 18. November 1938, wenige Tage nach der „Reichspogromnacht", unterbreiteten der Klingenmünsterer Direktor Edenhofer und der dortige Verwaltungsleiter der Kreisregierung den Vorschlag, „ob es im Interesse unserer Kranken und deren Angehörigen nicht angezeigt erscheint, auch hier die Juden zu entfernen" und sämtliche „Juden in den bayerischen Anstalten in eine" Anstalt zusammenzulegen. Die Kreisregierung befürwortete diesen Antrag mit dem Zusatz, daß es „deutschblütigen" Ärzten nicht mehr zuzumuten sei, „jüdische Geisteskranke" zu behandeln, und leitete ihn an die Gesundheitsabteilung im bayerischen Innenministerium weiter. Noch hatte dieser Antrag keine unmittelbaren Auswirkungen auf das Schicksal der jüdischen Bewohner.[27]

Nach dem Beginn des Krieges wurde die Erfassung der Juden perfektioniert. Aus Lohr ist bekannt, daß die Gestapo in Würzburg im Frühjahr 1940 die israelitische Kultusverwaltung Aschaffenburg beauftragte, die aktuelle „Zahl der jüdischen Insassen der Heil- und Pflegeanstalt Lohr" an sie zu melden. Bei der Neuendettelsauer Diakonissenanstalt erkundigte sich im August 1940 die Reichsvereinigung der Juden in Deutschland nach den persönlichen Daten der „Juden, welche der Rasse nach als Juden gelten".[28]

Die speziell auf die jüdischen und psychisch kranken Anstaltsbewohner zielende Erfassung begann am 15. April 1940. Zu diesem Datum ordnete ein Erlaß der Reichsministers des Innern die Erfassung aller jüdischen Anstaltsbewohner innerhalb von drei Wochen an. In Bayern vollzogen die jeweiligen Regierungspräsidenten diese Anordnung und forderten alle Anstalten in einem fast gleichlautenden Schreiben auf,

> „sofort zu berichten, wieviele Juden (getrennt nach Männern und Frauen), die an Schwachsinn oder einer Geisteskrankheit (Art der Krankheit) leiden, in der Pflegeanstalt untergebracht sind."[29]

[26] Von den Klingenmünster-Patienten wurden mindestens 223 von den bayerischen Anstalten aus in Tötungsanstalten transportiert und dort ermordet. Außerdem wurden 19 jüdische Patienten aus Klingenmünster nach Eglfing-Haar und von dort aus in eine Tötungsanstalt verbracht. 799 der ursprünglich 1251 Patienten kehrten zusammen mit „ihren" Ärzten und Pflegern im Oktober 1940 wieder nach Klingenmünster zurück.

[27] *Karl Scherer* et al., 1995, S. 20f.

[28] *Hans-Ludwig Siemen/Christine-Ruth Müller,* Warum sie sterben mußten, 1991, S. 128

[29] so das Schreiben an die Diakonissenanstalt Neuendettelsau (vgl. *Hans-Ludwig Siemen,*

Am 30. August verfügte das Reichsministerium, die jüdischen Bewohner in bestimmten Anstalten zusammenzufassen. Für Bayern war die Anstalt Eglfing-Haar als Sammelanstalt ausgewählt worden. Dorthin wurden die jüdischen Patienten aller bayerischen Anstalten Mitte September 1940 auf Anweisung des Staatsministeriums des Inneren gebracht. Pfannmüller rechtfertigte die Verlegung nach Eglfing-Haar in einem Schreiben an die Leitung der Ursberger Anstalten mit den Worten:

„Die Verlegung ist nicht nur gesetzlich in Ordnung, sondern sie war meines Erachtens auch vollkommen berechtigt, nachdem sich die arischen Kranken und auch das arische Pflegepersonal wiederholt geweigert hatten, mit jüdischen Kranken in einer Anstalt beisammen zu sein und verpflegt sein zu müssen.“[30]

Am 20. September wurden 193 jüdischen Patienten aus Eglfing-Haar in Richtung Ostdeutschland abtransportiert, um dort vermutlich in der Anstalt Brandenburg vergast zu werden.[31]

Schon vorher, am 5. Juli 1940, waren drei Jüdinnen, die aus Klingenmünster nach Günzburg verlegt worden waren, zusammen mit 71 anderen Bewohnern der Anstalt Günzburg über Zwiefalten nach Grafeneck verbracht und dort ermordet worden.

Und auch nach Abschluß der zentral organisierten Vernichtung der jüdischen Bewohner der Anstalten im Frühherbst 1940 wurden jüdische psychisch kranke Menschen zentral zusammengefaßt – so wurden vier Männer, die im Juni 1941 aus der Pflegeanstalt Gremsdorf nach Erlangen verlegt worden waren, von dort aus am 21. Januar 1943 nach Berlin geschickt, vermutlich, um sie in Brandenburg zu ermorden.

Reform und Radikalisierung, 1991, S. 128). Aus der Anstalt Lohr ist ein fast gleichlautendes Schreiben bekannt, ebenso aus den Ursberger Anstalten, so daß davon auszugehen ist, daß alle Anstalten Schreiben ähnlichen Inhaltes erhielten. (vgl. *Herbert Immenkötter*, 1992, S. 62)

30 *Gerhard Schmidt*, 1983, S. 73. Ob sich das „arische“ Pflegepersonal und die „arischen“ Patienten tatsächlich so verhalten haben, kann nicht nachgeprüft werden. Der erwähnte Antrag aus Klingenmünster unterstreicht Pfannmüllers Behauptung. Der Reichsminister des Inneren hatte sich am 30. August 1940 in einem Schnellbrief an den Oberpräsidenten in Kassel fast wortgleich geäußert: „Der immer noch bestehende Zustand, daß Juden mit Deutschen in Heil- und Pflegeanstalten gemeinsam untergebracht sind, kann nicht weiter hingenommen werden, da er zu Beschwerden des Pflegepersonals und von Angehörigen der Kranken Anlaß gegeben hat.“ (*Ernst Klee*, „Euthanasie“ im NS-Staat, 1983, S. 259). Allerdings hatte eine Rundfrage bei den Provinzial- und Bezirksverbänden vom 20. Oktober 1938 betreffend Unterbringung von Juden in Heil- und Pflegeanstalten ergeben, daß die Patienten eine Segregation der Juden ablehnten, das Personal eine solche befürwortete. (nach *Gisela Bock*, 1986, S. 210, Anm. 63)

31 Das Ziel des Transportes ist nicht ganz gesichert. Die Angehörigen bzw. die abgebenden Anstalten erhielten im Herbst 1940 die Nachricht, Patienten dieses Transportes seien in der Reichsanstalt Cholm im Polen-Generalgouvernement gestorben. Allerdings waren im Juni 1940 die ersten jüdischen Anstaltsbewohner, die in Berlin-Buch zusammengefaßt worden waren, in Brandenburg ermordet worden.

### *4.2. Die Aktion T4 in den bayerischen Heil- und Pflegeanstalten*[32]

Die erste Phase der Aktion T4 in Bayern ist durch das persönliche Engagement von Hermann Pfannmüller, Direktor von Eglfing-Haar, und Valentin Faltlhauser, Direktor von Kaufbeuren, gekennzeichnet.

Pfannmüller gehörte zu dem Kreis ausgesuchter Psychiater, die bereits am 10. August 1939 nach Berlin eingeladen wurden, um dort den Ablauf der „Euthanasieaktion" zu besprechen.[33] In Eglfing wurden die Patienten im Oktober 1939 anhand der Meldebögen erfaßt.[34] Pfannmüller schickte die ausgefüllten Meldebögen am 15. Oktober 1939 an den Regierungspräsidenten und das Staatsministerium des Inneren und bemerkte dazu:

> „Die Gesamtzahl der asozialen und antisozialen Geisteskranken in unserer Anstalt beträgt 1119 nach dem Stande vom 15. Oktober 1939 bei einem Gesamtbestand von 2907 Geisteskranken, mit denen die Anstalt am Stichtage belegt war. Es ergibt sich hieraus errechnet der sehr hohe Prozentsatz von 38,5% lebensuntüchtiger Kranker in der Anstalt."[35]

Entsprechend dieses Engagements von Pfannmüller fielen Patienten der Anstalt Eglfing-Haar als erste der Aktion T4 zum Opfer. In Grafeneck war Ende 1939 die erste Tötungsanstalt in Deutschland eingerichtet worden, und am 18. Januar 1940 holte der ärztliche Leiter von Grafeneck, Dr. Horst Schumann,[36] die ersten 25 männlichen Patienten aus Eglfing-Haar ab, um sie am nächsten Tag in Grafeneck – offensichtlich, um die Tötungsanstalt zu erproben – durch Kohlenmonoxid zu töten. Am 20. Januar wurden 22 Frauen aus Eglfing-Haar nach Grafeneck transportiert, denen am 6. Februar 1940 weitere 47 Frauen in den Tod folgten.[37] Im Mai 1940 ging ein weiterer Transport mit 70 Männern von Eglfing-Haar nach Grafeneck.

[32] Die Heil- und Pflegeanstalten werden gesondert von den reinen Pflegeanstalten betrachtet. Die Heil- und Pflegeanstalten (die jetzigen Bezirkskrankenhäuser) befanden sich in der Trägerschaft der Bezirke. Die Pflegeanstalten, die neben psychisch kranken Menschen auch für Menschen mit anderen Behinderungen zuständigen waren, befanden sich in kommunaler und vor allem kirchlicher Trägerschaft.

[33] Zu den Teilnehmer gehörten neben Philipp Bouhler, Victor Brack, Hans Hefelmann, Herbert Linden und Karl Brandt folgende Ärzte: Prof. Dr. Werner Heyde (Universität Würzburg), Prof. Max de Crinis (Universität Berlin), Prof. Dr. Carl Schneider (Universität Heidelberg), Prof. Dr. Berthold Kihn (Universität Jena), Prof. Dr. Hans Heinze, Dr. Ernst Wenzler, Dr. Hellmuth Unger, Dr. Wilhelm Bender (Leiter der Anstalt Berlin-Buch) und eben Dr. Hermann Pfannmüller. (vgl. *Hans-Walter Schmuhl*, 1987/1992, S. 191)

[34] Pfannmüller hatte die Meldebögen als vermutlich erster in Bayern zu diesem frühen Zeitpunkt erhalten, die übrigen Anstalten erhielten sie in der Regel ab Juni 1940

[35] nach *Gerhard Schmidt*, 1983, S. 78.

[36] Horst Schumann wurde im April 1940 aus Grafeneck abberufen und zum Leiter der Tötungsanstalt Sonnenstein bei Pirna ernannt. In Sonnenstein wurden im Rahmen der Aktion T4 13720 Menschen ermordet, davon allein ca. 2500 aus den fränkischen Anstalten (vgl. *Thomas Schilter*, Psychiatrieverbrechen im Dritten Reich, 1998, S. 46).

[37] In den folgenden Monaten waren es vor allem Patienten aus badischen, württembergischen und rheinländischen Anstalten, die in Grafeneck getötet wurden. (vgl. *Heinz Faulstich*, Von der Irrenfürsorge zur „Euthanasie", 1993, S. 220–222 und Heilen und Vernichten, 1990, S. 61 f.)

Valentin Faltlhauser wurde – ein Jahr später als Pfannmüller – für den 15. August 1940 zu einem Treffen in Berlin eingeladen, auf dem er und weitere Kollegen zur Mitarbeit an den Vernichtungsaktionen gewonnen wurden. Elf Tage nach dieser Berliner Sitzung, am 26. August, verließ ein Transport mit 75 Männer die Kaufbeurer Anstalt in Richtung Grafeneck, am nächsten Tag folgte ein weiterer mit 75 Frauen.[38] Faltlhauser hatte die zu vernichtenden Patienten selbst aus ihm zugegangenen Listen herausgesucht.

Die eigentliche, alle Patienten der Heil- und Pflegeanstalten umfassende Einbeziehung Bayerns in die Aktion T4 vollzog sich ab Sommer 1940. Im Juni und Juli 1940 trafen die Meldebögen in allen bayerischen Anstalten ein und wurden dort entweder von den eigenen Ärzten ausgefüllt oder von den ab Ende August die Anstalten bereisenden Kommissionen. Nach den vorliegenden Unterlagen bereisten drei Kommissionen die bayerischen Anstalten: Eine unter der Leitung von Dr. Friedrich Mennecke bereiste die Anstalten Lohr, Werneck, Kutzenberg, Bayreuth und Gabersee[39] (am 24. August 1940), eine weitere unter der Leitung von Dr. Theodor Steinmeyer[40] Mainkofen (27. August 1940), Regensburg (1. und 2. September), Neuendettelsauer Anstalten (3. und 4. September) und Ansbach sowie eine Kommission unter Leitung von Dr. Curt Schmalenbach Kutzenberg (12. September) und Erlangen.[41]

Aus den vorliegenden Einzelbeiträgen ist nicht ersichtlich, daß irgendwelche Anstaltsdirektoren sich geweigert hätten, die Meldebögen auszufüllen bzw. deren Bearbeitung bewußt verzögert hätten. Die Kommissionen besuchten die Anstal-

38 Faltlhauser beurteilte im Rahmen seiner Tätigkeit als T4-Gutachter Meldebögen aus anderen Anstalten und war Mitglied einer der Kommissionen, die „unzuverlässige" Anstalten bereiste, um dort vor Ort die Selektionen vorzunehmen.

39 nach *Peter Chroust*, Friedrich Mennecke Bd. 1, 1987, S. 160. Mennecke hatte am 18. 8. 1940 an den Nassauischen Oberpräsidenten in Wiesbaden geschrieben, daß er die genannten Anstalten im Rahmen der ihm durch die Kanzlei des Führers „zugewiesenen Sonderaufgaben" besuchen müsse.

40 Dr. Theodor Steinmeyer war am 7. 12. 1897 im bayerischen Öttingen geboren. Er studierte in Erlangen Medizin und war während seines Studiums als Medizinalpraktikant in Kaufbeuren tätig. Nachdem er einige Jahre als Allgemeinmediziner in Nürnberg tätig war, trat er 1929 in die Heil- und Pflegeanstalt Wehnen bei Oldenburg ein und übernahm 1934 die Leitung der bremischen Heil- und Pflegeanstalt Ellen und 1939 die Leitung der Anstalt Marsberg. Am 1. 10. 1942 wurde Steinmeyer Direktor der thüringischen Anstalt Pfafferode. Steinmeyer war auf vielfältige Weise in die Tötungsaktionen verstrickt. Er brachte sich am 26.Mai 1945 nach Verhaftung durch die Alliierten um (vgl. ausführlich *Franz-Werner Kerstin*, 1996, S. 285–300).

41 Dr. Schmalenbach, in der Tötungsanstalt Sonnenstein bei Pirna tätig, scheint ab dem Herbst 1940 für alle bayerischen Anstalten zuständig gewesen zu sein. So wählte er am 9. Dezember 1940 in Gabersee noch einmal viele Patienten zum Transport in eine Vernichtungsanstalt aus und referierte am 6. Dezember 1940 in Erlangen über den eigentlich Zweck der Verlegungen. Am 26. August 1940 befand sich auch Werner Heyde, Ärztlicher Leiter der Aktion T4, in Mainkofen. Ob er auch andere Anstalten besucht hat, läßt sich nicht nachweisen.

ten, die aufgrund von Personalmangel nicht in der Lage waren, in der kurzen Frist Meldebögen für alle Patienten auszufüllen.[42]

Zusätzlich zum Apparat der Aktion T4 in der Tiergartenstraße 4 in Berlin wurde in dieser Phase das bayerische Staatsministerium des Inneren in die Vernichtungsaktion eingeschaltet. Der Leiter der Gesundheitsabteilung im Innenministerium, Ministerialdirektor Dr. Walter Schultze,[43] war Ende 1939 bzw. Anfang 1940 von Reichsleiter Bouhler im Beisein des Bayerischen Innenministers und Gauleiters Adolf Wagner über die Aktion T4 umfassend informiert worden. Nachdem die Meldebögen von den Anstalten bzw. den Ärztekommissionen ausgefüllt und nach Berlin geschickt worden waren, schickte Dr. Walter Schultze Ministerialentschließungen an alle bayerischen Anstalten, die bis auf die Zahl der zu verlegenden Patienten und den Termin allesamt den gleichen Wortlaut hatten.

„An Herrn Direktor [...] oder Vertreter im Amt der Heil- und Pflegeanstalt [...]
Betrifft: Verlegung von Kranken der Heil- und Pflegeanstalten
Die gegenwärtige Lage macht die Verlegung einer großen Anzahl von den in Heil- und Pflegeanstalten untergebrachten Kranken notwendig. Im Auftrag des Reichsverteidigungskommissars ordne ich die Verlegung von [...] Kranken aus Ihrer Anstalt an. Die Verlegung wird voraussichtlich am [...] 1940 erfolgen. Wegen der Auswahl und Abholung der Kranken, die in meinem Auftrag erfolgt, wird sich die gemeinnützige Krankentransport GmbH in Berlin bzw. deren Transportleiter mit Ihnen ins Benehmen setzen.
Der Transport ist von der Abgabeanstalt vorzubereiten.
Falls die Anstalt über kein Bahnanschlußgleis verfügt, ist
1.) Der Transport der Kranken bis zur nächsten Bahnstation von der Anstalt durchzuführen. Unruhige Kranke sind mit den
2.) entsprechenden Mitteln für einen mehrstündigen Transport vorzubehandeln. Die Kranken sind, soweit möglich, in eigener
3.) Wäsche und Kleidung zu übergeben. Das gesamte Privateigentum ist
4.) in ordentlicher Verpackung mitzugeben. Soweit keine Privatkleidung vorhanden ist, stellt die Abgabeanstalt
5.) Wäsche und Kleidung leihweise zur Verfügung.
6.) Die Krankenpersonalakten und Krankengeschichten sind den Transportleitern auszuhändigen.
Die Kostenträger sind von der Abgabeanstalt davon in Kenntnis zu setzen, daß weitere Zahlungen über den Tag der Verlegung hinaus solange einzustellen sind, bis sie von der Aufnahmeanstalt angefordert werden. Die Benachrichtigung der Angehörigen von der Verlegung erfolgt unverzüglich durch die Aufnahmeanstalt. Sollte in der Zwischenzeit ein Angehöriger bei der Abgabeanstalt anfragen, so antwortet ihm diese, falls ihr der Name der Aufnahmeanstalt noch nicht bekannt sein sollte, der Kranke sei im Auftrag des zuständigen Reichsverteidigungskommissars verlegt worden. Die neue Anstalt werde sich im übrigen alsbald mit den Angehörigen in Verbindung setzen.
i.A. Dr. Walter Schultze“[44]

[42] vgl. Beiträge zu Gabersee und Lohr.

[43] Dr. Walter Schultze war schon 1919 der Partei beigetreten und SA-Mitglied seit deren Gründung. Schultze übernahm 1933 die Leitung der Gesundheitsabteilung im bayerischen Innenministerium und wurde Honorarprofessor an der medizinischen Fakultät in München. 1935 trat er der SS bei und wurde Reichsdozentenführer des NS Dozentenbundes. Siehe hierzu *Ernst Klee*, Was sie taten – was sie wurden. Ärzte, Juristen und andere Beteiligte am Kranken- oder Judenmord, 1986, S. 85f.

[44] Dieser Brief wurde sicher an die Anstalten Gabersee, Mainkofen und Erlangen geschickt (vgl. Staatsarchiv Nürnberg, StAnw. B. LG Nbg-Fürth. KS 16/49).

Wie in diesem Schreiben angekündigt, erhielten die Anstalten bald danach „Transportlisten", und die Ärzte wählten zusammen mit den „Transportleitern" die tatsächlich zu verlegenden Menschen aus, da die „Transportlisten" zumeist mehr Menschen umfaßten, als jeweils tatsächlich abtransportiert werden sollten.

Auf diese Weise wurden vor allem in den Monaten Oktober und November des Jahres 1940 aus allen bayerischen Heil- und Pflegeanstalten die als „lebensunwert" diagnostizierten Patienten in die Tötungsanstalten Hartheim, Sonnenstein und Grafeneck transportiert und dort ermordet. Der Transport in die Tötungsanstalten erfolgte entweder mit den grauen Bussen der „Gekrat" oder per Zug, soweit die Anstalten über einen eigenen Gleisanschluß verfügten.

Im Zuge dieser Phase der Aktion T4 in Bayern wurden die Anstalten Gabersee, Bayreuth und Werneck aufgelöst. Die nicht ermordeten Patienten dieser Anstalten wurden nach Eglfing-Haar, nach Ansbach, Erlangen und Kutzenberg sowie nach Lohr verlegt.

Gab es nun Unterschiede in der Handhabung der Aktion T4 zwischen den einzelnen Anstalten? Erstaunlicherweise gab es hinsichtlich des Anteils der Patienten, die aus den eigenen Anstalten stammten, also 1940/41 nicht aus einer anderen Anstalt zuverlegt worden waren, und getötet wurden, kaum große Unterschiede.[45] Soweit genauere Zahlen vorliegen, wurden aus den bayerischen Anstalten 41,4% der eigenen Patienten in Tötungsanstalten verlegt (Lohr 48,6%; Erlangen 45,3%; Werneck 42,3%; Eglfing 42%; Ansbach 41,2%; Regensburg 39,4%, Kutzenberg 36,3%, Bayreuth 34,8%). Die sehr hohe T4-Tötungsrate in Lohr hängt damit zusammen, daß von den 351 aus Lohr abtransportierten Patienten allein 51 aus Klingenmünster stammten. Würden diese nicht berücksichtigt, so wären aus Lohr 40,7% „eigene" Patienten in Tötungsanstalten gebracht worden. Die relativ geringe T4-Tötungsrate in Bayreuth ist darauf zurückzuführen, daß diese Anstalt relativ früh, vor Einsetzen der großen Transportwelle, aufgelöst wurde und die meisten in Tötungsanstalten verlegten Patienten erst nach der Auflösung von Bayreuth von ihren neuen Heimatanstalten Erlangen, Kutzenberg und Ansbach aus dorthin transportiert wurden.

Abgesehen von diesen beiden besonderen Situationen in Lohr und Bayreuth können keine nennenswerte Unterschiede festgestellt werden. Wie viele der angestammten Patienten in Tötungsanstalten verlegt worden waren, war also sowohl unabhängig davon, wie lange einzelne Anstalten in die Aktion T4 eingebunden waren (Eglfing-Haar) als auch vom Verhalten der einzelnen Akteure in den jeweiligen Anstalten. Eigentlich verwundert diese Tatsache wenig, da die Aktion T4 in Bayern zentral in Berlin geplant und von dort aus über das Bayerische Staatsministerium des Inneren umgesetzt wurde. Die von Pfannmüller im Oktober 1939 in Eglfing-Haar durchgeführte Selektion hatte vermutlich den Zweck verfolgt, eine

45 Die Patienten aus Klingenmünster, die 1939 auf die bayerischen Heil- und Pflegeanstalten verteilt worden waren, gelten als „eigene Patienten". Die Differenzierung, die Cording in seinem Beitrag über Regensburg vorgenommen hat, kann hier nicht vorgenommen werden. Cording hat alle diejenigen Patienten als „Fremdpatienten" definiert, die ab 1934 in Sammeltransporten aus anderen Anstalten nach Regensburg gebracht wurden.

Planvorgabe für die bayerischen Heil- und Pflegeanstalten zu erhalten. Diese Selektion hatte ergeben, daß 1119 von 2907 Patienten (38,5%) seiner Ansicht nach „lebensuntüchtig" seien; mit 41,7% hatte der Anteil der tatsächlich ermordeten Patienten aus bayerischen Heil- und Pflegeanstalten diese Vorgabe um 3 Prozentpunkte überschritten.

Heinz Faulstich hat 1993 versucht, den Prozentsatz der T4-Opfer an den Patienten der staatlichen Anstalten zwischen einzelnen Regionen zu vergleichen. In Baden lag dieser bei 53%, in Württemberg bei 52%, in der Provinz Hannover bei 21% und im Rheinland bei ca. 20%. In Sachsen lag der Prozentsatz der Getöteten bei 50%, in Berlin gar bei 60% [46]. Bayern lag mit einer Tötungsrate von 41,7% unterhalb der von Berlin, Sachsen, Baden und Württemberg, aber deutlich über der der preußischen Provinzen Rheinland, Westfalen und Hannover. Dies ist darauf zurückzuführen, daß in Sachsen, Berlin, Baden und Württemberg die Aktion T4 relativ früh einsetzte und bereits im Spätsommer 1940 die allermeisten zum Töten vorgesehenen Patienten in den Tötungsanstalten vergast worden waren. In den preußischen Provinzen setzte die Aktion T4 später ein – ab Frühjahr 1941 – und konnte wohl auf Grund des von Hitler im August 1941 verfügten Stopps nicht mehr im vorgesehenen Umfang umgesetzt werden. In Bayern forderte die Aktion T4 erst ab Herbst 1940 die meisten Opfer aus den staatlichen Anstalten.

### *4.3. Die Aktion T4 und die bayerischen Pflegeanstalten*

In Bayern gab es traditionell ein sehr differenziertes Netz vor allem nichtstaatlicher und insbesondere kirchlicher Anstalten, in denen sog. Idioten, Kretinen, Blöde, Schwachsinnige usw. versorgt wurden und die u.a. den Heil- und Pflegeanstalten dazu dienten, sog. Pflegefälle dorthin abschieben zu können. Laut statistischem Jahrbuch des Jahres 1938 wurden 1937 9440 Menschen in solchen Anstalten betreut.[47]

Von September 1940 bis November 1941 wurden aus diesen Pflegeanstalten mindestens 6091 Bewohner in die verbliebenen Heil- und Pflegeanstalten verlegt. Von diesen wurden mindestens 1697 in die Tötungsanstalten Sonnenstein und Hartheim transportiert und dort vergast. Die Hintergründe dieser Verlegungsaktionen bestand in dreierlei: Erstens stellten die vielen, teilweise sehr schön gelegenen und in alten Schlössern und Klöstern untergebrachten Pflegeanstalten einen Besitz dar, den viele Gliederungen des nationalsozialistischen Staats- und Parteiapparates begierig in ihre Hände zu bekommen versuchten. Zum zweiten waren, obwohl die Anstalten Gabersee, Bayreuth und Werneck geschlossen worden waren, einige der Heil- und Pflegeanstalten unterbelegt und konnten mit den Bewohnern der Pflegeanstalten wieder voll belegt werden. Und drittens konnte die

[46] *Heinz Faulstich*, Von der Irrenfürsorge zur „Euthanasie", 1993, S. 283–288

[47] Bayerisches Statistisches Landesamt (Hrsg.), Statistisches Jahrbuch für Bayern 1938, S. 335

nationalsozialistische Vernichtungspolitik gegen psychisch kranke Menschen in den staatlichen Heil- und Pflegeanstalten störungsfrei umgesetzt werden – die ehemaligen Bewohner der Pflegeheime waren nun dem Zugriff schutzlos ausgeliefert.

Auch die Verlegung von Bewohnern aus den Pflegeanstalten wurde durch eine Entschließung des bayerischen Staatsministeriums vorbereitet, die an die Regierungspräsidenten, die Heil- und Pflegeanstalten und die Landesfürsorgeverbände erging:

„Betreff: Neuorganisation der Heil und Pflegeanstalten.
Beilagen: Abdrucke für die Heil- und Pflegeanstalten und die Landesfürsorgeverbände.
Im Zuge der Neuorganisation der Heil- und Pflegeanstalten sind in diesen Betten frei geworden. Zur Erhaltung der Wirtschaftlichkeit der Anstalten müssen diese Betten wieder belegt werden. Die Landesfürsorgeverbände haben auf ihre Kosten eine erhebliche Zahl Kranker gem. Art. 5 Fürsorgegesetz in privaten Pflegeanstalten untergebracht. Die Mehrzahl dieser Kranken eignet sich zur Unterbringung in eine Heil- und Pflegeanstalt. Die Regierungspräsidenten werden angewiesen zu veranlassen, daß diese Kranken in die Heil- und Pflegeanstalten nach Maßgabe der dort vorhandenen freien oder im weiteren Verlauf der Neuorganisation noch frei werdenden Betten verlegt werden.
In der Regel werden die Heil- und Pflegeanstalten mit dem Tagesverpflegsatz der privaten Anstalten von 1,60 bis 1,90 RM ihre Wirtschaftlichkeit nicht erhalten können und deshalb einen höheren Satz für diese Kranken festsetzen müssen. Hiergegen besteht keine Erinnerung. Dabei ist jedoch zu beachten, daß die aus den privaten Anstalten übernommenen Kranken im allgemeinen in Bezug auf Pflege und Aufsicht nicht so hohe Anforderungen stellen, wie die Geisteskranken der Heil- und Pflegeanstalten. Es wird also ein Verpflegsatz ausreichen, der zwischen dem Satz der privaten Anstalten und dem der Heil- und Pflegeanstalten liegt.
Für die Landesfürsorgeverbände und die an den Kosten gem. Art. 5 Absatz 5 Fürsorgegesetz beteiligten Bezirksfürsorgeverbände entsteht durch diese Maßnahme kein höherer Gesamtaufwand für Anstaltspflege, da diesem verhältnismäßig kleinen Aufwand eine erhebliche Einsparung für die in Reichsanstalten (sic!) verlegten Kranken, für die keine Pflegekosten verlangt werden, gegenüber stehen. Die durch die Verlegung in den privaten Pflegeanstalten frei werdenden Räume können zur Unterbringung von Heimkehrdeutschen oder für Zwecke der erweiterten Kinderlandverschickung nutzbar gemacht werden.
i.A. gez.
Dr. Schultze“[48]

Wie angekündigt forderten die jeweiligen Landesfürsorgeverbände die Pflegeanstalten auf, die auf ihre Kosten verpflegten Bewohner in die Heil- und Pflegeanstalten ihres Bezirkes zu verlegen. So wurden z.B. im November und Dezember 1940 die Bewohner der mittelfränkischen Neuendettelsauer Anstalten, deren Verpflegungskosten vom Landesfürsorgeverband Schwaben getragen wurden, in die Heil- und Pflegeanstalt Günzburg verlegt. Ganz ähnlich verlief die Verlegung von Bewohnern der schwäbischen Ursberger Anstalten auf Anordnung des Landesfürsorgeverbandes Oberbayern in die Heil- und Pflegeanstalt Eglfing-Haar. Diese Art der Verlegung von Bewohnern der Pflegeanstalten in die Heil- und Pflegeanstalten schien auf den ersten Blick unverdächtig und wies keinen direkten Zusammenhang zu den Vernichtungsaktionen auf. Allerdings mußte der Hinweis

[48] Archiv Klinikum am Europakanal

auf die Unterbelegung in den Heil- und Pflegeanstalten, die als ein Grund für die Verlegungen angegeben wurde, stutzig machen.[49] Die Transporte in die Heil- und Pflegeanstalten wurden, wie im Schreiben des Ministeriums angekündigt, von diesen selbst organisiert.

Detaillierte Angaben, wie viele der verlegten Bewohner aus den Pflegeanstalten von den Heil- und Pflegeanstalten aus in die Tötungsanstalten verlegt wurden, können für 4119 Menschen gemacht werden, von denen 1335 Menschen, also 32,4%, in Tötungsanstalten ermordet wurden. Nach einzelnen Anstalten gegliedert, ergibt sich folgendes Bild: Von den 697 Menschen, die nach Ansbach verlegt wurden, wurden 269 (38,6%) in Tötungsanstalten ermordet. Von den 258 nach Kutzenberg verlegten wurden 57 (22%) in Tötungsanstalten vergast. Von den 1424 nach Eglfing verlegten wurden mindestens 535 in Tötungsanstalten verlegt.[50] Von den 1021 nach Regensburg gebrachten Menschen wurden 224 (21,9%) getötet, von den 719 nach Erlangen transportierten wurden 250 (34%) in Tötungsanstalten vergast. Nach Eglfing-Haar und Regensburg wurden folglich mit 1424 bzw. 1021 die meisten Menschen aus Pflegeanstalten verlegt, von den Anstalten Eglfing-Haar, Ansbach und Erlangen aus wurde der relativ größte Anteil der Bewohner aus Pflegeanstalten in Tötungsanstalten ermordet.[51]

Diese deutlichen Unterschiede bedürfen der Erklärung. Sie sind nicht darauf zurückzuführen, daß in Ansbach, Erlangen oder Eglfing-Haar skrupelloser selektiert wurde, sondern darauf, daß der Stop der Aktion T4 im August 1941 dazu führte, daß für die Tötung vorgesehene Bewohner nicht mehr in die Tötungsanstalten verlegt werden konnten. Vor allem bzgl. der Anstalt Regensburg läßt sich dies nachweisen. Von den bis zum 15. Mai 1941 nach Regensburg transportierten 372 Menschen wurden 224 (60%) in Tötungsanstalten gebracht, die ab August 1941 nach Regensburg gebrachten 649 Bewohner aus Pflegeanstalten konnten logischerweise nicht mehr in die „T4-Anstalten" verbracht werden, da die Aktion T4 zu diesem Zeitpunkt bereits unterbrochen war. Der Abbruch der Aktion T4 im August 1941 durch persönliche Intervention Hitlers ist also hinsichtlich der Vernichtung von Bewohnern der Pflegeanstalten „zu früh" gekommen. Die

[49] Im Schreiben des Landesfürsorgeverbandes Ober- und Mittelfranken an die Leitung der Diakonissenanstalt Neuendettelsau hieß es: „Das Staatsministerium des Innern hat angeordnet, daß zur Behebung der Unterbelegung in den Heil- und Pflegeanstalten des Bezirksverbandes und zur Erhaltung der Wirtschaftlichkeit dieser Anstalten, ferner aus Ersparnisgründen, die vom Landesfürsorgeverband nach Artikel 5 FG betreuten Geisteskranken, Geistesschwachen, Blöden und Epileptischen in privaten Pflegeanstalten in die zuständigen Heil- und Pflegeanstalten des Bezirksverbandes zu verlegen sind." (Stadtarchiv Nürnberg, Dir A 146) Die Schreiben an die anderen Pflegeanstalten dürften ähnlich gelautet haben.

[50] Es besteht Unklarheit bzgl. des Schicksals von 208 aus Ecksberg nach Eglfing verlegten Patienten. Nach Angaben von *Gerhard Schmidt* (1983, S. 77ff.) wären davon 247 in Tötungsanstalten verlegt worden. Betrachtet man nur die 1216 aus den Anstalten Attl, Neuötting, Schönbrunn, Taufkirchen und Ursberg verlegten Patienten, dann sind von diesen 535 (43,6%) in Tötungsanstalten ermordet worden.

[51] Über die Anstalten Kaufbeuren, Mainkofen, Lohr, Günzburg können keine detaillierten Angaben gemacht werden.

These, die Aktion T4 sei abgebrochen worden, weil das 1939 errechnete Plansoll erfüllt gewesen sei, muß folglich weiter relativiert werden.[52]

Betrachten wir nun, ob sich hinsichtlich einzelner Pflegeanstalten, aus denen die Bewohner in die Heil- und Pflegeanstalten gebracht wurden, Unterschiede in der Handhabung der Aktion T4 erkennen lassen.

Der Anteil der von den verlegten Bewohnern in Tötungsanstalten Ermordeten schwankt teilweise recht deutlich zwischen den einzelnen Anstalten: Von den 519 Bewohnern der Ursberger Anstalten, die nach Eglfing-Haar, Günzburg, Kaufbeuren und Erlangen verlegt wurden, wurden 199 (38%) in Tötungsanstalten ermordet. Von den 1140 Bewohnern der Neuendettelsauer Anstalten, die nach Günzburg, Ansbach, Kutzenberg und Erlangen gebracht wurden, wurden 430 (37,7%) in Tötungsanstalten ermordet. Von den aus Schönbrunn abtransportierten 590 Bewohnern waren es mindestens 187 (31,7%), von den aus Attl abtransportierten 139 Bewohnern 78 (56%), von den aus Taufkirchen nach Eglfing-Haar gebrachten mindestens 75 (51,7%) und von den aus Neuötting abtransportierten 241 waren es 95.

Aus den beiden großen kirchlichen Einrichtungen Neuendettelsau (Diakonissenanstalt – evangelisch) und den Ursberger Anstalten (St. Josefskongregation – katholisch) liegen detailliertere Untersuchungen vor, die erkennen lassen, wie die Pflegeanstalten in die Aktion T4 eingebunden wurden.

In Ursberg trafen die Meldebögen bereits im November 1939 ein. Bis zum März 1940 füllte die Generaloberin Desideria Braun 273 Meldebögen aus (Ursberg hatte zu diesem Zeitpunkt ca. 1981 Bewohner) und schickte diese nach Berlin. Danach weigerte sie sich, weitere Meldebögen auszufüllen, da „uns die Angelegenheit so eigentümlich vorkam".[53] Mit Unterstützung der jungen Anstaltsärztin Ilsabe Gerstin wurde diese Verweigerungshaltung ab Oktober 1940 durchgehalten. Trotzdem konnte nicht verhindert werden, daß ab September 1940 bis August 1941 insgesamt 519 Ursberger Heimbewohner in die Anstalten Eglfing-Haar, Kaufbeuren, Günzburg und Erlangen verlegt wurden. Von diesen wurden 199 in den Tötungsanstalten vergast, und 180 starben durch die Hungerkost oder durch Todesspritzen.[54] Hintergrund der Verlegungen nach Eglfing-Haar, Günzburg und Erlangen war, daß die Landesfürsorgeverbände Oberbayern, Schwaben und Mittel- und Oberfranken aufgrund der oben zitierten Entschließung des Innenministeriums die Heimbewohner, für deren Unterbringung sie aufkommen mußten, in den jeweiligen regionalen Heil- und Pflegeanstalten zusammenfaßten. Die Transporte nach Kaufbeuren im November 1940 und im August 1941 dienten dazu, in den Ursberger Anstalten Platz für Volksdeutsche aus den Ostgebieten oder für Umsiedler aus Südtirol zu schaffen. Die Selektion der Ursberger An-

[52] vgl. hierzu *Hans-Walter Schmuhl*, 1987/1992, S. 210–214, der sinnvollerweise eine Vielzahl von Gründen für den Stop der Aktion T4 anführt. Ebenso *Heinz Faulstich*, Von der Irrenfürsorge zur „Euthanasie", 1993, S. 287f.

[53] *Herbert Immenkötter*, 1992, S. 61. Im Oktober 1940 schickte die Generaloberin ein weiteres Mal 113 Meldebögen nach Berlin.

[54] *Herbert Immenkötter*, 1992, S. 108f.

staltsbewohner wurde nicht durch eine Ärztekommission, sondern durch Ärzte der staatliche Heil- und Pflegeanstalten durchgeführt, in die die Heimbewohner verlegt werden sollten. So hat für die nach Eglfing-Haar verlegten Bewohner Dr. Hölzel die Selektion vorgenommen,[55] für die nach Kaufbeuren verlegten der dortige Direktor Valentin Faltlhauser [56] und für die nach Erlangen verlegten Bewohner der dortige stellvertretende Direktor Heinrich Müller.[57] Die Ursberger Anstalten wurden – anders als wohl geplant – nicht für andere Zwecke beschlagnahmt, sondern nahmen in der Folgezeit Volksdeutsche aus den Ostgebieten, Umsiedler aus Südtirol und ausgebombte Menschen aus München auf. Erstaunlicherweise nahmen die Ursberger Anstalten ab Juli 1941 auch mehrere hundert behinderte Bewohner aus den Anstalten Lautrach bei Memmingen, Michelfeld in Oberfranken, Holzhausen bei Buchlohe, aus Lauterhofen in der Oberpfalz und aus Genscher in Westfalen auf. Es scheint so zu sein, daß die Ursberger Anstalten, nachdem die dort verantwortlichen Frauen auf vielen Ebenen versucht hatten, Protest gegen die Verlegung und Tötung von Patienten einzulegen, und nachdem es ihnen gelungen war, die Beschlagnahmung der Anstalten durch Hinweise auf die hohe Verschuldung des Trägers (die St. Josefskongregation) zu verhindern, als Sammelanstalt für Bewohner anderer karitativer Anstalten fungierte, die im Zuge der Aktion aufgelöst worden waren.[58]

In Neuendettelsau trafen die Meldebögen im Juni 1940 ein, eine Kommission unter Leitung von Dr. Steinmeyer nahm im September 1940 die Selektion der ca. 1701 Bewohner der Neuendettelsauer Anstalten vor. Die Leitung der Anstalt versuchte auf unterschiedliche Weise, gegen die Verlegungen vorzugehen. Auch diese Proteste konnten nicht verhindern, daß von Dezember 1940 bis April 1941 1140 Bewohner in die Heil- und Pflegeanstalten verlegt wurden. Von diesen wurden 435 Menschen in den Tötungsanstalten ermordet, mindestens 295 starben bis 1945 in den Anstalten Ansbach, Erlangen und Kutzenberg.[59] Ähnlich wie in Urs-

[55] Derselbe Dr. Friedrich Hölzel weigerte sich im August 1940, aktiv an der Tötung von Kindern in Eglfing-Haar teilzunehmen. In einem Brief an Pfannmüller, der ihn gebeten hatte, die Leitung der sogenannten Kinderfachabteilung zu übernehmen, lehnte Hölzel dies mit der Begründung ab: „Die neuen Maßnahmen sind so überzeugend, daß ich glaubte, persönliche Bedenken zurücktreten lassen zu müssen. Aber es ist ein Anderes, staatliche Maßnahmen mit voller Überzeugung zu bejahen, ein Anderes, sie selbst in letzter Konsequenz durchzuführen. (vgl. *Ernst Klee*, Dokumente zur „Euthanasie“, 1985, S. 246f.)

[56] Faltlhauser war Ende Juli 1941 von der Regierung von Schwaben und Neuburg zum Oberaufseher der Ursberger Anstalten ernannt worden.

[57] Ähnlich wurde vermutlich bei den anderen Pflegeanstalten verfahren. Aus Schönbrunn in Oberbayern ist bekannt, das die dort auf Kosten des Landesfürsorgeverbandes Oberbayern untergebrachten Bewohner durch Dr. Eidam und Hermann Pfannmüller selektiert worden sind. 539 von insgesamt 582 „Pfleglingen“ wurden nach Eglfing verlegt, 187 von dort aus in Tötungsanstalten. (vgl. *Ernst Klee*, Dokumente zur „Euthanasie“ 1985, S. 109f.)

[58] vgl. hierzu die sehr ausführlichen Darlegungen von *Herbert Immenkötter*, 1992

[59] Über die in der Anstalt Ansbach an Hunger verstorbenen Bewohner der Neuendettelsauer Anstalten liegen keine Zahlen vor. In meiner Untersuchung zu den Neuendettelsauer Anstalten (in: *Christine-Ruth Müller/Hans-Ludwig Siemen*, 1991) bin ich von der Zahl von 1238 in staatliche Anstalten verbrachten Bewohnern ausgegangen. Nach den Ergebnissen

berg wurden die Transporte, die ab März 1941 in die staatlichen Anstalten erfolgten, von den aufnehmenden Anstalten Erlangen, Kutzenberg und Ansbach organisiert. Ähnlich auch, daß die leitenden Ärzte dieser Anstalten vor Ort noch einmal selektierten und bestimmten, wer von den Bewohnern als Arbeitskraft in den Neuendettelsauer Anstalten verbleiben durfte.[60] Entscheidend dafür, daß die Diakonissenanstalt einen sehr großen Anteil ihrer Bewohner in die staatlichen Heil- und Pflegeanstalten verlegen mußte, war, daß im Frühjahr 1941 in der Kanzlei des Führers beschlossen wurde, die Neuendettelsauer Anstalten dem Einfluß der Inneren Mission zu entziehen und für andere Zwecke (Kinderlandverschickung, Umsiedlung Südtiroler etc.) zu nutzen. Zwar gelang es der Leitung der Diakonissenanstalt, die Trägerschaft über die Anstalten zu behalten, allerdings konnte nicht verhindert werden, daß diese zu anderen Zwecken genutzt wurden und die eigentlichen Bewohner größtenteils verlegt werden mußten.

### *4.4. Die Aktion T4 und die Auflösung von Anstalten*

Die Vernichtung von psychisch kranken Menschen führte, wie bereits kurz beschrieben, dazu, daß die Heil- und Pflegeanstalten Bayreuth, Gabersee und Werneck aufgelöst wurden und zu Zwecken der Kinderlandverschickung oder zur Aufnahme von „Bessarabiendeutschen" genutzt wurden. Auch die im Zuge der Verlegung in die Heil- und Pflegeanstalten freigewordenen Pflegeanstalten wurden zumeist von unterschiedlichen Gliederungen des NS-Staates bzw. NS-Parteiapparates genutzt. Letztlich muß davon ausgegangen werden, daß im Zuge der Aktion T4 für jede der Anstalten, auch für die, die letztlich Heil- und Pflegeanstalten blieben, eine „Auflösungsdiskussion" geführt wurde, in deren Verlauf verschiedene Interessengruppen versuchten, sich diesen Besitzstand – natürlich ohne die darin lebenden Menschen – einzuverleiben. Die „Auflösungsdiskussion" um die Heil- und Pflegeanstalt Kutzenberg gibt beredtes Zeugnis über diese Machtkämpfe und offenbart, in welch zynischer Weise versucht wurde, aus der Ermordung von Menschen buchstäblich Kapital zu schlagen.

Die Gauleitung Franken machte im April 1941 den SS-Obergruppenführer August Heißmeier von der Dienststelle der Reichsführung SS in Berlin darauf aufmerksam, daß sich die Heil- und Pflegeanstalt Kutzenberg für die Errichtung einer „Nationalpolitischen Erziehungsanstalt" eignen würde. Auf Anregung vom Präsidenten des Bezirkverbandes Ober- und Mittelfranken, dem Nürnberger Oberbürgermeister Willy Liebel, wandte sich Heißmeier am 15. April 1941 mit der Bitte an den Bayerischen Innenminister, „im Einvernehmen mit dem Regie-

der Untersuchungen aus Ansbach und Kutzenberg ist diese Zahl zu hoch gegriffen und muß auf 1140 reduziert werden. Pfarrer Fuchs, der sich seit Jahren intensiv mit den Vorgängen in Neuendettelsau während des Nationalsozialismus auseinandersetzt, kommt auf eine Zahl von 1180 in staatliche Anstalten verlegten Bewohnern, von denen 435 der Aktion T4 zum Opfer fielen und 295 bis Kriegsende in Kutzenberg, Erlangen und Ansbach verstarben.

[60] vgl. hierzu genauer: *Christine-Ruth Müller/Hans-Ludwig Siemen*, 1991, S. 67–108 und S. 129–157

rungspräsidenten in Ansbach im Zuge der bekannten Maßnahmen das Erforderliche (zu) veranlassen". Der Bayerische Innenminister, Adolf Wagner, erhob keine Einwände, so daß der Regierungspräsident von Oberfranken und Mittelfranken, Hans Dippold, die Möglichkeiten einer „Freimachung" von Kutzenberg konkret zu prüfen begann. In einem Schreiben an den Präsidenten des Bezirksverbandes Ober- und Mittelfranken vom 24. Mai 1941 führte Dippold aus:

„Wenn – wie mir nicht bekannt, aber vom Staatsministerium des Inneren unschwer zu erfahren ist – mit einer weiteren Abgabe von Kranken an Reichsanstalten [so der damalige Terminus für die Tötungsanstalten] gerechnet werden kann, werden die Anstalten Ansbach und Erlangen voraussichtlich in absehbarer Zeit in der Lage sein, die Kranken der Anstalt Kutzenberg aufzunehmen."

Allerdings wies Dippold auch darauf hin, daß die Anstalt Kutzenberg sich sehr gut rentiert habe, und schätzte ihren Wert auf knapp 2,5 Millionen RM.

Wenige Tage später, am 30. Mai 1941, erreichte ein Schreiben des Bayerischen Staatsminsteriums für Unterricht und Kultus den Präsidenten des Bezirksverbandes, in dem dieses darum bittet, in Kutzenberg statt einer „Nationalpolitischen Erziehungsanstalt" eine „staatliche Heimschule" einzurichten. Dies sei bereits mit dem Beauftragten des „Reichsführers SS" abgesprochen. Weiter heißt es in diesem Schreiben:

„Es ist mir sehr daran gelegen, daß die in Aussicht genommene Räumung von Kutzenberg in absehbarer Zeit verwirklicht wird, denn ich sehe nicht ein, warum die Irrsinnigen in neuen stattlichen Gebäuden und in herrlicher Umgebung untergebracht sein sollen, während gesunde deutsche Jugend dazu verurteilt ist, in dumpfen und feuchten Löchern zu hausen, wie dies zu einem Teil in Nürnberg, Erlangen und anderen Orten Frankens der Fall ist.
i.A.
gez. Dr. Friedrich"

Der angesprochene Präsident des Bezirksverbandes reagierte erbost auf diese neue Sachlage und beschwerte sich in einem Schreiben an das Bayerische Staatsministerium für Unterricht und Kultus vom 18. 6. 1941 über die oben zitierte „Belehrung":

„Diesen Standpunkt habe ich als Nationalsozialist schon vor der Machtübernahme und später als Kreistags- und Bezirksverbandspräsident zu einem Zeitpunkt vertreten, als die maßgebenden Stellen in den bayerischen Ministerien noch völlig anderer Auffassung waren! Es hätte einer derartigen Belehrung mit gegenüber bestimmt nicht bedurft!"

Letztlich wurde die Anstalt Kutzenberg nicht aufgelöst, da am 19. September 1941 180 Menschen aus dem Kloster Blankenburg bei Oldenburg dorthin verlegt worden waren, die Aktion T4 zu diesem Zeitpunkt bereits gestoppt war und – nachdem die oberfränkische Anstalt Bayreuth bereits geschlossen war – es keine Möglichkeiten gab, die Kutzenberger Patienten andernorts unterzubringen.[61]

[61] Der gesamte zitierte Vorgang befindet sich im Stadtarchiv Nürnberg, Dir A 146

Auch wenn die Auflösungsdiskussion im Fall Kutzenberg nicht zur tatsächlichen Auflösung und weiteren Ermordung von psychisch kranken Menschen führte, macht sie doch zweierlei deutlich: 1. Die Aktion T4 war keine ausschließlich von Berlin aus organisierte „geheime Reichssache", sondern es waren eine Vielzahl von Ministerien und Behörden sowie verschiedene Gliederungen des NS-Staates und des NS-Parteiapparates aktiv eingebunden. 2. In allen genannten Ministerien, Behörden und Gliederungen des NS-Staats- und Parteiapparates war es zur grauenhaften Selbstverständlichkeit geworden, daß psychisch kranke Menschen umgebracht werden.

### *4.5. Reaktionen der Betroffenen auf die Aktion T4*

Natürlich blieb es den Patienten nicht verborgen, was ab Januar 1940 in den bayerischen Anstalten passierte. Natürlich wußten viele, daß sie Gefahr liefen, zur Tötung selektiert zu werden und natürlich hatten viele die Gewißheit, wenn man sie zum Transport vorbereitete, sie mit Pflastern kennzeichnete und sie in Busse oder Züge verlud, daß sie eine Reise in den Tod antraten. Für die meisten der Opfer war die Heil- und Pflegeanstalt oder auch die karitative Pflegeanstalt zur Heimat geworden, in der sie Jahre und Jahrzehnte gelebt hatten und aus der sie jetzt gerissen wurden. [62]

Leider sind nur wenige Zeugnisse über die Reaktionen der Betroffenen überliefert. In Kaufbeuren-Irsee notierte der dortige Anstaltsseelsorger:

> „Am 5. 9. 1940 wurden in zwei Autos 75 Männer abtransportiert. Ein Mann sagte vor dem Einsteigen dem Inspektor Frick: ‚Meint ihr, wir sind so dumm? Wir wissen schon, daß es jetzt ins Leichenauto geht' – dann bekam er gleich eine Spritze."[63]

Eine Schwester aus Irsee erinnerte sich:

> „Manche Kranke ahnten ihr Schicksal voraus. So sagte einmal eine Kranke namens Schindler [...] wiederholt: „So, jetzt weiß ich, was mir bevorsteht". Dieselbe Kranke wünschte sich vor ihrem Wegtransport noch einen Pfannkuchen zum Abschied und ließ sich dann noch die Beichte abnehmen. Als dies vor sich ging, fing sie bitterlich zu weinen an."[64]

Ein Patient aus Eglfing-Haar ließ am Tag bevor er abtransportiert wurde einen Abschiedsbrief auf der Maschine tippen, da er selbst nur mit Mühe schreiben konnte:

[62] Nach den Untersuchungen von *Gerhard Schmidt*, 1983, S. 68 hatten von 726 angestammten Eglfinger Patienten, die in Tötungsanstalten verlegt wurden, 666 länger als fünf Jahre und 407 gar länger als zehn Jahre in dieser Anstalt gelebt. In Lohr betrug der durchschnittliche Aufenthalt der verlegten Patienten 10,8 Jahre, in Erlangen hatten 68% der verlegten Patienten länger als fünf Jahre dort gelebt.
[63] nach Einzelbeitrag aus Kaufbeuren
[64] nach Einzelbeitrag aus Kaufbeuren

„Haar, den 19. 6. 1941

Liebe Mutter! Da ich von hier fort muß u. nicht weiß wo hin, will ich Euch die letzten Zeilen schreiben. Es ist hart für mich. Ich sage Allen herzlichen Dank u. auf Wiedersehen, wenn nicht auf dieser Welt, dann hoffentlich im Himmel!!!

Es grüßt Euch herzl.
Euer dankbarer Sohn“[65]

Eine Schwester aus Ursberg erinnerte sich 1946 an den Abtransport der Bewohner:

„Manche haben sich hingehängt an die Schwester, die Schleier abgerissen. Das war furchtbar. Wenn man sich noch so beherrscht hat. Die haben direkt geahnt und gemerkt, was los ist. Wir haben ihnen die Sakramente geben lassen. Es war fürchterlich, unbeschreiblich [...]. Bei den Mädchen war es ganz arg. Die fühlten instinktiv, daß ihnen nichts Gutes bevorstand. Die haben direkt geschrien und geweint. [...] Der kleine 15jährige St. hat von dem Moment an keinen Bissen mehr gegessen, war leichenblaß. Der hat kein Wort mehr gesprochen, einen nicht mehr angeschaut.“[66]

Viele Angehörige reagierten erschrocken, verzweifelt, aber auch empört auf die Ermordung ihrer kranken Familienangehörigen. Beispielhaft sei hier ein Brief einer Mutter an die Direktion der Anstalt Erlangen zitiert, deren Sohn am 1. November 1940 in eine Tötungsanstalt transportiert worden war.

„Werte Direktion!

Nachdem ich vor drei Wochen meinen lieben guten Sohn Ernst Reinhardt, der bei ihnen in der Anstalt war, besuchen wollte und ihn dort nicht mehr vorfand und mir sowie den anderen Müttern gesagt wurde, daß die Kranken abtransportiert worden seien, unbekannt wohin, mein Mann auf Anfrage noch mal die selbe Anwort bekam, so muß ich Ihnen nochmals schreiben. Am 21. 11. 1940 bekamen wir die Nachricht von dem erfolgten Ableben unseres innig geliebten braven Sohnes. Es war für uns ein schwerer Schlag, wie wohl wir auf dergleichen gefaßt waren. Ich weiß nicht was vorgegangen ist, aber bis jetzt sind es in Zirndorf bereits fünf Personen, die in dieser Anstalt Sonnenstein bei Pirna i. Sa. gestorben sind und verbrannt wurden. Unsere armen Kinder haben nun Ruhe gefunden von ihren schweren Leiden, aber in uns wühlt der Schmerz. Es kommt der Tag, da wir alle vor Gottes Thron stehen, er wird ein Richter sein.“[67]

### *4.6. Reaktionen in der Öffentlichkeit auf die Aktion T4*

Die Tötung von psychisch kranken Menschen blieb einer breiteren Öffentlichkeit nicht verborgen. Nicht nur, daß Angehörige von dem Schicksal ihrer kranken Familienmitglieder berichteten oder Ärzte und Pflegepersonal über die Vorgänge in den Anstalten erzählten: allein der Transport von vielen tausend Menschen aus den Pflegeanstalten in die Heil- und Pflegeanstalten und von dort in die Tötungsanstalten mußten Aufsehen erregen. So berichtete die Kreisleitung von Ansbach:

[65] nach *Bernhard Richarz*, Heilen, Pflegen, Töten, 1987, S. 159
[66] nach *Gerhard Schmidt*, 1983, S. 62
[67] Staatsarchiv Nürnberg, StAnw. b. LG Nürnberg-Fürth, Abg 1983, KS 16/49 B1 (Beiakten)

„Die Verlegung von Kranken der Heil- und Pflegeanstalten in andere Gegenden konnte natürlich der Öffentlichkeit nicht verborgen bleiben. Es scheint auch, daß die eingesetzten Kommissionen überhastet arbeiten, nicht immer eine glückliche Hand haben und daß manche Fehlgriffe vorkamen. Es kann auch nicht verhindert werden, daß Einzelfälle bekannt und herumgesprochen werden. Nachstehende Fälle dürften natürlich auch tatsächlich nicht vorkommen: 1. Eine Familie hat versehentlich zwei Urnen bekommen. 2. Eine Todesnachricht zeigte als Todesursache Blinddarmentzündung. Der Blinddarm war aber bereits vor 10 Jahren herausoperiert worden. 3. Eine andere Todesursache war Rückenmarkleiden. Die Familienangehörigen hatten den vollkommen körperlich Gesunden acht Tage vorher besucht. Eine Familie erhielt eine Todesanzeige, während die Frau heute noch in der Anstalt lebt und sich bester körperlicher Gesundheit erfreut."[68]

Teilweise kam es bei dem Abtransport von Bewohnern aus den Pflegeanstalten in die Heil- und Pflegeanstalten zu deutlichen Protesten. So berichtete der Ortsgruppenleiter von Absberg am 24. Februar 1941:

„Bericht: **Vertraulich!**

Am vergangenen Freitag, den 21. 2. 1941, wurden im Laufe des Tages zweimal mit einem Omnibus aus Erlangen 57 Insassen des Ottilienheims Absberg zu einer angeblichen Untersuchung in die dortige Klinik verbracht. Mit dem Omnibus selbst war ein Arzt sowie drei Krankenschwestern mitgekommen, die diese Leute in den Omnibus verluden und den Transport jedesmal überwachten.

Bei jeder Verladung in den Omnibus dieser Menschen lief eine große Zuschauerzahl zusammen, da die Verladung, nicht im Hofe, sondern vor dem Tor erfolgt sein soll. Es soll hierbei zu den wildesten Szenen gekommen sein, weil ein Teil dieser Menschen nicht freiwillig in den Omnibus eingestiegen und daher mit Gewalt des Begleitpersonals dorthin verbracht wurden.

Es handelt sich hier um Leute, die blöd und schwachsinnig sind und sonst noch weitere epileptische Krankheiten haben sollen, und für deren Unterhalt bisher ganz oder doch zum großen Teil überwiegend der Staat und die sonstigen Körperschaften des öffentlichen Lebens aufkommen mußten.

Dabei konnte ich erfahren, daß bereits der Landesverband Schwaben im vorigen Herbst acht solche Menschen zurückgeholt hat, und von denen sollen dann innerhalb kürzester Zeit sieben an Grippe und eintretender Kreislaufschwäche gestorben sein. Nur eine Person sei wieder zum Ottilienheim Absberg zurückgekehrt.

Diese Angelegenheit wurde in Absberg allmählich bekannt, und es liefen daher auch bei der vergangenen Aktion eine große Menschenmenge zusammen, die, wie ich erfahren habe, sich zu Äußerungen gegenüber dem Nat. Staate hinreisen ließen. Die betreffenden Zuschauer

[68] nach *Alexander Mitscherlich/Fred Mielke*, 1979, S. 196 (Doc D 906 des Nürnberger Ärzteprozesses). In Erlangen berichtete ebenfalls die Kreisleitung über die „Beseitigung von Geisteskranken", wie dem Doc 1002 des Nürnberger Ärzteprozesses zu entnehmen ist. Aus Werneck stellte die dortige evangelische Kirchengemeinde in ihrer Chronik 1941 die Ereignisse folgendermaßen dar: „In Werneck waren inzwischen allerlei trübe und traurige Dinge geschehen. Viele von den Patienten der Heil- und Pflegeanstalt, die schwerkrank waren, sind ganz plötzlich in anderen Anstalten gestorben und es wurde den Angehörigen nur die Asche zugesandt. Sogar einige Kranke, die hier in Werneck durchaus nicht als schwerkrank angesehen waren, waren unter den Verstorbenen. Es hat sich all überall viel Erbitterung bei den Angehörigen hierüber erhoben. Auf allen Stellen, die ich in der genannten Zeit inne hatte, wurde ich von den Leuten gefragt, wie denn diese Sache mit den Geisteskranken sei. Jeder Mann weiß davon, aber doch soll es nicht wahr sein und wird mit Gewalt die Kunde davon unterdrückt, auch höchste staatliche Stellen haben abgestritten, daß die Euthanasie angewandt werde."

konnte ich leider nicht namhaft machen, da bei meiner Nachforschung alle beteiligten Zuschauer zu dieser Sache eine große Zurückhaltung gegen mich gezeigt haben.
Um so mehr sind diese Zwischenfälle bei der einmalig notwendigen Aktion zu beurteilen, da auch Parteigenossen sich nicht scheuten, mit in das Klagelied der anderen weinenden Zuschauer mitgestimmt zu haben. Das dabei auch eine gewisse Gruppe der beteiligten Zuschauer ihre frühere Gesinnungsart zum Ausdruck gebracht haben, und sich nicht zurück hielten, die große Notwendigkeit der getroffenen und eingeleiteten Maßnahmen im Zuge der Reichsverteidigung zu bemängeln und zu kritisieren, war von vornherein von diesen Leuten nicht anders zu erwarten.
Es soll sogar ein Teil dieser Leute mit einer Behauptung soweit gegangen sein und die etwa folgendermaßen verbreitet wurde: „Der heutige Staat muß nun einmal schlecht bestellt sein, sonst könnte es nicht vorkommen, daß man diese armen Menschen einfach zum Tode befördert, damit man die Mittel, die bisher für den Unterhalt dieser Menschen zur Verfügung standen, nunmehr zur Kriegsführung frei macht." Vornehmlich stammt diese Anschauung von der katholischen Bevölkerung Absberg."[69]

Leider fehlen über die Reaktionen der Bevölkerung auf die Verlegung und Ermordung von psychisch Kranken im Rahmen der Aktion T4 weitere Zeugnisse. Die hier zitierten Vorgänge betreffen vor allem Ereignisse aus der Gegend von Nürnberg, wo 1946/47 der Ärzteprozeß stattfand. Sicherlich wurde in dieser Region besonderes Augenmerk auf Akten gelegt, die die Vernichtungspolitik gegen psychisch Kranke belegen konnten. Vermutlich ist in anderen Regionen Bayerns ähnliches vorgegangen, nur sind die Zeugnisse dieser Vorgänge vernichtet worden.

### *4.7. Die Ermordung von Kindern in bayerischen Anstalten*

Zweifelsfrei sind auch Kinder und Jugendliche der Aktion T4 zum Opfer gefallen. Allein aus Erlangen ist bekannt, daß sieben 15- bzw. 17jährige Patienten in Tötungsanstalten ermordet wurden – sie hatten allesamt vorher in einer der Neuendettelsauer Anstalten gelebt. Auch in den folgenden Jahren starben viele Kinder, die vorher aus den karitativen Anstalten Bayerns oder aus anderen Reichsgebieten in die staatlichen Heil- und Pflegeanstalten verlegt worden waren, an der sogenannten Hungerkost. So starben drei Kinder, die am 29. und 30. April 1941 von Himmelkron nach Kutzenberg verlegt worden waren, mit sechs bzw. neun Jahren in Kutzenberg. Die offizielle Todesursachen lautete Darmkatarrh, Meningitis und Lungenentzündung. Von den 180 Bewohnern des Klosters Blankenburg bei Oldenburg, die am 20. September 1940 nach Kutzenberg verlegt wurden, starben fünf Kinder im Alter zwischen fünf und zehn Jahren und fünf Kinder, die jünger als fünf Jahre waren. Die Todesursachen lauteten auf Epilepsie, Bronchopneumonie, Pneumonie, Lungenentzündung und Tuberkulose.[70]

Die systematisch organisierte Ermordung von Kindern vollzog sich in Bayern auf folgende Weise: In Bayern wurden 1940 bis 1942 drei sogenannte Kinderfach-

[69] nach *Ernst Klee*, „Euthanasie" im NS-Staat, 1983, S. 324f.
[70] Die Schicksale der in Kutzenberg verstorbenen Kinder konnte ich anhand der Listen, die mir Alfons Zenk überlassen hat, herausfinden. Ebenfalls am 20. September 1940 wurden 40 Erwachsene und Kinder aus Blankenburg nach Erlangen verlegt. Vier dieser Kinder unter zehn Jahren starben bis 1945.

abteilungen in bayerischen Heil- und Pflegeanstalten eingerichtet, und zwar im Oktober 1940 eine in Eglfing-Haar, im Dezember 1941 eine in Kaufbeuren, die später noch auf die Nebenanstalt Irsee ausgeweitet wurde, und 1942 eine in Ansbach. In diese Kinderfachabteilungen wurden Kinder von den Gesundheitsämtern oder von anderen Institutionen eingewiesen, die nach Rücksprache mit dem „Reichsausschuß zur wissenschaftlichen Erfassung erb- und anlagebedingter schwerer Leiden" in Berlin entweder beobachtet oder getötet werden sollten. In die Kinderfachabteilung Ansbach wurden insgesamt 306 Kinder eingewiesen, 54 kamen auf Veranlassung der Gesundheitsämter der Umgebung, 37 aus den Neuendettelsauer Anstalten, 20 von der Universitätsklinik Erlangen und die übrigen von der Universitätsklinik Leipzig und den Anstalten Görden und Waldniel.[71]

Die Leiter der Kinderfachabteilungen bzw. die Direktoren der Anstalten waren ermächtigt, die Kinder zu töten. Teilweise wurden die Kinder in die Fachabteilungen eingewiesen, nachdem bereits die abgebenden Institutionen zusammen mit dem Reichsausschuß entschieden hatten, sie zu töten. Wurden die Kinder als sog. „Beobachtungsfälle" eingewiesen, fertigte der zuständige Leiter einen Bericht, anhand dessen der „Reichsausschuß" entschied, ob weiter beobachtet oder getötet werden sollte. Aus Eglfing-Haar ist bekannt, daß Pfannmüller auch ohne Zustimmung des „Reichsausschusses" tötete.

Die Ermordung der Kinder erfolgte nach stets gleichem Schema: die Kinder erhielten Luminal in Tablettenform oder dem Essen beigemischt. Dadurch fielen sie in dauernde Bewußtlosigkeit und verstarben nach zwei bis fünf Tagen. Faltlhauser ließ den Kindern zusätzlich noch Morphium-Scopolamin spritzen, Pfannmüller ermordete mehrere Kinder durch eine tödliche Dosis Morphium-Scopolamin.

Bis 1945 starben in den drei Fachabteilung insgesamt 695 Kinder, in Ansbach 154, in Kaufbeuren 209 und in Eglfing 332. Ob alle diese Kinder aktiv getötet wurden und wieviele an den elenden Bedingungen in den Anstalten zugrundegingen, ist nicht bekannt.

Meist hielten die Leiter der Kinderfachabteilungen die Eltern im Unklaren. Aus Eglfing-Haar ist bekannt, daß die Eltern erst nach der Ermordung ihrer Kinder darüber informiert wurden, daß ihr Kind schwer krank sei. So im Fall eines zweieinhalb Jahre alten Kindes, das am 24. Oktober 1941 an den Folgen der Luminalvergiftung starb. Vier Tage später schrieb man den Eltern:

„Leider muß ich Ihnen heute mitteilen, daß Ihr Sohn Hans-D., der sich in den letzten Tagen eine Erkältung zugezogen hatte, heute die Erscheinung einer doppelseitigen Lungenentzündung aufweist. Bei dem vor allen Dingen in körperlicher Hinsicht schlechten Zustand muß

[71] Aus Eglfing liegen keine Zahlen über die Aufnahme von Kindern vor. Aus Kaufbeuren sind für 1940 und 1941 fünf Transporte aus den Anstalten Ursberg, Lautrach, Schönbrunn, Neuötting und Klett mit zusammen 111 Kindern dokumentiert. Außerdem wurden am 13. August 1942 24 Kinder aus der Kinderfachabteilung Ansbach in die von Kaufbeuren verlegt. Alle 24 Kinder sind in Kaufbeuren gestorben.

an einen ungünstigen Ausgang der Erkankung gedacht werden. Falls es Ihnen möglich sein sollte, möchten wir sie bitten, doch noch einmal hierher zu kommen."[72]

Andere Eltern wurden gar nicht über die Verlegung ihrer Kinder in eine Kinderfachabteilung informiert.

### *4.8. Das reale Elend und die Hungerkost in den bayerischen Heil- und Pflegeanstalten*

Bereits seit Einsetzen der Weltwirtschaftskrise 1929, vor allem aber ab 1933 waren die Lebensverhältnisse in den psychiatrischen Anstalten drastisch eingeschränkt worden. Ausdruck dieses wachsenden Elends in den Anstalten war die anwachsende Sterblichkeit, die schon in den „Friedenszeiten" von 3,1% in 1933 auf 5,1% in 1939 anstieg. Es kann als sicher gelten, daß schon vor Beginn des Zweiten Weltkrieges die arbeitenden Anstaltsbewohner eine bessere Kost erhielten als die nicht arbeitenden und bettlägerigen Patienten.[73]

Ab September 1939 verschlechterten sich die sowieso schon elenden Lebensverhältnisse noch weiter. Die Patienten – es waren fast 4000 mehr, als noch 1933 versorgt wurden – wurden auf engstem Raum zusammengedrängt, da in jeder Anstalt Platz für Reservelazarette geschaffen werden mußte. Der geringe Personalbestand wurde auf ein Minimum reduziert, viele Ärzte, Pfleger und Mitarbeiter der Regiebetriebe (Küche, Landwirtschaft, Schreinerei etc.) wurden zum Wehrdienst eingezogen. Und die Lebensmittel wurden weiter verknappt. Die Lebensgrundlagen für die Bewohner der Anstalten sind so auf ein Maß reduziert worden, das nicht für alle reichen konnte. In dieser Situation griff die Aktion T4 aktiv und bewußt in die Anstalten ein.

1940 und 1941 wurden aus den bayerischen Anstalten 7686 Patienten in Tötungsanstalten ermordet. Die Opfer dieser Vernichtungsmaßnahme waren vor allem die arbeitsunfähigen, die „störenden", die vermeintlich „aussichtslosen" Fälle. Die Aktion T4 verfolgte das Ziel, in geplanter und aktiver Weise die vermeintlich „unproduktiven" Bewohner der Anstalten zu töten und die noch „produktiven" am Leben zu erhalten und womöglich gar zu heilen und zu entlassen. Das grauenhafte Ergebnis dieser Politik bestand in folgendem:

1940 wurden 4396 (23,3%) der 18864 insgesamt in bayerischen Heil- und Pflegeanstalten behandelten Patienten in Tötungsanstalten ermordet. Im selben Jahr starben zusätzlich 1149 (6,1%) Patienten in den Anstalten, so daß sich für 1940 eine Sterblichkeits- und Todesrate von 28,4% ergibt.

1941 wurden 3248 (16,8%) der 19311 insgesamt in bayerischen Heil- und Pflegeanstalten lebenden Menschen in Tötungsanstalten ermordet. Im selben Jahr starben zusätzlich 1223 (6,3%) Patienten in den Anstalten, so daß sich für 1941 eine Sterblichkeits- und Todesrate von 23,1% ergibt.

[72] *Gerhard Schmidt*, 1983, S. 251
[73] vgl. dazu *Achim Thom*, Kriegsopfer der Psychiatrie, 1991, S. 206

Betrachtet man die beiden Jahre gemeinsam, so wurden 7686 (27,4%) der in diesen beiden Jahren in bayerischen Heil- und Pflegeanstalten lebenden 28082 Patienten ermordet. In den beiden Jahren starben zusätzlich 2372 (8,4%) dieser Patienten, so daß sich für 1940 und 1941 eine Sterblichkeits- und Todesquote von 36% ergibt. Das heißt nichts anderes, als daß 1940 und 1941 mehr als ein Drittel aller Menschen, die als Patienten in den Heil- und Pflegeanstalten lebten bzw. aus den Pflegeanstalten dorthin verbracht wurden, ermordet wurden oder starben. Dies ist ein erschreckender Befund. Töten und Sterben war 1940 und 1941 in den Anstalten allgemein zum Alltag geworden.

Nach dem Stopp der Aktion T4 im August 1941 verfügten die nationalsozialistischen Gesundheitspolitiker und die Psychiater erstmals über kein Mittel mehr, planvoll vernichtend in die Anstalten einzugreifen.

Im April 1942 wurden reichsweit für alle Bevölkerungsgruppen die Lebensmittelrationen reduziert. Es ist davon auszugehen, daß diese weitere Rationierung sich auch auf die Heil- und Pflegeanstalten auswirkte. Geradezu naturwüchsig entwickelte sich 1942 innerhalb der Anstalten eine tödliche Ausgrenzungsdynamik, in deren Folge die arbeitsfähigen und angepaßten Patienten mehr und bessere Kost und mehr und bessere Kleidung und mehr und bessere Räume und Betten erhielten. Die bettlägerigen, arbeitsunfähigen, störenden, unruhigen Patienten wurden an den tödlichen Abgrund gedrängt, erhielten weniger und schlechtere Nahrung, weniger und dürftigere Kleidung, wurden auf engstem Raum in unzumutbarer Weise (Strohlager etc.) zusammengedrängt. Zweifellos wurde ihnen auch die nötige Pflege und Zuwendung versagt und entzogen.[74]

Konsequenz dieser inneren Dynamik war, daß die Sterblichkeit in den bayerischen Heil- und Pflegeanstalten 1942 auf 10,3% hochschnellte. 1810 der 16559 insgesamt behandelten Patienten starben an den elenden Lebensbedingungen. Die Opfer waren vor allem die Menschen, die aus den Pflegeanstalten in die Heil- und Pflegeanstalten verlegt worden waren. Denn sie waren zu Fremden geworden, ihrer Heimat, den Pflegeanstalten, entrissen, noch mehr von ihren Angehörigen getrennt. Und außerdem befanden sich gerade unter diesen Menschen noch viele Kinder, Jugendliche und ältere Menschen, die eigentlich für die Tötung im Rahmen der Aktion T4 vorgesehen, aber aufgrund des Stops der Aktion nicht mehr ermordet worden waren. Diese pflegebedürftigen, bettlägerigen und sehr unruhigen Patienten starben 1942 zweifellos als erste einen einsamen und grauenhaften Tod.

In dieser Situation, im November 1942, lud Dr. Walter Schultze, Ministerialdirektor im Bayerischen Innenministerium, die Anstaltsdirektoren zu einer Besprechung ein.

[74] Ein Aspekt muß hier noch bedacht werden. Wie aus dem Bericht aus Mainkofen ersichtlich wird, aßen die Pfleger auch von dem den Anstalten insgesamt zugeteilten Essen. Es ist zu vermuten, daß die Pfleger für dieses Essen nicht ihre eigenen Lebensmittelkarten einsetzten, sondern sich quasi zusätzlich und auf Kosten der Patienten eine oder mehrere weitere Mahlzeiten gönnten. So erschütternd diese Tatsache anmutet, so belegt sie einmal mehr, daß in den Anstalten ein gnadenloser Kampf ums Überleben entbrannt war, der auch die Pfleger in erschreckendem Maße brutalisierte.

Faltlhauser referierte dort über die bereits in Kaufbeuren erfolgte Vergabe einer fettlosen Kost an arbeitsunfähige Kranke und „aussichtslose Fälle" und deren Auswirkung auf die Patienten. In der Folge dieser Besprechung schickte das Bayerische Staatsministerium des Innern am 30. November 1942 ein Rundschreiben an den Herrn Reichsstatthalter in der Westmark und die Herren Regierungspräsidenten[75]:

„Im Hinblick auf die kriegsbedingten Ernährungsverhältnisse und auf den Gesundheitszustand der arbeitenden Anstaltsinsassen läßt es sich nicht mehr länger verantworten, daß sämtliche Insassen der Heil- und Pflegeanstalten unterschiedslos die gleiche Verpflegung erhalten ohne Rücksicht darauf, ob sie einerseits produktive Arbeit leisten oder in Therapie stehen oder ob sie andererseits lediglich zur Pflege in den Anstalten untergebracht sind, ohne eine nennenswerte nutzbringende Arbeit zu leisten. Es wird daher angeordnet, daß mit sofortiger Wirkung sowohl in quantitativer wie in qualitativer Hinsicht diejenigen Insassen der Heil- und Pflegeanstalten, die nutzbringende Arbeit leisten oder in therapeutischer Behandlung stehen, ferner die noch bildungsfähigen Kinder, die Kriegsbeschädigten und die an Alterspsychosen Leidenden zu Lasten der übrigen Insassen besser verpflegt werden.
Auf die am 17. November 1942 beim Staatsministerium des Innern stattgefundene Besprechung mit den Anstaltsdirektoren wird Bezug genommen. Die Anstaltsdirektoren haben unverzüglich die entsprechenden Maßnahmen zu veranlassen."[76]

Dieser „Hungererlaß" bezweckte dreierlei: Erstens legitimierte er erneut die Praxis, Anstaltsbewohnern die zum Überleben nötigen Lebensmittel zu entziehen. Zweitens zielte er darauf, dem sich geradezu naturwüchsig entwickelnden Selektionsprozeß in den Anstalten einen wissenschaftlich fundierten entgegenzustellen – nicht mehr die zwar strukturierte aber dennoch ungesteuerte Dynamik innerhalb der Anstalten bestimmte, wer soweit an den Rand gedrängt wurde, daß er starb, sondern es sollten wieder die Ärzte sein, die medizinisch fundiert zwischen Leben und Tod entscheiden sollten. Und drittens sollte der Nahrungsentzug bewußt als Tötungsmittel eingesetzt werden.

Der Hungererlaß war nicht die alleinige Ursache für die steigende Sterblichkeit in den Anstalten. Diese hatte schon vorher, unmittelbar nach Abbruch der Aktion T4, deutlich zugenommen, stieg 1942 in den bayerischen Heil- und Pflegeanstalten um 173%. Nach Einführung der Hungerkost 1943 ist eine ähnlich große Zunahme der Sterblichkeit nicht zu verzeichnen, sie nahm um „nur" 125% zu. Auch in den Jahren 1944 und 1945 ist mit 150% und 122% kein vergleichbares Ansteigen zu verzeichnen wie im Jahr 1942.

Der bewußte Nahrungsentzug muß als zusätzliches Mittel im Rahmen der Vernichtungspolitik gegen psychisch kranke Menschen betrachtet werden. Dies zeigt sich, wenn die Umsetzung des Hungererlasses in den einzelnen Häusern betrachtet wird.

[75] d.h., daß auch die Regierungen und Bezirke in die Vergabe von Hungerkost an Patienten eingebunden waren. Wie diese die ihnen unterstellten Anstalten anwiesen und wie sie den Vollzug des Hungerediktes kontrollierten, kann leider nicht dargestellt werden, da Zeugnisse hierüber nicht vorliegen.
[76] *Gerhard Schmidt*, 1983, S. 132f.

Valentin Faltlhauser hatte 1942 während der Besprechung im Ministerium für die Einführung der Hungerkost plädiert und von seinen Erfahrungen berichtet. Faltlhauser praktizierte die Hungerkost in „seiner“ Anstalt nur soweit, als die allgemeine Ernährungslage dies „notwendig“ machte. Im Dezember 1942, als die allgemeine Ernährungslage besonders schlimm gewesen sei, habe er 200 Patienten die sogenannte „E-Kost“ verabreicht. Im Sommer 1943 habe es praktisch keine E-Kost mehr in Kaufbeuren gegeben, da sich die Situation gebessert habe. Erst der Winter 1943/44 mit seiner „miserablen“ Versorgungslage habe ihn veranlaßt, „die Kostverteilungsfrage neu und gründlich zu regeln“. Diese Position läßt sich auch anhand der Todeszahlen in Kaufbeuren belegen. 1942 schnellte die Sterblichkeit in Kaufbeuren auf 13,8% der insgesamt behandelten Patienten. 1943, nach Einführung des Hungererlasses, sank sie auf 11,1%, um dann, nachdem Faltlhauser „neu und gründlich geregelt hatte“, auf 24,7% zu steigen. Die gründliche Regelung bestand darin, daß in der Nebenanstalt Irsee die Hungerkost konsequent eingesetzt wurde.

Hermann Pfannmüller ließ in Eglfing-Haar zwei Hungerhäuser mit je 60 Betten einrichten. An die dorthin verlegten Patienten wurde fettfreie Kost ausgegeben. Bis zum 1. Juni 1945 starben in den beiden Eglfinger Hungerhäusern 444 Patienten den bewußt herbeigeführten Hungertod.[77] In diesem Zeitraum starben in Eglfing-Haar insgesamt 2119 Menschen, so daß die der Hungerkost zum Opfer gefallenen Menschen einen Anteil von ca. 21% ausmachten.

Auch in Erlangen, Mainkofen und Klingenmünster wurden besondere Hungerstationen eingerichtet.

Die Forschungen von Clemens Cording haben ergeben, daß in Regensburg der dortige Direktor Reiß zwar Anfang 1943 die Einrichtung von Hungerstationen angeordnet, diese Anordnung aber zurückgenommen habe, da sich die Ärzte geweigert hätten, dort noch Visite zu machen. Die vorliegenden Zahlen deuten allerdings darauf hin, daß auch in Regensburg der bewußt herbeigeführte Hungertod praktiziert wurde. Denn die Sterblichkeit in Regensburg lag in den Jahren 1943 bis 1945 nur knapp unter der aller bayerischer Anstalten und lag sogar über der von Eglfing-Haar, wo neben der Hungerkost die aktive Tötung von Kindern und Erwachsenen betrieben wurde.

In der Anstalt Lohr, so behauptete der dortige Direktor Papst 1948 in einer Vernehmung, sei auf seine Anordnung keine Hungerkost eingeführt worden. Die „relativ“ geringe Sterblichkeit in Lohr (1943: 9,3%; 1944: 14,6%; 1945: 16,2%) deutet darauf hin, daß der Hungererlaß dort zumindest nicht konsequent praktiziert wurde. Auch die Zahlen aus Kutzenberg lassen vermuten, daß dort der Hungererlaß weniger konsequent umgesetzt wurde.

Heinz Faulstich hat in seiner neuesten umfassenden Untersuchung zum Hungersterben in der Psychiatrie die Sterberaten in 59 staatlichen und drei privaten Anstalten aus verschiedenen deutschen Ländern und Provinzen miteinander verglichen. Er bezeichnet alle die Anstalten, deren jährliche Sterberaten über 20%

[77] *Gerhard Schmidt*, 1983, S. 135

liegen, als Sterbe- und Tötungsanstalten. Folgt man dieser Einteilung, so sind die bayerischen Heil- und Pflegeanstalten als Gesamtheit betrachtet für die Jahre 1944 und 1945 als Sterbe- und Tötungsanstalten zu bezeichnen, da die Sterberate in allen bayerischen Anstalten 1944 bei 20,4% und 1945 bei 24,8% lag. Differenziert betrachtet ergibt sich nach der Einteilung von Faulstich, daß 1944 Kaufbeuren und Klingenmünster und 1945 Ansbach, Erlangen, Kaufbeuren, Klingenmünster und Regensburg als Sterbe- und Tötungsanstalten zu bezeichnen sind[78]. Kutzenberg und Lohr liegen mit Sterberaten von 14–16% deutlich unterhalb dieser Werte[79].

### *4.9. Die „Aktion Brandt" und die bayerischen Heil- und Pflegeanstalten*

Ab 1943 wurde die Euthanasieaktion reinstitutionalisiert.[80] In dem Maße, in dem bestimmte Regionen Deutschlands von der Verschärfung des Luftkrieges betroffen waren, wurden die dortigen Heil- und Pflegeanstalten als Ausweichkrankenhäuser genutzt und die angestammten Patienten in die östlichen preußischen Provinzen, in die annektierten Gebiete Polens und ins Generalgouvernement, aber auch in bayerische Anstalten verlegt. Nach Pommern, Hessen-Nassau und der Provinz Sachsen war Bayern das viertwichtigste Aufnahmegebiet im Rahmen der „Aktion Brandt".[81]

Schon vor 1943 waren bayerische Anstalten Zielort von Transporten aus anderen Regionen des Deutschen Reiches. Im September 1941 waren 220 Bewohner des Kloster Blankenburgs bei Oldenburg nach Kutzenberg und Erlangen verlegt worden, wenige Wochen später, im Oktober 1941, wurden 233 Bewohner der Anstalt Rotenburg in Niedersachsen nach Kaufbeuren und Günzburg gebracht. Ab Februar 1943 sind mindestens 2503 Patienten aus Alsterdorf (Hamburg), Aplerbeck, Eickelborn, Grafenberg, Hausen, Süchteln (alle fünf Rheinland bzw. Westfalen), Neuruppin (Berlin), Wiesloch, Emmendingen (Baden), Frankenthal und Lörchingen (Lothringen) in bayerische Anstalten gebracht worden.

Die Verlegungen im Rahmen der „Aktion Brandt" führten dazu, daß die bayerischen Heil- und Pflegeanstalten im Jahre 1943 mit 19869 Patienten in kaum vorstellbarem Ausmaß überfüllt waren. 1939 lebten in den damals 13 bayerischen Anstalten 19474 Menschen, 1943 waren es in den nur noch zehn Anstalten 300 Menschen mehr. Die Sterblichkeit in den Anstalten stieg sprunghaft von 1811 in 1942 auf 2709 in 1943 und 3761 in 1944. Die Sterberate, daß heißt das Verhältnis

[78] Eglfing lag 1945 mit 19,3% nur knapp unterhalb des von Faulstich eingeführten Grenzwertes, so daß – und dafür sprechen die Vorgänge in Eglfing – auch diese Anstalt als Sterbe- und Tötungsanstalt zu bezeichnen ist.

[79] vgl. *Heinz Faulstich*, Hungersterben in der Psychiatrie 1914–1949, 1998, S. 581–586

[80] vgl. *Hans-Walter Schmuhl*, 1987/1992, S. 230–236. Faulstich hat in seiner neuesten Untersuchung eine deutliche Differenzierung der bisherigen Betrachtungsweise der „Aktion Brandt" vorgenommen und darauf hingewiesen, daß diese früher einsetzte. *Heinz Faulstich*, Hungersterben in der Psychiatrie 1914–1949, 1998, S. 587–633

[81] *Heinz Faulstich*, Hungersterben in der Psychiatrie 1914–1949, 1998, S. 624

von Gestorbenen zu den insgesamt behandelten Menschen, stieg von 10,9% in 1942 auf 13,6% in 1943 und 20,4% in 1944.[82]

Auffällig ist, daß die Sterbequote der verlegten Patienten besonders hoch war. 63% der aus Rotenburg nach Kaufbeuren und Günzburg verlegten Patienten verstarben dort bis 1945. 150 der 200 Patienten, die am 26.Juli 1943 aus Frankenthal nach Klingenmünster gebracht wurden, starben dort, ebenso 70 Patienten, die am 4. Mai 1943 aus der Anstalt Johannistal in Süchteln bei Düsseldorf nach Klingenmünster gebracht worden waren. 195 (44%) der im Juni, August und September 1943 aus Aplerbeck, Neuß, Eickelborn und Neuruppin nach Regensburg verlegten Patienten starben dort. Weitere 101 (22,7%) Patienten wurden am 9. Februar 1945 von dort aus nach Pfafferode verlegt. Die Anstalt Pfafferode stand unter Leitung von Dr. Steinmeyer, T4-Gutachter. Steinmeyer hatte 1940 die bayerischen Anstalten als Leiter einer der drei Ärztekommissionen bereist, und in seiner Anstalt Pfafferode starben so viele Patienten, daß dort gegen Kriegsende ein eigenes Krematorium errichtet werden sollte.[83]

Die bayerischen Anstalten fungierten im Rahmen der „Aktion Brandt" auch als Todesanstalten, in denen die dorthin verlegten Patienten entweder gezielt getötet wurden oder an den besonders elenden Lebensbedingungen starben. Vor allem Kaufbeuren scheint in den letzten Kriegsmonaten diese Funktion erfüllt zu haben. Von den 285 Patienten, die im Januar 1945 (!) aus Emmendingen nach Kaufbeuren verlegt wurden, starben bis einschließlich Mai 1945 101 Menschen.[84]

### *4.10 Sonderaktionen gegen forensische Patienten und Zwangsarbeiter*

Sogenannte sicherungsverwahrte Patienten waren auch der Aktion T4 zum Opfer gefallen, soweit sie nicht arbeitsfähig waren oder allzusehr störten. Aus Eglfing-Haar wurden im Oktober 1940 20 sicherungsverwahrte Patienten nach Hartheim verlegt.[85] 1942 wurde im Reichsjustizministerium entschieden, „asoziale Elemente aus dem Strafvollzug an den Reichsführer zur Vernichtung durch Arbeit" auszuliefern, darunter sollten auch die Sicherungsverwahrten der Heil- und Pflegeanstalten fallen.[86] Am 8. August 1943 schrieb das Reichsinnenministerium an die Heil- und Pflegeanstalten:

„Die Polizei hat sich bereit erklärt, Personen, die gemäß § 42 StGB in Heil- und Pflegeanstalten untergebracht sind, zu übernehmen. Zur Durchführung dieses Vorhabens sind die Generalstaatsanwälte von dem Herrn Reichsminister der Justiz angewiesen, sich mit Ihnen

[82] Setzt man die gestorbenen Patienten in Relation zu den im Durchschnitt behandelten Menschen, so wird der Anstieg der Sterblichkeit noch deutlicher: von 15,3% in 1942 auf 22,3% in 1943 und 29,4% in 1944.

[83] *Ernst Klee*, „Euthanasie" im NS-Staat, 1983, S. 365. Nach *F.-W. Kersting*, 1996, S. 293 soll Steinmeyer von den 52 Patienten, die aus Applerbeck über Regensburg nach Pfafferode gebracht worden waren, elf selbst „beseitigt" haben. Insgesamt starben 38 der 52 Patienten in den letzten Kriegsmonaten.

[84] *Heinz Faulstich*, Von der Irrenfürsorge zur „Euthanasie", 1993, S. 315

[85] vgl. *Gerhard Schmidt*, 1983, S. 69f.

[86] vgl. *Hans-Walter Schmuhl*, 1987/1992, S. 227

in Verbindung zu setzen. Da die restlose Ausnutzung dieser Möglichkeit zweifellos erheblich dazu beitragen kann, die Anstalten von unerwünschten und störenden Elementen zu säubern, ersuche ich, der Angelegenheit ein besonderes Augenmerk zuzuwenden. [...] Bei der wegen der Räumungsaktion in den Anstalten herrschenden Bettennot ist von dieser Gelegenheit zur Gewinnung freier Betten weitgehend Gebrauch zu machen."[87]

Mit der Räumungsaktion war hier die „Aktion Brandt" gemeint. Wie angewiesen, wurde auch verfahren. Die Generalstaatsanwaltschaften setzten sich mit den betreffenden Häusern zusammen. Dabei kam es wohl zu Konflikten, da die Heil- und Pflegeanstalten ihre arbeitsfähigen Sicherungsverwahrten nur ungern abgeben wollten (vgl. Berichte aus Regensburg und Kutzenberg). Ab März 1944 wurden sicherungsverwahrte Patienten aus bayerischen Anstalten in die Konzentrationslager Mauthausen, Dachau und Auschwitz gebracht. Nach den vorliegenden Untersuchungsergebnissen aus Regensburg, Eglfing, Kutzenberg, Klingenmünster und Erlangen waren es mindestens 45 Menschen.[88]

Im Zuge der millionenfachen Deportation von Kriegsgefangenen und Zwangsarbeitern nach Deutschland erkrankten viele von ihnen auch an psychischen Krankheiten. Bis 1944 wurden psychisch erkrankte Zwangsarbeiter auch in Bayern in den Heil- und Pflegeanstalten behandelt. In Regensburg – dies ist eine Besonderheit – wurden ab 1942 durchschnittlich 150 körperlich und psychisch erkrankte Zwangsarbeiter behandelt, zuerst in den für ein Ausweichkrankenhaus vorgesehenen Räumen, ab 1943 in extra errichteten Baracken.[89]

Am 1. September 1944 wurden aus Klingenmünster 23 Zwangsarbeiter nach Hadamar gebracht. 20 starben dort noch im selben Monat.[90] Am 14. September 1944 wurden aus Regensburg 24 Zwangsarbeiter nach Linz transportiert und dort wahrscheinlich ermordet. Am 18. September 1944 wurden aus Eglfing-Haar 56 Zwangsarbeiter auf Veranlassung des Arbeitsamtes abgeholt – das Ziel ist nicht bekannt.[91]

Zur gleichen Zeit regelte ein Schreiben des Reichsinnenministers das weitere Verfahren gegenüber psychisch kranken „Ostarbeiter". Mit Schreiben vom 6. September 1944 wurde bestimmt, daß „Zweck der Aufnahme" in eine Heil- und Pflegeanstalt die „möglichst rasche Wiederherstellung der Arbeitsfähigkeit sein" muß. Sollte diese nicht gelingen, so wurde für die „unheilbar geisteskranken Ostarbeiter" der Transport in eine Sammelanstalt angeordnet. Für Bayern wurde

[87] nach *Ernst Klee*, „Euthanasie" im NS-Staat, 1983, S. 360f.

[88] Aus Regensburg wurden am 17. 3. 1944 vier Menschen ins KZ Mauthausen und am 22. 3. 1944 zwei Patientinnen nach Auschwitz transportiert. Von Kutzenberg aus wurden am 16. 3. 1944 vier Männer nach Mauthausen gebracht, von Erlangen aus am 23. 3. 1944 elf Patienten nach Mauthausen und Auschwitz. Von Eglfing-Haar wurden am 3. 8. 1944 19 Patienten nach Dachau gebracht, von Klingenmünster am 1. 6. 1944 vier Männer nach Mauthausen und eine unbekannte Anzahl Patienten nach Dachau. Am 16. 10. 1944 wurden nochmal Patienten aus Klingenmünster nach Dachau verlegt, wieviele ist unbekannt.

[89] vgl. den Einzelbeitrag zu Regensburg

[90] Bereits im Juni 1944 waren sieben „Ostarbeiter" aus Klingenmünster (vier stammten aus der Anstalt Lörchingen) nach Hadamar gebracht worden.

[91] vgl. *Karl Scherer* et al., 1995, S. 59f.

Kaufbeuren zu einer solchen Sammelanstalt ernannt. Dorthin wurde auch die 23jährige Jekaterina J. aus der UdSSR verlegt.

Vorher hatte sie in Karlsruhe in einer Gärtnerei gearbeitet und sei dort eine „fast unersetzliche Kraft" gewesen. Am 16. Februar 1944 wurde sie ins Städtische Krankenhaus Karlsruhe eingeliefert und eine Woche später von dort aus in die Heil- und Pflegeanstalt Wiesloch – „wegen schwerer motorischer und psychischer Unruhe". Durch Schockbehandlung mit Azoman wurde sie „ruhig, zugänglich und umgänglich", so die Wieslocher Ärzte, und konnte sich „fast fließend" in deutscher Sprache unterhalten. Am 15. Mai 1944 unterrichtete die Heil- und Pflegeanstalt Wiesloch das zuständige Arbeitsamt, daß sich die Patientin geweigert hätte, wieder an ihren Zwangsarbeitsplatz in Karlsruhe zurückzukehren, obwohl sie arbeitsfähig sei und keine psychiatrische Behandlung mehr benötige. Wiesloch bat darum, das Erforderliche für die Abholung zu veranlassen. Am 1. Juni wurde Jekaterina J. nach Kaufbeuren verlegt, verweigerte dort jede Arbeit, saß nur stumm und teilnahmslos herum, und man versuchte, „sie durch Elektroschocks etwas aufzuwecken, dies gelang aber [...] nicht", wie es in ihrer Krankengeschichte hieß. Sie wurde nach Irsee verlegt. Einige Tage später traf ein Schreiben des Leiters der Zentralverrechnungsstelle Karlsruhe ein, in dem u.a. darum gebeten wurde, „spätestens in drei Wochen mitzuteilen, ob und gegebenenfalls wann noch mit einem Arbeitseinsatz gerechnet werden kann". Faltlhauser antwortete am gleichen Tag: „Bei [...] Jekaterina J., geb. am 3. 1. 21 [...] ist mit einer Arbeitseinsatzfähigkeit nicht zu rechnen." 18 Tage später starb Jekaterina J. an „Herzinsuffizienz" – zweifellos eine gefälschte Todesursache.[92]

### *4.11. Therapie*

Es ist kaum vorstellbar: Trotz der geschilderten unvorstellbar schrecklichen Ereignisse in den bayerischen Anstalten wurde der Versuch unternommen, Patienten zu therapieren. Und diese Therapie war Teil des nationalsozialistischen Programms für die psychiatrischen Anstalten: die „erbkranken" und entlassungsfähigen Patienten sollten nach erfolgter Zwangssterilisation möglichst schnell entlassen werden. Hierzu sollten alle modernen Therapieverfahren eingesetzt werden. Sollte die Therapie scheitern, der Patient nicht therapierbar sein oder sich aus anderen Gründen nicht in das nationalsozialistisch geprägte Anstaltsgefüge einpassen, sollte er vernichtet werden.[93] Der oben zitierte Leidensweg der 23jährigen Jekaterina gibt einen Eindruck von der Radikalität, mit der therapiert und gemordet wurde.

Nach 1933 wurden, wie gezeigt, die Lebensverhältnisse in den Anstalten drastisch eingeschränkt, die offenen Fürsorgen zu Erfassungsinstanzen für das

[92] nach *Matthias Hamann*, 1985, S. 144. Matthias Hamann hat in diesem Artikel „Die Morde an polnischen und sowjetischen Zwangsarbeitern in deutschen Anstalten" kenntnisreich und detailliert dargestellt.

[93] Weiterführend haben sich *Götz Aly*, Der saubere und der schmutzige Fortschritt, 1985, S. 14–78, und *Hans-Walter Schmuhl*, 1987/1992, S. 261–284 damit befaßt.

Zwangssterilisationsgesetz umfunktioniert und die Arbeitstherapie in den einzelnen Anstalten eingeschränkt. Trotzdem wurde ab 1936 in allen Heil- und Pflegeanstalten der Insulin- und Cardiazolschock eingesetzt. Anfangs mit großem Enthusiasmus: es wurden besondere Abteilungen eingerichtet und relativ viele Patienten diesen sehr drastischen Therapien unterzogen – allerdings, wie sich bald zeigte, mit für die Psychiater ernüchterndem Ergebnis. Mit dem Beginn des Zweiten Weltkrieges wurde die Zuteilung des teuren Insulins an die Anstalten aus Kostengründen eingeschränkt, die Cardiazol- und vor allem die Azomantherapie wurde nun vor allem auch zur Disziplinierung widerständiger und erregter Patienten eingesetzt. 1942 wurden an die Anstalten die hochmodernen Elektroschockgeräte ausgeliefert und kamen auch vielfältig zum Einsatz.

Im folgenden soll anhand von drei Personen der Zusammenhang von Heilen und Vernichten aufgezeigt werden.

Valentin Faltlhauser war Schüler Gustav Kolbs in Erlangen gewesen und kann – aus damaliger Sicht – als konservativer aber reformfreudiger Sozialpsychiater beschrieben werden. Zum Direktor von Kaufbeuren ernannt, modernisierte er diese noch sehr den traditionellen Behandlungsmethoden verhaftete Anstalt: er gestaltete die Räume neu und freundlicher, führte die Arbeitstherapie auf allen Stationen ein und baute die offene Fürsorge in Schwaben auf. Mit der Machtübernahme der Nationalsozialisten engagierte er sich im Rahmen des Zwangssterilisationsgesetzes. Es scheint, daß Faltlhauser hier sehr überlegt vorging: die meisten Patienten (244) wurden 1934 und 1935, unmittelbar nach Inkrafttreten des „GzVeN“, sterilisiert, in den darauffolgenden vier Jahren „nur“ 254 Patienten, was dafür spricht, daß Faltlhauser das „GzVeN“ rasch und zielgerichtet umsetzte. Auch in anderer Hinsicht scheint Faltlhauser bis 1940 ein Direktor gewesen zu sein, der einerseits die nationalsozialistische Politik in den psychiatrischen Anstalten bereitwillig umsetzte, ohne daß er selbst überzeugter Nationalsozialist war und ohne den blinden Eifer wie z.B. in Klingenmünster. Andererseits weisen die Darstellungen von Pötzl ebenso wie Zeugnisse, die im Beitrag aus Kaufbeuren zitiert sind, darauf hin, daß Faltlhauser auch ein Psychiater war, der sich fürsorglich seiner Patienten annahm. Mit der Teilnahme Faltlhausers an der Besprechung in Berlin am 15. August 1940, während der er als Gutachter für die Aktion T4 gewonnen wurde, kam ein Radikalisierungsprozeß Faltlhausers in Gang, in dessen Folge Kaufbeuren zu einer Anstalt wurde, die vielfältige Funktionen im Rahmen der Vernichtungspolitik gegen psychisch kranke Menschen erfüllt: Eine Kinderfachabteilung wurde eingerichtet, der bayerische Hungererlaß von Kaufbeuren aus mitinitiiert und ab dem Winter 1943/44 radikal umgesetzt. Die Nebenanstalt Irsee wandelte sich zur Todesanstalt, in der auch gemordet wurde. Plötzl hat in seinem Beitrag in diesem Buch diesen Radikalisierungsprozeß eindringlich beschrieben und darauf hingewiesen, daß Faltlhauser zusammen mit den übrigen Vernichtungspsychiatern einen tiefgreifenden Dehumanisierungsprozeß vollzog.

Diese Radikalisierung erscheint fast folgerichtig, da in der nationalsozialistisch formierten Gesellschaft kein Raum für die sozialpsychiatrischen Reformen der Weimarer Republik bestand. Die Sozialpolitik der Nationalsozialisten zielte auf die Vernichtung der vermeintlich nicht mehr heilbaren psychisch kranken Menschen und die radikale Therapie der heilbaren. Und dieser Zielrichtung schloß sich Faltlhauser aktiv und in herausragender Position an.

Auf den ersten Blick ganz anders gestalteten sich die Verhältnisse in Eglfing-Haar. Dort führte ab 1938 Hermann Pfannmüller, vorher Oberarzt bei Faltlhauser, die Anstalt, die ebenfalls in vielfältiger Weise in das Vernichtungsprogramm der Nationalsozialisten gegen die psychisch Kranken involviert war. Es war ein anderer, der in Eglfing-Haar die therapeutische Seite repräsentierte: Anton Edler von Braunmühl, 1901 geboren, war bereits seit 1927 in Eglfing Psychiater und hatte sich schon unter Fritz Ast dafür eingesetzt, endlich eine klinische und möglichst kausale Behandlung der Geisteskrankheiten anzustreben, anstatt „in den fachärztlich geleiteten Erziehungsanstalten für Psychotische [...] in mühevoller Arbeit alles noch irgendwie Wertvolle" aus den Patienten herausholen zu wollen.[94]

Braunmühl führte in Eglfing-Haar alle neuen Therapieverfahren ein: 1936 die Insulinschock-Behandlung, anschließend die Cardiazol- und Azomankrampf-Therapie und bereits ab 1940 die Elektrokrampf-Therapie. Für letztere hatte er sich von der Firma Siemens-Reiniger ein Einzelstück anfertigen lassen. Allein in der Zeit vom 3. November 1939 bis zum 1. September 1941 behandelte Braunmühl in Eglfing-Haar 563 „Schizophrenie-Patienten" mit Insulinschocks und den Krampftherapien. Nach seiner eigenen statistischen Auswertung waren nach dieser Behandlung 41,3% vom Schub geheilt, bei 36,2% sei eine Besserung eingetreten, in 18,2% der Fälle habe es einen Rückfall gegeben.

In Eglfing-Haar erhielten oft alle Patienten eines Krankensaales, einer nach dem anderen, einen Elektroschock.[95]

Vor allem im Jahr 1942 veröffentlichte Braunmühl eine Vielzahl von Artikeln in den angesehenen psychiatrischen Fachzeitschriften Deutschlands und stritt dafür, daß der Insulinschock und die Krampftherapien intensiv in den psychiatrischen Anstalten eingesetzt werden sollten. Die neuen Behandlungsmethoden würden eine eigene und fruchtbare therapeutische Arbeits- und Forschungsrichtung in der Psychiatrie einleiten. Braunmühl sah vor allem zwei Probleme, die die Einführung der neuen Therapiemethoden in den Anstalten behindern würden: zum einen seien nur relativ wenige Psychiater geeignet, sich auf das „aktivtherapeutische Vorgehen mit medizinisch-klinischem Tun" und Handeln umzustellen. Und zweitens „beherrscht nicht zuletzt ein ‚Systemfaktor' die Psychiatrie, die klinische wie die Anstaltspsychiatrie, und läßt es schwer fallen, den jungen Kräften den Weg zur therapeutischen Arbeit zu öffnen. So nachhaltig nämlich die frühere, rein diagnostische Aera der Psychiatrie das Denken der deutschen Irrenärzte befruchtet und geschult hat, so nachhaltig hat sie auch ihre therapeutische Einstellung beeinflußt: *Im unentwegten Festhalten an der Aussichtslosigkeit und Hoffnungslosigkeit jedweder therapeutischer Arbeit.* Es war mir immer unverständlich, wieso man mit einer gewis-

94 *Anton von Braunmühl*, „Custos, quid de nocte?", 1929, S. 530
95 vgl. hierzu *Bernhard Richarz*, Heilen, Pflegen, Töten, 1987, S. 101–107

sen unverkennbaren Befriedigung über die therapeutische Unbeeinflußbarkeit der Psychosen sprach und niemals auch nur der Hoffnung Ausdruck gab, daß künftige Arbeit hierin etwa Wandel schaffen möchte."[96]

Braunmühl befand sich damit im Einklang mit vielen führenden Psychiatern der damaligen Zeit, die ebenfalls eine Stärkung der therapeutischen Kompetenzen und vermehrte therapeutische Aktivitäten forderten. Nur daß diese Kollegen, wie die Professoren Max de Crinis, Carl Schneider und Paul Nitsche, gleichzeitig an herausragender Stelle in die Vernichtungsaktionen gegen psychisch Kranke involviert waren. Braunmühl hat sich nicht aktiv an den Vernichtungsaktionen gegen psychisch kranke Menschen beteiligt, und es kann nicht bestritten werden, daß *ein* mögliches Motiv für sein therapeutisches Engagement war, möglichst viele Patienten vor den Vernichtungsmaßnahmen zu „retten", indem er sie zu heilen versuchte. Aber ebenso unstreitig ist, daß mit dem Gespann Braunmühl und Pfannmüller in Eglfing-Haar das menschenverachtende Psychiatrieprogramm des Nationalsozialismus in besonders extremer Weise umgesetzt wurde: Zur gleichen Zeit, zu der mehr als 1800 Patienten in Tötungsanstalten transportiert und dort ermordet wurden, therapierte von Braunmühl mehr als 500 Patienten mit den modernsten Methoden. Und es wäre zweifellos verfehlt, diese Arbeitsteilung allein darauf zurückzuführen, daß Pfannmüller eben ein so inhumaner Psychiater war. Denn auch Pfannmüller zeichnete sich durch Zwiespältigkeit seinen Patienten gegenüber aus und hatte „ein Herz für die Kranken, [...] bei welchen [...] die Behandlung Aussicht hatte".[97]

### *4.12. Menschenexperimente*

Zumindest in Kaufbeuren-Irsee wurden auch Menschenexperimente durchgeführt. Dort wurden an mindestens zehn Kindern aus Südtirol Todesexperimente mit Tuberkulosebakterien durchgeführt. Das Innenministerium in München hatte den Forscher Dr. Hensel an Faltlhauser verwiesen. Zusammen mit Hensels „früherem Lehrer" Prof. Georg Bessau, Direktor der Universitäts-Kinderklinik Berlin, der in der Anstalt Wittenau seine tödlichen Forschungen durchführen ließ, und unterstützt vom Reichstuberkulose-Ausschuß sollten die Forschungen zur Vorbereitung der Einführung einer TBC-Schutzimpfung dienen. [98]

Es gibt Hinweise darauf, daß auch in anderen Anstalten Menschenversuche durchgeführt wurden. Am 24. November 1942 richtete Oberregierungsrat Gaum

[96] *Anton von Braunmühl*, Einige grundsätzliche Bemerkungen zur Schock- und Krampfbehandlung, 1941, S. 74 (Hervorhebungen im Original); vgl. auch *ders.*, Aus der Praxis der Krampftherapie, 1942, S. 146–157

[97] vgl. *Bernhard Richarz*, Heilen, Pflegen, Töten, 1987, S. 194f.

[98] vgl. die Ausführungen im Beitrag aus Kaufbeuren. Ob Faltlhauser vom sicheren tödlichen Ausgang der Experimente bereits im Vorfeld wußte, ist nicht sicher. Ob in Kaufbeuren noch andere Experimente ausgeführt wurden, ebensowenig. Sicher ist nur, daß die Gehirne der getöteten Kinder in Eglfing-Haar, in der Deutschen Forschungsanstalt für Psychiatrie in München und in der Universitätsklinik Heidelberg untersucht und konserviert wurden.

vom Staatsministerium des Innern folgenden Brief an den Oberarzt Dr. Leinisch in Günzburg:

„Sehr geehrter Herr Oberarzt,
In Ihrem Schreiben vom 13. 11. 1944 haben Sie mich um Zuweisung geeigneter Epileptiker zur weiteren Durchführung Ihrer Forschungsarbeiten ersucht. Ich hatte Gelegenheit, mit den Obermedizinalräten Dr. Faltlhauser und Dr. Pfannmüller hierüber zu sprechen. Beide sind gerne bereit, Ihnen geeignete Kranke abzugeben. [...] Ich ersuche Sie, mit Dr. Faltlhauser in Verbindung zu treten."[99]

Bereits seit 1936 forschte die IG-Farben in der Anstalt Günzburg, zuerst mit Durant-Präparaten und ab 1937 mit Präparaten zur Bekämpfung der Epilepsie.[100] Im Jahresbericht 1938 vermerkte der Direktor Dr. Albert Sighart stolz:

„Da den Anstalten ein seltenes Forschungsmaterial zur Verfügung steht, wird auch der Bearbeitung wissenschaftlicher Fragen Augenmerk geschenkt und so wurden dem Biolabor der I.G. Farben wieder für Stoffwechsel-Untersuchungen Krankenmaterial und Räume zur Verfügung gestellt""

Das Ersuchen von Günzburg um „Zuführung geeigneter Epileptiker" im Jahr 1942 deutet darauf hin, daß sich auch in Günzburg die Versuchsanordnung radikalisierte und möglicherweise tödliche Experimente ausgeführt wurden. [101]

## 5. Zusammenfassung: Die Bilanz des Grauens

In den Jahren 1940 bis 1945 wurden 52346 Menschen in den bayerischen Heil- und Pflegeanstalten behandelt. Mindestens 5777 (11%) dieser Patienten stammten aus den weitgehend aufgelösten bayerischen Pflegeanstalten. Mindestens 2622 waren aus außerbayerischen Anstalten, vor allem im Rahmen der „Aktion Brandt", in bayerische Anstalten verlegt worden.

Mindestens 7686 Menschen wurden aus den bayerischen Heil- und Pflegeanstalten in die Tötungsanstalten der Aktion T4 verlegt. Mindestens 15284 Menschen starben an den elenden Lebensbedingungen in den Anstalten oder wurden – wie die 695 Kinder in den „Kinderfachabteilungen" – ermordet. Mindestens 43,8% aller Menschen, die von 1940 bis 1945 in bayerischen Heil- und Pflegeanstalten lebten, wurden ermordet oder starben.

Trotz dieser unvorstellbar hohen Todeszahl blieb das bayerische Anstaltswesen bis zum Kriegsende voll funktionsfähig. 1945 wurden mit 18344 Menschen so viele Patienten behandelt wie im Jahr 1938, und dies, obwohl vier Anstalten (Bay-

[99] Nürnberger Ärzteprozeß, Doc 1696 – PS cont'd. Eine Durchschrift des Briefes ging an Faltlhauser. Dr. Leinisch war auch für die Therapiestationen in Günzburg zuständig.

[100] Im Jahresbericht 1937 heißt es hierzu: „Es handelt sich hier um eine Aminosäure, die eine entgiftende Wirkung in der Leber auszuüben scheint. Es soll eine gestörte Harnstoffsynthese ausgleichen."

[101] Ob noch in weiteren Anstalten Menschenversuche durchgeführt wurden, konnte nicht festgestellt werden. Aber es ist zu vermuten, daß zumindest Patienten aus den Anstalten anderen Forschungszwecken „zur Verfügung gestellt wurden".

reuth, Werneck, Gabersee und Günzburg) geschlossen worden waren und obwohl in allen verbleibenden Anstalten viel Platz für die Reservelazarette benötigt wurde. Diese „Leistungsfähigkeit“ der Anstalten konnte nur dadurch erhalten werden, daß möglichst viele Menschen in diesen starben.

In anderen Regionen Deutschlands war das psychiatrische Anstaltswesen fast vollständig aufgelöst worden (Rheinland, Westfalen, Hamburg, Berlin, Sachsen). Die Patienten aus den Anstalten dieser Regionen waren vor allem im Zuge der „Aktion Brandt“ auch nach Bayern gebracht worden. Es gab in Bayern keine ausgewiesene Tötungsanstalten. Aber Todesraten von 20,4% in 1944 und von 24,8% in 1945 deuten auf nichts anderes hin, als daß das bewußte Sterbenlassen und Vernichten von psychisch kranken Menschen eine wichtige Funktion der bayerischen Anstalten war.

Ein wichtiger Grund dafür, daß das bayerische Anstaltswesen weitgehend funktionstüchtig blieb, lag darin, daß Bayern während des Krieges „Hinterland“ war und erst in den letzten Wochen des Zweiten Weltkrieges unmittelbar in das Kriegsgeschehen einbezogen wurde. Auch war Bayern mit seinen eher ländlichen Regionen vor den massiven Bombenangriffen der Alliierten längere Zeit verschont geblieben – vergleicht man es z.B. mit Hamburg, Berlin oder dem Rheinland.

Betrachtet man den Stellenwert einzelner Anstalten in Bayern, so ergeben sich erhebliche Unterschiede. Die drei Anstalten Eglfing-Haar, Erlangen und Kaufbeuren hatten 1940 bis 1945 zentrale Funktionen inne: Allein in diesen drei Anstalten wurden in dieser Zeit fast 50% (genau 25559 Patienten; 48,8%) aller bayerischen Patienten behandelt, von diesen drei Anstalten aus wurden 3525 Patienten (44,9% aller bayerischen Patienten) in Tötungsanstalten verlegt, und es starben allein in diesen Anstalten 7082 Menschen (46,3% aller gestorbenen bayerischen Patienten) den qualvollen Hungertod oder an den Todesspritzen. In Eglfing-Haar und in Kaufbeuren wurde aktiv getötet, in Eglfing-Haar zumindest Kinder in der „Kinderfachabteilung“, in Kaufbeuren sowohl Kinder in der „Kinderfachabteilung“ als auch Erwachsene in der Nebenanstalt Irsee. Daß in Erlangen nicht aktiv getötet wurde, ist vermutlich auf zwei Faktoren zurückzuführen: Der Anstalt Erlangen stand kein Direktor vom Format Pfannmüllers oder Faltlhausers vor. Und: die Anstalt in Erlangen lag mitten in der Stadt. Dies dürfte ein Grund dafür gewesen sein, daß in der eher abseits gelegenen Anstalt Ansbach für den nordbayerischen Raum die „Kinderfachabteilung“ eingerichtet wurde.

In Ansbach sind die – gemessen an der Zahl der insgesamt behandelten Patienten – relativ meisten Patienten der Vernichtungspolitik zum Opfer gefallen: 52,4%! . Hintergrund hierfür ist, daß Ansbach schon seit ihrer Gründung eine eher ineffektive Anstalt war, die relativ wenig Patienten aufnahm und vorwiegend dazu diente, aus der Anstalt Erlangen und der psychiatrischen Abteilung am städtischen Klinikum in Nürnberg Langzeitpatienten aufzunehmen. Dies erklärt, warum in Ansbach, obwohl die Anstalt über mehr als 1000 Betten verfügte, mit 3599 Patienten nur relativ wenige Patienten aufgenommen wurden (zum Vergleich: in der ähnlich großen Anstalt Erlangen wurden im gleichen Zeitraum 7095

Patienten aufgenommen). Und von diesen 3599 Patienten stammten mindestens 697 aus den aufgelösten Pflegeanstalten und mindestens 162 aus außerbayerischen Anstalten; darunter waren auch mindestens 306 Kinder, die in die Kinderfachabteilung eingewiesen wurden. Ansbach war folglich eine Anstalt, die hinsichtlich der Tötung von Kindern und dem bewußten Sterbenlassen der Patienten aktiv war, ohne darüber hinaus nennenswerte Funktion im psychiatrischen Versorgungssystem der letzten Kriegsjahre zu haben – ganz im Unterschied zu Eglfing-Haar, Kaufbeuren und Erlangen. Diese Anstalten hatten trotz der grauenvollen Vorgänge ihre psychiatrische Versorgungsfunktion beibehalten. Sie nahmen unvermindert psychisch erkrankte Menschen direkt aus ihren Familien auf, und diese Aufnahmezahlen stiegen in dem Maße, in dem durch die elenden Lebensverhältnisse in den großstädtischen Ballungsräumen München und Nürnberg und durch die Bombardierung dieser Städte die Zahl der verwirrten, entwurzelten, verzweifelten und sich auffällig verhaltenden Menschen zunahm.

Die beiden verbliebenen Anstalten in Nordbayern, Lohr und Kutzenberg, funktionierten während der Kriegsjahre in weitgehend ähnlicher Weise: Von beiden Anstalten wurden jeweils mehr als 350 Menschen in Tötungsanstalten gebracht, Kutzenberg nahm relativ viele Bewohner aus bayerischen Pflegeanstalten und aus deutschen Anstalten auf, Lohr vor allem die Patienten der aufgelösten Anstalt Werneck. Der Hungererlaß scheint in Kutzenberg umgesetzt worden zu sein, darauf deutet die Sterblichkeit von 27,7% in 1940–1945 hin, die bis auf eine minimale Abweichung der durchschnittlichen Sterblichkeit in allen bayerischen Anstalten entspricht. In Lohr scheint der Hungererlaß nicht in diesem Umfang umgesetzt worden zu sein, allerdings spricht die Sterblichkeit von 24,1% nicht dafür, daß in Lohr überhaupt keine Hungerkost verabreicht wurde.[102]

Die beiden ostbayerischen Anstalten Mainkofen und Regensburg nahmen unterschiedliche Funktionen wahr. Mainkofen, das als Ersatz für die Anstalt Deggendorf gebaut worden war und von dort v.a. 1933 viele Langzeitpatienten übernommen hatte, hatte mit 52% der von 1940 bis 1945 behandelten Menschen nach Ansbach die relativ meisten Opfer zu beklagen. Ähnlich wie Ansbach nahm Mainkofen kaum Versorgungsaufgaben in der Region wahr, war Zielort von vielen Transporten aus den bayerischen Pflegeanstalten und nahm auch Bewohner der Hamburger Alsterdorfer Anstalten auf. Die Hungerkost ist in Mainkofen eher intensiv eingesetzt worden, darauf deutet die hohe Sterblichkeit von 30,3% in den Jahren 1940–1945 hin, die dritthöchste in Bayern nach Ansbach und Kaufbeuren (zu bedenken ist dabei außerdem, daß die Sterblichkeit in Ansbach und Kaufbeuren auch auf die Ermordung von Kindern bzw. in Kaufbeuren auch von Erwachsenen zurückzuführen ist).

102 Heinz Faulstich hat in einer ausführlicheren Untersuchung die Sterblichkeitsraten unterschiedlicher deutscher Anstalten miteinander verglichen und kam dabei zu dem Schluß, daß die Sterblichkeit in Emmendingen mit 10,97% in 1942, 10,89% in 1943, 12,69 in 1944 und 8,03% in 1945 „eine Basissterberate für ländliche deutsche Anstalten während des Krieges sei“ (vgl. *Heinz Faulstich*, Neben dem Morden ein geplantes Hungersterben?, 1990)

Regensburg übernahm in den Jahren 1940 bis 1945 auch Versorgungsaufgaben für die ostbayerische Region und war darüber hinaus Zielanstalt für über tausend Bewohner aus den aufgelösten bayerischen Pflegeanstalten und im Rahmen der „Aktion Brandt“ für über 400 Patienten aus rheinischen Anstalten. Wie dargestellt, sind in Regensburg relativ wenige Bewohner der ehemaligen Pflegeanstalten der Aktion T4 zum Opfer gefallen, da der Stopp im August 1941 den geplanten Abtransport in Tötungsanstalten verhinderte. In Regensburg starben von 1940 bis 1945 27,3% aller behandelten Patienten, was eindeutig darauf hinweist, daß in Regensburg der Hungerkosterlaß umgesetzt wurde, auch wenn die besonderen Abteilungen hierfür aufgelöst wurden. Zwei Besonderheiten kennzeichnen Regensburg: im Februar 1945 wurden 101 Patienten aus Regensburg nach Pfafferode verlegt, wahrscheinlich, weil die Anstalt selbst für damalige Verhältnisse zu überfüllt war und in Pfafferode unter der Leitung von Steinmeyer, T4-Gutachter, eine noch größere Sterblichkeit vorherrschte. Die zweite Besonderheit bestand darin, daß Regensburg bis 1944 eine Abteilung zur Behandlung körperlich und psychisch kranker Ostarbeiter mit durchschnittlich 150 Patienten unterhielt. Daß 1944 Kaufbeuren und nicht Regensburg als Sammelanstalt für die psychisch kranken Ostarbeiter ausgewählt wurde, läßt vermuten, daß in Kaufbeuren zuverlässiger mit der entsprechenden Therapie und Vernichtung gerechnet wurde als in Regensburg.

Die Anstalt Günzburg in Schwaben war 1944 weitgehend aufgelöst und die dortigen Patienten, soweit sie nicht als Arbeitskräfte dienten, nach Kaufbeuren verlegt worden. Günzburg diente danach der Stadt Augsburg als Ausweichkrankenhaus für den Katastrophenfall. In Günzburg fielen fast 400 Patienten der Aktion T4 zum Opfer, Günzburg war Zielort von Transporten aus bayerischen Pflegeanstalten, und es wurden 1943 96 Patienten aus „deutschen Anstalten“ nach Günzburg transportiert. Die Sterblichkeit in Günzburg stieg in 1944, nachdem sie 1943 bei nur 8,6% gelegen hatte, auf 26,6%. Dies weist darauf hin, daß zumindest im Jahr 1944 der Hungererlaß konsequent umgesetzt wurde. In Günzburg haben nachweislich auch Menschenversuche stattgefunden.

Die Anstalt Klingenmünster, in der Bayerischen Pfalz gelegen, nahm eine Sonderrolle ein. 1939 wurde sie im Zuge der Kriegführung evakuiert, die Patienten auf alle bayerischen Anstalten verteilt. Von diesen Anstalten wurden die Klingenmünster Patienten in die Tötungsanstalten verlegt. Im Oktober 1940 wurden die überlebenden Patienten wieder nach Klingenmünster zurückgebracht. In den Jahren 1941 bis 1945 war Klingenmünster Zielort von Patiententransporten aus Frankenthal, Süchteln im Rheinland und Lothringischen Anstalten. Die Sterblichkeit in Klingenmüster lag 1943 und 1944 schon deutlich über dem bayerischen Durchschnitt und 1945 mit 36% sogar um 11 Prozentpunkte höher als in den übrigen bayerischen Anstalten, so daß mit Sicherheit davon ausgegangen werden kann, daß in Klingenmünster der Hungererlaß in extremen Maße umgesetzt wurde.

In bayerischen Anstalten wurden „nur“ in geringerem Umfang Menschen direkt – durch Spritzen – getötet. Die meisten Patienten fielen entweder der Aktion

T4 – sie wurden in speziellen Tötungsanstalten vergast – zum Opfer oder starben an den elenden Verhältnissen in den Anstalten oder den bewußt herbeigeführten Hungertod. Nur wenige Menschen hatten sich in bayerischen Anstalten in strafrechtlicher Hinsicht des Mordes schuldig gemacht. Und die anderen?

In einem Bericht vom 30. Juni 1944 über die Anstalten von Dr. Curd Runckel an Prof. Nitsche, ärztlicher Leiter der Vernichtungsmaßnahmen, hieß es:

„Was mich immer wieder erstaunt, ist die einerseits ablehnende Haltung vieler Direktoren gegenüber Sterbehilfe, andererseits die selbstverständliche Billigung der verminderten Ernährung unheilbar Geisteskranker, die in manchen Anstalten wirklich unschöne Formen zeigt. Man lehnt es ab, dem Patienten die Leiden zu verkürzen durch Darreichung von Medikamenten und ist aber absolut damit einverstanden, daß der Patient wirklich hungert und eines Tages den Weg geht, den man ihm durch eine kleine Hilfe hätte erleichtern können."[103]

## 6. Die unmittelbare Nachkriegszeit

Unmittelbar nach dem Einzug der Amerikaner wurden am 2. Mai 1945 Hermann Pfannmüller in Eglfing-Haar, am 10. Juni 1945 Valentin Faltlhauser in Kaufbeuren, am 12. Juni 1945 Wilhelm Einsle in Erlangen und am 18. Juli Paul Reiß in Regensburg zumeist zusammen mit ihren Stellvertretern verhaftet.[104] Zumindest Reiß und Faltlhauser wurden für mehrere Monate interniert, aber spätestens 1946 wieder entlassen.

Obwohl zumindest in Erlangen, Ansbach, Eglfing, Kaufbeuren, Kutzenberg, Klingenmünster und Regensburg Ermittlungsverfahren eingeleitet wurden, sind nur Hermann Pfannmüller zu viereinhalb Jahren Gefängnis und Valentin Faltlhauser zu drei Jahren Gefängnis verurteilt worden. Außerdem sind noch drei Pflegepersonen aus Kaufbeuren mit bis zu einundzwanzig Monaten Gefängnis bestraft worden. Die übrigen Verfahren wurden eingestellt.

Walter Schultze aus dem bayerischen Innenministerium wurde 1948 wegen Beihilfe zum Totschlag zu drei Jahren Gefängnis verurteilt. Staatsanwaltschaft und Verteidigung legten Revision ein. Erst 1960 kam es zu einem neuen Urteil, diesmal vier Jahre Gefängnis, das allerdings wiederum nach einem Revisionsbegehren Schultzes neu verhandelt werden mußte.[105]

Die Anstalt Kutzenberg wurde 1946 aufgelöst und zur Lungenheilstätte. Die Anstalten in Günzburg, Bayreuth und Werneck wurden 1945, 1947 bzw. 1952 wieder in Betrieb genommen.

In der unmittelbaren Nachkriegszeit wurde weitgehend so getan, als hätte es das unvorstellbare Grauen während des Nationalsozialismus nicht gegeben. Die Ergebnisse der Nachforschungen, die das Bayerische Staatsministerium der Justiz

103 nach *Heike Bernhardt*, 1994, S. 33

104 Von Verhaftungen in den anderen Anstalten ist nichts bekannt. Allerdings ist wahrscheinlich, daß dort ebenso verfahren wurde.

105 *Ernst Klee*, Was sie taten – was sie wurden. Ärzte, Juristen und andere Beteiligte am Kranken- oder Judenmord, 1986, S. 86f.

Anfang 1946 angestellt hatte und die sehr detaillierte Ergebnisse über die Vernichtungsaktionen in den Heil- und Pflegeanstalten erbracht hatten, blieben der Öffentlichkeit verborgen, dienten allenfalls in den späteren Strafverfahren als Beweise.[106] Die wenigen Strafverfahren, die mit geringen Strafen endeten, verharmlosten die Vorgänge eher, als daß sie die tatsächlichen Verbrechen ans Licht brachten. Auch die Verantwortlichen in der Nachkriegspsychiatrie Bayerns wollten sich nicht mit der unmittelbaren Vergangenheit beschäftigen – bis auf zwei Ausnahmen. Gerhard Schmidt, der 1945 als kommissarischer Direktor der Anstalt Eglfing-Haar eingesetzt wurde, beschäftigte sich intensiv mit den Ereignissen in Eglfing-Haar, die er in einem Buch zusammenfaßte. Allerdings wurde dies erst zwanzig Jahre später veröffentlicht, weil sich vorher kein Verleger fand. Das allzu kritische Nachfragen schadete Gerhard Schmidts Karriere. Bereits 1946 wurde er als kommissarischer Direktor entlassen. Das Amt übernahm Anton von Braunmühl.

Auch Werner Leibbrand, der 1945 Direktor der Anstalt Erlangen wurde, bemühte sich, Licht ins Dunkel der Vergangenheit zu bringen. Er nahm als Gutachter zu ethischen Fragen im Nürnberger Ärzteprozeß Stellung und veröffentlichte 1946 ein Buch, das sich mit der jüngsten Vergangenheit der Anstaltspsychiatrie befaßte. Seine Einleitung schloß er mit folgenden Sätzen ab:

„So glauben wir echte Zukunftsarbeit, Zukunftsmahnung an die junge Generation nicht unter Ausschluß von Geschichte schaffen zu können. Nur in diesem produktiven Sinne wollen die folgenden bescheidenen Versuche wirken. Sie wollen zur Besinnung aufrufen, nicht in stiller Behaglichkeit, sie wollen in bestimmten Abschnitten zeigen, wie weit die Menschlichkeit schon gediehen war, sie wollen die Sehnsucht erwecken nach jener Würde des Menschen, die verschüttet unter den rauchenden Trümmern eigens verschuldeter Unmenschlichkeit begraben liegt, aber sie wollen kein „interesseloses Wohlgefallen" erzeugen, sondern zum Stachel, zum „Pfahl im Fleisch" werden, aus dessen schmerzhaftem Leiden Neues, Besseres geboren werden kann."[107]

[106] Vorgang im Staatsarchiv Nürnberg, StAnw. b. LG Nbg-Fürth, Abg. 1983, KS 16/49 Belastungsmaterial (OLG FfaM)
[107] *Werner Leibbrand*, 1946, S. 6

# 7. Anhang

T4-Transporte aus Bayerischen Anstalten in Tötungsanstalten[108]

| Datum | Anstalt | Gesamtzahl | Männer | Frauen | Tötungsanstalt | Bayr. | Klingm. |
|---|---|---|---|---|---|---|---|
| 18. 01. 1940 | Eglfing | 25 | 25 | | Grafeneck | | |
| 20. 01. 1940 | Eglfing | 22 | | 22 | Grafeneck | | |
| 06. 02. 1940 | Eglfing | 47 | | 47 | Grafeneck | | |
| 10. 05. 1940 | Eglfing | 70 | 70 | | Grafeneck | | |
| 05. 07. 1940 | Günzburg | 74 | 65 | 9 | Grafeneck | | |
| 26. 08. 1940 | Kaufbeuren | 75 | 75 | | Grafeneck | | |
| 27. 08. 1940 | Kaufbeuren | 75 | | 75 | Grafeneck | | 29 |
| 30. 08. 1940 | Eglfing | 149 | 149 | | Hartheim | | |
| 03. 09. 1940 | Eglfing | 121 | | 121 | Hartheim | | |
| 05. 09. 1940 | Kaufbeuren | 75 | 75 | | Grafeneck | | |
| 20. 09. 1940 | Eglfing | 193 | 98 | 95 | Polen? | | |
| 23. 09. 1940 | Eglfing | 12 | | 12 | Hartheim | | |
| 03. 10. 1940 | Eglfing | 186 | 85 | 101 | Hartheim | | 46 |
| 02. 10. 1940 | Lohr[109] | 125 | 62 | 63 | Großschdnitz | | |
| 03. 10. 1940 | Lohr | 65 | 33 | 32 | Großschdnitz | | 4 |
| 03. 10. 1940 | Werneck[110] | 61 | 30 | 31 | Großschdnitz | | 12 |
| 04. 10. 1940 | Lohr | 100 | 63 | 37 | Hartheim | | 30 |
| 04. 10. 1940 | Werneck | 59 | | 59 | Arnsdorf | | 2 |
| 04. 10. 1940 | Werneck | 21 | 7 | 14 | Hartheim | | 2 |
| 05. 10. 1940 | Lohr | 60 | 54 | 6 | Sonnenstein | | 17 |
| 05. 10. 1940 | Werneck | 40 | 5 | 35 | Sonnenstein | | 32 |
| 06. 10. 1940 | Werneck | 92 | 20 | 72 | Sonnenstein | | 11 |
| 09. 10. 1940 | Günzburg | 89 | | 89 | Zwiefalten | | 20 |
| 11. 10. 1940 | Eglfing | 88 | 88 | | Hartheim | | |
| 22. 10. 1940 | Günzburg | 48 | 36 | 12 | Hartheim | | |
| 24. 10. 1940 | Eglfing | 120 | 120 | | Hartheim | | |
| 25. 10. 1940 | Ansbach | 120 | 60 | 60 | Sonnenstein | 1 | |

[108] Die Daten über die Transporte sind den Beiträgen in diesem Buch entnommen. In den beiden rechten Spalten ist aufgelistet, wieviele Patienten aus Bayreuth bzw. Klingenmünster mit auf die Transporte in die Tötungsanstalten geschickt wurden. Die Daten über Transporte aus Günzburg sind dem Schreiben des Bayerischen Staatsministeriums der Justiz vom 1. April 1946 an den Bayerischen Ministerpräsidenten entnommen, das die Nachforschungen über die „Tötung von Kranken in den Heil- und Pflegeanstalten" zusammenfaßt. Staatsarchiv Nürnberg, StAnw. b. LG Nbg-Fürth, Abg. 1983, KS 16/49 Belastungsmaterial (OLG FfaM)

[109] nach *Thomas Schilter*, Die „Euthanasie" – Tötungsanstalt Pirna Sonnenstein 1940/41, 1997, S. 116 sind ca. die Hälfte der aus Lohr am 2., 3., und 5. Oktober 1940 nach Großschweidnitz bzw. Sonnenstein verlegten Patienten in Sonnenstein getötet worden. Ein Teil der Patienten verstarb bereits in Großschweidnitz

[110] In einem Schreiben an das Bayerische Innenministerium vom 15. 2. 1946 berichtete der damalige Direktor, daß nach zwei Monaten 633 der 741 aus Werneck und Lohr nach Arnsdorf, Großschweidnitz, Hartheim, Sonnenstein und Weinsberg verlegten Patienten nicht mehr leben würden. Es ist davon auszugehen, daß die Anstalten Arnsdorf, Großschweidnitz und Weinsberg als Zwischenanstalten auf dem Weg in die Tötungsanstalten dienten; vgl. Vorgang im Staatsarchiv Nürnberg, StAnw. b. LG Nbg-Fürth, Abg. 1983, KS 16/49

| Datum | Anstalt | Gesamt-zahl | Männer | Frauen | Tötungs-anstalt | Bayr. | Klingm. |
|---|---|---|---|---|---|---|---|
| 28. 10. 1940 | Mainkofen | 224 | 182 | 42 | Hartheim | | |
| 29. 10. 1940 | Ansbach | 120 | 60 | 60 | Sonnenstein | 25 | |
| 01. 11. 1940 | Erlangen | 122 | 60 | 62 | Sonnenstein | | |
| 04. 11. 1940 | Regensburg | 117 | 83 | 34 | Hartheim | | |
| 05. 11. 1940 | Erlangen | 118 | 59 | 59 | Sonnenstein | | |
| 07. 11. 1940 | Gabersee | 120 | | | Hartheim | | |
| 08. 11. 1940 | Ansbach | 94 | 47 | 47 | Sonnenstein | 8 | |
| 08. 11. 1940 | Kaufbeuren | 90 | | 90 | Grafeneck | | |
| 11. 11. 1940 | Gabersee | 120 | | | Hartheim | | |
| 13. 11. 1940 | Lohr | 101 | 71 | 30 | Weinsberg | | |
| 15. 11. 1940 | Eglfing | 140 | 57 | 83 | Hartheim | | |
| 19. 11. 1940 | Regensburg | 129 | 17 | 112 | Hartheim | | |
| 22. 11. 1940 | Erlangen | 128 | 19 | 109 | Hartheim | 76 | |
| 22. 11. 1940 | Günzburg | 42 | 42 | | Hartheim | | |
| 25. 11. 1940 | Kaufbeuren | 61 | 61 | | Grafeneck | | |
| 26. 11. 1940 | Kutzenberg | 130 | 49 | 81 | Hartheim | 37 | |
| 28. 11. 1940 | Eglfing | 13 | 13 | | Hartheim | | |
| 29. 11. 1940 | Gabersee | 120 | | | Hartheim | | |
| 02. 12. 1940 | Eglfing | 16 | | 16 | Hartheim | | |
| 03. 12. 1940 | Ansbach | 138 | 70 | 68 | Hartheim | 14 | |
| 06. 12. 1940 | Günzburg | 42 | 42 | | Hartheim | | |
| 09. 12. 1940 | Kaufbeuren | 35 | | 35 | Grafeneck | | |
| 17. 01. 1941 | Eglfing[111] | 149 | 70 | 79 | Hartheim | | |
| 21. 01. 1941 | Erlangen | 123 | 40 | 83 | Hartheim | 15 | |
| 24. 01. 1941 | Eglfing | 140 | 70 | 70 | Hartheim | | |
| 28. 01. 1941 | Ansbach | 140 | 70 | 70 | Hartheim | 20 | |
| 25. 02. 1941 | Eglfing | 132 | 67 | 65 | Hartheim | | |
| 28. 02. 1941 | Kutzenberg | 134 | 90 | 44 | Sonnenstein | 8 | |
| 25. 03. 1941 | Erlangen | 134 | 38 | 96 | Hartheim | | |
| 28. 03. 1941 | Ansbach | 140 | 140 | | Hartheim | | |
| 01. 04. 1941 | Erlangen | 139 | 68 | 71 | Hartheim | 2 | |
| 04. 04. 1941 | Ansbach | 140 | 77 | 63 | Hartheim | 2 | |
| 25. 04. 1941 | Eglfing | 133 | 37 | 96 | Hartheim | | |
| 29. 04. 1941 | Eglfing | 134 | 57 | 77 | Hartheim | | |
| 02. 05. 1941 | Regensburg | 138 | 91 | 47 | Hartheim | | |
| 06. 05. 1941 | Mainkofen | 321 | 260 | 61 | Hartheim | | |
| 04. 06. 1941 | Kaufbeuren | 70 | 70 | | | | |
| 05. 06. 1941 | Kaufbeuren | 71 | | 71 | Hartheim | | |
| 06. 06. 1941 | Regensburg | 117 | 54 | 63 | Hartheim | | |
| 17. 06. 1941 | Kutzenberg | 140 | 91 | 49 | Hartheim | 17 | |
| 20. 06. 1941 | Eglfing | 135 | 75 | 60 | Hartheim | | |
| 24. 06. 1941 | Erlangen | 143 | 63 | 80 | Hartheim | 2 | |
| 27. 06. 1941 | Mainkofen | 24 | | 24 | Hartheim | | |
| 01. 07. 1941 | Günzburg | 140 | 86 | 54 | Hartheim | | |
| 04. 07. 1941 | Mainkofen | 54 | | 54 | Hartheim | | |
| 05. 08. 1941 | Regensburg | 140 | 94 | 46 | Hartheim | | |
| 08. 08. 1941 | Kaufbeuren | 133 | | 133 | Hartheim | | |

[111] Dieser Transport bestand ausschließlich aus Patienten aus Gabersee; Gabersee war zwei Tage vorher aufgelöst worden

Transporte aus bayerischen Pflegeanstalten in Heil- und Pflegeanstalten[112]

| Datum | woher | wohin | Anzahl | T4 | gestorben | entlassen | verlegt |
|---|---|---|---|---|---|---|---|
| 20. 09. 1939 | Frankenthal | Ansbach | 50 | 0 | 0 | | |
| 22. 09. 1940 | Attl | Eglfing | 118 | 78 | 0 | | |
| 27. 09. 1940 | Ecksberg | Gabersee | 60 | 36 | 0 | | |
| 30. 09. 1940 | Ecksberg | Eglfing | 186 | 241 | 0 | | |
| 21. 10. 1940 | Taufkirchen | Eglfing | 94 | 75 | 0 | | |
| 04. 11. 1940 | Ecksberg | Eglfing | 37 | 0 | 0 | | |
| 07. 11. 1940 | Burgkundstadt | Lohr | 140 | 0 | 0 | | |
| 15. 11. 1940 | Lauingen | Kaufbeuren | 146 | 0 | 0 | | |
| 18. 11. 1940 | Holzen/Pfaffenh. | Kaufbeuren | 25 | 0 | 0 | | |
| 19. 11. 1940 | Ursberg | Kaufbeuren | 125 | 78 | 42 | | |
| 26. 11. 1940 | Schönbrunn | Kaufbeuren | 39 | 0 | 0 | | |
| 01. 12. 1940 | Glött | Kaufbeuren | 39 | 0 | 0 | | |
| 01. 12. 1940 | Holzhausen | Kaufbeuren | 8 | 0 | 0 | | |
| 01. 12. 1940 | Straubing | Kaufbeuren | 21 | 0 | 0 | | |
| 01. 12. 1940 | Venöttingen | Kaufbeuren | 11 | 0 | 0 | | |
| 06. 12. 1940 | Bildhausen | Günzburg | 14 | 5 | 2 | | |
| 10. 12. 1940 | Polsingen | Günzburg | 10 | 0 | 0 | | |
| 12. 12. 1940 | Engelthal/Himk. | Günzburg | 7 | 0 | 0 | | |
| 13. 12. 1940 | Bruckberg | Günzburg | 14 | 0 | 0 | | |
| 13. 12. 1940 | Neuendettelsau | Günzburg | 6 | 0 | 0 | | |
| 06. 02. 1941 | Karlshof | Kaufbeuren | 10 | 0 | 0 | | |
| 10. 02. 1941 | Polsingen | Günzburg | 22 | 0 | 0 | | |
| 18. 02. 1941 | Gremsdorf | Kutzenberg | 87 | 57 | 0 | | |
| 18. 02. 1941 | Gremsdorf | Erlangen | 111 | 67 | 28 | 3 | |
| 19. 02. 1941 | Michelfeld | Erlangen | 65 | 1 | 25 | 9 | |
| 21. 02. 1941 | Absberg | Erlangen | 55 | 1 | 16 | 9 | |
| 24. 02. 1941 | Neuendettelsau | Erlangen | 48 | 27 | 10 | 5 | |
| 24. 02. 1941 | Polsingen | Ansbach | 109 | 0 | 0 | | |
| 25. 02. 1941 | Engelthal | Erlangen | 83 | 51 | 19 | 3 | |
| 25. 02. 1941 | Himmelkron | Bayreuth | 11 | 0 | 0 | | |
| 25. 02. 1941 | Polsingen | Ansbach | 82 | 121 | 0 | | |
| 26. 02. 1941 | Bruckberg | Ansbach | 192 | 148 | 0 | | |
| 26. 02. 1941 | Himmelkron | Erlangen | 95 | 65 | 15 | 2 | |
| 28. 02. 1941 | Burgkunstadt | Kutzenberg | 79 | 0 | 0 | | |
| 20. 03. 1941 | Ecksberg | Eglfing | 4 | 0 | 0 | | |
| 20. 03. 1941 | Schönbrunn | Eglfing | 176 | 0 | 0 | | |
| 21. 03. 1941 | Neuötting | Eglfing | 184 | 95 | 0 | | |
| 25. 03. 1941 | Ursberg | Eglfing | 129 | 0 | 0 | | |
| 27. 03. 1941 | Ursberg | Eglfing | 23 | 0 | 0 | | |
| 31. 03. 1941 | Ursberg/Bildhausn | Eglfing | 8 | 102 | 11 | | |
| 01. 04. 1941 | Johannesbrunn | Mainkofen | 33 | 0 | 0 | | |

112 Die Daten über die Transporte sind den Beiträgen in diesem Buch entnommen bzw., soweit sie die Anstalten Ursberg, Maria-Bildhausen, Pfaffenhausen, Holzen, Breitenbrunn betreffen, der Untersuchung von *Herbert Immenkötter*, 1992, S. 108; soweit sie die Anstalten Neuendettelsau, Bruckberg, Himmelkron, Polsingen und Engelthal betreffen, der Untersuchung von *Hans-Ludwig Siemen*, 1991, S. 158f. entnommen worden.

| Datum | woher | wohin | Anzahl | T4 | gestorben | entlassen | verlegt |
|---|---|---|---|---|---|---|---|
| 01. 04. 1941 | Straubing | Regensburg | 100 | 84 | 0 | | |
| 08. 04. 1941 | Schönbrunn | Eglfing | 33 | 0 | 0 | | |
| 09. 04. 1941 | Schönbrunn | Eglfing | 31 | 0 | 0 | | |
| 21. 04. 1941 | Ursberg | Erlangen | 26 | 12 | 5 | 2 | |
| 22. 04. 1941 | Lauingen | Erlangen | 4 | 0 | 3 | 1 | |
| 22. 04. 1941 | Schönbrunn | Erlangen | 7 | 0 | 5 | 1 | |
| 22. 04. 1941 | Schweinspoint | Erlangen | 3 | 0 | 3 | | |
| 23. 04. 1941 | Lauterhofen | Erlangen | 58 | 0 | 43 | 5 | |
| 23. 04. 1941 | Straubing | Erlangen | 5 | 2 | 3 | | |
| 24. 04. 1941 | Neuendettelsau | Erlangen | 48 | 18 | 8 | 14 | |
| 24. 04. 1941 | Polsingen | Ansbach | 65 | 0 | 0 | | |
| 24. 04. 1941 | Reichenbach | Erlangen | 8 | 6 | 1 | | |
| 25. 04. 1941 | Himmelkron | Kutzenberg | 92 | 0 | 49 | | |
| 25. 04. 1941 | Polsingen | Ansbach | 92 | 0 | 0 | | |
| 28. 04. 1941 | Bruckberg | Ansbach | 127 | 0 | 0 | | |
| 06. 05. 1941 | Straubing | Regensburg | 6 | 6 | 0 | | |
| 08. 05. 1941 | Schönbrunn | Eglfing | 69 | 0 | 0 | | |
| 15. 05. 1941 | Reichenbach | Regensburg | 197 | 93 | 65 | 20 | |
| 19. 05. 1941 | Münchshofen | Regensburg | 69 | 41 | 22 | 4 | |
| 19. 05. 1941 | Münchshofen | Mainkofen | 116 | 0 | 0 | | |
| 19. 05. 1941 | Reichenbach | Mainkofen | 202 | 0 | 0 | | |
| 23. 05. 1941 | Schönbrunn | Eglfing | 122 | 0 | 0 | | |
| 29. 05. 1941 | Burgkunstadt | Lohr | 30 | 0 | 0 | | |
| 12. 06. 1941 | Gremsdorf | Lohr | 15 | 0 | 0 | | |
| 17. 06. 1941 | Schönbrunn | Eglfing | 24 | 0 | 0 | | |
| 18. 06. 1941 | Schönbrunn | Eglfing | 6 | 187 | 0 | | |
| 30. 06. 1941 | Gremsdorf | Erlangen | 103 | 0 | 70 | | 4 |
| 01. 07.1941 | Gremsdorf | Regensburg | 4 | 0 | 0 | | |
| 11. 07. 1941 | Schönbrunn | Eglfing | 73 | 0 | 0 | | |
| 29. 07. 1941 | Polsingen | Ansbach | 30 | 0 | 0 | | |
| 01. 08. 1941 | Straubing | Mainkofen | 211 | 0 | 0 | | |
| 18. 08. 1941 | Straubing | Regensburg | 208 | 0 | 139 | 17 | |
| 18. 08. 1941 | Taufkirchen | Eglfing | 30 | 0 | 0 | | |
| 19. 08. 1941 | Straubing | Regensburg | 108 | 0 | 0 | | |
| 22. 08. 1941 | Attl | Eglfing | 4 | 0 | 0 | | |
| 22. 08. 1941 | Ursberg | Kaufbeuren | 166 | 0 | 118 | | |
| 27. 08. 1941 | Neuötting | Eglfing | 57 | 0 | 0 | | |
| 01. 09. 1941 | Deggendorf | Mainkofen | 61 | 0 | 0 | | |
| 01. 09. 1941 | Deggendorf | Regensburg | 119 | 0 | 74 | 38 | |
| 22. 09. 1941 | Attl | Eglfing | 17 | 0 | 0 | | |
| 28. 09. 1941 | Michelfeld | Regensburg | 220 | 0 | 155 | 29 | |
| 30. 09. 1941 | Ecksberg | Eglfing | 11 | 0 | 0 | | |
| 01. 10. 1941 | Holzhausen | Kaufbeuren | 18 | 0 | 0 | | |
| 01. 10. 1941 | Schönbrunn | Kaufbeuren | 5 | 0 | 0 | | |
| 01. 10. 1941 | Straubing | Regensburg | 26 | 0 | 24 | | |
| 21. 10. 1941. | Taufkirchen | Eglfing | 21 | 0 | 0 | | |
| 01. 10. 1941 | Weiler | Kaufbeuren | 6 | 0 | 0 | | |
| 01. 11. 1941 | Himmelkron | Kutzenberg | 7 | 0 | 4 | | |
| 25. 11. 1941 | Schönbrunn | Eglfing | 5 | 0 | 0 | | |

| Datum | woher | wohin | Anzahl | T4 | gestorben | entlassen | verlegt |
|---|---|---|---|---|---|---|---|
| 01. 06. 1943 | Straubing | Regensburg | 6 | 0 | 0 | | |
| 01. 09. 1943 | unbekannt | Kaufbeuren | 200 | 0 | 0 | | |
| 25. 02. 1945 | Tormersdorf | Regensburg | 57 | 0 | 14 | | |
| 02. 03. 1945 | Maklissa | Regensburg | 32 | 0 | 6 | | |
| 02. 03. 1945 | Bethesda | Regensburg | 25 | 0 | 7 | | |
| | | | 6141 | 1697 | 986 | | |

Transporte zwischen Bayerischen Anstalten[113]

| Datum | woher | wohin | Zahl | T4 | gestorben | entlassen |
|---|---|---|---|---|---|---|
| 10. 09. 1939 | Klingenmünster | Günzburg | 45 | 23 | | |
| 10. 09. 1939 | Klingenmünster | Lohr | 74 | 51 | | |
| 11. 09. 1939 | Klingenmünster | Bayreuth | 110 | | | |
| 11. 09. 1939 | Klingenmünster | Eglfing | 252 | 46 | | |
| 11. 09. 1939 | Klingenmünster | Kutzenberg | 98 | 56 | | |
| 11. 09. 1939 | Klingenmünster | Werneck | 77 | 47 | | |
| 11. 09. 1939 | Klingenmünster | Erlangen | 105 | 2 | | |
| 11. 09. 1939 | Klingenmünster | St. Getreu | 28 | | | |
| 11. 09. 1939 | Klingenmünster | Regensburg | 202 | | | |
| 11. 09. 1939 | Klingenmünster | Gabersee | 42 | | | |
| 11. 09. 1939 | Klingenmünster | Mainkofen | 65 | | | |
| 11. 09. 1939 | Klingenmünster | Kaufbeuren | 123 | 29 | | |
| 11. 09. 1939 | Klingenmünster | Ansbach | 31 | | | |
| 04. 10. 1940 | Bayreuth | Erlangen | 152 | 95 | 30 | 6 |
| 05. 10. 1940 | Bayreuth | Ansbach | 233 | 76 | | |
| 04. 10. 1940 | Bayreuth | Kutzenberg | 126 | | | |
| 05. 10. 1940 | Werneck | Lohr | 504 | | | |
| 07. 10. 1940 | Bayreuth | Kutzenberg | 126 | 62 | | |
| 01. 01. 1941 | Bayreuth | Kutzenberg | 12 | | | |
| 09. 01. 1941 | Werneck | Lohr | 10 | | | |
| 15. 01. 1941 | Gabersee | Eglfing | 488 | | | |
| 28. 03. 1941 | Kutzenberg | Erlangen | 32 | 32 | | |
| 01. 04. 1941 | Werneck | Lohr | 58 | | | |
| 06. 10. 1941 | St. Getreu | Erlangen | 32 | | | |
| 07. 10. 1941 | St. Getreu | Kutzenberg | 30 | | | |
| 09. 10. 1941 | St. Getreu | Ansbach | 40 | | | |
| 11. 10. 1941 | Lohr | Eglfing | 12 | | | |
| 21. 05. 1942 | Lohr | Ansbach | 50 | | | |
| 04. 06. 1942 | Lohr | Ansbach | 20 | | | |
| 13. 08. 1942 | Ansbach | Kaufbeuren | 30 | | | |
| 28. 08. 1942 | Eglfing | Erlangen | 30 | | 16 | |
| 01. 09. 1942 | Bayreuth | Ansbach | 11 | | | |

[113] Die Daten der Transporte sind den Beiträgen dieses Buches entnommen

| Datum | woher | wohin | Zahl | T4 | gestorben | entlassen |
|---|---|---|---|---|---|---|
| 01. 10. 1942 | Eglfing | Kaufbeuren | 36 | | | |
| 12. 02. 1943 | Bayreuth | Ansbach | 8 | | | |
| 01. 12. 1943 | Günzburg | Kaufbeuren | 300 | | | |
| 05. 01. 1944 | Günzburg | Kaufbeuren | 189 | | | |

Transporte aus außerbayerischen Anstalten in bayerische Heil- und Pflegeanstalten[114]

| Datum | Woher | Wohin | Zahl | gest. vor 1945 | Pfafferode |
|---|---|---|---|---|---|
| 20. 09. 1939 | Frankenthal | Ansbach | 50 | | |
| 01. 12. 1940 | Zwiefalten | Kaufbeuren | 13 | | |
| 20. 09. 1941 | Oldenburg | Erlangen | 40 | 25 | |
| 20. 09. 1941 | Oldenburg | Kutzenberg | 180 | | |
| 01. 10. 1941 | Wiesloch | Kaufbeuren | 6 | | |
| 03. 10. 1941 | Rotenburg | Günzburg | 70 | 37 | |
| 04. 10. 1941 | Rotenburg | Günzburg | 70 | | |
| 08. 10. 1941 | Rotenburg | Kaufbeuren | 93 | 115 [115] | |
| 10. 10. 1941 | Ilten | Regensburg | 70 | 57 | |
| 26. 07. 1942 | Frankenthal | Klingenmünst | 200 | 150 | |
| 24. 02. 1943 | Grafenberg | Erlangen | 99 | 20 | |
| 04. 05. 1943 | Süchteln/Düsseld | Klingenmünst | 100 | | |
| 24. 06. 1943 | Aplerbeck | Eglfing | 219 | | |
| 25. 06. 1943 | Aplerbeck | Regensburg | 263 | 99 | 51 |
| 26. 06. 1943 | Galkhausen | Ansbach | 50 | | |
| 28. 06. 1943 | Grafenberg | Ansbach | 38 | | |
| 08. 08. 1943 | Hausen | Günzburg | 70 | | |
| 10. 07. 1943 | Süchteln | Ansbach | 30 | | |
| 10. 07. 1943 | Waldniel | Ansbach | 16 | | |
| 19. 07. 1943 | Galkhausen | Ansbach | 100 | | |
| 22. 07. 1943 | Grafenberg | Erlangen | 100 | | |
| 14. 08. 1943. | Alsterdorf | Mainkofen | 128 | | |
| 31. 08. 1943 | Neuß | Regensburg | 75 | 29 | 30 |
| 01. 09. 1943 | Eickelborn | Kaufbeuren | 130 | | |
| 03. 09. 1943 | Eickelborn | Günzburg | 53 | | |
| 04. 09. 1943 | Eickelborn | Regensburg | 36 | 29 | |

[114] Die Daten der Transporte sind den Beiträgen dieses Buches entnommen bzw., soweit sie in die Heil- und Pflegeanstalt Klingenmünster gingen, der Untersuchung von *Karl Scherer* et al., 1995; soweit sie Transporte aus rheinländischen Anstalten betreffen, der Dokumentation *Heilen und Vernichten,* 1990; soweit sie die Transporte aus den Rotenburger Anstalten betreffen, der Untersuchung von *Michael Quelle*, Heilen und Vernichten im Nationalsozialismus, 1990, S. 117ff.

[115] nach *Michael Quelle*, Heilen und Vernichten im Nationalsozialismus, 1990, S. 80f., sind von November 1943 bis Januar 1944 77 der nach Günzburg verlegten Rotenburger Patienten nach Kaufbeuren verlegt worden, so daß insgesamt 160 Rotenburger Patienten in Kaufbeuren lebten, von denen 115 bis Kriegsende starben.

| Datum | Woher | Wohin | Zahl | gest. vor 1945 | Pfafferode |
|---|---|---|---|---|---|
| 05. 09. 1943 | Eickelborn | Erlangen | 110 | | |
| 30. 09. 1943 | Neuruppin | Erlangen | 36 | | |
| 30. 09. 1943 | Neuruppin | Kaufbeuren | 22 | | |
| 30. 09. 1943 | Neuruppin | Regensburg | 70 | 38 | 20 |
| 01. 10. 1943 | Wittstock | Kaufbeuren | 15 | | |
| 04. 06. 1944 | Wiesloch | Kaufbeuren | 150 | | |
| 06. 09. 1944 | Lörchingen/Lothr. | Klingenmünst | 159 | | |
| 16. 11. 1944 | Ilten | Kaufbeuren | 149 | | |
| 09. 01. 1945 | Emmendingen | Kaufbeuren | 285 | 124 | |

Krankenbewegung in den bayerischen Heil- und Pflegeanstalten[116]
Gesamtbestand Bayern 1933 bis 1945

| | AN | BY | EG | ER | GA | GÜ | KA | KL | KU | LO | MA | RG | WE | BY |
|---|---|---|---|---|---|---|---|---|---|---|---|---|---|---|
| 1933 | 1302 | 783 | 2828 | 1585 | 1019 | 646 | 1359 | 1366 | 787 | 745 | 1298 | 1057 | 931 | 15706 |
| 1934 | 1269 | 795 | 2963 | 1530 | 1049 | 641 | 1409 | 1355 | 791 | 757 | 1294 | 1283 | 977 | 16113 |
| 1935 | 1282 | 868 | 3256 | 1705 | 1158 | 698 | 1528 | 1380 | 792 | 771 | 1126 | 1280 | 1039 | 16883 |
| 1936 | 1270 | 849 | 3452 | 1803 | 1273 | 724 | 1547 | 1371 | 814 | 800 | 1177 | 1249 | 1075 | 17404 |
| 1937 | 1321 | 870 | 3517 | 1906 | 1245 | 711 | 1586 | 1499 | 811 | 796 | 1209 | 1298 | 1071 | 17840 |
| 1938 | 1417 | 874 | 3506 | 1969 | 1291 | 754 | 1599 | 1553 | 838 | 761 | 1251 | 1392 | 1079 | 18284 |
| 1939 | 1588 | 881 | 3606 | 1990 | 1372 | 788 | 1804 | 1436 | 946 | 892 | 1287 | 1663 | 1221 | 19474 |
| 1940 | 1849 | 789 | 3521 | 1998 | 1315 | 1089 | 2111 | 0 | 1046 | 1380 | 1228 | 1437 | 1101 | 18864 |
| 1941 | 2023 | 113 | 4069 | 2329 | 0 | 1034 | 1951 | 1538 | 1385 | 1281 | 1537 | 2044 | 0 | 19304 |
| 1942 | 1769 | 0 | 3720 | 1925 | 0 | 813 | 1787 | 1594 | 1131 | 1320 | 1069 | 1431 | 0 | 16559 |
| 1943 | 1990 | 0 | 4450 | 2297 | 0 | 963 | 2356 | 2300 | 1203 | 1278 | 1252 | 1780 | 0 | 19869 |
| 1944 | 2052 | 0 | 4148 | 2362 | 0 | 338 | 3247 | 2549 | 1207 | 1312 | 0 | 1623 | 0 | 18838 |
| 1945 | 2052 | 0 | 4256 | 2429 | 0 | 136 | 2984 | 2226 | 1243 | 1430 | 0 | 1588 | 0 | 18344 |

Gestorbene Bayern

| | AN | BY | EG | ER | GA | GÜ | KA | KL | KU | LO | MA | RG | WE | BY |
|---|---|---|---|---|---|---|---|---|---|---|---|---|---|---|
| 1933 | 51 | 32 | 98 | 53 | 38 | 11 | 49 | 54 | 22 | 33 | 10 | 44 | 35 | 530 |
| 1934 | 54 | 26 | 99 | 51 | 38 | 17 | 49 | 54 | 25 | 21 | 30 | 44 | 32 | 540 |
| 1935 | 65 | 22 | 147 | 73 | 38 | 26 | 63 | 55 | 30 | 31 | 38 | 49 | 37 | 674 |
| 1936 | 60 | 38 | 162 | 87 | 49 | 22 | 76 | 60 | 42 | 41 | 31 | 56 | 61 | 785 |
| 1937 | 54 | 32 | 160 | 74 | 50 | 24 | 74 | 62 | 24 | 30 | 32 | 55 | 55 | 726 |
| 1938 | 57 | 28 | 169 | 99 | 60 | 28 | 74 | 62 | 42 | 32 | 31 | 74 | 53 | 809 |
| 1939 | 70 | 63 | 205 | 138 | 56 | 36 | 75 | 78 | 44 | 46 | 40 | 78 | 63 | 992 |

116 Die Daten sind den Beiträgen in diesem Buch bzw. den Jahresberichten aus Mainkofen und Günzburg aus den Jahren 1933 bis 1945 entnommen. AN = Ansbach, BY = Bayreuth, EG = Eglfing-Haar, ER = Erlangen, GA = Gabersee, GÜ = Günzburg, KA = Kaufbeuren, KL = Klingenmünster, KU = Küttenberg, LO = Lohr, MA = Mainkofen, RG = Regensburg, WE = Werneck, BY = Bayern

| | | | | | | | | | | | | | | |
|---|---|---|---|---|---|---|---|---|---|---|---|---|---|---|
| 1940 | 140 | 58 | 289 | 191 | 72 | 39 | 90 | 0 | 60 | 64 | 65 | 81 | 0 | 1149 |
| 1941 | 100 | 0 | 238 | 163 | 0 | 83 | 113 | 141 | 78 | 74 | 100 | 133 | 0 | 1223 |
| 1942 | 146 | 0 | 324 | 234 | 0 | 83 | 247 | 219 | 111 | 105 | 150 | 191 | 0 | 1811 |
| 1943 | 378 | 0 | 576 | 335 | 0 | 83 | 261 | 414 | 148 | 119 | 151 | 244 | 0 | 2709 |
| 1944 | 389 | 0 | 722 | 403 | 0 | 0 | 815 | 629 | 181 | 192 | 131 | 299 | 0 | 3761 |
| 1945 | 616 | 0 | 821 | 528 | 0 | 0 | 732 | 802 | 165 | 231 | 276 | 371 | 0 | 4558 |

Sterberate Bayern 1933 bis 1945

| | AN | BY | EG | ER | GA | GÜ | KA | KL | KU | LO | MA | RG | WE | BY |
|---|---|---|---|---|---|---|---|---|---|---|---|---|---|---|
| 1933 | 4 | 4,1 | 3,5 | 3,4 | 0 | 3,5 | 2,8 | 4,0 | 2,8 | 4,4 | 2 | 4,2 | 3,4 | 3,4 |
| 1934 | 4,2 | 3,0 | 3,0 | 3,0 | 3,3 | 2,4 | 3,2 | 4,0 | 3,2 | 2,7 | 2,7 | 3,4 | 3,1 | 3,2 |
| 1935 | 5,1 | 2,5 | 4,5 | 4,3 | 3,3 | 3,7 | 4,1 | 4,0 | 3,8 | 4,0 | 3,4 | 3,8 | 3,6 | 4,0 |
| 1936 | 4,7 | 4,5 | 4,7 | 4,8 | 3,8 | 3,0 | 4,9 | 4,4 | 5,2 | 5,1 | 2,6 | 4,5 | 5,7 | 4,5 |
| 1937 | 4,1 | 3,7 | 4,5 | 3,9 | 4,0 | 3,4 | 4,7 | 4,1 | 3,0 | 3,8 | 2,6 | 4,2 | 5,1 | 4,1 |
| 1938 | 4,0 | 3,2 | 4,8 | 5,0 | 4,6 | 3,7 | 4,6 | 4,0 | 5,0 | 4,2 | 2,5 | 5,3 | 4,9 | 4,4 |
| 1939 | 4,4 | 7,2 | 5,7 | 6,9 | 4,1 | 4,6 | 4,2 | 5,4 | 4,7 | 5,2 | 3,1 | 4,7 | 5,2 | 5,1 |
| 1940 | 7,6 | 7,4 | 8,2 | 9,6 | 5,5 | 3,6 | 4,3 | 0,0 | 5,7 | 4,6 | 5,3 | 5,6 | 0,0 | 6,1 |
| 1941 | 4,9 | 0,0 | 5,8 | 7,0 | 0,0 | 8,0 | 5,8 | 9,2 | 5,6 | 5,8 | 6,5 | 6,5 | 0,0 | 6,3 |
| 1942 | 8,3 | 0,0 | 8,7 | 12,2 | 0,0 | 10,2 | 13,8 | 13,7 | 9,9 | 8,0 | 14,0 | 13,3 | 0,0 | 10,9 |
| 1943 | 19,0 | 0,0 | 12,9 | 14,6 | 0,0 | 8,6 | 11,1 | 18,0 | 12,3 | 9,3 | 12,1 | 13,7 | 0,0 | 13,6 |
| 1944 | 19,0 | 0,0 | 17,4 | 17,1 | 0,0 | 0,0 | 25,1 | 24,7 | 15,0 | 14,6 | 0,0 | 18,4 | 0,0 | 20,4 |
| 1945 | 30,0 | 0,0 | 19,3 | 21,7 | 0,0 | 0,0 | 24,5 | 36,0 | 14,6 | 16,2 | 0,0 | 23,4 | 0,0 | 24,8 |

Anfangsbestand Bayern

| | AN | BY | EG | ER | GA | GÜ | KA | KL | KU | LO | MA | RG | WE | BY |
|---|---|---|---|---|---|---|---|---|---|---|---|---|---|---|
| 1933 | 1097 | 591 | 2328 | 959 | 760 | 515 | 936 | 1019 | 654 | 593 | 896 | 751 | 745 | 11844 |
| 1934 | 1055 | 600 | 2335 | 922 | 793 | 513 | 964 | 990 | 613 | 600 | 987 | 729 | 791 | 11892 |
| 1935 | 1101 | 634 | 2568 | 988 | 888 | 542 | 1090 | 1077 | 620 | 649 | 798 | 911 | 819 | 12685 |
| 1936 | 1093 | 623 | 2664 | 1018 | 900 | 551 | 1089 | 1078 | 644 | 640 | 783 | 852 | 832 | 12767 |
| 1937 | 1117 | 639 | 2680 | 1027 | 907 | 557 | 1118 | 1091 | 650 | 655 | 798 | 902 | 856 | 12997 |
| 1938 | 1145 | 657 | 2751 | 1082 | 37 | 568 | 1136 | 1210 | 666 | 622 | 818 | 958 | 877 | 12527 |
| 1939 | 1250 | 654 | 2831 | 1114 | 923 | 588 | 1188 | 1243 | 678 | 644 | 824 | 993 | 870 | 13800 |
| 1940 | 1343 | 651 | 2861 | 1169 | 1005 | 616 | 1314 | 0 | 898 | 736 | 884 | 1058 | 850 | 13385 |
| 1941 | 1005 | 97 | 1993 | 818 | 602 | 690 | 1212 | 1084 | 1120 | 791 | 645 | 638 | 0 | 10695 |
| 1942 | 1336 | 0 | 2839 | 974 | 0 | 670 | 1222 | 1088 | 848 | 1004 | 801 | 1084 | 0 | 11866 |
| 1943 | 1452 | 0 | 3023 | 985 | 0 | 647 | 1218 | 1206 | 855 | 973 | 762 | 1011 | 0 | 12132 |
| 1944 | 1500 | 0 | 3321 | 1171 | 0 | 338 | 1717 | 1587 | 862 | 993 | 0 | 1303 | 0 | 12792 |
| 1945 | 1500 | 0 | 2997 | 1128 | 0 | 136 | 1763 | 1562 | 844 | 989 | 0 | 1028 | 0 | 11947 |

Bilanz des Grauens in den Anstalten[117]

| | AN | BY | EG | ER | GA | GÜ | KA | KL | KU | LO | MA | RG | WE | BY |
|---|---|---|---|---|---|---|---|---|---|---|---|---|---|---|
| Stand am 1. 1. 1940 | 1343 | 651 | 2861 | 1169 | 1005 | 616 | 1314 | 0 | 898 | 736 | 884 | 1058 | 850 | 13385 |
| Zugänge 1940–1945 | 3599 | 0 | 7130 | 7095 | 0 | 1276 | 5990 | 3680 | 1788 | 2515 | 1994 | 3781 | 0 | 38961 |
| Gesamtbehandelte 1940–1945 | 4942 | 651 | 9991 | 8264 | 1005 | 1892 | 7304 | 3680 | 2686 | 3251 | 2878 | 4839 | 850 | 52346 |
| Zugänge aus bay. Pflegeanstalten | 697 | | 1424 | 719 | | | | | 258 | | | 1021 | | 4119 |
| Zugänge aus deutschen Anstalten[118] | 250 | | | 349 | | 70 | 714 | 459 | 180 | | 128 | 444 | | |
| Zahl der Patienten der T4 Transporte | 822 | 228 | 1876 | 812 | 509 | 393 | 685 | | 341 | 349 | 623 | 641 | 365 | 7686 |
| davon waren „eigene Patienten“ | 553 | 228 | 1203 | 530 | 410 | | | | 326 | 358 | | 417 | | |
| T4% „eigene Patienten“ | 41,2 | 35,0 | 42,0 | 45,3 | 40,8 | | | | 36,3 | 48,6 | | 39,4 | | |
| T4% Patienten aus Pflegeanstalten | 38,6 | | 37,5 | 34 | | | | | 22 | | | 21,9 | | |
| Gestorbene 1940–45 | 1769 | | 2970 | 1854 | 0 | 288 | 2258 | 2205 | 743 | 785 | 873 | 1319 | 0 | 15194 |
| Gestorbene in % der Gesamtbehandl. | 35,8 | 0,0 | 29,7 | 22,4 | 0,0 | 15,2 | 30,9 | 59,9 | 27,7 | 24,1 | 30,3 | 27,3 | 0,0 | 29,0 |
| T4 Opfer und Gestorbene in % der Gesamtbehandlung | 52,4 | 0,0 | 50,0 | 32,3 | 0,0 | 35,9 | 40,3 | | 42,6 | 35,2 | 52,0 | 40,5 | 44,8 | 44,1 |

117 Die Daten der Tabelle sind den Beiträgen des Buches entnommen.

118 Die Zugänge aus bayerischen bzw. außerbayerischen Anstalten sind in den Zugängen der Jahre 1940–1945 insgesamt beinhaltet.

Zwangssterilisationen in Bayerischen Anstalten[119]

| | AN | BY | EG | ER | GA | GÜ | KA | KL | KU | LO | MA | RG | WE | BY |
|---|---|---|---|---|---|---|---|---|---|---|---|---|---|---|
| 1933 | | | | | | | | | | 0 | | | 0 | |
| 1934 | 51 | 70 | 150 | 107 | | 30 | 143 | | | 22 | 54 | 101 | 24 | 575 |
| 1935 | 38 | 102 | 350 | | 42 | 74 | 101 | | | 37 | 154 | 141 | 38 | 975 |
| 1936 | 18 | 45 | 349 | 31 | 132 | 64 | 58 | 65 | | 20 | 107 | 90 | 55 | 893 |
| 1937 | 72 | 38 | 281 | | 121 | 49 | 69 | 96 | | 33 | 79 | 67 | 52 | 823 |
| 1938 | 99 | 51 | 195 | 23 | 129 | 40 | 69 | | | 32 | 77 | 87 | 38 | 766 |
| 1939 | 28 | 33 | 147 | 12 | 85 | 38 | 58 | | | 12 | 41 | 86 | 10 | 505 |
| 1940 | 10 | | 40 | | 62 | 11 | 10 | | | 3 | | | 0 | 136 |
| 1941 | 29 | | 84 | | | 26 | 65 | | | 12 | | | 0 | 216 |
| 1942 | 20 | | 58 | | | 23 | 23 | | | 6 | | | 0 | 130 |
| 1943 | 14 | | 49 | | | 11 | 9 | | | 9 | | | 0 | 92 |
| 1944 | | | | | | | 3 | | | 2 | | | 0 | |
| 1945 | | | | | | | | | | | | | | |
| | 379 | | 1703 | | | | | | | | | | | |
| 1934–1939 | 306 | | 1472 | | 509 | 295 | 496 | | | 156 | 512 | 572 | 217 | 4546 |
| Gesamtbehandelte 1934–1939 | 2441 | | 7806 | | 2928 | 1510 | 3864 | | | 1557 | 3323 | 3549 | 2288 | 29266 |
| % der Zwangssterilisierten an den Gesamtbehandelten | 12,54 | | 18,86 | | 17,38 | 19,54 | 12,84 | | | 10,02 | 15,41 | 16,12 | 9,48 | 15,5 |

[119] Die Daten dieser Tabelle sind den Beiträgen des Buches entnommen.

# Ernst Lossa

## Eine Krankengeschichte

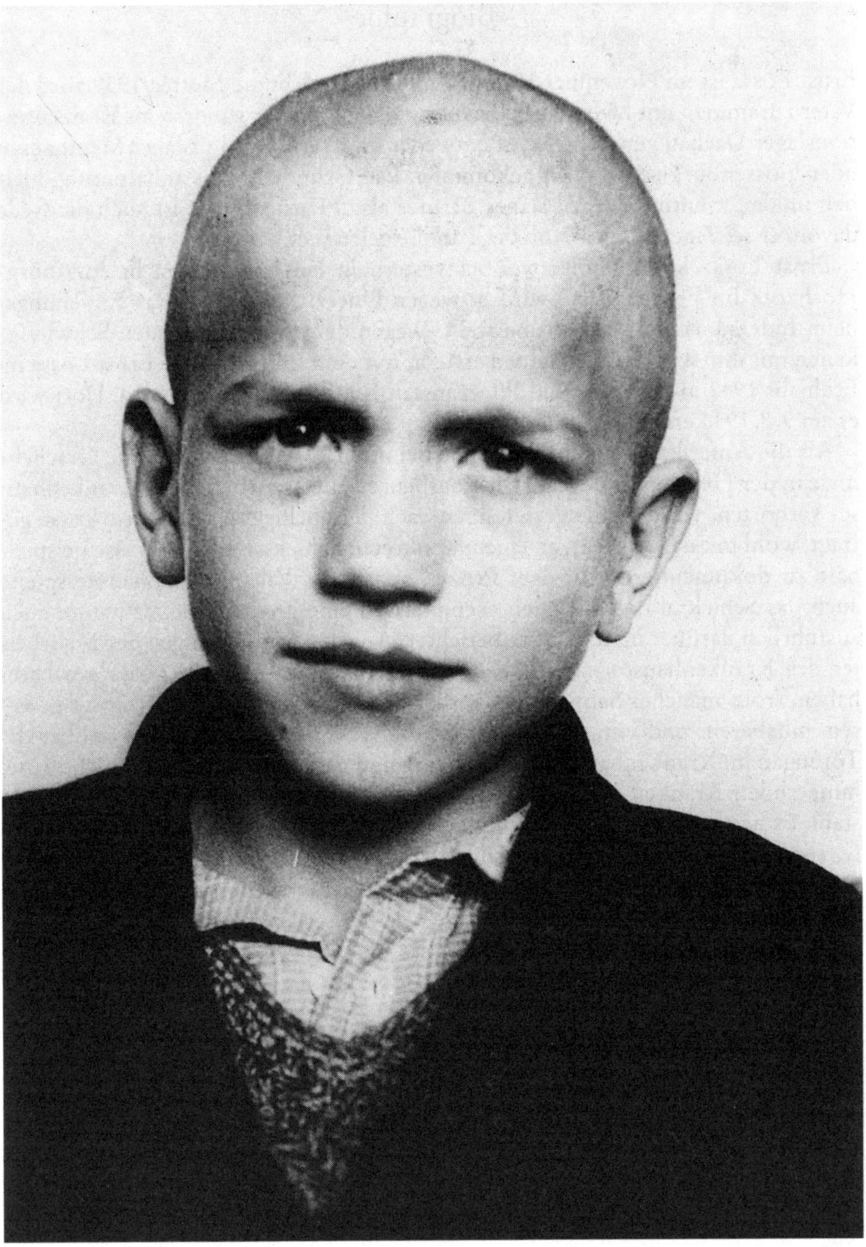

## Biographie

Ernst Lossa ist im November 1929 geboren. 1933 stirbt die Mutter. 1939 wird der Vater zusammen mit zwei seiner Brüder und anderen Verwandten ins Konzentrationslager Dachau gebracht. Er ist entweder im Konzentrationslager Mauthausen oder Flossenbürg ums Leben gekommen. Die Gründe für die Inhaftierung bleiben unklar, eventuell wegen seines Berufes als „Hausierer“; es ist auch die Rede davon, er sei Zigeuner, was von der Familie geleugnet wird.

Ernst Lossa kommt mit zwei Schwestern in ein Kinderheim in Augsburg-Hochzoll. Im Februar 1940 wird er wegen Unerziehbarkeit in das Erziehungsheim Indersdorf bei Dachau überstellt. Wegen der dort auftretenden Schwierigkeiten mit ihm wird ein Gutachten erstellt, mit dem Ergebnis, daß Ernst Lossa im Frühjahr 1942 in die Heil- und Pflegeanstalt Kaufbeuren verlegt wird. Dort wird er am 9. 8. 1944 ermordet.

Als die Amerikaner nach Kriegsende bei ihren Ermittlungen um die Geschehnisse in der Heil- und Pflegeanstalt Kaufbeuren alle Mitarbeiter des Krankenhauses verhörten, wurden alle gezielt auch nach dem Schicksal von Ernst Lossa gefragt, wohl mit der Absicht, an einem konkreten Schicksal die Ereignisse beispielhaft zu dokumentieren. In dem Prozeß gegen Dr. Valentin Faltlhauser spielte auch das Schicksal dieses Buben exemplarisch eine große Rolle, es wurde auch ausführlich darüber in der Presse berichtet. Aus den Schilderungen der Mitarbeiter des Krankenhauses nach 1945 geht hervor, daß alle Ernst Lossa geschätzt haben, trotz mancher Schwierigkeiten im Verhalten. Er sei liebenswürdig gewesen, hilfsbereit, und immer wieder wird die Geschichte erzählt, daß er über die Tötungen im Krankenhaus Bescheid wußte und daß er des öfteren versucht hatte, hungernden Kranken Nahrungsmittel zu geben, die er in den Vorratskammern stahl. Es war wohl diese „Aufmüpfigkeit“, die dazu führte, daß der ärztliche Leiter sowie der Verwaltungsleiter sich für seine Tötung entschieden. Die folgenden Dokumente spiegeln die damalige Haltung deutlicher wieder, als jede Schilderung das vermag.

Wir verdanken Gernot Römer: Die grauen Busse in Schwaben, 1986, S. 18–32, Einzelheiten über Ernst Lossas Biographie.

Abschrift.

Gutachten vom Okt. 40.

Landesverband für Wander-
und Heimatdienst
München 22, Widenmayerstr. 2.

Psychiatrisches Gutachten
über
Lossa Ernst, geb. 1.11.1929 in Augsburg.

Eltern: Christian und Anna Lossa, wohnhaft in Augsburg.

Aufnahme in das Jugenderziehungsheim Indersdorf am 15.2.194o
Fürsorgeerziehung.

I. Körperlicher Befund.

| | |
|---|---|
| Habitus: | Leptosom. |
| Höhe: | 1,32 m |
| Gewicht: | 26,3 kg. |
| Herz: | o.B. |
| RR | 1o5/55 |
| Lunge: | o.B. |
| Horizontalschädelumfang: | 52,5 |
| Degenerationszeichen | Hände: Rechts 2. Finger gleich 4 Sonst keine Auffälligkeiten. |

II. Neurologischer Befund.

| | |
|---|---|
| Pupillen: | o.B. |
| Reflexe: | o.B. |

III. Psychicher Befund.
a. Vorgeschichte.

Am 15.2.4o aus dem katholischen Kinderheim Augsburg-Hochzoll wegen "Unerziehbarkeit" in das Jugenderziehungsheim Indersdorf überstellt. Bereits im 1. Schuljahr charakterisiert ihn die Schule als "schwer auffälliges" Kind. "Unverkennbar asoziale Veranlagung. Lügt und stiehlt. Steht im Kinderheim wegen seiner diebischen Art dauernd unter Beobachtung der anderen Zöglinge. Stahl seinem Hintermann, während die Sparkassenbeamten die Spardosen entleerten, in der Klasse die Spardoese und versteckte sie im Schulranzen. Leugnet bis zum letzten Augenblick. Vollführt bei Bestrafung ein furchtbares Zetergeschrei und stellt sich kaum 1 Minute später, als ob gar nichts gewesen wäre.
Als 9 Jähriger: "Unverbesserlich. Für die Zukunft ist nur Schlimmes zu erwarten. Schwer erblich belastet; fügt sich nur dem Zwang; lügt und stiehlt, durchsucht Schulranzen, Manteltaschen, auch die des Lehrers, wenn er scheinbar ein Schulbild betrachtet"
Als 1o Jähriger: "Lossa gibt sich viel Mühe, sich zu bessern; leider ist der Erfolg halt immer nur von kurzer Dauer; mit Appelieren an das Ehrgefühl erreichte man bei Lossa noch am ehesten etwas."

Was seine intellektuellen Fähigkeiten betrifft, charakterisiert ihn die Schule nicht ungünstig; "Verstand und Denkvermögen sehr gut entwickelt, aber nicht mit gutem Willen gepaart; Lossa sitzt teilnahmslos im Unterricht und brütet vor sich hin, arbeitet nur "gezwungen und dann schlecht", Er repeierte die 3. Klasse.
Vor Ueberstellung in das Jugenderziehungsheim Indersdorf nahmen die Eigentumsdelikte bei Lossa ein derartgies Ausmaß an, daß er für seine nähere und entferntere Umgebung eine große Gefahr bedeutete.
In Indersdorf selbst hat die Anzahl der Diebstähle bei ständiger Bewachung und Kontrolle natürlich abgenommen; aber daraufhin Lossa nach dieser Richtung als charakterologisch gebessert zu betrachten, wäre weit gefehlt; er fügt sich nur dem Zwange.

b. Befund.

August 194o. Lossa Ernst 1o Jahre un 9 Monate alt.

Zu Beginn der Exploration scheu, ängstlich, verlegen, verschlossen; macht verschlagenen und verwegenen Eindruck; unruhig schaut er im Untersuchungszimmer herum; nach gutem Zureden bald aufgelockert, teilweise sogar redselig; versteht alle an ihn gerichteten Fragen sofort und antwortet schlagfertig und treffend.
Ehrlich, aufrichtig und in verhältnismäßig kluger Weise versucht er dem Referenten die Beweggründe zu seinen Delikten klar zu machen. Er gesteht ein, daß er alles, was ihm gefällt, besitzen möchte und den ganzen Tag gequält wird von dem Gedanken, wie er am leichtesten in den Besitz dieser Gegenstände kommen kann. An ihn zu erwartende Strafen denkt er meist erst nach der Tat; Strafen beeindrucken ihn überhaupt in nur geringem Maße; seine Diebesgüter versteckt er mit großer Freue in sogenannte "Schatzkammern" (Löcher in Mauern, Erdlöcher, die er sich zu diesem Zweck gräbt und bohrt, sie mit Holzkreuzchen markiert, oder sie mit Grasbüscheln oder Wurzelwerk tarnt).
Kindliche Reue oder Scham sind ihm fremd; im Augenblick des Gestrafwerdens wisse er ja, daß, wenn er wieder etwas entdekct, er es wieder stehlen wird. Er glaubt, eine "Heldentat" begangen zu haben, wenn er einmal etwas, was ihm gefällt nicht stiehlt; stolz erzählt er, daß er auf einem Spaziergang durch München (Als er von Augsburg nach Indersdorf überstellt wurde) viele schöne Sachen in den Kaufläden gesehen, er habe aber nichts weggenommen. Er lebt sozusagen in einer Welt, wo "Stehlen die Norm" ist.
Er verkörpert den Typus eines Menschen mit angeborner Stehlsucht; dabei ist er völlig einsichtig; zeigt auch durchaus guten Willen.

Im Zeitraum von 8 Tagen (bis zur Nachexploration) beging er wiederum 2 Diebstähle (Uhr und Taschenkamm), einen weiteren Diebstahl (ein Kamm) habe er bereits ausgeführt gehabt, dann aber das Diebesgut unaufgefordert wieder zurückgebracht. Einen 4. Diebstahl (ein Paar Schlittschuhe im Schrank eines Kameraden habe er bereits eingeleitet (Schlüssel entwendet, den Schrank aufgeschlossen) dann habe er den Diebstahl abgebrochen und zwar, weil er sich rechtzeitig daran erinnerte, daß er dem Referenten Besserung versprochen habe. Die beiden ersten Diebstähle habe er so schnell ausgeführt, daß keine Zeit zum Ueberlegen geblieben sei.
Es handelt sich demnach bei Lossa Ernst zweifellos um einen an sich

gutmütigen ./.

aber völlig willenlosen, haltlosen, fast durchschnittlich begabten, triebhaften Psychopathen. Er wird bei seiner starken Triebhaftigkeit voraussichtlich nicht wesentlich gebessert werden können.
Man wird aber dennoch versuchen müssen, (bis zur Schulentlassung) seinen Willen durch straffe und sehr einsichtige Führung so weit zu stählen, daß er nicht noch weiter absinkt. Nach Schulentlassung wird man ihn zwecks Erlernung eines Berufes in einer geschlossenen Anstalt verwahren müssen.

gez. Dr. K. Hell.

Lossa ist nicht gegen Diphterie schutzgeimpft.Er war vom 12.4.bis 28.5.1940 wegen Erkrankung an Diphterie im Krankenhaus.

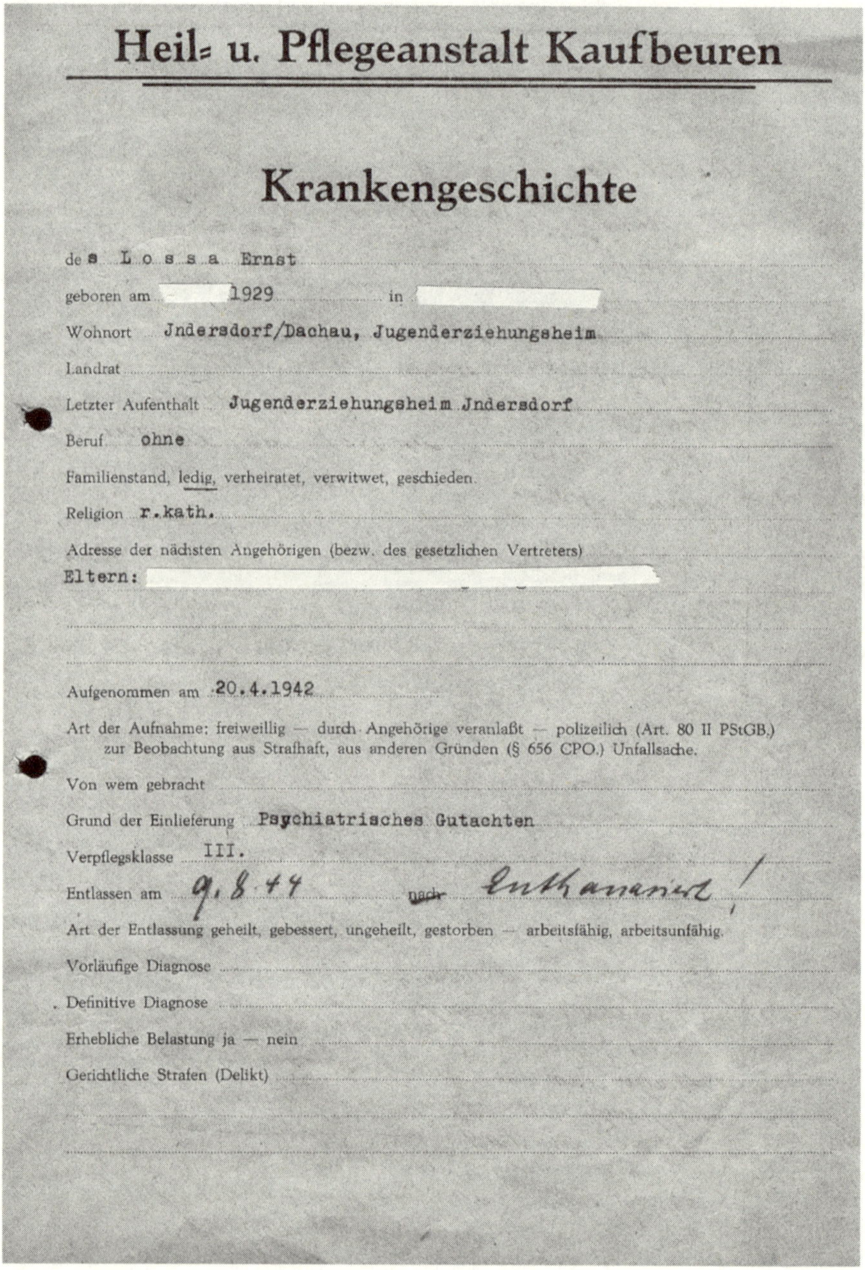

# Heil- u. Pflegeanstalt Kaufbeuren

## Krankengeschichte

des L o s s a Ernst

geboren am 1929 in

Wohnort Jndersdorf/Dachau, Jugenderziehungsheim

Landrat

Letzter Aufenthalt Jugenderziehungsheim Jndersdorf

Beruf ohne

Familienstand, ledig, verheiratet, verwitwet, geschieden

Religion r.kath.

Adresse der nächsten Angehörigen (bezw. des gesetzlichen Vertreters)

Eltern:

Aufgenommen am 20.4.1942

Art der Aufnahme: freiweillig — durch Angehörige veranlaßt — polizeilich (Art. 80 II PStGB.) zur Beobachtung aus Strafhaft, aus anderen Gründen (§ 656 CPO.) Unfallsache.

Von wem gebracht

Grund der Einlieferung Psychiatrisches Gutachten

Verpflegsklasse III.

Entlassen am 9.8.44 ~~nach~~ Euthanasiert!

Art der Entlassung geheilt, gebessert, ungeheilt, gestorben — arbeitsfähig, arbeitsunfähig.

Vorläufige Diagnose

Definitive Diagnose

Erhebliche Belastung ja — nein

Gerichtliche Strafen (Delikt)

# Leichenschauschein

Anlage I

Register Nr.: 229 Monat: August Jahr: 1944

Sterbeort: Jrsee Kreispolizeibehörde: Kaufbeuren

Straße: Anstalt Hs.-Nr.:

Pfarrei: Jrsee Standesamtsbezirk: Jrsee

Wohnort: Jrsee Kreispolizeibehörde: Kaufbeur n

Straße: Anstalt Hs.-Nr.:

Familienname: L o s s a Vorname: Ernst

Stand oder Beruf: ohne

Alter: 14 Jahre 1o Monate

bei neugeborenen Kindern: Tage Stunden

Familienstand: ledig, verheiratet, getrennt, geschieden, verwitwet.

Bei Kindern unter 15 Jahren ist anzugeben, ob ehelich oder unehelich.

Religion: kath.

Tag und Stunde des Todes: 9.8. 1944 16 Uhr Min.

Dauer der Krankheit: seit Beginn der Schulzeit

Name der Krankheit (Grundleiden*) Asocialer Psychopath

Begleitkrankheiten:

Nachkrankheiten:

Todesursache*) Bronchopneumonie (1o7)

Nach wessen Angabe: Dr. Gärtner

(Name, wenn möglich Unterschrift des behandelnden Arztes oder Name der Hebamme)

Bei Selbstmord:
Art des Selbstmordes:

Mutmaßliche Ursache:
Bei tödlicher Verunglückung:

Ursache der Verunglückung:
(z. B. Verbrühen, Erschießen, Maschinenverletzung, Überfahren durch Kraftwagen, Sturz vom Fahrrad, Kraftrad usw., elektrischer Strom usw.)

Berufs- oder Betriebsunfall?

Ta[illegible]d Stunde der Leichenschau: 1o.8. 1944 8 Uhr Min.

Zulässige Beerdigungszeit: ab 12.8.1944

Bemerkungen:

gez.Dr.Gärtner

(Unterschrift des Leichenschauers)

*) Unter „Grundleiden" ist das dem Todesfall zugrundeliegende Krankheitsbild zu verstehen (z. B. Gefäßverkalkung, Lungentuberkulose, Typhus, Gelenkrheumatismus, Keuchhusten, usw.) dagegen unter „Todesursache" das den Tod letztlich herbeiführende Ereignis (z. B. Schlaganfall, Lungenblutung, Herzschwäche, Lungenentzündung usw.) Hierher gehören auch Begleit- und Nachkrankheiten. Das erkrankte Organ ist nach Möglichkeit zu benennen (z. B. Krebs des Magens, Abszeß der Niere, Eiterung des Kniegelenks) Bei Mord und Totschlag ist anzugeben, ob durch Feuerwaffen (schneidende und stechende Werkzeuge oder sonstige Mittel).

Maiß Nr. 122. Verlag J. Maiß, München, Tal 11 244

## Zeugenaussage eines Krankenpflegers

Zum Fall Lossa erkläre ich folgendes: Bezüglich des Lossa hieß es mehrfach, daß man ihn nicht brauchen könne, daß er unverbesserlich sei. Diese Äußerungen machten mir gegenüber sowohl Dr. Faltlhauser als auch Frick und zwar in dem Sinne, daß ich Lossa durch Luminal beiseite schaffen sollte. Ich streubte mich jedoch dagegen, weil Lossa einer meiner liebsten Patienten war. Er hat zwar, wo er konnte gestohlen, er war jedoch auf der anderen Seite außerordentlich hilfsbereit und gefällig, so daß ich ihn gut leiden konnte. Auf nochmalige Frage: Dr. Faltlhauser fragte mich wiederholt, ob ich dem Lossa kein Luminal beibringen könne und auch Frick fragte mich, ob man Lossa nicht etwas geben könne, man könne ihn nirgends brauchen.

Eines Tages wurde ich dann anfangs August 1944 – an den genauen Zeitpunkt kann ich mich nicht mehr erinnern – zur Nachtwache eingeteilt. Den Auftrag hierzu brachte mir der Pflegesekretär Holzmann. Von Dr. Faltlhauser bekam ich den Auftrag, dem Lossa in der Nachtwache Luminal beizubringen. Faltlhauser hatte mit mir schon vorher darüber gesprochen, wie man es machen könne, um diesen Jungen zur „Beruhigung" zu bringen und hat mich zu diesem Zweck zur Nachtwache eingeteilt. Ich sagte dann am Vorabend zu Lossa: „Du mußt heute auf die Kinderabteilung, Du bekommst eine Typhusspritze." Lossa bekam dann ein Kinderbett angewiesen. Während er schlief, bekam er in meinem und des Frick Beisein von der Pauline Kneissler eine Spritze, vermutlich Morphium-Skopolamin. Die Spritze hat die Kneissler selbst zubereitet. Während Lossa die Spritze gegeben wurde, wachte er auf. Er hat sich kaum gewehrt, so daß man ihn fast nicht halten brauchte, als man ihm sagte, daß das eine Typhusspritze sei. Lossa fürchtete sich nämlich sehr vor Typhus. Ich habe Lossa in jener Nacht das Luminal, das ich ihm ursprünglich geben sollte, nicht gegeben, weil ich wußte, daß er sich keines geben ließ. Mit Gewalt aber konnte man ihm keines eingeben, weil er zu kräftig und zu flink war.

Ich hatte im Auftrag von Dr. Faltlhauser und mit Wissen von Frick bereits früher einmal versucht, dem Lossa Luminal einzugeben. Dieser Versuch war jedoch mißlungen. Daher kam es, daß man auf den Gedanken kam, dem Lossa eine Spritze zu geben.

Sowohl Dr. Faltlhauser als auch Frick erklärten, der Lossa müsse weg. Ich entgegnete dem, daß es mit Luminal nicht gehe. Auf meinen Vorschlag hin wurde dann erwogen, dem Lossa eine „Typhusspritze" zu geben. Ich berichtige mich dahin, daß Frick den Vorschlag machte, dem Lossa eine Spritze zu geben. In der betreffenden Nacht wurde ich sodann von Frick gerufen, um Lossa eventuell zu halten, falls er sich wehren sollte. Als ich in das Kinderzimmer kam, waren Kneissler und Frick bereits dort. Ich wiederhole, daß dann die Kneissler dem Lossa in meiner und des Frick Gegenwart die Spritze verabreicht hat. Nach der Spritze gingen wir gemeinsam weg. Lossa verstarb am nächsten Tag.

# Nachwort

## *Michael v. Cranach*

In den vorausgegangenen Kapiteln ist Unfaßbares beschrieben worden. In einer Zeitspanne von wenigen Jahren, zu Lebzeiten von vielen von uns, in den Gebäuden, in denen wir arbeiten, vereinzelt auch noch umgeben von Zeitzeugen, haben Kollegen von uns und andere Mitarbeiter in der Psychiatrie Tausende von psychisch kranken Menschen getötet und ihnen unermeßliches Leid zugefügt.

Wir haben in dieser Dokumentation versucht, die Ereignisse zu beschreiben, damit sie nicht vergessen werden, und indem wir sie beschreiben und ansprechen, wollen wir auch der Opfer gedenken. Wir haben bei der Erstellung dieser Dokumentation in den einzelnen Kliniken nicht nur objektiv historisches Material gesichtet und ausgewertet. Spätestens bei der Durchsicht der einzelnen Krankengeschichten, angesichts eines konkreten, individuellen Schicksals, brach die auferlegte Zurückhaltung zusammen, und Gefühle der Trauer, des Mitleids, der Scham und der Wut stellten sich ein. Und dazu Fragen, Fragen über Fragen. Wie konnte so etwas passieren? Eine mittlerweile umfangreiche Literatur hat dazu noch keine umfassenden Antworten gefunden. Auch wir haben bei unseren Recherchen lernen müssen, daß die Täter und Mitläufer meist anerkannte, gebildete Menschen waren, ja gute Ärzte zunächst, und es ist nicht erkennbar, was sie zu Mördern hat werden lassen. Wir haben nicht erkennen können, daß tödliches Mitleid oder das Nicht-Ertragen-Können der Unheilbaren eine vordergründige Handlungsmotivation war. Dem widersprechen die Brutalität der Vorgehensweise, die Tötung von nicht psychisch kranken Ost-Arbeitern, die Menschenversuche und die entwürdigende Auffassung über die getöteten Menschen, wie sie aus den Krankengeschichten herauszulesen ist.

Diese Dokumentation ist ein Versuch, öffentlich kundzutun, daß die Psychiatrie die damaligen Ereignisse umfassend verurteilt und eine Zäsur zu ihnen schaffen will. Die Auseinandersetzung mit dieser Vergangenheit soll uns aber auch helfen, unseren Standpunkt zu bestimmen, in einer Zeit, in der alte Überlegungen in neuen Gewändern wieder auftauchen. Die Euthanasie-Erlaubnis in Holland, die utilitaristisch geprägte Diskussion um die Euthanasie schwerstbehinderter Menschen, die ökonomische Begrenzung des Machbaren in der Medizin und die damit verbundenen Entscheidungen, wer zu welcher Behandlung Zugang hat, und die Entwicklung von Utopien hinsichtlich der Heilung von Krankheiten fordern unsere Stellungnahme heraus. Die Kenntnis der Vergangenheit und insbesondere die Kenntnis der vergangenen Irrwege ist Voraussetzung, um die Zukunft zu gestalten.

Michael v. Cranach

# Autoren

Prof. Dr. med. Hans Ludwig Bischof
Ehemaliger Ärztlicher Leiter des Bezirkskrankenhauses Gabersee

Dr. med. Clemens Cording
Stellvertretender Ärztlicher Direktor des Bezirkskrankenhauses Regensburg

Dr. med. Michael von Cranach
Ärztlicher Direktor des Bezirkskrankenhauses Kaufbeuren

Maximilian Ettle
Dipl. Psych., Fachpsychologe für Klin. Psychologie, Leiter der Abteilung Psychiatrisch-Heilpädagogischer Bereich der Klinik für Psychiatrie und Psychotherapie des Bezirkskrankenhauses Bayreuth

Dr. med. Annette Fouquet
Ludwig-Maximilians-Universität München, Heckscher Klinik

Dr. med. Marie-Elisabeth Fröhlich-Thierfelder
Ehemalige Oberärztin am Bezirkskrankenhaus Mainkofen

Prof. Dr. med. Joest Martinius
Ehemaliger Direktor der Heckscher-Klinik; Direktor des Instituts und Poliklinik für Kinder- und Jugendpsychiatrie der Ludwig-Maximilian-Universität, München

Dr. med. Robert Kuhlmann
Oberarzt am Bezirkskrankenhaus Kaufbeuren

Dr. med. Ulrich Pötzl
Arzt am Bezirkskrankenhaus Bayreuth

Dr. med. Raoul Posamentier
Oberarzt am Krankenhaus für Psychiatrie und Neurologie Lohr am Main

Dr. med. Herta Renelt
Ärztin für Psychiatrie, Oberärztin der Abteilung Gerontopsychiatrie der Klinik für Psychiatrie und Psychotherapie des Bezirkskrankenhaus Bayreuth

Dr. med. Thomas Schmelter
Oberarzt am Bezirkskrankenhaus Werneck

Dr. med. Martin Schmidt
Oberarzt am Bezirkskrankenhaus Kaufbeuren

Prof. Dr. med. Reinhold Schüttler
Ärztlicher Direktor des Bezirkskrankenhauses Günzburg

Dr. phil. Dipl. Psych. Hans-Ludwig Siemen
Klinikum am Europakanal Erlangen

Dr. phil. Georg Simnacher
Bezirkstagspräsident des Bezirkes Schwaben

Petra Stockdreher
Dipl.-Soziologin, Bezirkskrankenhaus Haar

Dr. med. Rainer Weisenseel
Bezirkskrankenhaus Ansbach

Alfons Zenk
Sonderpädagoge

# Quellen und Literatur

## Quellen und Archive

Archive der Bezirkskrankenhäuser Ansbach, Bayreuth, Eglfing-Haar, Erlangen, Gabersee, Günzburg, Kaufbeuren, Kutzenberg, Lohr, Mainkofen, Regensburg, Werneck
Archiv der Direktion der Behindertenhilfe des Evangelisch-lutherischen Diakoniewerkes Neuendettelsau
Archiv des Erzbistums Bamberg
Archiv des Klinikums am Europakanal
Archiv des Nervenkrankenhauses Bayreuth
Archiv des Zentralkrankenhauses Bremen-Ost
Bayerisches Statistisches Landesamt (Hrsg.), Statistisches Jahrbuch für Bayern 1938. 22. Jahrgang. München 1938, S. 335
Jahresberichte der Heil- und Pflegeanstalten Ansbach, Bayreuth, Eglfing-Haar, Erlangen, Günzburg, Gabersee, Kaufbeuren, Mainkofen, Lohr, Werneck, Regensburg
Staatsarchive Nürnberg, Bamberg, Coburg, Landshut, Sigmaringen
Stadtarchiv Nürnberg
Zeugenaussagen

## Literatur vor 1945


Hermann August Adam, Über Geisteskrankheit in alter und neuer Zeit. Ein Stück Kulturgeschichte in Wort und Bild. Regensburg 1928

Fritz Ast, Sterilisierungsgesetz und Anstaltsbestände, in: Psychiatrisch-Neurologische Wochenschrift 35 (1933), S. 539–540

Fritz Ast, Der Ärztemangel in den Heilanstalten und Vorschläge zu dessen Behebung, in: Zeitschrift für psychische Hygiene 9 (1936), S. 8-20

Karl Binding/Alfred E. Hoche, Die Freigabe der Vernichtung lebensunwerten Lebens. Ihr Maß und ihre Form. Leipzig 1920

Anton von Braunmühl, custos, quid de nocte? – Wächter wieviel ist es in der Nacht?, in: Psychiatrisch-Neurologische Wochenschrift 31 (1929), S. 529–531

Anton von Braunmühl, Einige grundsätzliche Bemerkungen zur Schock- und Krampfbehandlung, in: Allgemeine Zeitschrift für Psychiatrie 118 (1941), S. 67–79

Anton von Braunmühl, Aus der Praxis der Krampftherapie, in: Allgemeine Zeitschrift für Psychiatrie 120 (1942), S. 148–157

Anton von Braunmühl, Über die Insulinbehandlung der Schizophrenie, in: Psychiatrisch-Neurologische Wochenschrift 39 (1937), S. 156–163

Josef Lothar Entres, Zur Klinik und Vererbung der Huntingtonschen Chorea. Monographien aus dem Gesamtgebiet der Neurologie und Psychiatrie. Bd. 27. Berlin 1921

Valentin Faltlhauser, Geisteskrankenpflege. Halle 1923

Valentin Faltlhauser, Erfahrungen des Erlanger Fürsorgearztes, in: Allgemeine Zeitschrift für Psychiatrie 80 (1923), S. 102–124

Valentin Faltlhauser, Ein Fürsorgetag, in: Die Irrenpflege 28 (1924), S. 97–108

Valentin Faltlhauser, Gustav Kolb, Hans Römer, Die offene Fürsorge in der Psychiatrie und ihren Grenzgebieten. Berlin 1927

Valentin Faltlhauser, Psychiatrische Schutzaufsicht und psychische Hygiene, in: Zeitschrift für psychische Hygiene 2 (1929), S. 21–29

Valentin Faltlhauser, Inwieweit können wir Psychiater nach dem Stande unseres heutigen Wissens eine Sterilisation von geistig Abnormen aus eugenischen Gründen empfehlen?, in: Zeitschrift für psychische Hygiene 4 (1931), S. 135–146

Valentin Faltlhauser, Erbpflege und Rassenpflege. Halle 1934

Valentin Faltlhauser, Irrenanstalten und nationalsozialistische Bevölkerungspolitik, in: Psychiatrisch-Neurologische Wochenschrift 41 (1939), S. 179–183

Erich Friedländer, Kann die Versorgung der Geisteskranken billiger gestaltet werden und wie? Preisarbeit des Deutschen Vereins für Psychiatrie, Psychiatrisch-Neurologische Wochenschrift 34 (1932), S. 373–381

Arthur Gütt/Ernst Rüdin/Falk Ruttke, Gesetz zur Verhütung erbkranken Nachwuchses. München 1936

Forschungsanstalt, München 1930

Max Isserlin, Die heilpädagogische Abteilung der Heckscher-Nervenheil- und

Max Isserlin, Unveröffentlichte Briefe des Klinikdirektoren Prof. Dr. Max Isserlin an A. Heckscher vom 20. 09. 1934, 9. 9. 1935 und 2. 9. 1937.

Adolf Jost, Das Recht auf den Tod, Göttingen 1895

Karthäuser Blätter, Regensburg 1928 bis 1934 und 1937

Severin Kaufmann, Schloß Werneck – die Kreisirrenanstalt für Unterfranken. Würzburg 1905

Berthold Kihn, Die Ausschaltung der Minderwertigen aus der Gesellschaft, in: Allgemeine Zeitschrift für Psychiatrie 98 (1932), S. 387–404

Gustav Kolb, Reform der Irrenfürsorge, in: Zeitschrift für die gesamte Neurologie und Psychiatrie 47 (1919), S. 137–172

Gustav Kolb/Hans Roemer, Die offene Fürsorge in der Psychiatrie und ihren Grenzgebieten. Berlin 1927

Gustav Kolb, Die offene Fürsorge in der Psychiatrie und ihren Grenzgebieten, in: Allgemeine Zeitschrift für Psychiatrie 88 (1928), S. 138–158

E. Küppers, Die Insulin- und Cardiazolbehandlung der Schizophrenie, in Allgemeine Zeitschrift für Psychiatrie 107 (1938), S. 76–109

Hans Luxenburger, Grundsätzliches zur kausalen Prophylaxe der erblichen Geisteskrankheiten, in: Zeitschrift für psychische Hygiene 2 (1929), S. 164–172
Paul Reiß, Im roten Hause. Von der Behandlung des Irren. Straubing 1929
Ernst Rittershaus, Die Irrengesetzgebung in Deutschland. Berlin, Leipzig 1927
Hans Roemer, Die rassenhygienischen Aufgaben der praktischen Psychiatrie unter besonderer Berücksichtigung der offenen Fürsorge, in: Erblehre im völkischen Staat. Hrsg. v. Ernst Rüdin. München 1934, S. 120, S. 120–135
Hans Roemer, Die Leistungen der psychiatrischen Kliniken und der öffentlichen Heil- und Pflegeanstalten bei der Durchführung des Gesetzes zur Verhütung erbkranken Nachwuchses im ersten Jahr des Vollzugs, in: Zeitschrift für psychische Hygiene 9 (1936), S. 47–52
Hans Roemer, Die praktische Einführung der Insulin- und Cardiazolbehandlung in den Heil- und Pflegeanstalten, in: Allgemeine Zeitschrift für Psychiatrie 107 (1938), S. 121–128
Albert Rösch, Herrn Obermedizinalrat Dr. Valentin Faltlhauser zum 60. Geburtstage, in: Psychiatrisch-Neurologische Wochenschrift 47 (1936), S. 587–588
Heinrich Salm, Erfahrungen und Erfolge mit der Insulinbehandlung bei 150 Schizophrenen, in: Allgemeine Zeitschrift für Psychiatrie 109 (1938), S. 116–140
Georg Schaltenbrand, Die Multiple Sklerose des Menschen. 1943
Maximilian Thumm, Über den Stand der Insulin- und Cardiazolbehandlung, in: Allgemeine Zeitschrift für Psychiatrie 109 (1938), S. 278–326
Fritz Zierl, Geschichte der Heil- und Pflegeanstalt Regensburg 1852–1932. Regensburg 1932

## Literatur nach 1945

Götz Aly, Menschen, die lachen und weinen konnten, in: Von der Aussonderung zur Sonderbehandlung, Hrsg. v. GEW-Landesverband Hamburg. Hamburg 1983, S. 22–30
Götz Aly/Karl Heinz Roth, Die restlose Erfassung: Volkszählen, Identifizieren, Aussondern im Nationalsozialismus. Berlin 1984
Götz Aly/Karl Heinz Roth, Das Gesetz über die Sterbehilfe bei unheilbar Kranken, in: Erfassung zur Vernichtung. Hrsg. v. Karl Heinz Roth. Berlin 1984, S. 101–179
Götz Aly, Der Mord an behinderten Hamburger Kindern zwischen 1939 und 1945, in: Heilen und Vernichten im Mustergau Hamburg. Hrsg. v. Angelika Ebbinghaus et al. Hamburg 1984, S. 147–155.
Götz Aly, Medizin gegen Unbrauchbare, in: Beiträge zur nationalsozialistischen Gesundheits- und Sozialpolitik. Aussonderung und Tod: Die klinische Hinrichtung der Unbrauchbaren. Bd. 1, Berlin 1985 (2. Aufl. 1987), S. 9-74
Götz Aly, Der saubere und der schmutzige Fortschritt, in: Beiträge zur national-

sozialistischen Gesundheits- und Sozialpolitik. Reform und Gewissen: Euthanasie im Dienst des Fortschritts. Bd. 2. Berlin 1985, S. 9-78

Götz Aly, Anstaltsmord und Katastrophenmedizin 1943–1945 – Die „Aktion Brandt", in: Fortschritte der Psychiatrie im Umgang mit Menschen. Hrsg. v. Klaus Dörner. Rehberg-Loccum 1984, S. 33–55

Gerhard Baader, Die Medizin im Nationalsozialismus. Ihre Wurzeln und die erste Periode ihrer Realisierung 1933–1938, in: Nicht mißhandeln. Hrsg. v. Christian Pross/Rolf Winau. Berlin 1984, S. 61–107

Gerhard Baader, Zur Ideologie des Sozialdarwinismus, in: Medizin und Nationalsozialismus. Hrsg. v. ders./Ulrich Schultz. Berlin 1980, S. 39–51

Walter von Baeyer, Die Bestätigung der NS-Ideologie in der Medizin unter besonderer Berücksichtigung der „Euthanasie", in: Nationalsozialismus und die deutsche Universität. Hrsg. v. Freie Universität Berlin. Berlin 1966, S. 63–75

Till Bastian, Arzt, Helfer, Mörder. Eine Studie über die Bedingungen medizinischer Verbrechen. Paderborn 1982

Till Bastian, Von der Eugenik zur Euthanasie. Bad Wörishofen 1981

Ruth Bauknecht, Notizen einer Anstaltsärztin in der Heil- und Pflegeanstalt Karthaus. Rundschau. Anstaltsdruckerei Regensburg. Regensburg 1977

Christoph Beck, Sozialdarwinismus, Rassenhygiene, Zwangssterilisation und Vernichtung lebensunwerten Lebens. Eine Bibliographie zum Umgang mit behinderten Menschen im „Dritten Reich" und heute. 2. Aufl. Bonn 1995

Beiträge zur nationalsozialistischen Gesundheits- und Sozialpolitik:

Bd. 1: Aussonderung und Tod. Die klinische Hinrichtung der Unbrauchbaren. Berlin 1985

Bd. 2: Reform und Gewissen. „Euthanasie" im Dienst des Fortschritts. Berlin 1985

Bd. 3: Herrenmensch und Arbeitsvölker. Ausländische Arbeiter und Deutsche 1939–1945. Berlin 1986

Heike Bernhard, Anstaltspsychiatrie und „Euthanasie" in Pommern 1933 bis 1945. Frankfurt 1994

Bezirk Oberbayern (Hrsg.), Das Nervenkrankenhaus Haar bei München des Bezirkes Oberbayern, 1905–1955, München 1956

Bezirk Oberbayern (Hrsg.), Die Zukunft ist die Verbannung der Gegenwart, Schrift zum 50jährigen Gedenken der Opfer der nationalsozialistischen Euthanasie im Bezirkskrankenhaus Haar am 18. 1. 1990. München 1990

Bezirk Oberfranken (Hrsg.), 100 Jahre Nervenkrankenhaus Bayreuth. Bayreuth 1970

Bezirkskrankenhaus Haar (Hrsg.), Festschrift zum 75jährigen Bestehen des Bezirkskrankenhauses Haar bei München. München, 1980

Dirk Blasius, Der verwaltete Wahnsinn. Eine Sozialgeschichte des Irrenhauses. Frankfurt 1980

Dirk Blasius, Die Ordnung der Gesellschaft. Zum historischen Stellenwert der NS-Psychiatrie, in: Fortschritte der Psychiatrie im Umgang mit Menschen. Hrsg. v. Klaus Dörner. Rehberg-Loccum 1985, S. 11–22

Dirk Blasius, Einfache Seelenstörung. Frankfurt 1994

Dirk Blasius, Psychiatrischer Alltag im Nationalsozialismus, in: Die Reihen fast geschlossen. Hrsg. v. Detlev Peukert/Jürgen Reulecke (Hrsg.). Wuppertal 1981, S. 367–381 und in: Umgang mit Unheilbaren, Hrsg. v. ders. Bonn 1986, S. 109–125

Dirk Blasius, Umgang mit Unheilbaren. Studien zur Sozialgeschichte der Psychiatrie. Bonn 1986

Gisela Bock, Zwangssterilisation im Nationalsozialismus. Studien zur Rassenpolitik und Frauenpolitik. Opladen 1986

Klaus Böhme/Uwe Lohalm (Hrsg.), Wege in den Tod, Hamburgs Anstalt Langenhorn und die Euthanasie in der Zeit des Nationalsozialismus. Hamburg 1993

Hans Buchheim, Das Euthanasieprogramm, in: Gutachten des Instituts für Zeitgeschichte. Bd. 1. München 1958, S. 60–61

Peter Chroust (Hrsg.), Friedrich Mennecke. Innenansichten eines medizinischen Täters im Nationalsozialismus: eine Edition seiner Briefe 1935–1947. 2 Bde. Hamburg 1987

Peter Chroust, Die Zwangssterilisationen im Vorfeld der „Euthanasie" in der Rheinprovinz, in: Frühjahrstagung 1997 des Arbeitskreises zur Erforschung der nationalsozialistischen Zwangssterilisierungen und „Euthanasie" Tagungsdokumentation. Hrsg. v. Martin Kalusche. Ebeleben 1997, S. 100–115

Clemens Cording, Die deutsche Psychiatrie im Nationalsozialismus (in japanischer Übersetzung). Tokio 1994

Klaus Dörner (Hrsg.), Fortschritte der Psychiatrie im Umgang mit Menschen. Wert und Verwertung des Menschen im 20. Jh. Rehberg-Loccum 1984

Klaus Dörner et al. (Hrsg.), Der Krieg gegen den psychisch Kranken. Nach „Holocaust": Erkennen – Trauern – Begegnen. Rehberg-Loccum 1980

Klaus Dörner, Bürger und Irre. Frankfurt 1975

Klaus Dörner, Nationalsozialismus und Lebensvernichtung, in: VfZ 15 (1967) S. 121–152 und in: Diagnosen der Psychiatrie. Hrsg. v. ders. Frankfurt 1975, S. 59–95 und in: Der Krieg gegen den psychisch Kranken. Hrsg. v. ders., Rehberg-Loccum 1985, S. 74–111

Angelika Ebbinghaus et al. (Hrsg.), Heilen und Vernichten im Mustergau Hamburg. Bevölkerungs- und Gesundheitspolitik im Dritten Reich. Hamburg 1984

Gerda Engelbrecht, Das Haus Reddersen. Bremen 1995

Heinz Faulstich, Neben dem Morden ein geplantes Hungersterben, in: spektrum der Psychiatrie und Nervenheilkunde 19 (1990), H. 4, S. 158–162

Heinz Faulstich, Unterernährung als Todesursache in den Heil- und Pflegeanstalten im Ersten und Zweiten Weltkrieg. – Vorkriegsentwicklung, Hungererlaß und Hungerhäuser am Beispiel Bayern. Unveröffentlichtes Manuskript. Konstanz 1993

Heinz Faulstich, Von der Irrenfürsorge zur „Euthanasie". Geschichte der badischen Psychiatrie bis 1945. Freiburg 1993

Heinz Faulstich, Hungersterben in der Psychiatrie 1914–1949. Mit einer Topographie der NS-Psychiatrie. Freiburg 1998

Asmus Finzen, Auf dem Dienstweg. Die Verstrickung einer Anstalt in die Tötung psychisch Kranker. Rehberg-Loccum 1983

Jochen Fischer, Von der Utopie bis zur Vernichtung „lebensunwerten" Lebens, in: Evangelische Dokumente zur Ermordung der „unheilbar Kranken" unter der nationalsozialistischen Herrschaft in den Jahren 1939–1945. Hrsg. v. Hans-Christoph von Hase. Stuttgart 1964, S. 35–65

Diana Fitz, Ansbach unterm Hakenkreuz. Ansbach 1994

Geschichtswerkstatt Bayreuth (Hrsg.), Auf den Spuren der Psychiatrie in Bayreuth. Bayreuth, 1994

Jutta Großhauser, Die Entwicklung der Heil- und Pflegeanstalt Karthaus Prüll in der Zeit von 1852 bis 1939 unter besonderer Berücksichtigung der Behandlungs- und Pflegemethoden. Med. Diss. Erlangen-Nürnberg 1973

Lothar Gruchmann, Ein unbequemer Amtsrichter im Dritten Reich, in: Aus den Personalakten des Dr. L. Kreyssig. VfZ. 32 (1984) S. 463–488

Lothar Gruchmann, Euthanasie und Justiz im Dritten Reich, in: VfZ. 20 (1972) S. 235–279

Hans Georg Güse/Norbert Schmacke, Psychiatrie zwischen bürgerlicher Revolution und Faschismus. 2 Bde. Kronberg 1976

Karl Heinz Hafner/Rolf Winau, Die Freigabe der Vernichtung lebensunwerten Lebens, in: Medizinhistorisches Journal, Jg. 9 (1974), S. 227–254

Helmut Halter, Stadt unterm Hakenkreuz, Kommunalpolitik in Regensburg während der NS-Zeit. Regensburg 1994

Matthias Hamann, Die Morde an polnischen und sowjetischen Zwangsarbeitern in deutschen Anstalten, in: Beiträge zur nationalsozialistischen Gesundheits- und Sozialpolitik: Aussonderung und Tod. Die klinische Hinrichtung der Unbrauchbaren. Bd. 1. Berlin 1985 (2. Aufl. 1987), S. 121–187

Rudolf Hans, Psychiatrischer Alltag im Nationalsozialismus. Eine Studie zur Anstaltspsychiatrie in Westfalen. Bochum 1983

Ingo Harms, „Wat mööt wi hier smachten ..." Hungertod und Euthanasie in der Heil- und Pflegeanstalt Wehnen im Dritten Reich. Oldenburg 1996

Wolfgang Fritz Haug, Medizin und Psychiatrie als ideologische Mächte im Faschismus und ihre Mitwirkung bei den Ausrottungspolitiken, in: Sozialpsychiatrische Informationen 13 (1983), S. 8-25

Matthäus Heidenreich, Nationalsozialistischer Ungeist, in: 100 Jahre Barmherzige Brüder in Reichenbach (1891 bis 1991). Hrsg. v. Orden der Barmherzigen Brüder. Straubing 1991, S. 47–49

Heilen und Vernichten, Eine Dokumentation – Ausstellungskatalog. Neuss 1990

Ulrich Herbert, Fremdarbeiter. Politik und Praxis des „Ausländereinsatzes" in der Kriegswirtschaft des Dritten Reiches. Bonn, Berlin 1985

Ludwig Hermeler, Die Provinzialverwaltung der Rheinprovinz und das Problem des passiven Widerstandes gegen die nationalsozialistische Euthanasie, in: Frühjahrstagung 1997 des Arbeitskreises zur Erforschung der nationalsozialistischen Zwangssterilisierungen und „Euthanasie". Tagungsdokumentation. Hrsg. von Martin Kalusche. Ebeleben 1997, S. 116–132

Raul Hilberg, Die Vernichtung der europäischen Juden. Die Gesamtgeschichte des Holocaust. Berlin 1982

Anneliese Hochmuth, Bethel in den Jahren 1939–1943. Eine Dokumentation zur Vernichtung lebensunwerten Lebens. Bethel 1979

Bert Honolka, Die Kreuzelschreiber. Ärzte ohne Gewissen. Euthanasie im Dritten Reich. Hamburg 1961

Christiane Hoss, Die jüdischen Patienten in rheinischen Anstalten zur Zeit des Nationalsozialismus, in: Verlegt nach unbekannt. Sterilisation und Euthanasie in Galkhausen 1933–1945. Hrsg. v. Matthias Leipert/Rudolf Stirnal/Winfried Schwarzer. Köln 1987, S. 60–76

Michael Hubenstorf, „... und wurden von den Nazi ins Altreich verschleppt und dort aus dem Leben befördert" – eine österreichische Geschichtslüge, in: Medizin und Nationalsozialismus. Hrsg. v. Gerhard Baader/Ulrich Schultz. Berlin 1980, S. 102–112

Herbert Immenkötter, Menschen aus unserer Mitte, Die Opfer von Zwangssterilisation und Euthanasie im Dominikus-Ringeisen-Werk Ursberg. Donauwörth 1992

Renate Jutz, Die Heckscher Klinik von 1929–1989. München 1989

Martin Kalusche (Hrsg.), Frühjahrstagung 1997 des Arbeitskreises zur Erforschung der nationalsozialistischen Zwangssterilisierungen und „Euthanasie". Tagungsdokumentation. Ebeleben 1997

Hans Kapfhammer, Geschichte des Krankenhauses, in: 80 Jahre Bezirkskrankenhaus Mainkofen (1911–1991). Festschrift. Hrsg. v. Bezirk Niederbayern. Mainkofen 1991

Friedrich Karl Kaul, Ärzte in Auschwitz. Berlin 1968

Friedrich Karl Kaul, Nazimordaktion T4. Berlin 1973

Friedrich Karl Kaul, Die Psychiatrie im Strudel der „Euthanasie". Ein Bericht über die erste industriemäßig durchgeführte Mordaktion des Naziregimes. Köln, Frankfurt 1979 (erschienen auch unter dem Titel: Nazimordaktion T4. Berlin 1973)

Heidrun Kaupen-Haas, Eine deutsche Biographie – der Bevölkerungspolitiker H. Harmsen, in: Heilen und Vernichten im Mustergau Hamburg. Hrsg. v. Angelika Ebbinghaus et al. Hamburg 1984, S. 41–44

Heidrun Kaupen-Haas, Soziale Ungleichheit und Krankheit im Zeit-Raum der Durchsetzung der naturwissenschaftlich-technischen Psychiatrie in München, in: Heilen – Verwahren – Vernichten. Wissenschaftliche Beiträge zur Geschichte der Seelenheilkunde. Bd. 2. Hrsg. v. Gunter Wahl/Wolfram Schmidt. Reichenbach 1997, S. 95–110

Franz-Werner Kerstin/Karl Teppe/Bernd Walter (Hrsg.), Nach Hadamar. Zum Verhältnis von Psychiatrie und Gesellschaft im 20 Jahrhundert. Paderborn 1993

Franz-Werner Kersting, Anstaltsärzte zwischen Kaiserreich und Bundesrepublik. Das Beispiel Westfalen. Paderborn 1996

Agnes Kiermaier, Zur Geschichte der Heckscher Klinik. München 1992

Ernst Klee, „Euthanasie" im NS-Staat. Frankfurt 1983 (2. Aufl. 1985)

Ernst Klee (Hrsg.), Dokumente zur „Euthanasie". Frankfurt 1985

Ernst Klee, Was sie taten – was sie wurden. Ärzte, Juristen und andere Beteiligte am Kranken- oder Judenmord. Frankfurt 1986

Ernst Klee, Auschwitz, die NS-Medizin und ihre Opfer. Frankfurt a. M. 1997

Manfred Klüppel, „Euthanasie" und Lebensvernichtung am Beispiel der Landesheilanstalten Haina und Merxhausen. Eine Chronik der Ereignisse 1933–1945. Kassel 1984

Gerhard Koch, Euthanasie, Sterbehilfe. Eine dokumentierte Bibliographie. Erlangen 1984

Eugen Kogon, Der SS-Staat. Das System der deutschen Konzentrationslager. München 1979

Eugen Kogon et al. (Hrsg.), Nationalsozialistische Massentötungen durch Giftgas. Frankfurt 1983

Fridolf Kudlien, Widerstand deutscher Ärzte gegen das Dritte Reich, in: Medizin und Nationalsozialismus. Hrsg. v. Gerhard Baader/Ulrich Schultz. Berlin 1980, S. 212–218

Fridolf Kudlien (Hrsg.), Ärzte im Nationalsozialismus. Köln 1985

Peter Kuhn, Die Geschichte des Rheinischen Landeskrankenhauses Düsseldorf Grafenberg von 1918–1945. Med. Diss. Düsseldorf 1977

Landschaftsverband Rheinland, Archivberatungsstelle (Hrsg.), Folgen der Ausgrenzung, Studien zur Geschichte der NS-Psychiatrie in der Rheinprovinz. Köln 1995

Werner Leibbrand, Um die Menschenrechte der Geisteskranken. Nürnberg 1946

Stephan Leibfried/Florian Tennstedt, Berufsverbote und Sozialpolitik 1933. Die Auswirkungen der nationalsozialistischen Machtergreifung auf die Krankenkassenverwaltung und die Kassenärzte. Bremen 1979/²1980

Matthias Leipert/Rudolf Stirnal/Winfried Schwarzer (Hrsg.), Verlegt nach unbekannt. Sterilisation und Euthanasie in Galkhausen 1933–1945. Köln 1987

Georg Lilienthal, Arzt und Rassenpolitik: Der „Lebensborn e.V.", in: Ärzte im Nationalsozialismus. Hrsg. v. Fridolf Kudlien. Köln 1985, S. 153–166

Georg Lilienthal, Der Nationalsozialistische Ärztebund (1929–1943/45): Wege der Gleichschaltung und Führung der deutschen Ärzteschaft, in: Ärzte im Nationalsozialismus. Hrsg. v. Fridolf Kudlien. Köln 1985, S. 105–121

Ernst T. Mader, Das erzwungene Sterben von Patienten der Heil- und Pflegeanstalt Kaufbeuren-Irsee zwischen 1940 und 1945 nach Dokumenten und Berichten von Augenzeugen. Blöcktach 1982 (2. Auflage 1985)

Medizin im Nationalsozialismus. Tagung vom 30. April bis 2. Mai 1982 in Bad Boll. Hrsg. v. Evangelische Akademie Bad Boll. Bad Boll 1982

Alexander Mitscherlich/Fred Mielke, Das Diktat der Menschenverachtung. Heidelberg 1947

Alexander Mitscherlich /Fred Mielke, Medizin ohne Menschlichkeit. Frankfurt a.M. 1962

Benno Müller-Hill, Tödliche Wissenschaft. Die Aussonderung von Juden, Zigeunern und Geisteskranken 1933–45. Reinbek 1984

Fritz Niemand, Ich war in der Tötungsanstalt Meseritz-Obrawalde, in: Von der Aussonderung zur Sonderbehandlung. Hrsg. v. GEW-Landesverband Hamburg. Hamburg 1983, S. 41–51

Kurt Nowak, „Euthanasie" und Sterilisierung im „Dritten Reich". Die Konfrontation der evangelischen und katholischen Kirche mit dem „Gesetz zur Verhütung erbkranken Nachwuchses" und der „Euthanasie"-Aktion. Göttingen 1978/³1984

Michael Opielka, Psychiatrie in Deutschland auf dem Weg zur Vernichtung, in: Projektgruppe Volk und Gesundheit. Heilen und Vernichten im Nationalsozialismus. Hrsg. v. Projektgruppe Volk und Gesundheit. Tübingen 1982, S. 230–237

Jürgen Peiffer, Die wissenschaftliche Auswertung der Gehirne von Opfern der Krankentötungen 1940–1944 im Raum Berlin-Brandenburg sowie in Bayern, in: Frühjahrstagung 1997 des Arbeitskreises zur Erforschung der nationalsozialistischen Zwangssterilisierungen und „Euthanasie". Tagungsdokumentation. Hrsg. v. Martin Kalusche. Ebeleben 1997, S. 85–97

Jürgen Peiffer, Zur Neurologie im „Dritten Reich" und ihren Nachwirkungen, in: Der Nervenarzt 8 (1998), S. 728–733

Detlev Peukert, Volksgenossen und Gemeinschaftsfremde. Köln 1982

Friedemann Pfäfflin, Das Hamburger Gesundheitspaßarchiv. Bürokratische Effizienz und Personenerfassung, in: Heilen und Vernichten im Mustergau Hamburg. Hrsg. v. Angelika Ebbinghaus. Hamburg 1984, S. 18–20

Friedemann Pfäfflin, Zwangssterilisation in Hamburg. Ein Überblick, in: Heilen und Vernichten im Mustergau Hamburg. Hrsg. v. Angelika Ebbinghaus et al. Hamburg 1984, S. 26–29

Alice Platen-Hallermund, Die Tötung Geisteskranker in Deutschland. Aus der deutschen Ärztekommission beim amerikanischen Militärgericht. Frankfurt 1948

Rolf Pommerin, Sterilisierung der Rheinlandbastarde. Das Schicksal einer farbigen deutschen Minderheit 1918–1937. Düsseldorf 1979

Michael Quelle, Die Rotenburger Anstalten in den Jahren 1933–1945. Unveröffentlichtes Manuskript. Bremen 1985

Michael Quelle, Heilen und Vernichten im Nationalsozialismus. Eine Dokumentation. Neuss 1990

Reimond Reiter, Niedersächsische Denkschriften gegen „Euthanasie"-Morde, in: Hannoversche Geschichtsblätter NF 47 (1993), S. 229–243

Reimond Reiter, Euthanasie-Morde und Psychiatrie im Dritten Reich in Niedersachsen, in: Rechtstheorie 26 (1995) S. 572–585

Reimond Reiter, Die „Kinderfachabteilung" in Lüneburg, in: „1999" Zeitschrift für Sozialgeschichte des 20. und 21. Jahrhunderts 3 (1996) S. 55–67

Bernhard Richarz, Der Umgang mit psychisch kranken Menschen in der Heil- und Pflegeanstalt Eglfing-Haar von 1905 bis 1945. München 1986

Bernhard Richarz, Heilen, Pflegen, Töten. Zur Alltagsgeschichte einer Heil- und Pflegeanstalt bis zum Ende des Nationalsozialismus. Göttingen 1987

Gernot Roemer, Die grauen Busse in Schwaben. Augsburg 1986

Stefan Romey, Asylierung – Sterilisierung – Abtransport. Die Behandlung geistig behinderter Menschen im Nationalsozialismus am Beispiel der Alsterdorfer Anstalten, in: Sie nennen es Fürsorge. Hrsg. v. Michael Wunder/Udo Sierck. Berlin 1982, S. 43–64

Karl Heinz Roth, „Auslese" und „Ausmerze". Familien- und Bevölkerungspolitik unter der Gewalt der nationalsozialistischen „Gesundheitsfürsorge", in: Medizin und Nationalsozialismus. Hrsg. v. Gerhard Baader/Ulrich Schultz. Berlin 1980, S. 152–164

Karl Heinz Roth (Hrsg.), Erfassung zur Vernichtung. Von der Sozialhygiene zum „Gesetz über Sterbehilfe". Berlin 1984

Karl Heinz Roth, „Erbbiologische Bestandsaufnahme" – ein Aspekt „ausmerzender" Erfassung vor der Entfesselung des Zweiten Weltkrieges. In: Erfassung zur Vernichtung. Hrsg. v. ders. Berlin 1984, S. 57–100

Karl Heinz Roth, Großhungern und Gehorchen, in: Heilen und Vernichten im Mustergau Hamburg. Hrsg. v. Angelika Ebbinghaus. Hamburg 1984, S. 109–135

Karl Heinz Roth/Götz Aly, Das „Gesetz über die Sterbehilfe bei unheilbar Kranken". Protokolle der Diskussion über die Legalisierung der nationalsozialistischen Anstaltsmorde in den Jahren 1938–1941, in: Erfassung zur Vernichtung. Hrsg. v. ders. Berlin 1984, S. 101–79;

Karl Heinz Roth, Filmpropaganda für die Vernichtung der Geisteskranken und Behinderten im „Dritten Reich", in Reform und Gewissen. „Euthanasie" im Dienst des Fortschritts, in: Beiträge zur nationalsozialistischen Gesundheits- und Sozialpolitik 2, Berlin 1985, S. 125–193

Heinrich Salm, Von der Kreisirrenanstalt Irsee zum Nervenkrankenhaus Kaufbeuren, in: Festschrift 100 Jahre Nervenkrankenhaus Kaufbeuren. Kaufbeuren 1976

Thomas Schilter, Die „Euthanasie" - Tötungsanstalt Pirna Sonnenstein 1940/41. Ein Beitrag zur Geschichte der Psychiatrie im Nationalsozialismus. Med. Diss. Berlin 1997

Thomas Schilter, Psychiatrieverbrechen im Dritten Reich. Die Karriere Horst Schumanns. Internationale Zeitschrift für Geschichte und Ethik der Naturwissenschaften, Technik und Medizin, N.T.M. 6 (1998) S. 42–46

Ludwig Schlaich, Kirche und Innere Mission Württembergs im Kampf gegen die „Vernichtung lebensunwerten Lebens", in: Evangelische Dokumente zur Ermordung der „unheilbar Kranken" unter der nationalsozialistischen Herrschaft in den Jahren 1939–1945. Hrsg. v. Hans-Christoph v. Hase. Stuttgart 1964, S. 66–107

Gerhard Schmidt, Selektion in der Heilanstalt 1939–1945. Stuttgart 1965/Frankfurt [2]1983

Hans-Walter Schmuhl, Rassenhygiene, Nationalsozialismus, Euthanasie. Von der Verhütung zur Vernichtung „lebensunwerten Lebens", 1890–1945. Göttingen 1987 [2]1992

Peter Schubert, Vom „Dollhaus" zur modernen Klinik. Diplomarbeit im Fachhochschulgang Sozialwesen, Universität Bamberg, 1989

Walter Schulte, „Euthanasie" und Sterilisation im Dritten Reich, in: Deutsches Geistesleben und Nationalsozialismus. Hrsg. v. Andreas Flitner. Tübingen 1965, S. 73–89

Herbert A. Schultheis, Juden in Mainfranken 1933–1945 unter besonderer Berücksichtigung der Deportation Würzburger Juden, Würzburg 1980

Bezirk Schwaben (Hrsg.) Fünfzig Jahre Nervenkrankenhaus Günzburg. Festschrift. Günzburg 1965

Marianne Schweiger/Christian Kerler, Warum? Zwangssterilisation, Euthanasie, Hungerstation. Facharbeit bei der Katholischen Akademie für Krankenpflege Regensburg, 1991

Ralf Seidel, Psychiatrie und Nationalsozialismus. Sozialpsychiatrische Informationen 13, (1983) S. 26–43

Ralf Seidel/Wolfgang Franz Werner, Psychiatrie im Abgrund, Spurensuche und Standortbestimmung nach den NS-Psychiatrie-Verbrechen. Köln 1991

Michael I. Shevall/Bradley K. Evans, The „Schaltenbrand experiment", Würzburg, 1940. Scientific Historical and Ethical Perspective, in Neurology 44 (1994), S. 350–356

Dorothea Sick, „Euthanasie" im Nationalsozialismus am Beispiel des Kalmenhofs in Idstein im Taunus. Frankfurt 1983

Hans-Ludwig Siemen, Das Grauen ist vorprogrammiert. Psychiatrie zwischen Faschismus und Atomkrieg. Gießen 1982

Hans-Ludwig Siemen, Menschen blieben auf der Strecke .... Psychiatrie zwischen Reform und Nationalsozialismus. Gütersloh 1987

Hans-Ludwig Siemen, Reform und Radikalisierung. Veränderungen der Psychiatrie in der Weltwirtschaftskrise, in: Medizin und Gesundheitspolitik in der NS-Zeit. Hrsg. v. Norbert Frei. München 1991

Hans-Ludwig Siemen/Christine-Ruth Müller, Warum sie sterben mußten. Leidensweg und Vernichtung von Behinderten aus den Neuendettelsauer Pflegeanstalten im „Dritten Reich". Neustadt a.d.A. 1991

Hans-Ludwig Siemen, Die Reformpsychiatrie der Weimarer Republik: Subjektive Ansprüche und die Macht des Faktischen, in: Nach Hadamar. Zum Verhältnis von Psychiatrie und Gesellschaft im 20. Jahrhundert. Hrsg. v. Franz-Werner Kersting/Karl Teppe/Bernd Walter. Paderborn 1993

Kurt Sontheimer, Antidemokratisches Denken in der Weimarer Republik. München 1962

Hans Stoffels, Die Gesundheitsutopie der Medizin im Nationalsozialismus. Sozialpsychiatrische Informationen, in: Sozialpsychiatrische Informationen 13 (1983), S. 55–67

Rainer Strätz, Biographisches Handbuch Würzburger Juden 1900–1945. Würzburg 1989

Thorsten Sueße /Heinrich Meyer, Abtransport der „Lebensunwerten". Hannover 1989

Christine Teller, Die „aktivere Heilbehandlung" der 20er und 30er Jahre: z.B. Hermann Simon und Carl Schneider, in: Fortschritte der Psychiatrie im Umgang mit Menschen. Hrsg. v. Klaus Dörner. Rehberg-Loccum 1985, S. 77–87

Achim Thom/Ulrich Trenckmann, Zur Ermordung psychisch Kranker in Polen und in der Sowjetunion, in: Der Krieg gegen die psychisch Kranken. Hrsg. v. Klaus Dörner. Rehberg-Loccum 1980, S. 190–191

Achim Thom/Horst Spaar (Hrsg.), Medizin im Faschischmus. Symposium über das Schicksal der Medizin in der Zeit des Faschismus in Deutschland 1933–45. Berlin 1983.

Achim Thom (Hrsg.), Zur Geschichte der Psychiatrie im 19. Jahrhundert. Berlin 1984

Achim Thom/Genadij Ivanovic Caregorodcev (Hrsg), Medizin unterm Hakenkreuz. Berlin 1989

Achim Thom, Kriegsopfer der Psychiatrie, in: Medizin und Gesundheitspolitik in der NS-Zeit. Hrsg. v. Norbert Frei. München 1991

Achim Thom, Die Opferung der Unproduktiven. Die Folgen des Krieges 1939–1945 für die Anstaltspsychiatrie – das Beispiel Sachsen, in: Heilen – Verwahren – Vernichten. Wissenschaftliche Beiträge zur Geschichte der Seelenheilkunde. Bd. 2. Hrsg. v. Gunter Wahl/Wolfram Schmidt. Reichenbach 1997, S. 155–168

Ulrich Trenkmann, Mit Leib und Seele. Ein Wegweiser durch die Konzepte der Psychiatrie. Bonn 1988

Victor v. Weizsäcker, „Euthanasie" und Menschenversuche. Heidelberg 1947

Projektgruppe Volk und Gesundheit. Heilen und Vernichten im Nationalsozialismus. Tübingen 1982

W. F. Voss, Psychopathie 1933–45. Med. Diss. Kiel 1973

Gunter Wahl/Wolfram Schmidt (Hrsg.), Heilen – Verwahren – Vernichten. Wissenschaftliche Beiträge zur Geschichte der Seelenheilkunde. Bd. 2. Reichenbach 1997

Bernd Walter, Psychiatrie in Westfalen 1918–1945. Soziale Fürsorge – Volksgesundheit – Totaler Krieg, in: Selbstverwaltungsprinzip und Herrschaftsordnung. Hrsg. v. Karl Teppe. München 1987, S. 115–134

Bernd Walter, Anstaltsleben als Schicksal. Die nationalsozialistische Erb- und Rassenpflege an Psychiatriepatienten, in: Medizin und Gesundheitspolitik in der NS- Zeit. Hrsg. v. Norbert Frei. München 1991, S. 217–233

Bernd Walter, Fürsorgepflicht und Heilungsanspruch: Die Überforderung der Anstalt? (1870–1930), in: Nach Hadamar. Zum Verhältnis von Psychiatrie und Gesellschaft im 20. Jahrhundert. Franz-Werner Kersting/Karl Teppe/Bernd Walter. Paderborn 1993, S. 66–97

Matthias Weber, Ein Forschungsinstitut für Psychiatrie ..." Die Entwicklung der Deutschen Forschungsanstalt für Psychiatrie in München zwischen 1917 und 1945, in: Heilen – Verwahren – Vernichten, Wissenschaftliche Beiträge zur Geschichte der Seelenheilkunde. Bd. 2. Gunter Wahl/Wolfram Schmidt. Reichenbach 1997, S. 111–132

Reiner Weisenseel, „Euthanasie“ im NS-Staat. Med. Diss. Erlangen 1990
Hans Jörg Weitbrecht, Psychiatrie in der Zeit des Nationalsozialismus. Bonn 1968
Klaus Wild, Die Vernichtung „lebensunwerten“ Lebens, in: Volk und Gesundheit. Heilen und Vernichten im Nationalsozialismus. Hrsg. v. Projektgruppe Volk und Gesundheit. Tübingen 1982, S. 172–186
Rolf Winau, Euthanasie – Wandlungen eines Begriffes, in: Sterbebegleitung älterer Menschen – Ergebnisse einer Arbeitstagung der Deutschen Gesellschaft für Gerontologie im November 1979 in Berlin. Hrsg. v. Ingeborg Falck. Berlin 1980, S. 7-19
Rolf Winau, Euthanasie und Sterilisation, in: Medizin im Nationalsozialismus. Hrsg. v. Evangelische Akademie Bad Boll. Bad Boll 1982, S. 62–76
Rolf Winau, Sterilisation, Euthanasie, Selektion, in: Ärzte im Nationalsozialismus. Hrsg. v. Fridolf Kudlien. Köln 1985, S. 197–207
Bettina Winter, Verlegt nach Hadamar. Die Geschichte einer Euthanasie-Anstalt. Kassel 1991
Hans-Josef Wollasch, Beiträge zur Geschichte der Deutschen Caritas in der Zeit der Weltkriege. Freiburg 1978
Michael Wunder, Die Ermordung behinderter und kranker Menschen aus Hamburg, in: Von der Aussonderung zur Sonderbehandlung. Hrsg. v. GEW-Landesverband Hamburg. Hamburg 1983, S. 14–21
Michael Wunder/Udo Sierck (Hrsg.), Sie nennen es Fürsorge. Behinderte zwischen Vernichtung und Widerstand. Berlin 1982
Michael Wunder, Auf dieser schiefen Ebene gibt es kein Halten mehr. Die Alsterdorfer Anstalten im Nationalsozialismus. Hamburg 1987
Gallus Zirngibl, 997–1947, 950 Jahre Karthaus-Prüll in Regensburg. Regensburg 1947

# Abkürzungsverzeichnis

| | |
|---|---|
| AZ | Aktenzeichen |
| BDM | Bund Deutscher Mädel |
| B-Fälle | Beobachtungsfälle |
| B-Kost | Hungerkost |
| d.J. | diesen Jahres |
| DAF | Deutsche Arbeitsfront |
| E-Fälle | Ermächtigungsfälle |
| E-Kost | Hungerkost |
| EOG | Erbgesundheitsobergericht |
| GEKRAT | Gemeinnützige Krankentransportgesellschaft GmbH |
| GzVeN | Gesetz zur Verhütung erbkranken Nachwuchses |
| K.d.F. | Kraft durch Freude |
| KZ | Konzentrationslager |
| LFV | Landesfürsorgeverband |
| NSA | Nationalsozialistische Arbeitsfront |
| NSDAP | Nationalsozialistische Deutsche Arbeiterpartei |
| NSDSTB | Nationalsozialistischer Studentenbund |
| NSKK | Nationalsozialistisches Kraftfahrerkorps |
| RDB | Reichsbund Deutscher Beamten |
| RM | Reichsmark |
| Rpf. | Reichspfennig |
| RVA | Reichsversicherungsanstalt |
| SA | Sturmabteilung |
| SS | Schutzstaffel |
| StGB | Strafgesetzbuch |
| T-4 | Deckname der „Euthanasie"zentrale in Berlin (Tiergartenstraße 4) |
| UNRRA | United Nation Relief and Refugee Administration |
| VfZ | Vierteljahrshefte für Zeitgeschichte |

# Orts- und Personenregister